Wolfgang Löscher · Fritz R. Ungemach · Reinhard Kroker

Grundlagen der Pharmakotherapie bei Haus- und Nutztieren

Wolfgang Löscher · Fritz R. Ungemach · Reinhard Kroker

Grundlagen der Pharmakotherapie bei Haus- und Nutztieren

2., neubearbeitete und erweiterte Auflage 1994
Mit 13 Abbildungen und 80 Tabellen

Verlag Paul Parey · Berlin und Hamburg

Herausgeber

Professor Dr. med. vet. Wolfgang Löscher, Institut für Pharmakologie, Toxikologie und Pharmazie der Tierärztlichen Hochschule, Bünteweg 17, D-30559 Hannover

Professor Dr. med. vet. Fritz Rupert Ungemach, Institut für Pharmakologie und Toxikologie, Fachbereich Veterinärmedizin der Freien Universität Berlin, Koserstr. 20, D-14195 Berlin

Professor Dr. med. vet. habil. Reinhard Kroker, Bundesgesundheitsamt, Robert von Ostertag-Institut, Postfach 48 04 47, D-12254 Berlin.

Die Deutsche Bibliothek – CIP-Einheitsaufnahme
Grundlagen der Pharmakotherapie bei Haus- und Nutztieren : mit 80 Tabellen / Wolfgang Löscher ; Fritz R. Ungemach ; Reinhard Kroker. – 2., neubearb. und erw. Aufl. – Berlin ; Hamburg : Parey, 1994
    ISBN 3-489-56716-1
    NE: Löscher, Wolfgang; Ungemach, Fritz R.; Kroker, Reinhard

Einband: Robert Nadolny Grafik-Design, D-10781 Berlin

© 1994 Verlag Paul Parey, Berlin und Hamburg
Anschriften: Seelbuschring 9–17, D-12105 Berlin; Spitalerstr. 12, D-20095 Hamburg

ISBN 3-489-56716-1 Printed in Germany

Gesetzt aus der Borgis Times Roman
(Lichtsatzsystem Linotron 202)
Papier: 90 g/m² Impuls chlorfrei gebleicht, hergestellt in der Papierfabrik Iridium SA
Satz und Druck: Saladruck GmbH & Co. KG, D-10971 Berlin
Bindung: Lüderitz & Bauer Buchgewerbe GmbH, D-10963 Berlin

Vorwort zur 2. Auflage

Die 1. Auflage dieses Buches wurde mit sehr positiver Resonanz aufgenommen und war so schnell vergriffen, daß bereits ungewöhnlich früh eine 2. Auflage in Angriff genommen werden konnte. Bei der nun vorliegenden 2. Auflage wurden alle Kapitel überarbeitet, auf den aktuellen Wissensstand gebracht und zahlreiche Hinweise aus dem Kollegenkreis und aus Buchbesprechungen berücksichtigt. Da der europäische Binnenmarkt wesentliche Auswirkungen auf Arzneimittelrecht und tierärztliches Dispensierrecht haben wird, wurden die bei Fertigstellung des Buchmanuskriptes abzusehenden Änderungen zum Schluß des Kapitels über arzneimittelrechtliche Bestimmungen besprochen. Die Literaturhinweise wurden aktualisiert und durch einige neu erschienene Lehrbücher ergänzt. Im Hauptteil des Buches (spezielle Pharmakologie und Pharmakotherapie) werden nun auch Antiprotozoika, die in der 1. Auflage nur in einem Anhang zusammengefaßt worden waren, ausführlich behandelt. Ein neues Kapitel befaßt sich mit den Prinzipien der Homöopathie und den wichtigsten, zur Behandlung von Tieren registrierten Homöopathika. Phytopharmaka werden nicht gesondert abgehandelt, sondern innerhalb der einzelnen Kapitel (z. B. bei Pharmaka mit Wirkung auf den Atmungsapparat und Gastrointestinaltrakt oder bei Externa) beschrieben, soweit hierfür bei Tieren relevante Erkenntnisse vorhanden sind. Weitere neue Kapitel wurden zu extern anzuwendenden Arzneimitteln unter spezieller Berücksichtigung von Dermatika sowie zu Immunsuppressiva erstellt. Die Angaben zu in Deutschland zugelassenen bzw. registrierten Arzneimitteln wurden in allen Kapiteln überarbeitet, da seit Erstellung der ersten Auflage des Buches zahlreiche Präparate von den jeweiligen Herstellern vom Markt genommen wurden, und neue Präparate zugelassen worden sind bzw. unmittelbar vor der Zulassung stehen. Einige Wirkstoffe, die momentan in Deutschland nicht mehr als Fertigarzneimittel im Handel sind, wurden mit entsprechendem Hinweis im Buch belassen, um Vergleiche mit anderen Wirkstoffen der gleichen Wirkstoffgruppe zu ermöglichen.

Wie bereits in der ersten Auflage des Buches wurden auch zahlreiche humanmedizinische Präparate, die vor allem für Kleintierpraktiker von Interesse sein könnten, besprochen und um neue Entwicklungen ergänzt. Außerdem wurden einige neue Substanzen aufgenommen, die bisher noch nicht in Deutschland, aber bereits in anderen Ländern der EG zur Behandlung von Tieren zugelassen worden sind.

Es erscheint uns wichtig, darauf hinzuweisen, daß aufgrund der nach wie vor noch nicht abgeschlossenen Aufbereitung und Nachzulassung von Altpräparaten und der Veränderungen durch den europäischen Binnenmarkt der Arzneimittelmarkt sich innerhalb der nächsten Zeit noch erheblich ändern wird. Unter Berücksichtigung der relativ langen Herstellungszeiten eines Buches sind daher zwangsläufig einige der im vorliegenden Buch aufgeführten Informationen zu registrierten bzw. zugelassenen Arzneimitteln bei Erscheinen des Buches nicht mehr zutreffend.

Abschließend danken die Verfasser des Buches allen Lesern, die mit Kritik und Ratschlägen zur Verbesserung des Buches beigetragen haben, sowie dem Verlag Paul Parey und seinen Mitarbeitern für das rasche Zustandekommen der 2. Auflage.

Hannover und Berlin im Sommer 1993

Die Verfasser

Vorwort zur 1. Auflage

Sowohl im Rahmen der Vorlesung über Pharmakologie und Toxikologie als auch der Lehrveranstaltungen zur Arzneiverordnungslehre wird von Studenten der Veterinärmedizin immer wieder nach einem Buch zur Pharmakologie veterinärmedizinisch relevanter Arzneimittel gefragt, das neben pharmakologischen Grundlagen Informationen über Warenzeichen, Dosierungen, Tierartunterschiede in den Wirkungen und der Wirkungsdauer von Arzneimittelgruppen für die Anwendung beim Tier enthält. Auch Kliniker und Praktiker, die ja tagtäglich mit einer Vielzahl von Arzneimitteln umgehen, fragen wiederholt nach einem solchen Buch, nicht zuletzt, um ihr pharmakologisches Wissen zu einzelnen Arzneimittelgruppen aufzufrischen und sich über neue Trends in der Pharmakotherapie informieren zu können. Da es im deutschsprachigen Raum bisher kein Buch zur speziellen Pharmakologie und Pharmakotherapie gibt, das den oben genannten Ansprüchen von Veterinärmedizinern gerecht wird, haben wir versucht, ein solches Buch zu erstellen. Dabei haben wir bewußt darauf verzichtet, ein dickes Lehrbuch zu schreiben – falls notwendig, lassen sich umfangreiche Ausführungen über allgemeine und spezielle pharmakologische Grundlagen in einer Reihe humanmedizinischer Pharmakologiebücher nachlesen (siehe Literaturangaben am Ende des Einleitungsteils) – vielmehr ging es uns darum, möglichst viele praktisch relevante Informationen zur Wirkung von Arzneimitteln beim Tier zu sammeln und in einer Form darzustellen, die ein rasches Auffinden von Daten ermöglicht. In dem nun vorliegenden Buch werden viele veterinärmedizinisch relevanten Arzneimittel in Form kurzer Monographien behandelt. Um die erwünschten und unerwünschten Wirkungen der einzelnen Pharmaka verstehen zu können, wurde den Monographien jeweils eine Einleitung vorangestellt, in der pharmakologische Grundlagen und Wirkungsprinzipien in knapper und teilweise vereinfachter Form dargestellt werden sowie allgemeine Hinweise zu den einzelnen Wirkstoffgruppen gegeben werden. Neben Arzneimitteln, die für die Anwendung beim Tier zugelassen bzw. registriert sind, wurde auch eine Reihe humanmedizinischer Fertigarzneimittel berücksichtigt, die für die Pharmakotherapie beim Tier von Interesse sind. Aufgeführt werden in erster Linie Monopräparate, d. h. Präparate, die nur einen Wirkstoff enthalten, während Kombinationspräparate nur dann genannt wurden, wenn die Wirkstoffkombination aus pharmakologischer und therapeutischer Sicht sinnvoll erschien. Homöopathische Arzneimittel wurden nicht berücksichtigt; Informationen zu Fütterungsarzneimitteln sowie zu Pharmaka, die beim Geflügel, bei Fischen und kleinen Nagern von Bedeutung sind, sind in Anhängen zusammengefaßt worden. Weiterhin finden sich im Anhang Hinweise zur Behandlung von Protozoenerkrankungen bei verschiedenen Tierarten; auf eine ausführliche Darstellung der Pharmakologie der Antiprotozoika wurde verzichtet.

Für die Erstellung der Kurzmonographien im Hauptteil dieses Buches diente in erster Linie wissenschaftliches Erkenntnismaterial; allein für die Angabe von pharmakokinetischen Daten wurden über 1000 Einzelveröffentlichungen ausgewertet, so daß aus Platzgründen auf die Dokumentation der Literatur verzichtet werden mußte.

Die Einteilung der Wirkstoffgruppen in diesem Buch erfolgte nach pharmakologischen Gesichtspunkten, d. h. nach der typischen Gliederung einer Vorlesung über spezielle Pharmakologie. Die einzelnen Arzneimittel werden, wie in der Pharmakologie üblich, mit ihren Freinamen aufgeführt; Warenzeichen bzw. registrierte Handelsnamen der einzelnen Wirkstoffe finden sich in den jeweiligen Monographien, es ist jedoch zu betonen, daß hier teilweise nur eine Auswahl der im Handel befindlichen Präparate wiedergegeben ist. Nicht genannte Präparate mit gleichen Wirkstoffen können die gleiche Qualität haben. Auf eine Darstellung der allgemeinen Pharmakologie wurde weitgehend verzichtet, einige Hinweise finden sich jedoch im Einleitungsteil dieses Buches. Weiterhin finden sich im Einleitungsteil kurzgefaßte Informationen zum Arzneimittelrecht, die für den Umgang mit Arzneimitteln von Bedeutung sind. Eine ausführliche Darstellung der Toxikologie gibt es in diesem Buch nicht (siehe Literaturhinweise), jedoch werden im Kapitel »Therapie wichtiger Vergiftungen« eine Reihe veterinärmedizinisch relevanter Vergiftungen kurz behandelt; weiterhin finden sich Hinweise zur Toxizität von Arzneimitteln in den jeweiligen Monographien. Im Anhang dieses Buches finden sich neben den bereits angesprochenen Daten Informationen zu Arzneimittelkombinationen, zur Dosierungsberechnung sowie zur Erfassung und Auswertung unerwünschter Arzneimittelrisiken.

Das vorliegende Buch ist kein Ersatz für Vorlesungen und Lehrbücher zur Pharmakologie und Toxikologie, weil insbesondere die Darstellung von Zusammenhängen und pharmakologischem Grundwissen oft stichwortartig gedrängt ist und daher in einem umfangreichen Lehrbuch bzw. in einer Vorlesung häufig besser verständlich sein wird.

In diesem Zusammenhang ist zu beachten, daß wie in vielen anderen Fächern auch in der Pharmakologie unterschiedliche Lehrmeinungen existieren, so daß ein Buch wie das vorliegende häufig die subjektive Meinung der Autoren wiedergibt, sich also Widersprüche zu anderen Büchern oder Lehrmeinungen ergeben können.

Zum Schluß danken wir einer Reihe von Kollegen aus verschiedenen Fachdisziplinen, die dieses Buch kritisch durchsahen und wertvolle Hinweise gaben, so Prof. Dr. H.-H. Frey (Berlin), Prof. Dr. H. Eikmeier (Gießen), Prof. Dr. W. Kraft (München), Prof. Dr. E. Grunert und Prof. Dr. F. Hörchner (Berlin). Dr. H. Lüders (Hannover) danken wir für die Tabellen zur Chemotherapie beim Geflügel (Anhang Nr. 4).

Herrn Diplom-Biologen R. Pund (Berlin) danken wir für die umfangreiche Mithilfe bei der Literaturauswertung für dieses Buch. Frau Dr. H. Gottmanns, Dr. S. Steuber, Dr. G. Kempf, Dr. M. Kietzmann und Dr. K. O. Weber danken wir für zahlreiche Korrekturhinweise.

Hannover und Berlin im September 1990

Die Verfasser

Inhalt

Allgemeine Einleitung

W. LÖSCHER und R. KROKER

A   Grundbegriffe der Pharmakologie

Die **Pharmakologie** untersucht die Wirkung chemischer Stoffe natürlicher oder synthetischer Herkunft auf belebte Materie. Im Falle von körpereigenen Stoffen interessiert sich der Pharmakologe für Effekte dieser Substanzen (z. B. Hormone, Transmitter) in physiologischen und unphysiologischen Konzentrationen (Abgrenzung zwischen physiologischen Wirkungen und pharmakologischen Effekten, d. h. Effekten nach Applikation des Stoffes).

Ziel der Pharmakologie ist primär die Untersuchung der Wirkung von **Arzneimitteln,** d. h. von Stoffen, die der Prophylaxe, Diagnose und Therapie von Erkrankungen dienen. Synonym für Arzneimittel wird oft der Begriff **Pharmakon** verwendet; die Anwendung von Arzneimitteln bzw. Pharmaka am kranken Organismus zu therapeutischen Zwecken wird als **Arznei(mittel)therapie** oder **Pharmakotherapie** bezeichnet. Arzneimittel bzw. Pharmaka werden in der Pharmakologie mit international gebräuchlichen und verbindlichen **Freinamen** bezeichnet; im klinischen Gebrauch sind Arzneimittel aber (leider) häufig nur unter den warenzeichengeschützten Namen **(Warenzeichen)** bekannt, unter denen das Arzneimittel im Handel erhältlich ist.

Nach den verschiedenen Zielrichtungen der Pharmakologie werden verschiedene Teilgebiete unterschieden: die **allgemeine Pharmakologie** beschäftigt sich mit den Gesetzmäßigkeiten der Wirkung von Pharmaka, die unabhängig vom einzelnen Stoff Gültigkeit haben, also z. B. mit Rezeptortheorien, Dosis-Wirkungsbeziehungen, Resorption von Arzneimitteln in Abhängigkeit von der Applikationsart, Verteilung von Arzneimitteln im Organismus, Arzneimittelstoffwechsel und anderem. Untergebiete der allgemeinen Pharmakologie sind die **Pharmakodynamik,** die die Wirkung von Arzneimitteln auf tierische Zellen oder Organsysteme beschreibt (man spricht in diesem Zusammenhang von den **pharmakodynamischen Wirkungen** eines Pharmakons), und die **Pharmakokinetik,** die das gesetzmäßige Schicksal von Pharmaka im Organismus beschreibt, also Resorption, Verteilung, Biotransformation und Ausscheidung (siehe nächstes Kapitel). Anders ausgedrückt beschreibt die Pharmakodynamik die Wirkung eines Stoffes auf den Organismus, die Pharmakokinetik die Wirkung des Organismus auf den Stoff. Die **spezielle Pharmakologie** nutzt die Kenntnisse der allgemeinen Pharmakologie zur Entwicklung und/ oder Untersuchung diagnostisch, therapeutisch oder prophylaktisch brauchbarer Substanzen. Dabei werden in der **experimentellen Pharmakologie** alte und neue Arzneimittel am Versuchstier untersucht, um Informationen über das pharmakodynamische Wirkungsspektrum, Wirkungsmechanismen, Nebenwirkungen und Toxizität sowie die Pharmakokinetik der Stoffe zu gewinnen. In der **klinischen Pharmakologie** erfolgen entsprechende Untersuchungen an kranken Patienten, um optimale therapeutische Anwendungsbedingungen für das Arzneimittel zu erarbeiten und die Arzneitherapie zu überwachen. Diese relativ neue pharmakologische Arbeitsrichtung hat besondere Bedeutung bei der Prüfung neuentwickelter Arzneimittel. Aufgrund der großen Komplexität des Faches differenzieren sich innerhalb der experimentellen und klinischen Pharmakologie verschiedene Arbeitsrichtungen, z. B. **Neuropharmakologie, Psychopharmakologie, Endokrinpharmakologie, biochemische Pharmakologie** etc. Ein großes und wichtiges Arbeitsgebiet ist schließlich die **Toxikologie,** die zum einen die Wirkung von Schadstoffen **(Giften),** zum anderen, da jedes Arzneimittel bei Überdosierung als Gift wirken kann, die Toxizität von Arzneimitteln untersucht. Zu beurteilen sind im einzelnen die **akute, subakute** und **chronische Toxizität,** die **Mutagenität, Kanzerogenität** und **Reproduktionstoxizität** sowie mögliche **sensibilisierende und immunsuppressive Eigenschaften** von Arzneimitteln.

Im Unterschied zur Pharmakologie befaßt sich die **Pharmazie** nicht mit den Wirkungen von Pharmaka und deren biologischen und medizinischen Aspekten, sondern mit der Herstellung, Zubereitung und Abgabe von Arzneimitteln. Da Tierärzte über das **Dispensierrecht** verfügen (siehe Kapitel C der allgemeinen Einleitung), müssen sie im Gegensatz zu Human- und Zahnmedizinern auch über eine Reihe pharmazeutischer Grundkenntnisse verfügen.

B   Allgemeine Pharmakologie

Auf einige Inhalte der allgemeinen Pharmakologie (Pharmakodynamik/Pharmakokinetik) wurde bereits hingewiesen. Auf eine nähere Betrachtung dieses für das Verständnis der Pharmakologie so wichtigen Gebietes soll mit Ausnahme einiger Hinweise zur Pharmakokinetik hier verzichtet werden (siehe Lehrbuchhinweise am Ende des Einleitungsteiles). Wo dies aus Verständnisgründen geboten erschien, finden sich kurzgefaßte Angaben zu allgemein-pharmakologischen Grundlagen in der Einleitung zu den jeweiligen Wirkstoffgruppen im speziellen Teil dieses Buches oder direkt in den Kurzmonographien.

Als **Pharmakokinetik** wird das Teilgebiet der allgemeinen Pharmakologie bezeichnet, das sich mit der zeitlichen Änderung der Konzentration eines Pharmakons im Organismus befaßt. Pharmakokinetische Überlegungen und Berechnungen haben zum Ziel, Vorhersagen über den zeitlichen Verlauf der Wirkung eines Pharmakons zu ermöglichen; bei Tieren, die der Gewinnung von Lebensmitteln dienen, werden sie außerdem zur Ermitt-lung von **Wartezeiten** herangezogen. Für pharmakokinetische Berechnungen werden im allgemeinen die leicht zugänglichen Konzentrationen des Pharmakons in Blut bzw. Plasma verwendet. Die Plasmakonzentration eines Arzneimittels wird durch eine Reihe von Faktoren bestimmt, die in Abb. 1 schematisch dargestellt sind. Wird das Pharmakon nicht intravenös appliziert, muß es zunächst vom Applikationsort (z. B. Muskulatur oder Unterhautgewebe) bzw. Resorptionsort (z. B. Magen-Darm-Trakt) in die Blutbahn **resorbiert** werden. Im Blut bindet sich das Pharmakon in unterschiedlichem Ausmaß an Plasmaproteine. Die **Plasmaproteinbindung** ist reversibel, und es bildet sich rasch ein Gleichgewicht zwischen gebundenem und ungebundenem Anteil des Pharmakons aus. Nur der nicht an Plasmaproteine gebundene Anteil des Pharmakons kann den Intravasalraum verlassen, sich im Organismus verteilen und damit zum Wirkungsort gelangen. Ferner kann nur das nicht proteingebundene Pharmakon durch Biotransformation in der Leber bzw. durch glome-

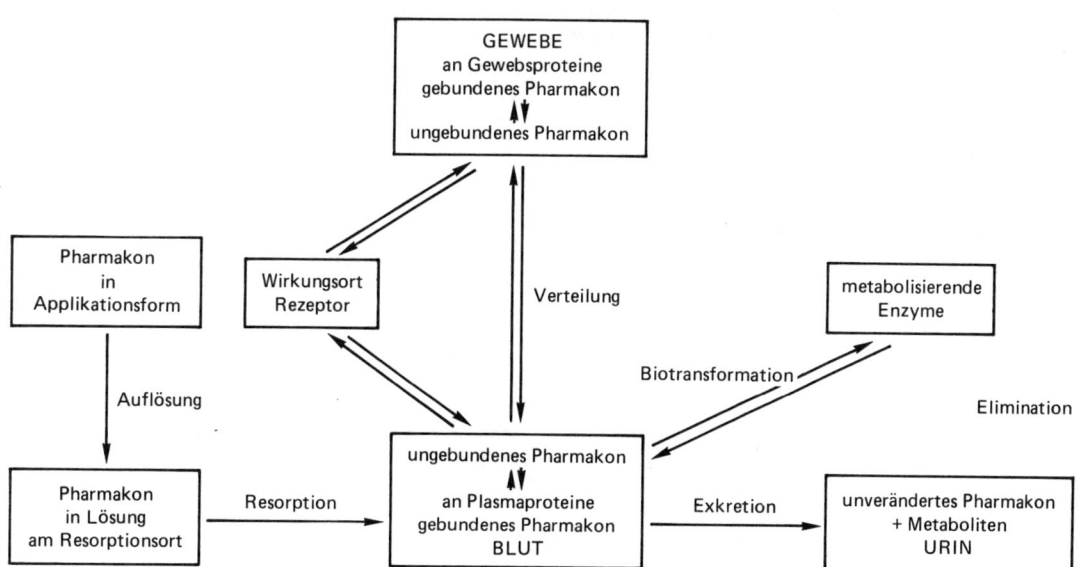

Abb. 1 Schematische Darstellung der Resorption, Verteilung und Elimination von Arzneimitteln

ruläre Filtration in der Niere ausgeschieden werden. Die Plasmaproteinbindung stellt also eine wichtige Größe für Ausmaß und Dauer der pharmakodynamischen Wirkung eines Pharmakons dar. Neben der Bindung an Plasmaproteine wird die **Verteilung** eines Arzneimittels maßgeblich durch seine **Lipidlöslichkeit** und den **Ionisationsgrad** bei physiologischem pH (u. U. bei Krankheit verändert) bestimmt. Nur der nicht ionisierte, lipidlösliche Anteil des Arzneimittels kann biologische Membranen durch **Diffusion** penetrieren, dem für die Verteilung von Pharmaka wichtigsten Prozeß. Ferner spielt die **Molekülgröße** des Arzneimittels für die Verteilung eine Rolle. Makromoleküle (z. B. Plasmaexpander) werden praktisch nicht im Organismus verteilt, sondern bleiben in erster Linie intravasal; allerdings weisen einige Zellmembranen, z. B. die Membranen zwischen Blut und Leberzellen, einen hohen Anteil an Poren auf, durch die auch Makromoleküle penetrieren können. Einige Gewebe werden durch besondere **biologische Schranken** geschützt, so das Gehirn **(Blut-Hirn-Schranke),** das Euter **(Euterschranke** oder **Blut-Milch-Schranke)** und, beim trächtigen Tier, die Feten **(Plazentarschranke).** Für diese Schranken gilt, daß nur lipidlösliche, nicht-ionisierte und nicht zu große Arzneimittel penetrieren können. Aufgrund der pH-Differenz zwischen Blut und Milch (7,4/6,6) reichern sich gut lipidlösliche, basische Arzneimittel (z. B. Neuroleptika wie Chlorpromazin) stark in der Milch an. In den Geweben kann ein Stoff eine Bindung an Gewebsproteine eingehen, die der Plasmaproteinbindung vergleichbar ist, nur wegen ihrer Abhängigkeit von der Durchblutung langsamer verläuft. Lipophile Pharmaka mit einer hohen **Gewebsproteinbindung** (z. B. Neuroleptika und Tetrazykline) können in Geweben Konzentrationen erreichen, die weit über den Blutkonzentrationen liegen, wobei die Plasmaproteinbindung hierbei kaum limitierend wirkt. Parallel zur Verteilung vom Blut in die verschiedenen Gewebe wird das Pharmakon aus dem Blut durch enzymatische Umwandlung **(Biotransformation;** vor allem in der Leber) und **exkretorische Vorgänge** (vor allem über die Nieren, bei einigen Arzneimitteln auch über Galle, Milch, Lunge und/oder Speichel) eliminiert. Die enzymatische Umwandlung kann dabei zu Metaboliten führen, die noch biologisch aktiv sind und die Wirkung der Medikation mittragen können. Ein Sonderfall der metabolischen Umwandlung ist der sogenannte **»first pass-Effekt«,** d. h. einige Arzneimittel werden nach oraler Applikation bereits in größerem Umfang im Darm und/oder in der Leber enzymatisch inaktiviert, bevor sie über den großen Kreislauf an ihren Wirkort gelangen,

was damit zusammenhängt, daß Arzneimittel nach Resorption vom Magen-Darm-Trakt zunächst über das venöse Pfortaderblut die Leber passieren müssen. Bei Pharmaka bzw. ihren Metaboliten, die über die Galle in den Darm sezerniert werden (biliäre Exkretion), kann es durch erneute Resorption des sezernierten Stoffes vom Darm zu einem sogenannten **enterohepatischen Kreislauf** kommen (Beispiel Herzglykoside), der die Wirkung des Stoffes erheblich verlängern kann.

Die einzelnen Prozesse, die die Konzentration eines Arzneimittels in den Körperflüssigkeiten und Geweben bestimmen, können bei verschiedenen Tierarten sehr unterschiedlich ausgeprägt sein. Das erklärt, warum bei gleicher Dosierung eines Pharmakons bei mehreren Tierarten eine sehr unterschiedliche Wirkungsstärke bzw. Wirkungsdauer auftreten kann. Gerade bei Arzneimitteln, die ja im Regelfall zunächst für die Anwendung am Menschen entwickelt wurden, kommt es recht häufig zum Versuch der Rückübertragung der am Menschen hinreichend untersuchten pharmakokinetischen Stoffeigenschaften auf das Tier. Dieser Weg führt aufgrund der teilweise ausgeprägten **Speziesunterschiede** gerade im Arzneimittelstoffwechsel nicht selten zu fehlerhaften Vorstellungen und einer unrationellen, manchmal sinnlosen Anwendung des Arzneimittels am Tier. Weiterhin ist zu beachten, daß hinsichtlich der Wirkungsstärke eines Arzneimittels bei verschiedenen Tierarten häufig keine lineare Beziehung zwischen Dosis und Körpergewicht besteht. Wird die Dosis, wie in der Pharmakologie üblich, in mg/kg Körpergewicht angegeben, so sinkt sie im allgemeinen mit steigendem Körpergewicht, d. h. bei schweren Tierarten (z. B. Rind, Pferd) sind auf mg/kg-Basis meist geringere Dosen wirksam als bei leichteren Tierarten (z. B. Hund, Katze). Oft besteht hierbei eine bessere Beziehung zwischen Gesamtdosis und Körperoberfläche bzw. »metabolischem Körpergewicht« (siehe Anhang Nr. 1). Dagegen sind qualitative Speziesunterschiede in der Empfindlichkeit gegen Arzneimittel relativ selten. Unterschiede im pharmakokinetischen Verhalten eines Pharmakons können auch innerhalb einer Tierart auftreten; so können z. B. das Geschlecht, das Lebensalter und der Gesundheitszustand – zu denken ist insbesondere an Erkrankungen von Leber und Niere – von Bedeutung für Verteilung und Ausscheidung sein. Die Kenntnis pharmakokinetischer Stoffeigenschaften ist daher für eine möglichst effektive klinische Anwendung eines Pharmakons wichtig, ferner aber auch beim Nutztier für die Rückstandsbewertung.

Die klinisch wichtigsten pharmakokinetischen Parameter, die mit Hilfe geeigneter Modelle über die Blut- bzw. Plasmakonzentrationen nach Applikation eines Arzneimittels berechnet werden können, sind Halbwertszeit und Verteilungsvolumen. Die **Halbwertszeit** ist diejenige Zeit, nach der die Konzentration des Pharmakons im Plasma auf die Hälfte des ursprünglichen Wertes abgesunken ist. Die Halbwertszeit ist eine wichtige Größe für die Beurteilung der Wirkungsdauer eines Arzneimittels und bildet die Grundlage für die Berechnung von Dosisintervallen bei wiederholter Applikation. Die Wahl zu großer Dosisintervalle führt dazu, daß bei Stoffen mit kurzer Halbwertszeit nicht ausreichend lange wirksame Konzentrationen vorhanden sind (z. B. Chemotherapie von Infektionen); die Wahl zu kleiner Dosisintervalle führt bei Stoffen mit langer Halbwertszeit (z. B. Herzglykoside, einige Barbiturate) durch **Kumulation** der Wirkstoffkonzentrationen im Organismus zu hohen Konzentrationen und kann damit trotz zunächst untoxischer Einzeldosen toxische Effekte verursachen. Speziesunterschiede in der Halbwertszeit eines Pharmakons beruhen häufig auf qualitativen und/oder quantitativen Verschiedenheiten der Biotransformation. So kann z. B. die Katze nur schlecht glukuronidieren (Beispiel Acetylsalicylsäure, Phenacetin), der Hund nur schlecht azetylieren (Beispiel Sulfonamide). Bei Arzneimitteln, die renal eliminiert werden, wird das Ausmaß der tubulären Rückresorption maßgeblich vom pH des Urins bestimmt, da nur der unionisierte Anteil des Arzneimittels rückresorbiert werden kann; hier führen also tierartliche Unterschiede im Urin-pH (Herbivoren/Carnivoren) zu Unterschieden in der Wirkungsdauer des Arzneimittels (Beispiel Sulfonamide). Das **Verteilungsvolumen** eines Pharmakons ist eine fiktive Größe (deshalb besser als »scheinbares Verteilungsvolumen« bezeichnet), die sich über die Plasmakonzentration nach intravenöser Applikation ermitteln läßt. Das Verteilungsvolumen gibt an, welchen Verteilungsraum (in % vom Körpergewicht bzw. l/kg Körpergewicht) ein Pharmakon im Organismus einnimmt. Da sich das Arzneimittel in den verschiedenen Flüssigkeitsräumen des Organismus verteilt, kann man über die Kenntnis der Größe dieser Flüssigkeitsräume Rückschlüsse auf die Verteilung des Pharmakons ziehen. Bei vollständiger Verteilung im gesamten Körperwasser (klassisches Beispiel wäre Ethanol) beträgt das Verteilungsvolumen beim ausgewachsenen Tier etwa 0,55 bis 0,6 l/kg Körpergewicht bzw. 55–60 % des Körpergewichts.

Einige Arzneimittel (z. B. Neuroleptika, Benzodiazepine, Tetracycline) haben ein scheinbares Verteilungsvolumen, das diesen Wert weit überschreitet. Das hängt damit zusammen, daß sich diese Pharmaka nicht nur auf die wäßrige Phase im Organismus verteilen, sondern im Gewebe aufgrund einer Gewebsbindung kumulieren. Viele Arzneimittel haben Verteilungsvolumina, die deutlich unter dem Volumen des Gesamtkörperwassers, also unter 0,55–0,6 l/kg Körpergewicht liegen. Daraus läßt sich ableiten, daß sich diese Stoffe nur begrenzt im Organismus verteilen; ein Verteilungsvolumen um 0,2 l/kg weist z. B. darauf hin, daß das Pharmakon im wesentlichen extrazellulär verteilt ist (das extrazelluläre Wasser macht etwa 20 % des Körpergewichts aus). Unter den gleichen Bedingungen nimmt ein Pharmakon im Organismus immer den gleichen Verteilungsraum ein. Das Verteilungsvolumen ist daher eine charakteristische Größe eines Pharmakons. Verteilungsvolumen und Dosis bestimmen die Höhe der Konzentration, die ein Arzneimittel nach beendeter Verteilung erreicht. Auch das Verteilungsvolumen ist daher wichtig für die Dosisberechnung. Im Gegensatz zur Halbwertszeit zeigen sich bei der Größe des Verteilungsvolumens eines Pharmakons nur relativ selten tierartliche Unterschiede. Bei Pharmaka, die sich im Fettgewebe anreichern, wird das Verteilungsvolumen bei fettreichen Spezies größer sein als bei fettarmen Spezies. Bei Wiederkäuern können sich schwach basische Arzneimittel (z. B. Ephedrin, Morphin, Atropin) nach parenteraler Applikation im Pansen anreichern, der aufgrund seines schwach sauren pHs und seines großen Volumens als »Ionisationsfalle« wirkt. Dadurch kann es zu einem Wirkungsverlust des betreffenden Arzneimittels kommen, während die Anreicherung von basischen Arzneimitteln im Magen anderer Spezies aufgrund des weitaus geringeren Volumens nicht zu einer Beeinflussung der systemischen Wirkung führt. Weiterhin können tierartliche Unterschiede in der **Plasmaproteinbindung** zu Unterschieden in der Größe des Verteilungsvolumens führen. Wie bereits angesprochen, wird die Verteilung durch die Plasmaproteinbindung eingeschränkt, da nur der ungebundene Anteil des Arzneimittels aus dem Intravasalraum austreten kann. Speziesunterschiede in der Plasmaproteinbindung können daher Unterschiede in Wirkung und Wirkungsdauer zur Folge haben. Ähnliches gilt für Erkrankungen, die mit einer Änderung des Plasmaeiweißgehaltes einhergehen. Schließlich kann die Plasmaproteinbindung zu **Arzneimittelwechselwirkungen** führen, wenn zwei Arzneimittel sich an dieselbe Bindungsstelle des Albuminmoleküls binden. In diesem Fall kommt es bei hochgebundenen Stoffen zu einer gegenseitigen Verdrängung aus der Bindung und damit zu einer Wirkungszunahme des verdrängten Pharmakons (da höhere Konzentrationen am Wirkort erreicht werden).

Eine weitere wichtige pharmakokinetische Größe ist die **Bioverfügbarkeit.** Sie gibt an, welcher Anteil der applizierten Dosis eines Arzneimittels unverändert (und damit wirksam) in die Blutbahn gelangt. Als Bezugsgröße werden die Plasmakonzentrationen nach intravenöser Verabreichung herangezogen. Soll oder kann ein Arzneimittel nicht intravenös appliziert werden, ist die Kenntnis der Bioverfügbarkeit für die Dosisberechnung von Bedeutung. Insbesondere bei oraler Behandlung lassen sich tierartliche Unterschiede in der Wirkung eines Pharmakons oft auf Unterschiede in der Bioverfügbarkeit zurückführen. Zu denken ist hier besonders an die speziellen Resorptionsverhältnisse durch die Vormagensituation der Wiederkäuer; weiterhin kann die Verwendung von humanmedizinischen Präparaten beim Tier zu mangelhafter Bioverfügbarkeit führen, da die Formulierung des Präparates speziell auf die Magen-Darm-Situation des Menschen zugeschnitten ist.

Im speziellen Teil dieses Buches finden sich, soweit zugänglich, Angaben zur Halbwertszeit der verschiedenen Arzneimittel. Oft lagen nicht für alle Tierarten, bei denen ein Pharmakon angewendet wird, pharmakokinetische Daten vor. Verteilungsvolumina werden im vorliegenden Buch nur dann erwähnt, wenn ihre Kenntnis für die Abschätzung der klinischen Wirkung des jeweiligen Stoffes von Bedeutung ist; z. B. ist es bei den Chemotherapeutika wichtig zu wissen, ob sich einzelne Vertreter nur extrazellulär oder auch intrazellulär verteilen (bei Chemotherapeutika mit großem Verteilungsvolumen, z. B. Sulfonamiden, Tetrazyklinen und Chloramphenicol, werden auch biologische Schranken penetriert, was für die Behandlung von Infektionen des Euters und des Zentralnervensystems von Bedeutung ist).

Zu beachten ist, daß sich viele pharmakokinetischen Angaben in diesem Buch auf gesunde und erwachsene Tiere beziehen. Bei Neugeborenen und Jungtieren liegen insbesondere innerhalb der ersten Lebenswochen z. T. erhebliche pharmakokinetische Besonderheiten vor, z. B. veränderte Verteilung durch andere Körperzusammensetzung (Fettgehalt, Verhältnis von Extra- zu Intrazellulärraum) und langsamere Elimination durch noch nicht abgeschlossene »Reifung« von Eliminationsmechanismen in Leber und Niere. Wirkungspotenz und Wirkungsdauer eines Arzneimittels können deshalb bei jungen Tieren erheblich von den Verhältnissen bei erwachsenen Tieren abweichen. Bei kranken Tieren ist insbesondere bei Beeinträchtigung von Ausscheidungsfunktionen (Leber, Niere) an die veränderte Reaktionslage gegenüber Arzneimitteln zu denken.

C   Arzneimittelrechtliche Bestimmungen

Für den Umgang mit Arzneimitteln ist die Kenntnis zahlreicher Bestimmungen des Arzneimittelrechts notwendig; auf einige wesentliche Bestimmungen, die in Zusammenhang mit den in diesem Buch besprochenen Arzneimitteln von Bedeutung sind, soll im folgenden kurz eingegangen werden.

1
Das Arzneimittelgesetz

Das zur Zeit gültige Arzneimittelgesetz (AMG) vom 24. August 1976 (zuletzt geändert durch das vierte Gesetz zur Änderung des Arzneimittelgesetzes vom 11. April 1990), das das 1. Arzneimittelgesetz von 1961 ablöste, hat den Zweck, im Interesse einer ordnungsgemäßen Arzneimittelversorgung von Mensch und Tier für die Sicherheit im Verkehr mit Arzneimitteln, insbesondere für die **Qualität, Wirksamkeit** und **Unbedenklichkeit** der Arzneimittel zu sorgen. Während nach dem 1. Arzneimittelgesetz von 1961 industriell hergestellte Arzneimittel (als **Arzneispezialitäten** oder **Fertigarzneimittel** bezeichnet) lediglich von den zuständigen Behörden **registriert** zu werden brauchten, ist nach der Neuordnung des Arzneimittelrechts grundsätzlich für Fertigarzneimittel ein **Zulassungsverfahren** bei der zuständigen Bundesbehörde (dem Bundesgesundheitsamt in Berlin) notwendig, bei dem der Hersteller Qualität, Wirksamkeit und Unbedenklichkeit des Arzneimittels nachweisen muß. Eine Ausnahmeregelung gibt es für Homöopathika, die unter erleichterten Bedingungen registriert werden (siehe Kapitel W). Arzneimittel, die zur Anwendung bei Tieren bestimmt sind, unterliegen den gleichen Zulassungsbestimmungen wie humanmedizinische Fertigarzneimittel, sie müssen also für die Tierarten, die behandelt werden sollen, zugelassen werden. Zur Zeit befindet sich jedoch noch eine Vielzahl von sogenannten Altpräparaten im Handel, die vor Inkrafttreten des neuen Arzneimittelgesetzes lediglich registriert wurden. Zwar werden diese Präparate zur Zeit im Rahmen der nach dem neuen AMG vorgeschriebenen **Aufbereitung** des Arzneimittelmarktes nachbegutachtet, zum Zeitpunkt der Erstellung dieses Buches ist die Aufbereitung des Erkenntnismaterials über Arzneimittel, die zur Anwendung bei Mensch und/oder Tier im Handel sind, aber noch nicht abgeschlossen. Es ist jedoch abzusehen, daß sich in den nächsten Jahren der Arzneimittelmarkt infolge der der Aufbereitung folgenden Nachzulassung erheblich verändern wird, und eine große Anzahl von Arzneimitteln mit unzureichender bzw. unsicherer Wirkung und/oder fehlender Unbedenklichkeit wegfallen wird. Weiterhin sind erhebliche Veränderungen durch EG-rechtliche Bestimmungen abzusehen (siehe 5).

Für das vorliegende Buch sind vor allem die Bestimmungen des Arzneimittelgesetzes von Interesse, die direkt die Anwendung von Arzneimitteln beim Tier bzw. die Verschreibung oder Abgabe an den Tierbesitzer betreffen. Sollen Arzneimittel bei Tieren angewendet werden, die der Lebensmittelgewinnung dienen (Pferd, Wiederkäuer, Schwein, Wild, Geflügel, Kaninchen, Fische, Bienen), dürfen nur Arzneimittel angewendet (bzw. verschrieben oder abgegeben) werden, die für die Anwendung bei der behandelten Tierart zugelassen sind (§ 56 a, Abs. 1). Wesentlich dabei ist, daß bei den genannten Tierarten vom AMG nicht nach Nutzungszweck differenziert wird; z. B. ist ein Pferd arzneimittelrechtlich grundsätzlich ein Tier, das der Lebensmittelgewinnung dient, auch wenn es hierfür vom Besitzer nicht vorgesehen ist. Bei der Anwendung von Arzneimitteln bei Tieren, die der Lebensmittelgewinnung dienen, müssen **Wartezeiten** (Zeit von der letzten Verabreichung des Arzneimittels bis zum Schlachten bzw. bis zur Gewinnung von Milch oder Eiern) beachtet werden, die bei der Zulassung festgelegt worden sind (§ 23 AMG) und je nach Rückstandsverhalten von Tierart zu Tierart unterschiedlich lang sein können. Ausgenommen von der Zulassungspflicht und damit von der Festlegung von Wartezeiten durch das Bundesgesundheitsamt sind nur Arzneimittel, die für Einzeltiere in Apotheken oder in tierärztlichen Hausapotheken hergestellt werden (§ 21 AMG). Stellt der Tierarzt hierbei ein Arzneimittel her, das einen Wirkstoff enthält, der bereits in einem Fertigarzneimittel enthalten ist, für das eine Wartezeit festgesetzt wurde, so gilt diese Wartezeit sinngemäß auch für das vom Tierarzt hergestellte Präparat. Wenn bisher keine Wartezeit für ein Präparat mit dem betreffenden Wirkstoff festgesetzt wurde, ist nach § 15 des Lebensmittel- und Bedarfsgegenständegesetzes grundsätzlich eine Wartezeit von 5 Tagen festzusetzen (siehe 4.). Trotz der Möglichkeit, ein Präparat im Einzelfall selbst herzustellen, wird es wiederholt vorkommen, daß der Tierarzt Fertigarzneimittel für die Behandlung einer bestimmten Tierart braucht, für die das betreffende Arzneimittel nicht zugelassen ist. Dafür hat er nach § 56 a Abs. 2 die Möglichkeit des sogenannten **Umwidmens,** d. h. er kann Arzneimittel, die zur Anwendung bei Tieren zugelassen sind, die der Gewinnung von Lebensmitteln dienen, auch für andere Tierarten als nach der Zulassung bestimmt verschreiben, abgeben oder anwenden, wenn für die Behandlung der Krankheit ein zugelassenes Arzneimittel für die betreffende Tierart nicht zur Verfügung steht. Voraussetzung ist, daß die notwendige arzneiliche Versorgung der Tiere sonst ernstlich gefährdet wäre und eine unmittelbare oder mittelbare Gefährdung der Gesundheit von Mensch (durch Rückstände in Lebensmitteln) oder Tier nicht zu befürchten ist. Wartezeiten sind in diesen Fällen sinngemäß anzuwenden, d. h. es ist mindestens die Wartezeit der Tierart(en) einzuhalten, für die das Arzneimittel zugelassen ist. Eine Umwidmung von Humanspezialitäten für lebensmittelliefernde Tiere ist nach § 56 a nicht vorgesehen. Hier gibt es aber für die **Behandlung von Einzeltieren** die Möglichkeit, unter den Bedingungen des § 21 vorzugehen, um eine Humanspezialität – falls notwendig – anwenden bzw. abgeben zu können, indem vor der Anwendung bzw. Abgabe ein Herstellungsvorgang (z. B. Umfüllen oder Abpacken der Humanspezialität; siehe § 4, Abs. 14 AMG) vorgenommen wird. Für verschreibungspflichtige Humanspezialitäten ist die Abgabe oder Anwendung bei lebensmittelliefernden Tieren nach dieser Vorgehensweise gemäß § 21 Abs. 2 Nr. 4 allerdings nur zulässig, wenn für die Behandlung bestimmter Krankheiten ein zugelassenes Arzneimittel für die betreffende Tierart nicht zur Verfügung steht, die notwendige arzneiliche Versorgung der Tiere sonst ernstlich gefährdet wäre und eine unmittelbare oder mittelbare Gefährdung von Mensch und Tier nicht zu befürchten ist. Hinsichtlich der Festsetzung von Wartezeiten siehe oben. Bei Tieren, die nicht der Lebensmittelgewinnung dienen, also vor allem bei Hund und Katze, gibt es keine gesetzlichen Einschränkungen für die Anwendung von Humanspezialitäten. Bei solchen Tierarten werden deshalb humanmedizinische Fertigarzneimittel in großem Umfang eingesetzt, wobei häufig die für den Menschen empfohlenen Dosierungen und Dosisintervalle verwendet werden. Diese Vorgehensweise birgt aufgrund tierartlicher Unterschiede in Wirkungspotenz und Pharmakokinetik von Arzneimitteln die Gefahr von Unter- oder Überdosierungen in sich. Nicht zuletzt deshalb werden in diesem Buch auch für eine Reihe von Humanarzneimitteln Dosierungen für das Tier angegeben, die nach dem vorliegenden wissenschaftlichen Erkenntnismaterial als zur Behandlung der betreffenden Tierarten geeignet angesehen werden können.

Eine besondere Form des Arzneimittels zur Anwendung bei Tieren ist das **Fütterungsarzneimittel,** das aus einer zur Anwendung bei der betreffenden Tierart zugelassenen Arzneimittel-Vormischung und einem als Trägerstoff bestimmten Mischfuttermittel besteht (§§ 4 und 23 AMG). Einzelheiten zur Herstellung, Abgabe und Anwendung von Fütterungsarzneimitteln enthält § 56 AMG sowie die Verordnung über tierärztliche Hausapotheken (TÄHAV; siehe 3.). Auf die Problematik der Anwendung von Fütterungsarzneimitteln (ungenaue Dosierung beim Einzeltier, inhomogene Mischung von Arzneimittel-Vormischung und Mischfuttermittel, mögliche Entmischung bei Lagerung und Transport, Inkompatibilität von Arzneimittel und Futtermittel etc.) wird in Anhang 6 näher eingegangen.

Ein weiterer für Tierärzte wesentlicher Teil des AMG regelt das **Dispensierrecht,** d. h. die Herstellung (§ 13), Abgabe (§ 43) und den Bezug (§ 47) von Arzneimitteln durch den Tierarzt. Für das vorliegende Buch ist dabei vor allem wichtig, daß Tierärzte im Gegensatz zu Zahn- und Humanmedizinern Fertigarzneimittel zur Anwendung am Tier oder Abgabe an den Tierhalter direkt vom Großhändler oder Hersteller beziehen können, wenn sie über eine angemeldete tierärztliche Hausapotheke verfügen (§ 47 AMG). Auf die Herstellung von Arzneimitteln durch den Tierarzt wird in diesem Buch nicht näher eingegangen, da sie nur erfolgen sollte, wenn kein Fertigarzneimittel für das gewünschte Behandlungsziel zur Verfügung steht, d. h. eine »pharmakotherapeutische Lücke« vorliegt.

Die **Verschreibung** von Arzneimitteln durch Tierärzte (§ 56 a AMG) erfolgt auf **Rezepten,** d. h. handschriftlich (mit dokumentenfähigem Schreibmaterial, also Tintenstift oder Kugelschreiber) angefertigten Anweisungen an den Apotheker, ein Arzneimittel an den Überbringer der Verschreibung abzugeben. Hierbei wird es sich i. a. um Fertigarzneimittel handeln, der Tierarzt kann aber auch Arzneimittel vom Apotheker auf Rezept herstellen lassen (z. B. Opiumzubereitungen oder Cocain-Augentropfen etc.). Neben der Verschreibung für den Tierhalter kann auch für den Praxisbedarf verschrieben werden, wenn ein Arzneimittel dringend in der Praxis benötigt wird (i. a. wird der Tierarzt Arzneimittel ja direkt vom Großhändler beziehen). Zu beachten ist, daß Tierarzneimittel in der Apotheke meist nicht vorrätig sein werden, die Verschreibung wird daher in erster Linie Humanspezialitäten zur Anwendung bei Kleintieren und Rezepturen betreffen. Die äußere Form eines Rezeptes ist mit Ausnahme der Verschreibung von Betäubungsmitteln (siehe 2.) nicht vorgeschrieben, im Regelfall werden aber Rezeptvordrucke mit der Praxisadresse des Tierarztes verwendet. Auch bei der Abfassung und Reihenfolge der Angaben auf dem Rezept wird i. a. gewissen Standardregeln Folge geleistet (siehe als Beispiel Abb. 2). Die Angaben, die ein Rezept enthalten muß, sind in der **Verordnung über verschreibungspflichtige Arzneimittel** (vom 31. Oktober 1977) aufgeführt: (1) die sog. **Inscriptio,** d. h. Name, Berufsbezeichnung (»Dr. med. vet.« reicht nicht) und Anschrift des verschreibenden Tierarztes (meist als vorgedruckter Kopf des Rezeptes), (2) das **Datum** der Ausfertigung, (3) die eigentliche Verordnung **(Ordinatio),** d. h. Handelsname und

abzugebende Menge des zu verschreibenden Arzneimittels. Die Verordnung wird zumeist durch die (in der Regel auf dem Rezept vorgedruckte) Abkürzung Rp. (»Recipe«, d. h. »nimm«) eingeleitet, die sog. **Invocatio** (Anrufung). Sie gilt als Aufforderung an den Apotheker, aus seinem Vorrat das in der Ordinatio genannte Arzneimittel zu entnehmen. Das zu verschreibende Fertigarzneimittel muß so verordnet werden, daß der Apotheker unmißverständlich erkennen kann, welches Präparat er abgeben soll, d. h. bei Präparaten mit unterschiedlichen Mengen des Inhaltsstoffes in der Darreichungsform muß die gewünschte Menge angegeben werden (z. B. Gramm pro Tablette; fehlt die Angabe der Mengeneinheit, so bedeutet die Mengenangabe stets Grammgewicht), ferner muß die Anzahl der abzugebenden Packungen (meist als »O. P.«, d. h. Originalpackung abgekürzt) bzw. abgeteilten Formen (Ampullen, Injektionsflaschen, Tabletten etc.) angegeben werden. Die Angabe der Stückzahl der abgeteilten Formen erfolgt im allgemeinen in Verbindung mit der Abkürzung »Nr.«. Fehlen diese Angaben, so gilt die kleinste Packung als verschrieben. Erscheint dem Tierarzt die Anzahl der abgeteilten Formen in einer Originalpackung für die beabsichtigte Behandlung zu groß (Gefahr des Mißbrauchs durch Tierhalter), kann er auch einen **Anbruch** verschreiben, d. h. der Apotheker soll nur eine bestimmte Anzahl von abgeteilten Formen aus der Originalpackung entnehmen und abgeben. In diesem Fall entfällt auf dem Rezept die Angabe »O. P.« und es wird nur die Anzahl der abzugebenden abgeteilten Formen (mit »Nr.«) angegeben. Soll der Apotheker ein Arzneimittel herstellen, muß das Rezept eine **Praescriptio** (Vorschrift), in der die zur Herstellung der Arzneiform erforderlichen Stoffe nacheinander mit ihren Gewichtsmengen aufgeführt werden, und eine **Bereitungsvorschrift** enthalten, die angibt, welche Arzneiform (z. B. Salbe, Lösung, Suppositorien etc.) aus den einzelnen Komponenten der Praescriptio herzustellen ist; (4) die **Gebrauchsanweisung,** die meist eingeleitet wird von »D. S.« (da signa, gib und bezeichne es). Die Gebrauchsanweisung muß Einzel- und Tagesdosis des Arzneimittels sowie die Art der Anwendung enthalten. Bei Arzneimitteln zur äußerlichen Anwendung sollte der Vermerk »Äußerlich« oder »zur äußerlichen Anwendung« nicht fehlen, um einer versehentlichen Eingabe des Arzneimittels vorzubeugen; (5) Name des **Tierhalters** und der **Tierart,** bei der das Arzneimittel angewendet werden soll; (6) Gültigkeitsdauer der Verschreibung (fehlt diese Angabe, so gilt die Verschreibung 6 Monate); die wiederholte Abgabe eines Arzneimittels auf ein Rezept ist seit 1984 nicht mehr

---

```
Dr. med. vet. Alfred Müller

Praktischer Tierarzt

Buchenstraße 20

1000 Berlin 38

Tel. 857 45 33


                        Berlin, den 13.6.1986


Rp.

Luminal Tabl. 0.1 (100 mg)

1 O.P. Nr. 50




D.S. Jeweils abends 1 Tablette eingeben.

   Für den Hund von Herrn Günther Schultz.
```

Abb. 2
Verschreibung eines Antiepileptikums für einen Hund

zulässig; (7) eigenhändige Unterschrift des Verschreibenden (**Subscriptio**). Unterschreibt ein Vertreter oder Assistent des Praxisinhabers, darf der Zusatz »Tierarzt« nicht fehlen.

Ist die Verschreibung für den **Praxisbedarf** des Tierarztes, entfallen die Angaben nach 4–6; anstelle steht der Vermerk »Für Praxisbedarf«.

Verschreibungspflichtige Arzneimittel, die zur Anwendung bei Tieren bestimmt sind, die der Lebensmittelgewinnung dienen, müssen in drei Ausfertigungen (Original und zwei Durchschriften) verschrieben werden (§ 13 a TÄHAV). Auf den Rezepten ist neben den oben aufgeführten Angaben auch die **Wartezeit** anzugeben (Verordnung über verschreibungspflichtige Arzneimittel). Das Original der Verschreibung sowie die für die Apotheke bestimmte erste Durchschrift erhält der Tierhalter, die zweite Durchschrift verbleibt beim Tierarzt (3 Jahre aufzubewahren). Der Tierarzt hat den Tierhalter auf die Wartezeit hinzuweisen (§ 12 TÄHAV).

2
Die Betäubungsmittelgesetzgebung

Unter dem Begriff **Betäubungsmittel** (BtM) wird eine Reihe pharmakologisch sehr unterschiedlicher Arzneimittel zusammengefaßt, denen gemeinsam ist, daß sie beim Menschen zur Abhängigkeit (Sucht) führen. Betäubungsmittel sind also nicht mit Narkotika oder anderen zur Schmerzausschaltung bei Operationen verwendeten Pharmaka gleichzusetzen, obwohl einige dieser Stoffe (Pentobarbital und morphinartige Analgetika) aufgrund ihrer Suchtpotenz unter die Bestimmungen der Betäubungsmittelgesetzgebung fallen. Da eine Reihe von Betäubungsmitteln (z. B. Pentobarbital, Phenobarbital, Codein, starke Analgetika und Opiumzubereitungen) auch veterinärmedizinisch eine Rolle spielen, muß der Tierarzt die betäubungsmittelrechtlichen Bestimmungen kennen, die Bezug, Abgabe, Verschreibung und Anwendung von Betäubungsmitteln regeln. Die diesbezüglichen gesetzlichen Regelungen sind z. T. ohne Kommentar schwer zu verstehen und schrecken viele Tierärzte (und andere Mediziner) von der Anwendung von Betäubungsmitteln ab. Es soll an dieser Stelle deshalb etwas ausführlicher auf die Betäubungsmittelgesetzgebung eingegangen werden. Alle Stoffe, die laut Gesetz als Betäubungsmittel aufgefaßt werden und dementsprechend reguliert werden, sind in Anlage I–III des **Betäubungsmittelgesetzes** (BtMG) vom 28. Juli 1981 (mit den Änderungen durch die erste, zweite, dritte und vierte Betäubungsmittelrechts-Änderungs-

verordnung vom 6. August 1984, 23. Juli 1986, 28. Februar 1991 bzw. 23. Dezember 1992) aufgeführt.

Anlage I, die sogenannten **nicht verkehrsfähigen Betäubungsmittel,** umfaßt rund 80 Stoffe, die nicht bezogen, angewendet oder verschrieben werden dürfen. Es handelt sich um Substanzen wie Cannabis, Heroin, LSD und Mescalin, die therapeutisch nicht brauchbar und/oder gesundheitsgefährdend sind. § 3, Abs. 2 BtMG sieht allerdings die ausnahmsweise Erteilung einer Erlaubnis zum Verkehr mit den in Anlage I bezeichneten Betäubungsmitteln zu wissenschaftlichen und anderen im öffentlichen Interesse liegenden Zwecken vor. **Anlage II** beinhaltet **verkehrs-, aber nicht verschreibungsfähige Betäubungsmittel,** die nur als Grundstoff zur Arzneimittelherstellung bezogen und verwendet werden dürfen. Für eine Reihe dieser Stoffe, z. B. Codein und Ethylmorphin, sieht das Gesetz sog. **ausgenommene Zubereitungen** vor, d. h. bis zu einer bestimmten Konzentration oder Menge je abgeteilte Form kann der entsprechende Stoff als normales Arzneimittel verschrieben, abgegeben und, bei Fertigarzneimitteln, bezogen werden. Ausgenommene Zubereitungen sind von den betäubungsmittelrechtlichen Vorschriften ganz oder teilweise ausgenommen. Die Verschreibung solcher ausgenommener Zubereitungen erfolgt auf normalen Rezepten, nicht auf Betäubungsmittelrezepten! Praktische Bedeutung hat dies vor allem bei Codein, das in Zubereitungen bis zu 2,5 % oder 100 mg je abgeteilte Form als ausgenommene Zubereitung gilt. Eine Überschreitung dieser Mengen ist nicht zulässig (die Zubereitung wäre dann nicht verschreibungsfähig und dürfte damit auch nicht angewendet werden), alle im Handel befindlichen Codeinpräparate sind also ausgenommene Zubereitungen. **Anlage III,** die **verkehrs- und verschreibungsfähigen Betäubungsmittel,** umfaßt die Betäubungsmittel, die vom Tierarzt zur Behandlung von Tieren bezogen, angewendet, abgegeben und verschrieben werden dürfen. Einzelheiten zur Verschreibung dieser Stoffe sind in der **Betäubungsmittelverschreibungsverordnung** (BtMVV, s. u.) aufgeführt. Anlage III ist in Teil A, B und C untergliedert. Teil A enthält Opium, starke Analgetika vom Morphintyp, starke morphinartige Hustenmittel, Amphetamin und Abkömmlinge (Weckamine), Cocain, Methaqualon und (nur zur Verschreibung durch Humanmediziner) Papaver somniferum. Teil B führt eine Reihe von Hypnotika (Barbiturate und Gluthetimid), darunter auch Pentobarbital, auf, für die wiederum **ausgenommene Zubereitungen** (vgl. Anlage II) zulässig sind, sowie das starke Analgetikum Pentazocin. Teil C beinhaltet weitere

Hypnotika (z. B. Phenobarbital), Benzodiazepinderivate (z. B. Diazepam) sowie einige Appetitzügler; auch bei diesen Stoffen sind ausgenommene Zubereitungen möglich (im Handel befinden sich die einzelnen Stoffe des Teils C ausschließlich als ausgenommene Zubereitungen). Erst wenn die Stoffe von Teil B und C in Zubereitungen verwendet werden, die Mengen enthalten, die die der ausgenommenen Zubereitung überschreiten, gelten die Bestimmungen der BtMVV, und es müssen Betäubungsmittelrezepte zur Verschreibung verwendet werden!

Die Bedingungen, unter denen Tierärzte die in Anlage II–III bezeichneten Betäubungsmittel erwerben, herstellen (Zubereitungen) bzw. abgeben oder verschreiben dürfen, sind in § 4 BtMG beschrieben. Demnach bedürfen Tierärzte, die eine tierärztliche Hausapotheke betreiben, keiner gesonderten Erlaubnis, müssen aber die Teilnahme am Betäubungsmittelverkehr beim Bundesgesundheitsamt (BGA) anzeigen (unter Nachweis der Approbation und der Anzeigebestätigung der tierärztlichen Hausapotheke). Nach Anzeige erteilt das BGA eine BGA-Nummer, die beim Bezug von Betäubungsmitteln angegeben werden muß (s. u.). Ferner erhält der Tierarzt auf Anforderung vom BGA Betäubungsmittelrezepte (§ 5 BtMVV) mit seiner BGA-Nummer (auch ohne tierärztliche Hausapotheke möglich), mit denen Betäubungsmittel verschrieben bzw. für den Praxisbedarf aus der Apotheke bezogen werden können. § 13 BtMG enthält allgemeine Grundsätze für die Anwendung, Verschreibung und Abgabe von Betäubungsmitteln. Wichtig ist, daß Betäubungsmittel nur dann angewendet werden dürfen, wenn der beabsichtigte Zweck nicht auf andere Weise (durch andere Arzneimittel) erreicht werden kann! Nach § 15 BtMG müssen Betäubungsmittel gesondert aufbewahrt und gegen unbefugte Entnahme gesichert werden (z. B. in einem Stahlschrank oder Panzerschrank). Die Vernichtung von Betäubungsmitteln (z. B. nach Ablauf der Haltbarkeit) muß in Gegenwart von 2 Zeugen erfolgen (§ 16).

Der Bezug von Betäubungsmitteln vom pharmazeutischen Großhändler wird durch die **Betäubungsmittel-Binnenhandelsverordnung** vom 16. Dezember 1981 geregelt. Die Bestellung erfolgt formlos schriftlich, u. U. sogar telefonisch beim Hersteller oder Großhändler unter Angabe der BGA-Nummer. Der Tierarzt erhält das bestellte Betäubungsmittel mit einer Empfangsbestätigung und einem Lieferschein. Er hat die Angaben auf Empfangsbestätigung und Lieferschein zu prüfen und gegebenenfalls zu berichtigen, das Empfangsdatum zu vermerken, die Formblätter zu unterschreiben und die Empfangsbestätigung

spätestens am nächsten Werktag zurückzusenden. Der Lieferschein dient als Beleg für den Bezug und ist 3 Jahre aufzubewahren.

Einzelheiten über das Verschreiben, die Abgabe und den Nachweis des Verbleibs von Betäubungsmitteln sind in der **Betäubungsmittel-Verschreibungsverordnung** (BtMVV) vom 16. Dezember 1981 (zuletzt geändert durch die vierte Betäubungsmittel-Änderungsverordnung vom 23. Dezember 1992) geregelt. Nach § 1 BtMVV dürfen Betäubungsmittel nur als **Zubereitungen** verschrieben (und abgegeben, § 7) werden, d. h. das Verschreiben oder Abgeben von Reinsubstanzen ist verboten! § 4 regelt das Verschreiben durch den Tierarzt. Nach Absatz 1 darf an einem Tag für ein Tier nur eines der unter Absatz 1 Buchstabe a aufgeführten 15 Betäubungsmittel unter Einhaltung der festgesetzten **Höchstmenge** verschrieben werden.

Im folgenden sind die 15 Betäubungsmittel des § 4, Abs. 1 (a) mit Warenzeichen, Wirkstoffgruppenzugehörigkeit und Tageshöchstmenge aufgeführt:

Betäubungs-mittel	Waren-zeichen	Wirk-stoff-gruppe	Höchst-menge
1. Amphetamin	n. a. F. i. H.	W	1 000 mg
2. Buprenorphin	Temgesic	M	10 mg
3. Hydrocodon	Dicodid	A	200 mg
4. Hydromorphon	Dilaudid	M	30 mg
5. Levomethadon	l-Polamidon, l-Polamivet	M	250 mg
6. Metamphetamin	n. a. F. i. H.	W	100 mg
7. Morphin	Morphin Thilo u. a.	M	500 mg
8. Normethadon	n. a. F. i. H.	A	200 mg
9. Opium, eingestelltes	n. a. F. i. H.		12 000 mg
10. Opiumextrakt	n. a. F. i. H.	O	6 000 mg
11. Opiumtinktur	n. a. F. i. H.	O	120 000 mg
12. Pentazocin	Fortral	M	1 350 mg
13. Pethidin	Dolantin	M	1 000 mg
14. Piritramid	Dipidolor	M	220 mg
15. Tilidin	Valoron	M	1 050 mg

Abkürzungen: n. a. F. i. H. = nicht als Fertigarzneimittel im Handel, W = Weckamine, M = morphinartige Analgetika, A = Antitussiva, H = Hypnotika, O = Opium und Zubereitungen. Bei unterstrichenen Stoffen darf die Höchstmenge unter bestimmten Vorbedingungen überschritten werden (s. u.)

Bei den 15 aufgeführten Betäubungsmitteln handelt es sich um starke Analgetika vom Morphintyp, starke morphinähnliche Antitussiva, Opium und seine Zubereitungen und zentrale Analeptika vom Amphetamintyp (Weckamine). Die meisten Stoffe sind als Fertigarzneimittel, also als Zubereitung im Handel (siehe Übersicht S. 27), Opiumzubereitungen muß der Tierarzt vom Apotheker beziehen.

Die Vertreter der 15 Betäubungsmittel, die für den Tierarzt von praktischer Bedeutung sind (in erster Linie starke Analgetika und Opiumzubereitungen) werden im speziellen Teil dieses Buches näher behandelt. Wie bereits ausgeführt, kann pro Tier und Tag nur einer dieser 15 Stoffe verschrieben werden. Alternativ kann nach Absatz 1 Buchstabe b pro Tier und Tag eine Zubereitung mit einem der in Anlage III Teil B oder C des BtMG bezeichneten Betäubungsmittel (außer Pentazocin und Pentobarbital) verschrieben werden. In diesem Fall sind keine Höchstmengen festgesetzt. Absatz 1 b ist jedoch für den Tierarzt ohne größere Bedeutung, da die wenigen veterinärmedizinisch relevanten Betäubungsmittel der Anlage III Teil B und C (vor allem Phenobarbital und Benzodiazepine) in Form ausgenommener Zubereitungen im Handel sind und deswegen als normale Arzneimittel bezogen, verschrieben und abgegeben werden können.

Absatz 2 des § 4 BtMVV hat die **Überschreitung** der nach Absatz 1 Buchstabe a für die Verschreibung für ein Tier an einem Tag festgesetzten Höchstmengen zum Inhalt. Eine Überschreitung ist nur bei starken Analgetika (mit Ausnahme von Tilidin) und Opium und seinen Zubereitungen möglich. Überschritten werden darf bis zum zweifachen der festgesetzten Menge, sofern in besonders schweren Krankheitsfällen die innerhalb von bis zu 7 Tagen an einem Tier anzuwendende Menge eine Überschreitung der festgesetzten Höchstmenge erfordert. In diesem Fall hat der Tierarzt auf der Verschreibung den Vermerk »schwerer Krankheitsfall« anzubringen. Wichtig ist, das die gesamte Menge des verschriebenen Betäubungsmittels innerhalb von maximal 7 Tagen angewendet werden muß (muß aus der Gebrauchsanweisung hervorgehen); eine Überschreitung, um eine darüber hinausgehende Behandlung zu ermöglichen, ist also nicht zulässig. Ferner darf die Überschreitung nicht dazu dienen, mehrere Tiere behandeln zu können. Bei einer Verschreibung für den Praxisbedarf (s. u.) darf die Tageshöchstmenge nicht überschritten werden. Unter Berücksichtigung der genannten Vorbedingungen ist eine Überschreitung der Tageshöchstmenge z. B. bei Anwendung von Opiumzubereitungen beim Pferd (Behandlung schwerer, unstillbarer Durchfälle) begründet (bei ausgewachsenen Pferden reichen die Tageshöchstmengen von Opiumzubereitungen

hierfür nicht aus), ferner bei der Anwendung von starken Analgetika bei großen Tierarten über mehrere Tage (maximal 7).

Absatz 3 des § 4 BtMVV regelt die Verschreibung für den **Praxisbedarf.** Der Tierarzt darf für seinen Praxisbedarf verschreiben: (1) die in Absatz 1 aufgeführten Betäubungsmittel sowie (2) Alfentanil; (3) Cocain zu Eingriffen am Auge als Lösung bis zu einem Gehalt von 20 % oder als Salbe bis zu einem Gehalt von 2 %; (4) Etorphin zur Immobilisierung von Tieren, die im Zoo, im Zirkus oder in Wildgehegen gehalten werden; Anwendung nur in Gegenwart oder durch den Tierarzt; (5) Fentanyl; (6) Sufentanil und (7) Pentobarbital zur Prämedikation und Anästhesie sowie zur Einschläferung von Tieren. Die starken, morphinartigen Analgetika Alfentanil, Fentanyl, Sufentanil und Etorphin, das Lokalanästhetikum Cocain und das Narkotikum Pentobarbital dürfen nur für den Praxisbedarf verschrieben werden (d. h. sie dürfen vom Apotheker oder Tierarzt nicht an den Tierbesitzer abgegeben werden!). Für den Praxisbedarf darf der Tierarzt die unter 1–7 oben genannten Betäubungsmittel bis zur Menge seines durchschnittlichen Zweiwochenbedarfs, mindestens jedoch die kleinste Packungseinheit verschreiben. Die Vorratshaltung soll für jedes Betäubungsmittel den Monatsbedarf des Tierarztes nicht übersteigen.

Absatz 4, § 4 BtMVV regelt die Verschreibung von Betäubungsmitteln durch den Tierarzt für den Bedarf einer von ihm geleiteten oder beaufsichtigten **Tierklinik** oder einer **Station** derselben. In diesem Fall dürfen mehrere Betäubungsmittel des Abs. 3 pro Tag verschrieben werden und eine Bindung an Höchstmengen besteht nicht. Etorphin darf für Tierkliniken nicht verschrieben werden!

Auf das **Betäubungsmittelrezept** wird in § 5 und § 6 BtMVV näher eingegangen. Danach dürfen Betäubungsmittel für Tiere oder den Praxisbedarf nur auf einem dreiteiligen amtlichen Formblatt (Betäubungsmittelrezept) verschrieben werden. Neben dem eigentlichen Betäubungsmittel können auf diesem Rezept auch andere Arzneimittel verschrieben werden. Teil I und II des Betäubungsmittelrezeptes sind zur Vorlage bei der Apotheke bestimmt, Teil III verbleibt beim Tierarzt (3 Jahre aufzubewahren). Die Betäubungsmittelrezepte werden auf Anforderung vom BGA an den Tierarzt ausgegeben; sie dürfen nur im Vertretungsfall auf einen anderen Tierarzt übertragen werden. Auf dem Betäubungsmittelrezept sind anzugeben (siehe Abb. 3): (1) **Tierart** sowie Name, Vorname und Anschrift des **Tierbesitzers;** (2) **Datum;** (3) hinsichtlich der verordneten Zubereitung: (a) bei einer **Rezeptur** Bestandteile, Gewichtsmenge des enthaltenen Betäubungsmittels, Darreichungsform, bei abgeteilten Zubereitungen (z. B. Zäpfchen oder Tabletten) die Stückzahl, (b) bei einem **Fertigarzneimittel** Bezeichnung (Handelsname), Darreichungsform, Gewichtsmenge des enthaltenen Betäubungsmittels je Packungseinheit, bei abgeteilten Zubereitungen je abgeteilte Form und die Stückzahl. Sowohl bei Rezepturen wie bei Fertigarzneimitteln müssen die **Gewichtsmengen** in Gramm oder Milligramm angegeben werden, die **Stückzahl** ist in Verbindung mit dem Wort »Nr.« in arabischen Ziffern anzugeben und in Worten zu wiederholen (um Fälschungen vorzubeugen); (4) **Gebrauchsanweisung** mit Einzel- und Tagesgabe; im Falle, daß dem Patientenbesitzer eine schriftliche Gebrauchsanweisung übergeben wurde, der Vermerk »Gemäß schriftlicher Anweisung«; (5) bei **Überschreitung** der Tageshöchstmenge eines Betäubungsmittels der Vermerk »Schwerer Krankheitsfall«; (6) bei Verschreibung für den **Praxisbedarf** der Vermerk »Praxisbedarf« (die Angaben

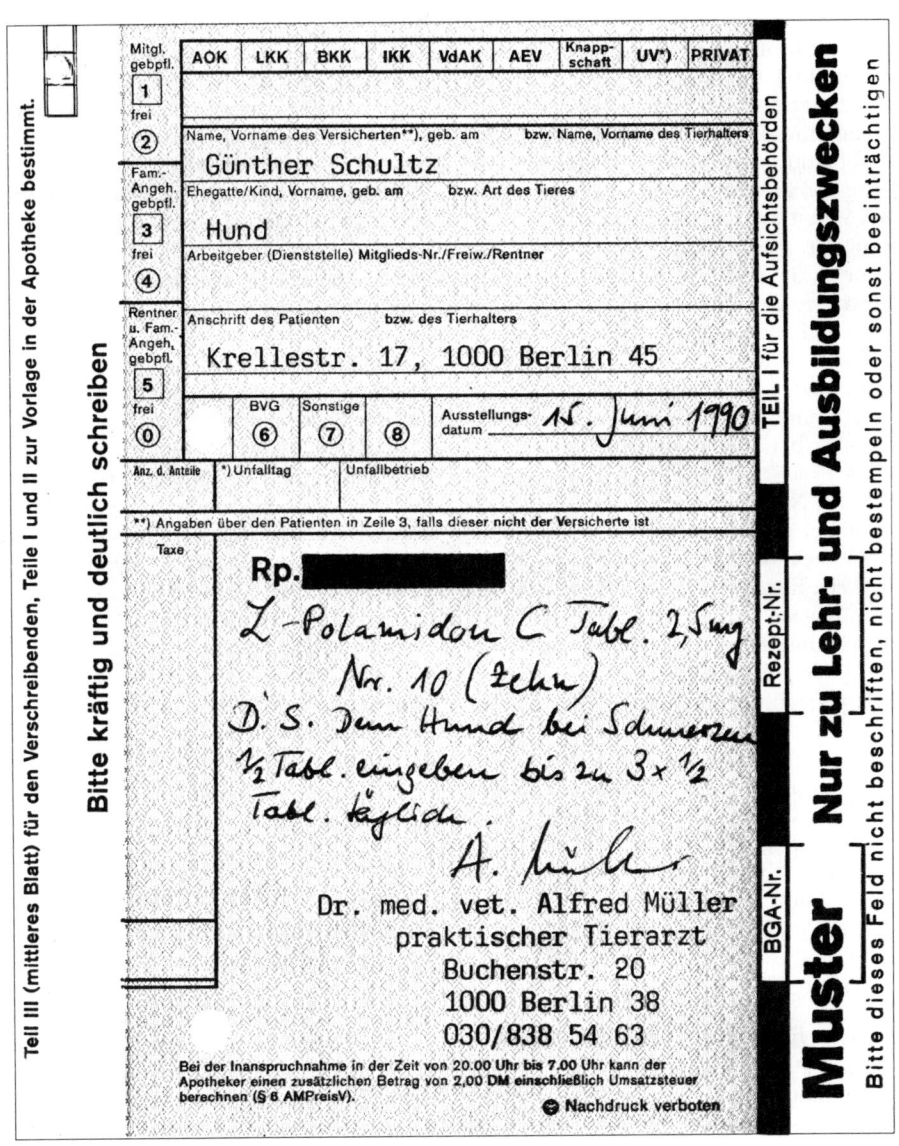

Abb. 3 Verschreibung eines Betäubungsmittels für einen Hund

nach 1 und 4 entfallen dann); (7) **Name** des verschreibenden Tierarztes, seine **Berufsbezeichnung** und **Anschrift** einschließlich Telefonnummer; (8) ungekürzte **Unterschrift** des verschreibenden Tierarztes, im Vertretungsfall darüber hinaus der Vermerk »In Vertretung«. Alle Angaben sind dauerhaft (d. h. mit Tintenschrift oder Kugelschreiber) zu vermerken und müssen auf allen Teilen des Betäubungsmittelrezeptes übereinstimmend enthalten sein. Die Angaben nach den Nummern 3, 4 und 8 müssen vom Tierarzt handschriftlich vorgenommen werden. Bei Änderungen oder Korrekturen hat der Tierarzt die Änderung handschriftlich zu vermerken und durch seine Unterschrift zu bestätigen. Auf Angaben zu homöopathischen Zubereiten soll hier nicht näher eingegangen werden.

Betäubungsmittel für den Stationsbedarf nach § 4 Absatz 4 dürfen nach § 6 a nur auf einem Betäubungsmittelanforderungsschein verschrieben werden, der auf Anforderung vom Bundesgesundheitsamt ausgegeben wird.

§ 7 BtMVV sagt aus, daß Rezepte, die den Bestimmungen der Verordnung nicht entsprechen oder vor mehr als 7 Tagen ausgestellt wurden, nicht beliefert werden dürfen. Gibt der Tierarzt Betäubungsmittel aus seiner **Hausapotheke** ab, ist er an die Bestimmungen der §§ 1 (Abgabe nur als Zubereitung) und 4 (Höchstmenge etc.) gebunden. Er darf grundsätzlich Betäubungsmittel nur zur Anwendung bei einem von ihm behandelten Tier abgeben.

§ 9 regelt den **Nachweis** über den Verbleib und Bestand von Betäubungsmitteln in der tierärztlichen Hausapotheke und für den Praxisbedarf. Es müssen amtliche Karteikarten geführt werden, auf denen jeder Zugang und Abgang mit Tintenstift oder Kugelschreiber anzugeben ist. Die Karteikarten sind am Ende jedes Kalendermonats vom verantwortlichen Tierarzt zu prüfen und abzuzeichnen.

Die Einhaltung der Anordnungen der Betäubungsmittelgesetzgebung wird von den Behörden in regelmäßigen Abständen überwacht (§ 22 BtMG), Verstöße gegen das BtMG oder die BtMVV werden strafrechtlich geahndet (§§ 29 und 30 BtMG, §§ 10 und 11 BtMVV)!

3 Verordnung über tierärztliche Hausapotheken (TÄHAV)

Voraussetzung zur Ausübung des Dispensierrechtes durch Tierärzte ist die Führung einer **tierärztlichen Hausapotheke.** Die TÄHAV (in der Neufas-

sung vom 3. Mai 1985, zuletzt geändert am 11. März 1988) schreibt vor, wie eine tierärztliche Hausapotheke auszusehen hat (Betriebsräume) und welche Geräte und Hilfsmittel vorhanden sein müssen. Ferner enthält die TÄHAV Vorschriften für den Erwerb, die Herstellung, die Prüfung, die Aufbewahrung und die Abgabe von Arzneimitteln durch Tierärzte im Rahmen des Betriebes der tierärztlichen Hausapotheke; vor allem sind Bestimmungen für die Herstellung und Verschreibung von **Fütterungsarzneimitteln** enthalten (siehe Anhang Nr. 6). Für **Fertigarzneimittel,** auf deren Besprechung das vorliegende Buch sich beschränkt, sind vor allem die §§ 12, 12 a, 13 und 13 a von Bedeutung. § 12 sagt aus, daß Arzneimittel von Tierärzten an Tierhalter **nur** im Rahmen einer ordnungsgemäßen Behandlung von Tieren oder Tierbeständen abgegeben werden dürfen (vgl. auch § 56 a AMG), d. h. der Tierarzt muß die Tiere oder den Tierbestand selbst untersucht haben (Indikationsstellung) und muß die Anwendung der Arzneimittel und den Behandlungserfolg kontrollieren. Ferner darf der Tierarzt die Arzneimittel nur in der jeweils erforderlichen Menge und mit konkreten Anweisungen über Art, Dauer und Zeitpunkt der Anwendung abgeben. Damit soll dem grauen Arzneimittelmarkt (Abgabe von Arzneimitteln in großem Umfang an Tierhalter, ohne daß der Tierarzt den Tierbestand auch nur gesehen hat) entgegengewirkt werden. § 12 a beinhaltet, daß der Tierarzt bei Behandlung von Tieren, die der Lebensmittelgewinnung dienen, den Tierhalter auf die **Wartezeit** hinweisen muß. § 13 regelt die Nachweispflicht. Danach hat der Tierarzt über den Erwerb und den Verbleib (und im Falle der Herstellung über die Herstellung und Prüfung) von Arzneimitteln Nachweise zu führen. § 13 a (Verschreibung von Arzneimitteln für Tiere, die der Lebensmittelgewinnung dienen) wurde bereits bei der Besprechung des Rezeptes erwähnt (3fache Ausfertigung des Rezeptes).

4 Lebensmittelrechtliche Bestimmungen, die den tierärztlichen Arzneimittel-Sektor betreffen

Wichtig ist vor allem § 15 des **Lebensmittel- und Bedarfsgegenständegesetzes** (vom 15. August 1974). Dieser Paragraph mit dem Titel »**Stoffe mit pharmakologischer Wirkung**« dient dem Schutz des Verbrauchers vor einer Gesundheitsgefährdung durch Rückstände oder Abbauprodukte von Arzneimitteln in vom Tier gewonnenen Lebensmitteln. Lebensmittel, die von Tieren gewonnen werden, die vor der Lebensmittelgewinnung mit Arzneimitteln behandelt wurden, dürfen nur in den Verkehr gebracht werden, wenn die festgesetzten **Wartezeiten** beachtet worden sind. Sind Arzneimittel verabreicht worden, die Wirkstoffe enthalten, für die keine Wartezeiten festgesetzt worden sind (in der Apotheke oder vom Tierarzt selbst hergestellte Arzneimittel zur Anwendung beim Einzeltier, umgewidmete Humanspezialitäten bei den in C 1 beschriebenen Ausnahmefällen), so gilt grundsätzlich eine Wartezeit von 5 Tagen. Die Überprüfung dieser für den Verbraucherschutz notwendigen Anordnungen ist unter praktischen Bedingungen schwierig, da Untersuchungsämter nur stichprobenweise auf Rückstände untersuchen können und für viele Arzneimittel noch Nachweisverfahren für die routinemäßige Bestimmung von Rückständen fehlen. Es muß daher an den Sachverstand des praktischen Tierarztes appelliert werden, den Tierhalter nicht nur auf Wartezeiten hinzuweisen (§ 12 a TÄHAV), sondern ihn auch von der Notwendigkeit des Einhaltens dieser Wartezeiten zu überzeugen (bei Nichteinhalten Gesundheitsgefährdung der Verbraucher möglich, bei Nachweis des Nichteinhaltens der Wartezeit nach § 96 AMG Freiheitsstrafe bis zu einem Jahr oder Geldstrafe). Weitere wichtige Bestimmungen des § 15: Absatz 3 Buchstabe a: soweit es zum Schutz des Verbrauchers erforderlich ist, können für Arzneimittel oder deren Umwandlungsprodukte **Höchstmengen** festgesetzt werden, die in Lebensmitteln nicht überschritten werden dürfen; b: bestimmte Arzneimittel können ganz oder für bestimmte Verwendungszwecke von der Anwendung bei Tieren ausgeschlossen (verboten) werden. Zu diesem Zweck wurde die **Verordnung über Stoffe mit pharmakologischer Wirkung** (vom 3. August 1977, zuletzt geändert am 11. März 1988) erlassen, die die Anwendung einer Reihe von Arzneimitteln beim Tier einschränkt oder verbietet. So dürfen Stoffe mit **östrogener, androgener** oder **gestagener** Wirkung nur als Fertigarzneimittel und nur durch den Tierarzt bzw. unter tierärztlicher Aufsicht bei bestimmten Indikationen angewendet werden (um eine mißbräuchliche Verwendung, z. B. in der Tiermast, einzuschränken, siehe Kapitel S des Hauptteils). Bestimmte Stoffe mit **östrogener** Wirkung, die aufgrund der Rückstände, die sie im tierischen Lebensmittel hinterlassen, eine Gefahr für den Verbraucher darstellen (kanzerogene Wirkung), sind nach Anlage 1 der Verordnung für die Anwendung bei Tieren, die der Lebensmittelgewinnung dienen, verboten. Das gleiche gilt für Stoffe mit **thyreostatischer** Wirkung (z. B. Thiourazile etc.). Wichtig sind schließlich

die Einschränkungen für **Chloramphenicol,** das nicht bei Tieren, die der Milchgewinnung dienen, und Geflügel, das der Eigewinnung dient, angewendet werden darf.

5
Gesetzliche Bestimmungen der Europäischen Gemeinschaft

Nach Inkrafttreten des Binnenmarktes im Jahre 1993 sollen alle Arzneimittel, auch Tierarzneimittel, nach harmonisierten Verfahren zugelassen werden. Auch der sog. Altmarkt der Tierarzneimittel sollte bis zum 1. Oktober 1992 einem harmonisierten Nachzulassungsprozeß unterzogen werden. Grundlage dafür sind die Richtlinien 81/851 und 81/852/EWG, die die administrativen und wissenschaftlichen Grundlagen zur Zulassung von Tierarzneimitteln enthalten. Diese Richtlinien regeln die sog. Mehrstaatenverfahren, d. h. nach Zulassung eines Arzneimittels in einem Mitgliedstaat kann über ein zentralisiertes Verfahren die Zulassung auf weitere, mindestens 2, Mitgliedstaaten ausgedehnt werden. Derartige Verfahren werden vom »Ausschuß für Tierarzneimittel« wissenschaftlich evaluiert. In diesem Ausschuß sind von jedem Mitgliedsstaat ein offizielles Mitglied benannt worden (meist Mitglieder der jeweiligen Zulassungsbehörden) und er ist im Geschäftsbereich der Generaldirektion III der Kommission der Europäischen Gemeinschaft angesiedelt. Der Ausschuß spielt auch eine zentrale Rolle bei der Zulassung nach der Richtlinie (RL) 87/22/EWG. Nach dieser Richtlinie müssen gentechnologisch hergestellte Produkte (auf Antrag möglicherweise auch andere innovativ wertvolle Stoffe) ein zentralisiertes Verfahren unter Beteiligung dieses Ausschusses durchlaufen. Wenn eine positive Beurteilung erfolgt, müssen diese Produkte auf Antrag in Deutschland zugelassen werden (§ 25 Abs. 5 b AMG). Unter der Richtlinie 81/851/EWG in einem anderen Mitgliedstaat zugelassene Produkte müssen ebenfalls zugelassen werden, es sei denn, Versagungsgründe nach § 25 Abs. 2 AMG liegen vor. In solch einem Fall wird ein Schlichtungsverfahren über den »Ausschuß für Tierarzneimittel« eingeleitet. Die daraus resultierende Entscheidung ist derzeit noch nicht bindend. Teile der Richtlinie 81/851/EWG müssen noch in nationales Recht umgesetzt werden, wodurch z. T. wichtige Änderungen des AMG erfolgen werden. So müssen z. B. bei den Kriterien zur Verschreibungspflicht Anwendersicherheit und Umweltaspekte eingeführt werden. Auch das Prüfspektrum zuzulassender Tierarzneimittel wird um den Aspekt ökotoxikologischer Prüfungen erweitert.

Ab dem 1. 1. 1992 ist die Ratsverordnung 2377/90/EWG in Kraft getreten, die als Verordnung in allen Mitgliedsstaaten ohne Umsetzung in nationales Recht bindend ist. Nach ihr darf in keinem Mitgliedsstaat ein neuer Stoff für lebensmittelliefernde Tiere zugelassen werden, für den keine innergemeinschaftlich geltenden Rückstandshöchstmengen (maximum residue limits = MRL)

in den eßbaren Geweben festgelegt wurde. Die Evaluierung der entsprechenden Unterlagen erfolgt ebenfalls vom genannten Ausschuß unter Einbeziehung der Mitgliedsstaaten, die Rapporteur/Corapporteurfunktionen übernehmen.

Bis zum 31. 12. 1996 müssen auch für die Altstoffe entsprechende Festlegungen durchgeführt werden, da sie sonst nicht mehr verkehrsfähig sind. Es ist vorgesehen, festgesetzte Höchstmengen in der Verordnung über Stoffe mit pharmakologischer Wirkung zu verankern.

D Hinweise zur Gliederung des speziellen Teils

Auf den grundsätzlichen Aufbau des speziellen Teils dieses Buches wurde bereits im Vorwort hingewiesen. An dieser Stelle soll deshalb nur eine Erläuterung zum Aufbau der **Kurzmonographien** gegeben werden. Jede Kurzmonographie trägt als Überschrift den **Freinamen** des jeweiligen Pharmakons.

Ein oder mehrere **Handelsnamen** (Warenzeichen bzw. registrierte Namen) von gängigen Präparaten des jeweiligen Pharmakons werden entweder in der Überschrift (in Klammern hinter dem Freinamen) oder im Text angegeben, wobei im allgemeinen nur **Monopräparate,** also Präparate mit nur einem Wirkstoff, berücksichtigt werden. Da insbesondere beim Kleintier keine Einschränkungen für die Anwendung von Humanspezialitäten bestehen, wird auch auf humanmedizinische Fertigarzneimittel (abgekürzt »H. M.« zur Unterscheidung von für die Anwendung beim Tier registrierten bzw. zugelassenen Arzneimitteln, die mit »V. M.« bezeichnet werden) hingewiesen, wenn diese für die Anwendung beim Tier interessant sind. **Kombinationspräparate,** d. h. Präparate, die fixe Arzneimittelkombinationen enthalten, werden nur dann mitaufgeführt, wenn die Wirkstoffkombination aus pharmakologischer und klinischer Sicht sinnvoll erscheint, oder das zu besprechende Pharmakon nicht als Monopräparat erhältlich ist. Kombinationspräparate dienen in der Regel der Therapievereinfachung und sind gerechtfertigt, wenn sie die Wirkungsintensität eines therapeutischen Verfahrens erhöhen (Beispiel: Sulfonamid/Trimethoprim-Synergismus) oder die Verträglichkeit verbessern (Beispiel: durch Kombination mehrerer Sulfonamide kann die Dosis der Einzelstoffe gesenkt und damit ihre Verträglichkeit erhöht werden). Ferner sind Kombinationen gerechtfertigt, wenn sie zur Aufhebung von Nebenwirkungen führen (Beispiel: durch die Kombination von Levomethadon mit einem Parasympatholytikum werden die vagalen Nebenwirkungen von Levomethadon aufgehoben). In vielen Fällen genügen Kombinationspräparate diesen Anforderungen nicht (siehe auch Anhang 2).

Handelt es sich bei dem zu besprechenden Pharmakon um ein **Betäubungsmittel,** sind Einzelheiten zur Verschreibung (Höchstmenge, besondere Einschränkungen bei der Verschreibung etc.) der Besprechung der Betäubungsmittelgesetzgebung zu entnehmen.

Nach einer kurzen **Einleitung,** in der besonders auf Unterschiede zu anderen Vertretern derselben Wirkstoffgruppe hingewiesen wird, folgen die **Anwendungsgebiete** für das jeweilige Pharmakon, wobei nur die Indikationen genannt werden, die aus pharmakologischer und klinischer Sicht sinnvoll und gesichert erscheinen. Zur Information werden teilweise auch Hinweise (Wirkung, Indikationen, Dosierungen etc.) für Tierarten gegeben, für die das betreffende Arzneimittel in Deutschland bisher nicht zugelassen ist (und damit i. d. R. nicht angewendet werden darf!). Die **Dosierung** des Pharmakons bei den unterschiedlichen **Applikationsarten** werden grundsätzlich in mg bzw. µg Substanz pro kg Körpergewicht angegeben (mg/kg bzw. µg/kg). Die in der Veterinärmedizin klinisch oft üblichen Dosisangaben in ml einer Injektionslösung pro Tier oder mg bzw. g einer festen Substanz pro Tier führen, z. B. bei falscher Gewichtseinschätzung des Tieres, leicht zu Unter- bzw. Überdosierungen und können aus pharmakologischer Sicht keine Grundlage für eine Dosierungsanleitung bilden. Weiterhin sind derartige Angaben auf den Beipackzetteln insbesondere für kleinere Tierarten und Jungtiere oft fehlerhaft oder sogar unsinnig. Die Angabe von Dosierungen in mg bzw. µg/kg Körpergewicht macht es notwendig, unter Berücksichtigung der Arzneimittelkonzentration bzw. -menge im jeweiligen Handelspräparat und des Körpergewichtes des Tieres die tatsächlich zu applizierende Menge der Zubereitung zu errechnen. Soll z. B. einem 10 kg schweren Hund 2 mg/kg eines Arzneimittels injiziert werden, das in einer 5%igen Lösung (d. h. 50 mg pro ml) vorliegt, so beträgt die zu injizierende Menge 0,4 ml $[(10 \times 2) : 50]$. Bei einem 600 kg schweren Rind müßten demnach 24 ml injiziert werden $[(600 \times 2) : 50]$; bei einer 1%igen (10 mg/ml) Injektionslösung würde das Injektionsvolumen bei diesem Tier 120 ml betragen $[(600 \times 2) : 10]$. Liegt das Arzneimittel in fester Form vor (z. B. Tabletten) und soll oral appliziert werden, erfolgt die Berechnung der zu verabreichenden Menge entsprechend (Gesamtdosis geteilt durch Substanzmenge in Tabletten ergibt Anzahl der zu verabreichenden Tabletten). Zu beachten ist, daß bei den Dosisangaben in diesem Buch von den Empfehlungen der Hersteller abgewichen wurde, wenn diese nach vorliegendem Erkenntnismaterial als nicht sinnvoll erschienen. Liegen für eine Tierart keine Dosierungen vor, sondern sind z. B. nur die Dosierungen für den Menschen bekannt, so empfiehlt es sich, bei der Berechnung die entsprechende Dosierung entweder auf der Basis des metabolischen Körpergewichts oder der Körperoberfläche zu ermitteln (siehe Anhang Nr. 1), um Über- bzw. Unterdosierungen zu vermeiden.

Wenn eine längerfristige Pharmakotherapie durchgeführt werden soll, also das Arzneimittel mehr als einmal verabreicht werden soll, ist das **Dosierungsintervall** von Bedeutung. Es leitet sich von der **Wirkungsdauer** des Pharmakons ab, für die die **Halbwertszeit** des Stoffes bei der zu behandelnden Tierart von entscheidender Bedeutung ist. Da oft nicht für alle Zieltierarten Halbwertszeiten bestimmt worden sind, müssen sich die Angaben zu Wirkungsdauer und Halbwertszeit in den Kurzmonographien auf das vorliegende Erkenntnismaterial beschränken. Zu beachten ist, daß Halbwertszeit und Wirkungsdauer von der Applikationsart (z. B. verzögerte Resorption nach oraler Applikation) und Zubereitung (z. B. Depotpräparate) abhängen können. Weitere **pharmakokinetische Angaben** (Verteilungsvolumen, Plasmaproteinbindung) werden nur gemacht, wenn diese aus pharmakotherapeutischer Sicht von Interesse sind. Daten zur Bioverfügbarkeit nach unterschiedlichen Applikationsformen lagen oft nicht vor.

Jedes Arzneimittel hat neben den erwünschten Wirkungen bei bestimmungsgemäßer Dosierung **Nebenwirkungen,** die zumeist unerwünscht sind. Diese Nebenwirkungen können von Tierart zu Tierart unterschiedlich sein und unterscheiden sich auch in der Häufigkeit, mit der sie auftreten können. Manche Nebenwirkungen treten obligat auf (z. B. Beeinträchtigung der Atmung mit steigenden Dosen eines Narkotikums), andere nur selten. Wird die bestimmungsgemäße Dosierung aus Versehen (z. B. durch fehlerhafte Dosisberechnung) oder absichtlich (zur Wirkungssteigerung) überschritten, ergibt sich durch die **Überdosierung** eine Verstärkung der Nebenwirkungen und es können zusätzlich Wirkungen auftreten, die bei bestimmungsgemäßer Dosierung noch nicht zu erwarten sind. Abhängig von der **therapeutischen Breite** des jeweiligen Pharmakons (Abstand zwischen therapeutischer und toxischer Dosis) kann die Überdosierung zu einer **Arzneimittelvergiftung** führen. Es werden deshalb in den Kurzmonographien häufig kurze Hinweise zur Vergiftungsbehandlung gegeben.

Für fast jedes Arzneimittel gibt es bestimmte Zustände (z. B. Trächtigkeit) oder Erkrankungen des Tieres, bei denen das Arzneimittel nicht angewendet werden darf, sogenannte **Gegenanzeigen** (Kontraindikationen). Wenn mehrere Arzneimittel gleichzeitig bei einem Tier verabreicht werden, können **Wechselwirkungen** auftreten, die zu beachten sind. Hier werden in den Kurzmonographien nur diejenigen Wechselwirkungen berücksichtigt, die veterinärmedizinisch relevante Arzneimittel betreffen. Bei der Verabreichung mehrerer Präparate an ein Tier werden vom Tierarzt oft sog. **Mischspritzen** verwendet, d. h. mehrere Injektionslösungen werden in einer Spritze aufgezogen und verabreicht. Von dieser Vorgehensweise ist aufgrund der Möglichkeit chemischer **Inkompatibilitäten,** die zum Wirkungsverlust der Pharmaka führen können, dringend abzuraten (siehe Anhang 2).

Wie mehrfach angesprochen, müssen bei der Anwendung von Arzneimitteln bei Tieren, die der Lebensmittelgewinnung dienen, **Wartezeiten** zwischen letzter Arzneimittelapplikation und Lebensmittelgewinnung (Schlachten der Tiere bzw. Milch- oder Eiergewinnung) eingehalten werden. Hier findet sich in der Kurzmonographie jeweils eine Aufstellung der für die in Anspruch genommenen Tierarten festgesetzten Wartezeiten, wobei nur Monopräparate berücksichtigt wurden. Teilweise sind sogenannte **getrennte Wartezeiten** festgelegt worden, d. h. Injektionsstelle(n) und/oder bestimmte Organe (z. B. Leber und Niere) haben längere Wartezeiten als der restliche Tierkörper. Die Einhaltung solcher getrennter Wartezeiten ist aber unter Praxisbedingungen kaum möglich (zu beachten ist auch das Problem zahlreicher Injektionsstellen bei Dauerbehandlung), so daß abzusehen ist, daß bei der Aufbereitung des Arzneimittelmarktes über kurz oder lang getrennte Wartezeiten wieder zu **einer** Wartezeit für den Tierkörper zusammengefaßt werden.

Weiterhin werden zur Zeit im Rahmen der Aufbereitung bzw. Nachzulassung von Arzneimitteln, die vor Inkrafttreten des neuen Arzneimittelgesetzes (1978) rechtmäßig im Verkehr waren, alle Wartezeiten überprüft, so daß die von uns jeweils bei den Präparaten angegebenen Wartezeiten u. U. verändert werden. Bei Arzneimitteln, die nur für die Anwendung beim Menschen oder bei Tieren, die nicht der Lebensmittelgewinnung dienen, zugelassen oder registriert sind, fehlt die Angabe von Wartezeiten. Werden derartige Arzneimittel im Ausnahmefall bei Nutztieren angewendet, gelten die in Kapitel C 1 und 4 ausgeführten Regelungen.

E   Literaturhinweise

Hier sollen nur einige Hinweise auf Lehrbücher gegeben werden, die nach Meinung der Autoren als sinnvolle Ergänzung zu dem vorliegenden Buch empfohlen werden können. Hierbei werden auch einige englischsprachige Bücher berücksichtigt, die zum Nachschlagen einzelner Fragestellungen nützlich sein können.

1
Allgemeine Pharmakologie

1.1 Kapitel über allgemeine Pharmakologie in Frimmer, M., 1986: Pharmakologie und Toxikologie. Ein Lehrbuch für Veterinärmediziner und Naturwissenschaftler. 3. Auflage. Stuttgart: Schattauer.

1.2 Kapitel über allgemeine Pharmakologie in Forth, W., D. Henschler, W. Rummel & K. Starke, 1992: Allgemeine und spezielle Pharmakologie und Toxikologie. Für Studenten der Medizin, Veterinärmedizin, Pharmazie, Chemie, Biologie sowie für Ärzte, Tierärzte und Apotheker. 6. Auflage. Mannheim: Bibliographisches Institut.

1.3 Goldstein, A., L. Aronow, & S. M. Kalman, 1974: Principles of Drug Action. The Basis of Pharmacology. New York: 2nd Edition, John Wiley & Sons.
Das zur Zeit ausführlichste und mit Abstand beste Buch zur allgemeinen Pharmakologie, das auch umfassende Kapitel über Toxikologie, Arzneimittelallergien, Arzneimittelresistenz, Toleranz und Abhängigkeit, Mutagenese, Kanzerogenese und Teratogenese enthält.

2
Spezielle Pharmakologie und Pharmakotherapie

2.1 Forth, W., D. Henschler, W. Rummel & K. Starke, 1992: Allgemeine und spezielle Pharmakologie und Toxikologie. Für Studenten der Medizin, Veterinärmedizin, Pharmazie, Chemie, Biologie sowie für Ärzte, Tierärzte und Apotheker. 6. Auflage. Mannheim: Bibliographisches Institut.
Zu beachten ist, daß entgegen dem Titel veterinärmedizinische Aspekte in diesem Buch nicht berücksichtigt sind, es eignet sich aber gut zur Aneignung pharmakologischen Grundwissens.

2.2 Booth, N. H., & L. E. McDonald, 1988: Veterinary Pharmacology and Therapeutics. 6th Edition, Ames, Iowa: Iowa State University Press.
Das zur Zeit umfassendste veterinärpharmakologische Lehrbuch, allerdings wird bei der Besprechung der Arzneimittel nur der U. S.-Markt berücksichtigt.

2.3 Brander, G. C., D. M. Pugh, R. J. Bywater, & W. L. Jenkins, 1991: Veterinary Applied Pharmacology & Therapeutics. 5th Edition, London: Bailliere Tindall.
Ein vorwiegend von englischen Autoren verfaßtes, umfangreiches veterinärpharmakologisches Lehrbuch.

2.4 Debuf, Y., 1991: The Veterinary Formulary. Handbook of Medicines Used in Veterinary Practice. London: The Pharmaceutical Press.
Ein sehr informatives und übersichtlich aufgebautes ›Vademekum‹ mit vielen praktischen Details zu tiermedizinisch relevanten Arzneimitteln; allerdings wird nur der englische Arzneimittelmarkt berücksichtigt.

2.5 Goodman Gilman, A., T. W. Rall, A. S. Nies, & P. Taylor, 1990: Goodman and Gilman's The Pharmacological Basis of Therapeutics. New York: 8th Edition, Macmillan Publishing Company.
Die »Bibel« jedes Pharmakologen, zum Nachschlagen einzelner Aspekte hervorragend geeignet, allerdings eine reine Humanpharmakologie.

2.6 Estler, C.-J., 1990: Lehrbuch der allgemeinen und systematischen Pharmakologie und Toxikologie. 2. Auflage. Stuttgart: Schattauer.

3
Arzneimittelrecht

3.1 Zrenner, K., & K. Paintner, 1992: Arzneimittelrechtliche Bestimmungen für Tierärzte.
Stuttgart: Deutscher Apotheker-Verlag.
Eine kommentierte Übersicht über für Tierärzte wichtige arzneimittelrechtliche Bestimmungen in Form einer Loseblattsammlung,
die ständig auf dem laufenden Stand gehalten
wird. Zu beachten ist, daß jeder Kommentar
zu Gesetzen die subjektive Meinung des Au-
tors widerspiegelt und deshalb in einzelnen
Punkten mißverständlich oder im Widerspruch zu anderen Kommentaren sein kann.

4
Anfertigung von Arzneimitteln

4.1 Lutz, F., 1991: Tierärztliche Arzneimittelver-
ordnung. Stuttgart: Wissenschaftliche Verlagsgesellschaft.

5
Toxikologie

5.1 Hapke, H.-J., 1988: Toxikologie für Veterinärmediziner. 2. Auflage. Stuttgart: Enke
Verlag.
5.2 Kühnert, M. K. (Hrsg.), 1991: Veterinärmedizinische Toxikologie. Jena: Gustav Fischer.

Abkürzungen

ACTH	adrenocorticotropes Hormon
ADH	antidiuretisches Hormon
Al(OH)$_3$	Aluminiumhydroxid
Al-Stearat	Aluminium-Stearat
Appl.-Art	Applikationsart
ATP	Adenosintriphosphat
AV	atrioventrikular
B.	Bacillus
BAL	Dimercaprol
BE	base excess (Basenüberschuß)
BST	bovines Somatotropin
C	Kohlenstoff
Ca^{2+}	Calciumionen
CAP	Chlormadinonacetat
CCl$_4$	Tetrachlorkohlenstoff
Cl$^-$	Chloridionen
CO$_2$	Kohlendioxid
CoA	Coenzym A
COMT	Catechol-O-methyltransferase
CP	Chloramphenicol
CRF	Corticotropin-releasing-Faktor
CTC	Chlortetracyclin
Cu	Kupfer
DDD	Dichlordiphenyldichlorethan
DDT	Dichlordiphenyltrichlorethan
DMSO	Dimethylsulfoxid
DNA	Desoxyribonukleinsäure
DVG	Deutsche Veterinärmedizinische Gesellschaft
E.	Echinococcus
E. coli	Escherichia coli
ED$_{50}$	Dosis mit 50%iger Wirkung
EDTA	Ethylendiamintetraessigsäure
EG	Europäische Gemeinschaft
EKG	Elektrokardiogramm
EZR	Extrazellulärraum
F.	Fasciola
FDA	Food and Drug Administration (USA)
FSH	follikelstimulierendes Hormon
g	Gramm
GABA	gamma-Aminobuttersäure
Gfl.	Geflügel
GnRH	Gonadotropin-releasing-Hormon
h	Stunde
H$^+$	Wasserstoffion
HbO$_2$	oxygeniertes Hämoglobin
HCG	humanes Choriongonadotropin
γ-HCH	Lindan
HCl	Hydrochlorid
HCO$_3^-$	Bicarbonation
H$_2$CO$_3$	Kohlensäure
Hd.	Hund
H. M.	Warenzeichen eines für den Menschen zugelassenen Arzneimittels
HNO	Hals-Nase-Ohren
5-HT	5-Hydroxytryptamin
IBR	infektiöse bovine Rhinotracheitis
ICSH	zwischenzellstimulierendes Hormon
ID$_{50}$	Dosis mit 50%iger Hemmwirkung
I. E.	Internationale Einheit
IGF	Insulin-like growth factor
Inj.-Lsg.	Injektionslösung
Inj.-Stelle	Injektionsstelle
i. m.	intramuskulär
i. mamm.	intramammär

i. p. (= i. a.)	intraperitoneal (= intraabdominal)	25 OH-D$_3$	25-Hydroxycholecalciferol
i. ut.	intrauterin	osmol/kg	Osmolalität
i. v.	intravenös	osmol/l	Osmolarität
intrazist.	intrazisternal	OTC	Oxytetracyclin
IZR	Intrazellulärraum	pCO$_2$	Partialdruck von Kohlendioxid
K$^+$	Kaliumionen	PG	Prostaglandin
kcal	Kilokalorie	pH	Säuregrad
kg^{0,75}	metabolisches Körpergewicht	pK$_a$	Säurekonstante
kJ	Kilojoule	PMSG	Pregnant Mare Serum Gonadotropin
KGW	Körpergewicht	PST	porcines Somatotropin
Ktz.	Katze	Pfd.	Pferd
l	Liter	p. o.	per oral (per os)
LD	letale Dosis	p. p.	post partum
LH	luteinisierendes Hormon	PVC	Polyvinylchlorid
LTH	luteotropes Hormon	Rd.	Rind
MAO	Monoaminoxidase	RNA	Ribonukleinsäure
MBK	Minimale bakterizide Konzentration	s. c.	subkutan
Met-Hb	Methämoglobin	Schf.	Schaf
Mg^{2+}	Magnesiumionen	Schw.	Schwein
MgCO$_3$	Magnesiumcarbonat	SOD	Superoxiddismutase
MHK	Minimale Hemmstoffkonzentration	spp.	Parasiten- und Bakterienspezies
min	Minute	St. aureus	Staphylokokkus aureus
Mio	Million	STH	somatotropes Hormon, Somatotropin
ml	Milliliter		
MMA	Mastitis-Metritis-Agalaktie-Syndrom	UDP	Uridindiphosphat
mmol/l	Millimol pro Liter	T$_3$	Trijodthyronin
mRNA	Messenger-Ribonucleinsäure	T$_4$	Thyroxin
N	Stickstoff	TC	Tetracyclin
Na$^+$	Natriumionen	TSH	Thyreotropin
NaCl	Natriumchlorid (Kochsalz)	Vit.	Vitamin
ng	Nanogramm (10^{-9} Gramm)	V. M.	Warenzeichen eines für die Behandlung von Tieren zugelassenen Arzneimittels
NNR	Nebennierenrinde		
O$_2$	Sauerstoff	Wdk.	Wiederkäuer
O$_2^-$	Superoxidanionradikal	Zn	Zink
OH$^-$	Hydroxylion	ZNS	Zentralnervensystem

Spezielle Pharmakologie und Pharmakotherapie

A Pharmaka mit Wirkung auf das autonome (vegetative) Nervensystem

W. Löscher

Die Bezeichnung **autonomes Nervensystem** bedeutet, daß dieser Teil des (peripheren) Nervensystems, der überwiegend der Steuerung der Funktion innerer Organe dient, nicht oder nur indirekt dem Willen untersteht. Synonym wird auch die Bezeichnung **vegetatives Nervensystem** verwendet. Aufgrund der anatomischen und physiologischen Organisation wird das vegetative Nervensystem in einen **sympathischen** und einen **parasympathischen** Anteil untergliedert. Fast alle Organe oder Organsysteme werden von beiden Teilen des vegetativen Nervensystems innerviert und von ihnen meist funktionell gegensinnig beeinflußt (Tab. 1).

Das Zusammenspiel von sympathischer und parasympathischer Innervation ermöglicht dadurch die Regulation von Organfunktionen.

1 Parasympathikus

Parasympathische Nervenfasern entspringen im Gehirn (cranialer Anteil des Parasympathikus; z. B. N. vagus) und in den Sakralsegmenten des Rückenmarks (caudaler Anteil des Parasympathikus) und werden in organnahen Ganglien auf postganglionäre parasympathische Nervenfasern umgeschaltet (Abb. 1). Die Erregungsübertragung von parasympathischen Nervenfasern auf die Effektorzelle erfolgt mit Hilfe des Überträgerstoffes **Acetylcholin,** des Transmitters des parasympathischen Nervensystems (Abb. 2). Nervenfasern, die mit Acetylcholin als Transmitter arbeiten, bezeichnet man als **cholinerg.** Neben postsynaptischen parasympathischen Nervenendigungen dient Acetylcholin der Erregungsübertragung der somatomotorischen Nerven an der neuromuskulären End-

platte sowie der präganglionären Fasern an allen (auch sympathischen) vegetativen Ganglien und am Nebennierenmark (Abb. 1; siehe auch Sympathikus). Ferner ist Acetylcholin exzitatorischer Neurotransmitter im Zentralnervensystem (siehe dort). Die Effekte des Acetylcholins an diesen verschiedenen Strukturen werden über zwei unterschiedliche Rezeptortypen (Cholinozeptoren) an der postsynaptischen Membran vermittelt: **muskarinartige (m)-Cholinozeptoren** und **nikotinartige (n)-Cholinozeptoren.** Erregung dieser Rezeptoren durch Acetylcholin führt zu Permeabilitätsänderungen der postsynaptischen Membran für verschiedene Kationen (Na^+, K^+, Ca^{2+}) und damit je nach beteiligtem Kation zu Depolarisation (durch Anstieg des Na^+-Einstroms) oder Hyperpolarisation (durch Anstieg des K^+-Ausstroms) der Membran (siehe Abb. 2). Die wichtigsten Änderungen von Organfunktionen, die durch Erregung von m- oder n-Cholinozeptoren ausgelöst werden, sind in Tab. 1 aufgeführt.

Je nach beteiligtem Rezeptortyp spricht man von **muskarinartigen** bzw. **nikotinartigen Wirkungen.** Nikotinartige Rezeptoren sind unempfindlicher gegenüber Acetylcholin als muskarinartige Rezeptoren. Die Wirkung von Acetylcholin auf Cholinozeptoren wird durch enzymatischen Abbau des Transmitters beendet (Abb. 2).

Beteiligt sind die membranständige **Acetylcholinesterase** sowie unspezifische Cholinesterasen (u. a. in Blutserum und Leber). Acetylcholin ist als Arzneimittel unbrauchbar, da selbst bei intravenöser Applikation die Wirkung aufgrund des schnellen Abbaues nur wenige Sekunden anhält. Es wurden deshalb zahlreiche Substanzen entwickelt, die zu einer länger anhaltenden Stimulation von Cholinozeptoren führen und als **Parasympathomimetika** bezeichnet werden.

Tab. 1
Die wichtigsten Wirkungen von Parasympathikus und Sympathikus

Organ	Parasympathikus	Beteiligter Cholinozeptor	Sympathikus	Beteiligter Adrenozeptor
Herz				
Herzfrequenz	Abnahme	m	Zunahme	β_1
Kontraktionskraft	Abnahme	m	Zunahme	β_1
Leitungsgeschwindigkeit	Abnahme	m	Zunahme	β_1
Automatie	Abnahme	m	Zunahme	β_1
Gefäße	Dilatation	m	Konstriktion	α
(v. a. Arteriolen)	(physiolog. Bedeutung unklar)		Dilatation	β_2
Lunge				
Bronchialmuskulatur	Kontraktion	m	Relaxation	β_2
Bronchialdrüsen	Sekretion	m	?	
Magen-Darmtrakt				
Motilität und Tonus	Steigerung	m	Abnahme	α, β_2
Sphincteren	Relaxation	m	Kontraktion	α
Sekretion	Steigerung	m	Abnahme	?
Uterus	Kontraktion	m	Relaxation	β_2
			Kontraktion	α
Harnblase				
Detrusor	Kontraktion	m	Relaxation	β_2
Sphincter	Relaxation	m	Kontraktion	α
Männl. Geschlechtsorgane	Erektion	m	Ejakulation	α
Speicheldrüse	Sekretion von serösem Speichel	m	Sekretion von mukösem Speichel	α
Schweißdrüsen	Sekretion	m	Sekretion	α, β_2
Auge				
M. sphincter pupillae	Kontraktion (Miosis)	m	–	
M. dilatator pupillae	–		Kontraktion (Mydriasis)	α
M. ciliaris	Kontraktion	m	Relaxation	β
Stoffwechsel				
Leber	Glykogen-Synthese	m	Glykogenolyse, Gluconeogenese	α, β_2
Fettgewebe	–		Lipolyse	β_1, β_2*
Pankreas	–		Insulininkretion erhöht	β_2
			Insulininkretion gesenkt	α
Niere	–		Reninfreisetzung	β_2
Vegetative Ganglien	Erregung	n	–	
Nebennierenmark	Sekretion von Adrenalin u. Noradrenalin	n	–	

* u. U. wird die Lipolyse v. a. über einen »atypischen« β-Rezeptor (»β_3«) vermittelt

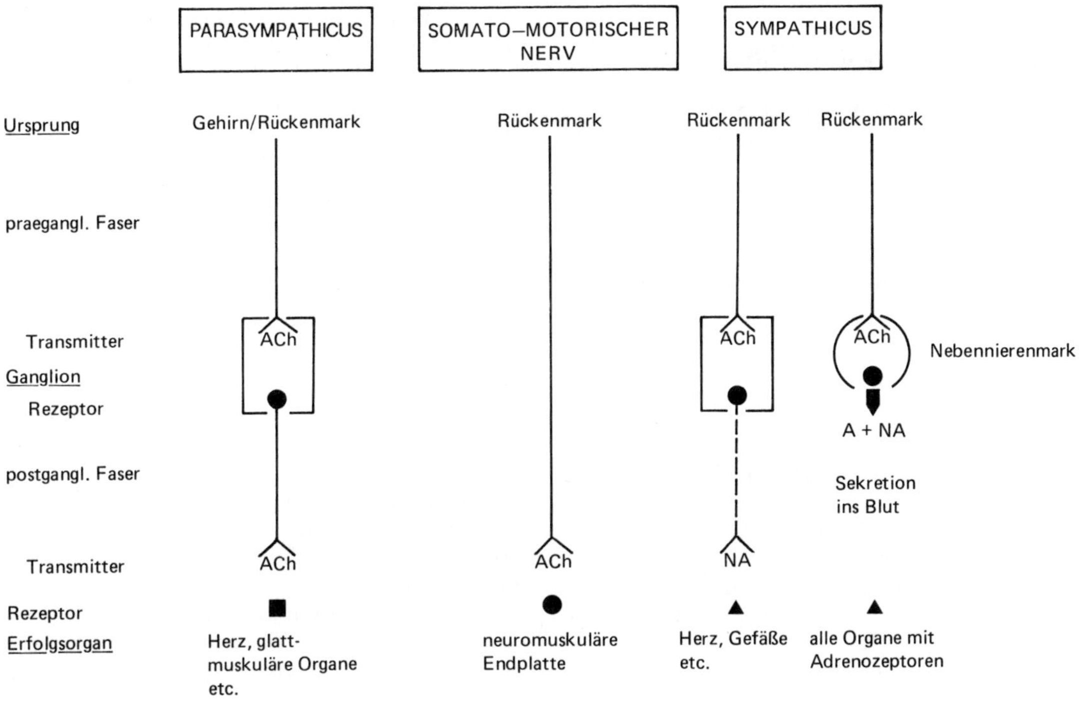

PARASYMPATHICUS	SOMATO—MOTORISCHER NERV	SYMPATHICUS	
Ursprung Gehirn/Rückenmark	Rückenmark	Rückenmark	Rückenmark
praegangl. Faser			
Transmitter ACh	ACh	ACh	Nebennierenmark
Ganglion Rezeptor		A + NA	
postgangl. Faser		Sekretion ins Blut	
Transmitter ACh	ACh	NA	
Rezeptor ■	●	▲	▲
Erfolgsorgan Herz, glatt-muskuläre Organe etc.	neuromuskuläre Endplatte	Herz, Gefäße etc.	alle Organe mit Adrenozeptoren

Abb. 1
Cholinerge und noradrenerge Leitungsbahnen des peripheren parasympathischen, somatomotorischen und sympathischen Nervensystems. Cholinerge Fasern sind durchgezogen, noradrenerge Fasern gestrichelt gezeichnet. Rezeptoren: ● n-Cholinozeptoren; ■ m-Cholinozeptoren; ▲ Adrenozeptoren (α oder β).

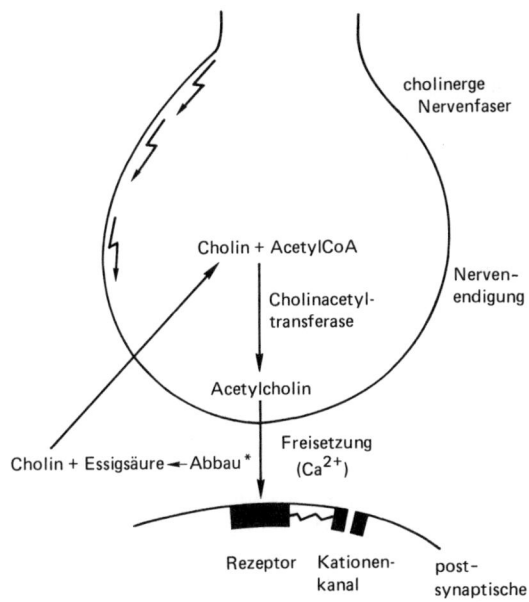

cholinerge Nervenfaser

Cholin + AcetylCoA

Cholinacetyl-transferase

Nerven-endigung

Acetylcholin

Freisetzung (Ca^{2+})

Cholin + Essigsäure ← Abbau*

Rezeptor   Kationen-kanal

post-synaptische Membran

*Abbau durch Acetylcholinesterase in der Zellwand sowie unspez. Cholinesterasen (Blut, Leber)

Abb. 2
Schematische Darstellung einer cholinergen Synapse mit Biosynthese, Speicherung, Freisetzung und Abbau von Acetylcholin.

1.1
Parasympathomimetika

Parasympathomimetika lassen sich in direkt und indirekt wirksame Stoffe einteilen. Direkt wirksame Parasympathomimetika sind Substanzen, die wie Acetylcholin direkt Cholinozeptoren (vor allem m) stimulieren, während indirekt wirkende Parasympathomimetika durch Hemmung des Abbaues von Acetylcholin zu parasympathomimetischen Effekten führen.

1.1.1
Direkt wirkende Parasympathomimetika

Vertreter dieser Gruppe werden aufgrund ihrer (vorwiegend) muskarinartigen Wirkung (siehe Tab. 1) vor allem zur Behandlung von Darm- und Blasenatonien sowie zur lokalen Glaukombehandlung eingesetzt. **Muskarin** selbst eignet sich aufgrund seiner Toxizität nicht als Arzneimittel.

1.1.1.1
Carbachol [Lentin (V. M.)]

Carbachol, ein Ester des Cholins mit Carbaminsäure, wird durch Cholinesterasen wesentlich langsamer abgebaut als Acetylcholin und hat daher eine stärkere und länger anhaltende Wirkung als der Transmitter. Carbachol ist unter dem Warenzeichen **Lentin** als Lösung zur parenteralen Anwendung bei Pferd, Rind, Schwein, Schaf, Ziege, Hund und Katze im Handel. Weitere veterinärmedizinische Handelsnamen sind **Neo-Cholentyl** und **Exol.** Nachteil von Carbachol sind seine zahlreichen Nebenwirkungen (s. u.) sowie seine hohe Wirkungspotenz und geringe therapeutische Breite (Gefahr von Vergiftungen), so daß indirekt wirksamen Parasympathomimetika der Vorzug gegeben werden sollte. **Anwendungsgebiete** von Carbachol sind vor allem Magen-, Darm- und Blasenatonien. Carbachol wird subkutan verabreicht; die **Dosierung** beträgt bei Pferd und Wiederkäuern 4–8 µg/kg, beim Schwein 10 µg/kg, bei Hund und Katze um 20 µg/kg. Die **Wirkungsdauer** beträgt etwa eine Stunde (u. U. also Wiederholung der Applikation nach etwa einer Stunde notwendig).

Nebenwirkungen ergeben sich zum einen aus den muskarinartigen Wirkungen des Carbachols (siehe Tab. 1), wobei Effekte auf die glatte Muskulatur von Darm und Blase überwiegen (Übelkeit, Erbrechen, Durchfall, Harnabsatz), zum andern hat Carbachol in höheren Dosen nikotinartige

Wirkungen an vegetativen Ganglien und am Nebennierenmark, die stärker ausgeprägt sind als die von Acetylcholin und sich durch Freisetzung von Noradrenalin und Adrenalin in sympathomimetischen Effekten äußern können. Beim Pferd führt Carbachol zu ausgeprägtem Schwitzen. Bei Pferden mit Anschoppungskolik kann Carbachol zu Darmrupturen führen. Zentrale Nebenwirkungen treten nicht auf, da Carbachol wie Acetylcholin nicht die Blut-Hirn-Schranke passiert. Bei **Überdosierung,** die aufgrund der sehr hohen Wirkungspotenz von Carbachol leicht auftreten kann, kommt es zu einer Verstärkung der muskarinartigen und nikotinartigen Effekte von Carbachol, wobei nun auch nikotinartige Rezeptoren der neuromuskulären Endplatte erregt werden, was zu Muskelfaszikulationen und, bei sehr hohen Dosen, zu Lähmungserscheinungen führen kann. Wie bei anderen Parasympathomimetika kommt es zu Atembeschwerden durch Bronchokonstriktion und -sekretion.

Antidot gegen die muskarinartigen Effekte von Carbachol ist Atropin (siehe dort). **Gegenanzeigen** für Carbachol sind Lungenerkrankungen, traumatische Gastritis, Fremdkörper, Magenüberladung und Anschoppungskolik beim Pferd, Hochträchtigkeit und Kreislauflabilität bei alten Tieren. Aufgrund der hohen Wirkungspotenz darf Carbachol nicht intravenös verabreicht werden. **Wartezeiten:** eßbare Gewebe von Rind, Schaf, Ziege, Pferd und Schwein 1 Tag, Milch (Wdk.) 0 Tage.

1.1.1.2
Pilocarpin [Spersacarpin (V. M.)]

Pilocarpin, ein Alkaloid aus den Blättern des südamerikanischen Strauches Pilocarpus jaborandi, hat im Gegensatz zu Acetylcholin und Carbachol keinen quaternären Stickstoff im Molekül und gelangt daher auch durch die Blut-Hirn-Schranke ins Gehirn. Aufgrund seiner starken muskarinartigen Effekte auf Herz und Kreislauf (siehe Tab. 1) wird Pilocarpin nicht systemisch angewendet. **Indikation** ist die äußerliche Anwendung am Auge zur Glaukombehandlung, wobei durch die Kontraktion des M. ciliaris und M. sphincter pupillae der Kammerwinkel erweitert wird, und damit Kammerwasser abfließen kann. Zur Glaukombehandlung wird Pilocarpin in 2%iger Lösung oder Salbe [Spersacarpin (V. M.)] in den Bindehautsack eingeträufelt, was innerhalb von 15 min zu einer Miosis für 12–24 Stunden führt. **Nebenwirkungen:** Sehstörungen für 1–2 Stunden. **Gegenanzeigen:** akute Irisentzündung; systemische Anwendung. **Wartezeit:** keine.

1.1.1.3
Arecolin

Arecolin ist wie Pilocarpin ein pflanzliches Alkaloid, das früher zur Bandwurmbehandlung bei Hunden eingesetzt wurde (siehe Kap. O 1), da es die Muskulatur der Bandwürmer lähmt. Arecolin ist zusammen mit Metamizol und Acetylcholin in **Chosalgan** enthalten, einem wenig sinnvollen Kombinationspräparat, das als analgetisch und laxierend wirkendes Spasmolytikum für Pferd, Rind, Schwein, Schaf und Ziege zur Behandlung von Magen-Darmatonien u. a. im Handel ist. Dabei wird Arecolin (als Hydrobromid) in Dosierungen um 0,03–0,08 mg/kg i. m. oder i. v. verabreicht. **Nebenwirkungen:** Arecolin führt zu ausgeprägten muskarinartigen Wirkungen (siehe Tab. 1), während es im Gegensatz zu Carbachol kaum nikotinartige Wirkungen hervorruft. Aufgrund der starken Nebenwirkungen ist Arecolin weitgehend verlassen worden; Antidot bei Vergiftungen ist Atropin.

1.1.2
Indirekt wirkende Parasympathomimetika

Die Vertreter dieser Gruppe führen durch **Hemmung der Acetylcholinesterase** zu einem Anstieg der Acetylcholinkonzentration im synaptischen Spalt und damit zu starken und anhaltenden cholinergen Effekten. Durch die generell höhere Empfindlichkeit muskarinartiger Cholinozeptoren überwiegen wie bei den direkten Parasympathomimetika die muskarinartigen Wirkungen des Acetylcholins. Aufgrund der Art der Hemmung des Enzyms unterscheidet man reversible Hemmstoffe und schwer-reversible Hemmstoffe der Acetylcholinesterase.

1.1.2.1
Reversible Hemmstoffe der Acetylcholinesterase

Die hier besprochenen Vertreter dieser Gruppe **(Physostigmin, Neostigmin, Pyridostigmin)** werden aufgrund ihrer chemischen Struktur auch als **Carbamate** oder **Carbamathemmstoffe** bezeichnet.

Die Acetylcholinesterase und Pseudocholinesterase werden durch Blockierung der zwei Bindungsstellen für Acetylcholin (anionische und esterophile Bindungsstelle) reversibel gehemmt. Ein neuerer, länger wirksamer, reversibler Hemmstoff der Cholinesterase zur Behandlung von Darm- und Blasenatonien ist **Distigmin [Ubretid** (H. M.)], für das bisher aber keine Erfahrungen beim Tier vorliegen.

1.1.2.1.1
Physostigmin

Physostigmin (synonym **Eserin**), ein Alkaloid aus dem Samen von Physostigma venenosum, ist der älteste Vertreter der Gruppe und wurde bereits im vorigen Jahrhundert zur Glaukombehandlung eingesetzt. **Anwendungsgebiete:** Wegen seiner starken kardialen Wirkungen wird Physostigmin nur lokal am Auge zur Glaukombehandlung eingesetzt; Ausnahme ist die Atropinvergiftung, bei der Physostigmin als Antidot [**Anticholium** (H. M.)] auch systemisch eingesetzt wird und dabei durch seine zentrale Wirkung (Erhöhung der Acetylcholinkonzentration auch im Gehirn) Vorteile gegenüber anderen Cholinesterasehemmstoffen hat. Die **Dosierung** in dieser Indikation (auch bei Vergiftungen durch andere Pharmaka mit anticholinerger Wirkungskomponente, z. B. Antihistaminika und Neuroleptika) beträgt 0,05 mg/kg i. v. Je nach Wiedereintritt von Vergiftungssymptomen muß die Injektion wiederholt werden. Bei lokaler Anwendung zur Glaukombehandlung wird Physostigmin als 0,5–1%ige Lösung dreimal täglich in den Bindehautsack eingeträufelt. Als Fertigarzneimittel zur Anwendung am Auge ist Physostigmin zusammen mit Pilocarpin im Handel [**Pilo-Eserin** (H. M.)]. **Wirkungsdauer:** bei lokaler Anwendung etwa 12 Stunden, bei systemischer Anwendung kurz (Halbwertszeit beim Hund 30 min). **Nebenwirkungen** bei systemischer Applikation ergeben sich aus der Stimulation cholinerger Rezeptoren (siehe Tab. 1); bei **Überdosierung** kommt es neben peripheren parasympathischen Wirkungen zur zentralen Stimulation bis hin zu Krämpfen; Antidot ist Atropin. **Gegenanzeigen** bei lokaler Applikation: akute Irisentzündung.

1.1.2.1.2
Neostigmin [Konstigmin (V. M.)]

Neostigmin ist eine synthetische Verbindung, die im Gegensatz zu Physostigmin nicht ins Gehirn gelangt. Neostigmin wird nach oraler Applikation schlecht resorbiert und muß bei systemischer Anwendung deshalb parenteral verabreicht werden. Neostigmin hat im Gegensatz zu Physostigmin eine geringere Wirkung auf das Herz, eine stärkere Wirkung auf Darm- und Blasenmuskulatur und keine zentralen Wirkungen. Neben der Hemmung der Cholinesterasen treten auch direkte Wirkungen auf cholinerge Rezeptoren auf; so stimuliert

Neostigmin nikotinartige Rezeptoren der neuromuskulären Endplatte. Neostigmin ist unter dem
Namen **Konstigmin** als Peristaltikum für Pferd,
Wiederkäuer, Schwein, Hund und Katze im Handel. Humanmedizinisch ist Neostigmin auch in
Form von Augentropfen und -salbe **(Prostigmin)**
erhältlich. **Anwendungsgebiete:** lokal am Auge zur
Glaukombehandlung; systemisch bei Blasen- und
Darmatonien. Bei Hunden ist Neostigmin (teilweise in Verbindung mit Immunsuppressiva) erfolgreich bei Myasthenia gravis, einer Autoimmuner-
krankung mit verminderter Aktivität des parasympathischen Systems, angewendet worden. Ferner
eignet sich Neostigmin (in Kombination mit Atropin) als Antidot bei Vergiftungen mit nicht-depolarisierenden Muskelrelaxantien vom d-Tubocurarintyp (siehe dort). **Dosierung:** lokal am Auge als
3%ige Lösung oder 1%ige Salbe (Wirkung für
etwa 12 Stunden); systemisch 0,01–0,05 mg/kg s. c.

Als Antidot bei nicht-depolarisierenden Muskelrelaxantien 0,02 mg/kg langsam i. v. Die **Wirkungsdauer** bei systemischer Anwendung beträgt
1–2 Stunden. **Nebenwirkungen** bei systemischer
Applikation entsprechen einer allgemeinen Erregung des Parasympathikus (siehe Tab. 1). Bei
Überdosierung kommt es zu Muskelschwäche,
Nausea, Erbrechen, Durchfall, Miosis, Bronchospasmen, Bradykardie und Kreislaufkollaps. Antidot ist Atropin. **Gegenanzeigen:** lokal: akute Irisentzündung; systemisch: mechanische Verschlüsse
der Verdauungs- und Harnwege, Asthma bron-
chiale und andere Lungenerkrankungen, Kreislauferkrankungen, Hochträchtigkeit. **Wartezeiten:**
keine.

1.1.2.1.3
Pyridostigmin [Mestinon (H. M.)]

Pyridostigmin entspricht in seinen Eigenschaften
im wesentlichen Neostigmin. Es wird nur systemisch verwendet, ist etwas schwächer wirksam
(wirksame Dosen liegen bei 0,05–0,1 mg/kg i. m.
oder s. c.) als Neostigmin, wirkt dafür aber länger
(3–4 Stunden). Alles weitere siehe Neostigmin.

1.1.2.2
Schwer-reversible Hemmstoffe
der Acetylcholinesterase

Es handelt sich um **organische Phosphorsäureester
(Alkylphosphate, Organophosphate),** die sich an
die esterophile Bindungsstelle der Cholinesterase
binden und das Enzym phosphorylieren. Die Alkylphosphate werden nur sehr langsam wieder
vom Enzym abgespalten, so daß eine sehr lange

Wirkungsdauer erreicht wird. **Anwendungsgebiete:** Organische Phosphorsäureester spielen heute
vor allem als Insektizide im Pflanzenschutz eine
Rolle und können auf diese Weise zu Vergiftungen
bei Mensch und Tier führen (siehe Kapitel U). Im
praktischen Einsatz befinden sich etwa 50 Verbindungen, Prototyp der Gruppe ist **Parathion.** Einige
Vertreter finden zur Bekämpfung von Würmern
und Ektoparasiten beim Tier Anwendung (siehe
Antiparasitika). Die Anwendung einiger Organophosphate (z. B. **Paraoxon, Fluostigmin**) in der
Glaukombehandlung sowie in der Behandlung der
Myasthenia gravis ist aufgrund der zu langen Wirkung und der damit verbundenen Kumulationsgefahr weitgehend verlassen worden. Eine **Vergiftung** mit Alkylphosphaten führt zu einer lang anhaltenden Überschwemmung des Organismus mit
Acetylcholin und der damit verbundenen ausgeprägten Stimulation cholinerger Rezeptoren (siehe
Tab. 1 und Kapitel U). Vergiftungssymptome
durch Stimulation muskarinartiger Rezeptoren
sind Miosis (beim Schwein Nystagmus), Speichelfluß (besonders bei Wdk. und Schwein), Erbrechen (besonders beim Hund), Durchfall, Kolik,
Harnabsatz, Bradykardie, Blutdruckabfall, sowie
lebensbedrohliche Bronchokonstriktion und -se-
kretion. Durch Stimulation nikotinartiger Rezeptoren an der neuromuskulären Endplatte kommt
es je nach Dosis zu Muskelfaszikulationen, Mus-
kelsteife und schließlich Paralyse. Da Alkylphosphate auch ins Gehirn gelangen, kommt es durch
Stimulation zentraler Cholinozeptoren zu Ataxien,
Tremor, Krämpfen und schließlich Koma mit
Atemlähmung. Die Behandlung einer Alkylphosphatvergiftung besteht aus symptomatischen Maßnahmen (Beatmung, Absaugen des Bronchialsekrets etc.) sowie intravenöser Verabreichung des
Antidots Atropin (siehe dort und bei Kapitel U),
das auch die zentralen Wirkungen antagonisiert.

Mit **Obidoxim [Toxogonin (H. M.)]** ist es möglich, die Cholinesterase zu reaktivieren (durch Ab-
lösung des Alkylphosphats und Dephosphorylie-
rung des Enzyms), allerdings ist eine Reaktivierung des Enzyms nur möglich, wenn Obidoxim bis
maximal 24 Stunden nach Giftaufnahme verabreicht wird. Die Dosierung von Obidoxim beträgt
2–5 mg/kg i. v. (evtl. i. m.); Obidoxim sollte grundsätzlich erst nach Behandlung der akuten Vergiftungssymptome mit Atropin verabreicht werden.
Bei Dosiserhöhung kann Obidoxim selbst die
Acetylcholinesterase hemmen. Der früher viel verwendete Enzymreaktivator **Pralidoxim** ist nicht
mehr im Handel.

1.2
Antagonisten von Acetylcholin

Gegenüber den verschiedenen Angriffspunkten von Acetylcholin gibt es spezifische Antagonisten: muskarinartige Cholinozeptoren werden durch **Parasympatholytika,** nikotinartige Cholinozeptoren an vegetativen Ganglien durch **Ganglioplegika** und nikotinartige Cholinozeptoren an der neuromuskulären Endplatte durch **periphere Muskelrelaxantien** blockiert.

1.2.1
Parasympatholytika

Parasympatholytika sind Substanzen, die die Erregungsübertragung an parasympathischen Nervenendigungen und damit die muskarinartigen Wirkungen von Acetylcholin hemmen. Prototyp der Gruppe ist **Atropin.**

1.2.1.1
Atropin

Atropin, ein in zahlreichen Nachtschattengewächsen (z. B. Atropa belladonna) vorkommendes Alkaloid, ist das bekannteste und am häufigsten eingesetzte Parasympatholytikum. Neben der Aufhebung peripherer muskarinartiger Wirkungen von Acetylcholin (siehe Tab. 1) hat Atropin in hohen Dosen eine zentral erregende Wirkung. Ferner blockiert Atropin in hohen Dosen auch nikotinartige Rezeptoren an vegetativen Ganglien und an der neuromuskulären Endplatte (curareähnliche Lähmung der Skelettmuskulatur). Atropin ist als Lösung **(Atropin sulfuricum solutum 1 %)** zur systemischen Anwendung bei Pferden, Wiederkäuern, Schweinen, Hunden und Katzen sowie zur lokalen Anwendung am Auge im Handel. Humanmedizinisch ist Atropin in Form von Injektionslösungen, Augentropfen und Tabletten im Handel.

Beim Kleintier sind humanmedizinische Injektionslösungen mit geringer Konzentration (ab 0,025 % erhältlich) der 1%igen veterinärmedizinischen Lösung (Vergiftungsgefahr!) vorzuziehen. **Anwendungsgebiete:** lokal in der Augendiagnostik zur Erweiterung der Pupille; systemisch bei spastischer Gastritis und Enteritis, Hyperacidität, vagal bedingten Spasmen der Bronchialmuskulatur, bradykarden Rhythmusstörungen am Herzen sowie in der Narkoseprämedikation (Schutz vor vagalen Kreislaufregulationsstörungen, Hemmung von Speichelsekretion und Bradykardie bei starken Analgetika, Hemmung der Bronchialsekretion bei Inhalationsnarkosen etc.). Ferner ist Atropin Antidot bei Vergiftung mit Parasympathomimetika. **Dosierung:** bei Vergiftungen mit Parasympathomimetika mit etwa 0,1 mg/kg i. v. (u. U. i. m., siehe auch Kapitel U) anfangen und nach Reaktion alle 3–10 min wiederholen bis zur erkennbaren Normalisierung vegetativer Funktionen (z. B. Sistieren der Salivation). Bei allen anderen Indikationen für die systemische Applikation (wichtig vor allem Narkoseprämedikation): Hund und Katze 0,025–0,05 mg/kg s. c., Schweine und Wiederkäuer bis 0,05 mg/kg s. c., Pferd nicht über 0,01 mg/kg s. c. (bei Verstopfungskoliken im Dickdarm bis 0,02 mg/kg). Zur Dauerbehandlung (z. B. bei bradykarden Arrhythmien) kann Atropin auch oral verabreicht werden [Atropinum sulfuricum Compretten (H. M.)]; Dosierung wie parenteral, aber dreimal täglich. Bei lokaler Anwendung am Auge werden einige Tropfen der 1%igen Lösung in den Bindehautsack geträufelt. **Wirkungsdauer:** Bei systemischer Anwendung etwa 6 Stunden, bei lokaler Anwendung am Auge Mydriasis über mehrere Tage! **Nebenwirkungen:** Je nachdem, was primär erreicht werden soll, können die verschiedenen Wirkungen von Atropin auch unerwünschte Nebenwirkungen sein. Bei systemischer Applikation kommt es zu Tachykardie, Hemmung von Speichel-, Magensaft- und Bronchialsekretion, Dämpfung der Motilität des Magen-Darm-Trakts, Atonie der Harnblase, Bronchodilatation, Mydriasis und Steigerung des intraokulären Druckes. Beim Rind treten häufig Inappetenz und Pansenatonie (u. U. Tympanie) nach Atropin auf; beim Pferd besteht die Gefahr, daß sich durch die Motilitätsdämpfung (je nach Dosis bis hin zu lang anhaltender Darmlähmung) eine Kolik entwickelt, deshalb muß beim Pferd niedrig dosiert werden. Bei lokaler Verabreichung am Auge kommt es über Tage zu Akkomodationsstörungen. Bei **Überdosierung** ist die Toxizität von Atropin speziesabhängig; Pflanzenfresser (mit Ausnahme des Pferdes) sind unempfindlicher als Fleischfresser. Symptome einer Überdosierung sind Mydriasis, Verstopfung, Tachykardie, Hyperpnoe, Unruhe, Delirium, Ataxie, Muskelzittern und, bei hohen Dosen, Krämpfe, Atemdepression und schließlich Tod durch Atemversagen. **Antidot** ist Physostigmin. **Gegenanzeigen:** Glaukom, tachykarde Arrhythmien. **Wartezeiten:** eßbare Gewebe von Rind, Schaf, Ziege, Pferd, Schwein 6 Tage, Milch (Wdk.) 2 Tage.

1.2.1.2
Scopolamin

Scopolamin ist wie Atropin ein natürlicher Inhaltsstoff von Nachtschattengewächsen mit parasympatholytischer Wirkung, unterscheidet sich von Atropin beim Menschen aber durch eine zentral dämpfende Wirkung. Beim Tier sind Atropin und Scopolamin in ihren peripheren und zentralen Wirkungen nicht zu unterscheiden. Scopolamin ist aufgrund seiner spasmolytischen Wirkung in zahlreichen veterinärmedizinischen Kombinationspräparaten zur Behandlung von Erkrankungen des Darmes und des Urogenitaltraktes enthalten (z. B. **Diarrbletten, Adorlan**). Es ist etwa doppelt so stark wirksam wie Atropin. **Nebenwirkungen,** Wirkungen bei **Überdosierung** und **Gegenanzeigen** entsprechen Atropin.

1.2.1.3
Butylscopolamin [Buscopan (H. M.)]

Durch Substituierung von Methyl- oder Butylgruppen an der Aminogruppe von Atropin oder Scopolamin werden quaternäre Ammoniumverbindungen erhalten, die nicht mehr ins Gehirn gelangen und deshalb keine zentralen Wirkungen mehr haben. Von diesen Verbindungen ist **Butylscopolamin [Buscopan** (H. M.)] am bekanntesten geworden. Butylscopolamin ist unter dem Namen **Buscopan compositum** (mit dem Analgetikum Metamizol) als Lösung zur parenteralen Anwendung als Spasmolytikum für Pferde, Rinder, Schweine, Hunde und Katzen sowie in Form von Suppositorien für Hunde und Katzen im Handel. **Anwendungsgebiete:** Spasmen der glatten Muskulatur des Magen-Darm-Traktes (spastische Kolik, Durchfall, Gastroenteritis) und der Gallen- und Harnwege. **Dosierung** (bezogen auf Butylscopolamin): Pferd und Rind 0,2, Schwein 0,4, Kleintiere bis 0,8 mg/kg i. v., i. m. oder (bei Hund und Katze) s. c. dreimal täglich bzw. bei Hund und Katze ein Suppositorium (enthält 7,5 mg Butylscopolamin) dreimal täglich. **Nebenwirkungen:** unerwünschte parasympatholytische Nebenwirkungen sind weniger ausgeprägt als bei Atropin bzw. Scopolamin. Symptome bei **Überdosierung** und **Gegenanzeigen** siehe Atropin und Prifiniumbromid.

1.2.1.4
Benzetimid [Spasmentral (V. M.)]

Benzetimid ist ein synthetisches Parasympatholytikum mit atropinartigen Eigenschaften, das am Magen-Darm-Trakt Motilität und Sekretion hemmt. Unter dem Namen **Spasmentral** ist Benzetimid als symptomatisches Antidiarrhoikum zur Anwendung bei Hunden und Rindern im Handel. Die **Dosierung** beträgt beim Hund 0,06 bis maximal 0,3 mg/kg i. m., beim Rind 0,015 mg/kg i. m. Die **Wirkungsdauer** soll etwa 24 Stunden betragen. Parasympatholytische **Nebenwirkungen** wie Ta-

chykardie, Mydriasis, Tympanie und Bronchodilatation werden bei therapeutischen Dosierungen selten gesehen. Bei **Überdosierung** kommt es zum verstärkten Auftreten derartiger Symptome. **Wechselwirkungen:** die gleichzeitige Anwendung anderer Parasympatholytika ist zu vermeiden. **Gegenanzeigen:** siehe Atropin und Prifiniumbromid. **Wartezeit** (Rind): eßbare Gewebe und Milch 5 Tage.

1.2.1.5
Prifiniumbromid [Prifidiar (V. M.)]

Prifiniumbromid ist ein synthetisches Parasympatholytikum, das aufgrund einer quaternären Ammoniumgruppe nicht ins Gehirn gelangt. Neben der parasympatholytischen Wirkung, die der von Butylscopolamin ähnelt, hat Prifiniumbromid in hohen Dosen eine ganglioplege Wirkung. Im Handel befindet sich die Substanz unter dem Namen **Prifidiar ad us. vet.** zur Anwendung bei Pferd, Rind, Hund und Katze. **Anwendungsgebiete** sind Erkrankungen des Verdauungtraktes, die durch Spasmen und Hypersekretion gekennzeichnet sind, sowie spastische Zustände im Urogenitalsystem. Die **Dosierung** beträgt bei parenteraler Applikation (i. v., i. m., s. c.) 0,4 mg/kg bei Pferd und Rind (0,8 bei Fohlen und Kalb), 0,8–1 mg/kg beim Hund und um 1 mg/kg bei der Katze. Die **Wirkungsdauer** ist kurz, da der Wirkstoff schnell renal und biliär ausgeschieden wird. Parasympatholytische **Nebenwirkungen** wie Trockenheit der Mundschleimhaut oder Mydriasis können auftreten. Prifiniumbromid hat eine große therapeutische Breite (LD 50 beim Hund 88 mg/kg s. c. bzw. 18 mg/kg i. v.). Erst bei starker Überdosierung kommt es zu tachykarden Herzrhythmusstörungen und Atemdepression (**Antidot** ist Neostigmin). **Gegenanzeigen:** Glaukom, Obstipation aufgrund einer Darmatonie, Pylorusstenose und andere mechanische Verengungen des Magen-Darm-Kanals, tachykarde Arrhythmien, Vorsicht bei Funktionsstörungen von Leber und Niere. **Wechselwirkungen:** die gleichzeitige Anwendung anderer Arzneimittel mit parasympatholytischer Wirkung verstärkt die Wirkung von Prifiniumbromid. **Wartezeiten:** eßbare Gewebe von Pferd und Rind 1 Tag, Milch (Rind) 1 Tag.

1.2.2
Ganglienwirksame Stoffe

Es handelt sich um Stoffe, die nikotinartige Cholinozeptoren an vegetativen Ganglien stimulieren oder blockieren. Nur ganglienblockierende Substanzen **(Ganglioplegika)** sind Antagonisten der Acetylcholinwirkung an vegetativen Ganglien, sollen hier aber zusammen mit ganglienstimulierenden Stoffen besprochen werden. **Nikotin** selbst stimuliert zunächst n-Cholinozeptoren, führt in hohen Dosen dann aber durch Dauerdepolarisation der postsynaptischen Membran zu einer anhaltenden Blockierung der Rezeptoren. Die klassischen Ganglienblocker (z. B. **Hexamethonium, Mecamylamin**) führen dagegen zu einer kompetitiven Blockierung des n-Cholinozeptors an vegetativen Ganglien, ohne (wie Nikotin) eine Eigenwirkung zu entfalten. Hauptwirkung einer Ganglienblockade ist ein ausgeprägter Blutdruckabfall (durch Blockierung sympathischer Ganglien); Indikation für solche Stoffe war daher früher die Bluthochdruckbehandlung, Ganglienblocker werden heute aber nicht mehr therapeutisch eingesetzt. Nikotinartige **erregende** Wirkungen auf n-Cholinozeptoren an vegetativen Ganglien hat **Lobelin,** das als **Lobelin »Ingelheim«** zur Atemanregung (z. B. nach Narkosen) und bei zentralen Atemlähmungen (z. B. Narkosezwischenfall) bei Pferden, Rindern, Schweinen, Katzen und Hunden angewendet wird. Die Anregung der Atmung erfolgt durch Stimulation von Chemorezeptoren. Lobelin wird parenteral in Dosen von 0,1 mg/kg i. v. bzw. 0,2 mg/kg i. m. oder s. c. verabreicht. Die Applikation kann nach 10–15 Minuten wiederholt werden. **Wirkungsdauer:** 1–2 Minuten (i. v.) bzw. ca. 10 Minuten (i. m., s. c.). **Nebenwirkungen** sind Erbrechen, gastrointestinale Störungen, Tremor; bei **Überdosierung** kommt es zu Tachykardie, Blutdruckabfall, Lähmungen (Wirkung auf n-Cholinozeptoren der neuromuskulären Endplatte?) und Koma. Insgesamt sind zentrale Analeptika wie Pentetrazol oder Doxapram (siehe dort) Lobelin vorzuziehen. Wirklich indiziert ist die Anwendung von Lobelin nur noch zur Atemanregung (zur Auskultation) bei der Diagnose der Dämpfigkeit beim Pferd. **Wartezeiten:** keine.

1.2.3
Periphere Muskelrelaxantien

Periphere Muskelrelaxantien hemmen die Wirkung von Acetylcholin an nikotinartigen Rezeptoren der neuromuskulären Endplatte. Haupteinsatzgebiet dieser Substanzen ist die Relaxierung der Skelettmuskulatur bei Narkosen. Dadurch kann die Narkose flacher gehalten werden und das Risiko von Narkosezwischenfällen gesenkt werden. Außerdem ermöglicht die Hemmung der Spontanatmung (durch Relaxierung der Atemmuskulatur) eine kontrollierte (künstliche) Beatmung

während der Narkose, was ebenfalls das Narkoserisiko erheblich senkt. Bei Pferden wurden Muskelrelaxantien (vor allem Succinylcholin) früher häufig zum Ablegen der Tiere vor der eigentlichen Narkose verwendet. Dabei konnten durch Aufregung der Tiere erhebliche Kreislaufeffekte auftreten, und Todesfälle sind wiederholt beschrieben worden. Die Anwendung von peripheren Muskelrelaxantien zum Ablegen von Pferden ist deshalb heute abzulehnen. Aufgrund der Beeinträchtigung der Atemmuskulatur sollte bei Anwendung von peripheren Muskelrelaxantien grundsätzlich die Möglichkeit einer Beatmung vorhanden sein bzw. von vornherein beatmet werden. Grundsätzlich gilt, daß bei ausreichender Muskelrelaxation durch periphere Muskelrelaxantien auch die Spontanatmung aussetzt, also beatmet werden muß! Periphere Muskelrelaxantien sollten nie allein oder mit zu flachen Narkosen zur Vornahme schmerzhafter Eingriffe verwendet werden, da sie zwar Abwehrbewegungen unterdrücken, die Schmerzempfindlichkeit aber nicht beeinflussen. Nach dem Wirkungsmechanismus lassen sich zwei Typen von Muskelrelaxantien unterscheiden: (1) Substanzen, die zu einer kompetitiven Blockierung des n-Cholinozeptors führen, ohne eine Eigenwirkung (intrinsic activity) zu haben; diese Muskelrelaxantien werden **stabilisierende** oder **nicht-depolarisierende Muskelrelaxantien** genannt; ihre Wirkung ist durch Erhöhung der Acetylcholinkonzentration wieder aufzuheben. (2) Substanzen, die zu einer lang anhaltenden Depolarisation des n-Cholinozeptors führen **(depolarisierende Muskelrelaxantien).** Durch die Depolarisation kommt es zunächst zu Muskelfaszikulationen; durch die lang anhaltende Depolarisation wird dann aber die neuromuskuläre Endplatte blockiert (freigesetztes Acetylcholin kann keine Depolarisation mehr auslösen) und der Muskel wird relaxiert. Diese Wirkung ist durch Erhöhung der Acetylcholinkonzentration nicht zu beeinflussen.

1.2.3.1
Nicht-depolarisierende (stabilisierende) Muskelrelaxantien

Prototyp der Gruppe ist **d-Tubocurarin,** der wichtigste Wirkstoff in **Curare,** einem Alkaloidgemisch aus Strychnos- und Chondodendronarten, das von südamerikanischen Indianern als Pfeilgift verwendet wurde. Die Wirkung der Muskelrelaxantien vom d-Tubocurarintyp kann durch indirekte Parasympathomimetika (Neostigmin, Pyridostigmin) aufgehoben werden **(Decurarisierung).**

1.2.3.1.1
d-Tubocurarin

d-Tubocurarin ist seit 1990 in Deutschland nicht mehr im Handel, soll aber als Prototyp der Gruppe kurz besprochen werden.

d-Tubocurarin hat eine ähnliche Affinität zu n-Cholinozeptoren der neuromuskulären Endplatte wie Acetylcholin, ohne jedoch agonistische Eigenwirkungen zu haben. **Hauptindikation** ist die Muskelrelaxierung zur Narkose. **Dosierung:** Hund und Katze 0,3 mg/kg i. v., Schweine 0,2–0,3 mg/kg i. v., Pferd 0,3 mg/kg i. v. Bei kleinen Wiederkäuern scheint d-Tubocurarin wirksamer zu sein; muskelrelaxierende Dosen liegen um 0,05–0,06 mg/kg i. v. **Wirkungsdauer:** 30–40 Minuten **Halbwertszeit:** beim Hund 80 min, bei der Katze 2 Stunden. In den angegebenen Dosen tritt durch vollständige Relaxation der Atemmuskulatur eine periphere Atemlähmung auf, es muß also beatmet werden! (Dies gilt auch für alle im folgenden für andere periphere Muskelrelaxantien angegebenen Dosierungen). **Nebenwirkungen:** Histaminfreisetzung (Hund sehr empfindlich!), schwacher parasympatholytischer und ganglioplegischer Effekt; dadurch Senkung des Blutdruckes und Beschleunigung der Herzfrequenz. Durch Histaminfreisetzung zusätzlich Bronchokonstriktion, Laryngospasmus und Hauterythem möglich. Bei **Überdosierung** Verstärkung dieser Symptome. **Antidota** sind Neostigmin und Pyridostigmin (in Kombination mit Atropin, um muskarinartige Wirkungen der Parasympathomimetika zu verhindern). **Gegenanzeigen:** Glaukom (Erhöhung des Augeninnendrucks durch parasympatholytische Wirkung), Leber- und Nierenfunktionsstörungen. **Wechselwirkungen:** eine Reihe von Arzneimitteln (vor allem Chemotherapeutika) verstärkt die muskelrelaxierende Wirkung von d-Tubocurarin: Aminoglykosidantibiotika (Streptomycin, Neomycin, Kanamycin, Gentamicin), Colistin, Polymyxin B, Schleifendiuretika (Furosemid u. a.). Wenn z. B. Aminoglykosidantibiotika postoperativ zur Infektionsprophylaxe angewendet werden, kann es dadurch zu einer **Recurarisierung** mit Gefahr der Atemlähmung beim schon wieder aus der Narkose erwachten Patienten kommen. Bei Kombination von d-Tubocurarin mit Inhalationsnarkotika muß berücksichtigt werden, daß Diethylether und, schwächer, Halothan muskelrelaxierend wirken; deshalb ist die Dosis von d-Tubocurarin auf etwa die Hälfte zu reduzieren.

1.2.3.1.2
Alcuronium [Alloferin (H. M.)]

Alcuronium unterscheidet sich von d-Tubocurarin durch eine etwas höhere Wirkungspotenz. Im Vergleich zu d-Tubocurarin wirkt es kaum histaminfreisetzend und erst in hohen Dosen gangliopleg, d. h. die Kreislaufwirkungen sind weniger ausgeprägt als bei d-Tubocurarin. **Dosierung:** 0,2–0,25 mg/kg i. v. (Hund); Wirkungsdauer 60 min (Hund). **Überdosierung, Gegenanzeigen** und **Wechselwirkungen** siehe d-Tubocurarin.

1.2.3.1.3
Pancuronium
[Pancuronium Organon (H. M.)]

Pancuronium wirkt etwa fünfmal stärker als d-Tubocurarin, führt zu keiner Histaminfreisetzung und wirkt kaum gangliopleg und parasympatholytisch. **Dosierung:** 0,02–0,03 mg/kg i. v. (Hund), Wirkungsdauer 40–50 min (Hund). Bei der Katze beträgt die **Halbwertszeit** 45 min. **Überdosierung, Gegenanzeigen** und **Wechselwirkungen** siehe d-Tubocurarin.

1.2.3.1.4
Gallamin

Gallamin ist fünfmal schwächer wirksam als d-Tubocurarin, hat keine histaminfreisetzende und ganglioplege Wirkung, aber eine schwache parasympatholytische Wirkung, die zu Tachykardien führt. Insgesamt ist Gallamin hinsichtlich seiner Nebenwirkungen beim Tier (insbesondere beim Hund) anderen nicht-depolarisierenden Muskelrelaxantien vorzuziehen. Gallamin ist allerdings zur Zeit in Deutschland nicht im Handel. **Dosierung:** 1 mg/kg i. v. beim Hund, 0,5–1 mg/kg i. v. beim Pferd, 0,4 mg/kg i. v. beim Wiederkäuer, 3 mg/kg i. v. beim Schwein. **Wirkungsdauer:** 15–20 min. **Überdosierung, Gegenanzeigen** und **Wechselwirkungen** siehe d-Tubocurarin.

1.2.3.2
Depolarisierende Muskelrelaxantien

Wie bereits ausgeführt, ist die Wirkung dieser Muskelrelaxantien durch Parasympatholytika nicht aufzuheben; es gibt also kein Antidot. Wichtigster Vertreter der Gruppe ist **Succinylcholin** (synonym = **Suxamethonium**).

1.2.3.2.1
Succinylcholin [Succinyl Asta (H. M.)]

Aufgrund der Depolarisation der neuromuskulären Endplatte kommt es nach Verabreichung von Succinylcholin zunächst zu fibrillären Zuckungen der Muskulatur, denen eine Relaxierung folgt. Beim Menschen wirkt Succinylcholin nur kurz (bei entsprechender Dosierung nur 1–2 min), da die

Substanz durch die Serumcholinesterase rasch abgebaut wird. Succinylcholin wird beim Menschen daher vor allem für die kurzzeitige Relaxierung zur Intubation vor Inhalationsnarkosen verwendet. Beim Tier gibt es dagegen erhebliche Unterschiede in der Abbaugeschwindigkeit von Succinylcholin.

Hunde besitzen eine der atypischen Serumcholinesterase des Menschen ähnliche Serumcholinesterase (kommt beim Menschen in seltenen Fällen vor), die Succinylcholin erheblich langsamer abbaut als die Serumcholinesterase anderer Spezies (z. B. Mensch). Die Katze baut Succinylcholin dagegen ähnlich schnell ab wie der Mensch. Wiederkäuer haben nur relativ geringe Mengen von Serumcholinesterase, so daß sie besonders empfindlich gegenüber Succinylcholin sind. **Dosierung** und **Wirkungsdauer:** beim Hund kann mit i. v. Injektion von 0,1–0,3 mg/kg eine Muskelrelaxierung für 10–30 min erreicht werden. Bei längeren Operationen empfiehlt sich die Verabreichung einer Infusion; dabei wird nach einer Initialdosis von 0,1 mg/kg i. v. die intravenöse Infusion mit 0,01 mg/kg/min vorgenommen. Bei Katzen muß die Initialdosis auf 0,2 mg/kg und die Infusion auf 0,03–0,05 mg/kg/min erhöht werden. Bei einmaliger Verabreichung von 1 mg/kg i. v. bei der Katze beträgt die Wirkungsdauer von Succinylcholin etwa 3 min. Beim Wiederkäuer wird mit 0,01–0,02 mg/kg i. v. eine Muskelrelaxierung für 15 min, beim Pferd mit 0,1 mg/kg i. v. für 10 min erreicht. Zum Niederlegen von Pferden sollte Succinylcholin nicht mehr verwendet werden (s. o.). **Nebenwirkungen:** am Herzen können je nach Spezies und Ausgangslage Bradykardien, Tachykardien oder Arrhythmien auftreten. Gelegentlich kommt es zu Salivation.

Bei Schweinen kann Succinylcholin wie Halothan eine maligne Hyperthermie hervorrufen (siehe bei Halothan). Bei **Überdosierung** kommt es wie bei allen peripheren Muskelrelaxantien zu einer lang anhaltenden peripheren Atemlähmung. Da es keine spezifischen Antidota gibt, muß bis zur Wirkungsabnahme beatmet werden. **Gegenanzeigen** und **Wechselwirkungen** siehe d-Tubocurarin.

2
Sympathikus

Sympathische Nervenfasern haben ihren Ursprung in den Seitenhörnern des Brust- (Th 1–12) und Lendenmarks (L 1–3). Sie verlassen das Rückenmark über das Vorderhorn und werden im sympathischen Grenzstrang, in den Mesenterialganglien und in den Zervikalganglien auf postganglionäre sympathische (noradrenerge) Fasern umgeschaltet

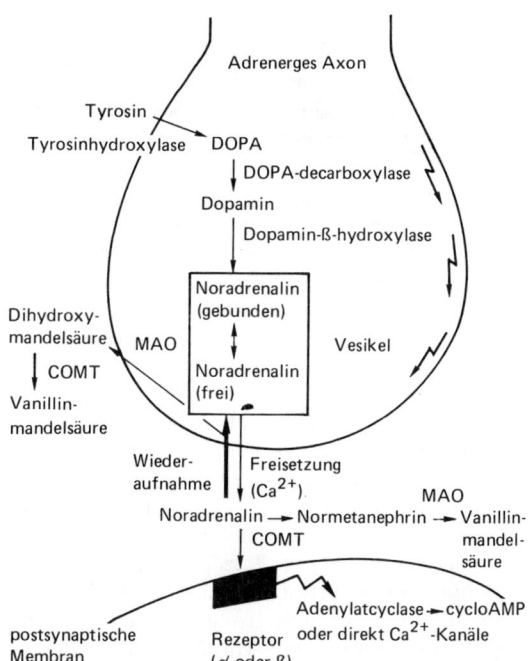

Abb. 3
Schematische Darstellung einer noradrenergen Synapse mit Biosynthese, Speicherung, Freisetzung, Wiederaufnahme und Abbau von Noradrenalin. In der Peripherie kommen (nor)-adrenerge Nervenendigungen, wie in der Zeichnung dargestellt, nicht vor, sondern Auftreibungen der adrenergen Nervenfasern, sog. Varikositäten, auf deren Darstellung hier verzichtet wurde, in denen aber alle hier skizzierten Vorgänge in der gleichen Weise ablaufen wie in Nervenendigungen. Noradrenalin wird in der (nor)-adrenergen Nervenendigung bzw. Varikosität aus Dopamin gebildet, in Vesikeln gespeichert und durch über die Zellmembran eintreffende elektrische Impulse in Gegenwart von Ca^{2+} in den synaptischen Spalt freigesetzt. Die Wirkung von Noradrenalin im sympathischen Spalt (Bindung an Rezeptoren der postsynaptischen Membran) wird in 1. Linie durch Wiederaufnahme in die Nervenendigung (bzw. Varikosität) beendet; aus dem synaptischen Spalt diffundierendes Noradrenalin wird extraneuronal (vor allem in der Leber) durch die Catechol-O-methyltransferase (COMT) und die Monoaminoxidase (MAO) abgebaut. Wiederaufgenommenes Noradrenalin geht hauptsächlich wieder in die Speichervesikel zurück; im Cytoplasma zurückbleibendes Noradrenalin wird intraneuronal durch die MAO abgebaut, der aus der Nervenendigung diffundierende Metabolit (Dihydroxymandelsäure) wird extraneuronal durch die COMT weiter abgebaut.

(siehe Abb. 1). Überträgerstoff der präganglionären sympathischen Faser ist Acetylcholin (Abb. 1). Die Erregungsübertragung von postganglionären sympathischen Nervenfasern auf die Effektorzelle erfolgt durch den Überträgerstoff **Noradrenalin,** den Transmitter des Sympathikus (Abb. 3). Noradrenalin wird in sogenannten Varikositäten, bläschenartigen Auftreibungen der postganglionären sympathischen Nervenfasern, gebildet und von dort in den synaptischen Spalt freigesetzt (Abb. 3).

Adrenalin hat nur im Gehirn in einigen Regionen Transmitterfunktion, in der Peripherie dient es nicht der synaptischen Transmission, wird aber neben Noradrenalin im Nebennierenmark gebildet und von dort durch Erregung sympathischer präganglionärer Fasern (N. splanchnicus) in die Blutbahn freigesetzt (Abb. 1). Über das Blut gelangt es zu seinen Wirkorten (siehe unten), wirkt also als Hormon. Da Noradrenalin ebenfalls im Nebennierenmark gebildet und von dort in das Blut sezerniert wird, wirkt Noradrenalin in der Peripherie sowohl als Hormon wie als Transmitter (Abb. 3). Die Effekte von Noradrenalin und Adrenalin werden über (nor)adrenerge Rezeptoren, sogenannte **Adrenozeptoren,** vermittelt (siehe Abb. 3). Wie im parasympathischen System gibt es auch im sympathischen System unterschiedliche Rezeptortypen: α- und β-**Adrenozeptoren.** β-Rezeptoren werden weiter unterteilt in β_1- und β_2-Rezeptoren; β_1-Rezeptoren finden sich vor allem am Herzen (siehe Tab. 1). Auch α-Rezeptoren werden in verschiedene Subtypen unterteilt (postsynaptische α_1- und α_2-Rezeptoren sowie präsynaptische α_2-Rezeptoren); auf die Unterteilung postsynaptischer α-Rezeptoren soll aber aus Gründen der Vereinfachung in diesem Kapitel verzichtet werden. Stimulation von β-Rezeptoren durch Adrenalin oder Noradrenalin führt zur Aktivierung des Enzyms Adenylatcyclase in der postsynaptischen Membran und damit zur Bildung von zyklischem Adenosinmonophosphat ($3',5'$-cAMP), das als »second messenger« alle Folgereaktionen vermittelt (gesteigerte Ionenfluxe, Enzymaktivierungen).

Stimulierung von postsynaptischen α-Rezeptoren führt, je nach Lokalisation, durch Hemmung der Adenylatcyclase zu entgegengesetzten Effekten wie die Stimulierung von β-Rezeptoren oder führt über eine direkte Steigerung des Ca^{2+}-Influx zu Kontraktionen glattmuskulärer Organe. Präsynaptische α-Rezeptoren führen nach Stimulation zu einer Hemmung der Freisetzung von Noradrenalin aus Nervenendigungen (bzw. Varikositäten), während präsynaptische β_2-Rezeptoren die Freisetzung von Noradrenalin fördern. Die wichtigsten physiologischen Wirkungen, die durch Stimulation von postsynaptischen α- und β-Rezeptoren ausgelöst werden, sind in Tab. 1 aufgeführt. Die Rezeptorselektivität von Adrenalin und Noradrenalin ist nicht gleich: Adrenalin wirkt auf α- und β-Rezeptoren, während Noradrenalin vorwiegend auf α-

Rezeptoren wirkt. Die Wirkung von aus Varikositäten freigesetztem Noradrenalin auf Adrenozeptoren wird durch aktive Wiederaufnahme des Transmitters in die Varikosität beendet (Abb. 3). Aus dem Nebennierenmark freigesetztes Adrenalin und Noradrenalin werden enzymatisch inaktiviert (**Halbwertszeit** 1–2 min), beteiligte Enzyme sind die Monoaminoxydase (MAO) und die Catechol-O-Methyltransferase (COMT). Hemmstoffe der MAO (z. B. **Iproniazid** oder **Tranylcypromin**) oder COMT (z. B. **Pyrogallol**) führen zu einer Verstärkung der Wirkung von Adrenalin und Noradrenalin. Therapeutisch spielen solche Stoffe in der Veterinärmedizin keine Rolle.

Pharmaka, die direkt oder indirekt zu einer Stimulation von Adrenozeptoren führen, werden als **Sympathomimetika** bezeichnet. Direkt wirkende Sympathomimetika wirken agonistisch auf Adrenozeptoren, während indirekt wirksame Sympathomimetika durch Freisetzung von Noradrenalin aus Varikositäten und Hemmung der aktiven Wiederaufnahme von Noradrenalin zu sympathomimetischen Effekten führen.

2.1 Direkt wirkende Sympathomimetika

Diese Gruppe läßt sich nach der unterschiedlichen Selektivität der einzelnen Vertreter für α- und β-Rezeptoren unterteilen.

2.1.1 Direkt wirkende Sympathomimetika mit Wirkung auf α- und β-Adrenozeptoren

Zu dieser Gruppe gehören die natürlichen Überträgerstoffe **Adrenalin, Noradrenalin** und **Dopamin,** die wegen ihrer chemischen Struktur auch als **Catecholamine** bezeichnet werden, sowie die synthetische Verbindung **Etilephrin.**

2.1.1.1 Adrenalin

Adrenalin, synonym auch als **Epinephrin** bezeichnet, ist in einer Anzahl von Fertigarzneimitteln enthalten. Bekanntestes Monopräparat ist **Suprarenin** (H. M.). Veterinärmedizinisch findet sich Adrenalin in zahlreichen Kombinationspräparaten zur Behandlung von Herz- und Kreislaufschwächen (**Cardialept, Adrenarphin, Nephritin, Synthenephrin** u. a.) sowie als Sperrkörperzusatz in

Lokalanästhetika (siehe dort). **Wirkungen:** Da Adrenalin sowohl α- wie β-Rezeptoren stimuliert, β-Rezeptoren in den Gefäßgebieten aber auf geringere Konzentrationen von Adrenalin ansprechen als α-Rezeptoren, hängt die Wirkung von Adrenalin auf Blutdurck und peripheren Widerstand von der applizierten Dosis ab. Niedrige Dosen (kleiner als 1 µg/kg i. v.) verursachen durch Überwiegen der β-Stimulation (Vasodilatation) einen Abfall des diastolischen Blutdrucks und des peripheren Widerstands, während höhere Dosen (1–3 µg/kg) durch Überwiegen des α-Tonus (Vasokonstriktion) Blutdruck und peripheren Widerstand erhöhen. Das Herz wird in beiden Dosisbereichen durch Wirkung auf β₁-Rezeptoren stimuliert (siehe Tab. 1). Weitere Wirkungen von Adrenalin lassen sich aus Tab. 1 entnehmen. Alle Wirkungen von Adrenalin halten aufgrund des schnellen enzymatischen Abbaus von Adrenalin nur sehr kurz an und lassen sich deswegen nur zum Teil therapeutisch ausnutzen. **Anwendungsgebiete** für Adrenalin liegen vor allem in der Notfalltherapie.

Beim anaphylaktischen Schock ist Adrenalin nach wie vor Mittel der 1. Wahl; hierbei ist neben den kardiovaskulären Effekten die broncholytische Wirkung von Vorteil, außerdem wird über Stimulation von β₂-Rezeptoren an Mastzellen die Histaminfreisetzung gehemmt. Bei anderen Schockzuständen sind heute andere Arzneimittel vorzuziehen (z. B. Dopamin; s. Kap. A 2.1.1.3), da Adrenalin in vasokonstriktorisch wirkenden Dosen die Perfusion lebenswichtiger Organe (z. B. Niere) verschlechtert. Beim Herzstillstand bzw. bei akuten bradykarden Rhythmusstörungen sind im allgemeinen β-selektive Mimetika vorzuziehen (siehe dort), das gleiche gilt für die Anwendung beim Bronchialasthma. Allerdings wird Adrenalin (in Dosen um 5 µg/kg i. v.) wieder vermehrt zur Reanimation (z. B. bei Narkosezwischenfällen) eingesetzt (als unterstützende Maßnahme nach Einleitung von Beatmung und Herzmassage). Aufgrund seiner vasokonstriktorischen Wirkung wird Adrenalin als Sperrkörperzusatz in Lokalanästhetika und zur lokalen Blutstillung bei oberflächlichen Haut- und Schleimhautblutungen eingesetzt. Die **Dosierung** bei systemischer Applikation liegt bei 0,5–1 µg/kg i. v.; aufgrund der kurzen Wirkung ist aber bei der Schockbehandlung eine Infusion (Gesamtdosis bis zu 100 µg/kg) vorzuziehen. Die i. v. Injektion hat den Vorteil, daß nach Wirkung verabreicht werden kann, bei s. c. und i. m. Applikation ist die Resorption aufgrund der lokalen Vasokonstriktion zu langsam. Bei Herzstillstand kann Adrenalin in µg-Mengen auch direkt in die linke Kammer injiziert werden. Die **Wirkungsdauer** von Adrenalin ist sehr kurz (Minuten), für länger anhaltende Effekte muß infundiert werden. **Nebenwirkungen:** unerwünschte Effekte (ventrikuläre Rhythmusstörungen, Hyperglykämie, überschießende Blutdruckanstiege u. a.) lassen sich aus Tab. 1 ableiten; bei **Überdosierung** sind vor allem Tachykardien und Tachyarrhythmien gefährlich (Antidota sind β-Adrenolytika). **Gegenanzeigen:** Herz- und Coronarinsuffizienz, Hypertonie, Tachyarrhythmien, Trächtigkeit im letzten Drittel, Glaukom, schwere Nierenfunktionsstörungen; Vorsicht bei diabetischer Stoffwechsellage. **Wechselwirkungen:** hier ist vor allem an die Sensibilisierung des Herzens gegenüber der Wirkung von β-wirksamen Sympathomimetika durch halogenhaltige Inhalationsnarkotika wie Halothan zu denken. Vorbehandlung von Tieren mit Arzneimitteln, die α-Rezeptoren blockieren (α-Adrenolytika, Neuroleptika), kann zu einer »Adrenalinumkehr« führen, d. h. Adrenalin führt in normalerweise blutdruckerhöhenden Dosen bei solchen Tieren über seine β-Wirkung zu einem Blutdruckabfall.

2.1.1.2
Noradrenalin

Noradrenalin wird synonym auch als **Norepinephrin** bezeichnet; bekanntestes Monopräparat ist **Arterenol** (H. M.). Wie Adrenalin findet sich auch Noradrenalin als Sperrkörperzusatz in Lokalanästhetika. Im Vergleich zu Adrenalin ist Noradrenalin an β-Rezeptoren (vor allem β₂) schwächer wirksam, während die Wirkung auf α-Rezeptoren vergleichbar ist. Noradrenalin wirkt also durch Vasokonstriktion blutdruckerhöhend, am Herzen wird die Kontraktionskraft mäßig erhöht, die Herzfrequenz nimmt nur kurzzeitig zu und sinkt dann durch vagale Gegenregulation ab. Weitere Effekte von Noradrenalin sind aus Tab. 1 zu entnehmen; wie bei Adrenalin halten die Wirkungen nur kurz an. **Anwendungsgebiete:** Aufgrund der kurzen Wirkungsdauer und der relativ schwachen Stimulation des Herzens ist Noradrenalin heute weitgehend durch andere Sympathomimetika verdrängt worden. Gelegentlich wird es noch zur Blutdruckerhöhung in der Schocktherapie verwendet; hierbei empfiehlt sich eine Infusion mit 0,1–1 µg/kg/ min. Nachteil ist wie bei Adrenalin die verschlechterte Organperfusion infolge des erhöhten peripheren Widerstandes. Ferner wird Noradrenalin aufgrund seiner vasokonstriktorischen Wirkung Lokalanästhetika zugesetzt. **Nebenwirkungen, Überdosierung, Gegenanzeigen** und **Wechselwirkungen** wie bei Adrenalin.

2.1.1.3
Dopamin

Dopamin, wie Adrenalin und Noradrenalin ein körpereigenes Catecholamin, ist einerseits Vorstufe in der Synthese von Adrenalin und Noradrenalin (Abb. 3), andererseits ein eigenständiger Transmitter, der in spezifischen dopaminergen Nervenendigungen gebildet wird. Sowohl in der Peripherie wie im Gehirn wirkt Dopamin über spezifische Dopamin-Rezeptoren, daneben wirkt Dopamin aber sympathomimetisch auf α- und, schwächer, auf β-Adrenozeptoren. In höheren Dosen (über 10 μg/kg/min) hat Dopamin zusätzlich eine indirekte sympathomimetische Wirkung durch Freisetzung von Noradrenalin. Die Kreislaufwirkungen sind mit denen von Noradrenalin vergleichbar, es kommt jedoch im Gegensatz zu Noradrenalin zu keiner Erhöhung des peripheren Widerstandes, da Dopamin über Dopamin-Rezeptoren zu einer selektiven Vasodilatation im Bereich der mesenterialen und renalen Arterien führt. Dopamin ist als Monopräparat in Form von Injektionslösungen im Handel [z. B. **Dopamin-Nattermann** (H. M.)]. **Anwendungsgebiete:** Dopamin findet bei der Therapie von Schockzuständen Verwendung (siehe dort), da es (nach ausreichender Volumensubstitution) die Kreislaufverhältnisse verbessert, aber dabei (im Gegensatz zu Adrenalin und Noradrenalin) auch die Durchblutung der Niere erhöht und die Perfusion der Mesenterialgefäße steigert. Aufgrund dieser günstigen Wirkungskombination ist Dopamin beim Menschen Mittel der Wahl beim akuten Kreislaufversagen (Schock). Da Dopamin als Catecholamin wie Adrenalin und Noradrenalin durch MAO und COMT verstoffwechselt wird, ist die **Wirkungsdauer** nur kurz (**Halbwertszeit** 2–3 min); Dopamin wird deshalb infundiert. Die **Dosierung** beträgt 5–10–15 μg/kg/min. **Nebenwirkungen:** in höheren Dosen Tachykardie und ventrikuläre Rhythmusstörungen; bei Wiederkäuern Beeinträchtigung der Pansenmotilität. Bei **Überdosierung** Vergiftungssymptome wie bei Adrenalin und Noradrenalin (siehe dort). **Gegenanzeigen** und **Wechselwirkungen** siehe Adrenalin.

2.1.1.4
Etilefrin [Effortil (H. M., V. M.)]

Etilefrin ist ein synthetisches Sympathomimetikum, das strukturell Adrenalin ähnelt und wie Adrenalin neben einer starken α-mimetischen Wirkung eine ausgeprägte β-mimetische Wirkungskomponente aufweist. Es ist zwar schwächer, jedoch wesentlich länger wirksam als Adrenalin und wird im Gegensatz zu den Catecholaminen nach oraler Verabreichung gut resorbiert. Etilefrin ist unter dem Warenzeichen **Effortil** als Injektionslösung zur Anwendung bei Pferd, Rind, Schwein, Hund und Katze im Handel. Humanmedizinisch ist es unter gleichem Namen auch in Form von Tabletten und Saft erhältlich. **Anwendungsgebiete:** primäre und sekundäre Kreislaufschwäche. **Dosierung:** 0,05–0,1 mg/kg i. v., 0,2 (Großtiere) bis 1 (Kleintiere) mg/kg i. m. oder s. c. Etilefrin kann auch oral verabreicht werden. **Wirkungsdauer:** 20–40 min (i. v.) bzw. 2–3 Stunden (i. m., s. c.). **Nebenwirkungen, Überdosierung, Gegenanzeigen, Wechselwirkungen** siehe Adrenalin. **Wartezeiten:** keine.

2.1.2
Direkt wirksame Sympathomimetika mit selektiver Wirkung auf α-Adrenozeptoren

In dieser Gruppe finden sich synthetische Substanzen mit sehr unterschiedlichen Anwendungsgebieten. **Imidazolinderivate** wie **Oxymetazolin, Xylometazolin** und **Tetryzolin** werden beim Menschen aufgrund ihrer sehr starken vasokonstriktorischen Wirkung zur lokalen Gefäßkonstriktion (z. B. in Nasensprays) bei Erkältungskrankheiten verwendet. Weitere Imidazolinderivate mit α-sympathomimetischer Wirkung sind **Clonidin** und **Xylazin** (siehe dort), die allerdings im Gegensatz zu den bisher besprochenen Sympathomimetika auch ins Gehirn gelangen und dort durch Stimulierung von α-Rezeptoren im Stammhirn eine Tonussenkung des Sympathikus bewirken, was in der Peripherie (nach initialer Blutdruckerhöhung durch Stimulierung peripherer α-Rezeptoren) zu Blutdrucksenkung und Aktivitätsabnahme am Herzen führt. Clonidin wird beim Menschen deshalb als Antihypertensivum eingesetzt. Weiterhin finden sich Substanzen mit starker α-mimetischer Wirkung in der Gruppe der **Secalealkaloide** (z. B. **Ergotamin**).

Veterinärmedizinisch ausgenutzt wird die α-mimetische Wirkung der Secalealkaloide am Uterus (siehe Kapitel I). α-Mimetika, die aufgrund ihrer blutdrucksteigernden Wirkung auch veterinärmedizinisch interessant sind, sind **Norfenefrin** und **Phenylephrin**.

2.1.2.1
Norfenefrin [Novadral (H. M.)]

Norfenefrin führt aufgrund seiner α-mimetischen Wirkung zu einem anhaltenden Anstieg des Blutdrucks, ohne in therapeutischen Dosen das Herz zu beeinflussen (es kann aber reflektorisch zu einer Bradykardie kommen). Norfenefrin ist unter dem Warenzeichen **Novadral** (H. M.) in Form von Dragees und Injektionslösungen im Handel. **Anwendungsgebiete** sind hypotone Kreislaufdysregulationen (siehe Kapitel U). Ferner kann Norfenefrin auch bei Kreislaufzwischenfällen mit Neuroleptika (siehe dort) verwendet werden, um die durch diese Substanzen verursachte α-Adrenolyse zu durchbrechen. Die **Dosierung** beträgt 0,2–1 mg/kg s. c. oder i. m. bzw. 0,05–0,1 mg/kg i. v. Norfenefrin kann auch oral verabreicht werden, die Bioverfügbarkeit schwankt jedoch stark. Die **Wirkungsdauer** entspricht etwa der von Etilefrin. **Nebenwirkungen:** Reflexbradykardie; bei **Überdosierung** Tachykardie und Arrhythmien (durch β-Restwirkung?). **Gegenanzeigen:** Glaukom, Hochträchtigkeit.

2.1.2.2
Phenylephrin

Phenylephrin entspricht in seinen Eigenschaften Norfenefrin (siehe dort). Phenylephrin ist allerdings nur noch in Form von Augentropfen als Mydriatikum und Vasokonstriktor im Handel [**Neo-Synephrine, Visadron** (H. M.) u. a.]. **Anwendungsgebiete:** hyperämische Reizerscheinungen der Konjunktiva, abakterielle und allergische Konjunktivitiden, zur Untersuchung des Augenhintergrundes. **Nebenwirkungen:** reaktive Hyperämie; **Gegenanzeigen:** Engwinkelglaukom.

2.1.3
Direkt wirksame Sympathomimetika mit selektiver Wirkung auf β-Adrenozeptoren

Prototyp der Gruppe ist das synthetische Catecholamin **Isoproterenol** (synonym = **Isoprenalin**), das β_1- und β_2-Rezeptoren stimuliert, dagegen aber praktisch keine Wirkung auf α-Rezeptoren hat. β-Mimetika haben je nach Selektivität für β_1- und β_2-Rezeptoren unterschiedliche Anwendungsgebiete.

β-Mimetika mit starker Herzwirkung (β_1-Rezeptoren) werden vor allem als Herzstimulantien bei bradykarden Arrhythmien verwendet, während β_2-selektive Sympathomimetika bei Schockzuständen (verbesserte Perfusion der Peripherie), bei Bronchialasthma und obstruktiven Bronchialerkrankungen (Bronchodilatation, Hemmung von allergisch bedingter Histaminfreisetzung) und zur Wehenhemmung (Tokolyse) verwendet werden.

2.1.3.1
β-Sympathomimetika mit Wirkung auf β_1- und β_2-Adrenozeptoren

Wichtigste Vertreter der Gruppe sind Isoproterenol und Orciprenalin, die beide heute überwiegend nur noch wegen ihrer β_1- (herzstimulierenden) Wirkung verwendet werden.

2.1.3.1.1
Isoproterenol

Isoproterenol war bis 1990 unter dem Namen **Aludrin** in Form von Injektionslösung und Inhalationslösung im Handel. Ein humanmedizinisches Präparat zur Inhalation ist z. B. Bellasthman. Isoproterenol wirkt stärker auf β_1- und β_2-Rezeptoren als Adrenalin. Am Kreislauf kommt es unter Isoproterenol zu einer peripheren Vasodilatation (dadurch starker Abfall des diastolischen Blutdrucks) und zu einer Abnahme des peripheren Widerstands; am Herzen nehmen Kontraktionskraft, Frequenz und Minutenvolumen stark zu. Aufgrund der Vasodilatation werden Gefäßgebiete mit starker β-Innervation besser durchblutet (z. B. Skelettmuskulatur), während die überwiegend α-abhängige Nierendurchblutung nur mäßig verstärkt wird. Zur Verbesserung der Nierenperfusion bei Schockzuständen ist Dopamin also vorzuziehen (siehe dort). Weitere therapeutisch auszunutzende β-mimetische Effekte von Isoproterenol sind Bronchodilatation und Uterusrelaxation, hier sind β_2-selektive Sympathomimetika aber wegen der fehlenden Herzwirkung vorzuziehen. **Anwendungsgebiete** für Isoproterenol sind deshalb vor allem bradykarde Überleitungsstörungen am Herzen (siehe dazu auch Antiarrhythmika). Isoproterenol verbessert die AV-Überleitung und kann damit partielle oder totale Überleitungsblocks aufheben. **Dosierung:** bis zu 4 μg/kg langsam i. v., zur Aufrechterhaltung der Wirkung 7–14 μg/kg i. m. oder s. c. alle 4 Stunden. Einer Applikation von Einzeldosen ist die Infusion mit 0,1–0,3 μg/kg/min unter Pulskontrolle vorzuziehen. Zur Notfalltherapie beim Herzstillstand Injektion von μg-Dosen Isoproterenol direkt in die linke Herzkammer. Die **Wirkungsdauer** nach systemischer Applikation von Isoproterenol ist kurz (etwa 1 Stunde), bei wiederholter Verabreichung kann es zur Wirkungsabnahme kommen. Zur Dauerbehandlung von bradykarden Rhythmusstörungen ist Atropin vorzuziehen (siehe dort). Isoproterenol kann auch oral verabreicht werden, die Bioverfügbarkeit ist aber starken Schwankungen unterworfen, so daß die parenterale Applikation vorzuziehen ist. Die beim Menschen zur Broncholyse bei Bronchialasthma übliche lokale Verabreichung durch Inhalation (um kardiale Wirkungen zu minimieren) ist beim Tier unpraktikabel. Isoproterenol ist allerdings zur Aerosolbehandlung von Erkrankungen der Atemwege für Pferde und Kleintiere in **Inhalate Asid** enthalten. Die systemische Anwendung von Isoproterenol bei Erkrankungen der Atemwege ist wegen der unerwünschten Herzwirkungen heute abzulehnen. **Nebenwirkungen** bei systemischer Applikation leiten sich von der Stimulation von β-Rezeptoren ab (siehe Tab. 1). Bei **Überdosierung** können tachykarde Herzarrhythmien ausgelöst werden. **Gegenanzeigen:** tachykarde Arrhythmien, Thyreotoxikose; Vorsicht bei diabetischer Stoffwechsellage. **Wechselwirkungen:** halogenhaltige Inhalationsnarkotika (z. B. Halothan) sensibilisieren das Herz gegenüber der Wirkung von β-Sympathomimetika.

2.1.3.1.2
Orciprenalin [Alupent (H. M.)]

Orciprenalin stimuliert wie Isoproterenol sowohl β$_1$- als auch β$_2$-Rezeptoren, wobei die β$_1$-Wirkung stärker als bei Isoproterenol ist. Orciprenalin ist unter dem Namen **Alupent** in Form von Injektionslösung, Tabletten, Depot-Dragees, Aerosol und Inhalationslösung im Handel. **Anwendungsgebiete** sind vor allem bradykarde Überleitungsstörungen am Herzen (Notfalltherapie bei AV-Block). Orciprenalin wird aufgrund seiner gefäßerweiternden und herzstimulierenden Wirkung auch in der Schocktherapie verwendet (siehe dort). Bei Erkrankungen der Atemwege sind β$_2$-selektive Mimetika vorzuziehen. **Dosierung:** wie Isoproterenol. Die **Wirkungsdauer** von Orciprenalin beträgt etwa 2 Stunden (**Halbwertszeit** bei der Katze 6 Stunden). **Nebenwirkungen, Überdosierung, Gegenanzeigen, Wechselwirkungen** siehe Isoproterenol.

2.1.3.2
β$_1$-selektive Sympathomimetika

Hierbei handelt es sich um eine relativ neue Gruppe von β-Sympathomimetika; Prototyp ist **Dobutamin.**

2.1.3.2.1
Dobutamin [Dobutrex (H. M.)]

Dobutamin, ein Derivat des Dopamins, ist ein 1975 eingeführtes β$_1$-selektives Sympathomimetikum, das in therapeutischen Dosierungen die Kontraktionskraft des Herzens stark erhöht, ohne die Herzfrequenz zu verändern, was annehmen läßt, daß es unterschiedliche Subtypen von β$_1$-Rezepto-

ren am Herzen gibt. Dobutamin hat eine extrem kurze Halbwertszeit (ca. 2 min) und muß deshalb infundiert werden. **Indikation:** Erhöhung des Schlagvolumens bei Herzversagen. **Dosierung:** beim Hund Infusion mit 5–20 µg/kg/min, beim Pferd 4–10 µg/kg/min, bei anderen Tierarten noch wenig Erfahrung. **Nebenwirkungen:** geringgradiger Anstieg des Blutdrucks, gelegentlich ektopische Extrasystolen; bei **Überdosierung** starker Blutdruckanstieg und Tachykardien bzw. Tachyarrhythmien. **Gegenanzeigen:** tachykarde Arrhythmien.

2.1.3.3
β$_2$-selektive Sympathomimetika

Nach ihren Anwendungsgebieten lassen sich die Vertreter dieser Gruppe in **Broncholytika** und **Tokolytika** unterteilen, wobei die Grenzen zwischen beiden Gruppen fließend sind.

2.1.3.3.1
Broncholytika

Im Prinzip können alle β$_2$-selektiven Sympathomimetika zur Broncholyse verwendet werden. Humanmedizinisch sind hierfür vor allem folgende Substanzen im Handel, die veterinärmedizinisch vor allem gelegentlich beim Pferd angewendet werden: **Terbutalin (Bricanyl), Fenoterol (Berotec)** und **Salbutamol (Sultanol).** Bei Anwendung dieser Substanzen beim Tier ist von folgenden Dosierungen auszugehen: Terbutalin 5–10 µg/kg s. c. oder 50–100 µg/kg p. o. alle 4–8 Stunden, Fenoterol 50–100 µg/kg p. o. dreimal täglich, Salbutamol 50 µg/kg p. o. 3–4mal täglich. Das einzige Broncholytikum, das auch als Tierarzneimittel im Handel ist, ist **Clenbuterol [Spiropent** (H. M.), **Ventipulmin** (V. M.)].

Alle β-Mimetika führen aufgrund eines Eingriffs in den Fett- und Muskelstoffwechsel zu einem wachstumsfördernden Effekt (stärkerer Muskelanbau bei geringerem Fettanbau) bei Jungtieren (siehe auch Tab. 1), so daß eine Reihe von langwirksamen und oral verabreichbaren β$_2$-Mimetika (z. B. Clenbuterol, Salbutamol) mißbräuchlich zur Maststeigerung eingesetzt werden. Da hierfür meist sehr hohe Dosen verabreicht werden, muß betont werden, daß der wachstumsfördernde Effekt dieser Stoffe von z. T. erheblichen Kreislaufeffekten begleitet ist (v. a. Anstieg der Herzfrequenz durch erhöhte Freisetzung von Noradrenalin und Adrenalin), so daß es aufgrund der andauernden Kreislaufbelastung der Tiere zu Komplikationen bis hin zu Todesfällen kommen kann (s. u.). Durch den illegalen Einsatz von Clenbuterol in der Kälbermast kam es beim Verzehr von Clenbuterol-haltiger Leber zu erheblichen Nebenwirkungen (Tachykardie, Muskelzittern, Kopf- und Muskelschmerzen u. ä.) beim Menschen, so daß der mißbräuchliche Einsatz derartiger Substanzen beim Tier zu einer Verbrauchergefährdung führt! (Lancet, Bd. 336, S. 1311). Bisher ist kein β-Mimetikum zur Wachstumsförderung zugelassen, so daß (von wissenschaftlichen Untersuchungen abgesehen) der Einsatz zu diesem Zweck grundsätzlich illegal ist!

Für den veterinärmedizinisch gerechtfertigten Einsatz von β₂-Mimetika zur Broncholyse soll Clenbuterol beispielhaft besprochen werden.

2.1.3.3.1.1
Clenbuterol [Ventipulmin (V. M.)]

Clenbuterol ist als Broncholytikum zur Anwendung bei Rind (incl. Kalb) und Pferd im Handel. **Anwendungsgebiete** sind beim Rind akute bzw. subakute Atemwegserkrankungen mit Bronchospasmen (Bronchopneumonien und Bronchitiden mit bronchokonstriktorischer Symptomatik, exspiratorische Dyspnoe als Folge allergisch bedingter Bronchospasmen), beim Pferd vorwiegend chronische Erkrankungen der Atemwege mit Bronchospasmen (unterstützend zu anderen Behandlungsmaßnahmen) wie z. B. die chronic obstructive pulmonary disease (COPD). Beim Pferd sind gute Behandlungsergebnisse auch bei akuter Bronchitis beschrieben worden. **Dosierung:** Rind 0,8 µg/kg i. m. oder i. v. zweimal täglich, Pferd 0,8 µg/kg i. v. zweimal täglich. In den gleichen Dosen kann Clenbuterol auch oral verabreicht werden (fast vollständige Bioverfügbarkeit). Die Behandlungsdauer sollte dem Krankheitsverlauf angepaßt werden. Die **Wirkungsdauer** von Clenbuterol bei Rind und Pferd ist relativ lang (**Halbwertszeit** beim Pferd nach i. v. und oral 20 bzw. 21 h, beim Rind nach i. v., i. m. und oral 18, 22 bzw. 17 h). **Nebenwirkungen:** periphere Vasodilatation und Herzfrequenzsteigerung (durch β₁-Restwirkung, Freisetzung von Noradrenalin durch Stimulation präsynaptischer β₂-Rezeptoren und reflektorisch durch Blutdruckabfall), Muskeltremor, beim Pferd Schweißausbruch (direkte Anregung der Schweißdrüsen). Bei **Überdosierung** Verstärkung dieser Symptome. Beim illegalen Einsatz von Clenbuterol in hohen Dosen zur Erhöhung des Muskelansatzes bei Mastkälbern sind Todesfälle aufgetreten. Bei Hunden sollte Clenbuterol nicht angewendet werden; bereits nach 0,8 µg/kg können Herznekrosen auftreten. Hinweise auf Herznekrosen durch Clenbuterol gibt es allerdings auch bei anderen Tierarten (incl. Pferd), so daß Clenbuterol nur

bei strenger Indikationsstellung und korrekter Dosierung eingesetzt werden sollte. **Gegenanzeigen:** Hyperthyreose, tachykarde Arrhythmien; bei tragenden Tieren sollte Clenbuterol 1–2 Tage vor dem Geburtstermin abgesetzt werden, um eine Wehenhemmung zu verhindern. **Wechselwirkungen:** bei Kombination mit Glukokortikoiden kann es zu einer Wirkungsverstärkung, aber auch zu vermehrten Nebenwirkungen (bei Pferden Müdigkeit, Konditionsschwäche, Kreislaufdepression) kommen; bei Kombination mit anderen Sympathomimetika bzw. gefäßerweiternden Mitteln Addition der Wirkung; Verstärkung der Wirkung von Methylxanthinen (z. B. Aminophyllin); Wehenmittel werden in ihrer Wirkung abgeschwächt; bei gleichzeitiger Applikation von halogenhaltigen Narkotika (z. B. Halothan) Gefahr von Herzrhythmusstörungen. **Wartezeiten:** Pferd: Leber 10 Tage, restlicher Tierkörper 3,5 Tage; Rind: Injektionsstelle (bei i. m.), Leber und Niere 12 Tage, restlicher Tierkörper 3,5 Tage, Milch 3 Tage.

2.1.3.3.2
Tokolytika (siehe auch Kapitel I)

Wie bereits angesprochen, sind die Grenzen zwischen den verschiedenen Anwendungsgebieten für β₂-selektive Sympathomimetika fließend. So wird z. B. **Clenbuterol** beim Tier sowohl als Broncholytikum (Ventipulmin, s. o.) wie als Wehenhemmer (Planipart, s. u.) verwendet. Das β₂-selektive **Buphenin [Dilatol (H. M.)]** wird humanmedizinisch als Tokolytikum und zur Durchblutungsverbesserung bei Schockzuständen verwendet (siehe Schocktherapie). **Isoxsuprin** wird sowohl als Tokolytikum (s. u.) als auch bei Durchblutungsstörungen [**Duvadilan** (H. M.)] eingesetzt. Als Tokolytika bzw. Uterusrelaxantien für die Anwendung am Tier sind Clenbuterol und Isoxsuprin im Handel.

2.1.3.3.2.1
Isoxsuprin

Isoxsuprin ist unter dem Namen **Uterusrelaxans** zur Anwendung bei Pferden, Rindern, Schweinen, Ziegen, Schafen, Hunden und Katzen im Handel. **Anwendungsgebiete** sind Cervixspasmen, Uterusspasmen, Kaiserschnitt, manuelle Nachgeburtsablösung und Erschlaffung des Uterus bei Ausräumung eines Mazerates. **Dosierung:** Rind, Pferd 70–100 µg/kg i. m., kleine Wiederkäuer, Schwein, Hund, Katze bis zu 500 µg/kg i. m. **Nebenwirkungen, Überdosierung, Gegenanzeigen, Wechselwirkungen** siehe 2.1.3.3.1.1. **Wartezeiten:** eßbare Gewebe von Rind, Schaf, Ziege, Pferd, Schwein 2 Tage, Milch (Wdk.) 0 Tage.

2.1.3.3.2.2
Clenbuterol [Planipart (V. M.)]

Clenbuterol ist unter dem Warenzeichen **Planipart** als Tokolytikum zur Anwendung bei Rind und Schaf im Handel. **Anwendungsgebiete:** Verhinderung einer Frühgeburt, Verschiebung des Geburtstermins (»Geburtsverzögerung«), Erweiterung der Geburtswege. **Dosierung:** Rind 0,8 μg/kg i. m. oder langsam i. v., Schaf 3–4 μg/kg i. m. oder langsam i. v.; u. U. Wiederholung der Applikation nach 24 Stunden. Clenbuterol kann in den gleichen Dosen auch oral verabreicht werden. **Nebenwirkungen, Überdosierung, Gegenanzeigen, Wechselwirkungen** siehe 2.1.3.3.1.1. **Wartezeiten:** Rind: Injektionsstellen (bei i. m.) und Organe 12 Tage, restlicher Tierkörper und Milch 3 Tage; Schaf: Injektionsstellen (bei i. m.) und Organe 16 Tage, restlicher Tierkörper und Milch 7 Tage.

2.2
Indirekt wirkende Sympathomimetika

Die Stoffe dieser Gruppe führen zu einer erhöhten Freisetzung von Noradrenalin aus noradrenergen Varikositäten und hemmen gleichzeitig die Wiederaufnahme von Noradrenalin aus dem synaptischen Spalt (vgl. Abb. 3). Dadurch wird die Wirkung von Noradrenalin verstärkt (höhere Konzentration im synaptischen Spalt) und verlängert. Da indirekt wirkende Sympathomimetika keinen Effekt auf die Freisetzung von Adrenalin und Noradrenalin aus dem Nebennierenmark haben, entspricht die klinische Wirkung der rein indirekt wirksamen Mimetika (z. B. **Tyramin**) der Wirkung von Noradrenalin, die Wirkung hält aber erheblich länger an. Bei wiederholter Verabreichung von indirekt wirksamen Sympathomimetika nimmt die Wirkung dieser Stoffe u. a. durch Entleerung der Noradrenalinspeicher stark ab; dieses Phänomen wird **Tachyphylaxie** genannt. Wichtigste Vertreter der indirekt wirksamen Sympathomimetika sind **Tyramin, Ephedrin** und **Amphetamin** und seine Derivate. Das kurzwirksame Tyramin wurde lokal am Auge als Mydriatikum verwendet, ist aber nicht mehr im Handel.

2.2.1
Ephedrin

Ephedrin hat neben der indirekten sympathomimetischen Wirkung auch direkte Wirkungen auf Adrenozeptoren und gleicht in seinen pharmakologischen Effekten Adrenalin; die Wirkung von Ephedrin hält aber wesentlich länger an. Im Gegensatz zu Adrenalin hat Ephedrin allerdings auch zentrale Effekte, die sich in Form zentraler Erregungserscheinungen besonders bei Überdosierung manifestieren. Im therapeutischen Dosisbereich führt Ephedrin durch Angriff an medullären Zentren zu einer Atemstimulierung, die aber geringer ausgeprägt ist als bei Weckaminen (s. u.) und anderen zentral stimulierenden Pharmaka (siehe zentrale Analeptika) und daher therapeutisch uninteressant ist. Aufgrund seiner zentral stimulierenden und bronchodilatatorischen Wirkung wird Ephedrin mißbräuchlich beim Pferdedoping eingesetzt. Ephedrin ist sowohl als Monosubstanz [**Ephedrin »Knoll«** Tabletten (H. M.)] als auch in zahlreichen veterinärmedizinischen Kombinationspräparaten (**Pentacor, Inocor, Dicophedrin, Cornisan, Codiphren, Cardiaphren, Adrenarphin** u. a.) im Handel (s. u.). **Anwendungsgebiete** für das Monopräparat sind vor allem Bronchialasthma (da direkte β_2-mimetische Anwendung; selektive β_2-Mimetika sind aber vorzuziehen), Kreislaufschwäche, Kollaps und AV-Block. Die **Dosierung** liegt um 1 mg/kg p. o. 2–3mal täglich. In für das Tier zugelassenen bzw. registrierten Kombinationspräparaten findet sich Ephedrin zusammen mit dem zentralen Analeptikum Pentetrazol (Handelsnamen der Kombinationspräparate: Cornisan, Pentacor, Cardiaphren, Inocor) zur Anregung von Atmung und Kreislauf bei Asphyxie der Neugeborenen, Atem- und Kreislaufdepressionen nach Narkotika, Hypnotika und Vergiftungen, Kreislaufkollaps nach Blutverlusten u. ä. (siehe Pentetrazol), zusammen mit Adrenalin (Adrenarphin) zur Behandlung von Kreislaufstörungen und in Kombination mit Coffein und Herzglykosiden (Dicophedrin, Codiphren) bei Herz- und Kreislaufschwäche, Herzinsuffizienz u. ä. im Handel. Bei Dauerbehandlung mit Ephedrin-haltigen Präparaten nehmen die kardiovaskulären Wirkungen als Folge der Tachyphylaxie ab. **Nebenwirkungen:** Tachykardie, ventrikuläre Rhythmusstörungen, zentrale Erregung; bei **Überdosierung** Verstärkung dieser Symptome (Tremor als Zeichen gesteigerter zentraler Erregung). **Gegenanzeigen:** Thyreotoxikose, tachykarde Arrhythmien, Engwinkelglaukom. **Wechselwirkungen:** Verstärkung der Herzwirkung durch halogenhaltige Narkotika (z. B. Halothan).

2.2.2
Amphetamin und Abkömmlinge

Amphetamin und Abkömmlinge, die sogenannten »Weckamine«, weisen neben der peripheren indirekt sympathomimetischen Wirkung eine starke zentral stimulierende Wirkungskomponente auf und können daher auch der Gruppe der zentralen Analeptika zugeordnet werden (siehe dort). Im Gegensatz zu zentralen Analeptika wie Pentetrazol oder Doxapram steht aber bei Amphetaminderivaten der periphere Kreislaufeffekt eindeutig im Vordergrund. Wichtigste Vertreter der Gruppe sind neben Amphetamin **Methamphetamin, Phenmetrazin** und **Methylphenidat [Ritalin (H. M.)]**.

Aufgrund ihrer Suchtpotenz unterliegen diese Stoffe der Betäubungsmittelgesetzgebung. Die zentrale Wirkung der Weckamine betrifft überwiegend den Kortex (starke Stimulierung; Ursache ist Freisetzung des Neurotransmitters Dopamin), während das im Stammhirn gelegene Atemzentrum nur schwach erregt wird. Das ebenfalls im Stammhirn lokalisierte Kreislaufzentrum wird in therapeutischen Dosen kaum beeinflußt, in hohen, übertherapeutischen Dosen aber gehemmt (durch Wirkung von freigesetztem Noradrenalin auf α-Rezeptoren; vergleiche Clonidin und Xylazin), so daß bei hohen Dosen eine Senkung des Sympathikustonus und damit ein Blutdruckabfall in der Peripherie auftreten kann. Eine eigentliche Weckwirkung, die nach der deutschen Bezeichnung »Weckamine« erwartet werden könnte, läßt sich allenfalls bei flachen Narkosen oder gegenüber der sedativen Wirkung von Hypnotika nachweisen; in tiefer Narkose oder bei Narkosezwischenfällen reicht die Weckwirkung nicht. Eine weitere zentrale Wirkung der Weckamine ist die Unterdrückung des Hungergefühls (»appetitzügelnder Effekt«).

Peripher wird aufgrund des indirekten sympathomimetischen Effektes in therapeutischen Dosen der Blutdruck stark erhöht, die Herzfrequenz sinkt meist reflektorisch ab. Da Weckamine außerdem den Noradrenalinabbau durch die MAO hemmen, hält der Effekt über Stunden an. **Anwendungsgebiete:** Vertretbar ist die Anwendung von Weckaminen beim Tier heute nur noch zur Blutdruckerhöhung bei operativen Eingriffen (vor allem unter hohen Rückenmarksanästhesien) bei kreislauflabilen Patienten. Hierbei haben Weckamine gegenüber anderen Kreislaufmitteln den Vorteil der langen Wirkung. **Dosierung** für diese Indikation: 0,1–0,3 mg/kg i. m. Amphetamin oder Methamphetamin. Die analeptische Wirkung ist für medizinische Indikationen (z. B. Narkosezwischenfälle) nicht ausreichend. Hier sind andere, nicht der Betäubungsmittelgesetzgebung unterliegende zentral erregende Stoffe (z. B. Pentetrazol oder Doxapram; siehe zentrale Analeptika) vorzuziehen. Eine Anwendung von Weckaminen als Appetitzügler bei Kleintieren ist abzulehnen! Die Anwendung von Weckaminen zum Doping von Pferden ist ein Verstoß gegen die Betäubungsmittelgesetzgebung! **Wirkungsdauer:** lang (s. o.); allerdings tierartliche Unterschiede: die **Halbwertszeiten** von Amphetamin betragen 0,6 (Ziege), 1,1 (Schwein), 2 (Pferd), 4,5 (Hund) und 6,5 (Katze) Stunden. **Nebenwirkungen, Gegenanzeigen, Wechselwirkungen** siehe Ephedrin; allerdings sind Weckamine wesentlich stärker zentral erregend und bei hohen Dosen kann durch Senkung des Sympathikustonus Blutdruckabfall auftreten (s. o.).

2.3 Adrenolytika

Substanzen, die zu einer **Blockierung** von α- oder β-Adrenozeptoren führen, werden als **Adrenolytika, Adrenozeptorenblocker** oder teilweise auch als **Sympatholytika** (analog zu Parasympatholytika) bezeichnet. Adrenolytika blockieren selektiv entweder α- (**α-Adrenolytika**) oder β-Rezeptoren (**β-Adrenolytika**); ein neueres Adrenolytikum (**Labetalol**), das beide Typen von Adrenozeptoren blokkiert, wird beim Menschen zur Blutdrucksenkung eingesetzt, spielt veterinärmedizinisch aber keine Rolle.

Abzugrenzen von den Adrenolytika sind die **Antisympathotonika**, die im Gegensatz zu den Adrenolytika nicht Adrenozeptoren blockieren, sondern über zentrale oder periphere Angriffspunkte (vor allem an noradrenergen Nervenendigungen) den Tonus des Sympathikus senken. Antisympathotonika (z. B. **Reserpin, Guanethidin, α-Methyldopa** und **Clonidin**) werden humanmedizinisch zur Blutdrucksenkung bei Hypertonien verwendet und haben bisher kaum eine veterinärmedizinische Bedeutung. Im folgenden sollen deshalb nur die Adrenolytika besprochen werden.

2.3.1 α-Adrenolytika

Wichtigste Vertreter dieser Gruppe, die näher besprochen werden sollen (s. u.), sind **Phentolamin** und **Phenoxybenzamin**. Das auch zentral wirksame α-Adrenolytikum **Yohimbin** ist aufgrund seiner (umstrittenen) aphrodisierenden Wirkung in zahlreichen veterinärmedizinischen Kombinationspräparaten zur Brunstauslösung enthalten. Wichtiger ist, daß mit parenteral verabreichtem Yohimbin (0,1–0,2 mg/kg i. v.) zahlreiche Wirkungen des Analgetikums Xylazin [Rompun (V. M.)] antagonisiert werden können (siehe bei Xylazin), was besonders bei Vergiftungen mit Xylazin von Interesse ist; ferner kann mit Yohimbin auch die Narkose bzw. Nachschlafdauer von Barbituraten verkürzt werden. Yohimbin ist allerdings in Deutschland nicht als Injektionslösung im Handel. Das α-Adrenolytikum **Tolazolin,** das die Wirkung von Xylazin ähnlich wie Yohimbin zu antagonisieren vermag (siehe Xylazin), ist dagegen als Injektionslösung erhältlich [**Priscol** (H. M.)]. Das neue α₂-selektive Adrenolytikum **Atipamezol** [Antisedan (V. M.)], das zur Antagonisierung des zentral wirksamen α-Mimetikums Medetomidin entwickelt wurde, wird mit Medetomidin besprochen (siehe C 3.1.3.2). Ein neueres α-Adrenolytikum ist **Prazosin** [**Minipress** (H. M.)], das gegenüber Phentolamin und Phenoxybenzamin den Vorteil hat, keine Tachykardie auszulösen (da nur postsynaptische α-Rezeptoren blockiert werden; s. u.), bisher aber nur humanmedizinisch zur Blutdrucksenkung bei Hypertonien eingesetzt wird. Ferner haben einige **Secalealkaloide** (z. B. **Dihydroergotamin**) eine α-adrenolytische Wirkung, die aber veterinärmedizinisch nicht therapeutisch ausgenutzt wird. Bei **Neuroleptika** (siehe dort) stellt der ausgeprägte α-adrenolytische Effekt eine potentiell unerwünschte Nebenwirkung dar.

2.3.1.1
Phentolamin [Regitin (H. M.)]

Der auch am Tier therapeutisch auszunutzende Effekt von Phentolamin ist die durch α-Blockade ausgelöste Vasodilatation. Dieser Effekt ist besonders bei erhöhtem Sympathikustonus (z. B. Schock) ausgeprägt. **Anwendungsgebiet** ist die Spätphase des Schocks, um nach Volumenauffüllung die Perfusion lebenswichtiger Organe aufrechtzuerhalten (siehe Schockbehandlung in Kapitel U). **Dosierung:** am besten als i. v. Infusion bis zu einer Gesamtdosis von 1 mg/kg in 10–30 min; die **Wirkungsdauer** nach Applikation von Einzeldosen ist sehr kurz. **Nebenwirkungen:** Anstieg der Herzfrequenz (da Phentolamin sowohl prä- wie postsynaptische α-Rezeptoren blockiert, wird durch den Wegfall des negativen feedbacks über präsynaptische α-Rezeptoren die Freisetzung von Noradrenalin aus Varikositäten gesteigert, was am Herzen über die vermehrte Stimulation von β-Rezeptoren zur Frequenzsteigerung führt), gastrointestinale Symptome (Erbrechen, Durchfall, erhöhte Säureproduktion durch Überwiegen des parasympathischen Tonus), Miosis. Bei **Überdosierung** Verstärkung dieser Symptome. **Gegenanzeigen:** Zustände, bei denen eine Blutdrucksenkung unerwünscht ist. **Wechselwirkungen:** Umkehr der Wirkung von Adrenalin (d. h. Blutdrucksenkung nach Adrenalin durch β-Stimulation).

2.3.1.2
Phenoxybenzamin [Dibenzyran (H. M.)]

Wichtigster Unterschied zu Phentolamin ist die wesentlich längere Wirkung von Phenoxybenzamin (durch Alkylierung der α-Rezeptoren Wirkung über Tage). Ferner gelangt Phenoxybenzamin im Gegensatz zu Phentolamin auch ins Gehirn, was bei schneller intravenöser Applikation hoher Dosen zu zentralen Erregungserscheinungen bis hin zu Krämpfen führen kann. **Anwendungsgebiet:** wie Phentolamin. **Dosierung:** 0,5–2 mg/kg langsam i. v. (bei i. m. oder s. c. starke lokale Reizerscheinungen). **Nebenwirkungen, Überdosierung, Gegenanzeigen** und **Wechselwirkungen** siehe Phentolamin.

2.3.2
β-Adrenolytika

Die zahlreichen Vertreter dieser Gruppe (Prototyp ist **Propranolol**) haben vielfältige Anwendungsgebiete. Beim Menschen werden sie vor allem in der Bluthochdrucktherapie eingesetzt, da sie trotz ihres zunächst vasokonstriktorischen Effekts (durch β₂-Blockade an den Gefäßen erhöhter α-Tonus) den Blutdruck senken. Der Wirkungsmechanismus der blutdrucksenkenden Wirkung ist nicht eindeutig geklärt; beteiligt sind die depressive Beeinflussung des Herzens (durch β₁-Blockade), die verminderte Freisetzung von Noradrenalin (durch Blockierung präsynaptischer β₂-Rezeptoren), die Verminderung der Reninsekretion (durch β₂-Blockade am juxtaglomerulären Apparat der Niere) sowie zentrale Effekte. Wirkungen der β-Adrenolytika, die auch veterinärmedizinisch auszunutzen sind, sind der antiarrhythmische Effekt bei tachykarden Herzrhythmusstörungen (siehe Antiarrhythmika), die Verminderung von Streßsymptomen (durch β-Blocker ist der Transporttod von Schweinen erheblich zu vermindern) sowie, bei lokaler Anwendung, die Senkung des Augeninnendruckes in der Glaukombehandlung. Für die letztgenannte Indikation ist vor allem **Timolol** [**Chibro-Timoptol** (H. M.)] geeignet. Da es bei systemischer Anwendung von β-Adrenolytika über die Blockierung von β₂-Rezeptoren an den Bronchien insbesondere bei Asthmatikern zu unerwünschter Bronchokonstriktion kommen kann, wurden β₁-selektive (kardioselektive) β-Adrenolytika entwickelt (z. B. **Atenolol**), die aber veterinärmedizinisch keine Rolle spielen. Näher besprochen werden sollen an dieser Stelle **Propranolol** und **Carazolol,** die sowohl β₁- wie β₂-Adrenozeptoren blockieren.

Für alle β-Blocker gilt, daß bei Einsatz am Tier Wartezeiten zu beachten sind, so daß sich diese Stoffe nicht für den Transport von Tieren zum Schlachthof eignen; tatsächlich werden β-Blocker aber unter Mißachtung der Wartezeiten für diesen Zweck eingesetzt.

2.3.2.1
Propranolol [z. B. Dociton (H. M.)]

Propranolol ist ein nicht-selektives β-Adrenolytikum, d. h. es blockiert sowohl β_1- als auch β_2-Rezeptoren. Neben der β-adrenolytischen Wirkung hat Propranolol eine unspezifische membranabdichtende, chinidinartige Wirkung, die im Bereich klinischer Dosen aber keine wesentliche Rolle zu spielen scheint. Da Propranolol die Blut-Hirn-Schranke penetriert, kann diese Wirkung bei Überdosierung aber zu Vergiftungserscheinungen führen, die denjenigen nach Überdosierung von Lokalanästhetika ähnelt (je nach Dosis zentrale Erregungserscheinungen bis hin zu Krämpfen oder zentrale Dämpfung). **Anwendungsgebiete:** tachykarde Arrhythmien (siehe Antiarrhythmika); auch zur Prophylaxe von Arrhythmien vor Halothannarkosen. **Dosierung:** 0,05–0,1 mg/kg i. v. (Hund), bei der Katze auch höhere Dosen; bei oraler Verabreichung nur geringe Bioverfügbarkeit. **Wirkungsdauer:** relativ kurz (**Halbwertszeit** beim Hund 1–2 Stunden, bei der Katze 35 min), beim Hund sollte etwa alle 6–8 Stunden nachdosiert werden. **Nebenwirkungen:** Sedierung (durch zentral dämpfenden Effekt), Verstärkung einer Herzinsuffizienz, Bradykardie, Blutdruckabfall, Bronchospasmen, verstärkte Darmmotilität (u. U. Durchfall). Bei **Überdosierung** Bradykardie bis zum AV-Block, zentrale Dämpfung (Ataxie, Hypopnoe, u. U. Bewußtlosigkeit) oder Erregung (bis hin zu Krämpfen). Besonders beim Hund wirkt Propranolol stark kardiodepressiv, während die Katze wesentlich unempfindlicher ist. **Gegenanzeigen:** Herzinsuffizienz, bradykarde Rhyth-musstörungen bzw. AV-Block, Bronchialasthma, Vorsicht bei Insulin-behandeltem Diabetes mellitus (Gefahr des hypoglykämischen Schocks durch Hemmung der Glykogenolyse), Hochträchtigkeit (Wehenauslösung durch Überwiegen des α-Tonus). Propranolol penetriert wie andere β-Blocker die Plazentarschranke, daher strenge Indikationsstellung bei trächtigen Tieren. **Wechselwirkungen:** Verstärkung des kardiodepressiven Effekts von Narkotika, Verstärkung der Wirkung von Insulin (s. o.), Abschwächung der Wirkung von Broncholytika und Tokolytika.

2.3.2.2
Carazolol [Suacron (V. M.)]

Carazolol ist unter dem Warenzeichen Suacron zur Anwendung beim Schwein im Handel. Wie Propranolol führt auch Carazolol zu einer Blockierung von β_1- und β_2-Rezeptoren. **Anwendungsgebiete:** beim Schwein zur Behandlung von tachykarden Rhythmusstörungen (z. B. durch Verladen, Transport, Umstallen, Deckakt, Geburt) sowie zur Prophylaxe des plötzlichen Herztodes. Carazolol soll die Geburtsdauer bei Schweinen und damit die Belastung der Tiere beim Geburtsvorgang verkürzen. **Dosierung:** 10 µg/kg i. m. Beim Pferd führt Carazolol in einer Dosis von 10 µg/kg i. v. zu deutlicher Beruhigung. Bei Windhunden wird Carazolol in gleicher Dosis wie beim Schwein mit Erfolg zur Verhütung des plötzlichen Herztodes eingesetzt. **Wirkungsdauer:** 8–12 Stunden. **Nebenwirkungen:** Beim Schwein keine bekannt; insbesondere für Umwidmungen siehe aber bei Propranolol. Beim Pferd ruft Carazolol in einer Dosierung von 10 µg/kg i. v. Schweißausbruch an Vorderbrust und Hals hervor, ist ansonsten aber gut verträglich. Bei **Überdosierung** Bradykardie bis zum AV-Block (durch Atropin oder Orciprenalin zu behandeln). **Gegenanzeigen** und **Wechselwirkungen** siehe Propranolol. **Wartezeit** (Schwein): 3 Tage.

B Pharmaka mit Wirkung auf periphere Mediatoren

W. Löscher

Mediatoren nehmen eine Mittelstellung zwischen Transmittern und Hormonen ein. Während **Transmitter** (z. B. Acetylcholin oder Noradrenalin) aus Nervenendigungen freigesetzt werden und im synaptischen Spalt auf Rezeptoren einwirken, und **Hormone** von den sie bildenden Organen (z. B. Adrenalin aus dem Nebennierenmark) in das Blut sezerniert werden und über das Blut an ihre Wirkstelle gelangen, werden **Mediatoren** vor allem im Gewebe gebildet und freigesetzt und wirken in der Umgebung ihrer Freisetzung. Mediatoren werden deshalb z. T. auch als lokale Hormone oder **Gewebshormone** bezeichnet. Einige Mediatoren können aber auch ins Blut diffundieren und fern vom Ort ihrer Freisetzung wirksam werden. Ferner werden einige Mediatoren (z. B. Angiotensin und Bradykinin) erst im Blut aus inaktiven Vorstufen gebildet. Mediatoren spielen vor allem bei pathophysiologischen Prozessen eine Rolle (z. B. vermehrte Freisetzung bei allergischen Vorgängen und Entzündungen), erfüllen aber auch physiologische Funktionen (z. B. Prostaglandine bei der Luteolyse). Die Wirkungen von Mediatoren werden zumeist über spezifische Rezeptoren vermittelt. Fast alle Mediatoren kommen auch im Gehirn vor, ihre Rolle für zentralnervöse Funktionen ist aber teilweise noch unklar.

Aus der großen Gruppe der Mediatoren sollen hier nur diejenigen Vertreter besprochen werden, deren pharmakologische Beeinflussung veterinärmedizinisch von Interesse ist **(Histamin, 5-Hydroxytryptamin, Prostaglandine).** Wichtige Mediatoren, auf die hier nicht näher eingegangen werden soll, sind **Angiotensin** (genauer gesagt das Renin-Angiotensin-Aldosteron-System, das Bedeutung für die Volumenregulation des Extrazellulärraumes und damit die Blutdruckstabilisierung hat; pathophysiologische Bedeutung beim Bluthochdruck; Hemmstoffe der Angiotensinbildung, z. B. **Captopril,** werden in der Hochdrucktherapie und zur Entlastung des Herzens bei Herzinsuffizienz verwendet), die **Kinine Kallidin** und **Bradykinin** (Bedeutung für Volumenregulation und Fibrinolyse; pathophysiologische Bedeutung bei Ödemen, allergischem Asthma, Blutdruckabfall beim anaphylaktischen Schock; Hemmstoffe der Kininbildung, z. B. **Aprotinin,** werden zur Behandlung der Pankreatitis, des Karzinoids und bei Schockzuständen verwendet) sowie **Somatostatin, Enkephaline** und **Endorphine** (siehe starke Analgetika), **Gastrin** und **Substanz P** und der **Platelet Activating Factor** (PAF).

1 Histamin

Histamin findet sich in hohen Konzentrationen vor allem in den Gewebsmastzellen (zusammen mit Heparin und bei einigen Tierarten Serotonin) und in den basophilen Leukozyten, daneben in der Mukosa des Gastrointestinaltrakts, in der Epidermis und im Zentralnervensystem (Rolle als Neurotransmitter?). Bei bestimmten pathophysiologischen Vorgängen, insbesondere bei **allergischen Reaktionen,** wird Histamin in großem Umfang aus Gewebsmastzellen freigesetzt und ist für die Symptomatik des krankhaften Vorganges mitverantwortlich (neben Histamin spielen andere Mediatoren, z. B. Kinine, für die allergische Symptomatik eine Rolle). Bei der schwerwiegendsten Form der allergischen Reaktion, dem **anaphylaktischen Schock,** wird Histamin dabei in großen Mengen ins Blut freigesetzt, was zu lebensbedrohlichen Effekten (Bronchospasmus, Herzarrhythmien, Kollaps) führt. Zu schlagartiger, massiver Histaminfreisetzung führen auch bestimmte Arzneimittel (**Histaminliberatoren;** z. B. d-Tubocurarin, Morphin, der Plasmaexpander Polyvinylpyrrolidon sowie jodhaltige Röntgenkontrastmittel). Die arzneimittelbedingte Histaminfreisetzung unterscheidet sich von einer Histaminfreisetzung durch eine arzneimittelbedingte allergische Reaktion dadurch, daß bereits der erste Kontakt mit dem Arzneimittel zur Histaminfreisetzung führt (bei einer Allergie erst nach Sensibilisierung) und zur Histaminfreisetzung eine höhere Konzentration des Arzneimittels notwendig ist als bei allergischen Reaktionen. Aufgrund der Konzentrationsabhängigkeit der Reaktion sollten histaminliberierende Arzneimittel möglichst nicht oder nur sehr vorsichtig i. v. appliziert werden. Besonders empfindlich gegenüber histaminfreisetzenden Arzneimitteln ist der Hund. Die Histaminfreisetzung aus Gewebsmastzellen und basophilen Leukozyten kann durch **Glukokor-**

tikoide gehemmt werden, die Auswirkung einer Histaminfreisetzung durch **Antihistaminika.** Eine Hemmung der Histaminfreisetzung aus Mastzellen wird auch durch **β_2-wirksame Sympathomimetika** bewirkt (über β_2-Rezeptoren an den Mastzellen), die gleichzeitig den Vorteil haben, die histaminbedingte Bronchokonstriktion aufzuheben. Tatsächlich scheint **Adrenalin** im Organismus als endogener Antagonist von Histamin zu fungieren (Adrenalin wird zusammen mit Noradrenalin als Reaktion auf eine Histaminfreisetzung aus dem Nebennierenmark ausgeschüttet). Aufgrund seiner histaminantagonistischen Eigenschaften ist Adrenalin (neben Glukokortikoiden) Mittel der Wahl beim anaphylaktischen Schock. Arzneimittel, die selektiv die Histaminfreisetzung hemmen, über die aber noch keine Erfahrungen beim Tier vorliegen, sind **Cromoglycinsäure [Intal (H. M.)]** und **Ketotifen [Zaditen (H. M.)]**.

Wirkungen von Histamin: Die Wirkungen von Histamin werden über spezifische **Histaminrezeptoren** vermittelt. Dabei werden 2 Rezeptortypen unterschieden, **H_1- und H_2-Rezeptoren.** In den Wirkungen von Histamin gibt es große tierartliche Unterschiede. Besonders empfindlich gegenüber Histamin sind Hund und Pferd. Am Kreislauf kommt es bei den meisten Spezies durch Histamin zu einer Vasodilatation (und damit zu starkem Blutdruckabfall), an der sowohl H_1- als auch H_2-Rezeptoren beteiligt zu sein scheinen. Die Kapillarpermeabilität wird erhöht (über H_1-Rezeptoren Kontraktion der Endothelzellen), so daß es zum Austritt von Plasmawasser und Proteinen und damit zu allergischen Ödemen kommt. Am Herzen kommt es zu einer Frequenzzunahme (über H_2-Rezeptoren und reflektorisch durch den Blutdruckabfall) und Zunahme der Kontraktilität. An glattmuskulären Organen kommt es über H_1-Rezeptoren zu Kontraktionen (beim Wiederkäuer aber Vormagenrelaxation). Besonders empfindlich sind Bronchien (Bronchokonstriktion bis zum Bronchospasmus; beim Schaf aber Bronchorelaxation, da vorwiegend H_2-Rezeptoren), Darm und Uterus (besonders vor der Geburt). Am Magen führt Histamin über H_2-Rezeptoren zu einer Zunahme der Magensaftsekretion. Da Histamin durch Gastrin freigesetzt wird, wird angenommen, daß die physiologische Wirkung von Gastrin auf die Magensaftsekretion durch Histamin vermittelt wird. Histamin ist demnach neben Acetylcholin und Gastrin an der physiologischen Regulation der Magensäuresekretion beteiligt. Die Sekretionssteigerung an Magen kann durch Parasympatholytika und H_2-Antihistaminika gehemmt werden. An sensiblen Nervenendigungen wird durch Histamin Jucken und Schmerz ausgelöst.

1.1 Antihistaminika

Nach ihrer Selektivität für H_1- bzw. H_2-Rezeptoren werden Antihistaminika in H_1- und H_2-Blocker unterteilt. **H_2-Antihistaminika (Cimetidin, Ranitidin)** werden erst seit etwa 15 Jahren klinisch verwendet; Anwendungsgebiete sind aufgrund ihrer sekretionshemmenden Wirkung am Magen hyperacide Gastritis und Magenulcera. Humanmedizinisch haben diese Stoffe eine große Verbreitung gefunden, veterinärmedizinisch spielen sie bisher keine große Rolle (siehe aber Kapitel L). Auch veterinärmedizinisch von Interesse ist dagegen die große Gruppe der **H_1-Antihistaminika,** die seit etwa 50 Jahren im klinischen Einsatz ist. H_1-Antihistaminika lassen sich nach ihrer Struktur in drei Hauptgruppen einteilen (in Klammern einige humanmedizinische Warenzeichen): (1) die **Ethylendiamine,** die in zahlreichen Kombinationspräparaten enthalten sind, z. B. **Mepyramin, Tripelennamin** (synonym **Pyribenzamin), Chlorcyclizin** und **Clemizol;** (2) die **Ethanolamine** z. B. **Diphenhydramin (Sekundal, Selodorm), Clemastin (Tavegil), Chlorphenoxybenzamin (Systral)** und (3) die **Alkylamine,** z. B. **Pheniramin (Avil), Chlorphenamin** und **Dimetinden (Fenistil).** Daneben werden Vertreter aus der Gruppe der **Phenothiazinderivate** (siehe auch Neuroleptika) wie **Promethazin (Atosil)** als H_1-Antihistaminika verwendet. Neben der kompetitiven Blockierung von H_1-Rezeptoren haben H_1-Antihistaminika auch antiadrenerge, anticholinerge und antitryptaminerge Wirkungen, die sich in **Nebenwirkungen** wie Blutdruckabfall, Durchfall oder Obstipation u. a. äußern können.

Alle H_1-Blocker wirken zentral dämpfend, was z. T. therapeutisch ausgenutzt wird (z. B. Diphenhydramin in Form von Selodorm als rezeptfreies Schlafmittel). Am geringsten ausgeprägt ist die sedative Wirkung bei den Alkylaminen (z. B. Dimetinden). Ferner wirken H_1-Antihistaminika ähnlich wie Neuroleptika antiemetisch. Einige H_1-Blocker haben eine starke lokalanästhetische Wirkung (z. B. Diphenhydramin, Promethazin, Mepyramin), die bei lokaler Anwendung (z. B. bei allergisch bedingtem Juckreiz) ausgenutzt werden kann. **Anwendungsgebiete** für H_1-Antihistaminika sind vor allem mildere allergische Reaktionen (Urticaria, Juckreiz, Conjunctivitis). Beim allergisch bedingten Bronchialasthma haben H_1-Antihistaminika oft nur eine unzureichende Wirkung, da auch andere Mediatoren wie 5-Hydroxytryptamin, Prostaglandine und Leukotriene beteiligt sind. Beim anaphylaktischen Schock sind Antihistaminika nicht ausreichend wirksam und werden deshalb nur als flankierende Maßnahmen zu Adrenalin und Glukokortikoiden eingesetzt. Die zentral dämpfende und antiemetische Wirkung von Antihistaminika kann beim Tiertransport ausgenutzt werden. **Dosierung:** H_1-Blocker können oral, parenteral oder lokal verabreicht werden. Bei systemischer Applikation liegt die Dosis je nach Stoff bei 0,2–2 mg/kg, die Wirkungsdauer beträgt je nach Stoff etwa 8 bis 12 Stunden.

Aus der großen Gruppe der H_1-Antihistaminika sind nur 2 Vertreter in für das Tier zugelassenen bzw. registrierten Präparaten enthalten: **Mepyramin** (in Kombinationspräparaten) und **Diphenhydramin (Benadryl).** Diphenhydramin soll beispielhaft für die Gruppe der H_1-Antihistaminika näher besprochen werden.

1.1.1
Diphenhydramin [Benadryl (V. M.)]

Diphenhydramin ist unter dem Namen Benadryl (Injektionslösung oder Lotion) als Antihistaminikum und Bronchospasmolytikum für Pferde, Rinder, Schweine, Schafe, Ziegen, Hunde und Katzen zugelassen. Es ist weiterhin Bestandteil von veterinärmedizinischen Kombinationspräparaten. **Anwendungsgebiete:** allergische Dermatosen, allergische Rhinitis, Urticaria, Serumschock und Bronchialasthma. Ferner eignet sich Diphenhydramin aufgrund seiner sedativen und antiemetischen Wirkung zum Transport von Tieren (z. B. Hunden). **Dosierung** bei systemischer Verabreichung: Großtiere 0,5–1, Kleintiere 1–2 mg/kg i. m. oder i. v. **Wirkungsdauer** 8–12 Stunden. **Nebenwirkungen:** zentrale Dämpfung, gastrointestinale Störungen, Glaukomauslösung (durch anticholinerge Wirkung), Überempfindlichkeitsreaktionen (besonders bei lokaler Anwendung); bei **Überdosierung** Verstärkung der zentralen Dämpfung, oft im Anschluß zentrale Erregung bis hin zu Krämpfen (vgl. Lokalanästhetika), atropinähnliche Symptome (Mydriasis, Obstipation etc.), bei sehr hohen Dosen Versagen von Herz und Atmung. **Gegenanzeigen:** Glaukom. **Wechselwirkungen:** Potenzierung der zentral dämpfenden Wirkung durch andere zentral dämpfende Pharmaka (Narkotika, Sedativa etc.). **Wartezeiten:** bei systemischer Anwendung: eßbare Gewebe von Rind, Schaf, Ziege, Pferd, Schwein 2 Tage, Milch (Wdk.) 2 Tage. Bei lokaler Anwendung erhöht sich die Wartezeit auf 3 Tage.

2
5-Hydroxytryptamin (synonym Serotonin)

5-Hydroxytryptamin (5-HT) ist im Organismus vor allem in den enterochromaffinen Zellen des Gastrointestinaltrakts lokalisiert; daneben finden sich hohe Konzentrationen in den Thrombozyten und bei einigen Tierarten in den Mastzellen. Im Gehirn hat 5-HT die Funktion eines Neurotransmitters (siehe Zentralnervensystem). Die **Wirkungen** von 5-HT werden durch Stimulation spezifischer Rezeptoren **(5-HT$_1$-, 5-HT$_2$- und 5-HT$_3$-Rezeptoren)** vermittelt (siehe auch Kapitel C). Der Name **Serotonin,** der häufig für 5-HT verwendet wird, geht auf die vasokonstriktorische Wirkung von 5-HT zurück, die besonders an Lungen- und Nierengefäßen ausgeprägt ist. An Gefäßen der Skelettmuskulatur wirkt 5-HT allerdings gefäßerweiternd, was zu einer Abnahme des peripheren Widerstandes führt. Am Herzen wirkt 5-HT positiv inotrop und chronotrop, was allerdings meist durch autonome Reflexvorgänge überdeckt wird. Glattmuskuläre Organe (Darm, Bronchien) werden durch 5-HT kontrahiert, allerdings gibt es wie bei anderen Mediatoren starke tierartliche Unterschiede in der Empfindlichkeit. Eine physiologische Bedeutung scheint 5-HT bei der Hämostase zu spielen (durch Förderung der Thrombozytenaggregation und lokale Vasokonstriktion). Pathophysiologisch scheint 5-HT an zahlreichen auch veterinärmedizinisch relevanten Erkrankungen beteiligt zu sein, so bei Allergien, Durchfallerkrankungen (Förderung der Darmtätigkeit durch Freisetzung von 5-HT), bei der malignen Hyperthermie der Schweine (5-HT-Rezeptoren sind an der Regulation des Calciumtransports, des Muskeltonus und der Körpertemperatur beteiligt) sowie neben anderen Mediatoren beim Bronchialasthma (Bronchokonstriktion durch Freisetzung von 5-HT). Beim Menschen hat 5-HT außerdem eine pathophysiologische Bedeutung beim Karzinoid (Geschwulst der enterochromaffinen Zellen im Dünndarm mit vermehrter Bildung von 5-HT; als Folge Durchfall, Bronchospasmen u. a. durch 5-HT ausgelöste Symptome) und bei Migräne. Ferner wird eine Beteiligung von 5-HT an einigen Erkrankungen des Gehirns (Schizophrenie, Depressionen, Angstzustände) diskutiert. **5-HT-Antagonisten** wie **Methysergid** und **Cyproheptadin** werden humanmedizinisch beim Karzinoid und bei Migräne eingesetzt. Veterinärmedizinisch liegen bisher erst begrenzte klinische Erfahrungen mit 5-HT-Antagonisten vor; die oben angesprochene mögliche Beteiligung des Mediators an zahlreichen auch beim Tier relevanten Erkrankungen läßt aber absehen, daß selektive Antagonisten von 5-HT, z. B. der 5-HT$_2$-Antagonist **Ketanserin,** in der Zukunft auch Anwendungsgebiete in der Veterinärmedizin finden könnten. Der partielle 5-HT$_{1A}$-Agonist **Ipsapirone** wurde bereits für die Anwendung bei Schweinen als Anxiolytikum und Antiaggressivum patentiert. Der einzige für die Anwendung beim Tier bisher zugelassene 5-HT-Antagonist ist **Amperozid.**

2.1
Amperozid [Hogpax (V. M.)]

Amperozid, das in seiner chemischen Struktur dem Neuroleptikum Azaperon ähnelt, wirkt antagonistisch auf 5-HT$_2$-Rezeptoren und, in schwächerem Maße, auf αAdrenozeptoren und Dopaminrezeptoren. Es wird aufgrund seines Wirkungsprofils humanmedizinisch als »atypisches Neuroleptikum« bezeichnet und wirkt beim Menschen antipsychotisch. Amperozid zeichnet sich beim Schwein durch eine ausgeprägte antiaggressive Wirkung aus und ist unter dem Namen **Hogpax** aufgrund dieser Wirkung zur Anwendung bei Schweinen (Transport, Umgruppieren etc.) im Handel. Im Gegensatz zu anderen Arzneimitteln, die aufgrund ihrer antiaggressiven Wirkung bei Schweinen angewendet werden (Neuroleptika), beeinflußt Amperozid nicht die Motilität der Tiere. **Dosierung:** 1 mg/kg i. m. **Wirkungsdauer:** 2–3 Stunden, reicht i. a. für die in Anspruch genommenen Indikationen aus. **Nebenwirkungen:** Erbrechen, kann bei Verabreichung an nüchterne Tiere vermieden werden. Gelegentlich tritt Tremor auf.

Im Gegensatz zu anderen 5-HT-Antagonisten scheint Amperozid keine Kreislaufnebenwirkungen auszuüben; erst bei **Überdosierung** kann es zu Blutdruckabfall kommen. Hunde reagieren empfindlicher auf Amperozid als Schweine. **Gegenanzeigen:** Amperozid darf nicht bei Kümmerern, Saugferkeln, Zuchttieren und trächtigen Sauen angewendet werden. Amperozid sollte nicht bei Hunden verabreicht werden, da unerwünschte Wirkungen (Appetitlosigkeit, zentrale Erregung u. a.) auftreten können. **Wartezeit** (Schwein): 16 Tage.

3
Prostaglandine

Prostaglandine (PGs) sind Metaboliten ungesättigter Fettsäuren, vor allem der **Arachidonsäure,** die in fast allen Zellen des Körpers gebildet werden und als Gewebshormone an zahlreichen physiologischen und pathophysiologischen Vorgängen be-

teiligt sind. Prostaglandine wirken lokal, das heißt in der näheren Umgebung ihrer Freisetzung aus Zellen. Die Synthese der wichtigsten Prostaglandine **(PG E$_2$** und **PG F$_{2\alpha}$)** sowie von **Thromboxan A$_2$** und **Prostacyclin (PG I$_2$)** ist in Abb. 1 dargestellt.

Prostaglandine, Thromboxan A$_2$ und Prostacyclin werden zusammen auch als **Prostanoide** bezeichnet, sollen im weiteren aber der Einfachheit halber unter dem Begriff Prostaglandine zusammengefaßt werden. Die hier zu besprechenden Prostaglandine werden aus Arachidonsäure durch das Enzym **Cyclooxygenase (Prostaglandinsynthetase)** über die Zwischenprodukte PG G$_2$ und PG H$_2$ (Endoperoxide) gebildet (siehe Abb. 1). In einem alternativen Abbauweg entstehen aus Arachidonsäure durch das Enzym **Lipoxygenase** die Mediatoren **5-Hydroxyarachidonsäure** (5-HETE) und die **Leukotriene** (Abb. 1). Die verschiedenen Mediatoren (Prostaglandine, Leukotriene), die durch die Wirkung der Cyclooxygenase und Lipoxygenase aus Arachidonsäure entstehen, werden auch als **Eikosanoide** bezeichnet. Während die Cyclooxygenase in praktisch allen Zellen des Körpers vorkommt, findet sich die Lipoxygenase vor allem in der Lunge sowie in den Thrombozyten und Leukozyten. Auch die Enzyme, die Thromboxan A$_2$ und Prostacyclin aus Endoperoxiden synthetisieren, sind im Gegensatz zur Cyclooxygenase nicht ubiquitär.

So wird Thromboxan A$_2$ vor allem in den Thrombozyten und in der Lunge gebildet, Prostacyclin vor allem in der Gefäßwand, der Magenwand, der Lunge und der Niere. PG E$_2$ und PG F$_{2\alpha}$ werden dagegen in fast allen Körperzellen synthetisiert. Prostaglandine und Leukotriene haben eine nur kurze Wirkungsdauer, da sie innerhalb von Minuten enzymatisch inaktiviert werden. Die Synthese von Prostaglandinen und Leukotrienen kann pharmakologisch beeinflußt werden. So hemmen **Glukokortikoide** (steroidale Antiphlogistika) das Enzym **Phospholipase A$_2$,** das Arachidonsäure aus Phospholipiden der Zellwand freisetzt, und damit sowohl die Bildung von Prostaglandinen und Leukotrienen. **Nicht-steroidale Antiphlogistika (schwache Analgetika)** wie Acetylsalicylsäure, Indometacin und Phenylbutazon hemmen die Cyclooxygenase und damit die Bildung der Prostaglandine. Eine Vielzahl der pharmakologischen Wirkungen der Glukokortikoide und nicht-steroidalen Antiphlogistika läßt sich über den Angriffspunkt an der Prostaglandinsynthese erklären (siehe schwache Analgetika und Antiphlogistika). Weiterhin werden zur Zeit mit großem Aufwand selektive Hemmstoffe der Leukotriensynthese entwickelt, da solche Substanzen zur Behandlung von Entzündungen und Bronchialerkrankungen von Interesse sein könnten (s. u.).

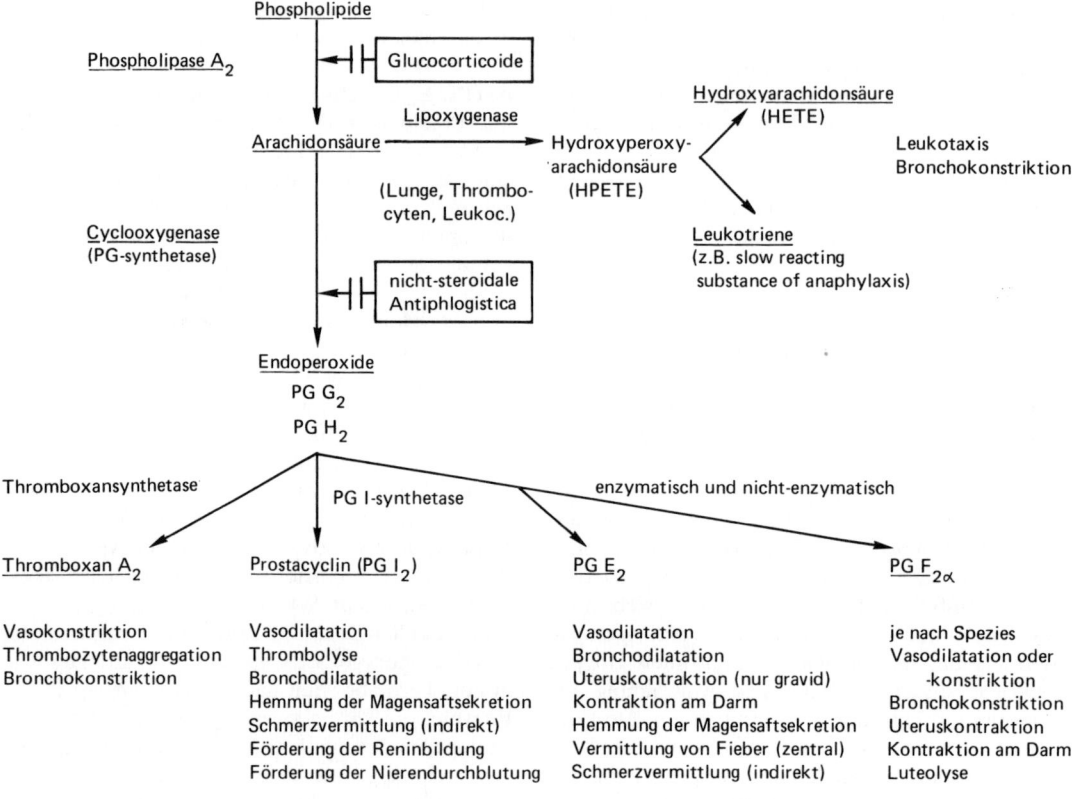

Abb. 1
Synthese und Wirkungen der wichtigsten Prostanoide und Leukotriene.

Die wichtigsten **Wirkungen** der Prostaglandine und Leukotriene sind in Abb. 1 zusammengefaßt. Prostaglandine wirken wie andere Mediatoren über spezifische Rezeptoren. Es ist zu beachten, daß wie bei anderen Mediatoren z. T. große tierartliche Unterschiede in den Wirkungen bestehen. Durch die unterschiedlichen Effekte der einzelnen Prostaglandine können eine Reihe von physiologischen Vorgängen reguliert werden (z. B. Thrombozytenaggregation durch Thromboxan A_2, aber Thrombolyse durch Prostacyclin, Bronchokonstriktion durch Thromboxan A_2 und PG $F_{2\alpha}$, aber Bronchodilatation durch Prostacyclin und PG E_2). Physiologische Vorgänge, an denen Prostaglandine beteiligt zu sein scheinen, umfassen die Thrombusbildung, die Aktivität glattmuskulärer Organe (Bronchien, Uterus, Darm), die Bildung von Magenschleim (PG I_2 und PG E_2 üben eine Schutzfunktion an der Magenschleimhaut aus), den regionalen Blutfluß, Blutdruck, Nierenfunktion und vieles andere mehr. Bei einigen Tierarten (z. B. Rind, Schwein, Pferd, Schaf, jedoch nicht bei Primaten) scheint PG $F_{2\alpha}$ für die Rückbildung des

Gelbkörpers, also die Luteolyse, verantwortlich zu sein (die Freisetzung von PG $F_{2\alpha}$ wird durch die Trächtigkeit gehemmt). Bei männlichen Tieren, vor allem bei Primaten und Schafen, kommen Prostaglandine in hohen Konzentrationen im Samen vor (der Name »Prostaglandine« leitet sich von der Prostata ab) und scheinen eine Rolle für den aktiven und passiven Spermientransport im weiblichen Genitaltrakt zu spielen. Pathophysiologisch haben Prostaglandine vor allem als Entzündungsmediatoren eine Bedeutung (Gefäßerweiterung, Hyperalgesie, Fieber, Förderung der Wirkung anderer Entzündungsmediatoren wie Histamin, 5-HT, Bradykinin), spielen eine Rolle beim Bronchialasthma und bei Thrombosen. 5-HETE und Leukotriene spielen durch ihre starke leukotaktische Wirkung vor allem bei Entzündungen eine Rolle, ferner aufgrund ihrer bronchokonstriktorischen Wirkung beim allergischen Asthma.

Der **klinische Einsatz** von Prostaglandinen wird durch die Vielzahl ihrer zum Teil unerwünschten Wirkungen und ihre kurze Wirkungsdauer eingeschränkt. In der Veterinärmedizin werden PG $F_{2\alpha}$

(Freiname **Dinoprost**) bzw. synthetische Abwandlungsprodukte **(Fenprostalen, Tiaprost, Fluprostenol, Cloprostenol, Prostianol)** vor allem zur Luteolyse (Brunstinduktion und -synchronisation), zur Abortauslösung und zur Geburtseinleitung angewendet (siehe auch Kapitel I). Humanmedizinisch wird auch PG E_2 (Freiname **Dinoproston**, Warenzeichen **Minprostin E_2**) zur Abortauslösung und Geburtseinleitung sowie zur Ulkustherapie verwendet.

3.1
Prostaglandin $F_{2\alpha}$
(synonym = Dinoprost)

PG $F_{2\alpha}$ (Dinoprost) ist unter dem Warenzeichen **Dinolytic** zur Anwendung bei Pferd, Rind und Schwein im Handel. Weitere Handelspräparate sind **TAD Glandin F_2 alpha** (für Pferd, Rind und Schaf) und **Glandin N** (für Rind, Pferd, Schwein und Schaf). Der luteolytische Effekt von PG $F_{2\alpha}$ wird ausgenutzt zur Östrusinduktion bzw. -synchronisation (bei funktionsfähigem Corpus luteum) sowie (zusammen mit dem direkt uterusstimulierenden Effekt) zur Unterbrechung einer Trächtigkeit und (bei Rindern und Schweinen) zur Geburtseinleitung. **Anwendungsgebiete:** Bestimmung des Brunst- und Ovulationszeitpunktes bei Tieren mit normalem Brunstzyklus, Brunstinduktion bei Anöstrie, Aborteinleitung, Geburtseinleitung, persistierender Gelbkörper bei chronischer Endometritis. **Dosierung:** Pferd 0,01 mg/kg (bis 5 mg/Tier), Rind 0,05–0,07 mg/kg (25–35 mg/Tier), Schwein 0,07 mg/kg (bis 10 mg/Tier), Schaf 0,05–0,1 mg/kg (5–10 mg/Tier) i. m. oder s. c., nicht i. v. Spezieller Verabreichungsmodus bei Brunstinduktion (siehe Pharmakologie des Uterus). **Wirkungsdauer:** sehr kurz (Halbwertszeit einige Minuten). **Nebenwirkungen:** bei Pferden Anstieg der Herzfrequenz (reflektorisch durch Blutdruckabfall), Schwitzen, leichte gastrointestinale Symptome; beim Rind bei Anwendung zur Geburtseinleitung vermehrtes Auftreten von Nachgeburtsverhalten; bei tragenden Sauen erhöhte Körpertemperatur und Atemfrequenz, verstärkter Kot- und Urinabsatz, Rötung der Haut,

allgemeine Unruhe. Alle Effekte klingen innerhalb von einer Stunde wieder ab. Bei i. m. Verabreichung besteht durch lokale Vasokonstriktion eine erhöhte Gefahr von Infektionen durch Anaerobier. Asthmatiker sollten im Umgang mit PG $F_{2\alpha}$ besonders vorsichtig sein. Bei **Überdosierung** Verstärkung der Symptome; wenn versehentlich höhere Dosen in den Kreislauf gelangen, sind lebensbedrohliche Reaktionen (Bronchospasmus, Blutdruckanstieg, Kreislaufkollaps) möglich. **Gegenanzeigen:** intravenöse Applikation, Asthma. **Wechselwirkungen:** Verstärkung der Uteruswirkung durch Oxytocin oder Secalealkaloide (z. B. Methylergometrin). **Wartezeiten:** eßbare Gewebe von Rind, Schaf, Schwein 2 Tage, Milch (Rind) 1 Tag.

3.2
Synthetische Abwandlungsprodukte von PG $F_{2\alpha}$

Folgende Substanzen sind für die Anwendung am Tier im Handel (Warenzeichen in Klammern): **Fenprostalen (Synchrocept B), Tiaprost (Iliren), Cloprostenol (Estrumate, Suimate)** und **Prostianol** bzw. (synonym) **Luprostiol (Pronilen)**. Die Stoffe wirken qualitativ wie PG $F_{2\alpha}$, zeichnen sich aber durch eine z. T. wesentlich höhere Wirkungspotenz und längere Wirkungsdauer aus. Angewendet werden sie, je nach Präparat, bei Rind, Schaf, Schwein und Pferd. **Anwendungsgebiete, Nebenwirkungen, Symptome bei Überdosierung, Gegenanzeigen** und **Wechselwirkungen** entsprechen PG $F_{2\alpha}$. **Wartezeiten:** je nach Wirkstoff sehr unterschiedlich (aufgrund der unterschiedlichen Wirkungsdauer): Fenprostalen: eßbare Gewebe vom Rind 7 Tage (Injektionsstelle 21 Tage), Milch 1 Tag; Tiaprost: eßbare Gewebe von Rind, Schwein, Schaf 2 Tage, Pferd 4 Tage, Milch (Wdk.) 1 Tag; Fluprostenol: eßbare Gewebe vom Pferd 4 Tage; Cloprostenol: eßbare Gewebe von Rind und Schwein 2 Tage, Milch (Rind) 1 Tag; Prostianol (Luprostiol): eßbare Gewebe von Rind und Pferd 1 Tag (Injektionsstelle 15 Tage), eßbare Gewebe von Schaf und Schwein 4 Tage (Injektionsstelle 20 Tage), Milch vom Rind 1 Tag, vom Schaf 4 Tage.

C Pharmaka mit Wirkung auf das Zentralnervensystem

W. LÖSCHER

Das Zentralnervensystem (ZNS), also Gehirn und Rückenmark, ist empfindlicher gegenüber den Wirkungen von Arzneimitteln und Giftstoffen als jedes andere Organsystem. Aufgrund der hohen Empfindlichkeit neuronalen Gewebes gegenüber äußeren Einflüssen wird das Gehirn durch die sogenannte **Blut-Hirn-Schranke** geschützt, einer Barriere zwischen Blut und Hirngewebe, die aus Kapillarendothel, einer Basalmembran und direkt aufliegenden Gliazellfortsätzen besteht und zahlreiche körpereigene und körperfremde Substanzen am Eindringen in das Hirngewebe hindert. In Analogie zur Blut-Hirn-Schranke gibt es zwischen Blut und Liquor cerebrospinalis eine **Blut-Liquor-Schranke,** die ähnlichen Gesetzmäßigkeiten wie die Blut-Hirn-Schranke folgt. Zentral wirksame Pharmaka müssen also in der Lage sein, die Blut-Hirn-Schranke bzw. Blut-Liquor-Schranke zu passieren. Da der Übertritt meist durch Diffusion erfolgt, sind hohe Lipidlöslichkeit, geringer Ionisationsgrad bei physiologischem pH und nicht zu große Moleküle eines Arzneimittels die Voraussetzung für eine zentrale Wirkung. Hochgradig ionisierte Arzneimittel (z. B. saure Stoffe und quaternäre Ammoniumverbindungen) gelangen nicht oder nur in sehr geringem Umfang in das Gehirn.

Die Bindung von Pharmaka an Plasmaproteine wirkt limitierend auf die Penetration ins Gehirn, da aufgrund der Molekülgröße nur der nicht gebundene Anteil penetrieren kann. Die Verdrängung eines zentral wirksamen Arzneimittels aus seiner Proteinbindung durch andere hochgebundene Arzneimittel kann also zu verstärkter zentraler Wirkung des Pharmakons führen, ebenso Erkrankungen, die die Plasmaproteinbindung beeinträchtigen (Hypoalbuminämie). Zu einer Störung der Schrankenfunktion kann es bei Meningitiden und Tumoren kommen, so daß auch Pharmaka, die normalerweise nicht zentral wirken, ins Gehirn gelangen. Die Blut-Hirn-Schranke kann durch direkte Injektion von Pharmaka in den Liquor umgangen werden (z. B. intrathekale Applikation von Penicillinen bei Infektionen des ZNS), da zwischen Liquor und Hirngewebe keine Schranke besteht, dabei ist aber an das Risiko erheblicher Nebenwirkungen zu denken (z. B. Krämpfe durch zu hohe Dosen von Penicillinen). Die Elimination von Arzneimitteln aus dem Gehirn bzw. Liquor in das Blut folgt den gleichen Gesetzmäßigkeiten wie der Eintritt (das heißt die Schranken müssen in der umgekehrten Richtung passiert werden), daneben werden Arzneimittel aber, der Liquorströmung folgend, durch Filtration an den Arachnoidalzotten in die venösen Sinus eliminiert. Dieser sogenannte »bulk flow« ist unabhängig von Lipidlöslichkeit, Ionisationsgrad und Molekülgröße, sondern wird durch den hydrostatischen Druckunterschied zwischen Liquor und venösem Sinus bestimmt.

In diesem Kapitel sollen Pharmaka besprochen werden, deren Wirkung auf das ZNS therapeutisch

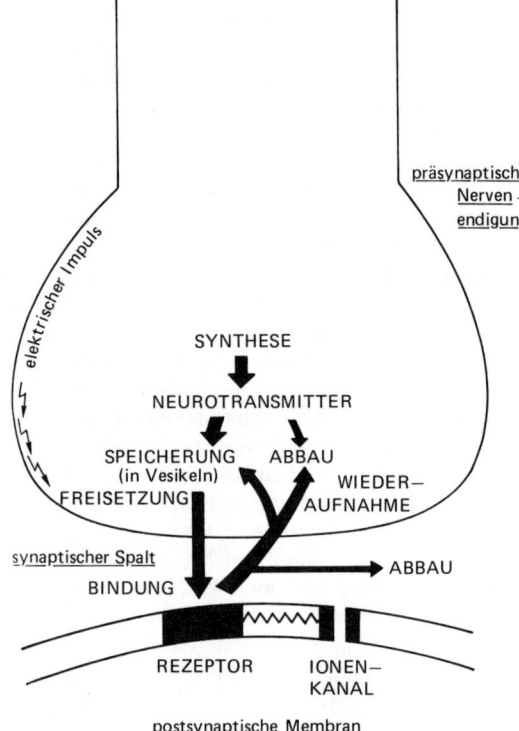

Abb. 1
Schematische Darstellung einer Synapse im Zentralnervensystem mit Synthese, Speicherung, Freisetzung, Wiederaufnahme und Abbau eines Neurotransmitters. Als Beispiel einer noradrenergen Synapse im Gehirn siehe Abb. 3 in Kapitel A.

ausgenutzt wird. Zahlreiche Pharmaka, die in anderen Kapiteln besprochen werden, haben zentrale Nebenwirkungen (z. B. sedierender Effekt von Antihistaminika, zentral erregende und dämpfende Wirkung von Lokalanästhetika), die aber zumeist therapeutisch nicht ausnutzbar sind.

Der **Wirkungsmechanismus** vieler zentral wirksamer Arzneimittel ist nur unvollständig aufgeklärt, was vor allem auf die Komplexität des ZNS zurückzuführen ist. An allen Funktionen des ZNS sind elektrische und chemische Signalübertragun-

gen beteiligt, so daß Funktionsänderungen durch Pharmaka in den meisten Fällen auf eine Beeinflussung der **Signalübertragung** zurückzuführen sind. Dabei kommt der Beeinflussung von **Neurotransmittern** eine zentrale Bedeutung zu. Während elektrische Signale an Nervenzellen und Nervenfasern durch Ionenströme (vor allem Na^+ und K^+) an der Zellmembran ausgelöst und weitergeleitet werden, erfolgt die Signalübertragung von einer Nervenzelle auf die andere mit Hilfe chemischer Überträgerstoffe, der Neurotransmitter. Dabei löst das

Tab. 1
Neurotransmitter im Zentralnervensystem

Neuro-transmitter	spezifische Rezeptoren	Wirkung	Effekt auf Zellmembran	Agonisten	Antagonisten
Acetylcholin	muskarin-artig	exzitatorisch	Abfall der K^+-Permeabilität	Muskarin	Atropin, Biperiden
	nikotin-artig	exzitatorisch	Anstieg der Na^+-Permeabilität	Nikotin	Dihydro-β-erythroidin
Noradrenalin/ Adrenalin	α_1	exzitatorisch	Abfall der K^+-Permeabilität	Phenylephrin	Prazosin
	α_2	inhibitorisch	Anstieg der K^+-Permeabilität	Clonidin, Xylazin	Yohimbin
	β	exzitatorisch	über cAMP Abfall der K^+-Perm.	Isoprenalin	Propranolol
	β	inhibitorisch	über cAMP Hyperpolarisation	Isoprenalin	Propranolol
Dopamin	D_1	inhibitorisch	Anstieg von cAMP	SKF 38393, Apomorphin	SCH-23390, Flupentixol, Phenothiazinderivate
	D_2	exzitatorisch	Abfall von cAMP	Bromocriptin, Lisurid, Apomorphin	Sulpirid, Butyrophenone, Phenothiazinderivate
5-Hydroxy-tryptamin (5-HT)	5-HT$_1$ (A–D)	inhibitorisch	Anstieg der K^+-Permeabilität	8-OH-DPAT (5HT$_{1A}$)	Propranolol (nicht selektiv)
	5-HT$_2$	exzitatorisch	Anstieg der Ca^{2+}-Permeabilität	DOB	Ketanserin, Cyproheptadin
	5-HT$_3$	exzitatorisch	Veränderung der Freisetzung anderer Transmitter	Ondansetron	Quipazine
γ-Amino-buttersäure (GABA)	GABA$_A$	inhibitorisch	Anstieg der Cl^--Permeabilität	Muscimol, Progabid	Bicucullin, Picrotoxin
	GABA$_B$	inhibitorisch (präsynaptisch)	Abfall der Ca^{2+}-Permeabilität	Baclofen	Phaclofen
Glycin	Gly$_1$	inhibitorisch	Anstieg der Cl^--Permeabilität	?	Strychnin
	Gly$_2$	exzitatorisch	Verstärkung der Wirkung von Glutamat	D-Serin	7-Chlorokynurensäure
Glutamat/ Aspartat	3 verschiedene Rezeptoren-typen	exzitatorisch	Anstieg der Ca^{2+}- und Na^+-Permeabilität	NMDA, AMPA, Kainat	Ketamin NBQX

Zahlreiche der aufgeführten Agonisten und Antagonisten werden bisher nur experimentell verwendet. Abkürzungen: SKF 38393, 2,3,4,5-Tetrahydro-1-phenyl-1H-3-benzazepin-7, 8-diol; SCH-23390, 8-Chloro-2,3,4,5-tetrahydro-3-methyl-5-phenyl-1H-3-benzazepin-7-ol; 8-OH-DPAT, 8-Hydroxy-2-(di-n-propylamino)tetralin; DOB, 1-(2,5-Dimethoxy-4-bromo-phenyl)2-aminopropan; NMDA, N-Methyl-D-aspartat; AMPA, α-Amino-3-hydroxy-5-methyl-isoxazol-4-propionat; NBQX, 2,3-Dihydroxy-6-nitro-7-sulfamoyl-benzo[F]quinoxalin.

an der Nervenendigung eintreffende elektrische Signal (Aktionspotential) die Freisetzung eines in der Nervenendigung gebildeten und gespeicherten Neurotransmitters aus (siehe Abb. 1). Der in den synaptischen Spalt (zwischen präsynaptischer Nervenendigung und postsynaptischem Neuron) freigesetzte Neurotransmitter bindet sich an spezifische Rezeptoren in der postsynaptischen Membran. Die Stimulation des Rezeptors führt über die Beeinflussung eines Ionenkanals zu einer Permeabilitätsänderung der Membran und damit, je nach beteiligtem Ionenkanal, zu einer Depolarisation oder Hyperpolarisation. Bei einigen Neurotransmittern ist dabei noch ein sogenannter second messenger (z. B. cAMP) eingeschaltet (vgl. Abb. 3 in Kapitel A). Je nach Reaktion der postsynaptischen Membran werden Neurotransmitter als exzitatorisch oder inhibitorisch bezeichnet (siehe Tab. 1).

Die Wirkung des Neurotransmitters wird durch Wiederaufnahme in die Nervenendigung oder durch chemischen Abbau im synaptischen Spalt beendet (Abb. 1). Ein Überblick über die wichtigsten Neurotransmitter im ZNS von Säugetieren gibt Tab. 1. Wichtigster inhibitorischer Neurotransmitter im Gehirn ist **gamma-Aminobuttersäure (GABA),** im Rückenmark **Glycin.** Wichtige exzitatorische Neurotransmitter sind neben **Acetylcholin** vor allem **Glutaminsäure** und **Asparaginsäure.** Einige Neurotransmitter (z. B. **Noradrenalin, Adrenalin, Dopamin**) können aufgrund unterschiedlicher Rezeptortypen sowohl inhibitorisch als auch exzitatorisch wirken.

Pharmaka greifen auf unterschiedliche Weise in Neurotransmittersysteme ein: sie können die Synthese oder den Abbau des Neurotransmitters verändern, die Wiederaufnahme beeinflussen oder direkt agonistisch oder antagonistisch an Rezeptoren wirken. Einige Beispiele für Agonisten und Antagonisten von Neurotransmittern finden sich in Tab. 1. Die dort aufgeführten Stoffe wurden nach ihrer Selektivität für den jeweiligen Rezeptor ausgesucht und werden zum Teil nur experimentell verwendet. Neben einem Eingriff in Neurotransmittersysteme können Pharmaka die Signalübertragung im ZNS beeinflussen, indem sie direkt an Ionenkanälen angreifen, da viele Ionenkanäle Rezeptoren aufweisen, über die ihre Funktion pharmakologisch verändert werden kann.

Zahlreiche **Erkrankungen des ZNS** haben ihre Ursache in Dysfunktionen von Neurotransmittersystemen in bestimmten Hirnregionen, so z. B. Morbus Parkinson (Mangel an Dopamin in den Basalganglien) und Morbus Huntington (Mangel an GABA in den Basalganglien). Bei Depressionen und Schizophrenien scheinen Monoamine (Dopamin, Noradrenalin, 5-Hydroxytryptamin)

eine Rolle zu spielen, bei Epilepsien vor allem GABA. So haben epileptische Hunde (und Menschen mit bestimmten Epilepsieformen) eine signifikant erniedrigte GABA-Konzentration in der Cerebrospinalflüssigkeit. Pharmaka, die bei solchen Erkrankungen eingesetzt werden, greifen in die entsprechenden Neurotransmittersysteme ein, so verstärken z. B. Antidepressiva die Wirkung von Monoaminen und zahlreiche Antiepileptika die Wirkung von GABA, während Neuroleptika Dopamin-antagonistisch wirken. Die Aufklärung der Rolle von Neurotransmittern bei Erkrankungen des ZNS ermöglicht daher die Entwicklung spezifischer Pharmaka zur Behandlung dieser Erkrankungen. Bei der Besprechung von Pharmaka mit Wirkung auf das ZNS sollen zunächst die **Narkotika** behandelt werden.

1 Narkotika

Zunächst einige Begriffsdefinitionen: Unter **Narkose** (»Betäubung«) wird eine Ausschaltung der Empfindungs- und Sinneswahrnehmungen (incl. Schmerz) verstanden, die durch Bewußtlosigkeit, Analgesie und Muskelrelaxierung charakterisiert ist. Dagegen führt die **Anaesthesie** (»Unempfindlichkeit«; Aesthesie = Vermögen, sensible Reize der verschiedensten Art, incl. Schmerz, wahrzunehmen) zur Aufhebung von Empfindungs- und Sinneswahrnehmungen, aber zu keiner Bewußtlosigkeit. Bei der **Analgesie** (Algesie = zentrales Schmerzwahrnehmungsvermögen) wird nur das Schmerzempfinden unterdrückt, das Bewußtsein und andere Sinneswahrnehmungen bleiben erhalten. **Narkotika** führen durch Ausschaltung von Erregungsbildung und -leitung im ZNS zu (1) genereller Schmerzausschaltung (Analgesie), (2) Bewußtlosigkeit und (3) Muskelerschlaffung. Von den Narkotika unterschieden werden »dissoziative« **Anaesthetika** wie Ketamin (siehe dort), das zu Analgesie, erhöhtem Muskeltonus (Katalepsie) und oberflächlichem Schlaf (aber keiner Bewußtlosigkeit) führt, **Analgetika** (z. B. Morphin, Xylazin), die zu einer generellen Schmerzausschaltung ohne Bewußtseinsverlust führen, und **Lokalanaesthetika,** die, lokal appliziert, bei erhaltenem Bewußtsein in einem umschriebenen Körperbezirk die Schmerzwahrnehmung blockieren. Schließlich ist die **Neuroleptanalgesie** von der Narkose zu unterscheiden (siehe Neuroleptika).

Der Wirkungsmechanismus der Narkotika ist nicht eindeutig geklärt. Zwar wurden in den letzten 100 Jahren zahlreiche **Narkosetheorien** aufgestellt, viele dieser Theorien beschreiben aber eher die Folgen als die Ursachen einer Narkose. Die zur Zeit als am wahrscheinlichsten geltende Theorie geht davon aus, daß Narkotika sich in der Lipidmatrix neuronaler Membranen lösen, dadurch die ursprüngliche »Ordnung« der Lipidstrukturen stören und zu einer Volumenzunahme der Membran führen, was Permeabilitätsänderungen der Membran und damit eine Verminderung der Zellerregbarkeit verursacht. Ferner haben zahlreiche Narkotika einen Effekt auf Neurotransmittersysteme (Verstärkung inhibitorischer Transmitter, Hemmung exzitatorischer Transmitter), für Barbiturate wird sogar eine Barbituratbindungsstelle am GABA-Rezeptor/Chlorid-Kanal-Komplex postuliert, über die die Wirkung von GABA verstärkt wird.

Nach Verabreichung eines Narkotikums werden verschiedene **Narkosestadien** durchlaufen, die in Tab. 2 dargestellt sind. Welche Stadien erreicht werden, hängt von der verabreichten Dosis des Narkotikums ab. Im **Analgesiestadium (Stadium I),** in dem das Bewußtsein, wenn auch eingetrübt, noch erhalten ist, sind bereits kleinere Eingriffe (z. B. Zahnextraktionen) möglich. Das darauffolgende **Exzitationsstadium (Stadium II),** das durch erhöhte Reaktion auf äußere Reize trotz bereits eingetretener Bewußtlosigkeit charakterisiert ist, sollte möglichst schnell durchschritten werden (durch Injektion einer ausreichenden Menge des Narkotikums bzw. schnelle Anflutung eines Inhalationsnarkotikums), um das eigentlich erwünschte **Toleranzstadium (Stadium III)** zu erreichen. Auch durch geeignete Prämedikation läßt sich das Risiko von unerwünschten Exzitationserscheinungen vermindern (siehe unten). Das Toleranzstadium wird in 4 Unterstadien unterteilt, operiert wird im allgemeinen bei III/2 oder III/3. Die Unterstadien lassen sich mit Hilfe der in Tab. 2 aufgeführten Kriterien unterscheiden. Neben ausfallenden Reflexen gibt auch die Pupillenweite Hinweise auf das erreichte Narkosestadium (in I normal, in II weit; in III/1 eng; wird dann mit Vertiefung der Toleranz weit; allerdings möglichen Einfluß der Prämedikation beachten). Bei zu tiefer Narkose (III/4) wird die Atmung zunehmend flacher, um im sogenannten **Asphyxiestadium (Stadium IV)** ganz auszusetzen (Hemmung von Atem- und Kreislaufzentrum im Hirnstamm). Nimmt die Wirkung des verabreichten Narkotikums durch Elimination wieder ab, werden die verschiedenen Narkosestadien in umgekehrter Reihenfolge durchlaufen; dabei kann es zu unerwünschten **postnarkotischen Exzitationserscheinungen** kommen. Je nach Tierart und verwendetem Narkotikum kommt es im Anschluß an die Narkose zu einem unterschiedlich langen **Nachschlaf,** so daß die Tiere oft erst Stunden nach einer Narkose wieder steh- und reaktionsfähig sind.

Tab. 2
Narkosestadien

Stadium	Wirkungs-ort	Schleim-häute	Skelett-muskel-tonus	Atmung	Puls	Blut-druck	Reflexe			
							Lid-	Corneal-	Schluck-	Husten-reflex
I Analgesie	sensorischer Cortex	normal	+	schnell, unregelmäßig	schnell	erhöht	+	+	+	+
II Exzitation	motorischer Cortex	gerötet	++	sehr unregelmäßig	schnell	erhöht	+	+	+	+
III Toleranz Unterstadium										
1	Mittelhirn, Rückenmark	gerötet	+	langsam und regelmäßig	normal	normal	+	+	−	+
2	Rückenmark	normal	−	langsam und regelmäßig	normal	normal	−	+/−	−	−
3	Rückenmark	normal/blaß	−	verzögert thorakal, hauptsächlich abdominal	schnell	Abfall	−*	−*	−	−
4	Medulla oblongata	blaß	−	abdominal, paradox	schnell u. flach	Abfall	−	−	−	−
IV Asphyxie	Medulla (Paralyse)	cyanotisch	−	keine	Kollaps		−	−	−	−

* Beim Pferd fallen Lid- und Cornealreflex erst spät aus (III/4).

Häufig wird zusätzlich zur Verabreichung des Narkotikums eine **Narkoseprämedikation** durchgeführt, die der Vorbereitung und Unterstützung der Narkose dient. Mit der Narkoseprämedikation werden verschiedene Ziele verfolgt: (1) Beruhigung des Patienten vor der eigentlichen Narkose mit Sedativa oder Hypnotika; häufig senkt diese Maßnahme auch die benötigte Menge an Narkotikum, ferner wird die Gefahr prä- bzw. postnarkotischer Exzitationen gemindert (besonders bei Verabreichung von Benzodiazepinen); (2) Unterstützung der Analgesie durch Verabreichung starker Analgetika (Morphinderivate, Xylazin); auch diese Maßnahme senkt die benötigte Dosis an Narkotikum und damit die Gefahr von Narkosezwischenfällen; (3) Muskelrelaxierung durch periphere Muskelrelaxantien; dadurch kann auch bei relativ flacher Narkose (III/1–III/2) operiert werden; zentrale Muskelrelaxantien (Guaifenesin) können zum Ablegen von Pferden und Rindern vor der eigentlichen Narkose eingesetzt werden; (4) Abschwächung bzw. Ausschaltung von Nebenwirkungen des Narkotikums, z. B. Hemmung parasympathischer Nebenwirkungen durch Atropin oder histaminbedingter Nebenwirkungen durch Antihistaminika; (5) vor Inhalationsnarkosen werden meist kurzwirksame Injektionsnarkotika verabreicht, um die Intubation zu ermöglichen und die Einleitungsphase der Inhalationsnarkose zu überbrücken. Auch eine Neuroleptanalgesie kann in der Narkoseprämedikation sinnvoll sein (siehe Neuroleptika). Bei jeder Prämedikation ist daran zu denken, daß es auch zu unerwünschten Wechselwirkungen mit dem Narkotikum kommen kann (z. B. Einschränkung der Kreislaufregulationsfähigkeit durch Neuroleptika, Atemdepression durch morphinartige Analgetika, Xylazin, Metomidat etc.).

Bei der **Wahl von Narkotikum und Prämedikation** spielen zahlreiche Faktoren eine Rolle. So hat die voraussichtliche **Dauer** des chirurgischen Eingriffes einen erheblichen Einfluß auf die Wahl des verwendeten Narkotikums. Weiterhin wird die Wahl von der zu operierenden **Tierart** abhängen. Während bei Hunden und Katzen praktisch alle Narkotika ohne größere Einschränkungen verwendet werden können, bereitet die Vormagensituation von Wiederkäuern erhebliche Probleme bei der Durchführung von Narkosen, da es aufgrund der Motilitätshemmung des Magen-Darm-Traktes und der Seitenlage der Tiere zu Regurgitation und Aspiration von Vormageninhalt und Gasansammlungen im Pansen (Tympanie) kommen kann. Daher werden i. a. beim Rind andere Methoden der Schmerzausschaltung (Lokalanästhetika oder Analgetika in Kombination mit Sedativa) am stehen-

den Tier vorgezogen. Narkosen bei Schweinen sind aufgrund der Kreislauflabilität der Tiere risikoreicher als bei anderen Tieren. Die Narkose von Pferden ist aufgrund der Notwendigkeit, die Tiere zunächst abzulegen, aufwendiger als bei anderen Tierarten. Schließlich sind die z. T. **paradoxen Reaktionen** einiger Tierarten auf Narkotika und Substanzen, die in der Prämedikation verwendet werden, zu beachten. So führt Morphin (bzw. Morphinderivate) insbesondere in hohen Dosen bei einigen Tierarten zu Erregungserscheinungen, Ketamin führt zu Erregungserscheinungen beim Hund, ebenso einige Phenothiazinderivate (besonders nach intravenöser Injektion) beim Pferd. Auf derartige Speziesunterschiede wird bei der Besprechung der einzelnen Pharmaka noch näher hingewiesen werden. Paradoxe Erscheinungen treten vor allem dann auf, wenn die Tiere vor Prämedikation bzw. Narkose bereits stark erregt waren. Schließlich spielt der **Gesundheitszustand** und das **Alter** der Tiere eine Rolle für die Wahl des Narkotikums; bei alten, kreislauflabilen Tieren, nach größeren Blutverlusten, bei Infektionserkrankungen sowie bei beeinträchtigter Lungen-, Leber- oder Nierenfunktion besteht ein höheres Narkoserisiko. Jungtiere können in den ersten Lebenswochen Arzneimittel nur relativ schlecht eliminieren, was auch bei Narkosen zu bedenken ist.

Grundsätzlich erfordert die Durchführung einer Narkose Erfahrung und Kenntnis aller Risikofaktoren, um **Narkosezwischenfälle** möglichst zu vermeiden bzw. in der Lage zu sein, auf Narkosezwischenfälle richtig zu reagieren (Notfalltherapie!). Zwischenfälle ergeben sich insbesondere bei zu tiefer Narkose (Gefahr des Atemstillstandes bei zunächst weiterschlagendem Herzen; Behandlung mit Beatmung, bis die Wirkung des Narkotikums wieder nachläßt, u. U. zentrale Analeptika), aber auch bei zu flacher Narkose (Möglichkeit eines reflektorisch ausgelösten neurogenen Schocks; durch Atropin zu behandeln bzw. durch Prämedikation mit Atropin von vornherein zu verhindern). Die Reflexbereitschaft ist insbesondere nach Injektion von Barbituraten erhöht, so daß eine Prämedikation mit Atropin grundsätzlich anzuraten ist. Zur Behandlung eines Kreislaufkollaps, der vor allem zu Beginn einer Narkose (z. B. bei kreislauflabilen Patienten), aber auch postoperativ nach großen Operationen auftreten kann, siehe Schocktherapie (Kapitel U). Bei Herzstillstand können herzstimulierende Pharmaka wie Adrenalin, Isoproterenol oder Orciprenalin eingesetzt werden (siehe dort), ein Herzversagen durch Kammerflimmern kann dagegen im allgemeinen nur durch elektrische Defibrillation erfolgreich behandelt werden; ist keine Defibrillation vorhanden, können auch Lidocain (als Antiarrhythmikum 5 mg/kg i. v. alle 30 Minuten oder Infusion) oder Kaliumchlorid (50–70 mg/kg als Infusion unter EKG-Kontrolle) versucht werden. Nach dem Defibrillieren tritt eine Asystolie auf, die mit herzstimulierenden Stoffen (s. o.) aufzuheben ist. Bei verminderter Atmung während der Narkose ist an die Entwicklung einer respiratorischen Azidose zu denken, der mit Natriumbicarbonat entgegenzuwirken ist.

Nach der unterschiedlichen Applikationsweise unterscheidet man zwei Gruppen von Narkotika: (1) **Inhalationsnarkotika,** die über einen Trachealtubus pulmonal in Dampf- oder Gasform verabreicht werden und (2) **Injektionsnarkotika,** die parenteral (zumeist i. v.) verabreicht werden. In der Humanmedizin wird die Inhalationsnarkose wegen ihrer besseren Steuerbarkeit bevorzugt, Injektionsnarkotika werden außer bei kurzdauernden Eingriffen nur noch zur Narkoseeinleitung und Intubation mit nachfolgender Inhalationsnarkose verwendet. In der Veterinärmedizin ist die Anwendung der Inhalationsnarkose aus praktischen und wirtschaftlichen Gründen außerhalb von Tierkliniken nach wie vor nur eingeschränkt möglich; hier spielen Injektionsnarkotika (und andere Methoden der Schmerzausschaltung) eine größere Rolle.

1.1 Inhalationsnarkotika

Inhalationsnarkotika werden unter Verwendung besonderer Apparaturen mit der Einatmungsluft vermischt und dem Patienten über einen Trachealtubus zugeführt. Man unterschiedet **geschlossene Systeme,** bei denen der Patient das in der Exspirationsluft enthaltene Narkotikum wieder einatmet, und **halboffene Systeme,** bei denen der Patient nur frische Gasmischung einatmet. Halboffene Systeme führen demzufolge zu einem größeren Verbrauch an Narkotikum, so daß die Verwendung bei größeren Tieren mit zu hohen Kosten belastet ist. **Offene Systeme,** bei denen das Narkotikum über einfache Masken verabreicht wird, eignen sich für das Tier im allgemeinen nicht. Inhalationsnarkotika werden in **gasförmige** und **dampfförmige** Stoffe unterschieden. Erstere befinden sich unter Normalbedingungen in gasförmigem Zustand (z. B. Stickoxydul), die dampfförmigen Narkotika (z. B. Halothan) sind dagegen bei Zimmertemperatur flüssig und müssen für die Narkose mit Hilfe eines Verdampfers in den dampfförmigen Zustand überführt werden. Die wichtigsten Inhalationsnarkotika sind in Tab. 3 aufgeführt. Die Narkose durch Inhalationsnarkotika wird durch eine Reihe physikalisch-chemischer Gesetzmäßigkeiten beeinflußt. Die Dauer bis zum Erreichen des Toleranzstadiums **(Einleitungsphase** oder **Anflutungsphase)** wird vor allem durch den **Partialdruck** des Narkotikums in der Einatmungsluft und durch die **Blutlöslichkeit** des Narkotikums bestimmt. Während die Einleitungszeit mit steigendem Partialdruck (bzw. Konzentration des Narkotikums in der Einatmungsluft; siehe Tab. 3) abnimmt, ist die Blutlöslichkeit des Narkotikums mit der Einleitungszeit negativ korreliert, d. h. Inhalationsnarkotika mit hoher Blutlöslichkeit (siehe Blut/Gaskoeffizienten in Tab. 3) haben eine lange Einlei-

Tab. 3
Inhalationsnarkotika

Inhalations- narkotikum	Siede- punkt (°C)	Spez. Gewicht	Dampf- druck (mm Hg bei 20 °C)	Maximal erreichbare Konzentra- tion (%)	Verteilungskoeffizient			Dauer der Einleitung (min)	Narkotisch wirksame Konz. in der Ein- atmungsluft (%)	
					Öl/ Blut	Blut/ Gas	Gehirn/ Blut		Einleitung	Erhaltung
Dampfförmige										
Diethylether	35	0,7	442	58	3	15,2	1,1	15	10–15	3–5
Halothan	50	1,86	241	32	330	2,3	2,6	3–6 (Kleintier) 6–10 (Großtier)	2–4 (Kleintier) 1–1,2 4–8 (Großtier)	
Methoxyfluran	104	1,42	22,5	3	400*	13	2,3	10–20	3	0,3–1
Enfluran	57	1,52	175	23	120*	1,8	1,4	10	2–4	1,5–3
Isofluran	48,5	1,45	250	33		1,4	2,6	entspricht Enfluran		
Gasförmige										
Stickoxydul	− 89	1,53**	−	unbegrenzt	3	0,47	1,1	2–3	50–70***	

* Öl/Wasser-Verteilungskoeffizient.
** Wenn Luft als 1 angenommen wird.
*** Ohne Kombination keine Toleranz erreicht.

tungszeit, da es länger dauert, bis der Konzentrationsausgleich zwischen Blut und Einatmungsluft erreicht ist.

Schließlich ist die **Lipidlöslichkeit** (ausgedrückt durch den Öl/Blutverteilungskoeffizienten in Tab. 3) wichtig für die narkotische Wirkung des Inhalationsnarkotikums, da sie die Diffusion des Stoffes in das Gehirn bestimmt (siehe Gehirn-/Blutverteilungskoeffizienten in Tab. 3). Bei Narkotika mit hoher Lipidlöslichkeit (z. B. Halothan) kann daher mit geringeren Konzentrationen in Einleitungs- und Erhaltungsphase gearbeitet werden als bei Narkotika mit geringerer Lipidlöslichkeit (z. B. Diethylether, Stickoxydul). Bei eingetretener Narkose wird die Narkosetiefe über die Konzentration des Narkotikums während der **Erhaltungsphase** bestimmt (siehe Tab. 3). Soll die Narkose beendet werden, wird der Einatmungsluft kein Narkotikum mehr zugemischt. Da das Narkotikum fortwährend wieder durch Abatmung eliminiert wird, sinken Blut- und Gewebskonzentration. Die Dauer der **Elimination** (Abflutung) wird maßgeblich durch die Blutlöslichkeit des Narkotikums bestimmt. Inhalationsnarkotika mit hoher Blutlöslichkeit (Diethylether und Methoxyfluran) werden langsamer eliminiert, haben also einen längeren Nachschlaf, als solche mit geringer Blutlöslichkeit (Halothan, Enfluran, Isofluran, Stickoxydul). Bei der Verwendung der verschiedenen in Tab. 3 aufgeführten Inhalationsnarkotika gibt es Unterschiede zwischen Human- und Veterinärmedizin. Humanmedizinisch werden vor allem **Halothan, Enfluran, Isofluran** und **Stickoxydul** verwendet, **Diethylether** (wegen der Explosionsgefahr) und **Methoxyfluran** (wegen der Nierentoxizität) dagegen praktisch nicht mehr. Veterinärmedizinisch finden vor allem Halothan und Methoxyfluran Anwendung, daneben auch Diethylether und Stickoxydul, während Enfluran und Isofluran bisher erst relativ selten eingesetzt werden. **Chloroform** wird aufgrund seiner Toxizität bei Mensch und Tier heute nicht mehr verwendet.

1.1.1
Diethylether

Diethylether (physikalisch-chemische Eigenschaften siehe Tab. 3) ist leicht flüchtig, brennbar und im Gemisch mit Sauerstoff hochgradig explosiv. Diethylether wird deshalb in der Humananästhesiologie trotz vieler Vorteile gegenüber anderen Inhalationsnarkotika (s. u.) nicht mehr verwendet, da die Explosionsgefahr bei laufender Anwendung in Operationssälen zu groß ist (Diethylether rei-

chert sich aufgrund seines spezifischen Gewichts am Boden an). Veterinärmedizinisch wird dagegen Diethylether noch (wenn auch in abnehmendem Maße) eingesetzt, was insbesondere dadurch zu vertreten ist, daß es unter Praxisbedingungen kaum zu Anreicherungen im Operationsbereich kommt (damit Explosionsgefahr geringer), Diethylether aber weit weniger toxisch ist als die meisten der anderen heute verwendeten Inhalationsnarkotika.

Aufgrund der hohen Blutlöslichkeit von Diethylether ist die Einleitungsphase selbst bei Verwendung relativ hoher Konzentrationen (siehe Tab. 3) lang und die Abflutung nach Narkosebeendigung langsam. Daher ist es zweckmäßig, die Narkose mit einem Injektionsnarkotikum einzuleiten oder Halothan in der Einleitung zu verwenden. Die Elimination von Diethylether erfolgt zu etwa 90 % über die Lungen. **Dosierung:** Die üblicherweise für Inhalationsnarkosen mit Diethylether verwendeten Konzentrationen sind in Tab. 3 aufgeführt. Höhere Konzentrationen empfehlen sich aufgrund von Reizwirkungen auf die Luftwege nicht. **Nebenwirkungen:** Atmung und Herzkreislauffunktionen werden kaum beeinflußt (Vorteil gegenüber anderen Inhalationsnarkotika, insbesondere Halothan). Diethylether führt durch Reizwirkung auf Schleimhäute zu einer Bronchialsekretion, die durch Prämedikation mit Atropin verhindert werden kann. Die während der Narkose auftretende Motilitätshemmung des Gastrointestinaltrakts kann auch postoperativ anhalten (Vorsicht bei Wiederkäuern), ebenso die Uterusatonie. Durch Ausschüttung von ADH besteht insbesondere bei älteren Hunden Anuriegefahr. Postoperativ können weiterhin Übelkeit und Erbrechen auftreten (beim Tier selten). Die **Toxizität** von Diethylether ist im Vergleich zu anderen Inhalationsnarkotika außerordentlich gering, zu Atemdepression und Blutdruckabfall kommt es erst in tiefer Narkose. **Gegenanzeigen** sind entzündliche Veränderungen der Atmungsorgane, Leber- und Nierenschäden, Azidose, Schockzustände, Diabetes mellitus (Diethylether wirkt diabetogen) und zu hohe Außentemperaturen (niedriger Siedepunkt). **Wechselwirkungen:** Diethylether hat eine curareähnliche muskelrelaxierende und analgetische Eigenwirkung, was bei zusätzlicher Verwendung von Muskelrelaxantien zu beachten ist (bei Verwendung von Diethylether kann im allgemeinen auf Muskelrelaxantien verzichtet werden). Aminoglykosidantibiotika (z. B. Streptomycin, Gentamicin) verstärken den muskelrelaxierenden Effekt von Diethylether und sollten daher möglichst nicht unmittelbar nach Narkosebeendigung eingesetzt werden.

1.1.2
Halothan [Fluothan (H. M.)]

Halothan, wie Chloroform eine halogenierte Kohlenwasserstoffverbindung (physikalisch-chemische Eigenschaften siehe Tab. 3), ist das zur Zeit noch veterinärmedizinisch meist verwendete Inhalationsnarkotikum und kann bei allen Tierarten für Inhalationsnarkosen eingesetzt werden. Es ist nicht entzündbar oder explosiv, wegen seines hohen Dampfdruckes und seiner hohen Wirkungspotenz sind aber spezielle Verdampfer notwendig, um genau dosieren zu können, da sonst leicht Überdosierungen entstehen. Im Gegensatz zu Diethylether hat Halothan eine nur schwache muskelrelaxierende und analgetische Eigenwirkung, daher ist die Kombination mit peripheren Muskelrelaxantien sinnvoll. Aufgrund der niedrigen Blutlöslichkeit und der hohen Lipidlöslichkeit von Halothan ist die Einleitungsphase kurz (Tab. 3), und nach der Narkose erholt sich der Patient rasch (innerhalb von 5–15 min). Halothan wird wie Diethylether überwiegend über die Lungen eliminiert, etwa 15–20 % werden in der Leber verstoffwechselt. **Dosierung:** Konzentrationen für Einleitung und Erhaltung siehe Tab. 3. **Nebenwirkungen:** Die Atmung wird mit zunehmender Narkosetiefe durch Halothan depressiv beeinflußt, was bei kontrollierter Beatmung aber ohne Bedeutung ist. Die Reizwirkung auf Schleimhäute ist geringer als bei Diethylether. Halothan wirkt stark depressiv auf Herz und Kreislauf (also starker Blutdruckabfall), da das Vasomotorenzentrum im Hirnstamm und die Freisetzung von Noradrenalin in der Peripherie gehemmt werden. Die pressorische Kreislaufregulation ist dadurch bei tiefen Narkosen ausgeschaltet (!), was insbesondere bei kreislauflabilen Patienten zu beachten ist. Am Herzen kommt es durch erhöhten Vagustonus zu Bradykardie (bei hohen Anflutungskonzentrationen Herzstillstand möglich, was durch Prämedikation mit Atropin zu verhindern ist) und Abnahme der Kontraktionskraft. Gleichzeitig sensibilisiert Halothan aber (wie alle halogenierten Kohlenwasserstoffverbindungen) das Herz gegen Catecholamine (Adrenalin, Noradrenalin, Isoproterenol) und andere β-sympathomimetisch wirkende Stoffe. Eine Streßinduzierte Freisetzung von Adrenalin oder Noradrenalin aus dem Nebennierenmark kann daher zu lebensbedrohlichen Herzarrhythmien führen, so daß Aufregung der Tiere vor der Narkose und eine zu flache Narkose zu vermeiden sind. Die Gefahr von Herzarrhythmien ist durch Prämedikation mit Neuroleptika (Chlorpromazin, Acepromazin) oder β-Blockern (z. B. Propranolol) zu vermindern, dabei ist aber zu beachten, daß diese Stoffe noch zusätzlich zu Halothan den Blutdruck senken. Aufgrund der Herzsensibilisierung dürfen keine β_1-mimetisch wirkenden Pharmaka (Adrenalin, Noradrenalin, Isoproterenol, Orciprenalin, Dobutamin) während der Halothannarkose eingesetzt werden (Gefahr von Kammerflimmern). Die schwerwiegendste Nebenwirkung einer Halothannarkose ist die sogenannte maligne Hyperthermie, die eine genetische Prädisposition des Patienten voraussetzt. Beim Menschen kommt eine derartige Prädisposition nur selten vor, ist aber als Narkoserisiko gefürchtet.

Wesentlich häufiger kommt eine genetisch bedingte Überempfindlichkeit gegenüber Halothan beim Schwein vor. Die maligne Hyperthermie ist durch Hyperthermie (beim Schwein bis auf 45 °C), Kontraktion von Skelettmuskelgruppen oder generalisierte Rigidität der Muskulatur, Azidose, Hyperkaliämie und Schocksymptomatik charakterisiert. Ursache ist eine genetisch bedingte Störung von Ca^{2+}-Transportvorgängen in der Muskulatur, die zu einer abrupten Freisetzung von Ca^{2+} durch Halothan und damit zu muskulärer Hyperaktivität und extremer Wärmeproduktion führt. Die maligne Hyperthermie tritt bei einigen Schweinerassen (besonders schnellwachsenden, muskelreichen) endemisch auf (bei einigen Rassen sind bis zu 95 % der Tiere empfindlich), ist aber auch bei Hunden beschrieben worden (besonders bei Windhunden). Da das Auftreten der malignen Hyperthermie beim Schwein mit einer generellen Streßempfindlichkeit der Tiere korreliert zu sein scheint, wird Halothan (2–4 % für 5 min) bei jungen Schweinen (im Alter von 15 Wochen) verwendet, um streßempfindliche Tiere (PSE-Schweine) zu identifizieren (Halothan-Test als Selektionshilfe in der Schweinezucht). Bei Halothan-empfindlichen Tieren kann eine Hyperthermie auch durch Anstrengung bzw. Streß sowie durch periphere (depolarisierende) Muskelrelaxantien (Succinylcholin), Lokalanästhetika vom Amidtyp (Lidocain) sowie durch andere halogenierte Inhalationsnarkotika (auch Enfluran und Isofluran) ausgelöst werden.

Stickoxydul führt dagegen scheinbar zu keiner Hyperthermie. Die maligne Hyperthermie ist ohne Behandlung häufig tödlich. Die Behandlung ist vor allem symptomatisch (Beatmung mit reinem Sauerstoff, physikalische Kühlung, Korrektur der Azidose durch Natriumbicarbonat), kann neuerdings aber auch mit **Dantrolen [Dantrolen i. v. Röhm Pharma** (H. M.)], einem peripheren Muskelrelaxans, das in der Muskelzelle die Calciumfreisetzung aus dem sarkoplasmatischen Retikulum vermindert (Dosierung 4 mg/kg i. v.), versucht werden. Dantrolen ist für veterinärmedizinische Verhältnisse allerdings zu teuer und deshalb nur in der Humananästhesiologie gebräuchlich. Ferner scheint Ketanserin (siehe 5-Hydroxytryptamin) die maligne Hyperthermie beim Schwein zu antagonisieren. Bei tiefen und langen Narkosen kann Halothan zu oft tödlichen Leberschädigungen führen, deshalb sollte Halothan nicht wiederholt angewendet werden. Auch ist die Gefährdung von Operateur und Personal durch Halothandämpfe (insbesondere bei halboffenen Systemen) zu bedenken. Bei **Überdosierung** Verstärkung der beschriebenen Wirkung auf Herz, Kreislauf und Atmung, Gefahr der Asphyxie durch zu tiefe Narkose. **Gegenanzeigen:** Schockzustände bzw. Kreislauflabilität, Herzerkrankungen, Leber- und Nierenschäden, Azidose. Die Anwendung bei trächtigen Tieren erfordert Vorsicht. **Wechselwirkungen:** Keine β-wirksamen Sympathomimetika während einer Halothannarkose verwenden (Gefahr des Kammerflimmerns). Aminoglykosidantibiotika können die (schwache) muskelrelaxierende Wirkung von Halothan verstärken.

1.1.3
Methoxyfluran [Penthrane (H. M.), Metofane (V. M.)]

Methoxyfluran, wie Halothan eine halogenierte Kohlenwasserstoffverbindung, wird vor allem bei Kleintieren häufig verwendet und ist unter dem Namen **Metofane** zur Anwendung bei Hunden, Katzen, Meerschweinchen, Kaninchen und Papageien im Handel. Wie Halothan ist auch Methoxyfluran weder brennbar noch explosiv (physikalisch-chemische Eigenschaften siehe Tab. 3). Die Lipidlöslichkeit ist etwas höher als die von Halothan, die Blutlöslichkeit entspricht etwa der von Diethylether. Die hohe Blutlöslichkeit und der geringe Dampfdruck von Methoxyfluran haben zur Folge, daß die Einleitungsphase von Methoxyfluran lang ist (Tab. 3) und mit einem langen Nachschlaf (1–2 Stunden) nach Beendigung der Narkose zu rechnen ist. Ein weiterer Nachteil ist, daß aufgrund des niedrigen Dampfdrucks von Methoxyfluran (spezifische Verdampfer notwendig) nur Konzentrationen von maximal 3 % in der Einatmungsluft zu erreichen sind, so daß die Einleitungsphase nicht durch höhere Anflutungskonzentrationen verkürzt werden kann. Daher ist wie bei Diethylether die Kombination mit Injektionsnarkotika sinnvoll.

Vorteilhaft sind die ausgeprägte analgetische und muskelrelaxierende Wirkung von Methoxyfluran und das Fehlen einer Reizwirkung an den Bronchien. **Dosierung:** Die für Einleitung und Erhaltung verwendeten Konzentrationen von Methoxyfluran sind in Tab. 3 aufgeführt; Methoxyfluran

ist demnach etwas wirksamer als Halothan, hat aber aufgrund der höheren Blutlöslichkeit den Nachteil, daß die Narkose nicht so gut steuerbar ist wie bei Halothan. **Nebenwirkungen:** Wie alle halogenierten Kohlenwasserstoffe (Chloroform, Halothan) führt Methoxyfluran zu Bradykardie (mit Atropin zu vermindern), Blutdruckabfall und (geringer ausgeprägt als bei Halothan) Sensibilisierung des Herzens gegen Catecholamine und andere β-mimetisch wirksame Substanzen (siehe Halothan). Die Atmung wird mit steigender Narkosetiefe depressiv beeinflußt. Methoxyfluran wird nur zu etwa 50–60 % über die Lungen abgeatmet; rund 40 % werden in der Leber verstoffwechselt, wobei bei einigen Spezies (z. B. Mensch) freie Fluoridionen entstehen, die in der Niere tubulustoxisch wirken können. Wegen der Nephrotoxizität wird Methoxyfluran beim Menschen nicht mehr verwendet. Beim Tier scheinen Nierenschäden nach Methoxyfluran seltener zu sein als beim Menschen. Im Gegensatz zu Halothan ist Methoxyfluran nicht lebertoxisch. **Überdosierung, Gegenanzeigen** und **Wechselwirkungen** siehe Halothan.

1.1.4
Enfluran [Ethrane (H. M.)]

In der Humanmedizin hat Enfluran Methoxyfluran vollständig verdrängt, da Enfluran nicht nierentoxisch wirkt (geringere Metabolisierung) und aufgrund der wesentlich geringeren Blutlöslichkeit (Tab. 3) die Wirkung schneller einsetzt, besser steuerbar ist und schneller abklingt. Enfluran hat wie Methoxyfluran eine ausgeprägte muskelrelaxierende Wirkung. Veterinärmedizinisch wird Enfluran bisher erst relativ wenig eingesetzt, obwohl Enfluran deutlich weniger toxisch ist als Halothan und Methoxyfluran. Erfahrungen liegen mit Enfluran vor allem bei Pferd, Hund und Katze vor. **Dosierung:** Die für Narkosen verwendeten Konzentrationen sind in Tab. 3 aufgezeigt. **Nebenwirkungen:** Enfluran wirkt mit zunehmender Narkosetiefe atemdepressiv, blutdrucksenkend und am Herzen negativ inotrop. Im Gegensatz zu Halothan und Methoxyfluran kommt es zu keiner Bradykardie; bei Hunden kann die Herzfrequenz sogar erhöht sein (reflektorisch durch Blutdruckabfall?). Die Sensibilisierung des Herzens gegen Catecholamine ist gering. Im Gegensatz zu anderen Inhalationsnarkotika kann Enfluran ähnlich wie Ketamin zu zentraler Erregung führen (charakterisiert durch paroxysmale Veränderungen im Elektroenzephalogramm), so daß Enfluran nicht bei epileptischen Tieren angewendet werden sollte. Symptome der kortikalen Erregung sind Muskelzuckungen, besonders im Bereich von Kopf, Hals und Vorderextremitäten. Bei Hunden können diese Erregungssymptome durch Prämedikation mit Diazepam (0,5 mg/kg) oder (besser, da längere Wirkung) Ethosuximid (50 mg/kg p. o. 1–2 Stunden vor der Narkose) verhindert werden (siehe Antiepileptika). **Überdosierung, Gegenanzeigen** und **Wechselwirkungen** siehe Halothan.

1.1.5
Isofluran [Aerrane-Isofluran (H. M.)]

Über das neue (1984 zugelassene) Inhalationsnarkotikum Isofluran (physikalisch-chemische Eigenschaften siehe Tab. 3), das beim Menschen den Anforderungen an ein ideales Inhalationsnarkotikum (schnelle An- und Abflutung, geringe Toxizität, hohe Wirkungspotenz) relativ nahe kommt, liegen veterinärmedizinisch zumindest in Deutschland noch relativ wenig Erfahrungen vor. Im Gegensatz zu Enfluran führt Isofluran nicht zu zentraler Erregung. **Dosierung:** Die für Narkosen verwendeten Konzentrationen sind in Tab. 3 dargestellt. **Nebenwirkungen:** wie Halothan und Enfluran wirkt auch Isofluran mit zunehmender Narkosetiefe atemdepressiv und hypotensiv, führt aber ähnlich wie Enfluran im Gegensatz zu Halothan kaum zu einer Sensibilisierung des Herzens gegen Catecholamine. Ein wesentlicher Vorteil gegenüber Enfluran ist, wie bereits erwähnt, das Fehlen einer zentral erregenden Wirkungskomponente. Wie Enfluran kann auch Isofluran bei empfindlichen Schweinen zu maligner Hyperthermie führen. **Überdosierung, Gegenanzeigen** und **Wechselwirkungen** siehe Halothan.

1.1.6
Stickoxydul (Lachgas)

Stickoxydul (N_2O) ist das einzige gasförmige Inhalationsnarkotikum, das heute noch eine Rolle spielt (physikalisch-chemische Eigenschaften siehe Tab. 3). Es ist weder brennbar noch explosiv, hat keine Reizwirkung auf den Respirationstrakt, wirkt stark analgetisch, aber nicht muskelrelaxierend. Die narkotische Wirkung von Stickoxydul ist allerdings nur schwach. Um Bewußtlosigkeit zu erreichen, sind über 80 % Stickoxydul im Inhalationsgemisch notwendig, was aufgrund des dann zu niedrigen Sauerstoffpartialdrucks nicht zu vertreten ist. Stickoxydul wird daher in erster Linie in Kombination mit anderen Narkotika verwendet (z. B. mit Halothan oder Methoxyfluran; z. B. 70 % N_2O, 1 % Halothan, 29 % O_2). Hierbei hat es den Vorteil, daß es aufgrund seiner sehr geringen Blutlöslichkeit sehr schnell wirkt und schnell eliminiert wird und durch die Kombination der Verbrauch des teureren dampfförmigen Inhalationsnarkotikums gesenkt wird. Durch Kombination mit Stickoxydul läßt sich z. B. der Halothanverbrauch um ca. 20 % senken. Eine Analgesie mit 50 % Stickoxydul wird in der Zahnheilkunde und in der Geburtshilfe durchgeführt, um die ausgeprägte analgetische Wirkung des Stoffes auszunutzen. Wegen der schnellen Abflutung von N_2O sollte bei Narkosebeendigung noch einige Minuten mit Sauerstoff weiterbeatmet werden, um eine Rückatmung von N_2O zu reduzieren. **Dosierung:** siehe Tab. 3. **Nebenwirkungen:** Ähnlich wie Enfluran scheint Stickoxydul erregend auf einige Teile des ZNS zu wirken. Darüber hinaus hat Stickoxydul aber, wenn auf eine ausreichende Sauerstoffversorgung geachtet wird, praktisch keine Nebenwirkungen. **Überdosierung** führt zu zu geringer Sauerstoffversorgung und den damit verbundenen Folgen (Gewebshypoxie). **Gegenanzeigen:** aufgrund der möglichen Aufgasung im Darm nicht bei Ileus und Kolikern anwenden.

1.2
Injektionsnarkotika

Alle Injektionsnarkotika wirken mit steigender Dosis zunächst sedativ, dann hypnotisch, dann narkotisch, so daß Injektionsnarkotika auch zur Ruhigstellung von Patienten (z. B. in der Narkoseprämedikation oder für Untersuchungen) verwendet werden können. Bei Überdosierung wird durch Narkosevertiefung das Stadium der Asphyxie erreicht (siehe Tab. 2). Bei Verwendung von Injektionsnarkotika sollte daher immer die Möglichkeit einer Beatmung vorhanden sein! Im folgenden sollen die wichtigsten Injektionsnarkotika besprochen werden.

1.2.1
Barbiturate

In der Veterinärmedizin sind Barbiturate die am häufigsten verwendeten Narkotika. Weiterhin werden einige Barbiturate aufgrund ihrer sedativ/hypnotischen Wirkung als Beruhigungs- bzw. Schlafmittel eingesetzt (siehe Hypnotika) und finden aufgrund ihrer antiepileptischen Wirkung Anwendung in der Epilepsiebehandlung (siehe Antiepileptika). Zur Narkose werden drei Gruppen von Barbituraten verwendet: (1) die **klassischen Barbiturate** (hier hat nur **Pentobarbital** eine Bedeutung), (2) die **N-Methylbarbiturate (Metho-hexital, Hexobarbital** und **Narcobarbital)** und (3) die **Thiobarbiturate (Thiopental, Methitural, Thia-mylal).** Chemisch handelt es sich um Säuren (Derivate der Barbitursäure), die in Form stark alkalischer Natriumsalze in wäßriger Lösung verwendet werden (Injektionslösungen sind daher stark lokal reizend und müssen streng i. v. injiziert werden).

Klassische Barbiturate haben eine geringere Lipidlöslichkeit als N-Methyl- und Thiobarbiturate und passieren die Blut-Hirn-Schranke daher langsamer, so daß die narkotische Wirkung erst mit einer Latenz eintritt. Bei klassischen Barbituraten wie Barbital oder Phenobarbital ist die Latenz so lang, daß diese Stoffe sich nicht als Injektionsnarkotika eignen, während die Latenz bei Pentobarbital nur 2–3 Minuten beträgt. N-Methyl- und Thiobarbiturate wirken dagegen sofort (während der Injektion), so daß diese Barbiturate bei intravenöser Injektion individuell dosiert werden können, was die Gefahr von Narkosezwischenfällen reduziert.

Allerdings wirken N-Methyl- und Thiobarbiturate wesentlich kürzer als die klassischen Barbiturate, so daß Thiobarbiturate und N-Methylbarbiturate auch als **Kurznarkotika** bezeichnet werden. Die als Injektionsnarkotika verwendeten Barbiturate werden überwiegend in Form von Metaboliten renal eliminiert; bei der Metabolisierung entstehen aus Thiobarbituraten durch Desulfurierung noch wirksame Verbindungen, was den langen Nachschlaf nach Thiobarbituratnarkosen teilweise miterklärt (s. u.). Im Gegensatz zu anderen Arzneimitteln gibt die Halbwertszeit von Barbituraten (und anderen Injektionsnarkotika) keine Information über die Dauer der (narkotischen) Wirkung. Die kurze narkotische Wirkung von Thiobarbituraten und N-Methylbarbituraten beruht vor allem auf der sogenannten **Umverteilung:** aufgrund der starken Durchblutung des Gehirns (das Gehirn wird von 17 % des Herzminutenvolumens durchblutet, obwohl es nur etwa 2 % des Körpergewichts ausmacht) steigt unmittelbar nach i. v. Injektion die Konzentration des Narkotikums im Gehirn (und anderen stark durchbluteten Organen wie Leber, Niere, Herz und Lunge, die zusammen mit dem Gehirn nur 6 % Anteil am Körpergewicht haben, aber 70 % des Herzminutenvolumens erhalten) stark an, so daß die Narkose eintritt. Durch den hohen Konzentrationsgradienten, der dadurch zwischen diesen Organen und der (relativ gesehen) weniger gut durchbluteten Muskulatur entsteht (nimmt bis zu 50 % des Körpergewichts ein, erhält aber nur 25 % des Herzminutenvolumens), wird das Narkotikum in die Muskulatur umverteilt, so daß die Gehirnkonzentration rasch

wieder abfällt und die Narkose nur kurz andauert (je nach Stoff 5–20 min). Daneben entwickelt sich langsam eine Anreicherung des sehr lipidlöslichen Narkotikums im Fettgewebe. Wirkungsabnahme durch Speicherung im Fettgewebe hat zwar keinen Einfluß auf die Narkosedauer, da sich das Narkotikum aufgrund der schlechten Durchblutung des Fettgewebes nur langsam im Fett anreichert, sie spielt aber für die Nachschlafdauer von Thiobarbituraten eine Rolle. Fettarme Spezies (z. B. Hunde) haben einen längeren Nachschlaf und stärker ausgeprägte postnarkotische Exzitationen als fettreiche Spezies (z. B. Schweine). Bei N-Methylbarbituraten, die etwas schneller durch Metabolismus inaktiviert werden als Thiobarbiturate, hat dagegen das Fettgewebe keine Bedeutung für die Nachschlafdauer. Aufgrund der Umverteilung von Thiobarbituraten und N-Methylbarbituraten führen Nachinjektionen dieser Narkotika zu einer erheblichen Wirkungsverlängerung, da zum Zeitpunkt der Nachinjektion noch Narkotikum in Gehirn, Muskulatur und anderen Geweben vorhanden ist, so daß nach erneuter Applikation die Konzentrationsgradienten geringer sind als nach der ersten Injektion.

Neben einer erheblichen Verlängerung der narkotischen Wirkung können Nachinjektionen (besonders bei fettarmen Spezies) einen stundenlangen Nachschlaf und erhebliche postnarkotische Erregungserscheinungen nach sich ziehen. Bei klassischen Barbituraten spielt das Prinzip der Umverteilung nur eine untergeordnete Rolle für die Beendigung der narkotischen Wirkung, da aufgrund der geringeren Lipidlöslichkeit (langsamere Penetration durch die Blut-Hirn-Schranke) keine großen Konzentrationsdifferenzen zwischen unterschiedlich stark durchbluteten Geweben auftreten (dafür dauert die Verteilung einfach zu lange). Bei klassischen Barbituraten bestimmt daher vor allem der chemische Abbau die Dauer der Wirkung.

Aufgrund der geringeren Lipidlöslichkeit werden klassische Barbiturate auch kaum im Fettgewebe gespeichert. Im Gegensatz zu Thio- und N-Methylbarbituraten können klassische Barbiturate daher ohne Probleme zur Narkoseverlängerung nachinjiziert werden. Zu beachten ist, daß Barbiturate keine analgetische Eigenwirkung haben; Schmerzunempfindlichkeit wird erst nach Eintritt der Bewußtlosigkeit erreicht.

1.2.1.1
Klassische Barbiturate

Wie bereits angesprochen, spielt von den klassischen Barbituraten nur Pentobarbital als Injektionsnarkotikum eine Rolle.

1.2.1.1.1
Pentobarbital [Nembutal, Narcoren, Narcodorm (V. M.)]

Pentobarbital ist das einzige langwirkende Injektionsnarkotikum (beachte aber tierartliche Unterschiede) und kann (mit entsprechenden Nachinjektionen) auch für mehrstündige operative Eingriffe verwendet werden. Pentobarbital fällt aufgrund seiner Suchtpotenz als einziges Injektionsnarkotikum unter die Betäubungsmittelgesetzgebung und ist nur in Form von Schlaftabletten (siehe Hypnotika) ausgenommene Zubereitung. Die Verwendung der für Rind, Schaf, Ziege, Pferd, Schwein, Hund und Katze im Handel befindlichen Injektionslösungen (**Pentobarbital-Natrium, Nembutal, Narcoren, Narcodorm**) wird also durch betäubungsmittelrechtliche Bestimmungen reguliert (siehe dort). Als Injektionslösung wird Pentobarbital zur Prämedikation, Allgemeinnarkose sowie zur Einschläferung von Tieren (hierfür auch in **Eutha 77**) verwendet. Als Narkotikum wird es vor allem bei Hund, Katze und Schwein eingesetzt. **Dosierung:** 25–35 mg/kg i. v. bei Hund und (i. v. oder i. p.) Katze, 10–30 mg/kg i. v. beim Schwein. Dabei sollten bei intravenöser Applikation zunächst nur ⅔ der Dosis rasch verabreicht werden (um das Exzitationsstadium rasch zu durchschreiten), bis zum Einsetzen der narkotischen Wirkung (2–3 min) gewartet werden und dann, je nach Reaktion des Patienten, langsam nachinjiziert werden. Bei intraperitonealer Applikation (Katze) setzt die Wirkung nach etwa 15 min ein. Zum Töten von Tieren werden 50–60 mg/kg i. v. verabreicht. Die **Narkosedauer** beträgt bei Hund und Katze etwa 1 Stunde (**Halbwertszeit** beim Hund im Plasma allerdings 8–13 Stunden, bei der Katze ca. 5 Stunden, Verteilungsvolumen um 1 l/kg); zur Aufrechterhaltung der Wirkung kann Pentobarbital beim Hund in stündlichem Abstand mit etwa 5 mg/kg i. v. nachinjiziert werden. Beim Schwein wirkt Pentobarbital wesentlich kürzer als bei Hund und Katze, so daß eine länger anhaltende Narkose nur durch i. v. Infusion (10 mg/kg/h im Anschluß an eine Bolusinjektion mit etwa 30 mg/kg) erreicht werden kann. Auf die Narkose folgt ein langer Nachschlaf; v. a. Hunde sind erst nach ca. 6–8 Stunden wieder stehfähig (Gefahr der Unterkühlung!). Die Nachschlafdauer kann durch zentrale Analeptika (z. B. Doxapram), Yohimbin (0,4 mg/kg i. v.) oder 4-Aminopyridin (0,5 mg/kg i. v.) verkürzt werden. Pentobarbital kann auch zur Narkose bei anderen Tierarten verwendet werden: Ziegen und Schafe verstoffwechseln Pentobarbital sehr schnell (**Halbwertszeit** 1 Stunde beim Schaf, 0,9 Stunden bei der Ziege), eine Dosis von 25 mg/

kg i. v. führt zu einer Narkose von 15–30 min. Bei Rindern und Pferden (**Halbwertszeit** 1,5 Stunden) sollte Pentobarbital, wenn überhaupt, nur in Kombination mit anderen Narkotika verwendet werden; Pentobarbital kann dabei z. B. als Sedativum in der Prämedikation eingesetzt werden. Bei Kälbern (in den ersten Lebenswochen) mit noch geringer Aktivität der abbauenden Leberenzyme kann Pentobarbital zu sehr lang anhaltenden Narkosen führen. **Nebenwirkungen:** Der Kreislauf wird durch Pentobarbital nur schwach depressiv beeinflußt (es kann Tachykardie auftreten), dagegen wirkt Pentobarbital wie alle Barbiturate atemdepressiv, so daß eine Intubation (um notfalls schnell beatmen zu können) empfehlenswert ist. Insbesondere beim Schwein kann es aufgrund der Hypoxie zu einem starken (reflektorischen) Anstieg der Herzfrequenz kommen (Gefahr der Herzüberlastung!). Bei schneller Injektion kann wie bei allen Barbituraten zuweilen ein Atemstillstand von bis zu einer Minute auftreten, die Atmung setzt im allgemeinen danach ohne Behandlung wieder ein (wenn keine Überdosierung vorliegt). Während zu tiefer Narkose ist oft der sogenannte Cheyne-Stokessche Atemtyp zu beobachten, der durch lange Atempausen zwischen mehreren, sich langsam vertiefenden Atemzügen charakterisiert ist (periodische Atmung).

Pentobarbital passiert wie alle Barbiturate die Plazentarschranke, daher Vorsicht bei Schnittentbindung. Vegetative Reflexe werden durch Pentobarbital nicht ausreichend gehemmt, so daß Prämedikation mit Atropin sinnvoll ist. Bei **Überdosierung** Atemstillstand und Kreislaufkollaps (siehe Narkosezwischenfälle). Die Ausscheidung von Pentobarbital (und anderer Barbiturate) kann durch Alkalisierung des Harns mit Natriumbicarbonat durch Verminderung der tubulären Rückresorption beschleunigt werden. **Gegenanzeigen:** Operationen bzw. Manipulationen im Bereich des Pharynx-Larynx-Gebietes ohne geeignete Prämedikation (Gefahr der Auslösung von vegetativen Reflexen, z. B. Kreislauf- und Atmungsreflexe). Schwere Leber- und Nierenfunktionsstörungen, Schock. **Wechselwirkungen:** Potenzierung der zentralen Wirkung durch andere zentral dämpfende Pharmaka (Sedativa, Morphin, Xylazin etc.). **Wartezeiten:** eßbare Gewebe von Rind, Schaf, Ziege, Pferd, Schwein 10 Tage, Milch (Wdk.) 5 Tage.

1.2.1.2
N-Methylbarbiturate

N-Methylbarbiturate werden als Kurznarkotika zur Intubation, Narkoseprämedikation und zur Durchführung kurzdauernder, schmerzhafter Eingriffe verwendet. Sie haben gegenüber Thiobarbituraten den Vorteil, daß auch bei fettarmen Tieren nur ein relativ kurzer Nachschlaf auftritt und sich die Tiere dadurch schnell nach Beendigung der Narkose wieder erholen. Allerdings ist auch die Wirkungsdauer der N-Methylbarbiturate kürzer als die der meisten Thiobarbiturate. Das von seinen Eigenschaften vorteilhafteste N-Methylbarbiturat ist **Methohexital**.

1.2.1.2.1
Methohexital [Brevimytal (H. M.)]

Methohexital ist zwar nicht als Tierarzneimittel im Handel, eignet sich aber besonders bei Hund und Katze als Kurznarkotikum. Die **Dosierung** kann aufgrund des schnellen Wirkungseintritts individuell vorgenommen werden, dabei ist von Dosen um 6–10 mg/kg i. v. auszugehen. Es sollte schnell injiziert werden (über 1 min verteilt), um das Auftreten pränarkotischer Exzitationen zu vermeiden.

Die **Narkosedauer** beträgt 5–10 Minuten (**Halbwertszeit** beim Hund 20–30 min). Die Tiere sind bereits Minuten nach Narkosebeendigung wieder normalisiert. Methohexital kann auch zur Intubation von Pferden verwendet werden (Dosis 5 mg/kg i. v., Narkosedauer 5 min). Ohne Kombination mit anderen Narkotika führt Methohexital beim Pferd zu postnarkotischer Exzitation. **Nebenwirkungen:** Alle N-Methylbarbiturate wirken unter der Injektion stark blutdrucksenkend (durch periphere Vasodilatation), die Herztätigkeit wird außer bei Überdosierung nicht negativ beeinflußt. Wie alle Barbiturate wirkt auch Methohexital atemdepressiv (siehe Pentobarbital); vegetative Reflexe werden nicht ausreichend gedämpft (daher Prämedikation mit Atropin anzuraten). **Überdosierung, Gegenanzeigen, Wechselwirkungen** siehe Pentobarbital.

1.2.1.2.2
Hexobarbital

Hexobarbital ist wie Methohexital nur sehr kurz wirksam. Die wirksame **Dosis** liegt um 40 mg/kg i. v. Beim Hund hat Hexobarbital den Nachteil, zu lang anhaltenden Exzitationserscheinungen zu führen, so daß Methohexital oder andere kurzwirksame Narkotika vorzuziehen sind. Beim Rind führt Hexobarbital nach i. v. Injektion von 20 mg/kg zu einer Narkose für 7–14 Minuten (mit 30–60 Minuten Nachschlaf).

1.2.1.2.3
Narcobarbital [Eunarcon (V. M.)]

Narcobarbital (synonym Enibomal) ist als Eunarcon (enthält noch Phenazon als Lösungsvermittler) zur Kurznarkose bei Schwein und Hund und zum Töten kleiner Haustiere im Handel. Für Narkosen beträgt die **Dosierung** beim Schwein 10–15 mg/kg i. v., beim Hund 30 mg/kg i. v. Die **Narkosedauer** beträgt 10–35 min. **Nebenwirkungen:** Die kreislaufdepressive Wirkung von Narcobarbital ist noch ausgeprägter als bei anderen N-Methylbarbituraten. Insbesondere beim Schwein steigt reflektorisch die Herzfrequenz stark an (Gefahr der Herzüberlastung). Wie Hexobarbital kann auch Narcobarbital zu Exzitationserscheinungen führen. Weitere Nebenwirkungen, Symptome bei **Überdosierung, Gegenanzeigen, Wechselwirkungen** siehe Methohexital. **Wartezeit** (Schwein): 20 Tage.

1.2.1.3
Thiobarbiturate

Wie N-Methylbarbiturate werden auch Thiobarbiturate zur Intubation, Narkoseprämedikation und zur Durchführung kurzdauernder operativer Eingriffe bzw. schmerzhafter Manipulationen verwendet. Hauptnachteil dieser Gruppe ist der zum Teil lang anhaltende Nachschlaf, der von postnarkotischen Erregungserscheinungen begleitet sein kann (besonders bei fettarmen Spezies wie Hund und Katze). Dennoch sind Thiobarbiturate die veterinärmedizinisch am häufigsten eingesetzten Narkotika. Bekanntestes Thiobarbiturat und Prototyp der Gruppe ist **Thiopental.**

1.2.1.3.1
Thiopental [Trapanal (H. M.)]

Thiopental kann bei allen Tierarten für Kurznarkosen verwendet werden, ist jedoch in Deutschland nur als humanmedizinisches Präparat (Trapanal) im Handel. **Dosierung:** Aufgrund des sofortigen Wirkungseintrittes ist individuelle Dosierung möglich. Mittlere Dosen sind: Hund 15–30 mg/kg i. v., Katze 10–30 mg/kg i. v. bzw. 20–50 mg/kg i. p., Schwein 5–10 mg/kg i. v., Rind, Schaf, Ziege 10–20 mg/kg i. v., Pferd 9–17 mg/kg i. v. (bei Prämedikation auch niedriger). **Narkosedauer:** etwa 10–20 min (**Halbwertszeit** beim Hund im Mittel 7 Stunden, beim Schaf 3 Stunden); insbesondere beim Hund häufig langer Nachschlaf und postnarkotische Exzitation. Bei höheren Dosen kann es Stunden dauern, bis Hunde wieder stehfähig sind.

Auch beim Pferd ist die Aufwachphase häufig mit starken Exzitationen verbunden, so daß die alleinige Anwendung von Thiopental beim Pferd kontraindiziert ist. **Nebenwirkungen:** wie bei anderen Barbituraten sind Injektionslösungen stark lokal reizend (cave paravenöse Injektion). Wie alle Barbiturate wirken auch Thiobarbiturate depressiv auf die Atmung (siehe Pentobarbital). Dagegen erhöhen Thiobarbiturate im Gegensatz zu anderen Barbituraten durch periphere Vasokonstriktion den peripheren Widerstand, der Blutdruck steigt also an. Da auch die Koronargefäße enger gestellt werden und gleichzeitig das Herz infolge des erhöhten peripheren Widerstandes eine Mehrarbeit zu leisten hat, kann es zu Herzrhythmusstörungen kommen (durch Hypoxie am Herzen), die sich im EKG als ventrikuläre Extrasystolie zeigen. Besonders häufig treten derartige Rhythmusstörungen beim Hund auf (bei Thiopental ist bei 40 % aller Hunde mit Herzarrhythmien zu rechnen). Die Herzarrhythmie wird durch alle Maßnahmen gefördert, die den Blutdruck weiter erhöhen, z. B. Intubation (reflektorische Blutdruckerhöhung) und Injektion von Kreislaufmitteln. Vermeiden lassen sich Herzarrhythmien durch Prämedikation mit blutdrucksenkenden Pharmaka (z. B. Neuroleptika wie Chlorpromazin und Acepromazin oder morphinähnliche Analgetika). Thiobarbiturate bewirken eine Vagusstimulation, die sich in starker Salivation und, besonders bei der Narkoseeinleitung, in Husten, aber auch schwerwiegenden Zwischenfällen wie einem Laryngospasmus äußern kann. Daher ist Prämedikation mit Atropin ratsam. Thiobarbiturate wirken teilweise bereits in klinischen Dosen lebertoxisch, so daß sie nicht wiederholt verabreicht werden sollten. **Überdosierung, Gegenanzeigen** und **Wechselwirkungen** siehe bei Pentobarbital. Bei Kombination von Thiobarbituraten mit Halothan und anderen halogenierten Kohlenwasserstoffverbindungen treten gehäuft Herzarrhythmien auf. Weiterhin können β-wirksame Sympathomimetika die Wirkung von Thiopental am Herzen verstärken, so daß Kammerflimmern auftreten kann. Thiopental wird beim Tier stärker an Plasmaproteine gebunden (Rind 84 %, Schwein 80 %, Hund 77 %) als Pentobarbital (50–60 %) oder N-Methylbarbiturate (68–75 %), so daß es bei Kombination mit anderen hochgebundenen Pharmaka (z. B. Chlorpromazin) zu einer Verdrängung aus der Plasmaproteinbindung und dadurch zu einer Wirkungszunahme kommen kann. Diese Wechselwirkung dürfte aber veterinärmedizinisch kaum praktische Bedeutung haben.

1.2.1.3.2
Thiamylal [Surital (V. M.)]

Thiamylal ist unter dem Namen Surital als Kurznarkotikum für Hund, Katze, Schwein, Rind, Schaf, Ziege und Pferd im Handel. Thiamylal ist ca. zweimal stärker wirksam als Methitural (s. u.), was bei Umstellung von Methitural auf Thiamylal

unbedingt zu beachten ist. **Dosierung:** individuelle Dosierung möglich; mittlere Dosen: Hund/Katze 10–15 mg/kg i. v., Rind 7 mg/kg i. v., Schaf/Ziege 7–9 mg/kg i. v., Schwein 15–20 mg/kg i. v., Pferd (in Kombination mit anderen Narkotika oder entsprechender Prämedikation) 6 mg/kg i. v. **Narkosedauer:** 10–15 min (**Halbwertszeit** beim Hund etwa 11, beim Schaf 2 Stunden), Nachschlaf bis zu 3 Stunden. **Nebenwirkungen, Überdosierung, Gegenanzeigen, Wechselwirkungen** siehe Thiopental. Bei mit Thiamylal narkotisierten Hunden sind in 85 % der Fälle Herzarrhythmien beobachtet worden. **Wartezeiten:** eßbare Gewebe von Pferd, Rind, Schaf, Ziege, Schwein 10 Tage, Milch (Wdk.) 5 Tage.

1.2.1.3.3
Methitural

Methitural war bis 1990 unter dem Namen Thiogenal für Kurznarkosen bei Hund, Katze, Rind, Schaf, Pferd (nur nach geeigneter Prämedikation bzw. Kombination) und Raubkatzen im Handel. **Dosierung:** wie bei allen Kurznarkotika bei i. v. Injektion individuelle Dosierung möglich; mittlere Dosen: Hund/Katze 35–40 mg/kg i. v. (bei der Katze auch 75–100 mg/kg i. p.), Schwein 20 mg/kg i. v. (mit steigendem Körpergewicht geringere Dosierung, Höchstdosis bei ausgewachsenen Tieren 3,5 g), Rind 12–16 mg/kg i. v., Schaf 10–20 mg/kg i. v., Pferd (in Kombination mit Xylazin) 6–8 mg/kg i. v., allein 10–15 mg/kg i. v. **Narkosedauer:** je nach Dosis 5–15 min (**Halbwertszeit** beim Hund 11 Stunden). Der Nachschlaf kann einige Stunden anhalten. **Nebenwirkungen, Überdosierung, Gegenanzeigen, Wechselwirkungen** siehe Thiopental. Bei Hunden führt Methitural fast regelmäßig zu Herzarrhythmien. **Wartezeiten:** eßbare Gewebe von Rind, Schaf, Ziege, Schwein, Pferd 10 Tage.

1.2.2
Chloralhydrat

Chloralhydrat ist das älteste in der Veterinärmedizin gebräuchliche Injektionsnarkotikum und ist unter gleichem Namen zur Anwendung bei Pferd, Rind, Schaf, Ziege und Schwein im Handel. Praktische Bedeutung hat Chloralhydrat vor allem bei Pferd und Schwein. Vorteilhaft bei parenteraler Anwendung ist das Fehlen von prä- und postnarkotischen Exzitationserscheinungen sowie die ausgeprägte sedativ/hypnotische Wirkung, die bei Prämedikation und Mischnarkosen ausgenutzt werden kann. Von Nachteil ist die nur unvollständige Schmerzausschaltung. Oral sollte Chloralhydrat heute nicht mehr angewendet werden, da (besonders beim Pferd) aufgrund der langsamen Resorption die Gefahr von pränarkotischen Exzitationserscheinungen besteht. Intravenös kann mit Chloralhydrat eine flache Narkose (III/1) erzeugt werden. Ein tieferes Narkosestadium sollte aufgrund starker Nebenwirkungen (Kreislaufdepression, langer Nachschlaf) bei höheren Dosen (beim Pferd über 150 mg/kg i. v.) mit Chloralhydrat allein nicht erzeugt werden, ist aber durch Kombination mit anderen Narkotika möglich. Im Organismus wird Chloralhydrat rasch zu Trichlorethanol metabolisiert, das als aktiver Metabolit die Hauptwirkung nach Verabreichung von Chloralhydrat trägt. **Dosierung:** Pferd: nach intravenösen Dosen von 80–100 mg/kg (langsam injizieren!) tiefe Sedation; zum Erzeugen einer flachen Narkose (III/1) sind 120–140 mg/kg notwendig. Die Konzentration der verwendeten Lösung sollte 10 % nicht übersteigen. Die **Narkosedauer** beträgt etwa 1–1,5 Stunden. Intravenöse Dosierung beim Schwein 100–200 mg/ kg (als 20–40%ige Lösung); Narkosedauer 10–20 min. Beim Schwein kann Chloralhydrat auch i. p. verabreicht werden (200–220 mg/kg; Narkose nach 10–20 min für etwa 90 min), dafür dürfen aber nur Lösungen mit Konzentrationen von höchstens 3–4 % verwendet werden, da sonst aufgrund der lokalen Reizwirkung von Chloralhydrat eine Peritonitis entstehen kann. Intravenöse Dosierung beim Rind 100–120 mg/kg; bei Kälbern ist Chloralhydrat als Narkotikum in Dosen bis zu 250 mg/kg i. v. verabreicht worden (Narkosedauer ca. 50 min). Bei Fleischfressern eignet sich Chloralhydrat nicht als Narkotikum (zu starke Atemdepression und Blutdruckabfall; Erbrechen nach oraler Gabe). **Nebenwirkungen:** Kreislauf und Atmung werden durch Chloralhydrat bis zum Toleranzstadium III/1 nur mäßig depressiv beeinflußt; in höheren Dosen hat Chloralhydrat eine stark negativ inotrope Wirkung am Herzen und führt durch Vasodilatation zu Blutdruckabfall und Zusammenbruch der Wärmeregulation. Die Atmung wird parallel zum Kreislauf depressiv beeinflußt. Weiterhin wirken hohe Dosen leber- und nierentoxisch. Wie andere halogenierte Kohlenwasserstoffverbindungen (siehe Halothan) sensibilisiert Chloralhydrat das Herz gegenüber Catecholaminen (Adrenalin, Noradrenalin, Isoproterenol) und anderen β-stimulierenden Substanzen, dieser Effekt ist allerdings wesentlich schwächer ausgeprägt als bei halogenierten Inhalationsnarkotika (z. B. Halothan). Bei intravenöser Applikation ist die Reizwirkung von Chloralhydrat zu beachten (Thrombophlebitis bei parenteraler Injektion), daher streng i. v. injizieren. Bei zu rascher Injektion hochkonzentrierter

Lösungen besteht Hämolysegefahr. Aufgrund der Reizwirkung darf Chloralhydrat i. p. nur mit stark verdünnter Lösung (höchstens 3–4 % gespritzt werden. Bei **Überdosierung** Gefahr von Kreislaufkollaps und Atemlähmung. **Gegenanzeigen:** Leber- und Nierenfunktionsstörungen, Schock, Herzarrhythmien. **Wechselwirkungen:** Potenzierung der zentralen Dämpfung durch andere zentraldepressive Pharmaka. Chloralhydrat wird teilweise mit Magnesiumsulfat kombiniert (aufgrund der neuromuskulär blockierenden Wirkung von Magnesium), die therapeutische Breite dieser Kombination ist aber gering. **Wartezeiten:** eßbare Gewebe von Rind, Schaf, Ziege, Pferd, Schwein 10 Tage, Milch (Wdk.) 5 Tage.

1.2.3
Althesin

Althesin ist in der Bundesrepublik Deutschland nicht auf dem Markt, wird aber von einer Reihe von Kleintierpraktikern aus England importiert **(Saffan)** und als Kurznarkotikum verwendet. Es handelt sich bei Althesin um ein Gemisch aus 2 Steroiden (Alphaxalon und Alphadolon), das ausschließlich zur Narkose (»Steroidnarkose«) von Katzen verwendet wird. Vorteil ist der rasche Wirkungseintritt, die kurze Erholungszeit und die große therapeutische Breite. Eine Reihe neuerer klinischer Studien weist darauf hin, daß Althesin auch bei Schweinen als Narkotikum angewendet werden kann (Prämedikation mit Azaperon; allerdings wirkt der Preis prohibitiv), während Pferde mit erheblichen Exzitationserscheinungen auf Althesin reagieren. Bei Hunden kann Althesin nicht angewendet werden, da für die Injektionslösung als Lösungsvermittler Cremophor EL verwendet wird, das beim Hund stark histaminfreisetzend wirkt. **Dosierung** bei der Katze: 9–12 mg/kg i. v.; Prämedikation mit Atropin ratsam. **Narkosedauer:** etwa 10 min. Die Wirkung kann durch Nachinjektionen verlängert werden. Althesin kann auch i. m. appliziert werden, Dosen um 12–18 mg/kg führen nach 8–10 min zur Narkose. **Nebenwirkungen** und **Toxizität:** Althesin hat bei der Katze eine große therapeutische Breite. In Dosen bis zu 20 mg/kg i. v. wird die Atmung nur schwach depressiv beeinflußt, 30 mg/kg verursachen Apnoe, Kollaps und Tod. Aufgrund des verwendeten Lösungsvermittlers (Cremophor EL) kann es bei Katzen auch in bestimmungsgemäßer Dosierung durch Histaminfreisetzung gelegentlich zu Pfoten- und Schwanzödemen sowie Bronchokonstriktion kommen. Bei Schnittentbindungen unter Althesin können Pfoten- und Schwanzödeme bei den Jungen auftreten.

1.2.4
Etomidat [Hypnomidate (H. M.)]

Etomidat ist ein relativ neues Kurznarkotikum bzw. (in niedrigeren Dosen) Kurzhypnotikum, das bei Mensch und Tier eine größere therapeutische Breite hat als kurzwirksame Barbiturate, bisher aber nicht für die Anwendung beim Tier im Handel ist. Mit Etomidat lassen sich beim Menschen mit 0,15 mg/kg i. v. Narkosen für 4–18 min erreichen; Vorteil ist das Fehlen von atem- und kreislaufdepressiven Wirkungen, es kommt jedoch häufig zu Myoklonien, die durch Vorbehandlung mit Diazepam unterdrückt werden können. Es ist abzusehen, daß in Kürze Etomidat auch veterinärmedizinisch eine Bedeutung bekommen wird. Eine strukturähnliche Substanz, **Metomidat (Hypnodil),** wird seit längerer Zeit als Hypnotikum bei Schweinen eingesetzt (siehe Besprechung unter Hypnotika). Im Vergleich zu Metomidat ist Etomidat weniger venenreizend.

1.2.5
Ketamin [Ketanest (H. M.), Ketavet (V. M.)]

Bei Ketamin handelt es sich um kein Narkotikum im klassischen Sinn (siehe Einleitung), sondern um ein Anästhetikum, das zu einem Zustand (»dissoziative Anästhesie«) führt, der durch starke Analgesie, oberflächlichen Schlaf und Katalepsie charakterisiert ist und Ähnlichkeiten mit der Neuroleptanalgesie aufweist (siehe Neuroleptika). Während klassische Narkotika durch Depression des ZNS mit steigender Dosis Sedation, Hypnose, Narkose und Asphyxie bewirken, kommt es nach Ketamin mit steigender Dosis zu Katalepsie (Zustand hochgradiger motorischer Antriebslosigkeit bei gleichzeitig erhöhtem Muskeltonus), Anästhesie (Schmerzausschaltung und Hypnose, kein Toleranzstadium) und, bei Überdosierung, zu zentraler Erregung bis hin zu Krämpfen. Auch in anästhetisch wirksamen Dosen erregt Ketamin bereits bestimmte Regionen des ZNS (limbisches System), was unter anderen durch die Katalepsie charakterisiert ist, während thalamokortikale Bahnen gehemmt werden. Die zentral erregende Wirkung von Ketamin (chemisch einem Derivat des Halluzinogens Phencyclidin) kann beim Menschen zu Halluzinationen führen, die lange nach Beendigung der anästhetischen Wirkung noch anhalten können und die Anwendung von Ketamin in der Humanmedizin limitieren. Da sich der Patient im Zustand der Katalepsie nicht mehr gegen schmerz-

hafte Eingriffe wehren kann, aber noch voll schmerzempfindlich ist, muß auf eine genaue Einhaltung der Dosis geachtet werden (Unterdosierung beim Tier aus Gründen der Kostensenkung wäre ein Verstoß gegen das Tierschutzgesetz!).

Auch bei ausreichend hoher Dosierung führt Ketamin im Gegensatz zu Narkotika zu keiner Muskelrelaxation (sondern Tonussteigerung); Pharyngeal- und Laryngealreflexe bleiben voll erhalten (Gefahr des Laryngospasmus), ebenso Husten-, Schluck- und Lidreflex. Bei viszeralen Schmerzen (Bauchoperationen) ist die anästhetische Wirkung von Ketamin nicht ausreichend. Hauptvorteil von Ketamin ist das Fehlen atem- und kreislaufdepressiver Wirkungen. Ketamin ist u. a. unter dem Namen **Ketavet** als Anästhetikum für Katze, Hund, Nager (Ratte, Maus, Meerschweinchen, Kaninchen), Vögel und verschiedene Wildtierarten im Handel. Beim Hund ist Ketamin ohne Kombination (mit Xylazin oder Diazepam) nicht zu verwenden (s. u.). **Dosierung:** Ketamin wird im allgemeinen i. m. verabreicht, kann aber i. v. injiziert werden. Bei intramuskulärer Applikation betragen die anästhetischen Dosen 20–30 mg/kg bei der Katze, 8–10 mg/kg beim Hund (10 min nach 1–2 mg/kg Xylazin i. m. oder zusammen mit 1 mg/kg Xylazin i. v.), 100–200 mg/kg beim Meerschweinchen, 75–100 mg/kg beim Kaninchen und 20–40 mg/kg bei verschiedenen Vogelarten. Bei Kombination mit Xylazin kann die Dosis von Ketamin etwa auf die Hälfte reduziert werden. Die Wirkung setzt nach i. m. Applikation je nach Dosis nach 3–10 min ein und hält für 15–45 min an. Nachinjektionen sind möglich. Nach der Narkose erholen sich die Tiere nur langsam, stehen aber im allgemeinen innerhalb von 2 Stunden wieder. Die **Halbwertszeit** von Ketamin beträgt bei der Katze etwa 1 Stunde (nach i. m. und i. v., Bioverfügbarkeit nach i. m. über 90 %), beim Hund ebenfalls 1 Stunde. Für größere Nutztierarten ist Ketamin i. a. zu teuer, wird aber gelegentlich in Kombination mit anderen Stoffen (z. B. starken Analgetika, Benzodiazepinen oder Guaifenesin) zur Anästhesie bei Schweinen (10–20 mg/kg i. m. oder i. v.), kleinen Wiederkäuern (20 mg/kg i. v.) und auch Rindern (2–5 mg/kg i. v.) verwendet. Beim Pferd führt Ketamin wie beim Hund zu initialen Erregungserscheinungen bis hin zu Krämpfen, kann aber in Kombination mit Xylazin zum Ablegen und als Prämedikation vor Inhalationsnarkosen angewendet werden (Kombination von 2 mg/kg Ketamin i. v. mit 1–2 mg/kg Xylazin i. v.). Die Halbwertszeit von Ketamin beim Pferd beträgt nach intravenöser Injektion 40 min (Verteilungsvolumen 1,6 l/kg). **Nebenwirkungen:** Die Atmung wird bei den klinisch verwendeten Dosierungen kaum beeinflußt. Ketamin wirkt vasopressorisch (verstärkte Blutungsneigung) und am Herzen positiv inotrop und chronotrop, so daß auch bei kreislaufdepressiven Patienten im Gegensatz zu anderen Narkotika Ketamin ohne erhöhtes Narkoserisiko angewendet werden kann. Ketamin führt zu Salivation, die durch Prämedikation mit Atropin zu verhindern ist. Beim Hund kommt es bei alleiniger Verabreichung von Ketamin zu initialen Erregungserscheinungen bis hin zu Krämpfen, so daß Ketamin bei dieser Spezies nur in Kombination mit Xylazin (oder Diazepam) angewendet werden sollte (Pferd s. o.). Ähnliches gilt für Raubkatzen. Bei **Überdosierung** Krämpfe, Atemlähmung, Herzarrhythmien. Die Krämpfe sind mit Diazepam (0,5 mg/kg i. v.) zu blockieren. **Gegenanzeigen:** Präeklampsie, Eklampsie, Epilepsie, Nieren- und Leberfunktionsstörungen. **Wechselwirkungen:** Die Kombination von Ketamin mit Xylazin führt zu besserer Anästhesie, Muskelrelaxation, geringerer Salivation (außer Wdk.), aber stärkerer Kreislauf- und Atemdepression. Bei Kombination von Ketamin mit Acepromazin (Hund 0,2 mg/kg i. v., Katze 1 mg/kg i. m.) wird die pressorische Kreislaufwirkung von Ketamin aufgehoben.

Die häufig durch Ketamin ausgelösten Erregungserscheinungen haben zur Einführung eines Kombinationspräparates **(Tilest)** geführt, bei dem ein Ketaminabkömmling **(Tiletamin)** mit einem Benzodiazepin **(Zolazepam)** kombiniert wurde. Die Kombination ist zur Anwendung bei Katzen zugelassen. Klinische Erfahrungen sind bisher nur begrenzt vorhanden; das Präparat scheint aber in den vom Hersteller empfohlenen Dosierungen Herzrhythmusstörungen bei der Katze auszulösen (aufgrund einer streßbedingten Adrenalinausschüttung durch zu niedrige Dosierung?). Experimentell ist das Kombinationspräparat auch bei Schweinen geprüft worden, bei denen es bei großen (über 100 kg) Tieren einen operationsfähigen Zustand auslöst, bei kleineren Tieren dagegen nicht (keine ausreichende Analgesie).

1.2.6
Propofol [Disoprivan (H. M.), Rapinovet (V. M.)]]

Propofol (2,6-Diisopropylphenol) ist ein neues schnell- und kurzwirksames Injektionsnarkotikum, das keine chemischen Ähnlichkeiten mit den bisher besprochenen Substanzen aufweist. Es wird in Form einer Wasser/Öl-Emulsion intravenös ange-

wendet. Es ähnelt in seiner schnell einsetzenden, aber nur kurzen narkotischen Wirkung den Thiobarbituraten, hat gegenüber diesen aber den großen Vorteil, daß es bei Nachinjektionen nicht zu kumulativen Wirkungen kommt. Propofol kann daher zur Verlängerung der narkotischen Wirkung problemlos nachinjiziert werden bzw. in Form einer Infusion auch für länger anhaltende Maßnahmen verwendet werden. Propofol ist unter dem Namen **Disoprivan** zur Einleitung und Aufrechterhaltung von Narkosen humanmedizinisch zugelassen. Die veterinärmedizinische Zulassung unter dem Namen **Rapinovet** (beantragt für Hund und Katze) läuft zur Zeit; in anderen EG-Staaten ist Propofol bereits für Hunde und Katzen zugelassen. Folgende **Anwendungsgebiete** sind vorgesehen: (1) einmalige Injektion für kleine Eingriffe von kurzer Dauer (bis zu 5 Minuten); (2) zur Einleitung und Aufrechterhaltung einer Narkose durch Verabreichung von Mehrfachinjektionen; (3) zur Narkoseeinleitung vor Inhalationsnarkosen. **Dosierung:** um 6 mg/kg i. v. beim Hund und 8 mg/kg i. v. bei der Katze. Die narkotische Wirkung von Propofol tritt bei schneller i. v. Injektion analog zu Thiobarbituraten bereits unter bzw. unmittelbar im Anschluß an die Injektion ein. Andere Applikationsformen als die intravenöse sind nicht vorgesehen! Wird die Narkose mittels Mehrfachinjektionen aufrechterhalten, sollten diese individuell nach Wirkung verabreicht werden; größenordnungsmäßig liegen die Dosen der Nachinjektionen bei 1,25–2,5 mg/kg i. v. Bei i. v. Infusion (im Anschluß an eine Bolusinjektion) führt eine Infusionsdosis von 0,4 mg/kg/min zur Aufrechterhaltung der Narkose (Hund), wobei aufgrund der atemdepressiven Wirkung von Propofol (s. u.) beatmet werden sollte. Die **Wirkungsdauer** der narkotischen Wirkung beträgt bei einmaliger Applikation etwa 4–5 Minuten; die Erholungszeit nach Narkosebeendigung ist kurz (ca. 20–40 Minuten). Die **Halbwertszeit** ($t_{0.5(\beta)}$) von Propofol beträgt beim Hund 15–23 Minuten (in einer anderen Studie jedoch um 100 Minuten). Im Gegensatz zur kurzwirksamen Barbituraten wird Propofol sehr schnell metabolisch inaktiviert, so daß die Erholung nicht von der Aufnahme in Muskel oder Fett abhängt, was die im Vergleich zu Thiobarbituraten fehlende kumulative Wirkungsverstärkung bei Nachinjektionen erklärt. Die rasche Metabolisierung und fehlende Anreicherung in Fettgeweben erklären auch die kurze Erholungszeit nach Propofolapplikation (s. o.). Das **Verteilungsvolumen** von Propofol ist aufgrund seiner hohen Lipophilität sehr groß (um 4 l/kg beim Hund). **Nebenwirkungen!** Nach Bolusapplikation Blutdruckabfall (aufgrund von Vasodilatation und negativ inotroper

Wirkung), ein leichter Herzfrequenzanstieg (reflektorisch), eine vorübergehende Apnoe (bei zu schneller Injektion). Die i. v. Injektion kann aufgrund einer Reizung der Gefäßwand zu Schmerzreaktionen führen. Beim Menschen wurden in Analogie zu Etomidat Myoklonien nach Propofol beobachtet. In der Aufwachphase können bei Hund und Katze Erbrechen und Erregungserscheinungen auftreten. Bei **Überdosierung** (die therapeutische Breite von Propofol entspricht derer der Thiobarbiturate) kommt es in Analogie zu Barbituraten zu Atem- und Kreislaufdepression. Die Behandlung erfolgt symptomatisch (künstliche Beatmung, Schocktherapie). Wie bei anderen Injektionsnarkotika sollten deshalb bei Verwendung von Propofol ein Tracheotubus und apparative Voraussetzungen zur künstlichen Beatmung zur Verfügung stehen! **Gegenanzeigen:** Vorsicht bei Patienten mit Herz-, Leber-, Nieren- oder Atemfunktionsstörungen. **Wechselwirkungen!** Bei Prämedikation mit anderen zentral depressiv wirkenden Substanzen (z. B. Benzodiazepinen, Neuroleptika) kommt es zu einer Wirkungsverstärkung, so daß die Dosen von Propofol um 25–40 % gesenkt werden sollten (also auf um 4 mg/kg beim Hund und 6 mg/kg bei der Katze).

2
Hypnotika und Sedativa

Alle Arzneimittel, die die Aktivität des sogenannten Aktivierungszentrums (»Wach-System«) in der Formatio reticularis des Gehirns vermindern, wirken sedativ und, in höheren Dosen, hypnotisch. Das Ausmaß der sedativ/hypnotischen Wirkung wird hierbei zum einen von der Dosis, zum anderen vom jeweiligen Zustand des Aktivierungszentrums bestimmt. An erregten Patienten sind deshalb weit höhere Dosen zur Beruhigung und zentralen Dämpfung notwendig als bei »normalem« Erregungszustand. Das erklärt, warum gerade Hypnotika beim Tier oft erst in sehr hohen, praktisch schon narkotisch wirksamen Dosen die erwünschte zentrale Beruhigung auslösen. Die in diesem Kapitel vorgenommene Unterscheidung von zentral dämpfenden Pharmaka in Hypnotika und Sedativa erfolgt nach folgenden Kriterien: **Hypnotika,** z. B. Barbiturate, wirken mit steigenden Dosen zunächst sedativ, dann hypnotisch; bei weiterer Dosissteigerung kommt es zur Narkose und, in toxischen Dosen, durch Ausfall medullärer Zentren zu Atemlähmung (Asphyxie) und Tod. **Sedativa,** z. B. Benzodiazepine oder Neuroleptika, wirken wie Hypnotika sedativ und in höheren Dosen hypnotisch; auch bei sehr hohen Dosen fehlt aber die narkotische Wirkung und damit die Gefahr des Ausfalls vitaler Zentren. Sedativa sind daher unproblematischer im Umgang als Hypnotika und haben als Schlaf- und Beruhigungsmittel heute die klassischen Hypnotika weitgehend verdrängt.

2.1
Hypnotika

In der Humanmedizin werden bei Schlafstörungen zahlreiche Pharmaka mit zum Teil sehr unterschiedlicher Struktur als Schlafmittel eingesetzt; am gebräuchlichsten waren früher Vertreter aus der Gruppe der Barbiturate, die heute mehr und mehr durch die bei den Sedativa besprochenen Benzodiazepine verdrängt werden. Veterinärmedizinisch haben Hypnotika mit wenigen Ausnahmen (z. B. Metomidat) keine Bedeutung, da es die Indikation Schlafstörung beim Tier nicht gibt. Hypnotika werden beim Tier daher nur gelegentlich zur Sedation bei Untersuchungen, zur Prämedikation bei Narkosen, zum Tiertransport u. ä. eingesetzt. Ähnlich wie in der Humanmedizin sind auch veterinärmedizinisch Hypnotika bei diesen Indikationen weitgehend durch Sedativa, vor allem Neuroleptika und Benzodiazepine, verdrängt worden. Einige der beim Menschen als Hypnotika verwendeten Substanzen **(Pentobarbital, Chloralhydrat)** werden beim Tier auch als Injektionsnarkotika eingesetzt und sind bereits ausführlich besprochen worden. An dieser Stelle sollen Hypnotika aus der Gruppe der **Barbiturate** sowie das Hypnotikum **Metomidat** behandelt werden. Näheres zu **Chloralhydrat** siehe bei der Besprechung der Injektionsnarkotika.

2.1.1
Barbiturate

Aus der großen Gruppe der Barbiturate spielen nur die langwirksamen **klassischen Barbiturate** als Hypnotika bzw. Beruhigungsmittel eine Rolle, da Thiobarbiturate und N-Methylbarbiturate zu kurz wirken. Barbiturate können oral oder parenteral verabreicht werden. Nach oraler Applikation werden Barbiturate rasch und vollständig resorbiert. Verabreichung in Form der gut löslichen Natriumsalze beschleunigt die Resorption erheblich. Die klassischen Barbiturate unterscheiden sich in erster Linie durch ihre Halbwertszeit und damit ihre Wirkungsdauer. Das älteste Barbiturat, **Barbital** (früheres Warenzeichen **Veronal**), wird heute nicht mehr als Hypnotikum verwendet, weil es zu lange wirkt (»hang over« noch am nächsten Tag).

Amobarbital (Stadadorm), das auch beim Tier wegen seiner sedativ/hypnotischen Wirkung Anwendung fand, ist ebenfalls nicht mehr als Hypnotikum im Handel. Eine Bedeutung haben noch **Phenobarbital [Luminal** (H. M.)] und **Pentobarbital [Nembutal** (H. M.)]. Zu beachten ist, daß sowohl Phenobarbital wie Pentobarbital der Betäubungsmittelgesetzgebung unterliegen, jedoch sind die auf dem Markt befindlichen Präparate (Luminal-Tabletten, Nembutal-Dragees, Luminal-Injektionslösung) »ausgenommene Zubereitungen« und können damit normal bezogen und verschrieben werden. Lediglich die Pentobarbital-Injektionslösung [**Narcoren, Narkodorm** (V. M.)] muß als Betäubungsmittel bezogen und verschrieben werden.

Pentobarbital wurde bereits als Injektionsnarkotikum ausführlich besprochen (siehe dort). Die **Dosierung** von Pentobarbital zum Erreichen einer sedativ/hypnotischen Wirkung liegt bei oraler Applikation bei allen Tierarten um 2–5 mg/kg, bei intravenöser Applikation um 1–2 mg/kg. Bei höheren Dosen steigt die Gefahr pränarkotischer Erregungszustände. Die **Wirkungsdauer** beträgt mehrere Stunden. **Phenobarbital** hat einen langsameren Wirkungseintritt (eignet sich deshalb nicht als Narkotikum) und eine längere **Wirkungsdauer** (etwa 24 Stunden) als Pentobarbital. Für die sedativ/hypnotische Wirkung werden beim Hund **Dosen** von 3–6 mg/kg p. o. verabreicht, bei Pferd und Schwein 5–10 mg/kg i. m. Durch i. m. Injektion von 15–20 mg/kg kann beim Hund ein 10–12 Stunden dauernder Schlaf erzwungen werden. Phenobarbital spielt beim Hund aber vor allem als Antiepileptikum eine Rolle (siehe dort). Bei fortlaufender Behandlung mit Barbituraten kommt es zur Entwicklung einer Toleranz, d. h. die sedativ/hypnotische Wirkung nimmt ab, was sich durch zentrale Adaptationsmechanismen und eine ausgeprägte Enzyminduktion (schnellerer Abbau des Barbiturats) erklärt. Ferner haben Barbiturate bei Dauerbehandlung Suchtpotenz, so daß es beim Absetzen der Behandlung zu Entzugserscheinungen kommen kann. **Nebenwirkungen:** Auch in hypnotischen Dosen wirken Barbiturate (schwach) depressiv auf die Atmung, der Blutdruck wird leicht gesenkt, ebenso der Tonus des Gastrointestinaltrakts. Bei Langzeitbehandlung (spielt vor allem in der Epilepsiebehandlung eine Rolle) mit hohen Dosen kann sich physische Abhängigkeit entwickeln (Gefahr eines Entzugssyndroms bei Absetzung der Medikation). Bei **Überdosierung** kommt es zur klassischen Schlafmittelvergiftung (häufigste Suizidart beim Menschen), die durch die narkoti-

schen Effekte der Barbiturate charakterisiert ist (siehe Besprechung von Pentobarbital bei den Injektionsnarkotika). **Gegenanzeigen:** schwere Leber- und Nierenfunktionsstörungen. **Wechselwirkungen:** Addition der zentralen Wirkung mit allen zentral dämpfenden Pharmaka. **Wartezeiten** für die veterinärmedizinischen Injektionslösungen von Pentobarbital s. bei der Besprechung Narkotika.

2.1.2
Metomidat [Hypnodil (V. M.)]

Metomidat ist unter dem Warenzeichen Hypnodil als Hypnotikum für Schweine und Vögel im Handel. Wie auch Barbiturate dämpft Metomidat die Formatio reticularis und bewirkt damit einen tiefen Schlafzustand von relativ kurzer Dauer. Die therapeutische Breite von Metomidat ist größer als bei Barbituraten. Wie bei den Barbituraten fehlt eine analgetische Eigenwirkung, in Kombination mit dem Neuroleptikum **Azaperon (Stresnil;** siehe dort) läßt sich aber beim Schwein eine operationsreife Anästhesie erreichen. **Anwendungsgebiete:** Sedation bei Untersuchungen und weniger schmerzhaften Manipulationen, Basisbetäubung vor Eingriffen in Lokalanästhesie, in Kombination mit Azaperon zur Allgemeinanästhesie beim Schwein. Bei Vögeln wird Metomidat auch ohne Kombination für operative Eingriffe verwendet. **Dosierung:** beim Schwein zur Sedation 10 mg/kg i. v. oder i. p., zur Anästhesie in Kombination mit Azaperon 2,5 bis 4,5 mg/kg i. v. bzw. 4 bis (bei jungen Schweinen) 15 mg/kg i. p. Bei Vögeln je nach Vogelart 2,5–20 mg/kg i. m. Die Wirkung setzt schnell ein. **Wirkungsdauer:** je nach Dosis 20–60 min beim Schwein und 70–170 min bei Vögeln. **Nebenwirkungen:** beim Schwein gelegentlich Tremor; Kreislauf und Atmung werden depressiv beeinflußt; bei Greifvögeln kann Speicheln auftreten, bei Tauben ist die therapeutische Breite sehr gering. Bei Katzen führt Metomidat (in Kombination mit Fentanyl) zu Tremor, Opisthotonus und Krämpfen. Metomidat hat eine stark venenreizende Wirkung. Bei **Überdosierung** wie bei allen Hypnotika Atemdepression durch Ausfall medullärer Zentren. **Wartezeit:** (Schwein): 5 Tage.

2.2
Sedativa

Unter diesem Oberbegriff sollen alle Pharmaka zusammengefaßt werden, die veterinärmedizinisch vor allem wegen ihrer sedativen Wirkung verwendet werden und den Kriterien entsprechen, die in der Einleitung zum Kapitel »Hypnotika und Sedativa« bereits beschrieben wurden. Sedativa sind demnach Pharmaka, die mit steigender Dosis zunächst sedativ, dann hypnotisch wirken, jedoch bei weiterer Dosissteigerung zu keiner Narkose führen. Einige Pharmaka mit starker sedativer Wirkung beim Tier (Xylazin, Guaifenesin, einige Antihistaminika), aber anderen Hauptwirkungen werden an anderer Stelle besprochen. Die Sedativa, die in diesem Kapitel behandelt werden sollen, gehören humanmedizinisch zur großen Gruppe der **Psychopharmaka.** Psychopharmaka lassen sich in 5 Gruppen einteilen: **Ataraktika, Neuroleptika, Antidepressiva, Psychoanaleptika** und **Psychotika.** Ataraktika und Neuroleptika werden vor allem wegen ihrer sedativen Wirkung beim Tier verwendet und sollen deshalb in diesem Kapitel unter dem Oberbegriff Sedativa besprochen werden. Antidepressiva spielen veterinärmedizinisch keine Rolle; einige Psychoanaleptika, also Stoffe, die die psychische Aktivität erhöhen sollen, werden im Kapitel »zentral erregende Stoffe« behandelt. Psychotika (z. B. Halluzinogene wie LSD) haben bei Mensch und Tier keine therapeutischen Anwendungsgebiete.

2.2.1
Ataraktika

Unter Ataraktika (Ataraxie = »Unerschütterlichkeit«) werden Pharmaka mit vorwiegend dämpfender Wirkung auf die Psyche verstanden, die zu Anxiolyse (Beseitigung von Angstzuständen) und Verminderung von Spannungs- und Erregungszuständen (»zähmender« Effekt beim Tier) führen. Ataraktika werden wegen ihrer allgemein beruhigenden Wirkung auch als **Tranquillantien** oder **minor tranquillizer** bezeichnet. Die wichtigsten Vertreter der Ataraktika sind **Meprobamat** und die **Benzodiazepine.**

2.2.1.1
Meprobamat

Meprobamat [im Handel in Form von Tabletten oder Dragees, z. B. **Urbilat** (H. M.)], ein Propandiolderivat (siehe zentrale Muskelrelaxantien), wird humanmedizinisch heute nur noch selten verwendet, da es schwächer wirkt sowie eine geringere therapeutische Breite und eine höhere Suchtpotenz aufweist als Benzodiazepine. Die wichtigsten pharmakologischen Effekte von Meprobamat sind die sedativ/hypnotische, anxiolytische, antikonvulsive und zentral muskelrelaxierende Wirkung; therapeutisch ausgenutzt wird aber nur die sedativ/

hypnotische Wirkung. Meprobamat wurde veterinärmedizinisch gelegentlich als Ataraktikum bei Schweinen angewendet, ist jedoch nicht als Präparat zur Anwendung bei Tieren im Handel. Meprobamat muß oral verabreicht werden, da keine Injektionslösungen erhältlich sind. **Dosierung:** um 20 mg/kg oral, je nach Effekt bis zu dreimal täglich. **Nebenwirkungen:** Blutdruckabfall sowie Überempfindlichkeitsreaktionen möglich; wie bei allen Sedativa können paradoxe zentrale Reaktionen auftreten. Bei **Überdosierung** Blutdruckabfall, Atemdepression, Schock, Herzversagen, Koma. **Wechselwirkungen:** Verstärkung der Wirkung anderer zentral dämpfender Pharmaka.

2.2.1.2
Benzodiazepine

Benzodiazepine wirken dosisabhängig anxiolytisch, antikonvulsiv, zähmend (antiaggressiv), sedierend, hypnotisch und zentral muskelrelaxierend. Im Gegensatz zu Meprobamat, das ein ähnliches Wirkungsspektrum aufweist, werden humanmedizinisch alle diese Wirkungen therapeutisch ausgenutzt, was die zahlreichen unterschiedlichen Anwendungsgebiete der Benzodiazepine erklärt (der Hauptvertreter **Diazepam** gehört humanmedizinisch zu den am häufigsten verschriebenen Arzneimitteln). Bei Dauerbehandlung lassen die Wirkungen der Benzodiazepine zum Teil stark nach (Toleranzentwicklung durch zentrale Adaptation), und bei langer Verabreichung hoher Dosen ist die Entwicklung einer Abhängigkeit möglich (Gefahr von Entzugserscheinungen nach Absetzen). Aufgrund der Suchtpotenz fallen Benzodiazepine seit 1986 unter die Bestimmungen des Betäubungsmittelrechts; jedoch sind alle auf dem Markt befindlichen Präparate ausgenommene Zubereitungen und können damit normal bezogen und verschrieben werden. Ein Vorteil gegenüber anderen Arzneimitteln mit ähnlichen Wirkungen (z. B. Barbituraten, Meprobamat) ist die sehr geringe Toxizität der Benzodiazepine. Für die Anwendung beim Tier ist bisher nur ein Benzodiazepin als Monopräparat zugelassen (s. u.); die Stoffe werden daher bisher überwiegend in Form von humanmedizinischen Präparaten vor allem beim Kleintier angewendet, finden wegen ihrer großen therapeutischen Breite aber auch mehr und mehr Anwendung bei Nutztieren. Ferner werden sie bei Zoo- und Wildtieren angewendet. Benzodiazepine wirken über spezifische Rezeptoren **(Benzodiazepin-Rezeptoren)** im ZNS, wobei diese Rezeptoren an GABA-Rezeptoren gekoppelt sind und die Wirkung des inhibitorischen Neurotransmitters GABA (Hyperpolarisation der postsynaptischen

Membran durch vermehrten Chlorideinstrom) fördern. Die endogenen Liganden für diese Rezeptoren sind bisher nicht bekannt. Im Rückenmark
hemmen Benzodiazepine polysynaptische Reflexe,
was die zentral muskelrelaxierende Wirkung hoher
Dosen erklärt. Im Gegensatz zu den Neuroleptika
haben Benzodiazepine keine peripheren Wirkungen (z. B. auf das vegetative Nervensystem). Lebensbedrohliche Zustände wie Atemdepression,
Herz-Kreislaufversagen und Verschwinden der
Reflexe, wie sie für Vergiftungen mit Barbituraten
und anderen Hypnotika typisch sind, treten bei
Benzodiazepinen nicht auf, allerdings kann es bei
zu schneller intravenöser Injektion aufgrund der
muskelrelaxierenden Wirkung zu einem Atemstillstand kommen. Die wichtigsten Benzodiazepine
sind **Diazepam (Valium), Chlordiazepoxid (Li-
brium), Clonazepam (Rivotril), Nitrazepam (Mo-
gadan), Oxazepam (Adumbran), Medazepam
(Nobrium)** und **Flurazepam (Dalmadorm).** Qualitativ wirken alle diese Stoffe gleich; sie unterscheiden sich aber in ihrer Wirkungspotenz und ihrer
Wirkungsdauer. Für die Wirkungsdauer ist von
Bedeutung, daß die meisten Benzodiazepine zu
aktiven Metaboliten (häufig Desmethyldiazepam)
verstoffwechselt werden, die die Wirkung der Ausgangssubstanz erheblich verlängern können. Einige Benzodiazepine werden humanmedizinisch nur
als Schlafmittel verwendet (z. B. Flurazepam), andere nur als Antiepileptika (Clonazepam), während bei Diazepam, dem bekanntesten Benzodiazepin und Prototyp der Gruppe, praktisch alle
Wirkungen therapeutisch ausgenutzt werden. Veterinärmedizinisch werden Benzodiazepine vor allem wegen ihrer sedativ/hypnotischen, antiaggressiven und antiepileptischen Wirkung eingesetzt;
hierbei spielen zur Zeit v. a. Diazepam und, in
geringerem Umfang, Clonazepam (siehe auch Antiepileptika) eine Rolle. An dieser Stelle soll deshalb beispielhaft für die Benzodiazepine nur Diazepam näher besprochen werden. Ein stark wirksames Benzodiazepin **(Climazolam)** befindet sich
zur Zeit in der Entwicklung und soll für verschiedene Tierarten zugelassen werden. In ersten Untersuchungen am Schwein zeigte sich, daß Climazolam in Kombination mit dem starken Analgetikum Levomethadon und Ketamin bei intramuskulärer Injektion aller drei Komponenten zu einem
operationsfähigen Zustand führt, der mit Applikation von Levomethadon und Ketamin allein aufgrund von Exzitationserscheinungen nicht erreicht
wird. Erwähnenswert ist, daß zur Zeit erst ein
Benzodiazepin **(Brotizolam,** Warenzeichen = **Me-
derantil)** als Monopräparat für die Anwendung bei
Tieren zugelassen worden ist; Indikation ist Appe-
titsteigerung bei krankheitsbedingter Inappetenz

beim Rind, ein Effekt, den alle Benzodiazepine
bei zahlreichen Spezies ausüben, der aber nur kurz
anhält und bei den bisher untersuchten Benzodiazepinen zumindest bei gesunden Tieren zu keiner
Gewichtszunahme führt. Des weiteren wurde 1989
ein Benzodiazepin **(Zolazepam)** in Kombination
mit einem »dissoziativen Anästhetikum« (Tiletamin) zur Anwendung bei Katzen zugelassen (siehe
bei Ketamin). Die Wirkungen von Benzodiazepinen können durch Applikation des Benzodiazepin-
antagonisten Flumazenil [Anexate (H. M.)] aufgehoben werden.

2.2.1.2.1
Diazepam [Valium (H. M.)]

Diazepam ist u. a. unter dem Warenzeichen **Valium** in Form von Tabletten, Retardkapseln, Sirup,
Suppositorien und Injektionslösung im Handel.
Anwendungsgebiete: Beim kleinen Haustier wird
Diazepam (z. B. in Kombination mit Levomethadon) vor allem in der Narkoseprämedikation verwendet. Dabei erleichtert es die Intubation und
schützt weitgehend vor prä- und postnarkotischen
Exzitationen. Ferner kann Diazepam beim Hund
zur Unterbrechung eines Status epilepticus und bei
der Katze zur Dauerbehandlung einer Epilepsie
eingesetzt werden (siehe Antiepileptika). Die muskelrelaxierende Wirkung ist neben der Narkoseprämedikation auch bei Myalgien (»Teckellähme«) und Tetanus auszunutzen. Auch bei anderen
Tierarten kann Diazepam als Ataraktikum (zur
Beruhigung vor Untersuchungen, Transporten,
Narkoseprämedikation) eingesetzt werden, ist
aber bisher für Nutztiere nicht zugelassen. Beim
Pferd wird Diazepam mißbräuchlich zum Doping
verwendet. Diazepam wird üblicherweise parenteral gegeben, kann aber auch oral verabreicht werden (z. B. bei der Epilepsiebehandlung der Katze).
Dosierung: Hund: zur Narkoseprämedikation um
1 mg/kg i. m. oder s. c.; dabei zeigen Hunde vor
allem Ataxie der Hinterbeine, herabgesetzten
Muskeltonus und (meist geringgradige) Sedation.
Bei der Tetanusbehandlung wird die genannte Dosis nach Bedarf wiederholt verabreicht. Das Ausmaß der Sedation ist wie bei allen Hypnotika und
Sedativa abhängig vom Erregungszustand des Tieres. Die **Wirkungsdauer** ist beim Hund relativ kurz
(**Halbwertszeit** 2–5 Stunden, aber Metabolisierung
zu aktiven Metaboliten, die bei Dauerbehandlung
kumulieren). Bei Katzen kann Diazepam bei auf-
geregten Tieren zu einer Verstärkung der Erregung führen, bei ruhigen Tieren führen Dosen um
1 mg/kg i. v. zu Muskelrelaxierung und Sedation,
wobei die Wirkung länger anhält als beim Hund
(Halbwertszeit 15–20 Stunden). Sedative Dosen

von Diazepam bei anderen Spezies sind 0,5 mg/kg i. v. beim Rind (stärkere Sedation als beim Hund, Tiere legen sich innerhalb von 2 min nieder, Wirkungsdauer etwa 4 Stunden) und 5–8 mg/kg i. m. beim Schwein. Beim Schwein kann Diazepam zur Prämedikation auch mit Azaperon kombiniert werden (0,25 mg/kg Diazepam + 0,4 mg/kg Azaperon). Ferner scheint Diazepam (0,25 mg/kg) mit Erfolg zur Verhinderung von Rangkämpfen und Ferkelfressen eingesetzt werden zu können. Es ist daher zu erwarten, daß Benzodiazepine wegen ihrer guten Verträglichkeit in Zukunft vermehrt Eingang in die Schweinepraxis finden werden. Beim Pferd sollte Diazepam nicht alleine zur Sedation angewendet werden, da Abwehrreaktionen und Ataxie auftreten. Bei Kombination (z. B. mit Chloralhydrat) in der Prämedikation liegen die wirksamen Dosen von Diazepam beim Pferd um 0,2 mg/kg i. m. oder i. v. Die Halbwertszeit von Diazepam beim Pferd liegt zwischen 7–22 Stunden. **Nebenwirkungen:** Wie alle Benzodiazepine hat auch Diazepam kaum eine Wirkung auf Kreislauf und Atmung. Bemerkenswert ist der appetitsteigernde Effekt von Diazepam (erhöhte Futteraufnahme trotz Sedation), der z. B. bei kranken Katzen auch therapeutisch ausgenutzt werden kann. Bei erregten Tieren kann es zu paradoxen Reaktionen kommen. Eine i. v. Injektion muß vorsichtig vorgenommen werden, da die muskelrelaxierende Wirkung bei hohen Dosen zu einer Beeinträchtigung der Atmung führen kann. **Überdosierung:** erst bei sehr starker Überdosierung kommt es zu einem Blutdruckabfall; ansonsten steht die Verstärkung der sedativ/hypnotischen Wirkung im Vordergrund. **Gegenanzeigen:** Vergiftung mit zentraldämpfenden Pharmaka und Alkohol. **Wechselwirkungen:** Verstärkung der Wirkung von zentraldämpfenden Pharmaka. Wie alle Benzodiazepine ist auch Diazepam stark an Plasmaproteine gebunden (Hund 95 %, Pferd 87 %), so daß bei Kombination mit anderen hoch gebundenen Pharmaka eine Verdrängung aus der Proteinbindung und damit Wirkungszunahme resultieren kann.

2.2.2 Neuroleptika

Neuroleptika (**»major tranquillizer«**) sind die veterinärmedizinisch meist verwendete Gruppe der Sedativa (und Psychopharmaka). Unter Neurolepsie wird ein Zustand mit Dämpfung emotionaler Erregbarkeit, Verminderung des Antriebs, der Spontanbewegung und der Ausdrucksmotorik verstanden. Hauptindikation der Neuroleptika in der Humanmedizin sind deshalb Psychosen (vor allem Schizophrenie), während Neuroleptika beim Tier vor allem in der Narkoseprämedikation und zur Neuroleptanalgesie sowie zur Beruhigung vor und während Transporten, bei Untersuchungen, beim Umgruppieren von Schweinen u. ä. eingesetzt werden. Mißbräuchlich werden vor allem Phenothiazinderivate beim Pferdedoping eingesetzt. Wie bei allen zentral dämpfenden Pharmaka gibt es auch bei den Neuroleptika tierartliche Unterschiede im Ausmaß der zu erreichenden Sedation. So ist z. B. der alleinige Einsatz von Neuroleptika zur Sedation vor Untersuchungen und Manipulationen bei Rind und Pferd meist nicht zufriedenstellend, da die Neurolepsie leicht durch äußere Einflüsse (z. B. Schmerzreize) durchbrochen wird. Hier ist Xylazin vorzuziehen (siehe dort). Bei Schweinen ist nur mit Azaperon eine ausreichende Sedation für Untersuchungen und Manipulationen zu erreichen. Neuroleptika verteilen sich sehr stark im Organismus (hohe Verteilungsvolumina, hohe Gewebskonzentrationen, niedrige Plasmakonzentrationen) und werden teilweise zu aktiven Metaboliten abgebaut, so daß die für Neuroleptika bei Nutztieren festgelegten Wartezeiten lang sind. Deshalb eignen sich Neuroleptika nicht zum Schlachttiertransport (was nicht ausschließt, daß sie vom Tierbesitzer unter Mißachtung der Wartezeiten zu diesem Zweck eingesetzt werden).

Die wichtigsten **zentralen Wirkungen** der Neuroleptika ähneln z. T. denen der Benzodiazepine; so wirken Neuroleptika zähmend (antiaggressiv) und sedativ/hypnotisch. Im Gegensatz zu den Ataraktika wirken Neuroleptika aber antipsychotisch (neuroleptisch), antiemetisch und kataleptisch, erhöhen also den Muskeltonus. Ein Teil dieser Effekte, so die antipsychotische, antiemetische und kataleptische Wirkung, läßt sich durch die Dopamin-antagonistische Wirkung der Neuroleptika (siehe Tab. 1) in bestimmten Hirnregionen erklären; daneben wirken Neuroleptika zentral aber auch Histamin-antagonistisch, anticholinerg und senken den Sympathikustonus zur Peripherie. Weiterhin führen Neuroleptika, ohne selbst analgetisch zu wirken, zu einer Verstärkung der analgetischen Wirkung von starken, morphinähnlichen Analgetika. Dieser Effekt wird in der **Neuroleptanalgesie** ausgenutzt, bei der ein Neuroleptikum mit einem morphinähnlichen starken Analgetikum (z. B. Levomethadon oder Fentanyl) kombiniert wird. Vorteile der Kombination sind Verstärkung der analgetischen und sedativen Wirkung bei gleichzeitiger Abschwächung der emetischen und vagusstimulierenden Wirkung des Analgetikums. Da Neuroleptika den Sauerstoffverbrauch der Gewebe senken, wird die Gefahr einer Gewebshypoxie als Folge der atemdepressiven Wirkung des

Analgetikums gesenkt. Nachteilig ist die Beeinträchtigung der Kreislaufregulation, da Neuroleptika bereits in subtherapeutischen Dosen eine starke α-adrenolytische Wirkung in der Peripherie haben, so daß es insbesondere bei kreislauflabilen Patienten durch Ausschaltung der Gegenregulation zu einem starken Blutdruckabfall kommen kann. Neben der α-adrenolytischen Wirkung haben die meisten Neuroleptika in höheren (therapeutischen) Dosen peripher auch eine parasympatholytische Wirkung, so daß das vegetative Nervensystem praktisch ausgeschaltet wird. Aufgrund ihrer Wirkung auf den Kreislauf haben Neuroleptika eine geringere therapeutische Breite als Ataraktika (v. a. Benzodiazepine). Insbesondere bei erregten Patienten kann es nach i. v. Injektion von Neuroleptika (besonders Phenothiazinderivaten) zu paradoxen Reaktionen kommen (Erregung, besonders häufig beim Pferd); bei epileptischen Patienten sind Neuroleptika wegen ihrer prokonvulsiven Wirkung kontraindiziert (hier sind Benzodiazepine in der Narkoseprämedikation vorzuziehen). Neuroleptika, die für die Neuroleptanalgesie verwendet werden, sind die Phenothiazinderivate **Chlorpromazin** (Bedeutung hat in den letzten Jahren abgenommen), **Propionylpromazin, Acepromazin, Triflupromazin** und in den letzten Jahren vermehrt die **Butyrophenonderivate Droperidol** und **Fluanison**. Kombiniert wird vor allem mit dem starken Analgetikum **Levomethadon;** in Kombination mit Droperidol und Fluanison wird auch **Fentanyl** eingesetzt (siehe starke Analgetika). Auch veterinärmedizinisch gibt es inzwischen feste Stoffkombinationen im Handel, so das **Hypnorm** (Fluanison und Fentanyl) und **Thalamonal** (Droperidol und Fentanyl).

Die Neuroleptanalgesie ist in der Narkoseprämedikation und zur Durchführung schmerzhafter Eingriffe in der tierärztlichen Praxis weit verbreitet und hat die früher bevorzugt eingesetzte Barbituratnarkose weitgehend verdrängt, obgleich sie nicht immer einen operationsfähigen Zustand des Patienten herbeiführt. Zu beachten ist, daß unter Neuroleptanalgesie die Tiere zwar immobilisiert sind und die Schmerzempfindlichkeit vollkommen ausgeschaltet ist, es besteht aber kein mit einer Narkose vergleichbares Toleranzstadium, d. h. Bewußtlosigkeit wird nicht erreicht, und die Tiere reagieren auf äußere Reize wie z. B. Lärm. Vorteil gegenüber den Injektionsnarkosen ist, daß bei Beachtung des kreislaufdepressiven Effektes die Gefahr von kritischen Zwischenfällen relativ gering ist. Bei Anwendung von Neuroleptika allein oder in Kombination mit starken Analgetika in der Prämedikation von Narkosen ist zu beachten, daß aufgrund der Potenzierung zentral dämpfend wir-

kender Stoffe die Dosis des Narkotikums gesenkt werden muß.

Die unterschiedlichen hier zu besprechenden Neuroleptika haben qualitativ das gleiche Wirkungsspektrum, wobei einzelne Wirkungen aber unterschiedlich stark ausgeprägt sein können. Generell scheinen die sedativ/hypnotische Wirkung und die antipsychotische Wirkung negativ korreliert zu sein, d. h. Neuroleptika mit sehr starker antipsychotischer Wirkung (z. B. Haloperidol) wirken nur relativ schwach sedativ/hypnotisch. Im folgenden sollen nun die vier wichtigsten Gruppen der Neuroleptika besprochen werden: die **Phenothiazinderivate,** die **Azaphenothiazinderivate,** die **Thioxanthenderivate** und die **Butyrophenonderivate.**

2.2.2.1
Phenothiazinderivate

Phenothiazinderivate sind die älteste Gruppe der Neuroleptika. Humanmedizinisch sind diese Stoffe weitgehend durch neuere Neuroleptika mit weniger Nebenwirkungen (z. B. Droperidol in der Neuroleptanalgesie) bzw. stärkerer antipsychotischer Wirkung (z. B. Haloperidol) verdrängt worden. Veterinärmedizinisch sind Phenothiazinderivate aber nach wie vor die am häufigsten eingesetzten Neuroleptika. Phenothiazinderivate zeichnen sich durch ein sehr hohes Verteilungsvolumen aus (teilweise über 10 l/kg; hohe Gewebskonzentrationen), so daß nur sehr niedrige Plasmakonzentrationen auftreten. Teilweise werden die Stoffe zu aktiven Metaboliten abgebaut. Neben den bereits besprochenen zentralen und peripheren Wirkungen der Neuroleptika haben Phenothiazinderivate (in Analogie zu klassischen Antihistaminika) eine starke lokalanästhetische und antihistaminerge Wirkung, die jedoch therapeutisch keine Rolle spielt.

2.2.2.1.1
Chlorpromazin

Chlorpromazin ist der Prototyp der Phenothiazinderivate und wird von verschiedenen Herstellern unter diesem Namen als Injektionslösung zur Anwendung bei Kleintieren, Wiederkäuern, Schweinen und Pferden vertrieben. Bekanntestes humanmedizinisches Warenzeichen war **Megaphen** (nicht mehr im Handel). **Anwendungsgebiete:** Prämedikation von Narkosen (durch Kombination mit Chlorpromazin kann die Dosis des Narkotikums um 30–50 % gesenkt werden), Operationsvorbereitung (z. B. für Operationen unter Lokalanästhesie beim stehenden Rind), Beruhigung aggressiver Tiere (z. B. Vermeidung von Beißereien beim Umgruppieren von Schweinen, gegen Kannibalismus und Schwanzbeißen), zur Beseitigung von Fremdkörpern in Rachen und Schlund und zur Beruhigung beim Schweinetransport. Ein weiteres Einsatzgebiet ist die Behandlung der sekretorischen Diarrhö beim Ferkel, bei der die antisekretorische Wirkung von Chlorpromazin ausgenutzt wird. Chlorpromazin wird beim Tier vorwiegend parenteral verabreicht, kann aber auch oral appliziert werden. **Dosierung:** bei Hund und Katze 0,5–4 mg/kg langsam i. v. oder i. m., oral mindestens 3 mg/kg; beim Schwein 1 mg/kg i. m. oder i. v., Rind 0,5 mg/kg i. m. oder i. v., Schaf und Ziege 2 mg/kg i. m. oder i. v. Bei Pferden sollte Chlorpromazin aufgrund der Gefahr paradoxer Erregungserscheinungen nicht gegeben werden (treten mit Chlorpromazin beim Pferd häufiger auf als mit anderen Neuroleptika). Grundsätzlich ist beim Großtier stärker wirksamen Phenothiazinderivaten (Propionylpromazin, Acepromazin) der Vorzug zu geben. **Wirkungsdauer:** beim Hund dosisabhängig 6–24 Stunden (**Halbwertszeit** 11 Stunden, Metabolismus zu noch schwach wirksamen Metaboliten); bei anderen Tierarten teilweise kürzer (Halbwertszeit bei der Ziege 1,5 Stunden). **Nebenwirkungen:** Ausschaltung der pressorischen Kreislaufregulation bis zum orthostatischen Kollaps, deshalb nur bei kreislaufgesunden Patienten anwenden und nicht nach größeren Blutverlusten. Photosensibilisierung an unpigmentierten Hautstellen bei Sonnenexposition möglich (auch Gefahr für den Anwender!); weiterhin Allergien, Magen-Darm-Störungen, Sekretionsstörungen an Speichel- und Schweißdrüsen (parasympatholytische Wirkung), Hypothermie, Nickhautvorfall. Insbesondere bei erregten Tieren besteht die Gefahr paradoxer Reaktionen. Die Atmung wird bei bestimmungsgemäßer Dosierung kaum beeinflußt. Bei Anwendung über einen längeren Zeitraum (wobei die sedative Wirkung nachläßt) besteht bei allen Neuroleptika durch die Dopamin-antagonistische Wirkung die Gefahr der Entwicklung Parkinson-ähnlicher Symptome (Tremor, Dyskinesie, Rigidität der Muskulatur). Bei Behandlung von trächtigen Tieren mit Chlorpromazin sind Lebernekrosen bei den Neugeborenen aufgetreten. Ferner sind intrahepatische Cholestasen nach Anwendung von Chlorpromazin beschrieben worden. Bei **Überdosierung** Verstärkung der beschriebenen Wirkungen. Bei Kreislaufkollaps können zum Durchbrechen der α-Adrenolyse hohe Dosen von α-Sympathomimetika (Norfenefrin) oder Dopamin eingesetzt werden. Neigung zu zentralen Krämpfen, daher keine Analeptika! **Gegenanzeigen:** kreislauflabile Patienten, starke Blutverluste, epileptische Patienten, akute Intoxikationen mit zentraldämpfenden Pharmaka oder Alkohol,

Leberschäden. **Wechselwirkungen:** Wirkungsverstärkung von zentraldämpfenden Pharmaka (z. B. bei Kombination mit Pentobarbital kann die i. v. Dosis des Barbiturats, die zur Erreichung des Toleranzstadiums notwendig ist, um 50 % gesenkt werden). Wirkungsverstärkung von blutdrucksenkenden Mitteln. Chlorpromazin wird bei allen Spezies sehr stark an Plasmaproteine gebunden (Hund 87 %, Rind 99 %, Ziege 98 %, Schwein 97 %), so daß es bei Kombination mit anderen hochgebundenen Pharmaka zur Verdrängung aus der Bindung und damit zu einer Wirkungszunahme kommen kann. **Wartezeiten:** eßbare Gewebe von Pferd, Rind, Schaf, Ziege, Schwein 5 Tage, Milch (Rind) 5 Tage.

2.2.2.1.2
Propionylpromazin [Combelen (V. M.)]

Propionylpromazin ist unter dem Warenzeichen Combelen als Injektionslösung zur Anwendung bei Kleintieren, Wiederkäuern, Pferden und Schweinen im Handel. **Anwendungsgebiete** wie bei Chlorpromazin. **Dosierung:** Hund 0,1–0,3 mg/kg i. v., 0,5 mg/kg i. m., Katze um 0,5 mg/kg i. v., Pferd 0,05–0,1 mg/kg i. v. oder i. m., Rind 0,1–0,2 mg/kg i. v. oder i. m., 0,2–0,5 mg/kg s. c., Schaf und Ziege bis 1 mg/kg i. m. oder s. c., Schwein 0,2–0,3 mg/kg i. v., 0,3–0,5 mg/kg i. m., 0,5–2 mg/kg s. c. **Nebenwirkungen, Überdosierung, Gegenanzeigen, Wechselwirkungen** siehe Chlorpromazin. Nach Propionylpromazin kann es bei Hengsten und Wallachen zu einer lang anhaltenden (u. U. irreversiblen) Penisparalyse (mit Penisvorfall) kommen. **Wartezeiten:** eßbare Gewebe von Pferd, Rind, Schaf, Ziege, Schwein 5 Tage, Milch (Wdk.) 5 Tage.

2.2.2.1.3
Acepromazin [Vetranquil (V. M.)]

Acepromazin ist unter dem Warenzeichen Vetranquil zur Anwendung bei Pferd, Rind, Schaf, Ziege, Schwein, Hund und Katze im Handel, wird aber vor allem in der Pferdepraxis verwendet. Es findet als Injektionslösung, Tabletten und als Granulat zur oralen Verabreichung Anwendung. **Anwendungsgebiete:** wie bei Chlorpromazin; mißbräuchlicher Einsatz beim Pferdedoping. **Dosierung:** bei oraler Verabreichung 0,2–0,5 mg/kg bei Großtieren und 1–2 mg/kg bei Kleintieren; bei parenteraler Verabreichung: Pferd, Rind, Schwein 0,05–0,1 mg/kg i. v. oder 0,1–0,2 mg/kg i. m., Schaf/Ziege 0,2–0,4 mg/kg i. v. oder 0,3–0,5 mg/kg i. m., Hund 0,5 mg/kg i. v. oder 0,5–1 mg/kg i. m., Katze 0,5–1 mg/kg i. m. **Wirkungsdauer** je nach

Dosis 6–12 Stunden (**Halbwertszeit** beim Pferd 3 Stunden). **Nebenwirkungen, Überdosierung, Gegenanzeigen, Wechselwirkungen** siehe Chlorpromazin. Wie Chlorpromazin hat Acepromazin eine sehr hohe Plasmaproteinbindung (beim Pferd 99 %). **Wartezeiten:** eßbare Gewebe von Pferd, Rind, Schaf, Ziege, Schwein 5 Tage, Milch (Wdk.) 3 Tage.

2.2.2.1.4
Triflupromazin [Psyquil (V. M., H. M.)]

Triflupromazin ist in Form von Dragees unter dem Warenzeichen Psyquil zur Anwendung bei Hund und Katze sowie unter dem gleichen Namen als Injektionslösung für Rind, Schaf, Pferd, Schwein, Hund und Katze im Handel. In seinen Wirkungen entspricht Triflupromazin dem Chlorpromazin, es fehlt lediglich die parasympatholytische Wirkung. **Anwendungsgebiete:** Ruhigstellung erregter Tiere bei Untersuchungen, als Antiemetikum und Sedativum bei Transporten, in der Narkoseprämedikation und Neuroleptanalgesie. **Dosierung** bei Hund und Katze: 4–8 mg/kg oral, zur Erhaltung (falls gewünscht) 2–4 mg/kg alle 4–6 Stunden. Bei parenteraler Applikation 1–2 mg/kg i. v. oder (Katze) 2–4–8 mg/kg i. m. Bei Großtieren: 0,1–0,3 mg/kg i. v. oder i. m. **Wirkungsdauer:** bei Hund und Katze 4–6 Stunden nach oraler bzw. 1–2 Stunden nach parenteraler Applikation. **Nebenwirkungen, Überdosierung, Gegenanzeigen, Wechselwirkungen** siehe Chlorpromazin. **Wartezeiten:** eßbare Gewebe von Rind, Schaf, Pferd, Schwein 5 Tage, Milch (Wdk.) 5 Tage.

2.2.2.2
Azaphenothiazinderivate

Von den Azaphenothiazinderivaten hat nur **Prothipendyl** eine gewisse Bedeutung erlangt.

2.2.2.2.1
Prothipendyl [Dominal (V. M.)]

Prothipendyl entspricht in seinen Wirkungsqualitäten und seiner Wirkungsstärke weitgehend Chlorpromazin. Es ist als Injektionslösung unter dem Warenzeichen Dominal zur Anwendung bei Pferden, Rindern, Schweinen, Hunden und Katzen im Handel, spielt aber vor allem in der Kleintierpraxis und beim Pferd eine gewisse Rolle. Bei Großtieren ist wie schon bei Chlorpromazin stärker wirksamen Präparaten der Vorzug zu geben. **Anwendungsgebiete:** wie Chlorpromazin; mißbräuchlicher Einsatz beim Pferdedoping. **Dosierung:** Hund 2,5–5 mg/kg i. v., i. m. oder s. c., Katze 5–10 mg/kg

i. v., i. m., s. c., Pferd und Rind 1–2 mg/kg i. v. oder i. m., Schwein 2–4 mg/kg i. v. oder i. m. **Wirkungsdauer** bis zu 14 Stunden. **Nebenwirkungen, Überdosierung, Gegenanzeigen, Wechselwirkungen** siehe Chlorpromazin. **Wartezeiten:** eßbare Gewebe von Rind, Pferd, Schwein 5 Tage, Milch (Rind) 3 Tage.

2.2.2.3
Thioxanthenderivate

Thioxanthenderivate sind chemisch den Phenothiazinderivaten sehr ähnlich und entsprechen daher auch in ihren Wirkungen weitgehend der wichtigsten Gruppe der Neuroleptika. Bekanntester Vertreter der Thioxanthenderivate ist **Chlorprothixen.**

2.2.2.3.1
Chlorprothixen [Truxal (H. M.)]

Chlorprothixen ist stärker sedativ und anticholinerg wirksam als Chlorpromazin, entspricht ansonsten aber in seinen Wirkungen dem Prototyp der Phenothiazinderivate. Chlorprothixen wird in verschiedenen Ländern vor allem beim Schwein als Neuroleptikum eingesetzt, ist in Deutschland aber bisher nicht zur Anwendung beim Tier zugelassen.

Humanmedizinisch ist Chlorprothixen unter dem Warenzeichen **Truxal** in Form von Saft, Dragees und Injektionslösung erhältlich. **Anwendungsgebiete:** siehe Chlorpromazin. **Dosierung:** Schwein 0,3–1 mg/kg i. m. oder i. v., Schaf/Ziege 0,5 mg/kg i. v., Hund 2–4 mg/kg i. v. oder i. m., Pferd (zur Prämedikation) 0,75–1 mg/kg i. v. **Nebenwirkungen,** Symptome bei **Überdosierung, Gegenanzeigen, Wechselwirkungen** entsprechen weitgehend Chlorpromazin.

2.2.2.4
Butyrophenonderivate

Butyrophenonderivate unterscheiden sich in ihrer chemischen Struktur erheblich von den bisher besprochenen Gruppen von Neuroleptika, weisen aber qualitativ das gleiche Wirkungsspektrum auf wie die klassischen Neuroleptika, wenn auch einige Wirkungen (z. B. die α-adrenolytische Wirkung) weniger stark ausgeprägt sind. Prototyp der Gruppe ist **Haloperidol [Haldol Janssen (H. M.)],** ein Neuroleptikum mit sehr starker antipsychotischer, aber relativ geringer sedativ/hypnotischer Wirkung, das humanmedizinisch als Antipsychotikum in der Psychiatrie eine erhebliche Bedeutung erlangt hat, veterinärmedizinisch aber keine Rolle spielt. Haloperidol ist von einigen Kollegen allerdings in Dosen von 0,1–0,2 mg/kg p. o. mit Erfolg als Antiemetikum und Beruhigungsmittel bei Hund und Katze eingesetzt worden. Butyrophenonderivate, die beim Tier eine größere Rolle spielen, sind **Droperidol, Fluanison** und **Azaperon**. Vorteil von Droperidol und Azaperon gegenüber anderen Neuroleptika ist vor allem die wesentlich geringere Beeinflussung der Kreislaufregulation. Droperidol ist deshalb beim Menschen Mittel der Wahl für die Neuroleptanalgesie (kombiniert mit Fentanyl), veterinärmedizinisch findet es nur bei Hund und Katze Anwendung (s. u.). Beim Großtier werden Butyrophenonderivate noch selten eingesetzt. Ihre Wirkung ist vor allem bei Pferd und Rind unsicher. Eine Rolle spielen Butyrophenonderivate deshalb vor allem beim kleinen Haustier und, in Form von Azaperon, beim Schwein.

2.2.2.4.1
Droperidol [Dehydrobenzperidol (H. M.), Halkan (V. M.)]

Droperidol unterscheidet sich von klassischen Neuroleptika wie Chlorpromazin vor allem durch eine höhere Wirkpotenz, kürzere Wirkungsdauer und geringere Kreislaufbeeinträchtigung. Veterinärmedizinisch findet Droperidol nur bei Hund und Katze Anwendung. Zur Anwendung bei diesen Spezies ist Droperidol unter dem Warenzeichen **Halkan** in Form von Würfeln zum Eingeben im Handel. **Anwendungsgebiete** sind Erbrechen, Aggressivität und Widerspenstigkeit. **Dosierung:** nach Angaben des Herstellers 0,01–0,03 mg/kg, falls erforderlich Wiederholung der Behandlung nach 4–8 Stunden. Zur Neuroleptanalgesie ist Droperidol in einem Verhältnis von 50 : 1 kombiniert mit Fentanyl unter dem Warenzeichen **Thalamonal** (2,5 mg Droperidol plus 0,05 mg Fentanyl pro ml) zur parenteralen Anwendung bei Hunden im Handel. In gleicher Zusammensetzung findet Thalamonal auch humanmedizinisch Anwendung zur Neuroleptanalgesie. **Dosierung** beim Hund: 2 mg/ kg Droperidol plus 0,04 mg/kg Fentanyl i. m. oder i. v. **Wirkungsdauer** etwa 30–60 min, Nachschlaf für weitere 30 min. Falls erforderlich, kann die o. g. Dosis zur Wirkungsverlängerung erneut verabreicht werden. Aufgrund des Fentanyl-Anteils empfiehlt sich Prämedikation mit Atropin (0,05 mg/kg i. m. 15 min vorher). Thalamonal unterliegt aufgrund des Fentanyl-Anteils der Betäubungsmittelverschreibungsverordnung. Näheres zu den Wirkungen von Fentanyl findet sich bei der Besprechung der starken Analgetika. Droperidol allein ist als Injektionslösung unter dem Warenzei-

chen **Dehydrobenzperidol** als Humanspezialität im Handel. **Nebenwirkungen** von Droperidol: weit geringere Kreislaufbeeinträchtigung als Phenothiazinderivate; auch andere Nebenwirkungen der Neuroleptika (siehe Chlorpromazin) sind geringer ausgeprägt. Bei hypovolämischen Patienten kann es zu Blutdruckabfällen kommen, die durch vorherige Volumensubstitution vermieden werden können. Beim Menschen kann Droperidol schwere Angst- und Spannungszustände auslösen. **Überdosierung:** Droperidol hat eine relativ große therapeutische Breite. Nach 4 mg/kg i. v. kommt es bei Hunden zur Verlangsamung der Atem- und Herzfrequenz und Blutdruckabfall, nach 10–20 mg/kg i. v. zu extrapyramidalen Erscheinungen wie Tremor, Muskelspastizität und Übererregbarkeit. Bei Verwendung von Droperidol/Fentanyl-Kombinationen steht bei Überdosierung die Atemdepression durch Fentanyl im Vordergrund, die mit Morphinantagonisten aufgehoben werden kann. **Gegenanzeigen:** keine (auch bei kreislauflabilen Tieren anzuwenden). **Wechselwirkungen:** siehe Chlorpromazin.

2.2.2.4.2
Fluanison

Im Gegensatz zu Haloperidol, Droperidol und Azaperon (s. u.) scheint Fluanison hinsichtlich seiner Nebenwirkungen keine Vorteile gegenüber klassischen Neuroleptika wie Chlorpromazin zu bieten. Humanmedizinisch wird Fluanison in Form von Tropfen **(Sedalande)** als Sedativum verwendet; veterinärmedizinisch ist Fluanison in Kombination mit Fentanyl als **Hypnorm** (10 mg Fluanison und 0,2 mg Fentanyl pro ml Injektionslösung) zur Neuroleptanalgesie, Immobilisierung und Prämedikation bei Hunden, Kaninchen, Meerschweinchen und Igeln im Handel. **Dosierung:** Hunde und Kaninchen: 5 mg Fluanison und 0,1 mg Fentanyl pro kg i. m., Meerschweinchen 5 mg/0,1 mg pro Tier i. m., Igel bis 2 mg/0,4 mg pro Tier i. m. **Wirkungsdauer:** 40 bis 60 min. **Nebenwirkungen, Überdosierung, Wechselwirkungen, Gegenanzeigen** für Fluanison siehe Chlorpromazin. Hypnorm unterliegt aufgrund des Fentanylanteils der Betäubungsmittelverschreibungsverordnung. Die unerwünschten Nebenwirkungen von Fentanyl (vor allem Bradykardie und Atemdepression; siehe starke Analgetika) werden durch die Kombination mit Fluanison weitgehend aufgehoben, trotzdem empfiehlt sich Prämedikation mit Atropin. Durch Fentanyl verursachte Atemdepressionen lassen sich mit Morphinantagonisten aufheben.

2.2.2.4.3
Azaperon [Stresnil (V. M.)]

Azaperon ist unter dem Warenzeichen Stresnil als Sedativum für Schweine im Handel. Es handelt sich um ein relativ untoxisches Neuroleptikum mit kurzer Wirkungsdauer. Azaperon ist das einzige Neuroleptikum, mit dem beim Schwein eine klinisch brauchbare Sedation für Manipulationen und Untersuchungen erreicht werden kann. **Anwendungsgebiete:** zur Beruhigung während Geburt, Geburtshilfe, bei Aggressivität (Ferkelfressen der Sauen, Umgruppieren) und Transport (Reduzierung des Transporttodes beim Schwein) sowie zur Prämedikation vor Lokalanästhesie und Narkose. In Kombination mit dem Hypnotikum Metomidat (Hypnodil, siehe dort) wird ein Neuroleptanalgesie-ähnlicher Zustand erreicht, der sich zur Vornahme operativer Eingriffe eignet. **Dosierung:** zur Sedation je nach Indikation 0,25–2 mg i. m. (bis 0,5 mg/kg tritt im allgemeinen keine Ataxie auf, bei höheren Dosen legen sich die Tiere meist spontan); zum Schweinetransport eignen sich Dosen um 0,4 mg/kg i. m.; zur Prämedikation 2 mg/kg i. m. Höhere Dosen (5–10 mg/kg) führen zur Immobilisierung mit Unterdrückung von Abwehrbewegungen. **Wirkungsdauer:** 1–3 Stunden. In Kombination mit Metomidat wird eine auch für größere Eingriffe ausreichende Allgemeinanästhesie für ca. 20 min erreicht. Die Dosierung von Azaperon beträgt dabei 1–2 (bei Schweinen unter 50 kg bis zu 4) mg/kg i. m., die von Metomidat 2,5–4,5 mg/kg i. v. bzw. 4 mg/kg i. p. (bei Schweinen unter 50 kg bis zu 15 mg/kg i. p.). Die **Halbwertszeit** von Azaperon beträgt beim Schwein ca. 2,5 Stunden. **Nebenwirkungen:** Azaperon bewirkt beim Schwein eine nur geringgradige Blutdrucksenkung (in Dosen von 0,5–3,5 mg/kg i. v. wird der arterielle Blutdruck um etwa 20 % gesenkt). Bei höheren Dosen können Salivation und Hyperpnoe auftreten. Körpertemperatur und Herzfrequenz werden in bestimmungsgemäßer Dosierung nicht beeinflußt. Allerdings kann die Kombination mit Metomidat zu Problemen bei kreislauflabilen Tieren führen. **Überdosierung:** Azaperon hat wie Droperidol eine große therapeutische Breite. Nach Applikation von 40 mg/kg i. m. bei Schweinen kommt es zu Salivation, Hyperpnoe und Hypothermie, aber zu keiner ernsthaften Kreislaufbeeinträchtigung. **Gegenanzeigen:** keine (auch bei kreislauflabilen Tieren anzuwenden). **Wechselwirkungen:** siehe Chlorpromazin. **Wartezeit** (Schwein): Injektionsstelle und Leber 5 Tage, restlicher Tierkörper 2 Tage.

Azaperon ist auch bei Pferden eingesetzt worden, wobei Dosen von 0,8 mg/kg i. m. zu einer ausgeprägten Sedation führten. Bei i. v. Verabreichung kam es zu starkem Blutdruckabfall und häufig zu Erregungserscheinungen.

3
Analgetika

Unter **Analgetika** werden Stoffe verstanden, die die Schmerzempfindung unterdrücken. **Starke Analgetika** wie Morphin sind dabei in der Lage, auch stärkste Schmerzgefühle (z. B. postoperative Schmerzen) vollständig aufzuheben, während **schwache Analgetika** wie Acetylsalicylsäure, die im Gegensatz zu den zentral wirksamen starken Analgetika vor allem peripher an schmerzsensiblen Nervenendigungen wirken, im Vergleich deutlich schwächer analgetisch wirken und vor allem bei entzündlich bedingten Schmerzzuständen eingesetzt werden. Grundsätzlich ist zu beachten, daß Analgetika nur das Krankheitssymptom Schmerz unterdrücken, nicht aber die Schmerzursache aufheben.

3.1
Starke Analgetika

Unter »starken Analgetika« werden **Analgetika vom Typ des** Morphins (»morphinartige Analgetika«) verstanden. Analgetika dieses Typs spielen vor allem beim Hund (und gelegentlich beim Pferd) eine Rolle. In diesem Kapitel sollen neben den eigentlichen starken Analgetika vom Morphintyp auch zentral wirksame α-Rezeptoragonisten vom Typ des Xylazins besprochen werden, die bei einigen Tierarten eine starke analgetische (und sedative) Wirkung aufweisen.

3.1.1
Analgetika vom Typ des Morphins

Analgetika vom Typ des Morphins lassen sich in 3 Gruppen unterteilen: (1) natürlich vorkommende Verbindungen (Opiumalkaloide), (2) halbsynthetische und (3) vollsynthetische Verbindungen. Prototyp der starken Analgetika und Ausgangssubstanz für die halbsynthetischen und vollsynthetischen Abwandlungsprodukte ist **Morphin,** ein Alkaloid aus **Opium,** dem eingetrockneten Milchsaft der Kapseln des Schlafmohns Papaver somniferum. Morphin und von Morphin abgeleitete starke Analgetika werden deshalb auch als **Opiate** oder **Opioide** bezeichnet. Ein weiteres analgetisch wirksames Alkaloid aus Opium ist **Codein,** das aber ausschließlich wegen seiner antitussiven Wirkung verwendet wird (siehe Antitussiva). Qualitativ haben alle starken Analgetika vom Typ des Morphins das gleiche Wirkungsprofil, es gibt lediglich Unterschiede in der Ausprägung einzelner Wirkungskomponenten, der Wirkungsstärke und in der Wirkungsdauer. Aufgrund ihrer Suchtpotenz unterliegen alle Analgetika vom Typ des Morphins der Betäubungsmittelgesetzgebung.

3.1.1.1
Morphin

Die zentralen Wirkungen von Morphin lassen sich in zentral dämpfende und zentral erregende Wirkungen unterteilen. Allerdings sind zum Teil erhebliche Speziesunterschiede in den Wirkungen von Morphin zu beachten.

Zentral dämpfende Wirkungen: (1) die analgetische Wirkung beruht auf einer Hemmung der Erregungsübertragung polysynaptischer Bahnen, was zu einer Abschirmung der Assoziationsareale des Frontalhirns führt. Der Schmerzreiz ist zwar noch lokalisierbar, er wird aber nicht mehr als unangenehm (»schmerzhaft«) bewertet. Durch die Abschirmung der Assoziationsareale, des sogenannten »protektiven Systems«, werden auch zahlreiche andere, normalerweise als unangenehm bewertete Einflüsse nicht mehr als unangenehm empfunden (z. B. Hunger, Kälte, andere unangenehme Einflüsse der Umwelt), was die Euphorieentwicklung (und damit die Gefahr der Sucht) bei wiederholter Verabreichung von Morphin (und morphinähnlichen Analgetika) miterklärt. Die analgetische und zahlreiche andere Wirkungen von Morphin werden über sogenannte **Opiatrezeptoren** ausgelöst, die sowohl in Rückenmark und Gehirn wie auch in peripheren Organen (z. B. Dünndarm) lokalisiert sind. Opiatrezeptoren werden in verschiedene Subtypen unterteilt, die verschiedene Wirkungen der Opioide vermitteln. Die physiologischen Agonisten für diese Rezeptoren sind die endogenen Opioide (Enkephaline, Endorphine, Dynorphine), analgetisch wirkende Polypeptide, die durch verschiedene Stimuli freigesetzt werden (unter anderem auch durch Akupunktur) und an zahlreichen physiologischen Funktionen beteiligt zu sein scheinen. Therapeutisch lassen sich endogene Opioide nicht einsetzen, da ihre Wirkung nur sehr kurz anhält und sie aufgrund der Molekülgröße nicht die Blut-Hirn-Schranke durchdringen können. Ähnlich wie mit Opioiden läßt sich auch mit Enkephalinen und Endorphinen eine Sucht erzeugen. (2) Morphin wirkt sedativ/hypnotisch; in höheren Dosen ergibt sich ein narkoseähnlicher Zustand. Allerdings gibt es starke tierartliche Unterschiede: am stärksten ist die sedativ/hypnotische Wirkung beim Hund ausgeprägt, während bei anderen Spezies häufig (besonders in hohen Dosen) Erregungserscheinungen auftreten (s. u.). (3) Morphin hemmt das Atemzentrum (gefährlichste Nebenwirkung von Morphin und morphinähnlichen Analgetika), indem die Reizschwelle für die Kohlendioxidspannung im Blut heraufgesetzt wird (bei Beatmung also Kohlendioxidzusatz wichtig). (4) Morphin hemmt das Hustenzentrum; diese Wirkung wird bei einigen Opioiden therapeutisch ausgenutzt (siehe Antitussiva). (5) Morphin führt zu einer Dämpfung der Temperaturregulation; allerdings gibt es auch hier wieder tierartliche Unterschiede: Hypothermie nach Morphin ist besonders beim Hund zu beobachten, während bei Rindern, Ziegen, Katzen und Pferden häufig Hyperthermie auftritt. (6) Morphin dämpft das Brechzentrum in der Medulla oblongata; diesem antiemetischen Effekt geht oft ein emetischer Effekt durch direkte Stimulation des Brechzentrums voraus (siehe unten). (7) Morphin führt zu einer Dämpfung sympathischer Zentren, so daß der Sympathikustonus zur Peripherie gesenkt wird. Bei wiederholter Verabreichung von Morphin entwickelt sich gegenüber allen dämpfenden Wirkungen von Morphin eine Toleranz; die Toleranzentwicklung ist aber langsamer als z. B. bei Barbituraten.

Zentral erregende Wirkungen von Morphin: (1) Erbrechen durch Stimulation der Chemorezeptortrigger-Zone (Brechzentrum) in der Medulla oblongata. Dieser Effekt ruft Dysphorie hervor, eine besonders beim Menschen häufige Reaktion auf Opioide, die einer Suchtentwicklung entgegensteht. Bei den verschiedenen Tierarten ist der emetische Effekt von Morphin besonders beim Hund ausgeprägt, während einige andere Spezies (z. B. Schweine und Geflügel) kein Erbrechen nach Morphin zeigen. Neuroleptika heben den emetischen Effekt von Morphin und anderen Opioiden auf (Neuroleptanalgesie). Bei der morphinähnlichen Verbindung **Apomorphin** wird der emetische Effekt therapeutisch ausgenutzt (siehe Emetika). Ursache des emetischen Effekts ist wahrscheinlich eine Erregung von Dopaminrezeptoren. Die starke dopaminerge Wirkung von Apomorphin und anderen Opioiden (z. B. Fentanyl) führt bei einigen Spezies zu einer motorischen Stimulation, was beim Pferd mißbräuchlich beim Doping ausgenutzt wird. Eine dopaminerge Wirkung der Opioide im Nucleus accumbens scheint bei der euphorischen Wirkung (und damit bei der Suchtpotenz) eine Rolle zu spielen. (2) Morphin löst durch Erregung des Oculomotoriuskerns eine Miosis aus, die besonders beim Hund ausgeprägt ist. Bei anderen

Spezies (Katze, Schaf, Pferd) kann die Pupillenweite zunehmen. (3) Morphin kann bei allen Tierarten zu paradoxen Erregungserscheinungen führen; besonders gehäuft (insbesondere bei hohen Dosen) kommen derartige Reaktionen bei Wiederkäuern, Katzen, Schwein und Pferd vor, so daß Morphin und andere Opioide bei diesen Tierarten kaum eingesetzt werden. Bei niedriger Dosierung (s. u.) sind aber auch bei Pferd, Schwein und Katze Erregungserscheinungen relativ selten. Die Erregungserscheinungen scheinen zum Teil (z. B. bei der Katze) durch Kombination mit Neuroleptika verhindert zu werden (Dopaminantagonismus?). In toxischen Dosen führt Morphin bei allen Spezies zu zentralen Erregungserscheinungen bis hin zu tonisch-klonischen Krämpfen.

Neben den zentralen Effekten hat Morphin auch eine Reihe von **peripheren Wirkungen.** So kommt es am Herzen zu einer ausgeprägten Bradykardie, die durch Vagusstimulierung (direkt und indirekt aufgrund der Hemmung sympathischer Zentren; s. o.) zu erklären ist. Insbesondere bei Hund und Katze sind als weitere Symptome des erhöhten Vagustonus Speicheln, Kotabsatz und Bronchokonstriktion zu beobachten. Prämedikation mit Atropin oder anderen Parasympatholytika ist daher anzuraten. An den Gefäßen kommt es zu einer Vasodilatation, die zum einen durch die Senkung des Sympathikustonus, zum anderen durch Histaminfreisetzung hervorgerufen wird. Bei gegen Histaminfreisetzung empfindlichen Spezies (Hund) darf Morphin deshalb nicht i. v. gespritzt werden (Gefahr anaphylaktoider Reaktionen). Die blutdrucksenkende Wirkung von Morphin wird durch Neuroleptika (besonders Phenothiazinderivate) verstärkt (bei Neuroleptanalgesie zu beachten). Am Magen-Darm-Trakt führt Morphin über Opiatrezeptoren zu einer Hemmung der Peristaltik, zu Pyloruskonstriktion und zu Spasmen; es resultiert eine sogenannte spastische Obstipation; die stopfende Wirkung von Opiumzubereitungen (siehe Antidiarrhoika) beruht dagegen auf einer atonischen Obstipation durch das spasmolytisch (aber nicht analgetisch) wirkende Opiumalkaloid Papaverin. Neben der Wirkung auf die glatte Muskulatur des Magen-Darm-Trakts führt Morphin zu Spasmen der Blasen- und Gallenblasenmuskulatur.

Zur **therapeutischen Anwendung** beim Tier wird Morphin vor allem parenteral verabreicht. Im Handel befinden sich verschiedene humanmedizinische Injektionslösungen (z. B. Morphin Thilo Ampullen). Bei oraler Anwendung sind aufgrund eines ausgeprägten first pass-Effektes wesentlich höhere Dosen erforderlich als nach parenteraler Applikation. Neben der systemischen Anwendung

gibt es auch die Möglichkeit der epiduralen Applikation (im Lumbalbereich) zur **Spinalanalgesie** bei Schmerzen kaudal des Rippenbogens. Aufgrund der Möglichkeit paradoxer Erregungserscheinungen nach Anwendung von Morphin bei Katze, Pferd, Wiederkäuer und Schwein wird Morphin vor allem beim Hund eingesetzt, wo es besonders in der Narkoseprämedikation den Vorteil einer ausgeprägten sedativ/hypnotischen Wirkung hat (stärker als bei anderen Opioiden). **Anwendungsgebiete** (strenge Indikationsstellung beachten, da Betäubungsmittel): Narkoseprämedikation (Hund, Pferd), schwere Schmerzzustände (wie postoperative Schmerzen). **Dosierung:** Hund: Narkoseprämedikation 0,1–2 mg/kg i. m., bei Schmerzzuständen 0,1–0,5 mg/kg i. m. oder s. c.; Katze 0,1 mg/kg s. c. (bei höheren Dosen Gefahr der Exzitation), Schwein 0,2–0,9 mg/kg i. m., Pferd 0,1–0,2 mg/kg s. c. oder langsam i. v. Es empfiehlt sich gleichzeitige Verabreichung von Atropin. Bei bestimmungsgemäßer Dosierung führt Morphin nur selten zu paradoxen Reaktionen, beim Pferd kann es allerdings schon bei 0,1 mg/kg i. v. zu motorischer Stimulation kommen (mißbräuchlich beim Doping ausgenutzt). Bei Wiederkäuern treten Erregungserscheinungen auch bereits nach niedrigen Dosen auf, so daß Morphin bei Wiederkäuern nicht eingesetzt werden sollte. **Wirkungsdauer:** einige Stunden (beim Hund 1–2 Stunden), deshalb u. U. wiederholte Applikation notwendig. Bei der Katze beträgt die **Halbwertszeit** von Morphin im Plasma 3 Stunden (Mensch 3–4 Stunden), beim Hund 40–80 min (nimmt mit steigender Dosis zu). Aus Hirngewebe wird Morphin allerdings langsamer eliminiert als aus Blutplasma (Halbwertszeit im Hirngewebe von Hunden 4 Stunden). Das Verteilungsvolumen von Morphin beträgt 1,4 l/kg (Katze). **Nebenwirkungen** ergeben sich aus den oben besprochenen Wirkungen: Nausea, Erbrechen, Kot- und Harnabsatz, Salivation, Bronchospasmen, Obstipation, je nach Spezies und Dosis Sedation oder Erregung, Blutdruckabfall, Bradykardie, Miosis, Atemdepression; paradoxe Erregungserscheinungen möglich. Bei **Überdosierung** Verstärkung der unter Nebenwirkungen beschriebenen Symptome bis hin zu Koma und Atemlähmung (beim Hund allerdings erst bei sehr hohen Dosen); Abfall der Körpertemperatur, Krämpfe. Letale Dosen liegen beim Hund etwa bei 100–200 mg/kg s. c. oder i. v. Behandlung von Überdosierungssymptomen mit Morphinantagonisten und symptomatisch (u. U. Beatmung). Auch bei starker zentraler Dämpfung keine zentralen Analeptika (Krampfgefahr)! **Gegenanzeigen:** Krankheitszustände, bei denen eine Dämpfung des Atemzentrums vermieden werden muß. Aufgrund der atemdepressiven Wirkung Vorsicht bei Inhalationsnarkosen. Aufgrund möglicher zentraler Erregung Vorsicht bei epileptischen Patienten. Weiterhin Vorsicht bei Schock-gefährdeten Tieren (da zusätzlicher Blutdruckabfall). **Wechselwirkungen:** die muskelrelaxierende Wirkung von d-Tubocurarin-ähnlichen (»stabilisierenden«) Muskelrelaxantien wird verstärkt, ebenso die Herzwirkung von Herzglykosiden.

3.1.1.2
Halbsynthetische Morphinabkömmlinge

Halbsynthetische Morphinabkömmlinge wie **Hydromorphon [Dilaudid** (H. M.)] und **Hydrocodon [Dicodid** (H. M.)] spielen veterinärmedizinisch keine Rolle und sind auch humanmedizinisch überwiegend durch vollsynthetische Morphinabkömmlinge verdrängt worden. Hydrocodon, das eine ausgeprägte antitussive Wirkung besitzt, wird gelegentlich noch als Antitussivum eingesetzt (siehe Antitussiva). In die Gruppe der halbsynthetischen Opioide gehört auch das nicht-verkehrsfähige **Heroin,** das im Gehirn zu Morphin abgebaut wird.

3.1.1.3
Vollsynthetische Morphinabkömmlinge

Vollsynthetische Morphinabkömmlinge haben das gleiche Wirkungsspektrum wie Morphin (zur Pharmakologie siehe also Morphin) und unterscheiden sich lediglich in Wirkungspotenz, Wirkungsdauer und Ausprägung einzelner Wirkungskomponenten. Klinisch haben die verschiedenen Vertreter dieser Gruppe Morphin weitgehend verdrängt. Der Versuch, Substanzen mit morphinähnlicher analgetischer Wirkung ohne Suchtpotenz zu entwickeln, ist jedoch bisher nicht gelungen. Zwar weisen einzelne Vertreter, wie z. B. Levomethadon, eine geringere Suchtpotenz auf als Morphin, können aber dennoch bei längerer Anwendung zu psychischer und physischer Abhängigkeit führen. Die bekanntesten und auch veterinärmedizinisch eingesetzten vollsynthetischen Morphinabkömmlinge sind **Levomethadon** und **Fentanyl.** Von Interesse ist ferner das relativ neue **Pentazocin,** das morphinagonistische und -antagonistische Wirkungen und damit weniger Nebenwirkungen und eine relativ geringe Suchtpotenz hat, inzwischen aber auch der Betäubungsmittelgesetzgebung unterliegt. Schließlich sei **Etorphin (Immobilon)** erwähnt, das vom Tierarzt zur Immobilisierung von Zoo-, Zirkus- und Wildtieren eingesetzt werden darf, bisher aber nicht in der Bundesrepublik Deutschland zugelassen ist. Etorphin ist bis zu

10 000mal stärker wirksam als Morphin, was den Umgang mit diesem starken Analgetikum gefährlich macht. Eine Reihe weiterer Morphinanaloga spielen humanmedizinisch eine Rolle **[Dextromoramid (Jetrium), Piritramid (Dipidolor), Tilidin (Valoron), Buprenorphin (Temgesic)]**, werden beim Tier aber kaum angewendet. **Pethidin** (synonym **Meperidin,** humanmedizinisches Warenzeichen **Dolantin**) wurde gelegentlich auch beim Tier eingesetzt, hat aber den Nachteil, wesentlich schwächer und kürzer als Morphin (und Levomethadon) zu wirken (Halbwertszeit bei Hund, Katze und Pferd 40–70 min), so daß anderen, länger und stärker wirksamen Opioiden wie Levomethadon der Vorzug zu geben ist.

3.1.1.3.1
Levomethadon

Levomethadon ist veterinärmedizinisch das meist verwendete Analgetikum vom Morphintyp. Humanmedizinische Warenzeichen sind **L-Polamidon** (Injektionslösung und Tropfen) und **L-Polamidon C** (Injektionslösung, Tropfen und Tabletten mit atropinähnlichem Inhaltsstoff). Veterinärmedizinisch ist Levomethadon unter dem Namen **L-Polamivet** in Kombination mit einem Parasympatholytikum (Fenpipramid) als Injektionslösung zur Anwendung bei Hund und Pferd im Handel. Wichtigste Unterschiede zu Morphin sind bessere Bioverfügbarkeit nach oraler Applikation, stärkere und längere analgetische Wirkung, langsamere Toleranzentwicklung und geringere Suchtpotenz. Levomethadon ist weniger sedativ, aber stärker atemdepressiv als Morphin; Vagussymptome nach Levomethadon sind stark ausgeprägt, so daß grundsätzlich mit einem Parasympatholytikum kombiniert wird. **Anwendungsgebiete:** zur Ausschaltung schwerer Schmerzen (z. B. postoperative Schmerzen), Narkoseprämedikation, Neuroleptanalgesie. **Dosierung:** Hund: Narkoseprämedikation und Neuroleptanalgesie 0,1–0,2 mg/kg i. v., zur Schmerzausschaltung maximal 0,1 mg/kg s. c. oder p. o., Pferd 0,05–0,1 mg/kg s. c. **Wirkungsdauer:** länger als bei Morphin (**Halbwertszeit** beim Hund im Mittel 5 Stunden). Zur Neuroleptanalgesie wird Levomethadon üblicherweise mit Phenothiazinderivaten kombiniert (siehe Neuroleptika). **Nebenwirkungen, Überdosierung, Gegenanzeigen, Wechselwirkungen** von Levomethadon siehe bei Morphin. Tiere werden durch Levomethadon geräuschempfindlich. Bei Kombination mit Fenpipramid (Polamivet, Polamidon C) fallen die Vagus-abhängigen Nebenwirkungen von Levomethadon weitgehend weg; hier ist aber auch an Nebenwirkungen, Überdosierungserscheinungen und

Gegenanzeigen des Parasympatholytikums zu denken (siehe Atropin). **Wartezeit** (Pferd) 3 Tage.

3.1.1.3.2
Fentanyl

Fentanyl ist unter dem Warenzeichen Fentanyl-Janssen (H. M.) im Handel. Wichtigste Unterschiede zu Morphin sind die wesentlich höhere Wirkungspotenz und die kürzere Wirkungsdauer. Beim Menschen wirkt Fentanyl stark atemdepressiv, so daß bei Neuroleptanalgesien mit Fentanyl grundsätzlich beatmet werden muß, beim Tier ist die atemdepressive Wirkung weniger stark ausgeprägt. **Anwendungsgebiete:** Nach den Bestimmungen der Betäubungsmittel-Verschreibungsverordnung darf Fentanyl vom Tierarzt nur zur Prämedikation, Neuroleptanalgesie, zu diagnostischen Eingriffen und zur Immobilisierung angewendet werden (also nicht zur Behandlung schwerer Schmerzzustände). Ferner darf Fentanyl im Gegensatz zu Morphin und Levomethadon nur für den Praxisbedarf verschrieben werden. Mißbräuchlich wird Fentanyl zur motorischen Stimulation beim Pferdedoping eingesetzt (Verstoß gegen die Betäubungsmittelgesetzgebung; wird strafrechtlich verfolgt!) **Dosierung:** Hund 0,03–0,05 mg/kg i. v., Pferd 0,002 mg/kg i. m. oder langsam i. v. Gleichzeitige Verabreichung von Atropin ist sinnvoll. **Wirkungsdauer:** 30–60 min (Hund und Pferd). Zur Aufrechterhaltung der Analgesie bei längeren Eingriffen ist es sinnvoll, Fentanyl zu infundieren. Zur Neuroleptanalgesie bei Hunden wird Fentanyl üblicherweise mit Droperidol, seltener auch mit Fluanison kombiniert (siehe Neuroleptika). **Nebenwirkungen, Überdosierungssymptome, Gegenanzeigen** und **Wechselwirkungen** siehe Morphin. Fentanyl führt beim Pferd in Dosen von 0,004–0,02 mg/kg i. v. zu einem rauschähnlichen Bewegungsdrang für ca. 90 min.

3.1.1.3.3
Pentazocin [Fortral (H. M.)]

Pentazocin ist ein neuer Typ unter den morphinähnlichen Analgetika, der sowohl morphinagonistische wie -antagonistische Wirkungen vereint.

Opiatrezeptoren sind nicht einheitlich, sondern werden in verschiedene Subtypen unterteilt. Während Morphin und die klassischen Opioide ähnlich wie die endogenen Opioide auf alle Rezeptorsubtypen agonistisch wirken, wirkt Pentazocin je nach Rezeptorsubtyp agonistisch (erklärt die analgetische Wirkung) oder antagonistisch (kann zum Auslösen von Entzugserscheinungen bei Opioidsüchtigen führen). Es zeichnet sich durch gute

analgetische Wirksamkeit aus, ohne Übelkeit, Erbrechen und Darmspasmen hervorzurufen. Die atemdepressive Wirkung ist geringer als die von Morphin, und im Gegensatz zu Morphin und anderen herkömmlichen Opioiden scheint es Blutdruck und Herzfrequenz nur mäßig zu beeinflussen. In hohen Dosen werden Blutdruck und Herzfrequenz sogar erhöht (durch antagonistische Wirkung an Opioidrezeptoren?). Das Suchtpotential von Pentazocin ist relativ gering. Die Halbwertszeiten von Pentazocin bei verschiedenen Tierarten sind allerdings kurz: 100 min beim Pferd, 50 min bei der Ziege und beim Schwein, 20 min bei Hunden und 80 min bei Katzen. Pentazocin ist deshalb (und aufgrund nur schwacher sedativer Wirkung) bisher beim Tier nur zur Prämedikation verwendet worden (und aufgrund motorischer Stimulation beim Pferdedoping). **Dosierung:** Hund 1,5–3 mg/kg i. m., Pferd 0,5–1 mg/kg i. v. **Wirkungsdauer:** kurz (s. o.). **Nebenwirkungen** schwächer als bei Morphin. **Überdosierung:** Erregungserscheinungen beim Hund ab 6–10 mg/kg, beim Pferd ab 2 mg/kg; weitere Symptome siehe Morphin. **Gegenanzeigen, Wechselwirkungen** siehe Morphin.

3.1.2
Morphinähnliche Stoffe, die nicht als starke Analgetika verwendet werden

Eine Reihe von Stoffen, die sich von Morphin und Morphinanaloga ableiten, werden nicht als starke Analgetika verwendet, weil entweder andere Wirkungskomponenten therapeutisch ausgenutzt werden **(Antitussiva)** oder die analgetische Wirkung aufgrund der Strukturveränderungen fehlt **(Apomorphin, Loperamid, Morphinantagonisten)**. Aufgrund der Strukturähnlichkeit mit den klassischen Opioiden sollen diese Stoffe hier kurz besprochen werden.

3.1.2.1
Morphinantagonisten

Hierbei handelt es sich um Analoga von Morphin und morphinähnlichen starken Analgetika, die sich durch Substitution einer Allylgruppe am Stickstoffatom des Opioidmoleküls von den jeweiligen starken Analgetika unterscheiden. Die durch diese Substituierung entstehenden Substanzen heben praktisch alle zentralen und peripheren Wirkungen von Opioiden auf, also auch die lebensbedrohlichen Wirkungen bei Vergiftungen mit starken Analgetika vom Morphintyp, vor allem die Atemdepression. Da es sich um einen Antagonismus am

Opiatrezeptor handelt, wird die Wirkung aller Opioide antagonisiert. Dagegen werden Atemdepressionen, die durch Nicht-Opioide (z. B. Barbiturate) verursacht werden, nicht vermindert! Zwei Morphinantagonisten werden klinisch eingesetzt: **Levallorphan** (das Allylanalogon von Levorphanol) und **Naloxon** (das Allylanalogon von Oxymorphon). Der älteste Morphinantagonist, **Nalorphin** (das Allylanalogon von Morphin), ist nicht mehr im Handel. Nalorphin und Levallorphan haben noch eine ausgeprägte agonistische Restwirkung (sie wirken als partielle Agonisten ähnlich wie Pentazocin auf einige Opioidrezeptorsubtypen agonistisch, auf andere antagonistisch), während Naloxon ein reiner Antagonist ist. Naloxon sollte deshalb heute vorgezogen werden. Da durch Morphinantagonisten auch die Wirkung der körpereigenen Endorphine aufgehoben werden, werden neben der klassischen Anwendung als Morphinantagonist für Naloxon heute zahlreiche andere Anwendungsgebiete diskutiert, bei denen Endorphine beteiligt zu sein scheinen, so einige Schockformen, bestimmte endogen oder exogen bedingte Atemdepressionen und Erkrankungen des Gehirns. Veterinärmedizinisch liegen hierzu erst begrenzte Erfahrungen vor (s. u.).

3.1.2.1.1
Naloxon [Narcanti (V. M., H. M.)]

Naloxon ist als Injektionslösung unter dem Warenzeichen Narcanti-vet zur Anwendung bei Hunden im Handel. **Anwendungsgebiete:** Überdosierung mit Morphin bzw. Morphinanaloga, Beendigung der Wirkung von Opioiden. Ferner zur Behandlung der Apnoe bei Welpen sowie (bisher nicht zugelassen) zur Behandlung der Scheinträchtigkeit (Lactomanie) bei der Hündin (an beiden Prozessen scheinen endogene Opioide beteiligt zu sein, was die Wirkung von Naloxon erklären würde). In sehr niedrigen Dosierungen kann es durch Blockierung präsynaptischer Opioidrezeptoren zu einer Freisetzung endogener Opioide kommen und damit, da postsynaptische Opiatrezeptoren erst durch höhere Dosierungen blockiert werden, zu scheinbar agonistischen Wirkungen von Naloxon. **Dosierung:** zur Aufhebung der Wirkung von Opioiden: da es sich um einen kompetitiven Antagonismus am Opiatrezeptor handelt, richtet sich die Dosierung nach der verabreichten Menge und nach der Potenz des Opioids. Bei intravenöser Applikation setzt die Wirkung von Naloxon so schnell ein, daß nach Wirkung dosiert werden kann. Dosierungen liegen beim Hund im Bereich um 0,05 mg/kg. Die Verabreichung kann innerhalb von 2–3 min wiederholt werden, bis der gewünschte Effekt eingetreten ist. **Wirkungsdauer:** die Wirkungsdauer von Naloxon kann kürzer sein als die des verwendeten Opioids, so daß bei erfolgreicher Aufhebung von Vergiftungssymptomen der Patient keinesfalls aus der Beobachtung entlassen werden sollte. Zur Behandlung von Atemdepressionen bei Welpen werden 0,02 mg i. v. oder s. c. empfohlen, zur Behandlung der Lactomanie zweimal täglich 0,01 mg/kg s. c. (übliche Behandlungsdauer 3–5 Tage). Die **Halbwertszeit** von Naloxon beträgt beim Hund 70 min. **Nebenwirkungen:** Bei Ziegen ist nach i. v. Applikation von 0,1 mg/kg Naloxon eine erhöhte Frequenz von Pansenkontraktionen beobachtet worden (durch Morphin aufzuheben). Ansonsten sind keine Nebenwirkungen bekannt. Auch bei starker **Überdosierung** hat Naloxon keine Eigenwirkungen.

3.1.2.1.2
Levallorphan [Lorfan (H. M.)]

Levallorphan unterscheidet sich von Naloxon dadurch, daß es auch morphinagonistische Wirkungen ausübt (s. u.). **Dosierung:** individuell wie bei Naloxon; die Wirkungspotenz liegt etwas unter der von Naloxon (wirksame Dosen 0,1–0,5 mg/kg i. v.). **Nebenwirkungen:** wird Levallorphan ohne vorherige Anwendung eines Opioids verabreicht, wirkt es (wenig schwächer als Morphin) analgetisch, atemdepressiv und ruft Dysphorie hervor (morphinagonistische Wirkungen an einigen Rezeptorsubtypen, durch Naloxon zu antagonisieren). Levallorphan ist deshalb bei Atemdepressionen, die durch Nicht-Opioide (z. B. Barbiturate) verursacht wurden, kontraindiziert (es kann wie Naloxon in solchen Fällen auch nicht als Antidot wirken)!

Aufgrund der morphinagonistischen Wirkungskomponente kann Levallorphan die atemdepressive Wirkung niedriger Dosen von Opioiden verstärken, schwächt aber die Atemdepression nach hohen Dosen von Opioiden ab (durch Beteiligung unterschiedlicher Rezeptorsubtypen an der Atemdepression zu erklären).

3.1.2.2
Apomorphin

Apomorphin wurde bereits bei Morphin kurz behandelt; Näheres siehe bei Emetika. Apomorphin wird experimentell als Dopaminagonist verwendet; die ausgeprägte dopaminagonistische Wirkung erklärt sowohl den emetischen Effekt als auch die motorische Antriebssteigerung, die mißbräuchlich beim Doping von Pferden ausgenutzt wird.

3.1.2.3
Loperamid [Imodium (H. M.)]

Loperamid ist ein Meperidinabkömmling, der nach oraler Applikation praktisch nicht resorbiert wird und deshalb nur lokal im Darm wirkt. Eingesetzt wird Loperamid als Antidiarrhoikum (siehe dort).

3.1.2.4
Antitussiva

Zu den morphinähnlichen Antitussiva zählen **Codein, Hydrocodon** und **Normethadon**. Generell gilt, daß mit Zunahme der antitussiven Wirkung auch die Suchtpotenz und das Nebenwirkungsrisiko der einzelnen Stoffe zunimmt. **Hydrocodon [Dicodid** H. M.)] und **Normethadon** fallen aufgrund ihrer Suchtpotenz unter die Bestimmungen der Betäubungsmittel-Verschreibungsverordnung. Codein ist zwar auch ein Betäubungsmittel, ist aber nur in Form »ausgenommener Zubereitungen« im Handel (s. u.). Sollen starke Hustenmittel wie Normethadon oder Hydrocodon angewendet werden, ist Hydrocodon vorzuziehen, da es weniger Nebenwirkungen aufweist als Normethadon. Zu den neueren Entwicklungen aus der Gruppe der morphinähnlichen Antitussiva zählt **Dextromethorphan,** das wie Codein nur ein sehr geringes Suchtpotential hat. Veterinärmedizinisch wird aber nach wie vor allem Codein eingesetzt.

3.1.2.4.1
Codein

Codein ist laut Anlage II des Betäubungsmittelgesetzes zwar ein Betäubungsmittel, gilt aber in Lösungen bis zu 2,5 % oder in Zubereitung bis zu 100 mg je abgeteilte Form als ausgenommene Zubereitung. Alle im Handel befindlichen Zubereitungen sind so konzentriert, daß sie normal verschrieben werden können. Prinzipiell hat Codein ein ähnliches Wirkungsspektrum wie Morphin, die antitussive Wirkung von Codein ist aber stärker ausgeprägt als die analgetische, atemdepressive und suchterzeugende Wirkung. Die analgetische Wirkung von Codein wird zum Teil in Kombinationspräparaten ausgenutzt (zusammen mit schwachen Analgetika). Als Monosubstanz ist Codein in zahlreichen humanmedizinischen Präparaten zur oralen Anwendung im Handel (z. B. **Codeinum phosphoricum Compretten, Codicept, Codipertussin**). Veterinärmedizinisch ist Codein Bestandteil der Kombinationspräparate **Benadryl Expektorans mit Codein ad us. vet.** (einer wenig sinnvollen Kombination mit Ammoniumchlorid, Menthol und Diphenhydramin) und **Codein-Hustentropfen**

für Hunde (mit Atropa belladonna-Extrakt). **Anwendungsgebiete:** Hustendämpfung bzw. -hemmung bei trockener Schleimhaut (unproduktiver Reizhusten) oder entzündlichen Veränderungen im Bereich der Luftwege, die nicht mit erhöhter Sekretion einhergehen. Es ist grundsätzlich zu beachten, daß Husten ein physiologischer Prozeß ist, der der Entfernung von Schleim, Fremdkörpern, Eiter u. ä. dient. Seine Unterdrückung ist nur dann sinnvoll, wenn der Husten nicht zum Auswurf des irritierenden Materials führt (z. B. trockener Husten) oder der Husten bei entzündlichen Veränderungen zu einem laufenden schmerzhaften Reiz führt. Ferner kann eine Hustendämpfung bei starkem, anhaltendem und schwächendem Husten sinnvoll sein. Eine Kombination von Codein mit Expektorantien (z. B. Ammoniumchlorid) ist nicht sinnvoll. **Dosierung** (oral): Hund 1–2 mg/kg, Katze 0,25–4 mg/kg, Rind und Pferd bis zu 4 mg/kg, Schwein bis zu 1 mg/kg. **Wirkungsdauer:** relativ kurz, deshalb 3–4mal täglich bzw. nach Effekt zu verabreichen. Codein wird teilweise zu Morphin abgebaut. **Nebenwirkungen:** Obstipation, bei der Katze kann es zu Erregungserscheinungen kommen; bei starker **Überdosierung** morphinähnliche Vergiftungserscheinungen (siehe Morphin). **Gegenanzeigen:** starke Bronchialsekretion sowie Krankheitszustände, bei denen eine Dämpfung des Atemzentrums vermieden werden muß; Langzeitverabreichung bei chronischer Obstipation.

3.1.2.4.2
Hydrocodon [Dicodid (H. M.)]

Hydrocodon gehört neben Normethadon zu den Antitussiva, die als Betäubungsmittel verschrieben werden müssen. Wie bei Codein steht auch bei Hydrocodon die antitussive Wirkung im Vordergrund; Hydrocodon ist allerdings wesentlich stärker antitussiv wirksam als Codein, sollte aber aufgrund seiner Suchtpotenz nur eingesetzt werden, wenn Codein nicht wirkt. Hydrocodon ist unter dem Warenzeichen Dicodid in Form von Tabletten und Injektionslösung im Handel. **Dosierung:** um 1 mg/kg oral (Hund) oder s. c. **Wirkungsdauer:** 2 Stunden. **Nebenwirkungen, Überdosierung, Gegenanzeigen, Wechselwirkungen** siehe Codein.

3.1.2.4.3
Dextromethorphan

Dextromethorphan ist als Antitussivum in **Atussin** enthalten, das für Pferd, Rind, Hund und Katze zur Behandlung von Erkrankungen der Atemwege im Handel ist. Dextromethorphan ist wie Codein ein Morphinabkömmling mit vergleichbarer antitussiver Wirkungsstärke, hat aber keine analgetische Wirkung und keine Suchtpotenz und fällt deshalb nicht unter die Bestimmungen der Betäubungsmittelgesetzgebung. Als Monopräparat ist Dextromethorphan als Antitussivum in Form verschiedener Präparate (Saft, Kapseln, etc.) für den Menschen zugelassen, soll aber hier nicht weiter besprochen werden. Das Kombinationspräparat Atussin erscheint aus pharmakotherapeutischer Sicht nicht sinnvoll.

3.1.3
Analgetika vom Typ des Xylazins

Analgetika vom Typ des Xylazins wirken sedativ und (bei einigen Tierarten) analgetisch, haben aber aufgrund ihres Angriffspunktes an α-Adrenozeptoren auch zahlreiche periphere Wirkungen. Es handelt sich bei dieser Gruppe um peripher **und** zentral wirksame α_2-Rezeptoragonisten. Unmittelbar nach parenteraler Applikation führen diese Stoffe daher zunächst durch Stimulation **peripherer** postsynaptischer α-Adrenozeptoren zu einem Blutdruckanstieg (siehe A 2.1.2), dann aber durch Stimulation **zentraler** prä- und/oder postsynaptischer α-Rezeptoren im Bereich des Kreislaufzentrums (Nucleus tractus solitarii) zu einer Senkung des Sympathikustonus und damit zu Blutdruckabnahme und einer Reduktion der Sympathikuswirkungen am Herzen (durch das resultierende Überwiegen des Vagustonus daher Senkung der Herzerregbarkeit). Ferner wird durch einen Effekt auf periphere präsynaptische α_2-Rezeptoren die Noradrenalinfreisetzung aus Varikositäten gehemmt.

Die sedative und analgetische Wirkung dieser Stoffe scheint über zentrale α_2-Rezeptoren vermittelt zu werden. Das Ausmaß der analgetischen Wirkung zeigt ähnlich wie bei den morphinartigen Analgetika starke tierartliche Unterschiede. Bei einigen Tierarten (s. u.) ist keine ausreichende analgetische Wirkung für schmerzhafte Manipulationen oder Eingriffe zu erreichen. Prototyp der Gruppe und Ausgangssubstanz für weitere Entwicklungen ist **Xylazin,** das etwa zeitgleich mit **Clonidin** in den 60er Jahren entwickelt wurde (s. u.). Clonidin wird in erster Linie als Antihypertensivum beim Menschen eingesetzt, wo seine Xylazin-ähnliche sedative Wirkung als unerwünschte Nebenwirkung angesehen wird. In den letzten Jahren wurden zahlreiche neue, zentral wirksame α_2-Agonisten entwickelt, die in ihren Wirkungsqualitäten Xylazin gleichen, sich aber in Wirkungspotenz und/oder Wirkungsdauer von Xylazin unterscheiden. In diesem Kapitel soll nur auf Xylazin und **Medetomidin** näher eingegangen werden. Weitere interessante Neuentwicklungen, die aber in Deutschland noch nicht auf dem Markt sind, sind **Detomidin** und **Romifidin**. Für Detomidin liegen bisher vor allem Erfahrungen beim Pferd vor, bei dem es in Dosierungen von 10–80 µg/kg i. m. (oder langsam i. v.) sedativ und analgetisch wirkt. In hohen Dosierungen ist die Wirkungsdauer von Detomidin (bis zu 4 Stunden) deutlich länger als die von Xylazin (s. u.). Alle Stoffe dieser Gruppe haben aufgrund ihrer α-Rezeptor-agonistischen Wirkung ähnliche, z. T. schwerwiegende Nebenwirkungen, die ausführlich bei Xylazin besprochen werden. Ein Vorteil der Gruppe ist, daß alle erwünschten und unerwünschten Wirkungen durch selektive α-Rezeptor-Antagonisten aufgehoben werden können (s. u.).

3.1.3.1
Xylazin [Rompun (V. M.)]

Xylazin ist das einzige Nicht-Opioid, das in seiner analgetischen Wirkungsstärke dem Morphin vergleichbar ist. Die pharmakologische Zuordnung von Xylazin ist schwierig; genausogut wie an dieser Stelle könnte es auch in Zusammenhang mit Injektionsanästhetika wie Ketamin besprochen werden.

Der Wirkungsmechanismus der analgetischen Wirkung von Xylazin ist unklar, die starke zentral α-mimetische Wirkung von Xylazin (s. u.) scheint aber maßgeblich beteiligt zu sein. Neben der starken analgetischen Wirkung zeichnet sich Xylazin vor allem durch eine ausgeprägte sedativ/hypnotische Wirkung aus. Am empfindlichsten gegenüber diesen Wirkungen ist das Rind, am unempfindlichsten das Schwein. Xylazin ist heute Mittel der Wahl zur klinischen Sedierung des Rindes und wird daneben (meist in Kombination) wegen seiner analgetischen und sedativen Wirkung auch bei anderen Tierarten (mit Ausnahme des Schweines, s. u.) für operative Eingriffe eingesetzt. Nachteil von Xylazin sind die zahlreichen Nebenwirkungen und die teilweise nur geringe therapeutische Breite (s. u.). Unter dem Warenzeichen **Rompun** ist Xylazin als Injektionslösung bzw. Trockensubstanz zur Anwendung bei Rind, Pferd, Schaf, Ziege, Hund, Katze und Zoo- und Wildtieren im Handel.

Xylazin ist chemisch dem Antisympathotonikum Clonidin sehr ähnlich (das ebenfalls sedativ und analgetisch wirkt, beim Menschen aber zur Blutdrucksenkung bei Bluthochdruck eingesetzt wird) und wurde ursprünglich aufgrund seiner blutdrucksenkenden Wirkung als α-Adrenolytikum bezeichnet. Tatsächlich wirkt es wie Clonidin α-mimetisch (peripher wie zentral) und ähnelt Clonidin in vielen seiner Wirkungen. Die wichtigsten pharmakologischen **Wirkungen** von Xylazin sind die analgetische Wirkung (tierartabhängig $\frac{1}{5}$ bis $\frac{1}{1}$ der Wirkung von Morphin), die sedativ/hypnotische Wirkung (stärker als bei Morphin), die zentral muskelrelaxierende Wirkung (entspricht etwa der des Benzodiazepins Chlordiazepoxid), die stark blutdrucksenkende Wirkung (durch Erregung zentraler α-Rezeptoren und die dadurch ausgelöste Senkung des peripheren Sympathikustonus; siehe Tab. 1) und die sekretionshemmende Wirkung (etwa 50 % der Wirkungsstärke von Atropin). Bei Rindern und Schafen löst Xylazin allerdings Salivation aus (durch Atropin zu verhindern). Bei einigen Tierarten (Hund, Katze) stimuliert Xylazin das Brechzentrum. Bei der Katze ist diese Wirkung stärker ausgeprägt als bei den klassischen Emetika (z. B. Apomorphin) und wird deshalb auch klinisch ausgenutzt (siehe Emetika). Am Kreislauf führt Xylazin initial zu Blutdruckerhöhung (durch Erregung peripherer α-Rezeptoren), Bradykardie (reflektorisch über Vagus?) und, besonders beim Pferd, zu einem AV-Block zweiten Grades. Diese Effekte gehen nach etwa 15 min zurück (der AV-Block nach 1–3 min). Die depressive Wirkung auf das Herz ist durch Atropin zu verhindern. Im Anschluß an die initiale Blutdruckerhöhung kommt es wie bei Clonidin zu einer anhaltenden Blutdrucksenkung, die durch zentral wirksame α-Adrenolytika (z. B. Yohimbin) aufgehoben werden kann. Yohimbin vermindert auch die analgetische und sedative Wirkung von Xylazin. Die Atmung wird durch Xylazin vor allem beim Rind depressiv beeinflußt. Xylazin wirkt lokalanästhetisch (stärker als Procain), diese Wirkung wird aber nicht klinisch ausgenutzt. **Anwendungsgebiete:** Sedation, Analgesie und (allerdings nicht stark ausgeprägte) Muskelrelaxation für Untersuchungen und Behandlungen sowie bei chirurgischen Eingriffen; beim Großtier ohne Kombination keine ausreichende Analgesie in distalen Extremitätsbereichen. Beim Pferd hat Xylazin eine gute Wirkung gegen viszerale Schmerzen, die die von starken Analgetika vom Morphintyp übertrifft. In Kombination mit anderen Stoffen (Lokalanästhetika, Narkotika, Neuroleptika, Ketamin) eignet sich Xylazin für schmerzhafte Eingriffe am stehenden oder liegenden Tier. Weiterhin eignet sich Xylazin zum Auslösen von Erbrechen bei der Katze (siehe Emetika). Xylazin wird i. m. (Wirkungseintritt nach 10–15 min) oder i. v. (Wirkungseintritt nach 3–5 min) appliziert; die analgetische Wirkung hält für etwa 15–20 min, die sedative Wirkung je nach Tierart für 0,5–4 Stunden an (nach i. m. längere Wirkung als nach i. v.). **Dosierung:** Rind: je nach gewünschtem Effekt zwischen 0,05 (Sedation und Analgesie für Ruhigstellung und kleinere Eingriffe) bis 0,3 (länger anhaltende Sedation und Analgesie, intensive Muskelrelaxie-

rung, Seitenlage) mg/kg i. m. oder langsam i. v. Besonders in hohen Dosen sollte Xylazin nur bei gefasteten Tieren angewendet werden. Falls notwendig, läßt sich die Wirkung von Xylazin durch eine zweite Applikation ca. 10–30 min nach der ersten vertiefen und/oder verlängern. Xylazin läßt sich vor allem beim Kalb gut mit Chloralhydrat kombinieren (Toleranzstadium für 20–30 min). Pferd: 0,5–1 mg/kg i. v. oder 2–3 mg/kg i. m.; die Wirkung ist weniger stark ausgeprägt als beim Rind, deshalb ist für schmerzhafte Eingriffe eine Kombination mit anderen Stoffen (z. B. Acepromazin, Levomethadon, Inhalationsnarkotika) notwendig. Hund: 1–3 mg/kg i. m. oder i. v.; wiederum ist für schmerzhafte Eingriffe eine Kombination erforderlich; als günstig hat sich die Kombination mit 6–10 mg/kg Ketamin oder 1 mg/kg Levomethadon erwiesen. Katze: 1–5 mg/kg i. v. oder i. m., auch s. c. möglich. Schaf/Ziege: 0,1–0,5 mg/kg i. m. oder i. v. Beim Schwein wird ohne Kombination eine ausreichende Wirkung erst in toxischen Dosen (20–30 mg/kg i. m.) erreicht. Xylazin kann auch bei Vögeln (5–10 mg/kg i. m.) eingesetzt werden. **Wirkungsdauer:** siehe oben. Die **Halbwertszeit** von Xylazin nach intravenöser oder intramuskulärer Applikation beträgt beim Pferd 50–60 min, beim Rind 36 min, beim Schaf 23 min, beim Hund 30–35 min. Das Verteilungsvolumen liegt um 2 l/kg. Die Bioverfügbarkeit variiert nach i. m. Applikation stark (20–90 %). **Nebenwirkungen:** Nach i. m. oder s. c. Applikation können Gewebsschäden auftreten. Xylazin führt zunächst zu Blutdruckanstieg und Bradykardie (besonders beim Pferd AV-Block möglich), dann Blutdruckabfall. Bei Hunden sind Todesfälle etwa 3–4 Stunden nach Applikation von Xylazin beschrieben worden. Bei Rind und Schaf tritt Salivation auf (Gefahr der Aspirationspneumonie), bei anderen Tierarten Sekretionshemmung. Weitere Nebenwirkungen: Atemdepression (beim Rind schon bei bestimmungsgemäßer Dosierung um bis zu 50 %), Reduzierung der Pansentätigkeit, Tympanie, Durchfall, Erbrechen (Hund, Katze), Anstieg der Körpertemperatur beim Rind, bei anderen Tierarten z. T. erheblicher und anhaltender Abfall der Körpertemperatur durch Ausfall der Temperaturregulation, Mydriasis, Ptosis. Erregungserscheinungen sind seltener als nach Opioiden, scheinen besonders bei Hund und Katze vorzukommen, treten aber auch beim Rind in ca. 1 % aller Fälle auf (Rompunbrüllen). Bei Pferden sind Erregungserscheinungen besonders nach i. v. Applikation beschrieben worden. Bei Rindern sinkt nach 0,2 mg/kg i. v. der Plasmainsulinspiegel, und es entwickelt sich eine Hyperglykämie. Hyperglykämien nach Xylazin sind auch bei Katzen beschrieben worden. Bei Rindern kann Xylazin nach Applikation im letzten Drittel der Trächtigkeit zu Frühgeburten führen (direkte Uterusstimulation über α-Rezeptoren). **Überdosierung:** Während bei Rindern die bei 50 % der Tiere letal wirkende Dosis (LD 50) von Xylazin bei etwa 1 mg/kg liegt (also beim dreifachen der höchsten klinischen Dosis), ist die therapeutische Breite von Xylazin bei anderen Tierarten zum Teil noch geringer. Beim Hund treten toxische Reaktionen bereits ab 5 mg/kg i. m. oder i. v. auf, bei der Katze ab 10 mg/kg. Beim Schwein liegen die analgetisch und sedativ wirkenden Dosen bereits im toxischen Bereich. In toxischen Dosen kommt es zu einer Verstärkung der oben beschriebenen Nebenwirkungen (Gefahr von Atemlähmung und Kollaps) sowie zu Krämpfen. Es gibt kein klinisch gebräuchliches spezifisches Antidot; ein Teil der Wirkungen von Xylazin läßt sich aber bei Rind, Pferd, Hund und Katze durch zentral wirksame α-Adrenolytika wie **Yohimbin** (0,1–0,2 mg/kg i. v.) aufheben. Yohimbin (siehe α-Adrenolytika) verkürzt auch die Dauer der Analgesie und Sedation nach Xylazin. Das α-Adrenolytikum **Tolazolin** [Priscol (H. M.)] hat in Dosen von 0,5–1 mg/kg i. v. eine ähnliche Wirkung wie Yohimbin. Antagonistische Effekte auf die Wirkung von Xylazin sind bei Rindern, Hunden und anderen Tierarten auch für **4-Aminopyridin** (0,3–0,5 mg/kg i. v.), eine Substanz, die u. a. Acetylcholin im Gehirn freisetzt, beschrieben worden. Kombinationen von Yohimbin und 4-Aminopyridin erwiesen sich als besonders wirkungsstark. Sowohl Yohimbin wie 4-Aminopyridin sind allerdings nicht als Injektionslösung im Handel. Ferner hebt das Analeptikum **Doxapram** (siehe dort) die herz- und atemdepressive Wirkung von Xylazin kurzfristig auf. **Gegenanzeigen:** Xylazin darf aufgrund seiner α-mimetischen Wirkung nicht bei hochtragenden Tieren angewendet werden (Gefahr von Frühgeburt bzw. Nachgeburtsverhalten). Weiterhin darf Xylazin nicht bei Herzerkrankungen angewendet werden. Vorsicht bei schon bestehender Atemdepression bzw. Schockgefahr. Aufgrund der Insulin-depressiven Wirkung nicht bei Patienten mit Diabetes mellitus einsetzen. **Wechselwirkungen:** die zentral dämpfende Wirkung anderer Sedativa bzw. Narkotika und Analgetika wird verstärkt, was bei Kombination zu beachten ist. Ebenso ist an die Verstärkung atemdepressiver, herzdepressiver und blutdrucksenkender Wirkung zu denken, so daß z. B. nicht mit morphinähnlichen Analgetika kombiniert werden sollte.

Bei Kombination mit Thiobarbituraten und Halothan treten vermehrt Herzrhythmusstörungen auf. **Wartezeiten:** eßbare Gewebe von Pferd, Rind, Schaf, Ziege 3 Tage, Milch (Wdk.) 3 Tage.

3.1.3.2
Medetomidin [Domitor (V. M.)]

Medetomidin ist unter dem Warenzeichen **Domitor** als Sedativum für Hunde zugelassen. Medetomidin ist wesentlich potenter als Xylazin, d. h. vergleichbare Wirkungen können bereits bei sehr viel niedrigeren Dosen erreicht werden. Das Ausmaß der sedativen und vor allem analgetischen Wirkung ist allerdings der von Xylazin vergleichbar, so daß mit Medetomidin nicht stärkere Wirkungen erzielt werden können. Dies ist auch nicht zu erwarten, da bei Annahme einer Wirkungsvermittlung der sedativen und analgetischen Effekte über zentrale $α_2$-Rezeptoren und vollständiger Rezeptorbesetzung durch Agonisten wie Xylazin oder Medetomidin die Wirkung nach oben begrenzt ist. Es sollte von Medetomidin also keine stärkere analgetische Wirkung als von Xylazin erwartet werden! Medetomidin wird als spezifischer für $α_2$-Rezeptoren beschrieben als Xylazin. Wiederum ist dieser »Vorteil« nur relativ, da das Verhältnis der $α_2/α_1$-Bindung bei Xylazin immerhin 160 beträgt, d. h. in vivo kaum mit einer Wirkung auf $α_1$-Rezeptoren zu rechnen ist. Das sehr viel höhere $α_2/α_1$-Verhältnis (1600) von Medetomidin ist daher eher von akademischem Interesse. Die analgetische Wirkung von Medetomidin unterliegt wie die von Xylazin ausgeprägten tierartlichen Unterschieden. Beim Hund ist die analgetische Wirkung von Medetomidin für schmerzhafte Manipulationen oder Eingriffe meist nicht ausreichend. Allerdings scheint zur vollen Entfaltung einer analgetischen Wirkung wichtig zu sein, daß das Tier vor und ca. 15 Minuten nach Applikation von Medetomidin ruhig gehalten wird, was unter Praxisbedingungen oft nicht möglich sein wird. Im Regelfall wird deshalb ähnlich wie bei Xylazin die Anwendung von Medetomidin zur Durchführung schmerzhafter Manipulationen nur in Kombination mit einer anderen analgetischen Substanz (z. B. Ketamin oder Levomethadon) zu ausreichender Analgesie führen. In hohen Dosierungen von Medetomidin verlieren Hunde das Standvermögen, d. h. sind immobilisert, was auf die muskelrelaxierende Wirkung von Medetomidin zurückgeführt werden kann. Sedation und Immobilisierung können zu einer reduzierten Reaktion auf schmerzhafte Reize führen, so daß in jedem Fall darauf geachtet werden muß, daß je nach durchzuführender Maßnahme am Tier wirklich eine ausreichende Analgesie vorliegt. **Dosierung:** Hund: je nach Körpergewicht und Behandlungsziel (d. h. Ausmaß von Sedation und gegebenenfalls Analgesie) 10–80 µg/kg i. m. oder i. v.; kleine Hunde (< 10 kg) zeigen erst bei hohen Dosierungen (40–80 µg/kg) ausreichende

Wirkungen, so daß eine Berechnung der Dosierung über das metabolische Körpergewicht vorteilhaft sein kann. Bei Katzen werden entsprechende Wirkungen bei Dosierungen von 50–150 µg/kg i. m. oder s. c. erreicht. **Wirkungsdauer:** Die Wirkung von Medetomidin hält beim Hund länger an als die von Xylazin; insbesondere bei i. v. Applikation haben die Tiere u. U. noch 3 Stunden nach Applikation das Standvermögen nicht wieder erreicht. Die **Halbwertszeit** beträgt beim Hund etwa eine Stunde. **Nebenwirkungen:** entsprechen Xylazin (siehe dort), halten aber länger an. In Analogie zu Xylazin führt Medetomidin beim Hund zu einer ausgeprägten Bradykardie (Reduktion der Herzfrequenz um ca. 50 %), AV-Block 1. und 2. Grades (gelegentlich auch 3. Grades mit Extrasystolien und Salvenextrasystolien), Abfall der Atemfrequenz und Abfall der Körpertemperatur. Im Gegensatz zu Xylazin sind nach Anwendung von Medetomidin in bestimmungsgemäßer Dosierung bisher keine Todesfälle bei Hunden berichtet worden. Bei **Überdosierung** kommt es zur Verstärkung dieser Effekte. Alle erwünschten und unerwünschten Wirkungen von Medetomidin können durch Applikation eines für Medetomidin entwickelten α_2-Rezeptor-Antagonisten reduziert bzw. aufgehoben werden. Dabei handelt es sich um den Wirkstoff **Atipamezol,** der unter dem Warenzeichen **Antisedan** für Hunde zugelassen worden ist. Atipamezol entspricht in seinen Wirkungen den bereits unter Xylazin besprochenen, zentral wirksamen α-Antagonisten Yohimbin und Tolazolin, zeigt im Vergleich zu diesen Substanzen aber eine höhere Selektivität für α_2-Rezeptoren und eine kürzere Wirkungsdauer. Die Halbwertszeit von Atipamezol beträgt beim Hund etwa 2–3 Stunden. Durch Verabreichung des Antagonisten kann z. B. die Aufwachphase nach Medetomidin auf wenige Minuten verkürzt werden. Die Applikation erfolgt intramuskulär in der 5fachen Dosierung (in µg/kg) des vorher verabreichten Medetomidins. Bei Überdosierung von Atipamezol können Tachykardie und zentrale Erregungserscheinungen (Hyperaktivität, Muskeltremor) auftreten. Über die Verwendung von Atipamezol zur Antagonisierung der Wirkungen anderer α_2-Agonisten (z. B. Xylazin) liegen bisher keine klinischen Erfahrungen vor.

3.2
Schwache Analgetika

Die Bezeichnung »schwache« Analgetika bezieht sich auf den Unterschied in der analgetischen Wirkung dieser Stoffe zu den »starken Analgetika«, d. h. durch schwache Analgetika werden vor allem

geringere bis mittlere Schmerzen unterdrückt bzw. vermindert, während starke, nicht-entzündliche Schmerzzustände (z. B. postoperative Schmerzen) nicht ausreichend beeinflußt werden. Bei entzündlich bedingten Schmerzen dämpfen schwache Analgetika im Gegensatz zu starken Analgetika die Schmerzempfindung vorwiegend durch periphere Angriffspunkte, d. h. durch eine Wirkung im Bereich der Schmerzrezeptoren (s. u.). Schwache Analgetika gehören beim Menschen zu den weltweit am häufigsten verwendeten Arzneimitteln.

Das erklärt sich unter anderem dadurch, daß mit Ausnahme der p-Aminophenolderivate (s. u.) alle schwachen Analgetika nicht nur analgetisch, sondern auch antiphlogistisch wirken und insbesondere entzündlich bedingten Schmerz (Hyperalgesie, z. B. bei rheumatischen Erkrankungen) vermindern. Weiterhin wirken alle schwachen Analgetika antipyretisch. Aufgrund dieser Wirkungen werden schwache Analgetika auch als **Antipyretika** bzw. als **nicht-steroidale Antiphlogistika** (zur Abgrenzung von den steroidalen Glukokortikoiden) bzw. **Antirheumatika** bezeichnet. Schwache Analgetika haben beim Menschen ein sehr großes Indikationsgebiet (Schmerzzustände wie Kopf-, Zahn-, Muskel- und Gelenkschmerzen, Rheumatherapie, Erkältungskrankheiten, »Kater« und vieles andere mehr). Auch beim Tier wird die analgetische, antiphlogistische und antipyretische Wirkung der schwachen Analgetika therapeutisch ausgenutzt, wenn auch der klinische Einsatz bei weitem nicht das Ausmaß des humanmedizinischen Einsatzes erreicht. An dieser Stelle sollen diejenigen Vertreter der Gruppe besprochen werden, die eine deutliche zentrale analgetische Wirkung aufweisen und deshalb auch zur Behandlung von nicht-entzündlich bedingten Schmerzen eingesetzt werden können (**Acetylsalicylsäure, Phenacetin, Paracetamol, Metamizol, Aminophenazon, Phenazon),** während Vertreter, die überwiegend wegen ihrer antiphlogistischen Wirkung angewendet werden (nicht-steroidale Antiphlogistika wie **Phenylbutazon, Naproxen** und **Indometacin),** im Kapitel »Pharmakologische Beeinflussung von Entzündungen« behandelt werden.

Alle schwachen Analgetika (inklusive der bei den Antiphlogistika näher besprochenen Vertreter) hemmen die Synthese von Prostaglandinen durch Blockierung der Cyclooxygenase (siehe Prostaglandine in Kapitel A). Die Hemmung der Prostaglandinsynthese ist für den größten Teil der erwünschten und unerwünschten **Wirkungen** der schwachen Analgetika verantwortlich. Für die analgetische Wirkung scheint vor allem die Hemmung der Synthese von Prostaglandin E_2 eine Rolle zu spielen, das sowohl zentral (im Hypothalamus) wie peripher (an Schmerzrezeptoren) für die Schmerzempfindung und -vermittlung bedeutsam ist. Prostaglandine vom Typ E spielen auch für die antipyretische Wirkung der schwachen Analgetika eine entscheidende Rolle, da sie (wiederum im Hypothalamus) für die Fieberentstehung (mit)verantwortlich sind. Schließlich sind verschiedene Prostaglandine an allen entzündlichen Vorgängen beteiligt (Kapillardilatation, Steigerung der Kapillarpermeabilität, Bindegewebsproliferation), so daß die Hemmung der Prostaglandinsynthese auch die antiphlogistische Wirkung der schwachen Analgetika erklärt. Eine weitere Wirkung der schwachen Analgetika, die allerdings nur beim Menschen therapeutisch ausgenutzt wird, ist die selektive Hemmung der Bildung von Thromboxan A_2 durch kleine Dosen von Acetylsalicylsäure (beruht darauf, daß bei kleinen Dosen Cyclooxygenasehemmende Konzentrationen nur im Blut und seinen Bestandteilen erreicht werden, so daß in den Thrombozyten die Bildung von Thromboxan A_2 gehemmt wird), was in der Thromboseprophylaxe ausgenutzt wird. Unerwünschte **Nebenwirkungen,** die durch die Hemmung der Prostaglandinsynthese verursacht werden und deshalb bei allen schwachen Analgetika vor allem bei Dauerbehandlung auftreten können, sind: (1) Reizungen bis hin zu Ulzerationen im Magen-Darm-Trakt; Ursache hierfür ist zum einen die Konzentrationssenkung vasodilatatorisch wirksamer Prostaglandine, was zu lokaler Ischämie und damit zu Gewebsschädigung führt, zum anderen die Verminderung des sekretionshemmend wirkenden Prostaglandins E_2, was zu erhöhter Sekretion von Magensäure und damit in Verbindung mit verringerter Schleimsekretion zur Schleimhautreizung führt. Hierbei scheint auch die Verminderung des zytoprotektiv wirkenden Prostacyclins eine Rolle zu spielen; bei sauren Analgetika (z. B. Acetylsalicylsäure) hat ferner auch die Anreicherung des Stoffes in den Mukosazellen (pH-Falle) eine Bedeutung für die Schleimhautschädigung. (2) Gefahr von Blutungen (vor allem im Magen-Darm-Trakt) aufgrund der verzögerten Blutgerinnung durch Hemmung der Thrombozytenaggregation (Hemmung der Thromboxansynthese); (3) Bronchospasmus (»Aspirin-Asthma«, besonders bei Asthmatikern), da durch Hemmung der Prostaglandinsynthese aus Arachidonsäure vermehrt Lipoxygenaseprodukte, vor allem die bronchokonstriktorisch wirkenden Leukotriene, gebildet werden (siehe Abb. 1 in Kapitel B); (4) Beeinträchtigung der Nierenfunktion, wahrscheinlich durch Verminderung von Prostacyclin und PG E_2, die für die Nierendurchblutung eine Rolle zu spielen scheinen. Bei chronischer Einnahme hoher Dosen können alle schwachen Analgetika Nierenschäden hervorrufen, die aber je nach Wirkstoff unterschiedlich schwer ausgeprägt sind. Alle diese Nebenwirkungen sind beim Tier, das meist nur kurzfristig behandelt wird, selten, können insbesondere aber bei längerer Verabreichung hoher Dosen auch beim Tier auftreten. Neben diesen bei allen schwachen Analgetika (wenn auch in unterschiedlichem Maße) auftretenden Nebenwirkungen haben die einzelnen Stoffe bzw. Stoffgruppen zahlreiche andere Nebenwirkungen, die unabhängig von der Prostaglandinsynthese zu sein scheinen (s. u.).

3.2.1
Derivate der Salicylsäure

Natriumsalicylat wurde bereits im vorigen Jahrhundert als Antipyretikum verwendet, ist aber für den therapeutischen Einsatz zu stark lokal reizend und gewebsschädigend. Salicylsäure sollte deshalb heute nur noch oberflächlich als Keratolytikum bzw. Antimykotikum verwendet werden. Der wichtigste Vertreter der Salicylsäurederivate ist **Acetylsalicylsäure,** das unter dem Warenzeichen **Aspirin** wohl bekannteste schwache Analgetikum überhaupt.

3.2.1.1
Acetylsalicylsäure [Aspirin (H. M.)]

Acetylsalicylsäure hat alle Wirkungsqualitäten der schwachen Analgetika, wirkt also sowohl zentral wie peripher analgetisch als auch antipyretisch und antiphlogistisch. Im Organismus wird Acetylsalicylsäure sehr schnell (innerhalb von Minuten) zu Salicylsäure deacetyliert, den für die Aufrechterhaltung der pharmakologischen Wirkungen verantwortlichen Metaboliten (Salicylsäure hemmt die Prostaglandinsynthese mit der gleichen Wirkungsstärke wie Acetylsalicylsäure selbst). Bei oraler Applikation wird Acetylsalicylsäure nach Resorption bereits bei der ersten Leberpassage deacetyliert (first pass Metabolismus), so daß im Blut teilweise nur Salicylsäure nachweisbar ist. Salicylsäure wird überwiegend durch Koppelung an Glucuronsäure ausgeschieden. Hinsichtlich der Abbaugeschwindigkeit von Salicylsäure, die die Wirkungsdauer von Acetylsalicylsäure bestimmt, gibt es erhebliche Speziesunterschiede, die sich neben Unterschieden in der Glucuronidierung durch Unterschiede im Harn-pH (Herbivoren/Carnivoren) erklären. Die **Halbwertszeiten** von Salicylsäure liegen bei 0,8 (Ziege), 1 (Pferd), 6–10 (Schwein), 7–12 (Hund), 20–24 (Mensch) und 22–45 Stunden (Katze). Beim Rind liegt die Halbwertszeit von Salicylsäure nach i. v. Applikation von Acetylsalicylsäure bei 0,5 Stunden, nach oraler Applikation aufgrund von verzögerter Resorption jedoch bei 3–7 Stunden (Bioverfügbarkeit 70 %). Die Halbwertszeit von Salicylsäure ist bei den meisten Spezies dosisabhängig und nimmt mit steigenden Dosen zu (Sättigungskinetik). Das Verteilungsvolumen ist aufgrund des Säurecharakters niedrig (0,2–0,3 l/kg). Salicylsäure wird relativ stark an Plasmaproteine gebunden (Rind 64 %, Schwein 75 %, Hund 54 %). Die lange Halbwertszeit von Salicylsäure bei der Katze beruht auf der schlechten Glucuronidierungsfähigkeit dieser Spezies; die Katze ist daher empfindlicher gegenüber Acetylsalicylsäure als andere Spezies.

Bekanntestes Monopräparat von Acetylsalicylsäure ist **Aspirin** (100 und 500 mg Tabletten); veterinärmedizinisch ist Acetylsalicylsäure nicht als Monopräparat im Handel, ist aber vor allem wegen ihrer antiphlogistischen und antipyretischen Wirkung Bestandteil zahlreicher Kombinationspräparate, so einiger Arzneimittelvormischungen für Schwein und Rind und des Präparates **Ancestypt** zur Behandlung von Erkrankungen der Luftwege, infektiösen Darmstörungen u. ä. Bei infektiösen Darmstörungen ist die Wirkung von Acetylsalicylsäure fraglich, da die Substanz selbst zu einer Schädigung der Darmschleimhaut führen kann (s. u.). **Anwendungsgebiete** für Monopräparate: Verminderung von Muskel- und Gelenkschmerzen (z. B. bei Arthrosen, Myalgien rheumatischer und anderer Genese), Teckellähme. Im Gegensatz zu Metamizol reicht die analgetische Wirkung bei viszeralen Schmerzen nicht. Bei Ferkeln ist Acetylsalicylsäure mit Erfolg zur Reduzierung der durch Kolienterotoxämie verursachten Absatzferkelverluste eingesetzt worden. **Dosierung:** Acetylsalicylsäure wird oral verabreicht. Hund 25 mg/kg alle 8 Stunden, Katze 25 mg/kg einmal täglich (bei höheren Dosen Kumulation zu toxischen Konzentrationen!), Schwein 10 mg/kg alle 6 Stunden, Rind 100 mg/kg alle 12 Stunden (damit lassen sich aufgrund der verzögerten Resorption therapeutische Plasmakonzentrationen von Salicylsäure aufrechterhalten), Pferd 30–50 mg/kg alle 12 Stunden (Wirksamkeit aufgrund der kurzen Halbwertszeit fraglich). **Nebenwirkungen:** Die allen schwachen Analgetika gemeinsamen Nebenwirkungen wurden bereits in der Einleitung dargestellt. Besonders häufig treten bei Acetylsalicylsäure Reizungen der Magenschleimhaut mit Blutungs- und Ulzerationsgefahr auf. Weiterhin stimuliert Acetylsalicylsäure in hohen Dosen das Atemzentrum, was durch verstärkte Abatmung von Kohlendioxid zu einer respiratorischen Alkalose führen kann. Bei längerer Verabreichung hoher Dosen führen die

respiratorischen Alkalose und die sich entwickelnde Beeinträchtigung der Nierenfunktion zu starken Verlusten an Natriumbicarbonat, so daß die Alkalose in eine metabolische Acidose umschlagen kann. Aus diesem Grund (und zur Verminderung von Magenschleimhautschäden) wird Acetylsalicylsäure häufig mit Bicarbonat kombiniert. Bei **Überdosierung** kommt es zu Erbrechen (beim Hund bereits ab 50 mg/kg), Benommenheit, Hyperventilation, Durchfall, Acidose, Blutungen, Hyperthermie (durch erhöhten Stoffwechsel), Kreislaufkollaps, Lungenödem, Tremor, Krämpfen und Koma. Die Behandlung ist symptomatisch (Bicarbonatinfusionen, Diuretika, Alkalisierung des Harns, um die renale Elimination zu erhöhen, Peritonealdialyse etc.). **Gegenanzeigen:** Hämorrhagische Diathese, Magen- und Darmulzera. Vorsicht bei chronischen gastrointestinalen Störungen, Bronchialasthma und vorgeschädigter Niere. **Wechselwirkungen:** gleichzeitige Verabreichung von Glukokortikoiden erhöht die gastrointestinale Blutungsgefahr; die diuretische Wirkung von Furosemid wird vermindert; gleichzeitige Gabe anderer schwacher Analgetika verstärkt Wirkungen und Nebenwirkungen von Acetylsalicylsäure.

3.2.2
p-Aminophenolderivate (Anilinderivate)

Bei dieser Gruppe ist die Beteiligung von Prostaglandinen am Wirkungsmechanismus weniger klar als bei anderen schwachen Analgetika. p-Aminophenolderivate wie **Phenacetin** und **Paracetamol** wirken analgetisch und antipyretisch, aber nicht antiphlogistisch. Sie scheinen die Prostaglandinsynthese nur im Gehirn zu hemmen, was das Fehlen der antiphlogistischen Wirkung erklären könnte. Paracetamol [z. B. **Benuron** (H. M.), **Cortineural** (V. M.)] wird humanmedizinisch zur Behandlung schmerz- und fieberhafter Zustände verwendet. Phenacetin, das bis Frühjahr 1986 Bestandteil von mehr als 200 humanmedizinischen Kombinationspräparaten war (z. B. Gelonida, Quadronal etc.), ist vor allem wegen seiner nierenschädigenden Wirkung bei Daueranwendung beim Menschen vom Markt genommen worden. Veterinärmedizinisch ist Phenacetin ein Bestandteil des Kombinationspräparates **Enzoo-Gripp** zur Behandlung von Erkrankungen der oberen Luftwege und des Darms. Die Anwendung von p-Aminophenolderivaten hat beim Tier zahlreiche Nachteile: (1) die für die meisten Indikationen notwendige antiphlogistische Wirkung fehlt; (2) insbesondere beim Hund ist die Wirkungsdauer nur kurz (**Halbwertszeit** von Phenacetin 1, von Paracetamol 2 Stunden), bei anderen Spezies fehlen pharmakokinetische Untersuchungen, so daß die für Dauerbehandlungen notwendige Berechnung von Dosis und Dosisintervall nicht vorgenommen werden kann; (3) die Katze kann p-Aminophenolderivate nicht ausreichend durch Glucuronidierung entgiften, so daß bei dieser Spezies leicht Vergiftungen auftreten (gekennzeichnet durch Methämoglobinbildung, Anämie, Hämoglobinurie, Leberschädigung, Ikterus, Dyspnoe, Tachykardie). Vergiftungsgefahr besteht aufgrund der noch unzureichend ausgebildeten Glucuronidierungsfähigkeit auch beim Jungtier. Beim Tier sollte deshalb anderen Stoffgruppen der Vorzug gegeben werden.

3.2.3
Pyrazolonderivate

Pyrazolonderivate wie **Phenazon, Aminophenazon** und **Metamizol** wirken stärker analgetisch und antipyretisch als Acetylsalicylsäure und p-Aminophenolderivate und zeichnen sich zusätzlich durch eine spasmolytische Wirkung an glattmuskulären Organen aus. Besonders Metamizol ist in der Lage, auch schwere Schmerzzustände (z. B. Kolikschmerzen) zu beeinflussen. Beim analgetischen Effekt scheint die zentrale Wirkung eine größere Rolle zu spielen als periphere Angriffspunkte. Eine antiphlogistische Wirkung tritt erst bei hohen Dosen auf. Das gilt nicht für das Pyrazolonderivat **Phenylbutazon,** das stärker antiphlogistisch als analgetisch und antipyretisch wirkt und deshalb bei der Behandlung der Antiphlogistika näher besprochen werden soll. **Aminophenazon,** das synonym auch **Aminopyrin** bzw. **Amidopyrin** heißt und unter dem Warenzeichen **Pyramidon** früher neben Aspirin das wohl bekannteste schwache Analgetikum war, wird wegen seiner karzinogenen Wirkung (aufgrund Nitrosierung zu dem potenten Karzinogen Dimethylnitrosamin) humanmedizinisch nicht mehr angewendet und ist in entsprechenden Kombinationspräparaten durch Propyphenazon ersetzt worden. Veterinärmedizinisch ist Aminophenazon noch in einigen Kombinationspräparaten zusammen mit Phenylbutazon enthalten; das bekannteste Präparat ist **Irgapyrin** (für Pferd, Rind und Hund zur Behandlung von Krampfkoliken, als Analgetikum und Antiphlogistikum bei Gelenkserkrankungen, Teckellähme u. a.), das in Form von Dragees, Zäpfchen und als Injektionslösung im Handel ist. Auch **Phenazon** (synonym **Antipyrin**), das älteste synthetische schwache Analgetikum, befindet sich nur noch in einigen Kombinationspräparaten. Eine Bedeutung in Human- und Veterinärmedizin hat in erster Linie nach wie vor **Metamizol,** das vor allem unter dem Warenzeichen **Novalgin** bekannt geworden ist.

3.2.3.1
Metamizol [Novalgin (V. M., H. M.)]

Metamizol wird synonym auch als **Noraminopyrinmethansulfonat** oder **Novaminsulfon,** im Englischen auch als **Dipyrone** bezeichnet. Für die Anwendung beim Tier ist Metamizol als 50%ige Injektionslösung unter dem Warenzeichen **Novalgin** im Handel (für Rind, Pferd, Schaf, Ziege, Schwein, Hund); unter dem gleichen Namen gibt es für den humanmedizinischen Gebrauch Metamizol auch in Form von Tabletten, Sirup, Tropfen und Zäpfchen. Weitere für die Anwendung am Tier zugelassene Präparate sind u. a. **Novaminsulfon** und **Illagin** (50%ige Injektionslösungen für Pferd, Rind, Schaf, Ziege, Schwein, Hund und Katze). Kombinationspräparate zur Anwendung am Tier, die Metamizol enthalten, sind u. a. **Buscopan compositum** (zusammen mit dem Spasmolytikum Butylscopolamin) sowie die zumindest aus pharmakologischer Sicht unverständlichen Präparate **Chosalgan** (zusammen mit Arecolin und Acetylcholin) und **Arthripur** (zusammen mit Jod). **Anwendungsgebiete:** die analgetisch/spasmolytische Wirkung von Metamizol wird zur Behandlung von Spasmen der glatten Muskulatur des Magen-Darm-Traktes (vor allem bei Kolik) und anderer Bauchhöhlenorgane sowie zur Behebung des Spasmus bei Schlundverstopfung durch Fremdkörper ausgenutzt; die analgetisch/antiphlogistische Wirkung zur Behandlung von schmerzhaften Erkrankungen von Muskeln und Gelenken. Bei schmerzhaften Koliken führt die Injektion von Metamizol zu einer Beruhigung, die häufig eine ungefährdete rektale Untersuchung erst ermöglicht und den Zustand der Tiere erheblich verbessert. Ferner ist Metamizol wegen seiner analgetischen, antipyretischen und antiphlogistischen Wirkung in zahlreichen Kombinationspräparaten zur Behandlung von Infektionen beim Tier enthalten (z. B. **Cejakol, Cejodyl** u. a.). **Dosierung:** bei allen Tierarten 20–50 mg/kg i. m. oder langsam i. v. Bei oraler Applikation (Kleintier) wird der gleiche Dosisbereich verwendet (die Resorption ist praktisch vollständig). **Wirkungsdauer:** Die Applikation der genannten Dosen wird bei Bedarf 1- oder 2mal täglich (in 8 Stunden Intervallen) wiederholt. Beim Hund beträgt die **Halbwertszeit** von Metamizol 4–5 Stunden; bei anderen Tierarten liegen keine pharmakokinetischen Untersuchungen vor. **Ne-**

benwirkungen: Neben den für alle schwachen Analgetika typischen Nebenwirkungen (siehe Einleitung) ist Metamizol beim Menschen vor allem durch Blutbildschäden bei Dauerverabreichung (bis hin zur Agranulocytose; typisch für die Gruppe der Pyrazolonderivate) und zum Teil tödlich verlaufende Schockzustände nach intravenöser Applikation in Verruf gekommen. Auch beim Pferd sind Leukozytendepressionen nach mehrfacher Verabreichung hoher Dosen über mehrere Tage beobachtet worden. Bei anderen Tierarten sind Blutbildschäden bisher nicht beschrieben worden, wobei allerdings berücksichtigt werden muß, daß Dauerbehandlungen über längere Zeit kaum durchgeführt werden. Bei längerer Anwendung sollte deshalb auch beim Tier das Blutbild kontrolliert werden. Wegen der Schockgefahr sollte Metamizol bei i. v. Verabreichung besonders langsam injiziert werden (hochkonzentrierte Lösung!). Bei **Überdosierung** kommt es zu starkem Speichelfluß, Erbrechen, Kreislaufkollaps, zunächst erhöhter Atemfrequenz und Krämpfen, dann Koma und Atemlähmung. Die Behandlung ist symptomatisch. **Gegenanzeigen:** Schädigungen des hämatopoetischen Systems. Strenge Indikationsstellung bei hypotoner oder instabiler Kreislaufsituation. Weiteres siehe bei Acetylsalicylsäure. **Wechselwirkungen:** in Kombination mit Neuroleptika (besonders Phenothiazinderivaten) schwere Hypothermie. Gleichzeitige Behandlung mit Induktoren der Lebermikrosomenenzyme (Barbiturate, Phenylbutazon) verkürzt die Halbwertszeit und damit die Wirkungsdauer von Metamizol. Weiteres siehe bei Acetylsalicylsäure. **Wartezeiten:** eßbares Gewebe von Rind, Schaf, Ziege, Pferd, Schwein 12 Tage, Milch (Wdk.) 4 Tage. Zu beachten ist, daß diese Wartezeiten ohne ausreichende Rückstandsuntersuchungen festgelegt worden sind.

4
Zentrale Muskelrelaxantien

Im Gegensatz zu den peripheren Muskelrelaxantien, die direkt an der neuromuskulären Endplatte angreifen, führen zentrale Muskelrelaxantien durch Dämpfung polysynaptischer Reflexbahnen in Stammhirn oder Rückenmark zu einer Erschlaffung der Skelettmuskulatur. Vorteil gegenüber den peripheren Muskelrelaxantien ist, daß auch hohe Dosen zentraler Muskelrelaxantien praktisch zu keiner Beeinträchtigung der Atemmuskulatur führen; insgesamt sind zentrale Muskelrelaxantien aber schwächer relaxierend wirksam als peripher angreifende Stoffe, so daß für die Muskelrelaxierung bei Narkosen den peripheren Muskelrelaxan-

tien der Vorzug gegeben wird. Prototyp und ältester Vertreter der zentralen Muskelrelaxantien ist das Propandiolderivat **Mephenesin,** das zur Behandlung von Muskelspasmen, Lumbago, Arthritiden u. ä. im Handel ist [**Dolo Visano** Dragees (H. M.)]. Ähnliche Indikationsgebiete hat auch das zentrale Muskelrelaxans **Methocarbamol [Ortoton** (H. M.)]. Sowohl Mephenesin wie Methocarbamol wurden früher auch zur Muskelrelaxierung in der Narkoseprämedikation sowie bei Tetanus und Strychninvergiftungen eingesetzt.

Beide Stoffe sind heute aufgrund ihrer Nebenwirkungen (u. a. Hämolyse und Nierenschäden) weitgehend durch neuere Pharmaka mit zentral muskelrelaxierender Wirkung verdrängt worden, vor allem durch die weit weniger toxischen **Benzodiazepine** wie **Diazepam** und **Chlordiazepoxid** (siehe dort). Ein wichtiges humanmedizinisches Einsatzgebiet für zentrale Muskelrelaxantien sind cerebrale und spinale Spastiken; hierfür hat sich in den letzten Jahren vor allem das zentrale Muskelrelaxans **Baclofen (Lioresal)** bewährt, das sich in seinem Wirkungsmechanismus von anderen zentralen Muskelrelaxantien unterscheidet (GABA-agonistische Wirkung an $GABA_B$-Rezeptoren, siehe Tab. 1). Von gelegentlichen Anwendungen beim Kleintier abgesehen, spielen mit Ausnahme der Benzodiazepine die genannten zentralen Muskelrelaxantien in der Veterinärmedizin keine Rolle.

Das Propandiolderivat **Chlorphenesin-carbamat** war als zentrales Muskelrelaxans für Hunde im Handel, spielt aber heute keine Rolle mehr. Das einzige zentrale Muskelrelaxans, das veterinärmedizinisch eine Bedeutung hat, ist das Propandiolderivat **Guaifenesin** (synonym auch als **Guajakolglyzerinether** bezeichnet).

4.1
Guaifenesin [Myolaxin, MY 301 (V. M.)]

Guaifenesin ist unter den Warenzeichen **Myolaxin** (15%ige Injektionslösung) und **MY 301** (Pulver zum Herstellen einer Injektionslösung) als Muskelrelaxans zum medikamentösen Niederlegen und zur Sedation beim Pferd im Handel. Weiterhin findet es sich aufgrund seiner expektorierenden Wirkung in Kombinationspräparaten (z. B. **Atussin**) zur Behandlung von Erkrankungen der Atemwege beim Tier. Guaifenesin, ein Propandiolderivat, ist chemisch verwandt mit dem Ataraktikum Meprobamat (siehe dort) und den zentralen Muskelrelaxantien Mephenesin und Chlorphenesin-carbamat (s. o.) und wirkt wie diese zentral muskelrelaxierend und sedativ/hypnotisch. Als Abkömmling von Guajakol wirkt es, wie bereits angesprochen, expektorierend (sekretolytisch) und außerdem analgetisch und antipyretisch. Die analgetische Wirkung reicht alleine nicht für schmerzhafte Eingriffe aus, so daß mit Lokalanästhetika oder Narkotika kombiniert werden muß. Der Wirkungsmechanismus der muskelrelaxierenden Wirkung ist wie bei allen zentralen Muskelrelaxantien die Hemmung bahnender polysynaptischer Reflexbögen durch Blockierung von Interneuronen in Hirnstamm und Rückenmark, was zur Abnahme des monosynaptischen Dehnungsreflexes und damit zur Abnahme des Muskeltonus führt. Guaifenesin kann auch bei anderen Tierarten, z. B. beim Rind, zur Muskelrelaxierung und Sedierung angewendet werden, spielt aber vor allem beim Pferd eine Rolle. Von Nachteil ist, daß für eine ausreichende Wirkung sehr hohe Dosen von Guaifenesin verabreicht werden müssen und das Injektionsvolumen damit sehr groß ist. **Anwendungsgebiete:** medikamentöses Niederlegen und Sedation beim Pferd, Narkoseprämedikation (Guaifenesin eignet sich beim Pferd besonders zur Prämedikation vor Inhalationsnarkosen). Guaifenesin wird mißbräuchlich beim Doping von Trabern eingesetzt. **Dosierung:** Pferd: zum Niederlegen 90–120 mg/kg langsam i. v. (über 2 min), zur Sedation 50 mg/kg i. v. Es ist ratsam, nur vorher sedierte (z. B. mit Acepromazin oder Chloralhydrat) Tiere mit Guaifenesin abzulegen. Auch die Kombination von Guaifenesin mit einem Thiobarbiturat (gleichzeitig i. v.) ist sinnvoll. Rind: zum Niederlegen 75–100 mg/kg i. v. Die sekretolytischen Dosen von Guaifenesin liegen etwa bei ¹⁄₁₀ der muskelrelaxierenden Dosen. **Wirkungsdauer:** die muskelrelaxierende Wirkung hält beim Pferd etwa 5–15 min an. Die **Halbwertszeit** von Guaifenesin beim Pferd liegt bei 60–80 min. **Nebenwirkungen:** vorübergehende Blutdrucksenkung und Tachykardie, die Atmung wird nicht beeinträchtigt; Hämolyse sowie Leukozytose mit Rechtsverschiebung (reversibel) können auftreten (verursacht durch den Lösungsvermittler Propylenglykol; durch Verabreichung von Glucose und Lävulose zu verhindern); bei versehentlicher paravenöser Injektion kann es noch Tage nach der Injektion zu einer Thrombophlebitis kommen. Bei Rindern Hemmung der Motilität des Magen-Darm-Traktes mit Gefahr von Tympanie und Regurgation. **Überdosierung:** die therapeutische Breite von Guaifenesin ist relativ groß; erst bei drei- bis vierfacher Überdosierung kommt es zu Atemlähmung und Tod. Bei zweifacher Überdosierung kann es zu Streckspasmen kommen. **Wechselwirkungen:** Guaifenesin verstärkt die zentral dämpfende Wirkung von Narkotika, was bei der Dosierung des Narkotikums zu beachten ist. **Gegenanzeigen:** Vorschädigungen des hämatopoetischen Systems; strenge Indikationsstellung beim tragenden Tier. **Wartezeit** (Pferd): 5 Tage.

5
Zentral erregende Stoffe (zentrale Analeptika)

Eine große Reihe von Pharmaka führt vor allem in toxischen Dosen zu zentraler Erregung bis hin zu Krämpfen, so z. B. Lokalanästhetika, Morphin und morphinähnliche Analgetika, Xylazin, einige schwache Analgetika, Ketamin und, in Form paradoxer Erregungserscheinungen, Neuroleptika.

Während bei diesen Stoffen die zentrale Erregung eine unerwünschte Wirkung ist, läßt sich bei den hier zu besprechenden Substanzen die zentral erregende Wirkung therapeutisch ausnutzen. Das beruht vor allem darauf, daß die im folgenden behandelten Pharmaka (z. B. **Pentetrazol**) in subkonvulsiven Dosen zu einer Anregung vitaler Zentren (Atemzentrum, Kreislaufzentrum) im Stammhirn führen, was besonders bei Vergiftungen mit atem- und kreislaufdepressiv wirkenden Stoffen (Narkotika, Hypnotika) therapeutisch ausgenutzt werden kann. Derartige Pharmaka werden aufgrund ihres Angriffspunktes auch **Stammhirnanaleptika** (oder **Stammhirnkonvulsiva,** da sie in höheren Dosen Krämpfe auslösen) genannt. Die früher in ähnlicher Indikation (Anregung von Kreislauf und Atmung) eingesetzten **Rückenmarkskonvulsiva** (vor allem **Strychnin**) spielen heute keine therapeutische Rolle mehr (obwohl Strychnin noch zusammen mit Ephedrin in **Cardialept** für die Behandlung von Herz- und Kreislaufschwächen beim Tier im Handel ist), da sie in stammhirnerregenden Dosen bereits zu einer Blockierung von hemmenden Neuronen im Rückenmark führen, was zu erhöhter Reflexbereitschaft und reflektorisch ausgelösten Streckkrämpfen (Erstickungsgefahr!) führen kann. Strychnin wird noch gelegentlich in der Schädlingsbekämpfung eingesetzt; tödlich verlaufende Vergiftungen beim Tier treten nach oraler Giftaufnahme bereits bei niedrigen Dosierungen auf (0,5 mg/kg bei Rind und Pferd, 0,5–1 mg/kg beim Schwein, 0,8 mg/kg beim Hund, 2 mg/kg bei der Katze, 5 mg/kg beim Huhn). Eine Vergiftungsbehandlung muß vor allem darauf abzielen, die auftretenden Krämpfe (Gefahr des Erstickens) aufzuheben (Barbiturate wie Pentobarbital i. v. oder Diazepam i. v., u. U.

Beatmung). Von den Rückenmarks- und Stammhirnkonvulsiva abzugrenzen sind die **Methylxanthine** (z. B. **Coffein, Theophyllin**), deren zentral erregender Effekt wesentlich schwächer ausgeprägt ist, und die vor allem wegen ihrer peripheren Wirkungen (s. u.) therapeutisch eingesetzt werden. Eine weitere Gruppe zentral erregender Stoffe sind zentral wirksame indirekte **Sympathomimetika** (**Amphetamin** und Abkömmlinge; siehe dort), die aber wegen ihrer Suchtpotenz therapeutisch heute keine Rolle mehr spielen. Als atemstimulierende Stoffe seien schließlich noch **Lobelin** und **Kohlendioxid** erwähnt, die an anderer Stelle besprochen werden.

Morphinantagonisten (siehe dort) vermögen nur eine durch Morphin und morphinähnliche Analgetika (bzw. endogene Opioide) ausgelöste Atemdepression aufzuheben, eignen sich also nicht wie Stammhirnanaleptika zur generellen Atemanregung. Im folgenden sollen die Stammhirnanaleptika und die Methylxanthine näher besprochen werden.

5.1
Stammhirnanaleptika

Hauptangriffspunkt dieser Stoffe ist das Stammhirn. In höheren Dosen werden aber auch andere Teile des Zentralnervensystems erregt; bei Überdosierung kommt es daher zu Krämpfen. Stammhirnanaleptika, die über Stimulation medullärer Zentren zu Atem- und Kreislaufstimulation führen, spielen humanmedizinisch schon lange keine Rolle mehr, da Schlafmittelvergiftungen und Narkosezwischenfälle heute intensivmedizinisch behandelt werden können (Beatmung, Schocktherapie, forcierte Diurese, Hämodialyse etc.). Veterinärmedizinisch steht außerhalb von Klinika meist nicht der apparative Aufwand für intensivmedizinische Notfalltherapie (z. B. Beatmung) zur Verfügung, so daß vor allem bei medikamentös bedingten Atemdepressionen der Einsatz von stammhirnerregenden Pharmaka nach wie vor indiziert sein kann. Grundsätzlich sollte aber auch beim Tier einer Beatmung der Vorzug gegeben werden, wenn die Möglichkeit dazu besteht. Therapeutisch einsetzbare Stammhirnanaleptika sind **Pentetrazol** und **Doxapram**. **Bemegrid** (früheres Warenzeichen Eukraton) ist nicht mehr im Handel. Das früher verwendete **Picrotoxin** (GABA-Antagonist, siehe Tab. 1) ist obsolet, da es erst nach einer Latenz von mehreren Minuten wirkt (zu lange für einen sinnvollen Einsatz bei Atemdepression bzw. -stillstand) und nur eine geringe

therapeutische Breite besitzt. Picrotoxin ist allerdings in letzter Zeit aufgrund seiner GABA-antagonistischen Wirkung zur Behandlung von Ivermectin-Vergiftungen beim Hund eingesetzt worden (das Anthelmintikum Ivermectin wirkt wie alle Avermectine GABA-mimetisch). Das Stammhirnanaleptikum **Nicethamid** führt zwar zu Atem- und Kreislaufstimulation, auf die zentral erregende Wirkung folgt aber eine zentrale Depression, so daß Nicethamid heute ebenfalls nicht mehr angewendet werden sollte.

Die therapeutische Breite von Stammhirnanaleptika ist abhängig vom Abstand zwischen atmungs- bzw. kreislauferregender und krampferregender Dosis. Bei Narkosen (bzw. Schlafmittelvergiftungen) ist die therapeutische Breite der Analeptika erheblich gesteigert, da selbst nach hohen Dosen beim narkotisierten Tier kaum Krämpfe auszulösen sind; bei schnell wirkenden Analeptika (z. B. Pentetrazol) kann daher bei intravenöser Injektion individuell nach Wirkung auf die Atmung dosiert werden. Bei bereits bestehendem Kreislaufkollaps können Analeptika nur dann wirken, wenn die Kreislaufsituation durch ein peripher wirkendes Sympathomimetikum verbessert wird, da die Analeptika sonst aufgrund der zu geringen Perfusion nicht ausreichend schnell ihren zentralen Angriffspunkt erreichen.

5.1.1
Pentetrazol

Pentetrazol ist der Prototyp und bekannteste Vertreter der Stammhirnanaleptika. Bekanntestes Warenzeichen war **Cardiazol** (H. M.; nicht mehr im Handel); für die Anwendung beim Tier ist Pentetrazol unter dem Namen **Coryvet** als Injektionslösung für Pferd, Rind, Schwein, Hund und Katze im Handel. Weiterhin ist Pentetrazol in Kombination mit dem Sympathomimetikum Ephedrin in zahlreichen veterinärmedizinischen Präparaten im Handel (**Cardiaphren, Cornisan, Coryvet mit Ephedrin, Inocor** und **Pentacor**). Auch in **Cardiovet** ist Pentetrazol mit einem Sympathomimetikum kombiniert. Die Kombination mit einem peripher wirksamen Sympathomimetikum wie Ephedrin ist, wie bereits angesprochen, immer dann sinnvoll, wenn bereits ein Kreislaufkollaps vorliegt, da aufgrund der schlechten Kreislaufverhältnisse das Analeptikum sonst nicht oder nur verspätet in das Gehirn gelangen würde. Es erscheint aber fraglich, ob fixe Arzneimittelkombinationen Vorteile gegenüber einer individuellen Dosierung ihrer Komponenten bieten. **Anwendungsgebiete:**

Narkosezwischenfall mit schwerer Depression von Atmung (und Kreislauf), akzidentelle Schlafmittelvergiftungen, Asphyxie bei Neugeborenen. Dabei hat die Anwendung von Pentetrazol allerdings den Nachteil, daß die Substanz den Sauerstoffbedarf des Organismus erhöht, so daß der Nettoeffekt der atemstimulierenden Wirkung eingeschränkt wird. Als Weckmittel nach Narkosen hat Pentetrazol den Nachteil, nur relativ kurz zu wirken, so daß bei länger andauerndem Nachschlaf die Wirkung des Narkotikums wieder durchbrechen kann. Bei allgemeiner »Herz- und Kreislaufschwäche« infolge von Infektionskrankheiten ist die Wirkung von Pentetrazol (und anderen Stammhirnanaleptika) insbesondere bei oraler Anwendung fraglich; hier sind peripher wirksame Kreislaufmittel vorzuziehen. **Dosierung:** niemals schematisch, sondern individuell dem vorliegenden Zustand angepaßt. Bei Narkosezwischenfällen (bzw. Schlafmittelvergiftung) sollte intravenös verabreicht werden, um einen schnellen Wirkungseintritt zu gewährleisten. Durch die schnell einsetzende Wirkung kann bei i. v. Applikation individuell (nach Wirkung) dosiert werden. Es ist von Einzeldosen von 5–10 mg/kg i. v. auszugehen, die bis zum Eintritt des erwünschten Erfolges (Vertiefung der Atmung) bzw. bis zum Auftreten von Muskelzuckungen wiederholt werden. Die Behandlung muß so lange fortgesetzt werden, bis eine anhaltende suffiziente Spontanatmung wiederhergestellt ist. Bei Atemdepression durch morphinähnliche Analgetika ist Morphinantagonisten der Vorzug zu geben (bei Einsatz von Pentetrazol oder anderen Analeptika sonst Gefahr von Krämpfen). Bei anderen Indikationen kann Pentetrazol auch s. c., i. m. oder oral (Bioverfügbarkeit beim Hund 98 %) verabreicht werden. Bei wachen Patienten sollten dabei Dosen um 2 mg/kg nicht überschritten werden. **Wirkungsdauer:** relativ kurz (**Halbwertszeit** beim Hund 1,5 Stunden). **Nebenwirkungen:** bei Monopräparaten keine, bei Ephedrin-haltigen Präparaten siehe bei Ephedrin. Bei **Überdosierung** von Pentetrazol kommt es zu Speicheln, Tremor, Muskelzuckungen und klonisch-tonischen Krämpfen. Die Krampfschwelle liegt beim wachen Hund um 10–25 mg/kg i. v., bei narkotisierten Tieren wesentlich höher. Krämpfe lassen sich durch i. v. Injektion rasch wirkender Barbiturate oder Benzodiazepinderivate (z. B. Diazepam) unterbrechen (Dosierung nach Wirkung). Bei Ephedrin-haltigen Präparaten kommt es zusätzlich zu Vergiftungssymptomen durch das Sympathomimetikum (siehe Ephedrin). **Gegenanzeigen:** zerebrale Anfallsleiden. **Wartezeiten:** eßbare Gewebe von Pferd, Rind und Schwein 1 Tag. Milch (Rind) 0 Tage.

5.1.2
Doxapram [Dopram (V. M.)]

Doxapram ist unter dem Warenzeichen Dopram zur Anwendung bei Pferd, Fohlen, Kalb, Lamm, Hund und Katze sowie bei Zootieren im Handel. Hauptangriffspunkt der atemstimulierenden Wirkung von Doxapram sind im Gegensatz zu Pentetrazol Chemorezeptoren im Carotis- und Aortenbereich, eine direkte Erregung des Atemzentrums scheint dagegen eher untergeordnet zu sein. Die Wirkung ist also eher der des Lobelins ähnlich. Wie Pentetrazol erregt Doxapram in höheren Dosen auch andere Teile des Zentralnervensystems; die konvulsive Dosis ist aber 70–75mal höher als die atemstimulierende Dosis, so daß die Substanz eine sehr große therapeutische Breite hat. Neben der atemstimulierenden Wirkung führt Doxapram zu einer Blutdruckerhöhung, die über den Sympathikus vermittelt zu werden scheint (durch Aktivierung des Kreislaufzentrums?). **Anwendungsgebiete:** Medikamentös bedingte Atemdepressionen (siehe auch Xylazin), Atemstimulierung bei postnarkotischen und postoperativen Atemstörungen, Asphyxie der Neugeborenen. Ferner kann Doxapram zur Verkürzung von Narkosen bzw. Nachschlafdauer eingesetzt werden, die Wirkungsdauer ist allerdings kurz. **Dosierung:** nach intravenöser Applikation führt Doxapram innerhalb von einer Minute zu einer erheblichen Stimulation der Atmung (bis zu 200%iger Anstieg des Atemminutenvolumens); die übliche Dosierung bei Hund und Katze liegt bei 1–2 mg/kg und sollte 5 mg/kg nicht überschreiten. Diese Dosis kann nach 15–20 min wiederholt werden. Bei Atemdepressionen durch morphinähnliche Analgetika ist Morphinantagonisten der Vorzug zu geben (bei Verwendung von Doxapram besteht die Gefahr von Krämpfen). Beim Pferd kann Doxapram als Atemstimulus in Dosen um 0,5 mg/kg i. v. eingesetzt werden. Oral wird Doxapram in ähnlichen Dosen zur Behandlung der Asphyxie von Neugeborenen (Fohlen, Kalb, Lamm) angewendet. **Nebenwirkungen:** keine bekannt, aber Vorsicht bei epileptischen Tieren. **Überdosierung** führt zu Hyperventilation mit nachfolgender reduzierter Kohlendioxidspannung im Blut (Gefahr der respiratorischen Alkalose); im Gehirn kommt es zu Vasokonstriktion mit Gefahr von Hypoxie und Hirnschädigungen. **Gegenanzeigen:** Obstruktion der Atemwege, Koronarerkrankungen, Schilddrüsenüberfunktion. **Wechselwirkungen:** hohe Dosen können nach Anästhesien mit halogenierten Kohlenwasserstoffen (z. B. Halothan, Chloralhydrat) und nach Anwendung von Sympathomimetika und Atropin zu Herzarrhythmien führen. **Wartezeiten:** eßbare Gewebe von Pferd, Fohlen, Kalb, Lamm 2 Tage.

5.2
Methylxanthine

Die Methylxanthine **Coffein** (1,3,7-Trimethylxanthin), **Theophyllin** (1,3-Dimethylxanthin) und **Theobromin** (3,7-Dimethylxanthin) zählen zu den ältesten Genuß- und Arzneimitteln und sind die aktiven Inhaltsstoffe von Kaffee (Coffein), Tee (Coffein, Theophyllin) und Kakao (Theobromin). Therapeutisch wird die Wirkung von Coffein und Theophyllin sowie der besser löslichen Komplexsalze Coffein-Natriumbenzoat, Coffein-Natriumsalicylat und Theophyllinethylendiamin **(Aminophyllin)** ausgenutzt. Theobromin spielt praktisch keine Rolle. Methylxanthine unterscheiden sich von den Stammhirnanaleptika vor allem dadurch, daß sie neben der zentral erregenden Wirkungskomponente stark ausgeprägte periphere Wirkungen besitzen (siehe Tab. 4), die therapeutisch ausgenutzt werden. Die zentral erregende Wirkung ist vor allem im Bereich der Großhirnrinde ausgeprägt, erst bei höheren Dosen und parenteraler Applikation kommt es zu einer Stimulation des Stammhirns und damit der autonomen Zentren für Atmung und Kreislauf. Die Wirkung auf vitale Stammhirnzentren ist aber auch in hohen Dosen sehr viel schwächer als bei Stammhirnanaleptika und reicht nicht aus, die Atem- und Kreislaufdepression bei Narkosezwischenfällen aufzuheben. Die Erregung der Großhirnrinde führt zur allgemeinen Steigerung der psychischen und motorischen Funktionen (»Psychoanaleptika«), erst bei sehr hohen, toxischen Dosen kommt es zu Krämpfen. Methylxanthine werden wegen ihrer zentral stimulierenden Wirkung und der Wirkung auf Skelettmuskulatur und Atmung mißbräuchlich beim Pferdedoping eingesetzt. Peripher greifen die Methylxanthine an zwei wesentlichen Steuermechanismen der Zellfunktion an: (1) sie führen zu einer Erhöhung der Konzentration von zyklischem AMP (durch Hemmung der für den Abbau von cAMP verantwortlichen Phosphodiesterase), wodurch eine Reihe von Wirkungen resultiert, die denen von β-Sympathomimetika (die durch Stimulation der Adenylatcyclase die Konzentration an cAMP erhöhen) gleichen. So kommt es zur Relaxation der glatten Gefäß- und Bronchialmuskulatur, zur Stimulation aller Herzfunktionen und zur Verstärkung von Lipolyse und Glykogenolyse. (2) Methylxanthine haben indirekte und direkte Wirkungen auf den transmembranalen Ca^{2+}-Ioneneinstrom und die Freisetzung von Ca^{2+}-Ionen aus intrazellulären Speichern, was zu einer Steigerung der Kontraktilität von Herz- und Skelettmuskulatur führt. Der diuretische Effekt von Methylxanthinen (siehe Tab. 4) erklärt sich durch die erhöhte Nieren-

Tab. 4
Pharmakodynamische Wirkungen von Methylxanthinen

Wirkung	Coffein	Theophyllin	Theobromin
zentrale Erregung	+++	++	−
Herzstimulation	+	+++	++
Broncho- und Vasodilatation	++	+++	+++
Stimulation der Skelettmuskulatur	+++	++	+
Diurese	+	+++	++

durchblutung (Gefäßerweiterung); ferner stimulieren Methylxanthine die Magensaftsekretion. Zentral wirken Methylxanthine als Adenosinantagonisten. Aufgrund der stärkeren Wirkung auf Herz und Bronchien (Tab. 4) ist Theophyllin im therapeutischen Einsatz Coffein vorzuziehen. Bei Daueranwendung kommt es gegenüber einigen Wirkungen zur Ausbildung einer Toleranz.

5.2.1
Coffein

Coffein ist als Natriumsalicylat unter der Bezeichnung **Coffein-Natriumsalicylat-Lösung 50 %, Coffein-Natrium Salicylic. Solut. 50 %** und **Coffein-Sol. 50 %** für die Anwendung bei Pferd, Rind, Schwein, kleinen Wiederkäuern und Hunden im Handel. Weiterhin ist Coffein Bestandteil zahlreicher veterinärmedizinischer Kombinationspräparate, z. B. zusammen mit Ephedrin und einem Digitalispräparat in **Codiphren** und **Dicophedrin** und zusammen mit Digitoxin in **Digicoffin.** Humanmedizinisch ist Coffein auch in Form von Tabletten **(Coffeinum Compretten)** erhältlich. **Anwendungsgebiete** für Coffein: Anregung von Herz, Kreislauf und Atmung bei nicht lebensbedrohlichen Zuständen (z. B. Herz- und Kreislaufschwäche im Verlauf von Infektionserkrankungen). Bei akuter Herzinsuffizienz und bei Bronchialasthma ist Theophyllin vorzuziehen (s. u.). **Dosierung:** Coffein wird intravenös oder subkutan verabreicht, kann aber auch oral gegeben werden. Die Dosierung liegt bei 5–10 mg/kg, die mehrmals täglich appliziert werden können. **Wirkungsdauer:** beim Hund kurz **(Halbwertszeit** 1–7 Stunden), beim Pferd wesentlich länger (Halbwertszeit 18–22 Stunden). Zu beachten ist, daß Coffein zu Theophyllin und Theobromin demethyliert wird, die die Wirkung von Coffein verlängern. **Nebenwirkungen:** Coffein-Natriumsalicylat hat eine lokale Reizwirkung, die bei subkutaner Applikation beachtet werden muß. Durch Steigerung der Magensaftsekretion kann es zu gastrointestinalen Störungen kommen; ferner kann zentralnervöse Erregung (z. B. Unruhe) auftreten (Vorsicht bei epileptischen Patienten). Bei **Überdosierung** kommt es zu Tachykardie und Tachyarrhythmien (beim Pferd bereits bei 10–30 mg/kg), Blutdruckabfall, Unruhe und Erregungserscheinungen (in toxischen Dosen bis hin zu Krämpfen), Muskelrigidität und -zittern, starker Diurese, Erbrechen. Die therapeutische Breite von Coffein ist jedoch groß (letale Dosis bei Hund und Katze um 100 mg/kg bei parenteraler Applikation). **Wechselwirkungen:** Verstärkung der Wirkung von Digitalispräparaten und β-Sympathomimetika. **Wartezeiten:** eßbare Gewebe von Pferd, Rind, Schwein, Schaf, Ziege 1 Tag, Milch (Wdk.) 1 Tag.

5.2.2
Theophyllin

Theophyllin ist Coffein hinsichtlich der therapeutisch ausnutzbaren Effekte (Broncholyse, Herzstimulation) deutlich überlegen (siehe Tab. 4). Es eignet sich daher zur Bronchodilatation bei Asthma und anderen Erkrankungen der Luftwege. Ferner kann es zur Behandlung von akutem Herzversagen in der Notfalltherapie angewendet werden, bietet aber keine Vorteile gegenüber Strophanthin (das nach i. v. Injektion ebenfalls schnell wirkt). Verwendet wird Theophyllin vor allem in Form des wasserlöslichen Ethylendiaminkomplexes, der besonders unter den Warenzeichen **Aminophyllin** (H. M.) und **Euphyllin** (H. M.) bekannt geworden ist. Euphyllin ist auch als Tierarzneimittel in Form von Retardpellets zur Behandlung der chronisch obstruktiven Bronchitis beim Pferd im Handel. Weiterhin ist Theophyllinethylendiamin Bestandteil des Kombinationspräparates **Pulmorect** (zusammen mit Guajakol, Campher und Benzocain), das in Form von Zäpfchen für Katzen zur Behandlung von Erkrankungen der Atemwege (Bronchitiden, Tracheitiden etc.) im Handel ist. Ein Derivat von Theophyllin, Dihydroxypropyltheophyllin **(Diprophyllin),** ist Bestandteil des veterinärmedizinischen Kombinationspräparates Pulmo-Bronchitikum, das zur Behandlung von Broncho- und Pneumopathien bei Pferd, Rind, Hund und Katze eingesetzt wird. **Anwendungsgebiete:** für Theophyllin bzw. Theophyllinethylendiamin: zur Behandlung von Bronchialasthma und bei anderen Indikationen für Bronchodilatation. Akute Herzinsuffizienz siehe oben. **Dosierung:** 5–6 mg/kg i. v., bis zu 10 mg/kg oral (Bioverfügbarkeit 80–90 %). Bei Pferden werden 10 mg/kg initial und 5 mg/kg

täglich zur Erhaltung über 10–14 Tage oral verabreicht. **Wirkungsdauer:** relativ kurz, aber tierartliche Unterschiede: **Halbwertszeit:** beim Hund 6, bei der Katze 8, beim Schwein 11, beim Pferd 10–17 Stunden. Verteilungsvolumen um 0,6 l/kg. **Nebenwirkungen:** gastrointestinale Störungen, Tachykardie, Extrasystolie, zentralnervöse Erregung, Diurese (wesentlich stärker als bei Coffein). Symptome bei **Überdosierung** siehe Coffein. Die therapeutische Breite von Theophyllin ist relativ gering. Bei mit Aminophyllin vergifteten Schweinen sind Hämorrhagien in der Niere und Gastroenteritis beobachtet worden. **Gegenanzeigen:** Herzrhythmusstörungen, Magen-Darm-Ulzera, Vorsicht bei Epilepsie. **Wechselwirkungen:** siehe Coffein. **Wartezeit** (Pferd): 6 Tage.

6
Antiepileptika

Beim Menschen ist **Epilepsie** nach dem Schlaganfall die zweithäufigste Erkrankung des Zentralnervensystems. Beim Tier kommt Epilepsie vor allem beim Hund und, seltener, bei der Katze vor. Charakterisiert ist die Epilepsie bei Mensch und Tier durch das wiederholte und spontane Auftreten von Krämpfen zentralen Ursprungs (abzugrenzen also von medikamentös bedingten Krämpfen sowie extrazerebral bedingten Anfällen infolge von kardial bedingten Hypoxien, Hypoglykämien, Hypokalzämien, Leberschäden u. a.). Epilepsie ist kein einheitliches Krankheitsbild, sondern kommt in verschiedenen Formen vor: der **fokalen Epilepsie** mit lokal begrenzten Anfällen (je nachdem, wo der Fokus im Gehirn lokalisiert ist, z. B. nur an einer Extremität oder an einer Körperseite) und der **generalisierten Epilepsie,** die nach Anfallstyp weiter unterteilt wird in Epilepsie mit kleinen generalisierten Anfällen (z. B. Absencen, myoklonische Anfälle, infantile Spasmen etc.) und großen generalisierten Anfällen (tonisch-klonische Anfälle mit Bewußtseinsverlust, auch als »**Grand mal**«-Epilepsie bezeichnet). Besonders die oft schwer zu erkennenden Absencen (kurze Bewußtseinseintrübungen mit generalisierten »spike/wave«-Komplexen im EEG) werden teilweise auch als »**Petit mal**«-Epilepsie bezeichnet. Generalisierte Anfälle treten häufig im Anschluß an fokale Anfälle auf, man spricht dann von sekundär generalisierten Anfällen. Bei Hund und Katze ist der weitaus größte Teil der Epilepsien vom Grand mal-Typ, häufig kombiniert mit fokalen Anfallsformen. Epileptische Anfälle halten oft nur relativ kurz an (bis zu einigen Minuten), es besteht aber die Gefahr, daß mehrere Anfälle in kurzem Zeitabstand aufeinan-

Tab. 5
Wirkung von Antiepileptika bei verschiedenen Epilepsieformen

Antiepileptikum	Epilepsieform			Geeignet für	
	Generalisierte Anfälle		Fokale (partielle) Anfälle	Hund	Katze
	Kleine generalisierte Anfälle (Petit mal)	Große generalisierte Anfälle (Grand mal)			
Phenobarbital	–	+++	+++	ja	ja
Primidon	–	+++	+++	ja	?
Phenytoin	–	+++	+++	nein	?
Carbamazepin	–	+++	+++	nein	?
Ethosuximid	+++	–	–	keine Indikation	
Valproinsäure	+++	++	++	nein	?
Diazepam	++	+	+	ja*	ja
Clonazepam	++	+	+	ja*	?
Nitrazepam	++	+	+	?	?

* Wegen Toleranzentwicklung nur zur Statusbehandlung.

derfolgen, ohne daß das Tier sich zwischen den Anfällen erholt; in einem solchen Fall spricht man von einem **Status epilepticus.** Ein solcher Zustand muß möglichst schnell unterbrochen werden, sonst besteht die Gefahr der Erstickung, da die Atmung im Anfall aussetzen kann (Notfalltherapie!).

Epilepsien werden mit **Antiepileptika** behandelt; eine solche Behandlung ist symptomatisch, d. h. es werden die Krämpfe unterdrückt, ohne die Krampfursache zu beheben. Antiepileptika müssen deshalb tagtäglich über Jahre verabreicht werden; setzt der Tierbesitzer bei Anfallsfreiheit des Tieres das Antiepileptikum ab, treten wieder Krämpfe auf, häufig in Form des lebensbedrohenden Status epilepticus. Ziel der Behandlung mit Antiepileptika ist die Anfallsfreiheit, was aber nicht immer zu erreichen ist. Untersuchungen an epileptischen Hunden haben gezeigt, daß auch bei Wahl geeigneter Antiepileptika und ausreichend hoher Dosierung nur bei bis zu 40 % der Tiere Anfallsfreiheit zu erreichen ist; weitere Tiere zeigen eine Reduktion der Anfallsfrequenz und etwa 20–40 % aller Hunde erweisen sich selbst bei hohen Dosen als resistent gegenüber der Behandlung. Bei solchen pharmakoresistenten Epileptikern hilft meistens auch ein Wechsel auf ein anderes Antiepileptikum oder die Kombination verschiedener Antiepileptika nichts. Antiepileptika sind nicht in der Lage, alle Anfallsformen gleich gut zu unterdrücken (siehe Tab. 5), so daß es für die verschiedenen Epilepsieformen jeweils besonders geeignete Antiepileptika gibt. Bei Hund und Katze sind vor allem diejenigen Antiepileptika interessant, die gegen große generalisierte Anfälle

und fokale Anfälle wirken **(Phenobarbital, Primidon, Phenytoin, Carbamazepin).** Kleine generalisierte Anfälle treten bei Hund und Katze nur selten auf und brauchen, wenn sie auftreten, meist nicht behandelt zu werden. Antiepileptika zur Behandlung kleiner generalisierter Anfälle **(Ethosuximid, Valproinsäure,** früher auch **Trimethadion)** sind daher veterinärmedizinisch uninteressant. Valproinsäure (synonym Dipropylacetat) hat beim Menschen zwar auch eine Wirkung gegen große generalisierte und fokale Anfälle, beim Hund ist aber dieses Antiepileptikum aufgrund seiner sehr kurzen Halbwertszeit (siehe Tab. 7) nicht sinnvoll einzusetzen. Bei der Katze ist die Halbwertszeit von Valproinsäure zwar länger, es liegen aber keine klinischen Erfahrungen zur Behandlung epileptischer Katzen mit Valproinsäure vor. **Benzodiazepine** haben wie Valproinsäure beim Menschen eine Wirkung gegen zahlreiche Anfallsformen, werden aber vor allem bei kleinen generalisierten Anfällen bei Kindern und Jugendlichen **(Clonazepam, Nitrazepam)** und zur Unterbrechung des Status epilepticus **(Diazepam,** Clonazepam) eingesetzt. Nachteil der Benzodiazepine ist vor allem der Wirkungsverlust (Toleranzentwicklung) bei Dauerbehandlung; allerdings scheint bei der Katze Diazepam zur Dauerbehandlung von großen generalisierten Anfällen verwendet werden zu können (s. Kap. C 6.5). Im folgenden sollen nur die Antiepileptika näher besprochen werden, die bei Hund und/oder Katze zur Behandlung von Grand mal-Epilepsie eingesetzt werden können. Verwendet werden humanmedizinische Präparate, da Antiepileptika nicht als Tierarzneimittel im Handel sind.

Antiepileptika werden oral verabreicht, nur beim Status epilepticus muß parenteral (i. v.) appliziert werden (s. Kap. C 6.6).

6.1
Primidon [Mylepsinum (H. M.)]

Primidon ist nach wie vor das am häufigsten verwendete Antiepileptikum beim Hund. In Form von Tabletten ist es unter den Warenzeichen **Mylepsinum, Liskantin** und **Resimatil** im Handel; Liskantin gibt es auch als Saft (u. U. für Katzen und kleine Hunde interessant). Im Organismus wird Primidon zu Phenobarbital verstoffwechselt, das bei Dauerbehandlung mit Primidon beim Hund den überwiegenden Teil der Wirkung zu tragen scheint. Die therapeutische Wirkung von Primidon und Phenobarbital ist praktisch gleich, Primidon weist aber mehr Nebenwirkungen auf als Phenobarbital und ist zudem wesentlich teurer, so daß von vornherein beim Hund einer Behandlung mit Phenobarbital der Vorzug gegeben werden sollte. Bei der Katze wird Primidon weniger stark zu Phenobarbital abgebaut als beim Hund; entgegen früheren Annahmen ist Primidon bei der Katze aber nicht toxischer als beim Hund; klinische Erfahrungen zur Behandlung epileptischer Katzen mit Primidon liegen aber kaum vor, so daß bisher nicht beurteilt werden kann, ob sich Primidon zur Epilepsiebehandlung bei der Katze eignet. **Anwendungsgebiete:** fokale und große generalisierte epileptische Anfälle beim Hund. Eignung für die Katze nicht klar. **Dosierung:** Hund 35–50 mg/kg/ Tag oral verteilt auf 2–3 Dosen; falls keine Wirkung auftritt, kann bis zu Tagesdosen von 100 mg/ kg erhöht werden, dabei ist aber auf das Auftreten von Überdosierungserscheinungen und Anzeichen einer Beeinträchtigung der Leberfunktion (s. u.) zu achten. Bei Behandlungsversuchen an Katzen sollte von Tagesdosen um 30–40 mg/kg ausgegangen werden. **Wirkungsdauer:** die Wirkung von Primidon ist kürzer als die von Phenobarbital (vgl. **Halbwertszeiten** in Tab. 6), so daß es zum Aufrechterhalten wirksamer Primidonkonzentrationen mehrmals täglich verabreicht werden muß. **Nebenwirkungen** bei Hunden: zu Behandlungsbeginn Müdigkeit, Apathie, Ataxie, Nachhandschwäche, übermäßiger Hunger und Durst. Tierbesitzer müssen unbedingt auf diese Nebenwirkungen aufmerksam gemacht werden, sonst wird das Präparat vom Besitzer abgesetzt oder in seiner Dosis erniedrigt. Gegen die sedativen Nebenwirkungen entwickelt sich relativ schnell eine Toleranz. Durch die Kumulation von Phenobarbital kann es wie bei allen Barbituraten unter Dauerbehandlung zur Entwick-

Tab. 6
Halbwertszeiten von Antiepileptika bei Mensch, Hund und Katze

Antiepileptikum	Halbwertszeit (Stunden)		
aktiver Metabolit	Mensch	Hund	Katze
Phenobarbital*	70–100	25–90	34–43
Primidon	6–12	4–12	7
Phenobarbital*	70–100	25–90	34–43
Phenytoin*	15–20	2–6	24–108
Carbamazepin*	25–50	1–2	
Carbamazepin-Epoxid*	8–15	2–6	
Ethosuximid	30–70	11–26	
Valproinsäure	8–15	1–3	9
2-en-Valproinsäure	13	2	
Diazepam	24–72	1–5	15–20
Desmethyldiazepam	50–120	1–5	
Clonazepam	24–36	1–3 (dosisabhängig)	
Nitrazepam	17–31	2	

* Halbwertszeit verkürzt sich bei Dauerbehandlung durch Enzyminduktion.

lung einer physischen Abhängigkeit kommen. Bei abruptem Absetzen von Primidon besteht daher die Gefahr von Entzugserscheinungen (Inappetenz, Angst, Hyperthermie, Tremor, Krämpfe; durch Addition mit den wieder auftretenden epileptischen Anfällen Statusgefahr!). Der Tierbesitzer ist deshalb darauf aufmerksam zu machen, daß er keinesfalls ohne Rücksprache mit dem Tierarzt die Dosis reduzieren oder die Behandlung abbrechen darf. Insbesondere bei hohen Primidondosen kann es mit zunehmender Behandlungsdauer zu einem erheblichen Anstieg der Leberenzyme und zu klinischen Symptomen einer Beeinträchtigung der Leberfunktion kommen. In solchen Fällen ist Primidon abzusetzen und auf Phenobarbital umzustellen, das keine lebertoxische Wirkung aufweist. Bei Katzen kommt es unter Dauerbehandlung mit 40 mg/kg Primidon lediglich zu Sedation und Ataxie an den ersten Behandlungstagen; sonst wird Primidon in dieser Dosis von Katzen gut vertragen. Eine **Überdosierung** von Primidon ist vor allem durch zentral dämpfende Wirkungen charakterisiert. Beim Hund sollten, wenn nicht unbedingt notwendig, Tagesdosen von 50 mg/kg nicht überschritten werden. Das Vergiftungsbild bei Überdosierung entspricht dem einer Barbituratvergiftung (siehe Hypnotika). **Gegenanzeigen:** schwere Leber- und Nierenfunktionsstörungen. **Wechselwirkungen:** die Wirkung anderer zentral dämpfender Pharmaka wird verstärkt.

6.2
Phenobarbital [Luminal (H. M.)]

Phenobarbital wird sowohl als Hypnotikum (siehe dort) wie als Antiepileptikum verwendet; Warenzeichen sind **Luminal** (100 mg Tabletten) und **Luminaletten** (15 mg Tabletten). Luminal ist auch als Injektionslösung (20%ig) im Handel. Phenobarbital fällt zwar seit 1984 unter die Betäubungsmittelgesetzgebung, ist aber in Form der im Handel befindlichen Präparate ausgenommene Zubereitung und kann daher normal bezogen und verschrieben werden. **Anwendungsgebiete:** Fokale und große generalisierte Anfälle bei Hund und Katze. **Dosierung:** Hund 5–6 mg/kg oral pro Tag, am besten als Einzeldosis am Abend. Da bis zum Erreichen wirksamer Konzentrationen ca. 1–2 Wochen behandelt werden muß (Kumulation), kann erst danach beurteilt werden, ob die verabreichte Dosis ausreicht bzw. Phenobarbital bei dem betreffenden Tier wirkt. Wird die Behandlung mit einer höheren Initialdosis begonnen, sind die sedativen Wirkungen zu groß. Der Besitzer muß also informiert werden, daß das Tier in der 1. Woche der Behandlung noch Anfälle zeigen kann. Bleiben die Anfälle weiter bestehen, kann bis auf maximal 10 mg/kg/Tag gesteigert werden, dabei ist auf das Auftreten von Überdosierungsreaktionen zu achten (s. u.). Katze 3–5 mg/kg/Tag oral; weiteres wie beim Hund. **Wirkungsdauer:** aufgrund der langen **Halbwertszeit** (s. Tab. 6) braucht nur einmal täglich verabreicht zu werden. Die sich unter Dauerbehandlung entwickelnde Enzyminduktion führt zu keiner meßbaren Abnahme der Plasmakonzentration beim Hund. **Nebenwirkungen:** siehe Primidon; allerdings ruft Phenobarbital keine Störungen der Leberfunktion hervor, und Polydypsien sind seltener als nach Primidon. Wie bei Primidon entwickelt sich gegenüber den sedativen Nebenwirkungen eine Toleranz, so daß die Tiere 1–2 Wochen nach Behandlungsbeginn wieder normal reagieren. Bei Dauerbehandlung kann es zu physischer Abhängigkeit kommen, was bei Absetzen der Medikation zu Entzugskrämpfen führen kann (Gefahr des Status epilepticus); deshalb die Behandlung nie abrupt absetzen. **Überdosierung, Gegenanzeigen, Wechselwirkungen** s. Primidon.

6.3
Phenytoin (synonym Diphenylhydantoin)

In Tablettenform ist Phenytoin unter den Warenzeichen **Zentropil** und **Phenhydan** im Handel, in Form von Kapseln als **Epanutin**. Epanutin ist auch als Injektionslösung zu erhalten. Beim Menschen ist Phenytoin eines der wichtigsten Standardantiepileptika zur Behandlung fokaler und großer generalisierter Anfälle. Beim Hund ist Phenytoin dagegen aufgrund einer sehr kurzen Halbwertszeit (s. Tab. 6) nicht zur Dauerbehandlung epileptischer Anfälle geeignet. Zudem wird die Halbwertszeit unter Dauerbehandlung noch weiter verkürzt, so daß selbst bei hohen Dosen und kurzen Dosierungsintervallen keine wirksamen Konzentrationen aufrechterhalten werden können. Bei der Katze weist Phenytoin dagegen eine sehr lange Halbwertszeit auf (Tab. 6), so daß mit Tagesdosen von 3–5 mg/kg p. o. wirksame Konzentrationen aufrechterhalten werden können. Klinische Erfahrungen zur Behandlung epileptischer Katzen mit Phenytoin liegen aber bisher nicht vor. Phenytoin ist bei der Katze relativ toxisch; schon Tagesdosen von weniger als 10 mg/kg können zu schweren Vergiftungssymptomen führen. Es sollten daher bei Katzen andere Antiepileptika bevorzugt werden.

Neben der antiepileptischen Wirkung weist Phenytoin eine antiarrhythmische Wirkung am Herzen auf, die auf einer Blockierung des schnellen Na^+-Einstroms an Herzmuskelzellen beruht. Die antiarrhythmische Wirkung von Phenytoin ähnelt der des Lokalanästhetikums Lidocain; wie Lidocain kann Phenytoin deshalb zur Behandlung ventrikulärer Tachyarrhythmien (z. B. bei Herzglykosidvergiftungen) eingesetzt werden (siehe Antiarrhythmika).

6.4
Carbamazepin [Tegretal, Timonil, Sirtal (H. M.)]

Während die bisher besprochenen Antiepileptika Primidon, Phenobarbital und Phenytoin ein ähnliches Grundgerüst aufweisen, handelt es sich bei Carbamazepin um eine den Phenothiazinderivaten ähnliche trizyklische Substanz. Tatsächlich hat Carbamazepin neben der antiepileptischen Wirkung (bei fokalen und großen generalisierten Anfällen) auch eine antipsychotische Wirkungskomponente. Ferner zeigt es beim Menschen eine gute Wirkung bei Trigeminusneuralgien. Von Tierärzten ist Carbamazepin ähnlich wie Phenytoin wiederholt bei der Behandlung epileptischer Hunde versucht worden. Wiederum ist aber die Halbwertszeit von Carbamazepin beim Hund so kurz (Tab. 6), daß keine sinnvolle Behandlung mit diesem Stoff durchführbar ist. Für die Katze liegen keine Untersuchungen vor.

6.5
Benzodiazepine

Humanmedizinisch werden drei Benzodiazepine als Antiepileptika verwendet: **Diazepam [Valium H. M.)]**, **Clonazepam [Rivotril (H. M.)]** und **Nitrazepam [Mogadan (H. M.)]**. Diazepam wird allerdings nur akut zur Unterbrechung des Status epilepticus eingesetzt, während Clonazepam und Nitrazepam auch zur Dauertherapie einzelner Anfallsformen (vor allem kleine generalisierte Anfälle) verwendet werden. Wie bereits angesprochen, zeigt sich bei allen Benzodiazepinen unter Dauerbehandlung ein Wirkungsverlust, der teilweise auch durch Dosiserhöhung nicht auszugleichen ist. Auch beim Hund stellt sich unter Dauerbehandlung mit Diazepam oder Clonazepam eine rasche Toleranzentwicklung gegenüber dem antiepileptischen Effekt ein, so daß sich diese Substanzen nicht zur Dauerbehandlung epileptischer Anfälle beim Hund eignen, aber wie beim Menschen zur Statusunterbrechung eingesetzt werden können (s. u.). Im Gegensatz zu Hund und Mensch scheint sich bei epileptischen Katzen unter Dauerbehandlung mit Diazepam kein Wirkungsverlust zu entwickeln (mit Diazepam ist über Jahre bei Katzen Anfallsfreiheit erzielt worden). Die **Halbwertszeit** von Diazepam ist zudem bei der Katze deutlich länger als beim Hund (siehe Tab. 6), so daß mit relativ geringen Tagesdosen wirksame Konzentrationen erreicht und aufrechterhalten werden können. **Anwendungsgebiete** für Diazepam bei der Katze sind fokale und große generalisierte Anfälle. Die **Dosierung** liegt bei 0,5–2 mg/kg p. o., verteilt auf 2–3 Dosen (unter dem Warenzeichen Valium gibt es 2-, 5- und 10-mg-Tabletten). Diazepam hat wie alle Benzodiazepine eine sehr große therapeutische Breite, kann bei Dauerbehandlung aber zu physischer Abhängigkeit führen (Gefahr von Entzugskrämpfen beim Absetzen). **Nebenwirkungen, Überdosierung, Gegenanzeigen, Wechselwirkungen** siehe bei der Besprechung von Diazepam als Ataraktikum.

   Zusammenfassend bleibt also festzustellen, daß von den zur Verfügung stehenden Antiepileptika aufgrund der bisherigen Erfahrungen beim **Hund** nur **Primidon** und **Phenobarbital** und bei der **Katze Diazepam** und **Phenobarbital** zur Dauerbehandlung von Epilepsien geeignet sind.

6.6
Pharmaka zur Unterbrechung eines Status epilepticus

Da ein Status epilepticus möglichst schnell unterbrochen werden muß, sind nur intravenös injizierbare Antiepileptika mit sofort einsetzender Wirkung geeignet. Mittel der ersten Wahl sind **Diazepam** (**Valium**-Injektionslösung, 0,5–1 mg/kg i. v.) und **Clonazepam** (**Rivotril**-Injektionslösung, 0,1–0,2 mg/kg i. v.). Wenn erforderlich, kann vorsichtig höher dosiert werden. Die Wirkung beider Präparate setzt noch unter der Injektion ein (individuelle Dosierung möglich), hält aber beim Hund meist nicht lange an, so daß oft Nachinjektionen erforderlich sind (die therapeutische Breite von Benzodiazepinen ist aber sehr groß). Auch **Phenytoin** (**Epanutin**-Injektionslösung) kann in Dosen von 2–5 mg/kg i. v. versucht werden (kurze Wirkung beim Hund, aber sehr lange Wirkung und Vergiftungsgefahr bei der Katze). **Phenobarbital** (**Luminal**-Injektionslösung) ist zur Statusunterbrechung nicht geeignet, da die Wirkung zu langsam einsetzt (erst nach 5–20 min), kann aber im Anschluß an Benzodiazepine oder Phenytoin zur Aufrechterhaltung der Wirkung eingesetzt werden (4–6 mg/kg i. v.). Ist kein injizierbares Antiepileptikum zur Hand, kann im Notfall das Injektionsnarkotikum **Pentobarbital** (**Narcoren**, 30 mg/kg) verwendet werden, das eine Wirkungsdauer von etwa einer Stunde hat (siehe bei Narkotika). N-Methyl- oder Thiobarbiturate wirken zu kurz. Bei Verwendung von Injektionsnarkotika ist an die Gefahr von Atemdepression und postnarkotischer Exitationserscheinungen zu denken. Weiterhin kann im Notfall ein Status auch durch langsame intravenöse Injektion von 2 mg/kg des Lokalanästhetikums **Lidocain (Xylocain)** unterbrochen werden (Halbwertszeit beim Hund 1,5 Stunden); Lidocain darf jedoch in keinem Fall mit Sperrkörperzusatz verwendet werden.

D   Lokalanästhetika

W. LÖSCHER

Lokalanästhetika sind Stoffe, die, wenn sie lokal in die Umgebung von Nervenfasern appliziert werden, die Fortleitung von Aktionspotentialen über die Nervenfasern reversibel blockieren und damit die Schmerzempfindung lokal aufheben. Im Gegensatz zu Stoffen, die durch zentralen Angriff zu Schmerzlosigkeit führen (starke Analgetika und Narkotika), wird die Schmerzempfindung also nur lokal im Bereich des Applikationsortes bzw. im Innervationsbereich der betroffenen Nerven ausgeschaltet, was für schmerzerzeugende Eingriffe in diesem Bereich ausgenutzt werden kann. Je nach Applikationsart unterscheidet man **Oberflächenanästhesie** (das Lokalanästhetikum wird direkt auf Schleimhäute aufgebracht, dadurch werden lokal Schmerzrezeptoren blockiert; auf intakter Haut wird dagegen meist keine ausreichende Wirkung erzielt), **Infiltrationsanästhesie** (das Lokalanästhetikum wird intra- oder subkutan gespritzt und diffundiert zu Nervenfasern und -endigungen in der Umgebung des Applikationsortes) und **Leitungsanästhesie** (das Lokalanästhetikum wird in die unmittelbare Umgebung eines Nerven gespritzt, so daß das gesamte Innervationsgebiet des Nerven anästhesiert wird). Zur Leitungsanästhesie zählt auch die **Rückenmarksanästhesie,** bei der das Lokalanästhetikum entweder in den Subarachnoidalraum **(intradurale Spinalanästhesie)** oder in den Epiduralraum des Rückenmarks (**Epiduralanästhesie,** d. h. die Dura mater wird nicht durchstochen) gespritzt wird, damit die im Applikationsbereich abgehenden Nerven anästhesiert werden. Rückenmarksanästhesien werden bei geburtshilflichen, gynäkologischen, urologischen und chirurgischen Eingriffen im Beckenbereich vorgenommen (Schmerzausschaltung im gesamten Innervationsbereich der anästhesierten Spinalwurzeln). Dabei ist die Epiduralanästhesie vorzuziehen, weil die Wirkung besser lokal begrenzt werden kann. Nicht jedes Lokalanästhetikum ist für alle Lokalanästhesieformen gleich gut geeignet, das gilt besonders für die Oberflächenanästhesie (siehe Tab. 1).

Viele sehr unterschiedliche Substanzen haben eine lokalanästhetische Wirkung, z. B. Phenothiazinderivate (Neuroleptika, Antihistaminika), Alkohole und Xylazin. Bei diesen Stoffen ist aber die lokalanästhetische Wirkung i. a. nur ein nicht therapeutisch ausgenutzter Effekt, während die im folgenden besprochenen Lokalanästhetika hauptsächlich wegen ihres lokalanästhetischen Effektes verwendet werden. Um als Lokalanästhetikum angewendet werden zu können, müssen Stoffe wasserlöslich, sterilisierbar und gewebsverträglich sein; die Schmerzausschaltung soll möglichst schnell einsetzen, ausreichend lange anhalten und reversibel sein. Nach Resorption vom Wirkort soll das Lokalanästhetikum möglichst schnell inaktiviert werden, um systemische Wirkungen zu vermeiden. Hauptanwendungsgebiet der Lokalanästhetika ist die lokale Schmerzausschaltung für schmerzhafte Eingriffe; insbesondere kleinere Eingriffe lassen sich häufig mit Lokalanästhetika (u. U. in Kombination mit Sedativa) durchführen, so daß auf eine Narkose und die damit verbundenen Risiken verzichtet werden kann. Daneben haben Lokalanästhetika andere Anwendungsgebiete (Herzarrhythmien, Status epilepticus), auf die bei den systemischen Wirkungen und im speziellen Teil näher eingegangen wird.

Die heute eingesetzten Lokalanästhetika bestehen chemisch aus einer hydrophilen Aminogruppe (meist ein tertiäres Amin), die über eine Zwischenkette mit einer lipophilen aromatischen Gruppe verbunden ist. Die aromatische Gruppe ist mit der Zwischengruppe entweder über eine Esterbindung (Lokalanästhetika vom **Estertyp**) oder eine Amidbindung (Lokalanästhetika vom **Amidtyp**) verbunden. Diese Unterteilung ist pharmakologisch und klinisch wichtig, da Lokalanästhetika vom Estertyp bereits am Applikationsort und nach Resorption im Blut durch Esterasen aufgespalten und unwirksam gemacht werden, während Lokalanästhetika vom Amidtyp erst in der Leber metabolisiert werden und damit schneller und im allgemeinen auch länger wirken.

Aufgrund ihrer chemischen Struktur sind Lokalanästhetika schwach basisch reagierende Verbindungen (sekundäre oder tertiäre Amine mit einem pK_a von 7,6–9), die nur in Salzform wasserlöslich sind. Injektionslösungen haben einen pH von 4–6. Nach Injektion in das Gewebe liegen bei physiologischem pH (7,4) je nach Lokalanästhetikum nur 3–20 % des Stoffes unionisiert vor. Nur dieser unionisierte Anteil kann im Gewebe diffundieren und seinen Wirkort, die Nervenfaser, erreichen.

Tab. 1
Relative Wirksamkeit, Toxizität sowie gebräuchliche Konzentrationen von Lokalanästhetika

Lokalanästhetikum	Wirksamkeit (Procain = 1)	Toxizität (Procain = 1)	Gebräuchliche Konzentrationen für		
			Oberflächen-anästhesie	Infiltrations-anästhesie	Leitungs-anästhesie
Estertyp					
Cocain	2	3–4	2–4 %	–	–
Procain	1	1	–	0,5–1 % Klt.	1–2 % Klt.
				1–2 % Grßt.	2–4 % Grßt.
Tetracain	10	10	0,5–2 %	0,1 % Klt.	0,1–0,2
				0,2 % Grßt.	
Benzocain			5–20 %	–	–
			(nicht für operative Zwecke)		
Amidtyp					
Lidocain	1,5–2	1,5–2	(5 %)	0,5–1 %	1–2 %
Butanilicain	1	1	–	0,5–1 % Klt.	1–2 %
				1–2 % Grßt.	1–2 %
Mepivacain	1,5–2	1,5–2	–	0,5–1 %	1–2 %
Bupivacain	5–10	5–10	–	(0,25–0,5 %)	0,25–0,5 %

Klt.: Kleintiere; Grßt.: Großtiere

Verschiebt sich der Gewebe-pH durch Entzündung in den sauren Bereich, so wird der unionisierte Anteil des Lokalanästhetikums noch kleiner, und es kann seine Wirkung verlieren. Lokalanästhetika wirken deshalb in entzündeten Geweben oft schlecht oder gar nicht.

Der **Wirkungsmechanismus** der Lokalanästhetika beruht auf einer reversiblen Senkung der Permeabilität der Nervenfaser für Na^+ und, in höheren Konzentrationen, K^+-Ionen. Durch die Unterbrechung dieser für Depolarisation und Repolarisation erforderlichen Ionenströme ist eine Fortleitung von Aktionspotentialen nicht mehr möglich, so daß die Reizfortleitung der betroffenen Nervenfaser unterbrochen wird.

Die **Wirkungsdauer** der Lokalanästhesie hängt zum einen vom Typ des verwendeten Lokalanästhetikums ab (Amidtyp wirkt im allgemeinen länger als Estertyp, s. o.), zum anderen von der Geschwindigkeit der Resorption vom Wirkort. Lokalanästhetika werden relativ schnell vom Wirkort in das Blut resorbiert, was auch dadurch gefördert wird, daß alle Lokalanästhetika mit Ausnahme von Cocain gefäßerweiternd wirken, also die Durchblutung im Bereich ihrer Wirkung erhöhen. Um die Resorption der Lokalanästhetika zu verzögern und damit ihre Wirkung zu verlängern, werden Lokalanästhetika häufig mit sogenannten **Sperrkörpern** kombiniert, d. h. mit vasokonstriktorischen Stoffen wie Adrenalin und Noradrenalin.

Der Sperrkörperzusatz verlängert die Wirkung des Lokalanästhetikums, senkt durch die langsamere Resorption die Gefahr von systemischen Wirkungen und reduziert die Blutungsneigung des jeweiligen Gewebebezirks. Nachteilig ist zum einen die höhere Toxizität bei versehentlicher intravasaler Injektion (Sperrkörper sind hochwirksame Stoffe, deren Toxizität meist höher ist als die von Lokalanästhetika), zum anderen wird durch die verminderte Durchblutung des Operationsbezirks die Wundheilung verlängert und die Infektionsgefahr erhöht. Lokalanästhetika mit Sperrkörperzusatz dürfen nicht in endarteriellen Gefäßgebieten (Akren) injiziert werden (Nekrosegefahr)!

Neben der lokalen Wirkung auf die Reizfortleitung in Nervenfasern haben Lokalanästhetika nach Resorption ins Blut bzw. bei (versehentlicher) systemischer Applikation eine Reihe von **systemischen Wirkungen,** die sich ebenfalls aus ihren Effekten auf Erregungsbildung und -fortleitung erklären. So sinken am Herzen Erregbarkeit, Leitungsgeschwindigkeit und Kontraktionskraft. Dieser Effekt wird bei einigen Lokalanästhetika therapeutisch ausgenutzt (antiarrhythmische Wirkung; siehe Procain und Lidocain). Weiterhin führen Lokalanästhetika mit Ausnahme von Cocain zu einer Gefäßdilatation. Aufgrund der kardiovaskulären Wirkungen kommt es zu einem Blutdruckabfall. Lokalanästhetika penetrieren rasch die Blut-Hirn-Schranke und wirken im Gehirn zunächst stimulierend durch Hemmung inhibitorischer Neurone. Dieser zentral stimulierende Effekt wird zum Teil mißbräuchlich beim Pferdedoping ausgenutzt. Je nach Konzentration kommt es zu Ruhelosigkeit, motorischer Stimulation, Erbrechen, Tremor (oft erstes Anzeichen einer beginnenden Vergiftung) und klonischen Krämpfen. Auf die zentrale Stimulation folgt bei steigenden Konzentrationen durch den Ausfall exzitatorischer Neurone eine Depression mit Koma und zentraler Atemlähmung. Bei abnormer Erregung des Gehirns (Epilepsie) können Lokalanästhetika in geeigneten Konzentrationen antikonvulsiv wirken; therapeutisch ausnutzbar ist diese Wirkung vor allem bei Lidocain (siehe dort), das zentral sedativ und antikonvulsiv wirkt, bevor es, in höheren Konzentrationen, selbst zu zentraler Stimulation und Krämpfen führt.

Aufgrund der pharmakologischen Wirkungen der Lokalanästhetika kann es relativ leicht zu **Vergiftungen** kommen. Häufige Ursache für Vergiftungen sind die versehentlich intravasale Injektion infolge mangelhafter Injektionstechnik, lokale Injektion von zu hoch konzentrierten Lösungen, die nur für die Oberflächenanästhesie vorgesehen sind, oder abnorme Resorptionsverhältnisse am Applikationsort (z. B. hyperämische Schleimhaut mit erhöhter Gefäßpermeabilität). Enthält das Lokalanästhetikum einen Sperrkörperzusatz, so kommt es bei versehentlicher intravasaler Injektion zu Kreislaufeffekten, die durch den Sperrkörper verursacht werden (Blutdruckanstieg, Tachykardie und Tachyarrhythmien bis zu Kammerflimmern). Neben der Gefahr von systemischen Wirkungen können alle Lokalanästhetika, besonders aber solche vom Estertyp, zu allergischen Reaktionen führen.

Aufgrund der Vergiftungsgefahr sollten eine Reihe von **Vorsichtsmaßregeln** bei der Anwendung von Lokalanästhetika befolgt werden: (1) die für die einzelnen Lokalanästhesiearten empfohlenen Konzentrationen des Lokalanästhetikums (siehe Tab. 1) sollten nicht überschritten werden; (2) die zulässige Grenzdosis des jeweiligen Lokalanästhetikums darf nicht überschritten werden; für Procain beträgt die Grenzdosis ohne Sperrkörperzusatz bei lokaler (z. B. subkutaner) Injektion 10 mg/kg, mit Sperrkörperzusatz 20 mg/kg; für die anderen Lokalanästhetika sind die Grenzdosen über die in Tab. 1 angegebene relative Wirksamkeit abzuleiten (für das 10mal wirksamere Tetracain beträgt die Grenzdosis also 1 mg/kg). Grundsätzlich gilt, daß mit steigender lokalanästhetischer Wirkung auch die Toxizität steigt (siehe Tab. 1); (3) vor Injektion sollte aspiriert werden, um eine intravasale Injektion auszuschließen; (4) bei der Injektion sollten die Tiere genau beobachtet werden; bei

Auftreten von Tremor (oft erstes Vergiftungssymptom) ist die Injektion sofort zu unterbrechen. **Vergiftungsbehandlung:** Im Vordergrund steht die Behandlung der zentralen Symptome. Krämpfe können mit intravenöser Injektion von Diazepam oder kurzwirksamen Narkotika wie Thiopental oder Hexobarbital unterbrochen werden. Grundsätzlich besteht bei Barbituraten die Gefahr, daß die atemdepressive Wirkung des Lokalanästhetikums verstärkt wird. Periphere Muskelrelaxantien sind bei Vergiftungen mit Lokalanästhetika kontraindiziert. Bei starkem Blutdruckabfall Orciprenalin oder Dopamin und Volumenauffüllung (siehe Schocktherapie). Bei schon vorliegender zentraler Depression muß beatmet werden. Zentrale Analeptika sind kontraindiziert. Bei Vergiftung durch Lokalanästhetika mit Sperrkörperzusatz muß zusätzlich zur Behandlung der zentralen Symptome das Herz mit β-Blockern geschützt werden.

Im folgenden sollen nun die bekanntesten und wichtigsten Lokalanästhetika behandelt werden (zur Zeit sind weltweit etwa 50 Lokalanästhetika in Verwendung). Zu beachten ist, daß bei allen handelsüblichen Lösungen schwächere Konzentrationen durch Verdünnen mit isotonischer Kochsalzlösung oder Aqua pro inj. zum unmittelbaren Verbrauch selbst hergestellt werden können. Dies ist insbesondere bei Verwendung der meist hochkonzentrierten veterinärmedizinischen Präparate am Kleintier wichtig, um Vergiftungen vorzubeugen.

1
Lokalanästhetika vom Estertyp

1.1
Cocain

Cocain, ein Alkaloid aus den Blättern des in den Anden wachsenden Cocastrauches, ist das älteste bekannte Lokalanästhetikum. Aufgrund seiner Suchtpotenz wird die Anwendung von Cocain durch das Betäubungsmittelgesetz eingeschränkt. Pharmakologisch unterscheidet sich Cocain in einigen Punkten von synthetischen Lokalanästhetika: es wirkt am Kreislauf indirekt sympathomimetisch, indem es die Wiederaufnahme von Noradrenalin aus dem synaptischen Spalt blockiert. Daher führt Cocain systemisch zu Vasokonstriktion (also kein Sperrkörperzusatz notwendig), Tachykardie, Mydriasis und anderen sympathomimetischen Effekten. Im Gehirn bewirkt Cocain eine starke Stimulation der Hirnrinde (synthetische Lokalanästhetika stimulieren dagegen die Hirnrinde nur mäßig).

Cocain ruft damit u. a. Euphorie und psychische und physische Leistungssteigerung bei gleichzeitiger Hemmung des Hungertriebs hervor. Die Wirkung ähnelt also der von Amphetamin und Abkömmlingen, die wie Cocain im Gehirn zu einer Hemmung der Wiederaufnahme von Catecholaminen führen und wahrscheinlich über die damit verbundene Verstärkung dopaminerger Wirkungen zentral erregend wirken. Wie Amphetaminabkömmlinge wird auch Cocain aufgrund seiner zentral stimulierenden Wirkung beim Pferdedoping eingesetzt (Verstoß gegen das Betäubungsmittelgesetz!). In toxischen Konzentrationen kommt es wie bei anderen Lokalanästhetika zu Krämpfen, Koma, Atemlähmung und Tod. Bei wiederholter Verabreichung entwickelt sich eine psychische Abhängigkeit. **Anwendungsgebiete:** Cocain darf vom Tierarzt heute nur noch zur Oberflächenanästhesie am Auge angewendet werden; in dieser Indikation ist es nach wie vor nicht durch andere Lokalanästhetika zu ersetzen, weil es weniger reizend wirkt als synthetische Lokalanästhetika. Nachteil gegenüber anderen Lokalanästhetika ist, daß Cocainlösungen nicht haltbar sind und nicht sterilisiert werden können (nicht hitzestabil). Cocainlösungen sind daher nicht im Handel erhältlich, sondern müssen frisch hergestellt werden. Angewendet wird Cocain in 2–4%igen Lösungen (siehe Tab. 1). Ferner kann Cocain auch in Form einer bis zu 2%igen Salbe oder Augentablette angewendet werden. Die **Wirkungsdauer** der lokalanästhetischen Wirkung beträgt etwa 30 min. Die **Vergiftungsgefahr** ist bei Anwendung am Auge gering; allerdings besteht die Gefahr der Hornhautschädigung (Ablösen von Hornhautepithel).

1.2
Procain

Procain ist der Prototyp der synthetischen Lokalanästhetika, seine klinische Bedeutung hat aber stark abgenommen. Bei systemischer Verabreichung (i. v.) wirkt Procain bei entsprechender Dosierung gegen tachykarde Arrhythmien; diese Wirkung wird bei **Procainamid** therapeutisch ausgenutzt (siehe Antiarrythmika). Der zentral stimulierende Effekt von Procain wird mißbräuchlich beim Doping von Pferden ausgenutzt (nach i. v. Applikation beträgt die Halbwertszeit von Procain beim Pferd 50 min, das Verteilungsvolumen 12,4 l/kg). Wie bei einigen anderen Lokalanästhetika vom Estertyp besteht bei Procain die lipophile aromatische Gruppe aus p-Aminobenzoesäure; derartige Lokalanästhetika werden als **p-Aminobenzoesäureester** bezeichnet. Procain hat von allen synthetischen Lokalanästhetika die geringste gewebsschädigende und systemtoxische Wirkung, allerdings hält die lokalanästhetische Wirkung nur relativ kurz an (rasche Resorption vom Wirkort und rasche Inaktivierung durch Esterasen). Für Oberflächenanästhesien ist Procain deshalb unbrauchbar.

Bekanntestes humanmedizinisches Warenzeichen von Procain ist **Novocain** (1- und 2%ig). Für die Anwendung am Tier ist Procain unter folgenden Warenzeichen im Handel: **Alvecain** (2- und 5%ig), **Isocain** (2%ig mit Adrenalin als Sperrkörper) und **Minocain** (2- und 5%ig, mit und ohne Adrenalin). **Anwendungsgebiete:** Infiltrations- und Leitungsanästhesie; gebräuchliche Konzentration siehe Tab. 1. **Wirkungsdauer:** die Wirkung setzt nach 5–10 min ein und hält für etwa 30 min an (mit Sperrkörper für etwa 60 min). **Nebenwirkungen** und Symptome bei **Überdosierung:** Lösungen mit mehr als 4 % Procain wirken gewebsreizend. Systemische Reaktionen sind durch schnelle Anflutung (versehentliche i. v. Injektion, Injektion in stark durchblutete Gewebe) oder durch Verwendung zu hoher Konzentrationen möglich, die dabei auftretenden Symptome sind in der Einleitung beschrieben (siehe systemische Effekte von Lokalanästhetika). Das Pferd ist etwa 20mal empfindlicher als der Mensch gegenüber den zentral stimulierenden Effekten von Procain, was mißbräuchlich beim Pferdedoping ausgenutzt wird. Bei Thorakolumbalanästhesien kann es insbesonders bei subarachnoidaler Injektion auch bei korrekter Konzentration und Gesamtdosis zu kardiovaskulären Effekten und Abnahme der Herzfrequenz kommen. Nach subkutaner Applikation beträgt die LD_{50} von Procain 450 mg/kg bei der Katze und 250 mg/kg beim Hund, nach intravenöser Applikation 45 mg/kg (Katze). Procain kann zu Allergien führen (Kreuzallergie zu Sulfonamiden). **Gegenanzeigen:** schwere Überleitungsstörungen am Herzen, Herzinsuffizienz, Injektion von sperrkörperhaltigen Lösungen in arterielle Endgebiete. **Wechselwirkungen:** die antibakterielle Wirkung von Sulfonamiden wird (lokal) vermindert, da die Abspaltung von p-Aminobenzoesäure aus Procain dem Wirkungsmechanismus der Sulfonamide (Substratkonkurrenz zur bakteriellen p-Aminobenzoesäure) entgegenwirkt. **Wartezeiten:** eßbare Gewebe von Rind, Schaf, Ziege, Pferd, Schwein 1 Tag, Milch (Wdk.) 1 Tag. Für einige Präparate (Minocain und Alvecain) beträgt die Wartezeit allerdings unverständlicherweise für eßbare Gewebe und Milch 5 Tage.

1.3
Tetracain

Tetracain unterscheidet sich von Procain vor allem durch eine wesentlich stärkere und längere lokalanästhetische Wirkung. Im Gegensatz zu Procain kann es daher auch für Oberflächenanästhesien eingesetzt werden; am Auge wirkt es allerdings stärker reizend als Cocain (hier ist Cocain vorzuziehen). Humanmedizinisch ist Tetracain unter dem Warenzeichen **Pantocain** (Ampullen mit Trockensubstanz zum Lösen vor der Anwendung) für Rückenmarksanästhesien im Handel. Veterinärmedizinisch ist Tetracain (mit Adrenalin) zur Anwendung bei Katzen unter der Bezeichnung **Augentropfen für Tiere** zur Behandlung von Konjunktivitiden, Keratitiden und zur Oberflächenanästhesie am Auge im Handel: Weiterhin ist Tetracain in zahlreichen veterinärmedizinischen Kombinationspräparaten zur oberflächlichen Behandlung von Otitiden, Konjunktivitiden und Keratitiden enthalten. Fixe Kombinationen mit Procain zur Lokalanästhesie bieten gegenüber der Anwendung der Einzelstoffe nur Nachteile und sind deshalb abzulehnen. **Anwendungsgebiet** für Monopräparate von Tetracain ist in erster Linie die Oberflächenanästhesie und (wegen der zu starken Wirkung) nur in Notfällen auch die Infiltrations- und Leitungsanästhesie; Konzentrationen siehe Tab. 1. **Nebenwirkungen** und **Überdosierung** siehe bei Procain (Tetracain ist wesentlich toxischer als Procain!; siehe Tab. 1). Im Unterschied zu Procain führt Tetracain meist ohne vorherige zentrale Erregung zu einem Lähmungsstadium. Allergien sind nach Tetracain seltener als nach Procain. **Gegenanzeigen** und **Wechselwirkungen** siehe Procain.

1.4
Benzocain

Benzocain (p-Aminobenzoesäuremethylester) ist ein wasserunlösliches Lokalanästhetikum, das im Gegensatz zu allen anderen Lokalanästhetika neutral, d. h. nicht ionisierbar ist. Benzocain ist im Gegensatz zu anderen Lokalanästhetika nicht für Operationszwecke geeignet! Bekanntestes humanmedizinisches Warenzeichen ist **Anaesthesin** (5-, 10- und 20%ige Salbe und 6%iger Puder). Veterinärmedizinisch ist Benzocain in zahlreichen Kombinationspräparaten zur Behandlung von Rachenkatarrhen, Otitiden, Konjunktivitiden und Keratitiden im Handel, außerdem zur Lokalanästhesie in Injektionslösungen bzw. Zäpfchen mit lokal irritierenden Wirkstoffen. **Anwendungsgebiete** von Benzocain-Monopräparaten: Juckreiz- und

Schmerzlinderung bei Wunden, Pruritus, Frostschäden und ähnlichem. Da Benzocain nur sehr langsam resorbiert wird, ist die **Wirkungsdauer** lang. **Nebenwirkungen** treten aufgrund der langsamen Resorption bei lokaler Applikation kaum auf; allerdings Allergiegefahr. Bei systemischer Applikation führt Benzocain zur Methämoglobinbildung. Eine **Überdosierung** ist praktisch nicht möglich, höchstens bei Auftragen der Salbe auf großflächige Wunden (Gefahr der erhöhten Resorption).

2
Lokalanästhetika vom Amidtyp

Lokalanästhetika vom Amidtyp haben gegenüber den Lokalanästhetika vom Estertyp den Vorteil, daß die lokalanästhetische Wirkung schneller einsetzt und potentiell länger anhält. Bekanntester Vertreter der Gruppe und gebräuchlichstes Lokalanästhetikum überhaupt ist **Lidocain.**

2.1
Lidocain

Lidocain ist etwa zweimal wirksamer als Procain (siehe Tab. 1). Bekanntestes humanmedizinisches Warenzeichen ist **Xylocain** (0,5-, 1- und 2%ig mit und ohne Adrenalin); zur Oberflächenanästhesie ist Xylocain auch als 4%ige Lösung erhältlich. Für die Anwendung am Tier ist Lidocain unter dem Namen **Lidocain** als 2%ige Lösungen mit und ohne Noradrenalin sowie, ebenfalls als 2%ige Lösung, unter dem Namen **Forticain** im Handel. **Anwendungsgebiete:** Infiltrations- und Leitungsanästhesie; in hohen Konzentrationen (4–5%) auch zur Oberflächenanästhesie (hier ist aber Tetracain vorzuziehen). Konzentrationen für die verschiedenen Anwendungsgebiete siehe Tab. 1. **Wirkungsdauer:** die lokalanästhetische Wirkung setzt nach etwa 2–5 min ein und hält für 60–90 min an (bei Sperrkörperzusatz 180–240 min). Aufgrund seiner antiarrhythmischen Wirkung wird Lidocain systemisch zur Behandlung von ventrikulären tachykarden Arrhythmien (z. B. bei Herzglykosidvergiftung) eingesetzt (bei schweren Tachyarrhythmien 2 mg/kg i. v.). Es hat dabei den Vorteil, daß es geringer herzdepressiv wirkt als z. B. Procainamid und bei richtiger Dosierung die normale Herzfunktion kaum beeinflußt, aber Extrasystolen unterdrückt (siehe Antiarrhythmika). Ein weiteres Anwendungsgebiet ist die Notfalltherapie beim Status epilepticus, wo Lidocain bei systemischer Verabreichung (2 mg/kg i. v.) in der Lage ist, Krämpfe zu unterbrechen (siehe Antiepileptika). Grundsätzlich darf bei systemischer Anwendung von Lidocain kein Präparat mit Sperrkörperzusatz verwendet werden! **Nebenwirkungen** und **Überdosierungserscheinungen** bei Einsatz von Lidocain als Lokalanästhetikum siehe Procain. Allergien sind seltener als bei Lokalanästhetika vom Estertyp (keine Kreuzallergie bei Allergie gegen Procain oder Tetracain). **Gegenanzeigen** siehe Procain. **Wartezeiten:** Oberflächenanästhesie: eßbare Gewebe von Rind, Schaf, Schwein und Pferd 1 Tag, Milch (Wdk.) 0 Tage; bei Injektion: eßbare Gewebe und Milch 5 Tage.

2.2 Butanilicain

Butanilicain entspricht in seiner lokalanästhetischen Wirkungspotenz Procain (siehe Tab. 1), ist also relativ schwach wirksam. Butanilicain ist unter dem Warenzeichen **Hostacain** (2%ig) zur Anwendung beim Tier im Handel. Humanmedizinisch ist Hostacain auch 1- und 3%ig zu erhalten. **Anwendungsgebiete:** Infiltrations- und Leitungsanästhesie; zu verwendende Konzentrationen siehe Tab. 1. Für die Oberflächenanästhesie ist Butanilicain nicht geeignet. **Nebenwirkungen, Überdosierung, Gegenanzeigen** siehe Procain, wie bei Lidocain nur geringe Allergiegefahr. **Wartezeiten:** eßbare Gewebe von Rind, Schaf, Ziege, Pferd 2 Tage, Milch (Wdk.) 1 Tag.

2.3 Mepivacain

Die Wirkungsstärke von Mepivacain entspricht der von Lidocain, Mepivacain wirkt aber länger. Bekanntestes Warenzeichen ist human- wie veterinärmedizinisch **Scandicain,** das zur Anwendung am Tier in 2%iger Lösung, humanmedizinisch auch 0,5- und 1%ig im Handel ist. **Anwendungsgebiete:** Infiltrations- und Leitungsanästhesie; Konzentrationen siehe Tab. 1. Die Wirkung von Mepivacain setzt langsamer ein als die von Lidocain, die **Wirkungsdauer** ist etwa 2–3mal länger als die von Procain. **Nebenwirkungen, Überdosierung, Gegenanzeigen** siehe Procain; wie bei Lidocain besteht geringe Allergiegefahr. **Wartezeiten:** eßbare Gewebe von Rind, Pferd, Schwein 2 Tage.

2.4 Bupivacain

Bupivacain ist das wirkungsstärkste Lokalanästhetikum vom Amidtyp und in seiner Wirkungsstärke der von Tetracain vergleichbar (siehe Tab. 1). Bekanntestes humanmedizinisches Warenzeichen ist **Carbostesin** (0,25, 0,5 und 0,75%ig); für die Anwendung am Tier ist Bupivacain nicht im Handel. **Anwendungsgebiete:** vor allem zur Rückenmarksanästhesie; Konzentration siehe Tab. 1. **Wirkungsdauer:** je nach Konzentration 2–6 Stunden. **Nebenwirkungen, Überdosierung, Gegenanzeigen** siehe Procain; wie bei Lidocain geringe Allergiegefahr.

E Herzwirksame Pharmaka

F. R. Ungemach

1 Herzglykoside

Als Herzglykoside steht eine Vielzahl pflanzlicher Inhaltsstoffe verschiedener Herkunft (z. B. **Digitoxin, Digoxin,** Lanatosid C, Proscillaridin, **g-Strophanthin**) sowie teilsynthetische Abwandlungen (**β-Methyldigoxin, β-Acetyldigoxin,** Deslanosid, Meproscillaridin) zur Verfügung, die alle eine gemeinsame Grundstruktur, bestehend aus einem substituierten Steroidgerüst (Genin) und einem glykosidisch gebundenen Zucker, aufweisen. Das Genin besitzt bei allen Herzglykosiden die gleiche charakteristische Verknüpfung der Ringsysteme sowie in Position 17 β einen ungesättigten Lactonring und eine 14 β-OH-Gruppe. Der Unterschied zwischen den einzelnen Herzglykosiden besteht in der Art des glykosidisch gebundenen Zuckers, der zusätzlich acetyliert oder methyliert sein kann, sowie insbesondere in der verschieden hohen Anzahl an OH-Substituenten am Genin, wobei diese Substitutionen das pharmakokinetische Verhalten bestimmen. Die Herzglykoside besitzen somit alle gleiche Wirkungsqualität, die im Genin steckt. Der Unterschied besteht nur in der Wirkungsquantität ausgehend von der Anzahl der OH-Gruppen und dem Zuckerrest.

Unter Berücksichtigung ihrer unterschiedlichen Pharmakokinetik können alle Herzglykoside gleichwertig zur Ökonomisierung der Herzarbeit und damit zur Leistungssteigerung am insuffizienten Herzmuskel eingesetzt werden. Durch ihre pharmakodynamischen Wirkungen können Herzglykoside den circulus vitiosus bei der Pathophysiologie der dilatatorischen Herzinsuffizienz durchbrechen. Der Herzinsuffizienz liegt zumeist eine Kontraktionsschwäche der Kammermuskulatur zugrunde, deren wichtigste Ursachen eine idiopathische Dilatation, aber auch O_2-Mangel sowie Druck- oder Volumenbelastung sind. Die Folge ist eine verringerte Auswurfleistung, die das Herz durch Hypertrophie auszugleichen versucht und die weiterhin eine reflektorische Erhöhung des Sympathikustonus verursacht. Dadurch kommt es zu einer Zunahme der Herzfrequenz und der Kontraktilität, gleichzeitig aber auch zu einem unökonomischen Anstieg des O_2-Bedarfs am Herzen. Eine weitere Folge der verringerten Auswurflei-

stung bei kongestiver Kardiomyopathie ist eine Zunahme des enddiastolischen Volumens, die zu erhöhter Wandspannung des Kammermyokards und im weiteren Verlauf zu einer Herzdilatation führt. Dadurch nehmen die Myokarddurchblutung und das O_2-Angebot vor allem im subendokardialen Bereich ab, obwohl unter den vorherrschenden Bedingungen ein erhöhter O_2-Bedarf besteht. Durch die Erhöhung des zentralvenösen Drucks kommt es zu venösem Rückstau mit der Folge kardialer Ödeme und einer Erhöhung der Vorlast. Herzwirksame Glykoside wirken an erster Stelle *positiv inotrop,* indem sie sowohl die Kontraktionskraft als auch die Kontraktionsgeschwindigkeit des Herzmuskels steigern. Dadurch erhöht sich die Auswurffraktion, das heißt, das Schlagvolumen nimmt zu, während das enddiastolische Volumen abnimmt. Herzglykoside wirken weiterhin *negativ chronotrop.* Die Senkung der Herzfrequenz ist besonders am insuffizienten Herzen ausgeprägt und wird einerseits bedingt durch einen Rückgang des reflektorischen Sympathikustonus infolge des erhöhten Herzminutenvolumens und andererseits in höheren Dosen ausgelöst durch eine direkte Erhöhung des Vagustonus. Durch diese Wirkungen kommt es zur *Ökonomisierung* der Herzarbeit. Am insuffizienten Herzen steigern Herzglykoside die Herzarbeit mehr als den O_2-Verbrauch, da bei geringerer Frequenz die Auswurffraktion erhöht wird, die Myokardfaserspannung abnimmt und das Herz sich wieder verkleinert, so daß unter diesen Bedingungen bei besserer O_2-Sättigung weniger Sauerstoff verbraucht wird. Am Herzen verursachen Herzglykoside ferner eine *negativ dromotrope* Wirkung, die zu einer Abnahme der Erregungsleitungsgeschwindigkeit im Reizleitungssystem des Vorhofs und zu einer Verlängerung der Refraktärzeit im AV-Knoten führt. Aufgrund dieser Wirkqualität können Herzglykoside auch zur Behandlung von supraventrikulären tachykarden Arrhythmien eingesetzt werden. Therapeutisch nicht erwünscht ist die *positiv bathmotrope* Wirkung in Form einer gesteigerten Erregbarkeit des Purkinje-Systems mit der Folge ektopischer Reizbildung im Kammerbereich. Durch diese unerwünschte Kammerautomatik kann es dosisabhängig zu Extrasystolen bis hin zu Kammerflimmern kommen. Als Folge der verbesserten Herzleistung nimmt durch das erhöhte Herzminutenvolumen die periphere Durchblutung, z. B. in der Niere, zu, während sich durch Abnahme des enddiastolischen Volumens der zentralvenöse Rückstau verringert. Dadurch werden kardiale Ödeme mobilisiert und gleichzeitig die Diurese gesteigert. Die diuretische Wirkung beruht in therapeutischen Konzentrationen ausschließlich auf einer erhöhten glomerulären Filtration infolge verbesserter Nierendurchblutung, durch die auch ein häufig bestehender sekundärer Hyperaldosteronismus durchbrochen werden kann. Klinische Zeichen einer Rekompensation und damit der Herzglykosidwirkung sind die Abnahme von Herzgröße und Herzfrequenz, ein Rückgang von Ödemen und des Körpergewichts, Verschwinden der Dyspnoe und eine verbesserte Kapillarfüllungszeit. Am EKG zeigt sich bei therapeutischen Wirkspiegeln vor allem eine verlängerte PQ-Zeit bei gleichzeitig verkürzter QT-Dauer.

Der *Wirkungsmechanismus* der kardialen Effekte von Herzglykosiden (Abb. 1) beruht im ersten Schritt auf einer Bindung an die α-Untereinheit der Na^+,K^+-ATPase an der Membranaußenseite (»Herzglykosidrezeptor«) unter kompetitiver Verdrängung von Kalium, wobei z. B. g-Strophanthin bei Ratten eine niedrige, bei Katzen hingegen eine relativ hohe Affinität zu diesem membranständigen Enzym aufweist. Durch diese Hemmung wird der Einwärtstransport von K^+ und der Auswärtstransport von Na^+ gedrosselt. Die intrazelluläre Na^+-Konzentration steigt an, während die Zelle Kalium verliert. Die Folge dieser Ionenverschiebungen ist eine Abnahme des Membranpotentials. Die positiv inotrope Wirkung kommt erst in einem zweiten Schritt zustande, der auf Entfernung des überschüssigen intrazellulären Na^+ beruht. Dieses Na^+ wird aus der Zelle über einen Na^+/Ca^{2+}-Antiport geschleust, der physiologisch Ca^{2+} im Austausch gegen Na^+ aus der Zelle transportiert. Durch die hohe intrazelluläre Na^+-Konzentration unter Herzglykosideinwirkung wird die Richtung dieses Gegentransportsystems jedoch umgekehrt, so daß nun vermehrt Ca^{2+} einströmt und in höheren intrazellulären Konzentrationen für die elektromechanische Kopplung zur Verfügung steht. Dies hat eine verstärkte Kontraktion der Herzmuskelzelle und damit die wichtige positiv inotrope Wirkung zur Folge. Mit der Kenntnis dieses Wirkungsmechanismus lassen sich auch die klinisch relevanten Interaktionen zwischen Herzglykosiden und Kalium bzw. Calcium erklären. Steigende K^+-Spiegel verdrängen Herzglykoside von ihrem Rezeptor und schwächen somit ihre Wirkung ab, während Hypokaliämie zu einer Verstärkung der Glykosidwirkung bis in den toxischen Bereich

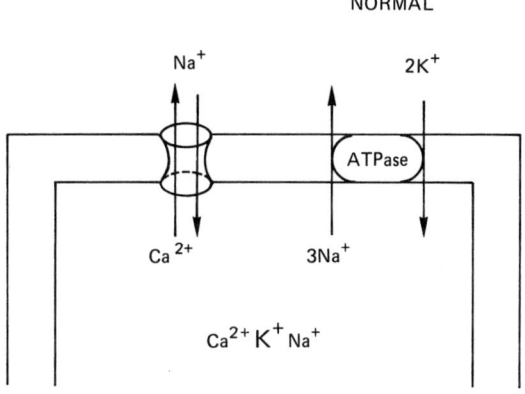

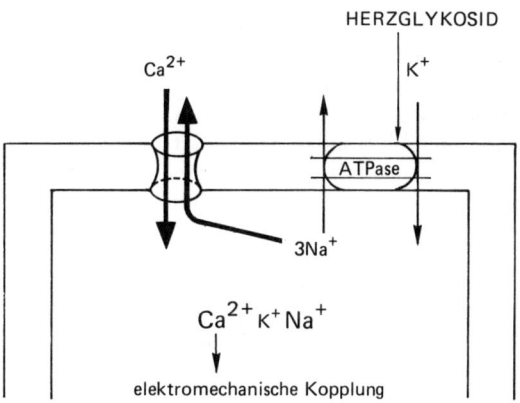

Abb. 1: Möglicher Mechanismus der positiv inotropen Wirkung von Herzglykosiden in der Herzmuskelzelle

führt. Calcium hingegen fördert mit steigenden Konzentrationen die Wirkung der Herzglykoside.

Indikationsgebiete für Herzglykoside sind latente und manifeste Formen der Herzinsuffizienz bei kongestiver Kardiomyopathie. Hunde mit dekompensierter Herzinsuffizienz sprechen in 40–50 % der Fälle zufriedenstellend auf Herzglykoside an, wobei jedoch bei Herzinsuffizienzformen durch Hyperthyreose, primäre Myokarderkrankungen oder durch mechanische Ursachen eine reduzierte Wirksamkeit besteht. Indiziert sind Herzglykoside aufgrund ihrer negativ dromotropen Wirkung auch zur Senkung der Kammerfrequenz bei Tachyarrhythmien supraventrikulären (nicht ventrikulären!) Ursprungs sowie bei Vorhofflimmern und Vorhofflattern. Abzulehnen ist eine prophylaktische Digitalisierung bei noch leistungsfähigem

Herzen (z. B. zur Verhinderung einer Altersinsuffizienz) wegen nicht erwiesener Wirksamkeit bei voll bestehendem Intoxikationsrisiko.

Alle Herzglykoside sind qualitativ gleichwertig bei diesen Indikationsgebieten einsetzbar, für die Wirkungsquantität sind jedoch die unterschiedlichen pharmakokinetischen Eigenschaften der einzelnen Wirkstoffe, aber auch bei den Einzelstoffen bestehende speziesabhängige und interindividuelle Unterschiede zu beachten. Die substanzbedingten Unterschiede in der *Pharmakokinetik* resultieren aus der differenten Polarität der einzelnen Herzglykoside, die einerseits durch die Anzahl der OH-Substituenten am Genin erhöht und andererseits durch Methyl- oder Acetylgruppen am Zucker verringert wird. Die Polarität nimmt bei den wichtigsten Wirkstoffen in folgender Reihenfolge zu: Digitoxin < β-Methyldigoxin < Digoxin < g-Strophantin. Umgekehrt proportional zur Polarität sind wichtige pharmakokinetische Parameter wie enterale Resorption, Proteinbindung, Zeit bis zum Wirkungseintritt und Metabolismusrate, die mit zunehmender Polarität abnehmen (Tab. 1).

Die Resorption nach oraler Verabreichung (Tab. 1) ist um so besser, je lipophiler das Herzglykosid ist. So ist Digitoxin zu über 90 % und damit praktisch vollständig bioverfügbar, während Digoxin aufgrund seiner zusätzlichen OH-Gruppe nur mehr zu 60–70 % bioverfügbar ist. Durch Methyl-

oder Acetylsubstitution läßt sich die Polarität von Digoxin verringern und dadurch die orale Bioverfügbarkeit bis auf 90 % erhöhen. g-Strophanthin, das gegenüber Digitoxin 3 zusätzliche hydrophile Gruppen am Genin trägt, ist zu weniger als 10 % bioverfügbar und somit nicht mehr oral anwendbar. Ein weiterer Faktor, der besonders bei Herzglykosiden die orale Bioverfügbarkeit erheblich beeinflußt, ist die galenische Zubereitung. Herzglykoside sind in Tropfenform besser bioverfügbar als aus Tabletten. Weiterhin zeigten sich insbesondere bei Digoxin beim Vergleich der Freisetzungsraten aus Tabletten verschiedener Hersteller erhebliche Unterschiede, wodurch die erreichbaren Blutspiegel um mehr als das Doppelte schwanken können. Aus diesem Grunde sollte bei einem eingestellten Patienten ein Präparatewechsel nach Möglichkeit vermieden werden. Falls dennoch ein anderes Präparat verwendet wird, muß trotz der Weiterverwendung des gleichen Glykosids der Patient u. U. neu eingestellt werden. Bei Wiederkäuern können Herzglykoside nicht oral eingesetzt werden, da sie bereits im Vormagensystem zersetzt werden.

Bei der Plasmaproteinbindung bestehen nur geringe tierartliche Unterschiede, jedoch wieder erhebliche Einflüsse durch die Polarität des Genins. Das lipophile Digitoxin wird zu über 80 % an Protein gebunden, während Digoxin und seine

Tab. 1
Pharmakokinetische Parameter von Herzglykosiden

	Enterale Resorption (%) (Tabletten)	Proteinbindung (%)				Wirkungseintritt (min)		Wirkungs-maximum (h)	
		Mensch	Hund	Katze	Pferd	oral	i. v.	oral	i. v.
Digitoxin	>90	90	89	87	83	180–300	30–120	12	4–12
β-Acetyldigoxin	70–90	30–40							
β-Methyldigoxin	80–90	20–30				120–180	15–30	5–8	1,5–6
Digoxin	60–70	25–30	27	18	36				
g-Strophanthin	<10	5–10				–	5–10	–	0,5–1

	Therapeutische Wirkspiegel (ng/ml) Hund	Toxische	Halbwertszeit (h)				renale Elimination (%)		
			Mensch	Hund	Katze	Pferd	Mensch	Hund	Katze
Digitoxin	14–26	>40	218–256	10–14	60		35	60	80
β-Acetyldigoxin	1,5		ähnlich Digoxin				ähnlich Digoxin		
β-Methyldigoxin	0,8–1,7	>2,0	33–55	25–35*	67	28	60–70	70	
Digoxin	0,7–2,0	>2,5	32–48	27–31	33–55*	29	50–80	70	
g-Strophanthin	0,6		12–23	26	24		>95	95	

* dosisabhängig

substituierten Derivate nur mehr zu 20–40 % und g-Strophanthin in verschwindend geringem Umfang gebunden werden. Diese variable Proteinbindung bedingt entsprechende Unterschiede anderer pharmakokinetischer Parameter. Das Verteilungsvolumen von Digitoxin beträgt bei Hund und Katze 1,5 bzw. 1,2 l/kg, während Digoxin ein hohes Verteilungsvolumen von 19 bzw. 14,5 l/kg aufweist. Bei hoher Plasmaproteinbindung muß zum Erreichen des therapeutischen Wirkspiegels zunächst der Proteinpool aufgefüllt werden. Für Digitoxin ist deshalb die therapeutische, aber auch die toxische Plasmakonzentration mehr als 10fach höher als für Digoxin (Tab. 1). Je höher die Proteinbindung ist, um so länger dauert es, bis die Wirkung eintritt und das Wirkungsmaximum erreicht wird. So tritt nach intravenöser Gabe von g-Strophanthin, das kaum Proteinbindungen absättigen muß, die Wirkung innerhalb weniger Minuten ein, während Digitoxin so langsam anflutet, daß dieses Herzglykosid in dringenden Fällen akuter Herzinsuffizienz nicht zur Einleitung einer Therapie eingesetzt werden kann. Mit zunehmender Polarität der Herzglykoside nimmt der Anteil des unverändert ausgeschiedenen Wirkstoffs zu. g-Strophanthin ist bereits so hydrophil, daß eine vollständige renale Ausscheidung des unveränderten Moleküls erfolgt. Digoxin wird nur in geringem Umfang (< 20 %) metabolisiert und ebenfalls überwiegend renal eliminiert. Digitoxin hingegen kann erst nach umfangreicher metabolischer Umwandlung unter Abspaltung der Zucker, geringfügiger Umwandlung zu Digoxin und nachfolgender Glukuronidierung ausgeschieden werden. Die erheblichen speziesabhängigen Differenzen der Halbwertszeiten von Herzglykosiden (Tab. 1) sind sowohl durch unterschiedliche Metabolisierungsraten als auch durch Unterschiede in den Ausscheidungswegen bedingt. Die Katze eliminiert Digitoxin und Digoxin, vornehmlich aufgrund ihrer Glukuronidierungsschwäche, wesentlich langsamer als der Hund mit entsprechender Kumulationsgefahr, während für das nicht weiter metabolisierte g-Strophanthin bei den verschiedenen Spezies keine wesentlichen Unterschiede in den Halbwertszeiten bestehen. Die extrem lange Halbwertszeit für Digitoxin beim Menschen resultiert zum großen Teil aus einem enterohepatischen Kreislauf, während bei Hund und Katze für dieses Glykosid die renale Elimination überwiegt. Aus diesen Speziesunterschieden ergeben sich u. a. als Konsequenzen, daß bei Hund und Katze Digitoxin nur sehr begrenzt bei eingeschränkter Nierenfunktion eingesetzt werden kann und daß ferner grundsätzlich unterschiedliche Dosierungsrichtlinien für die Digitalisierung mit Digitoxin gelten. Für das im Einzelfall

erforderliche **Dosierungsschema** einer Digitalisierung, die im allgemeinen eine Langzeittherapie darstellt, ist immer zu berücksichtigen, daß alle Herzglykoside zur Kumulation neigen und nur eine geringe therapeutische Breite besitzen. Weiterhin stellen die in Tab. 1 angegebenen pharmakokinetischen Parameter nur Richtwerte dar, die erheblichen interindividuellen Schwankungen unterliegen und ferner teilweise auch, z. B. die Halbwertszeiten, dosisabhängig mit steigender Glykosidkonzentration zunehmen können.

Das Ausmaß einer Digitalisierung (»soviel wie nötig, sowenig wie möglich«) richtet sich nach dem Glykosidbedarf und der Glykosidempfindlichkeit des Patienten, wobei die angegebenen **Dosierungen** von Fall zu Fall zwischen 50 % und 200 % schwanken können. Die genaue Dosierung wird nach den klinischen Anzeichen einer Kompensation der Herzinsuffizienz gesteuert unter genauer Beobachtung hinsichtlich Intoxikationserscheinungen und Risikofaktoren, die die Glykosidempfindlichkeit beeinflussen können. Die *Applikationsart* richtet sich nach dem klinischen Bild. Außer in akuten Notfällen soll die Therapie aufgrund des geringeren Risikos immer oral durchgeführt werden. Die parenterale Zufuhr soll nur intravenös erfolgen und der Notfalltherapie oder Zuständen vorbehalten bleiben, bei denen eine orale Verabreichung nicht möglich ist (z. B. Erbrechen). Bei intramuskulären Injektionen unterliegen Umfang und Geschwindigkeit der Resorption starken Schwankungen, ferner kommt es zu schmerzhaften lokalen Reizungen. Der Ablauf einer *Digitalisierung* gliedert sich in zwei Phasen, in eine initiale Sättigungsphase und eine sich daran anschließende Erhaltungsphase. Während der *Sättigungsphase* werden die erforderlichen Wirkspiegel aufgebaut. Die Sättigungstherapie wird bis zur klinischen Kompensation durchgeführt, die mit dem Erreichen des sog. Vollwirkspiegels eintritt. Bei dem allgemein gebräuchlichen, jedoch leicht irreführenden Begriff des *Vollwirkspiegels* handelt es sich nicht um eine bestimmbare Blutkonzentration, sondern um die Menge an Glykosid, die im Körper bei optimaler Kompensation vorhanden ist. Die Sättigungstherapie ist um so sicherer, je langsamer sie durchgeführt wird. Eine Sättigung ist auch im Akutfall mit einer einzigen intravenösen Dosis nicht möglich, da hierbei initiale Blutspiegelspitzen weit im toxischen Bereich auftreten würden. In kritischen Fällen kann eine schnelle Sättigung in 1–2 Tagen intravenös oder oral durchgeführt werden, wobei am ersten Tag dreimal die mutmaßliche tägliche Erhaltungsdosis verabreicht wird. Bei der üblichen mittelschnellen Digitalisierung wird in 2–3 Tagen durch zweimal tägliche Gabe der

Erhaltungsdosis an den ersten beiden Tagen die Sättigung erreicht. Soweit es der Zustand des Patienten zuläßt, sollte jedoch eine langsame Sättigung durchgeführt werden, die das geringste Risiko aufweist. Hierbei wird von Anfang an nur die mutmaßliche tägliche Erhaltungsdosis gegeben, wobei unter diesen Bedingungen, z. B. mit Digoxin, ca. 7 Tage (Hund) bis zur Sättigung benötigt werden. Im Anschluß an die Sättigung wird die Therapie mit der *Erhaltungsdosis* fortgeführt, die der täglich eliminierten Menge des Herzglykosids (»Abklingquote«) unter Berücksichtigung der oralen Bioverfügbarkeit entspricht.

Bei der Herzglykosidtherapie ist eine sorgfältige Einstellung und Überwachung des Patienten wegen der geringen *therapeutischen Breite* aller Herzglykoside zwingend erforderlich. Hierzu können heute mit Hilfe wenig aufwendiger Enzym-Immuno-Assays die Serumspiegel der Herzglykoside kontinuierlich kontrolliert werden. Die Bestimmungen sollen allerdings erst 8 Stunden nach der letzten Dosis durchgeführt werden. Bereits bei einem Überschreiten der therapeutischen Blutspiegel um weniger als das Doppelte treten Intoxikationserscheinungen auf, wobei die Glykosidempfindlichkeit nicht nur interindividuell, sondern auch intraindividuell stark schwanken kann. **Nebenwirkungen** treten bei Herzglykosidtherapie häufig auf und sind immer Anzeichen einer **Überdosierung.** Je nach Glykosid können erste objektivierbare Symptome einer Herzglykosidintoxikation *gastrointestinale Störungen* in Form von Anorexie, Nausea, Erbrechen peripheren und zentralen Ursprungs sowie Diarrhö sein. *Neurotoxische Erscheinungen,* die mit geringerer Häufigkeit beobachtet werden, äußern sich in Müdigkeit, Apathie und Muskelschwäche. Am häufigsten treten kardiale Nebenwirkungen in Form von *Herzrhythmusstörungen* auf, die teilweise schon vor gastrointestinalen Störungen manifest werden und lebensbedrohliche Ausmaße annehmen können. Aufgrund der verschiedenartigen Wirkungen von Herzglykosiden auf die Erregungsbildung und -leitung am Herzen in Form von positiv bathmotroper und negativ dromotroper Wirkung können praktisch alle möglichen Formen von Arrhythmien ausgelöst werden. Infolge ektopischer Reizbildung bei verkürzter Refraktärzeit des Ventrikels treten vielfach Extrasystolen (meist vom Bigeminustyp) auf, die dosisabhängig in ventrikuläre Tachykardien und finales Kammerflimmern übergehen können. Diese Form von Nebenwirkungen tritt vor allem nach intravenöser Verabreichung in Erscheinung. Beobachtet werden auch supraventrikuläre Tachykardien, bei höheren Dosen mit Block. Herzglykoside können andererseits bradykarde Rhythmus-

störungen auslösen in Form von Sinusbradykardie bis hin zu bradykardem Vorhofflimmern, sinoatrialem Block und Sinusstillstand mit Übergang in einen AV-Ersatzrhythmus. Als besonders gefährliche Erscheinung kann sich aus der negativ dromotropen Wirkung ein AV-Block bis III. Grades entwickeln. *Begünstigende Faktoren* einer Herzglykosidintoxikation sind neben Wirkungssteigerung durch andere Arzneimittel (Tab. 2) insbesondere Störungen der Elektrolytspiegel in Form von Hypokaliämie, Hypomagnesiämie, Hypercalcämie, Alkalose und Azidose, Hypoxie, vorgeschädigtes Herz, eingeschränkte Nieren- und Leberfunktion sowie hohes Lebensalter. Die *Therapie einer Herzglykosidvergiftung* besteht bei weniger gefährlichen gastrointestinalen Störungen und leichteren Formen kardialer Symptome in einem 24stündigen Absetzen des Glykosids und einer eventuellen Dosisreduktion, wobei zu beachten ist, daß entsprechend der Eliminationskinetik mehrere Tage bis zum Abklingen der unerwünschten Wirkungen vergehen können. Bei bedrohlichen Herzrhythmusstörungen richtet sich die sofort einzuleitende Therapie nach der vorherrschenden Symptomatik. Bei *Tachyarrhythmien* ist initial eine parenterale Kaliumzufuhr mit folgender oraler Gabe auch bei normalem Serumkalium unter EKG-Kontrolle wirksam (Dosierung siehe Kap. G 1.5). Kontraindiziert ist Kalium bei Hyperkaliämie, AV-Block und Niereninsuffizienz. Alternativ können in dringenden Fällen als Antiarrhythmika Phenytoin (Phenhydan, H. M.) (2–5 mg/kg langsam i. v.) oder Lidocain (Xylocain, H. M.) vor allem bei ventrikulären Ektopien und Kammerflimmern (bis 4 mg/kg schnell i. v. initial, gefolgt von Infusion mit 50 µg/kg/min) Anwendung finden (siehe Kap. E 2.2.1.2). Weniger geeignet sind β-Adrenolytika und Procainamid, während Chinidin und Verapamil kontraindiziert sind. Kontraindikation besteht außerdem für β-Sympathomimetika, Methylxanthine und Calcium, ferner ist die Zufuhr größerer Glukosemengen zu vermeiden. Grundsätzlich unterschiedlich ist die Therapie *bradykarder Rhythmusstörungen* bei Herzglykosidintoxikation. Hierbei sind sowohl Kalium als auch Antiarrhythmika, die wie die Herzglykoside die AV-Überleitung hemmen, absolut kontraindiziert. Bei Sinusbradykardie, sinoatrialem Block und auch AV-Block ist besonders eine Reduktion des Vagustonus mit Anticholinergika, vor allem mit Atropin (bis 0,04 mg/kg), angezeigt (siehe Kap. A 1.2.1.1), bei AV-Überleitungsstörungen können auch mit Vorsicht β-Sympathomimetika wie Isoprenalin oder Orciprenalin angewendet werden, die jedoch unter den gegebenen Bedingungen besonders leicht Extrasystolen und Tachyarrhythmien auslösen können (siehe Kap.

Tab. 2
Wechselwirkungen von Herzglykosiden mit anderen Arzneimitteln

Wirkungsverstärkung

Wirkstoff	Ursache
Thiazide, Schleifendiuretika Laxantien (Abusus) Glukokortikoide ACTH Carbenoxolon Salicylate Amphotericin B	Medikamentös bedingte Hypokaliämie und Hypomagnesiämie
Calcium	Synergistische Wirkung
Chinidin	reduzierte Elimination erhöhte Toxizität
β-Sympathomimetika Methylxanthine	Verstärkung der heterotropen Reizbildung
Thyreostatika	verringerter Abbau, geringere Verteilung

Wirkungsabschwächung

Kalium	Verdrängung vom Rezeptor
Aktivkohle Antacida Kaolin, Pektin Neomycin Cholestyramin	Hemmung der Resorption
Laxantien Metoclopramid Domperidon	beschleunigte Darmpassage
Barbiturate Phenytoin Phenylbutazon Rifampicin	erhöhter Abbau durch Enzyminduktion (nur Digitoxin)

A 2.1.3.1). In therapieresistenten Fällen bleibt als ultima ratio die Implantation eines Schrittmachers. Bei akut lebensbedrohlichen Digitalisvergiftungen kann Digitalis-Antitoxin vom Schaf gegeben werden (**Digitalis-Antidot BM,** H. M.), das sog. Fab-Antikörperfragmente enthält, die mit Digitalisglykosiden unwirksame Glykosid-Antikörper-Komplexe bilden und Intoxikationserscheinungen innerhalb kürzester Frist beseitigen, wobei jedoch diese Therapieform in der Tiermedizin im allgemeinen an den hohen Kosten scheitern wird.

Kontraindikationen für Herzglykoside sind Herzglykosidintoxikation, obstruktive Kardiomyopathien, ventrikuläre Tachykardien, schwere Bradykardie, AV-Block II. und III. Grades sowie Hypokaliämie und Hypercalcämie. Zwischen Herzglykosiden und einer Vielzahl von Arzneimitteln bestehen klinisch relevante **Wechselwirkungen,** die entweder zu Wirkungsverstärkung oder Wirkungsabschwächung führen können (Tab. 2).

Für die *Auswahl des geeigneten Herzglykosids* aus der Vielzahl der zur Verfügung stehenden Präparate gilt, daß unter Praxisbedingungen zwei bis drei Präparate mit unterschiedlichen pharmakokinetischen Eigenschaften ausreichend sind, für die genügend Erfahrungen gesammelt wurden. In Betracht kommen hierfür insbesondere Digoxin und seine Derivate sowie g-Strophanthin für akute Notfälle. Für diese Herzglykoside besteht in der Veterinärmedizin die größte Erfahrung. Digitoxin ist bei Hund und Katze aufgrund seiner pharmakokinetischen Nachteile weniger geeignet. Andere Digitalisglykoside wie **Lanatosid C** und **Deslanosid** sowie die Digitaloide **Proscillaridin, Meproscillaridin** und **Peruvosid** sind weder von der Wirksamkeit noch von der Verträglichkeit her überlegen. Dazu weisen diese Wirkstoffe eine relativ schlechte und variable enterale Resorption ($<50\%$) sowie eine teilweise schnelle Ausscheidungsrate auf, wodurch eine gleichmäßige Wirksamkeit nicht immer gewährleistet ist. Diese Wirkstoffe sind deshalb nur bei Digitalisunverträglichkeit angezeigt. Ferner sollen nur Präparate auf der Basis von Reinglykosiden verwendet werden. Zubereitungen aus Pflanzenauszügen z. B. in Form von Tinkturen und Extrakten sind obsolet, da sie eine sehr ungleichmäßige Bioverfügbarkeit aufweisen und häufiger gastrointestinale Reizungen verursachen. In einer Vielzahl von Handelspräparaten liegen die *Herzglykoside in fixer Kombination* z. B. mit Antiarrhythmika, Koronardilatoren wie Dipyridamol oder Adenosin, Methylxanthinen oder Elektrolyten vor. Diese zusätzlichen Wirkstoffe sind meist nicht wirksam bzw. unterdosiert oder besitzen ein unterschiedliches pharmakokinetisches Verhalten. Hinzu kommt verschiedentlich auch eine Beeinflussung der Wirksamkeit und Pharmakokinetik des Reinglykosids durch die zusätzlichen Wirkstoffe mit entsprechenden unerwünschten Auswirkungen auf die Glykosideinstellung. Aus diesen Gründen sind solche Kombinationspräparate, solange ihr Nutzen nicht eindeutig nachgewiesen ist, grundsätzlich abzulehnen.

1.1
Digoxin

Digoxin wird aus den Blättern von Digitalis lanata gewonnen. Dieses Herzglykosid steht nur in Humanarzneimitteln als Tabletten, Tropfen oder Injektionslösung (**Lanicor,** H. M.) zur Verfügung, wobei die Tropfen von Katzen wegen des Geschmacks schlecht angenommen werden. Digoxin ist aufgrund seiner zusätzlichen OH-Gruppe am Genin polarer als Digitoxin. Dadurch weist Digoxin eine schlechtere orale Bioverfügbarkeit auf, die 70 % nicht überschreitet und erheblichen tierartlichen Schwankungen unterliegt, wobei sehr niedrige Werte (15 %) bei Zwergschweinen gefunden wurden. Besonders bei diesem Glykosid spielen auch durch die galenische Zubereitung bedingte Schwankungen der enteralen Resorption eine Rolle, z. B. in Form erhöhter Bioverfügbarkeit bei Verwendung von Tropfen bzw. stark variierender Bioverfügbarkeit bei Tabletten verschiedener Hersteller. Aus den pharmakokinetischen Daten für Digoxin in Tab. 1 geht hervor, daß dieses Herzglykosid nur mäßig an Plasmaproteine bindet. Die Wirkung tritt nach intravenöser Gabe relativ schnell innerhalb von 15 min nach Erreichen von Serumspiegeln um 1 ng/ml ein, wodurch sich Digoxin auch zur Behandlung von akuter Herzinsuffizienz und Herzversagen eignet. Digoxin verteilt sich in fast allen Geweben mit einem scheinbaren Verteilungsvolumen von 19 (Hund) bzw. 14,5 (Katze) l/kg. Die Ausscheidung erfolgt bei allen Spezies zu großen Teilen unverändert überwiegend renal. Die Eliminationsgeschwindigkeit unterliegt jedoch tierartlichen Schwankungen. Während für Hund und Pferd die Halbwertszeit ungefähr einen Tag beträgt, folgt die Ausscheidung bei der Katze einer Sättigungskinetik. Dadurch kommt es mit steigender Digoxindosis zu einer Verlängerung der Halbwertszeit. Unter Berücksichtigung des pharmakokinetischen Verhaltens und der eingeschränkten Bioverfügbarkeit beträgt die tägliche **Erhaltungsdosis** beim Hund 0,02 mg/kg, die auf 2 Einzeldosen verteilt werden sollte. Vielfach wird für den Hund eine Dosierung in bezug auf die Körperoberfläche vorgeschlagen, wodurch die erheblichen Unterschiede in der Körpergröße ausgeglichen und eine höhere therapeutische Sicherheit erreicht werden soll (s. Anhang 1). Bei einer Dosierung nach der Körperoberfläche nimmt die Dosis/kg Körpergewicht mit zunehmendem Körpergewicht ab. Für Digoxin wird eine Dosis von 0,22 mg/m^2 zweimal täglich angegeben. Hierbei erhalten Hunde mit einem Körpergewicht unter 3 kg 0,015–0,02 mg/kg, von 5–10 kg ca. 0,01 mg/kg, von 20–50 kg 0,0055–0,0075 mg/kg als

Einzeldosis. Die Erhaltungsdosis für Katzen beträgt 0,01 mg/kg/Tag. Eine beim Hund zumeist durchzuführende mittelschnelle Sättigung erfolgt in 2 Tagen mit jeweils 2 Erhaltungsdosen pro Tag. Bei langsamer Sättigung mit der Erhaltungsdosis wird nach ungefähr 5 Halbwertszeiten (ca. 7 Tage beim Hund) der Vollwirkspiegel erreicht. In der *Notfalltherapie* kann streng intravenös eine Gesamtdosis von 0,03–0,04 mg/kg *fraktioniert* nach folgendem Schema verabreicht werden: Initial 50 % der Dosis, dann im Abstand von jeweils 2 Stunden je 25 % der Dosis. Wegen des hohen Intoxikationsrisikos sollte diese Therapie nur unter EKG-Kontrolle durchgeführt werden. Für das Pferd werden Dosen von 0,06 bis 0,08 mg/kg bis zur Sättigung (3mal täglich für 2 Tage) und Erhaltungsdosen von 0,01 bis 0,02 mg/kg (oral) bzw. 0,007–0,03 mg/kg (intravenös), für das Rind 0,009 mg/kg (intravenös) und für das Schwein 0,007–0,01 mg/kg (oral) angegeben (in Deutschland ist Digoxin nicht für Lebensmittel-liefernde Tiere zugelassen). Die *therapeutische Breite* von Digoxin ist sehr gering. Beim Hund können bereits bei Blutspiegeln ab 2,5 ng/ml **Nebenwirkungen** auftreten (siehe E 1), die sich sehr früh als gastrointestinale Störungen äußern und lange vor den kardialen Symptomen manifest werden. **Kontraindikationen** gelten wie bei allen anderen Herzglykosiden (siehe E 1). Bei gestörter Nierenfunktion kann eine Dosisreduktion erforderlich werden, während eine Beeinträchtigung der Leberfunktion die Eliminationskinetik von Digoxin im Gegensatz zu Digitoxin nicht wesentlich beeinflußt. **Wechselwirkungen:** siehe Tab. 2.

1.2
β-Methyldigoxin

β-Methyldigoxin (Metildigoxin) ist ein teilsynthetisches Produkt, bei dem eine Methylgruppe an den endständigen Zucker von Digoxin gekoppelt wurde. Dieses Herzglykosid besitzt derzeit die größte Bedeutung in der Tiermedizin, steht jedoch nur als Humanarzneimittel in verschiedenen Zubereitungsformen zur oralen und parenteralen Anwendung zur Verfügung (**Lanitop,** H. M.). Die Methylierung bedingt eine im Vergleich zu Digoxin geringere Polarität des Moleküls. Daraus resultiert insbesondere eine verbesserte enterale Bioverfügbarkeit bis zu 90 %, während die Proteinbindung nicht wesentlich beeinflußt wird. β-Methyldigoxin verhält sich somit hinsichtlich der erforderlichen Blutspiegel und der Geschwindigkeit des Wirkungseintritts gleichwertig zu Digoxin. Unterschiede bestehen jedoch bei der Elimination, da β-

Methyldigoxin in großem Umfang in der Leber erst zu Digoxin demethyliert wird, dessen Ausscheidung anschließend überwiegend renal ohne weitere Veränderungen erfolgt. Die Demethylierung ist der geschwindigkeitsbestimmende Schritt bei der Elimination und scheint zudem beim Hund sättigbar zu sein, so daß die Halbwertszeit für β-Methyldigoxin bei dieser Spezies dosisabhängig zunimmt. Bei Katzen wurden verschiedentlich lange Halbwertszeiten ($>2,5$ Tage) gemessen (Tab. 1). β-Methyldigoxin ist bei allen angegebenen **Indikationsgebieten** gleichwertig zu Digoxin. Aufgrund der höheren Bioverfügbarkeit und der teilweise langsameren Elimination werden für β-Methyldigoxin geringere tägliche **Erhaltungsdosen** von 0,01 mg/kg beim Hund bzw. 0,0075 mg/kg bei der Katze benötigt. Das Sättigungsschema ist entsprechend wie für Digoxin. Bei langsamer Sättigung werden beim Hund ca. 10 Tage bis zum Erreichen des Vollwirkspiegels benötigt. **Nebenwirkungen** und **Kontraindikationen** gelten wie für Digoxin, wobei eine Dosisreduzierung auch bei eingeschränkter Leberfunktion erforderlich werden kann.

1.3
β-Acetyldigoxin

β-Acetyldigoxin ist ein Digoxinderivat, das am endständigen Zucker eine Acetylgruppe trägt und als Humanpräparat nur zur oralen Anwendung in Tabletten- oder Tropfenform zur Verfügung steht (**Novodigal,** H. M.). Die Acetylsubstitution steigert die Lipophilie und dadurch die enterale Bioverfügbarkeit des Wirkstoffs (Tab. 1). Bei allen bisher untersuchten Spezies kommt es bereits in der Darmwand zu einer vollständigen Desacetylierung, so daß nur mehr freies Digoxin den systemischen Kreislauf erreicht. Das pharmakodynamische und pharmakokinetische Verhalten ist deshalb nach erfolgter Resorption entsprechend Digoxin. Lediglich bei der **Dosierung** ist die um ca. 10–20 % höhere Resorptionsquote zu berücksichtigen, die eine adäquate Dosisreduktion im Vergleich zu Digoxin erfordert.

1.4
Digitoxin

Digitoxin ist ein aus den Blättern von Digitalis purpurea (Roter Fingerhut) gewonnenes Herzglykosid. Das Reinglykosid steht in Handelspräparaten als Tabletten (**Cardiaca Tabletten,** V. M.) für Kleintiere, Tropfen (**Digimerck,** H. M.) oder Injektionslösung (**Digitallösung,** V. M.) zur Anwendung bei Pferd, Rind, Schaf, Ziege, Schwein, Hund und Katze zur Verfügung. Im Vergleich zu anderen Herzglykosiden weist Digitoxin eine sehr geringe Polarität auf mit entsprechenden Auswirkungen auf das pharmakokinetische Verhalten. Aufgrund seiner Pharmakokinetik ist Digitoxin, trotz seiner noch weitverbreiteten Anwendung, anderen Herzglykosiden wie Digoxin und seinen Derivaten eindeutig *unterlegen.* Digitoxin ist zwar als einziges Herzglykosid zu über 90 % und damit praktisch vollständig nach oraler Gabe bioverfügbar, so daß die Erhaltungsdosis gleich der täglich eliminierten Menge ist, es erfolgt jedoch in großem Umfang (bis zu 90 %) Bindung an Plasmaproteine. Daraus ergeben sich als Nachteile eine lange Anflutungszeit bis zum Eintritt der Wirkung und Erreichen des Wirkungsmaximums sowie die Erfordernis relativ hoher Sättigungsdosen, um den Vollwirkspiegel und den therapeutisch erforderlichen Plasmaspiegel von 14–26 ng/ml zu erreichen (Tab. 1). Das Verteilungsvolumen beträgt bei Hund und Katze 1,5 bzw. 1,2 l/kg. Die Elimination erfolgt überwiegend durch Metabolismus in der Leber zu teilweise wirksamen Metaboliten, die nach Glukuronidierung bei den Haustieren hauptsächlich renal ausgeschieden werden. Während Digitoxin beim Hund zu den kurzwirksamen Herzglykosiden mit einer Halbwertszeit von 10–14 Stunden zählt, zeigt dieses Herzglykosid bei der Katze eine starke Neigung zur Kumulation. Die lange Halbwertszeit von 2,5 Tagen resultiert aus einer Metabolisierungsschwäche der Katze. Die extrem langsame Ausscheidung von Digitoxin beim Menschen mit einer Halbwertszeit im Bereich von 10 Tagen beruht nicht nur auf einer langsamen Metabolisierung, sondern vor allem auf einem umfangreichen enterohepatischen Kreislauf, der bei Tieren hingegen nur eine untergeordnete Rolle spielt. Trotz seiner deutlich kürzeren Halbwertszeiten bei Hund und Katze ist Digitoxin auch bei diesen Tieren weniger geeignet als andere Herzglykoside. Beim Hund sind aufgrund der raschen Elimination hohe Erhaltungsdosen und zur Aufrechterhaltung eines konstanten Wirkspiegels eine mindestens zweimalige tägliche Verabreichung erforderlich. Bei der Katze sollte wegen der Kumulationsneigung anderen Herzglykosiden der Vorzug gegeben werden. Die immer wieder beobachtete schlechte Wirksamkeit von Digitoxin bei Hunden beruht zumeist auf Nichtbeachtung der pharmakokinetischen Besonderheiten. So weisen die angegebenen **Dosierungen** für Digitoxin eine erhebliche Schwankungsbreite auf, wobei insbesondere von Herstellerseite teilweise viel zu niedrige Dosen angegeben werden, die wahrscheinlich kritiklos vom Menschen auf das Tier übertragen wurden.

Bei einem *Vollwirkspiegel* von 0,1–0,3 mg/kg beträgt beim Hund eine ausreichende Dosis zur Einleitung 0,05–0,1 mg/kg / 12 Stunden, wodurch eine Sättigung in ca. 2 Tagen zu erreichen ist. Zur *Erhaltung* wird die Therapie mit zweimal täglicher Gabe von 0,03–0,06 mg/kg fortgeführt. Bei der Katze sollte wegen der verzögerten Ausscheidung nur eine langsame Sättigung durchgeführt werden. Hierzu wird von Anfang an nur einmal pro Tag die Erhaltungsdosis von 0,03–0,06 mg/kg verabreicht. Bei Großtieren sind wenig Erfahrungen für eine adäquate Dosierung vorhanden. Für das Pferd wird eine orale Dosis von 0,03–0,07 mg/kg angegeben, bei intravenöser Verabreichung sollen nur 20 % dieser Dosis erforderlich sein. Für das Rind werden zu intramuskulärer (?) Verabreichung 0,03 mg/kg vorgeschlagen. Digitoxin ist bei den üblichen **Indikationsgebieten** für Herzglykoside außer bei akutem Herzversagen ausreichend wirksam. Auch bei intravenöser Gabe ist die Zeit bis zum Wirkungseintritt für eine Notfalltherapie zu lang. Im Gegensatz zum Menschen soll Digitoxin bei Tieren, vor allem bei der Katze, bei gestörter Nierenfunktion nicht bzw. sehr vorsichtig eingesetzt werden. Ab Blutspiegelwerten > 40 ng/ml muß mit **Nebenwirkungen** gerechnet werden, wobei im Falle von Digitoxin meist die kardialen Intoxikationserscheinungen zuerst auftreten (siehe E 1). **Kontraindikationen** gelten wie bei allen Herzglykosiden (siehe Kap. E 1). Dosisreduktion ist bei stark eingeschränkter Nieren- und Leberfunktion erforderlich. **Wechselwirkungen** siehe Tab. 2. **Wartezeit:** 1 Tag für Milch und eßbare Gewebe.

1.5
Strophanthusglykoside

Als herzwirksame Glykoside werden aus den Samen von Strophanthus kombé das **k-Strophanthin** bzw. von Strophanthus gratus das **g-Strophanthin** (Ouabain) gewonnen. Als Tierarzneimittel sind nur Injektionslösungen von k-Strophanthin (**Stromeltin, K-Strophanthin + Traubenzucker,** V. M.) und g-Strophanthin (**Strophanektan »G«,** V. M.) verfügbar. Die Strophanthine unterscheiden sich von den Digitalisglykosiden durch eine höhere Anzahl von hydrophilen Gruppen am Genin, wobei g-Strophanthin noch zwei OH-Gruppen mehr als k-Strophanthin trägt. Durch diese hydrophilen Substituenten besitzen alle Strophanthusglykoside eine charakteristisch hohe Polarität, die bereits bei k-Strophanthin so ausgeprägt ist, daß keine wesentlichen Unterschiede zu g-Strophanthin in den pharmakokinetischen Eigenschaften bestehen. g-Strophanthin und k-Strophanthin sind deshalb therapeutisch gleichwertig.

Aufgrund der hohen Polarität werden Strophanthusglykoside nur zu einem sehr geringen Teil (< 10 %) aus dem Darm resorbiert. Ausreichende Wirksamkeit kann somit nur durch parenterale Anwendung erzielt werden. Da die niedrige Resorptionsquote außerdem starken Schwankungen unterliegt, ist die orale Behandlung mit Strophanthusglykosiden, trotz der Vielzahl verfügbarer Präparate zur oralen Anwendung, therapeutisch sinnlos. Strophanthine binden nur minimal an Plasmaproteine, wodurch es vor allem zu einer schnellen Verteilung und zu einem fast sofortigen Wirkungseintritt schon bei Blutspiegeln um 0,6 ng/ml kommt (Tab. 1). Strophanthin ist aufgrund dieser schnellen Wirkung allen anderen Herzglykosiden bei parenteraler Applikation in der Notfalltherapie überlegen. Strophanthusglykoside sind bereits so hydrophil, daß die Ausscheidung ohne weiteren metabolischen Umbau und fast vollständig renal erfolgt. Bei der Halbwertszeit bestehen keine relevanten speziesspezifischen Unterschiede (Tab. 1). Die relativ schnelle Elimination ermöglicht eine gute Steuerbarkeit der Strophanthintherapie. Das wichtigste **Indikationsgebiet** für k- und g-Strophanthin ist die intravenöse Einleitung einer Herzglykosidtherapie bei akuter Herzinsuffizienz sowie in der Notfalltherapie bei akutem Herzversagen oder kardial bedingtem Lungenödem. Weniger geeignet sind Strophanthine bei supraventrikulären Tachyarrhythmien, da sie im Vergleich zu den Digitalisglykosiden eine geringere bradykarde Wirkung besitzen. Die Verabreichung erfolgt streng und langsam intravenös, wobei für k- und g-Strophanthin die gleichen **Dosierungen** verwendet werden. Bei den angegebenen Indikationen beträgt die **Gesamtdosis** bei Hund und Katze 0,02–0,03 mg/kg, bei Schweinen und Großtieren bis 0,02 mg/kg. Von dieser Dosis werden initial 25–50 % je nach Bedarf unter Beobachtung auf Überdosierungssymptome verabreicht. In Abständen von 30–60 min können jeweils weitere 25 % der Gesamtdosis injiziert werden. Aufgrund der ausschließlich parenteralen Anwendbarkeit eignen sich Strophanthusglykoside praktisch nicht zur Weiterführung einer Erhaltungstherapie. Die Erhaltungstherapie kann mit einem der besprochenen Digitalisglykoside durchgeführt werden. Wegen der schnellen Anflutung besteht ein hohes Intoxikationsrisiko, wobei vor allem kardiale **Nebenwirkungen** dominieren (siehe Kap. E 1). **Wechselwirkungen** und **Kontraindikationen** gelten wie bei allen Herzglykosiden (siehe Kap. E 1). Bei Leberfunktionsstörungen ist keine Dosisreduktion notwendig. **Wartezeit:** keine.

2
Antiarrhythmika

Als Antiarrhythmika werden Arzneimittel zur Beseitigung von Störungen der regelmäßigen Schlagfolge des Herzens bezeichnet. Die Auswahl des geeigneten Antiarrhythmikums erfolgt je nach Art (bradykard oder tachykard) und Lokalisation (supraventrikulär oder ventrikulär) der Herzrhythmusstörung (Tab. 3).

2.1
Antiarrhythmika bei bradykarden Herzrhythmusstörungen

Das therapeutische Vorgehen richtet sich nach der Lokalisation der Bradykardie. *Supraventrikuläre* Formen werden meistens durch eine Sinusbradykardie, seltener durch einen sinoaurikulären Block ausgelöst. Die Ursache ist häufig ein erhöhter Vagustonus, z. B. bei Hirnödem oder Überdosierung von Arzneimitteln wie Herzglykoside, chinidinartig wirkende Antiarrhythmika, α_2-Mimetika oder β-Adrenolytika. *Ventrikuläre Bradykardien* kön-

nen Folge einer Beeinträchtigung der atrioventrikulären Überleitung bis hin zum AV-Block III. Grades sein. Solche Überleitungsstörungen können ebenfalls z. B. durch Herzglykoside, β-Adrenolytika oder durch Hyperkaliämie verursacht werden.

Eine Behandlung bradykarder Rhythmusstörungen wird erst erforderlich, wenn der Puls so weit absinkt, daß hämodynamische Auswirkungen mit der Folge einer Minderdurchblutung lebenswichtiger Organe auftreten oder ektopische Reizbildungen mit der Gefahr bedrohlicher Arrhythmien (Extrasystolen, Kammerflimmern) zunehmen. Eine vitale **Indikation** stellt anfallsweise vorübergehender Herzstillstand (Adam-Stokes-Anfall) dar.

Eine medikamentöse Therapie ist nur bei vorübergehenden, häufig durch Arzneimittel ausgelösten Bradykardien angezeigt. Für die Langzeitbehandlung kommt als sinnvolle Maßnahme nur eine Schrittmacherimplantation in Betracht. Zur medikamentösen Therapie bradykarder Rhythmusstörungen eignen sich Parasympatholytika oder β-Sympathomimetika.

Parasympatholytika wie **Atropin** reduzieren den Vaguseinfluß auf die Frequenz des Sinusknotens und auf die AV-Überleitung. **Anwendungsgebiete**

Tab. 3
Wirksamkeit von Antiarrhythmika bei verschiedenen Rhythmusstörungen

Rhythmus- störung	Antiarrhythmikum							
	Chi- nidin	Pro- cain- amid	Lido- cain	Phe- ny- toin	Pro- prano- lol	Ver- apamil	Herz- glyko- side	Atro- pin, Iso- prote- renol
Supraventrikulär								
Sinusbra- dykardie								+++
Tachy- kardie	++	++			+++	+++	++++	
Extra- systolie	+++	+++			++++	+++		
Vorhof- flattern	++	++			+++	+++	++++	
Vorhof- flimmern	+++	+++			+++	+++	+++	
Ventrikulär								
AV-Block								++++
Extra- systolie	+	+++	++++	+++	+++	+		
Tachy- kardie	+	++	++++	++	+++	+		
Kammer- flimmern		+++						

sind deshalb in erster Linie supraventrikuläre, vagal bedingte Bradyarrhythmien, bradykardes Vorhofflimmern sowie sinoaurikulärer Block und AV-Blockierungen bis II. Grades. Die **Dosierung** für Atropin beträgt initial 0,02–0,04 mg/kg intravenös oder subkutan, beim Pferd maximal 0,01 mg/kg s. c., wobei unter Erfolgskontrolle alle 4–6 Stunden nachdosiert werden kann. Eine Dauerbehandlung kann mit den gleichen Dosen oral weitergeführt werden. Bei den angegebenen Atropindosen kommt es bereits zum Auftreten des typischen **Nebenwirkungsspektrums** von Anticholinergika (siehe Kap. A 1.2.1.1), wobei insbesondere tachykarde Rhythmusstörungen und Obstipationen bei einer Langzeittherapie Probleme verursachen. Behandlung der **Überdosierung** und **Gegenanzeigen** siehe bei Atropin (siehe Kap. A 1.2.1.1). Unter den **Wechselwirkungen** ist eine Verstärkung der anticholinergen Wirkung durch Chinidin von Bedeutung.

Alternativ können *β-Sympathomimetika* mit ausreichender Wirkung auf β_1-Rezeptoren wie **Isoproterenol** oder **Orciprenalin** (**Alupent,** H. M.) angewendet werden. Diese Wirkstoffe beschleunigen durch Erhöhung des langsamen Na^+- und Ca^{2+}-Einstroms die spontane diastolische Depolarisation sowie die Depolarisationsgeschwindigkeit des Aktionspotentials in allen Herzabschnitten und steigern dadurch die Herzfrequenz und die Erregungsleitung vor allem im AV-Knoten. Gleichzeitig steigt jedoch die Gefahr ektopischer Reizbildungen und folgender Tachyarrhythmien. **Anwendungsgebiete** sind insbesondere AV-Überleitungsstörungen bis hin zu partiellem oder totalem AV-Block. Isoproterenol und Orciprenalin sind gleichermaßen geeignet, sie unterscheiden sich nur in ihren pharmakokinetischen Eigenschaften (siehe Kap. A 2.1.3.1), während Adrenalin wegen seiner α-mimetischen Wirkungskomponente weniger ge-

Tab. 4
Klassifizierung von Antiarrhythmika nach Vaughan Williams und Wirkungsmechanismus

Antiarrhythmikum	Ionenkanal	Erregungsleitung			Refraktärzeit	
		Vorhof	AV	Kammer	absolut	relativ
Klasse I **Natrium-** **antagonisten** I A: Chinidin Procainamid Disopyramid	Na^+, K^+, Ca^{2+}:↓ ↓	↓	↓↑ ↓↑	(↓) ↓	↑ ↑	↑ ↑
I B: Lidocain Phenytoin Mexiletin Tocainid	Na^+↓, K^+↑, Ca^{2+}:0	(↓) ↓	0 ↑	0 (↑)	↓ ↓	↑ ↑
I C: Ajmalin Propafenon Flecainid Lorcainid	Na^+↓	↓	↓	↓	0	0
Klasse II **β-Adrenolytika** z. B. Propranolol	Ca^{2+}↓	↓	↓	0	↑	↑
Klasse III Amiodaron Sotalol	K^+↓	0	0	0	↑	↑
Klasse IV **Calcium-** **antagonisten** Verapamil, Diltiazem	Ca^{2+}↓	(↓)	↓	0	0	0

eignet ist. Der Vorteil von Orciprenalin ist die orale Anwendbarkeit und längere Wirkungsdauer, wodurch diese Therapie allerdings schlechter steuerbar wird. Mit Isoproterenol kann nur nach parenteraler Verabreichung ausreichende Wirkung erzielt werden, die jedoch für eine Dauerbehandlung zu kurz ist. **Dosierung, Nebenwirkungen, Gegenanzeigen** und **Wechselwirkungen** siehe unter Kapitel A 2.1.3.1.1.

2.2
Antiarrhythmika bei tachykarden Rhythmusstörungen

Für die medikamentöse Therapie tachykarder Herzrhythmusstörungen steht eine Vielzahl von Wirkstoffen zur Verfügung (Tab. 4), die unterschiedlich je nach Lokalisation oder Ursache der Arrhythmie eingesetzt werden (Tab. 3).

Supraventrikuläre Tachykardien können ihren Ursprung in einer erhöhten Sinusfrequenz haben. Tachyarrhythmien werden aber auch durch ektopische Erregungen in untergeordneten Reizbildungszentren sowohl im Vorhof als auch im Ventrikel ausgelöst. Solche ektopischen Erregungen können in Form von Extrasystolen auftreten oder insgesamt die Herzfrequenz bestimmen und zu totaler Arrhythmie, z. B. zu Vorhofflimmern oder zu lebensbedrohlichem Kammerflimmern führen. Als Ursachen für tachykarde Rhythmusstörungen kommen erhöhter oder überwiegender Sympathikustonus (z. B. bei Angst, Schmerz, Herzinsuffizienz oder durch Parasympatholytika), gesteigerte Erregbarkeit (z. B. infolge der positiv bathmotropen Wirkung von Sympathomimetika oder Herzglykosiden) sowie pathologische fokale Reizbildungen (z. B. bei Herzinsuffizienz, Azidose, Hypokaliämie oder Arzneimittel-bedingt durch Herzglykoside, Sympathomimetika, Chinidin) oder lokale Beeinträchtigung der Erregungsausbreitung (mit der Folge »kreisender« Erregungen) in Betracht.

Therapeutische Ansatzpunkte zur Behandlung derartiger Rhythmusstörungen sind entweder eine Verringerung der Erregungsbildung im Sinusknoten oder in ektopischen Reizbildungszentren, eine Verzögerung der Erregungsleitung und eine Verlängerung der Refraktärzeit. Diese Wirkungen werden von Antiarrhythmika durch eine Beeinflussung der Ionenströme von Natrium, Kalium und Calcium im Aktionspotential verursacht. So führt eine Hemmung des schnellen Natriumeinstroms zu einer Verlangsamung der Depolarisation und dadurch zu einer Verringerung der Leitungs-

geschwindigkeit bei der Erregungsausbreitung. Eine ähnliche Reduzierung des Kaliumausstroms bewirkt eine verzögerte Repolarisation. Derartige Beeinträchtigungen der Na^+- und K^+-Permeabilität führen in der Summe zu verlangsamter Erregungsausbreitung bei gleichzeitig verlängerter Refraktärzeit. Vielfach wird weiterhin auch der langsame Na^+- und Ca^{2+}-Einstrom reduziert, wobei diese Wirkung in erster Linie bei supraventrikulären Tachykardien von Bedeutung ist, da die Aktionspotentiale im Sinus- und AV-Knoten vor allem von diesem langsamen Kationenstrom getragen werden. Infolge dieser Wirkungen besitzen alle Antiarrhythmika mit Ausnahme der Klasse III allerdings auch eine kardiodepressive, insbesondere negativ inotrope Wirkung.

Aufgrund ihrer unterschiedlichen Wirkung auf die verschiedenen Ionenflüsse im Aktionspotential und der daraus resultierenden unterschiedlichen therapeutischen Anwendung werden die Antiarrhythmika entsprechend der Klassifizierung nach Vaughan Williams in 4 Klassen eingeteilt (Tab. 4). Eine eigene Gruppe, die nicht in dieser Einteilung enthalten ist, stellen die Herzglykoside dar, die bei supraventrikulären Tachyarrhythmien angewendet werden können. Nur für einen Teil der aufgeführten Antiarrhythmika sind ausreichende therapeutische Erfahrungen bei Tieren vorhanden. Die größte Bedeutung in der Tiermedizin besitzen Wirkstoffe aus der Klasse I sowie β-Adrenolytika, während Calciumantagonisten bisher nur in begrenztem Umfang und die Stoffe der Klasse III (Amiodaron, Sotalol) noch nicht bei Tieren eingesetzt werden.

2.2.1
Membranstabilisierende Antiarrhythmika (Klasse I)

Alle Wirkstoffe dieser Gruppe blockieren ähnlich den Lokalanästhetika die Natriumkanäle an erregbaren Membranen und hemmen somit den schnellen Na^+-Einstrom in der Depolarisationsphase. Die einzelnen Vertreter dieser Klasse unterscheiden sich jedoch in der Selektivität ihrer Wirkung auf die verschiedenen Ionenkanäle, weshalb diese »Natriumantagonisten« in 3 Untergruppen unterteilt werden (Tab. 4).

2.2.1.1
Antiarrhythmika der Klasse I A: Chinidin, Procainamid

Der Prototyp dieser Gruppe ist **Chinidin,** das wie **Procainamid** und **Disopyramid** eine nicht selektive

Blockade aller Ionenkanäle bewirkt. Die Vertreter dieser Gruppe werden deshalb auch als Chinidin-artig wirkende Substanzen bezeichnet, die insbesondere durch die Blockade des Na^+-Einstroms die Depolarisation und durch Hemmung des K^+-Ausstroms die Repolarisation verzögern. Von den Wirkstoffen dieser Klasse liegen bei Tieren ausreichende Erfahrungen für Chinidin und in geringerem Umfang auch für Procainamid vor, während für **Disopyramid** (**Rhythmodul**, H. M.) keine gesicherten pharmakokinetischen Daten und keine ausreichend klinisch geprüften Dosierungen verfügbar sind.

2.2.1.1.1
Chinidin

Chinidin (**Chinidin-Duriles, Optochinidin retard,** H. M.) ist ein optisches Isomer von Chinin und wird als Chinidinsulfat verwendet. Chinidin setzt die Erregbarkeit und Automatiebereitschaft herab, vermindert die Ausbreitungsgeschwindigkeit ektopischer Erregungen und verlängert die Refraktärzeit, wobei im EKG mit steigenden Dosierungen eine QRS-Verbreiterung sowie eine PR- und QT-Verlängerung imponieren. Chinidin besitzt bei therapeutischer Dosierung eine dämpfende Wirkung auf ektopische Reizbildungen in der Vorhofmuskulatur, während eine Unterdrückung der Erregungsbildung im Kammerbereich erst durch übertherapeutische Dosen zu erzielen ist. Der hemmende Einfluß auf die Sinusfrequenz und AV-Überleitung wird durch die direkte anticholinerge und damit Vagus-dämpfende Wirkung von Chinidin aufgehoben, so daß hierdurch im therapeutischen Dosisbereich keine Beeinträchtigung, teilweise sogar eine Beschleunigung der homotopen Reizbildung zu beobachten ist. Die starke Unterdrückung supraventrikulärer ektopischer Reize ohne wesentliche Änderungen des Sinusrhythmus führt bereits bei niedrigen Blutspiegeln zu einer Kardioversion und Rhythmisierung des Herzens, wobei nach entsprechender Verlangsamung der ektopischen Frequenz der Sinusrhythmus sprunghaft einsetzt. **Anwendungsgebiete** für Chinidin sind Prophylaxe und Therapie supraventrikulärer Tachyarrhythmien, insbesondere Vorhofflattern und -flimmern. Bei ventrikulärer Extrasystolie ist Chinidin nur ein Mittel der 2. Wahl, da eine zufriedenstellende Wirkung erst bei höheren Plasmakonzentrationen zu erreichen ist, bei denen bereits eine Vielzahl unerwünschter Wirkungen auftreten kann. Die Anwendung kann oral erfolgen, wobei die Bioverfügbarkeit starken Spezies- und Präparat-abhängigen Schwankungen unterliegen kann und bei Pferden durchschnittlich

53 %, bei Hunden 72 % beträgt. Der Vorteil der oralen Anwendung liegt vor allem in der besseren Steuerbarkeit. Intravenöse Applikation führt zwar zu einem schnelleren Wirkungseintritt, bedingt jedoch aufgrund der geringen therapeutischen Breite von Chinidin ein hohes Nebenwirkungsrisiko. Intramuskuläre Injektionen sind schmerzhaft. Die therapeutischen Plasmaspiegel liegen beim Pferd < 3, beim Hund < 5 µg/ml, wobei individuell unterschiedlich schon bei wesentlich niedrigeren Plasmakonzentrationen eine Kardioversion erreicht werden kann. Die Proteinbindung beträgt > 80 %, das scheinbare Verteilungsvolumen liegt zwischen 2,9 (Hund) und 6,6 (Pferd) l/kg, wobei die Gewebespiegel 10- bis 30fach über den Plasmaspiegeln liegen können. Durch diese Depotwirkung besitzt Chinidin eine relativ lange Wirkungsdauer von 6–8 Stunden. Der metabolische Abbau weist tierartliche Unterschiede auf, bis zu 40 % werden unverändert renal ausgeschieden. Die Halbwertszeiten betragen bei der Katze nur 1,9 h, beim Hund 4,4 h, bei Schweinen 5,5 h und bei Pferden 9,5 h. Die **Dosierungsangaben** für Chinidin unterliegen erheblichen Schwankungen, wobei die Ursache vor allem darauf beruht, daß oft schon bei sehr niedrigen Dosen eine Kardioversion zustande kommt und die Dosierung dementsprechend individuell anzupassen ist. Für den *Hund* werden zur oralen Verabreichung 6–20 mg/kg alle 6 Stunden empfohlen. Als ein geeignetes Therapieschema erwies sich eine Initialdosis von 14 mg/kg und Wiederholungsgaben von 9 mg/kg im Abstand von 6 Stunden. Bei intravenöser Gabe betragen die Dosen bis zu 10 mg/kg, wobei z. B. initial 10 mg/kg und im Abstand von 6 Stunden 9 mg/kg gegeben werden können. Bei *Pferden* werden, nach einer initialen Testdosis von 5 g am ersten Tag, ab dem 2. bis maximal zum 10. Tag täglich bis zu dreimal 10 g zur Eingabe über die Nasenschlundsonde empfohlen. Ein anderes orales Dosierungsschema sieht eine Anfangsdosis von 47 mg/kg und eine Erhaltungsdosis von 16,5 mg/kg alle 6 Stunden vor. Bei intravenöser Gabe sind nur 50 % dieser Dosis erforderlich. Die intravenöse Verabreichung muß sehr langsam als Dauertropfinfusion (über 30 min) und unter fortlaufender EKG-Kontrolle erfolgen. Die *therapeutische Breite* von Chinidin ist klein, **Nebenwirkungen** können schon bei therapeutischen Dosen auftreten, Plasmakonzentrationen > 5 µg/ml liegen bereits im toxischen Bereich. Chinidin besitzt besonders bei Katzen eine relativ hohe Toxizität und sollte deshalb bei dieser Tierart nicht angewendet werden. Nebenwirkungen bei therapeutischen Wirkstoffspiegeln sind eine negativ inotrope Wirkung infolge einer Hemmung des Calciumeinstroms sowie paradoxe Tachykardien, die insbe-

sondere vor der Kardioversion nach intravenöser Gabe auftreten. Ursache hierfür ist die direkte anticholinerge Wirkung von Chinidin, wodurch die hemmenden Vaguseinflüsse auf den Sinus- und AV-Knoten aufgehoben werden und somit supraventrikuläre Ektopien infolge verbesserter AV-Überleitung vermehrt auf die Kammer übergehen können. Zur Vermeidung dieser Nebenwirkungen kann eine vorangehende Digitalisierung durchgeführt werden, die bei Vorliegen einer Herzinsuffizienz zwingend erforderlich ist. Der Übergang in den toxischen Bereich erfolgt fließend, und es kommt hierbei in erster Linie zu gastrointestinalen Störungen und zu den für alle Antiarrhythmika typischen kardialen Nebenwirkungen. Durch zu starke Herabsetzung der Leitungsgeschwindigkeit können heterotope Reizbildungszentren vor dem Eintreffen der verzögerten regulären Erregung dominieren und ventrikuläre Extrasystolen auslösen, wodurch Antiarrhythmika selbst arrhythmogen wirken können. Im höheren Dosierungsbereich überwiegt eine allgemein kardiodepressive Wirkung, vor allem eine Abnahme der Überleitungsgeschwindigkeit bis hin zu AV-Block und Asystolie. Extrakardial bewirkt Chinidin eine Vasodilatation, die zusammen mit der verringerten Kontraktionskraft des Herzens, insbesondere nach intravenöser Gabe, zu einem starken Blutdruckabfall führen kann. Gastrointestinale Störungen äußern sich in Erbrechen und Durchfall. Bei Pferden können Überempfindlichkeitsreaktionen in Form von Urtikaria und Hufrehe auftreten. Bei **Überdosierung** kommt es neben den kardiodepressiven Symptomen auch zu neurologischen Störungen wie Photophobie, Unruhe, Ataxie, Seh- und Hörstörungen. Die Therapie dieses »Cinchonismus« besteht in der Durchführung einer forcierten Diurese nach Ansäuerung des Harnes. **Gegenanzeigen** sind dekompensierte Herzinsuffizienz, Bradykardie, Erregungsleitungsstörungen, bakterielle Endokarditis, Herzglykosidintoxikation und Thiobarbituratnarkose. Hyperkaliämie führt zu Wirkungsverstärkung. **Wechselwirkungen** treten mit einer Vielzahl von Arzneimitteln auf. Chinidin erhöht die Serumkonzentration von Herzglykosiden. Die Wirkung von Anticholinergika und Curare-artigen Muskelrelaxantien wird verstärkt. Mit β-Blockern und anderen Antiarrhythmika besteht gegenseitige Wirkungsverstärkung. Die Elimination von Cumarinderivaten wird verzögert. Phenobarbital und Phenytoin beschleunigen den Wirkungsverlust von Chinidin. Bei Hypokaliämie ist die Wirksamkeit verringert.

2.2.1.1.2
Procainamid

Procainamid (Novocamid, Procainamid Duriles, H. M.) hat qualitativ ähnliche kardiale Wirkungen wie Chinidin. Eine anticholinerge Wirkung ist ebenfalls nachweisbar. Die **Anwendungsgebiete** entsprechen Chinidin, wobei Procainamid zusätzlich auch bei ventrikulären Tachyarrhythmien eine gute Wirksamkeit besitzt, die jedoch nicht für den akuten Notfall des Kammerflimmerns ausreicht. Procainamid kann oral, intramuskulär oder intravenös verabreicht werden. Die enterale Bioverfügbarkeit beim Hund beträgt 80–90 %, die erforderlichen therapeutischen Plasmaspiegel unterliegen großen Schwankungen zwischen 8 und 35 µg/ml. Die Proteinbindung beträgt nur 15 %, das Verteilungsvolumen ist mit 1,44–2,1 l/kg deutlich geringer als bei Chinidin. Der Hund scheidet aufgrund seiner Acetylierungsschwäche Procainamid zu über 80 % unverändert renal aus. Die Halbwertszeit beträgt beim Hund (Beagles) 2,5 bis 3 Stunden. Für Katzen liegen keine ausreichenden Erkenntnisse vor, wobei ferner zu berücksichtigen ist, daß Procainamid-Injektionslösungen häufig den bei Katzen unverträglichen Benzylalkohol enthalten. Die für den Hund empfohlenen **Dosierungen** liegen oral und i. m. zwischen 6 mg/kg/3 h und 17 mg/kg/4 h, bei intravenöser Verabreichung soll nach einer initialen Bolusgabe von 8 mg/kg mit 10–40 µg/kg/min weiterinfundiert werden. Auch für Procainamid ist die Dosierung individuell anzupassen. Die **Nebenwirkungen** sind qualitativ ähnlich zu Chinidin, wobei die anticholinerge und negativ inotrope Wirkung etwas schwächer ausgeprägt sind, ebenso sind gastrointestinale und zentralnervöse Störungen seltener. Intravenöse Verabreichung kann ebenfalls einen starken Blutdruckabfall auslösen. Die beim Menschen beobachteten gravierenden immunologischen Nebenwirkungen scheinen beim Hund keine Bedeutung zu besitzen. **Kontraindikationen** und **Wechselwirkungen** siehe Chinidin. Procainamid beeinflußt den Plasmaspiegel von Herzglykosiden nicht.

2.2.1.2
Antiarrhythmika der Klasse I B: Lidocain und Phenytoin

Prototyp dieser Gruppe ist **Lidocain,** von therapeutischer Bedeutung in der Tiermedizin ist weiterhin **Phenytoin.** Für die neueren, von Lidocain abgeleiteten Antiarrhythmika dieser Gruppe **Mexiletin, Tocainid** und **Aprindin** existieren noch wenig klinische Erfahrungen bei Tieren. Diese Wirkstoffe besitzen bei gleichem Wirkungsspektrum insbesondere pharmakokinetische Vorteile gegenüber Lidocain, da sie in der Leber nur langsam metabolisiert werden. Daraus resultiert bei oraler Gabe eine ausreichende Bioverfügbarkeit sowie eine verzögerte Elimination, wobei z. B. für Tocainid beim Hund die Halbwertszeit 4,7 h beträgt.

2.2.1.2.1
Lidocain

Das Lokalanästhetikum Lidocain (**Xylocain,** H. M., **Lidocain** 2 %, **Forticain** 2 %, V. M.) kann *ohne Sperrkörper* als 2%ige Lösung auch als Antiarrhythmikum angewendet werden. Die elektrophysiologischen Grundlagen für die antiarrhythmische Wirkung sind allerdings komplexer als bei den Chinidin-artig wirkenden Stoffen. Lidocain wirkt bevorzugt am Ventrikel und senkt bei therapeutischen Blutspiegeln von 2–5 µg/ml nur mäßig den Natriumeinstrom in der Depolarisationsphase im gesunden Gewebe, während in depolarisiertem Gewebe bei höheren Frequenzen die Na^+-Leitfähigkeit stärker herabgesetzt wird. Im therapeutischen Bereich werden die Calciumkanäle praktisch nicht beeinflußt, der Kaliumausstrom wird hingegen beschleunigt und die Repolarisationsphase dadurch tendenziell verkürzt. Insgesamt resultiert aus diesen Wirkungen eine nur mäßige Herabsetzung der Geschwindigkeit der Erregungsleitung, eine Verkürzung der Aktionspotentialdauer bei gleichzeitiger Verlängerung der relativen Refraktärzeit, wobei der Vorteil von Lidocain insbesondere darin besteht, daß in erster Linie nur pathologisch hohe Frequenzen und Extraerregungen, nicht jedoch der reguläre Erregungsablauf beeinflußt werden. Die **Anwendungsgebiete** für Lidocain sind in der Kardiologie ventrikuläre Extrasystolie und Tachyarrhythmie. Lidocain eignet sich in der Notfalltherapie bei Kammerflimmern und Herzglykosid-Intoxikation. Keine ausreichende Wirksamkeit besteht bei Vorhofrhythmusstörungen. Lidocain wird nach oraler Gabe zwar resorbiert, jedoch bei der ersten Leberpassage zu über 70 % abgebaut und kann deshalb nur parenteral angewendet werden. Die Wirkung setzt nach intravenöser Gabe sehr schnell ein und ist von relativ kurzer Dauer (ca. 20–30 min), wodurch die Lidocaintherapie gut steuerbar ist. Aufgrund der schnellen metabolischen Inaktivierung in der Leber beträgt die Halbwertszeit beim Hund nur 0,9 Stunden. Die **Dosierung** als Antiarrhythmikum beträgt im Notfall 2–4 mg/kg i. v. als Bolus mit anschließender Infusion von 50 µg/kg/min bzw. wiederholten Injektionen von 0,5–2 mg/kg alle 20–60 min oder intramuskulär bis zu 6 mg/kg alle 90 min je nach Bedarf. Bei intravenöser Gabe von mehr

als 4 mg/kg muß mit **Nebenwirkungen** gerechnet werden, die ab Blutspiegeln von 6 µg/ml auftreten. Die unerwünschten Wirkungen betreffen hierbei weniger das Herz, da Lidocain im Vergleich zu anderen Antiarrhythmika geringer kardiodepressiv und ferner kaum negativ inotrop wirkt. Katzen reagieren besonders empfindlich auf Lidocain. Als **Überdosierungserscheinungen** stehen für Lokalanästhetika typische zentralnervöse Symptome im Vordergrund (siehe Kap. D 2.1). **Gegenanzeigen:** siehe Procain. Bei Leberfunktionsstörungen oder verringerter Leberdurchblutung während Inhalationsnarkose kommt es zu Wirkungsverlängerung. **Wartezeiten:** siehe unter Kapitel D 2.1.

2.2.1.2.2
Phenytoin (Diphenylhydantoin)

Phenytoin (**Phenhydan,** H. M.) kann außer als Antiepileptikum auch als Antiarrhythmikum eingesetzt werden. Phenytoin hat sehr ähnliche Wirkungen auf elektrophysiologische Parameter des Herzens wie Lidocain und ist zusätzlich noch in der Lage, die AV-Überleitung zu verbessern. Das wichtigste **Indikationsgebiet** für Phenytoin als Antiarrhythmikum ist somit die Behandlung Herzglykosid-induzierter tachykarder ventrikulärer Rhythmusstörungen. Phenytoin kann oral oder intravenös angewendet werden, wobei die enterale Bioverfügbarkeit beim Hund nur bei 40 % liegt. Die therapeutischen Plasmaspiegel liegen bei 10–16 µg/ml. Die Elimination erfolgt rasch beim Hund, während die Katze zur Kumulation neigt (Halbwertszeiten siehe Kap. C 6.3). Die antiarrhythmische **Dosierung** beträgt beim Hund 2–5 mg/kg langsam i. v. (unter Umständen wiederholt) bzw. bis 30 mg/kg oral jeweils im Abstand von 8 Stunden. Bei der Katze soll die orale Tagesdosis 3 mg/kg nicht überschreiten. Mit **Nebenwirkungen** ist vor allem bei der Katze zu rechnen, wobei nur initial das Herz betroffen ist und nur geringe negativ inotrope Wirkungen auftreten. In späteren Phasen überwiegen neurologische Störungen. Das größte Risiko bei **Überdosierung** besteht in dem Auftreten einer Asystolie. **Wechselwirkungen:** Cumarinderivate und Chloramphenicol erhöhen die Serumkonzentration von Phenytoin.

2.2.1.3
Antiarrhythmika der Klasse I C: Ajmalin, Propafenon, Flecainid

Wirkstoffe dieser Gruppe blockieren selektiv die Natriumkanäle, wodurch die Erregungsausbreitung sowohl am Vorhof als auch am Ventrikel sowie die AV-Überleitung verzögert wird. Die

Dauer des Aktionspotentials und die Refraktärzeit bleiben unverändert, die Kontraktionskraft wird nur gering beeinflußt. Vagolytische Wirkungen treten nicht auf. Für **Ajmalin** liegen wenig praktische Erfahrungen bei Tieren vor und auch in der Humanmedizin wurden die Präparate durch besser wirksame und verträglichere Wirkstoffe verdrängt. **Propafenon (Rytmonorm,** H. M.) wirkt zusätzlich β-adrenolytisch und calciumantagonistisch. Begrenzte klinische Erfahrungen bei Hunden zeigen eine kurze Wirkungsdauer (vor allem bei Beagles) mit einer Initialdosis bis 2 mg/kg i. v. und oraler Erhaltungsdosis von 7 mg/kg/Tag verteilt auf 3 Einzeldosen. **Flecainid** eignet sich beim Menschen gut zur Langzeitbehandlung und weist nur geringe Nebenwirkungen auf. Bei Tieren liegen noch keine Erkenntnisse vor.

2.2.2
β-Adrenolytika

Diese Substanzen bewirken durch Blockade von β-Rezeptoren eine Reduzierung des adrenergen Antriebs am Herzen. Hierdurch wird der langsame Calciumeinstrom vermindert, der durch den Sympathikustonus unterhalten wird; im Sinusknoten wird die spontane Depolarisation zwischen den Aktionspotentialen verlangsamt, die Sinusknotenfrequenz nimmt ab. Durch diese Wirkungen werden *Sinustachykardien* vor allem bei Streßsituationen, z. B. beim Schweinetransport, verhindert oder behoben. β-Adrenolytika verzögern ferner die AV-Überleitung und können deshalb bei *Vorhofflattern* und *-flimmern* eingesetzt werden. Außerdem werden ektopische Reizbildungen auch im ventrikulären Bereich vermindert, so daß β-Blocker auch bei *ventrikulärer Extrasystolie* angewendet werden können. β-Adrenolytika sind aufgrund dieses kardialen Wirkungsspektrums auch in der Lage, den *plötzlichen Herztod* bei Schweinen und Windhunden unter Belastungssituationen zu verhindern. Weitere Anwendungsgebiete sind Therapie der *Herzglykosidintoxikation* (siehe Kap. E 1) und *Prämedikation vor Halothannarkosen* zur Verringerung der Arrhythmiegefahr. β-Blocker besitzen ferner noch eine lokalanästhetische, Chinidinartige Wirkung. Veterinärmedizinisch von Bedeutung sind nur **Propranolol** und **Carazolol** beim Schwein, die sowohl β$_1$- als auch β$_2$-Rezeptoren blockieren. Dadurch weisen diese β-Adrenolytika in ihrem **Nebenwirkungsspektrum** neben einer kardiodepressiven, negativ inotropen Wirkung (β$_1$) mit der Gefahr der Dekompensation einer Herzinsuffizienz auch bronchokonstriktorische Wirkungen (β$_2$) auf. Kardioselektive β$_1$-Blocker

mit entsprechend geringerem Risiko für Bronchospasmen (z. B. **Atenolol, Acebutolol**) finden bei Tieren noch keine Anwendung. **Dosierung:** Propranolol wird beim Hund je nach Wirkung in Dosen von 0,1(–1) mg/kg intravenös verabreicht, wobei die höheren Dosen vor allem bei Herzglykosidintoxikation erforderlich sein können. Weitere Angaben, auch zu Carazolol, sowie **Nebenwirkungen, Überdosierung, Gegenanzeigen** und **Wartezeiten:** siehe unter Kapitel A 2.3.2. **Wechselwirkungen:** Kombinierte Gabe von Calciumantagonisten wie Verapamil kann zu einem AV-Block führen. Weitere Wechselwirkungen siehe unter Kapitel A 2.3.2.

2.2.3
Calciumantagonisten

Unter den Wirkstoffen dieser Gruppe besitzen **Verapamil (Isoptin,** H. M.), **Diltiazem (Dilzem,** H. M.) und **Nifedipin (Adalat,** H. M.) die größte therapeutische Bedeutung. Alle diese Substanzen hemmen an erregbaren Strukturen den Calciumeinstrom über die Zellmembran durch Blockade des vom Membranpotential gesteuerten langsamen Ca^{2+}-Kanals. Sie werden deshalb auch als Calciumkanalblocker bezeichnet. Die Ionenflüsse über diesen Kanal bestimmen das Aktionspotential im Sinusknoten, am Vorhof und im AV-Knoten, ferner hängt die Kontraktilität des Herzens sowie der Tonus glattmuskulärer Organe (Blutgefäße, Hohlorgane) von diesem Calciumeinstrom ab. Eine Blockade dieser Calciumkanäle hat somit am Herzen eine negativ chronotrope Wirkung durch Abnahme der Sinusknotenfrequenz, eine Verzögerung der sinoatrialen Erregungsausbreitung und der AV-Überleitung *(antiarrhythmische Wirkung)* sowie einen negativ inotropen Effekt zur Folge. An Arteriolen und Koronargefäßen kommt es zu Vasodilatation und dadurch zu Blutdrucksenkung und verbesserter Koronardurchblutung *(antihypertensive Wirkung)*. Durch die Tonusabnahme an glattmuskulären Organen können Spasmen z. B. am Gastrointestinal-, Urogenital- oder Bronchialtrakt beseitigt werden *(spasmolytische Wirkung)*. Die verschiedenen Calciumantagonisten unterscheiden sich jedoch erheblich in ihrer Organotropie, woraus unterschiedliche Indikationsgebiete resultieren. Verapamil wirkt bevorzugt am Herzen und hat nur eine sehr kurze vasodilatatorische Wirkung, während Nifedipin keine therapeutisch ausnutzbaren kardialen Wirkungen besitzt, dafür aber zu ausgeprägter und langanhaltender Vasodilatation führt. Diltiazem nimmt eine Mittelstellung ein. Als Antiarrhythmika können deshalb nur Verapamil oder Diltiazem eingesetzt werden, wobei begrenzte klinische Erfahrungen für *Verapamil* bei Hunden vorliegen. **Indikationsgebiete** sind, vergleichbar zu den β-Adrenolytika, Sinustachykardie und Vorhofflattern bzw. -flimmern. Verapamil kann oral und intravenös angewendet werden, die enterale Bioverfügbarkeit liegt allerdings nur bei 10–20 %. Beim Hund wurde eine Halbwertszeit von 0,8 bis 2,5 Stunden ermittelt. Eine antiarrhythmische Wirksamkeit konnte beim Hund nach **Dosen** von 0,05 mg/kg langsam intravenös alle 8 h bzw. 0,5 mg/kg oral im Abstand von 6 h beobachtet werden. Diese Dosen können bei normaler myokardialer Funktion überschritten werden. **Nebenwirkungen** traten bei Vorliegen einer Herzinsuffizienz bereits bei i. v.-Gabe von 0,15 mg/kg stark in den Vordergrund in Form von Bradykardie, AV-Blockierungen, Blutdruckabfall, Müdigkeit. Eine bestehende Herzinsuffizienz wird verstärkt. Bei **Überdosierung** besteht insbesondere Gefahr eines vollständigen AV-Blocks und einer Asystolie. Bei Langzeitanwendung können sich Obstipation und Ödeme entwickeln. **Gegenanzei-**

gen sind vor allem dekompensierte Herzinsuffizienz, AV-Blockierungen, kardiogener Schock. **Wechselwirkungen:** Die kardiodepressive Wirkung wird durch β-Adrenolytika, andere Antiarrhythmika und Inhalationsnarkotika verstärkt. Der Plasmaspiegel von Digoxin wird erhöht. Inkompatibilität besteht mit alkalischen Lösungen.

2.2.4
Herzglykoside

Herzwirksame Glykoside können insbesondere aufgrund ihrer negativ dromotropen Wirkung und der dadurch verlängerten AV-Überleitungszeit zur Behandlung supraventrikulärer Tachyarrhythmien eingesetzt werden. Sie sind Mittel der Wahl bei Vorhofflattern oder Vorhofflimmern. Eine absolute **Kontraindikation** besteht bei Arrythmien ventrikulären Ursprungs. Bei Anwendung anderer Antiarrhythmika ist vielfach eine vorherige Digitalisierung erforderlich. Weitere Einzelheiten siehe unter Kapitel E 1.

F   Kreislaufwirksame Pharmaka
W. LÖSCHER

Arzneimittel mit einer direkten oder indirekten Wirkung auf den Gefäßtonus und damit Blutdruck und Organdurchblutung spielen in der Humanmedizin (z. B. bei der Behandlung des Bluthochdrucks) eine weitaus größere Rolle als in der Veterinärmedizin. Viele kreislaufwirksame Pharmaka sind bereits an anderen Stellen dieses Buches besprochen worden. Im folgenden soll daher nur ein Überblick über die relevanten Arzneimittelgruppen und, falls möglich, entsprechende Querverweise auf andere Kapitel gegeben werden.

1 Blutdruckerhöhende Pharmaka

Pressorisch wirksame Pharmaka spielen v. a. bei der Behandlung von akuten oder chronischen hypotonen Kreislaufregulationsstörungen (orthostatische Dysregulationen) eine Rolle, die durch Erkrankungen des Kreislaufsystems, aber auch durch Verabreichung von Arzneimitteln (z. B. α-Rezeptorenblockern) oder im Verlauf von Vergiftungen und Blutverlusten (siehe Kap. U) ausgelöst werden können. Eine Behandlung mit pressorisch wirksamen **Sympathomimetika** (z. B. Etilefrin; siehe Kap. A und U) ist nur dann sinnvoll, wenn nicht bereits eine Überaktivität des Sympathikus vorliegt. Selektive α-Sympathomimetika (siehe Kap. A) sind im allgemeinen beim peripheren Kreislaufversagen (»Schock«) kontraindiziert; sie können jedoch im frühen Stadium des anaphylaktischen Kreislaufversagens indiziert sein. Bei hypotensiven Krisen kann alternativ zu Sympathomimetika auch das stark pressorisch wirksame **Angiotensin** (Hypertensin CIBA, H. M.; siehe Kap. B) eingesetzt werden, wobei aufgrund der kurzen Wirkung im allgemeinen die Verabreichung über einen Dauertropf gewählt wird. Relativ selektiv vasokonstringierend im venösen Gefäßgebiet wirkt das Secalealkaloid **Dihydroergotamin.** Die vasokonstriktorische Wirkung von **Vasopressin** (ADH; siehe Kap. H) wird therapeutisch nicht ausgenutzt. Zu betonen ist, daß bei der Behandlung von akutem Kreislaufversagen andere Behandlungsmethoden (z. B. Volumensubstitution) im Vordergrund stehen (siehe Kap. U).

2 Blutdrucksenkende Pharmaka

Arzneimittel, die durch zentralen oder peripheren Angriff den Vasotonus senken, gehören humanmedizinisch zu den am häufigsten in der Pharmakotherapie eingesetzten Präparaten, da mit ihnen verbreitete Erkrankungen wie Bluthochdruck, Herzinsuffizienz, Coronarinsuffizienz und Durchblutungsstörungen behandelt werden können. Veterinärmedizinisch spielt die Behandlung derartiger Erkrankungen auch beim Liebhabertier mit Ausnahme der Herzinsuffizienz (siehe Kap. E) bei uns noch keine große Rolle. Eine Blutdrucksenkung kann durch die folgenden Arzneimittelgruppen erreicht werden: (1) Stoffe, die postsynaptische Rezeptoren des Sympathikus blockieren (**α- oder β-Adrenolytika;** siehe Kap. A), (2) Stoffe, die nikotinartige Rezeptoren an vegetativen Ganglien blockieren (**Ganglioplegika;** obsolet; siehe Kap. A), (3) Stoffe, die über periphere oder zentrale Angriffspunkte den Sympathikustonus senken (**Antisympathotonika** wie Clonidin, Reserpin, Guanethidin, α-Methyldopa; siehe Kapitel A; auch Xylazin gehört pharmakologisch in diese Gruppe, wird aber ausschließlich wegen seiner analgetischen und sedativen Wirkung eingesetzt; siehe Kapitel C), (4) Hemmstoffe des Angiotensin converting enzyme (»**ACE-Hemmer«,** z. B. Captopril; siehe Kapitel B), (5) **Calcium-Kanalblocker** (z. B. Nifedipin, Verapamil, Diltiazem; siehe auch Kap. E), (6) **Vasodilatatoren,** die direkt an der Gefäßmuskulatur angreifen (z. B. Hydralazin, Dihydralazin, Diazoxid, Minoxidil, Nitroprussid-Natrium und einige Diuretika; siehe Kap. H). Dabei eignet sich Nitroprussid-Natrium aufgrund seiner kurzen Wirkung und der Notwendigkeit der i. v. Injektion v. a. zur Behandlung von hypertensiven Krisen und zur kontrollierten Blutdrucksenkung mittels Infusion bei chirurgischen Eingriffen.

Einige vasodilatatorisch wirkende Verbindungen werden v. a. zur Behandlung der Coronarinsuffizienz, d. h. einer verminderten Sauerstoffversorgung des Herzens durch degenerative Veränderungen der Coronararterien, eingesetzt. Ziel ist hierbei v. a., durch Senkung von Vor- und/oder Nachbelastung des Herzens den Sauerstoffbedarf des Herzmuskels und damit die Gefahr von Angina pectoris-Anfällen bzw. Herzinfarkt zu reduzieren. Die Reduktion von Vor- und Nachbelastung des Herzens wird auch bei der Therapie der Herzinsuffizienz mehr und mehr alternativ zu Herzglykosiden eingesetzt (siehe Kap. E). Unter den **Coronartherapeutika** stehen drei Gruppen im Vordergrund: (1) organische Nitrite und Nitrate (z. B. Glyceroltrinitrat und Isosorbitdinitrat), (2) Calciumkanal-Blocker (s. o.) und (3) β-Adrenozeptorenblocker (siehe Kap. A). Ferner können Vor- bzw. Nachbelastung des Herzens auch durch ACE-Blocker (z. B. Captopril; s. o.), Vasodilatatoren wie Dihydralazin (s. o.) und den α-Blocker Prazosin (siehe Kap. A) gesenkt werden. Für Einzelheiten zum Einsatz von vasodilatatorisch wirksamen Arzneimitteln in der Therapie von Herz- und Kreislauferkrankungen wird auf die entsprechenden Kapitel im Forth/Henschler/Rummel/Starke (Allgemeine und spezielle Pharmakologie und Toxikologie, 6. Auflage, BI Wissenschaftsverlag Mannheim, 1992) verwiesen. Im folgenden werden für einige der genannten Stoffe Dosierungen be-

schrieben, die zur Senkung von Vor- bzw. Nachlast bei der Behandlung von Herzerkrankungen beim Tier eingesetzt werden können. **Captopril** [z. B. **Lopirin** Tabletten (H. M.)]: 0,25–2 mg/kg 3mal tgl. beim Hund; ähnliche Dosen bei der Katze. **Prazosin** [z. B. **Minipress** Tabletten (H. M.)]: 0,1 mg/kg 2–3mal tgl. beim Hund. **Hydralazin** [z. B. **Docidrazin** (H. M.)]; 0,5–3 mg/kg 2mal tgl. beim Hund, ca. 1 mg/kg 2mal tgl. bei der Katze. **Nitroprussid-Natrium [nipruss Infusion** (H. M.)]: bei notfallmedizinischen Maßnahmen und zur kontrollierten Blutdrucksenkung (s. o.) i. v. Infusion mit 1 μg/kg/min beginnen. Nitroprussid-Natrium und organische Nitrate und Nitrite, die auch als »Nitrovasodilatatoren« bezeichnet werden, führen zu einer Erhöhung der Konzentration von Stickstoffmonoxid (NO) in der Gefäßmuskulatur, was über eine vermehrte Bildung von cGMP und den dadurch ausgelösten Ca^{2+}-Ausstrom die Relaxation der glatten Muskulatur bewirkt. NO, das identisch ist mit EDRF (»endothelium-derived relaxing factor«), scheint auch für die physiologische Regulation des Gefäßtonus eine wichtige Rolle zu spielen.

G   Wasser- und Elektrolythaushalt

Infusionstherapie

F. R. UNGEMACH

In diesem Kapitel werden die Lösungen besprochen, die Anwendung finden zur Substitution von Wasser, Elektrolyten und Energieträgern bei entsprechenden Verlusten sowie zur Deckung des Erhaltungsbedarfs. Hierzu zählt als spezielle Form der Substitutionstherapie die orale Rehydratation sowie als Sonderfall der Infusionstherapie die Volumensubstitution im Schockgeschehen und der Blutersatz (siehe auch Kap. U 2.1).

1 Infusionslösungen zur Behandlung von Störungen im Wasser- und Elektrolythaushalt

Eine Infusionstherapie zur Behebung von Störungen im Wasser- und Elektrolythaushalt erstreckt sich je nach Umfang der Imbalanzen auf die verschiedenen oder alle Flüssigkeitskompartimente des Organismus. Das gesamte Körperwasser des tierischen Organismus beträgt bei adulten Tieren ca. 60 % des Körpergewichts, wovon zwei Drittel auf den Intrazellulärraum (IZR) und das restliche Drittel auf den Extrazellulärraum (EZR) (Intravasalraum und Interstitialraum) entfallen. Während diese Größen speziesabhängig nur sehr geringen Schwankungen unterliegen, ändert sich der Körperwassergehalt altersabhängig. Bei Neugeborenen liegt der Wasseranteil über 70 % des Körpergewichts und nimmt mit zunehmendem Alter kontinuierlich ab. Ferner besitzen kachektische Tiere einen höheren (über 65 %) und adipöse Tiere einen niedrigeren (bis unter 50 %) Wasseranteil. Die Elektrolytzusammensetzung ist bei allen Spezies nahezu gleich, erhebliche Unterschiede bestehen jedoch zwischen EZR und IZR. Bei gleicher Osmolalität von 280–300 mosmol/kg und damit Isotonie zwischen beiden Kompartimenten stellt Natrium das Hauptkation und dadurch das osmotische Rückgrat des EZR dar, während diese Funktion im IZR von Kalium getragen wird. Ionen sind somit nicht frei zwischen diesen Kompartimenten austauschbar, eine ungehinderte Diffusion in beiden Richtungen besteht nur für Wasser. Jede Veränderung der Osmolalität im EZR ist deshalb von entsprechenden Wasserverschiebungen (in den IZR oder aus dem IZR) begleitet. Dadurch wird die Aufrechterhaltung der Isotonie zwischen beiden Kompartimenten, als einer wichtigen Regelgröße im Flüssigkeitshaushalt, ermöglicht. Die Folge solcher Verschiebungen sind entsprechende Änderungen des Volumens und der Osmolalität im EZR und IZR je nach Art der Dehydratation (Tab. 1). Da Volumen und Zusammensetzung der Extrazellulärflüssigkeit renal kontrolliert werden, versucht die Niere, bei Verschiebungen des Natrium/Wasser-Verhältnisses über Regulationsmechanismen wie Durst, ADH-Ausschüttung und das Renin-Angiotensin-Aldosteron-System neben der Blutisotonie auch eine Isoionie und insbesondere die Isovolämie aufrechtzuerhalten. Versagen diese Regulationsmechanismen, z. B. bei anhaltenden Verlusten, so erlangt die Volumenerhaltung erste Priorität, allerdings zu Lasten des Elektrolyt- und Säure-Basen-Haushalts.

Daraus ergibt sich als wichtigstes therapeutisches Ziel zur Unterstützung der renalen Kompensationsfähigkeit eine adäquate Volumenauffüllung mit einer Infusionslösung, die den jeweilig bestehenden Verschiebungen des Natrium-Spiegels Rechnung trägt und die Wiederherstellung der Isotonie ermöglicht.

Zur Infusionstherapie stehen eine Vielzahl unterschiedlich formulierter gebrauchsfertiger Lösungen zur Verfügung, die sich grundsätzlich einteilen lassen in

Elektrolytlösungen
– nur mit Natrium als Kation
– mit Kationenkombinationen ähnlich dem Serumionogramm (isoionische Lösungen)
– mit unterschiedlichen Natriumkonzentrationen (Vollelektrolyte, Halb-, Drittelelektrolyte)

Elektrolytfreie Lösungen
– insbesondere 5%ige Glukoselösung
Kombinationen elektrolythaltiger und -freier Lösungen
Plasmaersatzstoffe.

Die Auswahl der richtigen Infusionslösung richtet sich nach der vorliegenden Art der Dehydratation (Tab. 1), wobei die Lösungen durch individuellen Zusatz von Säure- oder Basenäquivalenten

Tab. 1
Störungen im Flüssigkeitshaushalt des Organismus

Form der Störung	Ursachen (Beispiele)	Serum-Na⁺	EZR (Volumen)	IZR	Therapie
Dehydratation					
hypoton	Nieren-, NNR-Insuffizienz Diarrhö	↓	↓	↑	0,9- bis 5,8%ige NaCl-Lösung Vollelektrolytlösung
isoton	sekretorische Diarrhö Blutverluste	0	↓	0	Vollelektrolytlösung
hyperton	Durst, Diabetes insipidus, Schweiß, osmotische Diurese, Diarrhö	↑	↓	↓	Halb-, Drittel-Elektrolyt-lösungen, 5 % Glukoselösung
Hyperhydratation					
hypoton	Wasservergiftung, hypotone Infusionslösung	↓	↑	↑	0,9- bis 5,8%ige NaCl-Lösung
isoton	Herzinsuffizienz, Ödeme	0	↑	0	Diuretika
hyperton	Überinfusion hypertoner Lösungen, Kochsalzvergiftung	↑	↑	↓	Diuretika (Drittelelektrolytlösung)

0 = keine Veränderung

oder einzelner Elektrolyte zur Korrektur entsprechender Imbalanzen »bilanziert« werden können, jedoch die Lösungen in ihrer endgültigen Formulierung möglichst blutisoton sein sollen.

Die **Verabreichung** erfolgt definitionsgemäß intravenös, bei sehr kleinen Tieren auch intraperitoneal oder subkutan (nur isotone Elektrolytlösungen). Hypertone Lösungen (> 450 mosmol/l) sollen zur Vermeidung von Nekrosen ausschließlich über einen zentralvenösen Zugang infundiert werden. Infusionslösungen sollten wegen der meist sehr großen Mengen körperwarm verabreicht werden, da der Organismus zur Aufwärmung z. B. von 1 l Lösung von 25 °C auf 37 °C Energie entsprechend dem Brennwert von 50 g Glukose verbraucht.

Die **Dosierung** von Infusionslösungen erfolgt immer bedarfsadaptiert. Der Gesamtbedarf ergibt sich aus der Summe von Erhaltungsbedarf und Korrekturbedarf.

Der **Erhaltungsbedarf** entspricht den Flüssigkeitsverlusten über Perspiration, Schweiß, Urin und Faeces abzüglich des im intermediären Stoffwechsel gebildeten Wassers von ca. 5–7 ml/kg/Tag. Der Erhaltungsbedarf ist nicht zum Körpergewicht, sondern zur Körperoberfläche bzw. zum metabolischen Körpergewicht ($kg^{0,75}$) proportional und nimmt deshalb mit zunehmender Körpermasse ab. Unter Normalbedingungen gelten folgende Richtwerte für adulte Tiere:

Körpermasse (kg)	ml/kg/Tag
< 5	100–60
5–100	60–40
> 100	30–10

Ein erhöhter Bedarf besteht bei Jungtieren (bei neugeborenen Kälbern z. B. 80 ml/kg und Tag), laktierenden Tieren sowie bei Leistung, steigenden Außentemperaturen und Fieber, wobei ein Anstieg der Körpertemperatur um 1 °C einen ca. 10 % höheren Bedarf bedingt. Solange das Tier noch Wasser und Nahrung zu sich nimmt, sind von dem ermittelten Erhaltungsbedarf die über die Tränke aufgenommenen und im Futter präformierten Flüssigkeitsmengen in Abzug zu bringen. In defizitären Situationen wird der Erhaltungsbedarf um die Menge des **Korrekturbedarfs** überschritten, der abhängig ist vom Dehydratationsgrad, von abnormen Verlusten (Blutung, Erbrechen, Durchfall) oder von einem absoluten oder relativen intravasalen Volumenmangel. Bei starken Durchfällen können die täglichen Verluste 5 bis 10 % des Körpergewichts betragen. Je nach dem Schweregrad der Dehydratation erreicht das Flüssigkeitsdefizit die in Tab. 2 angegebenen Werte, bei Verlusten über 10 % des Körpergewichts kommt es zu Schocksymptomen, über 12 % zum dekompensierten Schock mit Kollaps. Aus der Tab. 2 ergeben sich die erforderlichen Infusionsmengen für den Korrekturbedarf, die um die Menge des Erhal-

Tab. 2
Flüssigkeitsbedarf bei Dehydratation

Dehydratationsgrad (% des Körpergewichts)	Korrekturbedarf (ml/kg/Tag)
leicht (4–6 %)	40 – 60
mittel (6–8 %)	60 – 80
schwer (> 8 %)	> 80(–120)

tungsbedarfs zu ergänzen sind. Als Schätzwert für einen 10 kg schweren Hund mit hochgradiger Dehydratation, der kein Futter und Wasser mehr aufnimmt, ergibt sich somit eine Infusionsmenge von ca. 1,5 l/Tag. Die angegebenen Mengen stellen allerdings nur eine Richtschnur dar, da aufgrund der vielen beeinflussenden Faktoren die genaue Infusionsmenge meist nur schwer abzuschätzen ist. Eine Infusion zu großer Volumina führt zu Hyperhydratation, gekennzeichnet durch Polyurie und Ödeme, sowie, je nach Infusionslösung, unter Umständen zu Elektrolytimbalanzen. Es empfiehlt sich daher immer, eine Infusionstherapie unter Kontrolle der Wasserbilanz und des Serumionogramms durchzuführen und die Infusion anhand des Hämatokrits und der Urinproduktion zu steuern.

Bei der Flüssigkeitstherapie ist neben der Infusionsmenge die Infusionsgeschwindigkeit von besonderer Bedeutung. Für die Infusion ist nur der Intravasalraum therapeutisch zugängig, der nur ca. 8 % des Flüssigkeitsraums im Körper ausmacht und somit eine begrenzte Aufnahmefähigkeit besitzt. Ferner ist der Austausch mit dem Interstitialraum, der mit der Infusionstherapie erreicht werden soll, diffusionslimitiert. Pauschal kann angenommen werden, daß Defizite im Intravasalraum praktisch sofort (innerhalb einer Stunde) ausgeglichen werden können, während der Ausgleich mit dem Interstitialraum ca. 15 Stunden dauert und eine Korrektur von Störungen im IZR mehr als 24 h benötigt. Die Infusionsrate ist somit begrenzt durch die Kreislaufkapazität und die Umverteilungskinetik in den Interstitialraum. Eine zu schnelle Infusion kann deshalb zu einer Überladung des Kreislaufsystems und zu einer renalen Ausscheidung von Bestandteilen der Infusionslösung vor Umverteilung in den Interstitialraum führen. Als generelle Regel gilt, daß die Infusionsgeschwindigkeit um so höher sein soll, je größer das Defizit und der Volumenmangel sind. Die höchsten Infusionsraten sind beim Volumenmangelschock erforderlich und betragen bei Hunden in der ersten Stunde bis zu 100 ml/kg, bei Katzen, die

empfindlicher gegen Überinfusion reagieren, bis zu 60 ml/kg, bei neugeborenen Kälbern 50–80 ml/kg. Bei Dehydratationen kann die Infusionsrate initial 30–40 ml/kg/h betragen, bis 50 % des Korrekturbedarfs aufgefüllt sind. Anschließend wird mit 8–25 ml/kg/h weiterinfundiert, wobei die höheren Geschwindigkeiten für kleinere Tiere gelten.

Die Gesamtinfusion soll so bemessen werden, daß 50 % des Korrekturbedarfs in 6 Stunden und 75 % in 24 h verabreicht werden. Der Rest sollte fraktioniert innerhalb von 48 h unter Bilanzkontrolle gegeben werden.

Bei hohen Infusionsraten empfiehlt sich die Kontrolle des zentralvenösen Drucks (< 10 cm H_2O), um der Entwicklung einer **Überinfusion** vorzubeugen, die gekennzeichnet ist durch Unruhe, Tachypnoe und Erbrechen. Bei Auftreten von Erbrechen ist die Infusion sofort abzubrechen, um eine dramatische Verschlechterung durch ein Lungenödem, das sich durch Husten und Dyspnoe anzeigt, zu verhindern. Während bei Großtieren die angegebenen Infusionsraten und damit eine Überinfusion praktisch nicht erreicht werden können, weisen kleinere Tiere, vor allem bei Vorliegen einer Herzinsuffizienz, sowie Jungtiere und Katzen eine reduzierte Kreislaufkapazität und damit eine höhere Gefährdung durch Überinfusion auf.

Hypertone Lösungen sind langsamer als isotone Lösungen zu infundieren.

Infusionslösungen finden häufig auch als Trägerlösung für verschiedene Arzneimittel Verwendung. Tab. 3 gibt einen Überblick über die zuzusetzende Menge eines Wirkstoffs, um bei konstanter Infusionsrate die gewünschte Dosierung zu erzielen.

Tab. 3
Arzneimittelzusatz zu Infusionslösungen

Zuzusetzende Menge eines Arzneimittels zu 1000 ml Infusionslösung, um eine gewünschte Infusionsrate bei konstanter Flüssigkeitszufuhr von 2,5 ml/kg/h zu erreichen:

Arzneimittelzusatz (mg/l)	Infusionsrate (µg/kg/min) (bei 2,5 ml/kg/h)
24	1
120	5
240	10
600	25
1200	50
2400	100

1 ml wäßriger Lösung entspricht ungefähr 20 Tropfen.

1.1
Natriumchloridlösungen

Als Infusionslösungen sowie als Injektionslösungen stehen reine **Kochsalzlösungen** in Konzentrationen von 0,9 %, 5,85 % und 10 % zur Verfügung, wobei jedoch die Einsatzgebiete dieser Lösungen aufgrund ihrer einseitigen Formulierung stark eingeschränkt sind.

1.1.1
Isotone Kochsalzlösung

Natriumchloridlösung in einer Konzentration von 0,9 % [**isotone Kochsalzlösung** 0,9 % (V. M.), **isotonische Natriumchloridlösung** (V. M.)] enthält 154 mmol/l NaCl und besitzt somit eine theoretische Osmolarität von 308 mosmol/l. Diese Lösung ist dadurch blutisoton, weshalb sie auch fälschlicherweise als »physiologische« Kochsalzlösung bezeichnet wird. Im Vergleich zum Serumionogramm (Tab. 4) weist diese Lösung aber eine zu hohe Natrium- und insbesondere Chloridkonzentration auf und ermöglicht wegen ihrer einseitigen Formulierung keine bilanzierte Elektrolytzufuhr. Deshalb ist isotone Kochsalzlösung als Infusionslösung zum Flüssigkeitsersatz bei isotoner Dehydratation und Volumenmangel nur kurzfristig angezeigt, wenn keine isoionischen Lösungen zur Verfügung stehen. Die eigentlichen **Indikationsgebiete**

sind in erster Linie Hyponatriämie und Hypochlorämie, insbesondere bei hypotoner Dehydratation, langanhaltendem Erbrechen und starken Flüssigkeitsverlusten über Schweiß. Da Natriumchlorid kaum Inkompatibilitäten mit Arzneimitteln aufweist, eignet sich isotone Kochsalzlösung auch als Trägerlösung für Arzneistoffe. Weitere Anwendungsgebiete sind: Zusatzbehandlung bei Alkalose, Hyperkaliämie und Hypercalcämie sowie Masseninfusion zur Bronchosekretolyse. Äußerlich kann 0,9%ige Natriumchloridlösung zur Spülung von Wunden angewendet werden. Die **Dosierung** erfolgt bedarfsadaptiert entsprechend den bestehenden Elektrolytimbalanzen nach den allgemeinen Dosierungsrichtlinien für Infusionslösungen (siehe G 1). Zur Korrektur von Störungen im Natrium- und Chloridhaushalt ist eine zusätzliche orale Applikation möglich.

Nebenwirkungen resultieren aus der unphysiologischen Zusammensetzung, wodurch es bei größeren Infusionsmengen zu einer Verringerung anderer Serumelektrolyte, insbesondere von Kalium und Bicarbonat kommt, mit der Folge von Hypokaliämie und metabolischer Azidose, die durch die hohe Zufuhr von Chloridionen noch verstärkt wird. Durch Zusatz von 25 mmol/l Natriumbicarbonat zur isotonen Kochsalzlösung kann der Entwicklung einer Azidose vorgebeugt werden. **Kontraindikationen** für die Infusion isotoner Kochsalzlösung sind Hypokaliämie, hypertone Dehydratation, isotone und hypertone Hyperhydratation sowie Azidosen. **Wartezeiten:** keine.

Tab. 4
Wichtigste Elektrolyte in Serum und isotonen Infusionslösungen

| Elektrolyt | Serum | Vollelektrolyte | | Zweidrittel- | Halb- | Eindrittel- |
		Ringer	Ringer-Laktat (mmol/l)		elektrolyte	
Natrium	135–145	147	129,9	100–110	70	45–55
Kalium	3,5–5	4	5,4	18–20	2,5	bis 25
Calcium	2–2,5	2,3	1,8	2	bis 1,25	–
Magnesium	0,7–1	–	–	bis 4	bis 0,75	bis 3
Chlorid	106–115	155,6	111,7	90	bis 76,5	50
Hydrogen-carbonat	24–28	–	–	–	–	–
Laktat	bis 1	–	27,2	–	22,5 oder	bis 25 oder
Acetat		–	–	bis 38	bis 25	bis 20
Phosphat	2–5	–	–	–	–	bis 12,5
Kohlenhydrate				bis 6 %	5 %	5 %
theoretische Osmolarität (mosmol/l)	280–300	311	276	> 500	> 430	> 400

1.1.2
Hypertone Natriumchloridlösungen

Natriumchloridlösungen stehen auch als 5,85%ige (**Natriumchlorid 5,85 % Braun**, H. M.) und 10%ige (**Kochsalzlösung 10 %**, V. M.) Elektrolytkonzentrate zur Verfügung, wobei die 5,85%ige Lösung einer 1-molaren NaCl-Lösung entspricht. Dementsprechend handelt es sich hierbei um stark hypertone Lösungen, die nur als Zusatz zu Infusionslösungen oder als streng intravenöse Injektionen angewendet werden dürfen. Die **Indikationsgebiete** beschränken sich auf lebensbedrohliche Hyponatriämien und Hypochlorämien, wie akute saloprive Exsikkose oder hypochlorämische Urämie, sowie auf Natriummangelzustände, die ohne Zufuhr größerer Flüssigkeitsmengen zu behandeln sind, wie insbesondere hypotone Hyperhydratation. Die Dosierung soll unter Kontrolle des Serumionogramms langsam i. v. mit einer Rate von 1 ml/kg/min beim Kleintier erfolgen, wobei durch 1 ml der 5,85%igen Lösung 1 mmol NaCl zugeführt wird. **Nebenwirkungen:** Bei zu schneller Infusion besteht die Gefahr einer Kreislaufüberlastung und Demyelinisierung der Pons. Weitere Nebenwirkungen und **Kontraindikationen** siehe isotone Natriumchloridlösung (G 1.1.1).

1.2
Elektrolytlösungen mit Kationenkombinationen

Diese Lösungen setzen sich im Gegensatz zur isotonen Kochsalzlösung aus den wichtigsten im Serum vorkommenden Kationen zusammen (Tab. 4), wodurch auch bei Zufuhr größerer Mengen die Entstehung von Elektrolytimbalanzen weitgehend vermieden werden kann. Solche isoionischen Lösungen sind in den meisten Fällen die Infusionslösungen der ersten Wahl.

Als Prototyp kann die **Ringer-Lösung** betrachtet werden, die jedoch nur Chlorid als Anion und somit kein Puffersystem enthält. Bei Anwendung von **Ringer-Laktat-Lösung** hingegen entsteht bei Abbau des labilen Anions L-Laktat im intermediären Stoffwechsel Bicarbonat in nahezu äquimolaren Mengen, so daß diese Lösung zeitverzögert eine Pufferungskapazität entsprechend dem normalen Standardbicarbonat liefert. Voraussetzung hierfür ist allerdings eine intakte Leberfunktion. Anstelle von Laktat tritt in verschiedenen Lösungen Acetat oder Malat in gleicher Funktion. Der Vorteil von Azetat besteht in seiner Anwendbarkeit bei Leberfunktionsstörungen, da der metabo-

lische Abbau zu CO_2 auch in anderen Geweben erfolgt, sowie bei Laktatazidose und Hyperglykämie. Verschiedene Infusionslösungen enthalten zusätzlich noch 1–1,5 mmol/l Magnesium.

Die Untergliederung der isoionischen Infusionslösungen erfolgt unter quantitativen Aspekten entsprechend der Natriumkonzentration und der daraus resultierenden unterschiedlichen Indikationsgebiete in Voll-, Zweidrittel-, Halb- und Eindrittelelektrolytlösungen.

1.2.1
Vollelektrolytlösungen

Hierbei handelt es sich um Infusionslösungen mit einem Natriumgehalt > 120 mmol/l, die somit plasmaisoton sind (**Ringer-Lösung DAB 7, Ringer-Laktat-Lösung DAB 7**, V. M., H. M.; mit Magnesiumzusatz: **elomel salvia**, V. M., **Sterofundin, Tutofusin**, H. M.). In Lösungen wie **Eufusol, Jonosteril** oder **Thomaejonin** (alle H. M.) ist Laktat durch Acetat ersetzt. Ein Teil dieser Infusionslösungen ist auch in fixer Kombination mit Kohlenhydraten in einer Konzentration bis zu 5 % mit der zusätzlichen Kennzeichnung G 5 (Glukose), F 5 (Fruktose) oder S 5 (Sorbit) (**Äquifusal**, V. M.) verfügbar (siehe unter G 2), wobei zu beachten ist, daß es sich hierbei um stark hypertone Lösungen handelt (> 560 mosmol/l). **Indikationsgebiete** für alle diese Infusionslösungen sind isotone und hypotone Dehydratation, Ersatz extrazellulärer Flüssigkeitsverluste, kurzfristiger intravasaler Volumenersatz, sowie Trägerlösung für Elektrolytkonzentrate und kompatible Arzneistoffe. Lösungen ohne organische Anionen eignen sich ferner zur Behandlung leichter hypochlorämischer Alkalosen. Laktat- oder Acetat-haltige Lösungen können bei leichter metabolischer Azidose eingesetzt werden (siehe unter G 1.4.1). Zuckerhaltige Lösungen eignen sich zusätzlich zur partiellen Deckung des Kohlenhydratbedarfs. Die **Dosierung** erfolgt bedarfsadaptiert entsprechend den allgemeinen Richtlinien für Infusionslösungen (siehe G 1). **Nebenwirkungen** sind bei Beachtung der Indikationsgebiete und Dosierungsrichtlinien nicht zu erwarten. **Kontraindikationen** sind Hyperhydratationszustände, Laktatazidose bei Verwendung Laktathaltiger Lösungen sowie je nach Kohlenhydratzusatz Hyperglykämie und Glukoseverwertungsstörungen bzw. Fruktose- oder Sorbitintoleranz. Vorsicht ist ferner geboten bei dekompensierter Herzinsuffizienz, eingeschränkter Nierenfunktion, Lungenödem, Hypernatriämie und Hyperchlorämie. **Nebenwirkungen:** Aufgrund des Calciumgehaltes können bei Zumischungen von carbonat-

oder phosphathaltigen Lösungen Ausfällungen auftreten. Inkompatibel sind ferner z. B. Ringer-Laktat-Lösung mit Digitalisglykosiden, Tetracyclinen, Thiopental, Morphin. Die Einhaltung von **Wartezeiten** ist nicht erforderlich.

1.2.2
Elektrolytlösungen mit einem Natriumgehalt < 120 mmol/l

Diese Lösungen finden insbesondere Anwendung zur Deckung des Erhaltungsbedarfs an Wasser und Elektrolyten sowie zur Korrektur hypertoner Dehydratationen. Die Einteilung erfolgt entsprechend der Natriumkonzentration in Zweidrittel-, Halb- und Eindrittelelektrolytlösungen, wobei sich diese Lösungen weiterhin in Abhängigkeit von ihren Indikationsgebieten im Kaliumgehalt und in den zugesetzten Puffersystemen unterscheiden (Tab. 4). Fast alle Lösungen enthalten als Energielieferanten oder zum Ersatz von »freiem« Wasser (siehe unter G 2) Kohlenhydratzusätze bis zu 5 % und sind somit hyperton (Tab. 4). Aus diesem Grund werden häufig anstelle dieser fixen Kombinationen individuell aus 5%iger Glukose- und Ringerlösung im Verhältnis von 1 : 1 bis 5 : 1 je nach Natriumbedarf zusammengestellte Erhaltungslösungen verwendet (als Standardzulassungen verfügbar), die den Vorteil besitzen, plasmaisoton zu sein, deren Kaliumgehalt jedoch bei fehlender Nahrungsaufnahme zu niedrig ist. **Indikationsgebiete: Zweidrittelelektrolyte** (zusätzlich mit »OP« zum Handelsnamen der Vollelektrolyte gekennzeichnet) finden Anwendung bei isotoner Dehydratation und insbesondere als Erhaltungslösungen zur Deckung des Wasser- und Elektrolytbedarfs in postoperativen und posttraumatischen Phasen, in denen erhöhter Natriumbedarf, fehlende Nahrungsaufnahme und beeinträchtigte Laktatverwertung bestehen. **Halbelektrolyte** (Zusatzbezeichnung »H«) sind wegen ihres niedrigen Kaliumgehaltes weniger zur basalen Bedarfsdeckung geeignet. Die wichtigste Indikation besteht in der Behandlung der hypertonen Dehydratation zum Ausgleich des Verlustes elektrolytarmer Flüssigkeit. Anwendungsgebiete für **Eindrittelelektrolyte** (Zusatzbezeichnung »B«) sind ebenfalls hypertone Dehydratation sowie Deckung des basalen Erhaltungsbedarfs vor allem unter Berücksichtigung eines erhöhten Kaliumbedarfs. **Kontraindikationen** sind hypotone Dehydratation und Hyponatriämie sowie Hyperkaliämie bei Verwendung kaliumreicher Lösungen. Ansonsten gelten die gleichen Gegenanzeigen und Vorsichtsmaßregeln wie bei Vollelektrolytlösungen. **Nebenwirkungen, Wech-**

selwirkungen, Wartezeiten: siehe Vollelektrolyte (G 1.2.1).

Die **Dosierung** dieser Lösungen erfolgt bedarfsadaptiert nach den üblichen Infusionsrichtlinien, bei Eindrittelelektrolytlösungen nach Möglichkeit unter Kontrolle des Serumionogramms (siehe G 1).

1.3
Lösungen zur oralen Rehydratation

Ein oraler Flüssigkeits- und Elektrolytersatz ist mit Vollelektrolytlösungen in begrenztem Umfang möglich, solange das Darmepithel ausreichende Resorptionsfähigkeit besitzt. Diese Voraussetzung ist jedoch bei Durchfallerkrankungen insbesondere infolge viraler Schädigung der Darmmukosa oder bei einer durch bakterielle Enterotoxine induzierter sekretorischen Diarrhö nicht gegeben, da in diesen Fällen eine Nettosekretion von Wasser- und Elektrolyten in das Darmlumen mit entsprechenden Verlusten besteht. Bei diesen Diarrhöen bleibt aber die Resorption von Glukose und Aminosäuren erhalten, die im Co-Transport mit Natrium im stöchiometrischen Verhältnis von 1 : 1 erfolgt. Bei oraler Verabreichung von Glukose- und Natrium-haltigen Lösungen kommt es somit durch Stimulation dieses mukosalen Transportsystems zu einer gleichzeitigen Resorption von Glukose und Natrium und zwangsläufig auch von Wasser zum osmotischen Ausgleich, wodurch die Diarrhö-bedingten Wasser- und Elektrolytverluste verringert oder sogar ausgeglichen werden können und es zu einer Rehydratation kommt. Ferner trägt die Eindickung des Darminhalts zum Sistieren des Durchfalls bei. Auf diesem Wirkprinzip beruht die **WHO-Lösung** zur Behandlung der Cholera mit folgender Zusammensetzung (mmol/l): Glukose 111, Na^+ 90, K^+ 20, Cl^- 80, HCO_3^- 30. Wichtige Voraussetzung für solche Rehydratationslösungen ist ein molares Verhältnis von Natrium und Glukose von ungefähr 1 : 1 (**Elotrans,** H. M., **Diaproof:** vergleichbare Elektrolytmischung mit Adsorbentienzusatz; zugelassen als Futtermittel). Die gebrauchsfertige Lösung soll nach Möglichkeit isoton sein, um eine initiale Verstärkung der Wasserverluste durch hypertone Lösungen im Darmlumen zu vermeiden. Nicht geeignet für orale Rehydratationslösungen sind Fruktose und beim Kalb Saccharose. Rehydratationslösungen können statt Bicarbonat auch Acetat enthalten (**Electhydral,** V. M.). **Indikationsgebiete** sind Ausgleich durchfallbedingter Flüssigkeits- und Elektrolytverluste, leichte bis mittelschwere Dehydratationen. Bei starken Dehydratationen

(> 8 % des Körpergewichts) ist eine kombinierte parenterale Rehydratation erforderlich. Diese Lösungen eignen sich nur zur unterstützenden Behandlung einer Hypoglykämie. Bei Kälbern scheint sich ein vorbeugender Einsatz dieser Lösungen bei Streßsituationen zu bewähren. Die **Dosierung** kann ad libitum erfolgen. Beim Kalb können über 2 bis 3 Tage dreimal täglich 1–2 l einer körperwarmen Lösung eingegeben werden, wobei bis zu 2 Tagen sonstige Nahrung abgesetzt werden soll. Gebrauchsfertige Lösungen sind täglich frisch mit abgekochtem Wasser herzustellen. Der Vorteil der oralen Rehydratation beruht auf der leichten Durchführbarkeit, der Verwendbarkeit nicht steriler Lösungen sowie der geringen Gefahr von **Nebenwirkungen. Kontraindikation:** Malabsorption, da bei fehlender Glukoseresorption die Wasserverluste verstärkt werden. **Wartezeiten:** keine.

1.4
Lösungen zur Korrektur von Störungen im Säure-Basen-Haushalt

Der pH-Wert in den Körperflüssigkeiten wird in sehr engen Grenzen konstant gehalten. Bei Verschiebungen des pH unter 7,35 besteht eine Azidose, über 7,45 eine Alkalose. Die Aufrechterhaltung der pH-Konstanz erfolgt durch ein Zusammenspiel renaler und respiratorischer Regulationsmechanismen mit verschiedenen Puffersystemen in den Körperflüssigkeiten. Da diese Puffersysteme alle untereinander im Gleichgewicht stehen, genügt zur Ermittlung des Säure-Basen-Status die Erfassung eines Puffersystems. Der diagnostisch wichtigste Puffer ist das Bicarbonat-Kohlensäuresystem. Bei einem normalen pH-Wert von 7,4 beträgt das Verhältnis von $HCO_3^- : H_2CO_3 = 20 : 1$. Jede Verschiebung dieses Verhältnisses bedeutet eine Störung, wobei das Ausmaß der Imbalanzen anhand der Abweichung des gemessenen Standardbicarbonats vom Normalwert von 24 mmol/l als sog. »base excess« (BE) ermittelt wird. Bei den metabolischen Formen von Azidose und Alkalose stehen Verschiebungen des Bicarbonatspiegels im Mittelpunkt, gekennzeichnet durch einen negativen BE (Bicarbonatdefizit) bei azidotischen und einen positiven BE (Bicarbonatüberschuß) bei alkalotischen Stoffwechsellagen. Derartige metabolische Störungen des Säure-Basen-Haushalts sind die eigentlichen Indikationsgebiete für die verfügbaren Korrekturlösungen, mit denen je nach Bedarf Protonenakzeptoren oder Protonendonatoren entsprechend dem BE zugeführt

werden. Respiratorische Formen der Azidose oder Alkalose, bei denen primär Veränderungen des pCO_2 dominieren, können zumeist durch andere Maßnahmen, meist respiratorischer Art, reguliert werden. Bei Störungen des Säure-Basen-Status und ihrer Korrektur ist ferner zu berücksichtigen, daß Verschiebungen des pH-Wertes der Extrazellulärflüssigkeit charakteristische Veränderungen anderer Elektrolyte insbesondere von Kalium, Chlorid und ionisiertem Calcium bewirken.

1.4.1
Lösungen zur Korrektur von Azidosen

Metabolische Azidosen sind gekennzeichnet durch ein Bicarbonatdefizit (negativer BE), bedingt durch direkten Bicarbonatverlust oder übermäßige Säurebelastung (z. B. bei Ketoazidose, Laktatazidose, Niereninsuffizienz, Methanol-, Phenol-, Salicylatvergiftung). Im Gefolge einer Azidose kommt es weiterhin zur Ausbildung einer Hyperkaliämie, einerseits durch den Austausch von intrazellulärem Kalium gegen extrazelluläre Wasserstoffionen, die von intrazellulären Proteinen abgepuffert werden, andererseits durch tubuläre Rückresorption von Kalium im Tausch gegen Protonen. Ferner nimmt mit sinkendem pH der Anteil des ionisierten und damit biologisch aktiven Calciums zu. Durch die Korrektur einer Azidose können somit bestehende Kalium- und Calciummangelzustände klinisch manifest werden. Das therapeutische Ziel bei der Azidosebehandlung ist die Senkung der Wasserstoffionenkonzentration durch Zufuhr von Protonenakzeptoren. Bei milden Azidosen mit einem Bicarbonatdefizit < 5 mmol/l, vor allem bei anaerober Stoffwechsellage oder eingeschränkter Nierenfunktion, genügt allerdings meist die Verabreichung einer kaliumarmen isoionischen Infusionslösung mit labilen organischen Anionen, z. B. Ringer-Laktat- oder Halbelektrolytlösung, wodurch es zu einer Verbesserung der Gewebs- und Nierenperfusion und damit zur Beseitigung der Azidose durch Laktatabtransport und renale Kompensationsmechanismen kommt. Erst bei ausgeprägten Azidosen (Standardbicarbonat < 20 mmol/l) wird die zusätzliche Gabe von Protonenakzeptoren erforderlich. Die größte Bedeutung hat hierbei **Natriumbicarbonat,** das bei leichten bis mittelschweren Azidosen auch indirekt in Form von **Natriumlaktat** oder **-acetat** zugeführt werden kann. Eine weitere, auch bei respiratorischer Azidose anwendbare Puffersubstanz ist **Trometamol.**

1.4.1.1
Natriumbicarbonat

Bicarbonat ist der »Routinepuffer«, mit dem das zentrale Elektrolytdefizit bei metabolischer Azidose ersetzt werden kann. Allerdings wird hierbei in der Regel nicht die Ursache der Azidose beseitigt. Bei der Abpufferung wird Kohlensäure gebildet, wodurch der pCO_2 ansteigt, der durch entsprechende Abatmung reguliert werden muß. Deshalb kann Bicarbonat nur bei Vorhandensein einer ausreichenden Atemfunktion eingesetzt werden. Natriumbicarbonat steht als Infusionslösung in Konzentrationen von 1,4 %, 4,2 % und 8,4 % zur Verfügung (**Natriumhydrogencarbonat, Natriumbicarbonat** V. M.) sowie als Elektrolytkonzentrat zum Zusatz zu Infusionslösungen. Die 1,4 %ige Lösung ist isoton, bei ihrer Verwendung müssen jedoch pro mmol Bicarbonat 6 ml Wasser zugeführt werden. Die höher konzentrierten Lösungen eignen sich für Fälle, in denen eine geringere Wasserlast erwünscht ist. Die Konzentration der 8,4 %igen Lösung beträgt 1 mol/l, so daß bereits durch 1 ml dieser Lösung 1 mmol Bicarbonat zugeführt wird. Es handelt sich hierbei allerdings um eine stark hypertone Lösung mit einer theoretischen Osmolarität von 2000 mosmol/l, die erheblich gefäßreizend wirkt und deshalb unverdünnt nur streng zentralvenös verabreicht werden darf. Bei der Abpufferung mit Natriumbicarbonat werden relativ hohe Natriummengen zugeführt, so daß unter Umständen eine Senkung der Natriumkonzentration durch zusätzliche Infusionen von Halbelektrolyt- oder 5 % Glukoselösung erforderlich wird. Intravenös verabreichte Bicarbonationen verteilen sich schnell und gleichmäßig im gesamten EZR, können aber Zellmembranen nur langsam überwinden. Somit beträgt das bei schneller Infusion zugängliche Verteilungsvolumen nur 0,2 l/kg. Bei Azidosen ist aber der IZR je nach Schweregrad immer unterschiedlich stark mitbetroffen und deshalb in die Berechnung des Korrekturbedarfs miteinzubeziehen. Wegen des begrenzten Austauschs mit dem IZR sollte allerdings zur Vermeidung zu hoher Serumspiegel an Bicarbonat ein gesamter Verteilungsraum von maximal nur 0,3 l/kg zugrunde gelegt werden. Überschüssige Bicarbonationen werden renal ausgeschieden, wodurch es zu einem auch therapeutisch ausnutzbaren Anstieg des pH-Wertes im Harn und dadurch zu einer beschleunigten Ausscheidung von Säuren kommen kann. **Indikationsgebiete:** Metabolische Azidose, Alkalisierung des Harnes, z. B. bei Barbiturat- oder Salicylatvergiftung. Die **Dosierung** erfolgt auf der Grundlage des Basendefizits ($-BE$) nach der Formel: ($-BE$) $\times$ 0,3 $\times$ kg Körpergewicht = mmol

Bicarbonat/Tier. 1 g Natriumbicarbonat entspricht 12 mmol Bicarbonat. 50 % der Dosis werden sofort (innerhalb der ersten Stunde), der Rest fraktioniert in 12–24 Stunden unter Kontrolle des Säure-Basen-Status verabreicht, wobei die Tagesmenge dem Korrekturbedarf entsprechen soll. Bei Blindpufferung liegt die Dosis bei 1 bis maximal 3 mmol/kg je nach Schweregrad der Azidose. Die Infusionsrate sollte 1,5 mmol/kg/h nicht überschreiten. Bei zu schneller Infusion können **Nebenwirkungen** in Form von Blutdruckabfall und bei der Katze zentralnervöse Störungen auftreten. Unverdünnte Lösungen bewirken lokale Reizungen der Gefäßwand bis hin zu Nekrosen. Durch vermehrte Rückverteilung von Kalium in den IZR sowie renale Ausscheidung als Gegenion zu Bicarbonat kann sich eine Hypokaliämie ausbilden. Bestehende Hypokaliämie oder Hypocalcämie können klinisch manifest werden. *Normales Serumkalium bei Azidose bedeutet immer Hypokaliämie!* Die renale Ausscheidung basischer Arzneimittel wird verzögert. **Überdosierung** führt zu einem Übergang in Alkalose, zu Hypernatriämie, Hypokaliämie und hypocalcämischer Tetanie. Durch Verschlechterung der HbO_2-Dissoziation entsteht eine Gewebshypoxie. Eine paradoxe ZNS-Azidose kann zu Atemstillstand führen. **Kontraindikationen** sind respiratorische Azidose, metabolische Alkalose und Hypernatriämie. Relative Kontraindikationen stellen Hypokaliämie, Hyperhydratationszustände sowie Hypoventilation dar. Bei Kaliummangel kann Kaliumbicarbonat anstelle des Natriumsalzes verwendet werden (siehe unter G 1.5). **Wechselwirkungen:** Mit calcium- und magnesiumhaltigen Lösungen können Ausfällungen auftreten. Eine ungeprüfte Zumischung von Arzneimitteln ist zu vermeiden, da unter anderem wegen des stark alkalischen pH-Werts der Lösung ein hohes Inkompatibilitätsrisiko besteht. Bicarbonat-haltige Lösungen sind nicht hitzesterilisierbar. **Wartezeiten:** keine.

1.4.1.2
Natriumlaktat, -acetat und -malat

Wie bereits bei der Besprechung der isoionischen Infusionslösungen ausgeführt, entsteht intrazellulär im intermediären Stoffwechsel Bicarbonat in äquimolaren Mengen aus den labilen organischen Anionen Laktat, Acetat und Malat. Von Laktat wird nur das L-Isomer verstoffwechselt. Die Wirkung tritt somit zeitverzögert ein und hält länger an, so daß diese Substanzen nicht zum sofortigen Azidoseausgleich geeignet sind. Der Vorteil besteht insbesondere in der »weichen« Abpufferung bei intrazellulärer Azidose und einer dadurch geringeren Gefahr einer Überpufferung. Voraussetzung ist eine ausreichende Kapazität des Intermediärstoffwechsels und (insbesondere für Laktat) der Leberfunktion. Hypoglykämie kann die Bicarbonatbildung reduzieren. Zur Verfügung stehen Laktat und Acetat in isoionischen Infusionslösungen (**Sterofundin**, H. M., **Eufusol**, H. M.). **Indikationsgebiete** sind leichte bis mittelschwere metabolische Azidosen. Die **Dosierung** errechnet sich nach derselben Formel wie für Natriumbicarbonat, wobei jedoch unter Hypoglykämie und reduzierter Stoffwechselleistung verringerte Pufferwirkung besteht. Von den üblicherweise verwendeten racemischen Mischungen aus L- und D-Laktat wird nur die Hälfte in Form des L-Isomers zu Bicarbonat verstoffwechselt. (1 mmol Natriumlaktat = 112 mg; 1 mmol Natriumazetat = 136 mg). **Nebenwirkung:** ein Laktatstau und Laktatazidose können auftreten. **Kontraindikationen** sind Alkalosen, Hypernatriämie, Hypoxie, sowie bei Laktat zusätzlich Leberinsuffizienz, Laktatazidose, Diabetes mellitus. Vorsicht ist bei Hypokaliämie geboten. Hierbei können die entsprechenden Kaliumsalze dieser Säuren Anwendung finden (siehe unter G 1.5). **Wechselwirkungen:** Beim Mischen mit anderen Arzneimitteln können Inkompatibilitäten auftreten.

1.4.1.3
Trometamol

Ein weiteres therapeutisches Prinzip zur Behandlung von Azidosen stellt Trometamol (THAM, »TRIS-Puffer«) dar. Es handelt sich hierbei um eine organische Amin-haltige Base, die direkt Kohlensäure unter Bildung von Bicarbonat neutralisiert, wodurch gleichzeitig der pCO_2 ohne Beanspruchung der Lungenfunktion absinkt. Dieser Puffer ist somit auch begrenzt bei respiratorischer Azidose anwendbar. Trometamol entfaltet wegen seiner schnellen Verteilung in den IZR besonders eine intrazelluläre Pufferwirkung. Die Ausscheidung des überwiegenden Teils einer Dosis erfolgt schnell in ionisierter und unionisierter Form über die Niere durch glomeruläre Filtration ohne tubuläre Rückresorption, wodurch relativ hohe Harnkonzentrationen aufgebaut werden, die eine therapeutisch durchaus erwünschte diuretische Wirkung ausüben. Ein Teil der Dosis wird jedoch nur sehr langsam ausgeschieden, so daß bei mehrfacher Verabreichung Kumulationsgefahr besteht. **Indikationsgebiete** sind metabolische und akute respiratorische Azidose, vor allem bei Vorliegen einer Hypernatriämie. Die **Dosierung** erfolgt nach der Standardformel $(-BE) \times 0,3 \times kg = mmol$ Trometamol/Patient. 3,6%ige Lösungen enthalten 0,3 mmol/ml Trometamol und sind somit isoton. Die maximale Infusionsrate soll 1 mmol/kg in der Stunde, die Tageshöchstmenge 5 mmol/kg nicht überschreiten (1 mmol = 121 mg). **Nebenwirkungen:** Bei zu schneller Infusion kommt es durch rasches Absinken des pCO_2 zu einer Atemdepression. Wegen der Kumulationsgefahr soll Trometamol nicht länger als einen Tag verabreicht werden. Die isotone Lösung ist stark alkalisch und muß zur Vermeidung einer Gefäßwandschädigung streng intravenös verabreicht werden. **Überdosierung** kann insbesondere bei respiratorischer Azidose zum Atemstillstand führen, so daß bei dieser Indikation immer eine Beatmungsmöglichkeit zur Verfügung stehen soll. **Kontraindikationen** sind Alkalose und Niereninsuffizienz mit Anurie. Vorsicht ist erforderlich bei Hypokaliämie und Hypoglykämie. **Wechselwirkungen:** Zu den stark alkalischen Lösungen sollen keine anderen Arzneimittel zugemischt werden.

1.4.2
Lösungen zur Korrektur einer Alkalose

Wesentliche Ursachen von Alkalose sind Kalium-, Wasserstoff- und Chloridverluste z.B. bei anhaltendem Erbrechen oder iatrogen durch Diuretika. Eine bestehende Alkalose verstärkt sich durch den Austausch von extrazellulären Wasserstoffionen gegen intrazelluläres K^+ unter Ausbildung einer intrazellulären Azidose. Ferner wird der Spiegel von Kalium durch die vermehrte renale Ausscheidung als Gegenion zu Bicarbonat weiter gesenkt. Der wichtigste therapeutische Ansatzpunkt ist demzufolge die Zufuhr von Kaliumchlorid zum Ausgleich der bestehenden ursächlichen Imbalanzen (siehe unter G 1.5). Durch die Kaliumzufuhr wird auch im Tausch gegen intrazelluläre Wasserstoffionen eine Azidose im IZR und Alkalose im EZR beseitigt. Bei hypochlorämischen Alkalosen infolge starken Erbrechens empfiehlt sich die **zusätzliche** Verabreichung von Ringerlösung, isotoner Kochsalzlösung oder konzentrierten Kochsalzlösungen. Da in vielen Fällen diese Substitutionstherapie bereits zum Ausgleich von Alkalosen führt, ist der Einsatz von Säureäquivalenten erst bei schweren metabolischen Alkalosen erforderlich. Als Chlorid- und Protonendonatoren können **Salzsäure (Elektrolyt-Konzentrat Salzsäure 7,25% Braun**, H. M.), **Ammoniumchlorid** oder Hydrochloride der Aminosäuren **L-Lysin** und **L-Arginin** (**L-Lysin-Hydrochlorid 18,2%**, **L-Arginin-Hy-**

drochlorid 21 % H. M.) als Infusionszusätze Anwendung finden. Unterstützende Wirkung kann durch schwach diuretisch wirkende Carboanhydrasehemmer wie **Acetazolamid (Diamox,** H. M.), die renal die Bicarbonatausscheidung erhöhen, erzielt werden (Dosis: dreimal täglich 7 mg/kg). **Indikationsgebiete** für diese Lösungen sind schwere metabolische Alkalosen (hoher Bicarbonatüberschuß), Verlust saurer Sekrete, für Ammoniumchlorid auch Ansäuerung des Harnes. Die **Dosierung** richtet sich nach dem Basenüberschuß bzw. Chloriddefizit entsprechend der Formel (+BE) (bzw. Cl^--Defizit) × 0,3 × kg = mmol Säureäquivalent/Patient. Salzsäure wird als isotone Lösung (0,15 mmol/ml = 0,58 %) in 5 % Glukose bei einer Rate bis zu 1 mmol/kg/h verabreicht. Die Zufuhr von Ammoniumchlorid soll 0,25 mmol/kg in der Stunde und 1 mmol/kg pro Tag nicht überschreiten (1 mmol = 53,5 mg). Die maximale Infusionsrate von Aminosäuren-Hydrochloriden (isoton bei 100 mmol/l) beträgt 1,5 mmol/kg/h. 50 % des Korrekturbedarfs werden sofort ausgeglichen, ein weiterer Ausgleich soll erst nach erneuter Kontrolle erfolgen. **Nebenwirkungen:** Bei Überdosierung kann sich eine hyperchlorämische Azidose ausbilden, bestehende Hyperkaliämien werden verstärkt. Arginin und Lysin können Aminosäureimbalanzen und Erbrechen bewirken. Aus Ammoniumchlorid entstehender Ammoniak wird in der Leber zu Harnstoff verstoffwechselt. Bei eingeschränkter Leberfunktion besteht somit die Gefahr einer Ammoniakintoxikation, während sich bei herabgesetzter Nierenfunktion eine Azotämie ausbilden kann. **Kontraindikationen:** Azidosen, Hyperchlorämie, Vorsicht bei Hyperkaliämie. Zusätzliche Gegenanzeigen für Ammoniumchlorid sind Leber- und Niereninsuffizienz sowie Hyperammonämie. **Wechselwirkung:** Aufgrund des im allgemeinen niedrigen pH-Wertes der Lösung besteht ein hohes Inkompatibilitätsrisiko.

1.5
Lösungen zur Kaliumsubstitution

Kalium ist das wichtigste Kation im IZR und liegt dort in einer ca. 30fach höheren Konzentration als im EZR vor. Deshalb spiegeln bereits geringfügige Änderungen im diagnostisch zugänglichen Plasmaraum beträchtliche Änderungen des gesamten Körperbestandes an Kalium wider. Aufgrund der tragenden Rolle von Kalium bei der Erregungsbildung und -leitung vor allem am Herzen erfordern Plasmakonzentrationen außerhalb des Bereiches von 3,5–5,5 mmol/l therapeutische Maßnahmen. Hypokaliämien entstehen, wie bereits beschrie-

ben, bei Alkalosen oder durch absolute Kaliumverluste, z. B. bei Durchfall, Erbrechen, Anorexie (vor allem Wiederkäuer) oder iatrogen bedingt, z. B. durch Diuretika, Laxantien, Insulinüberdosierung, kaliumarme Infusionslösungen. In Folge treten am Herzen Extrasystolen, Überleitungsstörungen und erhöhte Herzglykosidempfindlichkeit sowie Schwäche der Skelettmuskulatur auf. Die Therapie besteht in einer intravenösen oder oralen Zufuhr von Kaliumsalzen, in den meisten Fällen als Kaliumchlorid. Kaliumsalze mit Pufferkapazität, z. B. mit Bicarbonat, Hydrogenphosphat, organischen Anionen, sind nur bei dem seltener vorkommenden Kaliummangel bei Azidose indiziert.

1.5.1
Kaliumchlorid

Wegen der großen Gefahr kardialer Nebenwirkungen bei intravenöser Kaliumzufuhr sollte eine Kaliumsubstitution, außer bei Vorliegen eines paralytischen Ileus, wenn möglich, oral durchgeführt werden. Der Nachteil besteht jedoch darin, daß Kalium in höheren Konzentrationen stark reizend auf die Magen-Darm-Schleimhaut wirkt. Deshalb besitzen **Kaliumchlorid**-Tabletten einen magensaftresistenten Überzug, wodurch Kalium erst im Darm langsam freigesetzt wird (**Kalinor retard, Kalium-Duriles,** H. M.). Falls wegen Durchfalls oder Erbrechens eine orale Zufuhr nicht möglich ist, können ersatzweise kaliumreiche Erhaltungslösungen wie Zweidrittel- oder Eindrittelelektrolyte (Tab. 4) infundiert werden. Für die intravenöse Zufuhr in lebensbedrohlichen Fällen stehen konzentrierte Kaliumchlorid-haltige Infusionszusätze mit 1 mol/l (**Kaliumchlorid 7,45 % Braun,** H. M.) zur Verfügung. **Indikationsgebiete** sind Hypokaliämie, hypochlorämische Alkalose, Herzglykosidintoxikation und paralytischer Ileus, auch bei scheinbarer Normokaliämie. **Dosierung:** Bei oraler Gabe beträgt die Tagesdosis bis zu 1 mmol/kg verteilt auf 3 Einzelgaben (1 mmol = 74,5 mg). Zur Infusion dürfen nur Lösungen mit Kaliumkonzentrationen bis maximal 40 mmol/l verwendet werden. Der Austausch mit dem IZR geht langsam vor sich und deshalb steht für die Infusion initial nur das begrenzte Verteilungsvolumen des EZR von 0,2 l/kg zur Verfügung mit der Gefahr einer Kaliumüberladung des EZR und daraus resultierenden Nebenwirkungen bei zu schneller Infusion. Aus diesem Grund soll die Infusionsrate für Kalium 0,3 mmol/kg/h nicht überschreiten. Die maximale Tagesdosis liegt bei 3 mmol/kg. **Nebenwirkungen** bei oraler Verabreichung sind gastrointestinale Reizungen bis hin zu Ulzerationen. Bei intravenöser Kaliumzufuhr kommt es auch unter Beachtung der Dosierungsrichtlinien zu charakteristischen Veränderungen im EKG mit QRS-Verbreiterung und Erhöhung von T als Ausdruck einer verringerten Erregbarkeit des Herzens. **Überdosierung,** insbesondere bei zu schneller i. v.-Zufuhr, führt bei Serumkonzentrationen > 8 mmol/l zu lebensbedrohlichen kardialen Nebenwirkungen, gekennzeichnet durch bradykarde Rhythmusstörungen bis hin zu AV-Block, Kammerflimmern und Asystolie. Zur Vermeidung dieser gefährlichen Situation empfiehlt es sich, Kaliuminfusionen unter EKG-Kontrolle durchzuführen. Als Sofortmaßnahme bei schwerer Hyperkaliämie werden nach Abbrechen der Kaliumzufuhr Calciumionen infundiert, die am Myokard die Kaliumwirkungen antagonisieren. Hierzu werden 0,5 bis 1,0 ml/kg einer 10%igen Calciumglukonatlösung langsam i. v. zugeführt (Vorsicht bei digitalisierten Patienten, EKG-Kontrolle). Eine Senkung des Serum-Kaliumspiegels kann durch Steigerung der renalen Kaliumausscheidung mit Schleifendiuretika (z. B. Furosemid, 2 mg/kg i. v.) oder Einschleusung von Kalium in den IZR in Verbindung mit der Insulinabhängigen Glukoseaufnahme und der nachfolgenden Kalium-abhängigen Glykogenbildung erreicht werden. Zu diesem Zweck wird 10%ige Glukoselösung in einer Menge von 1 ml/kg zusammen mit 1 Einheit Altinsulin pro 2 g Glukose langsam infundiert. Zur Vermeidung einer Hypoglykämie sollte nach Absetzen von Insulin die Glukoseinfusion noch einige Stunden weitergeführt werden. Auch durch Zufuhr von Natriumbicarbonat kann Kalium im Tausch gegen intrazelluläre Wasserstoffionen in den IZR verschoben werden. **Kontraindikationen** für die Zufuhr von Kaliumsalzen sind Hyperkaliämie und Niereninsuffizienz. Vorsicht ist bei metabolischer Azidose geboten. **Wechselwirkungen:** In Verbindung mit Kalium-sparenden Diuretika kommt es zur Kumulation von Kalium. Durch Kaliumionen wird die Wirkung von Herzglykosiden abgeschwächt.

1.6
Calciumhaltige Lösungen

Calcium zählt zu den wichtigsten Kationen im Organismus und liegt zu über 90 % in den Knochen gebunden vor. Dieser Speicher steht in ständigem Austausch mit der kleinen restlichen Calciummenge in Serum und Interstitialflüssigkeit, wobei sich dieses Kation vorwiegend extrazellulär verteilt. Somit liegt bei einer Calciumkonzentration im Blut um 2,5 mmol/l (= 5 mval/l) die intrazelluläre Konzentration unter 1 µmol/l. Im Serum ist Calcium zu

40 % an Proteine gebunden, 10 % befinden sich in löslichen diffusiblen Komplexen mit verschiedenen Anionen, die restlichen 50 % liegen als freies ionisiertes Calcium vor. Nur dieser Anteil an ionisiertem Calcium ist biologisch aktiv und für die vielfältigen Wirkungen von Calcium verantwortlich, z. B. bei Freisetzung von Hormonen und Neurotransmittern, Vermittlung der Wirkung von »second messengers«, Blutgerinnung, Aktionspotentialen erregbarer Membranen, elektromechanischer Kopplung der Muskulatur, woraus z. B. die positiv inotrope Wirkung am Herzen resultiert. Wegen der hohen biologischen Wirksamkeit ist der Blutspiegel von Calcium in sehr engen Grenzen reguliert, wobei die Calciumhomöostase durch die 3 Regelsysteme Parathormon, 1α,25-OH-Dihydrocholecalciferol (Calcitriol) und Calcitonin über Mobilisation aus dem Skelett, teilweise Resorption und renale Ausscheidung aufrechterhalten wird. Dieses komplexe Regelsystem ist bei plötzlich eintretendem erhöhtem Calciumbedarf, z. B. post partum, oft nicht in der Lage, sich der veränderten Bedarfssituation schnell genug anzupassen. Ferner können auch Niereninsuffizienz oder Verschiebungen einzelner Komponenten dieses Regelkreises, z. B. durch Hypoparathyreoidismus, Vitamin-D-Mangel, sowie iatrogen bedingte Calciumverluste (z. B. durch Diuretika oder Komplexbildner), aber auch pH-abhängige Veränderungen des Ionisationsgrades einen akuten absoluten oder relativen Mangel an ionisiertem Calcium bewirken. Die akute Symptomatik einer Hypocalcämie ist insbesondere gekennzeichnet durch Tetanie und Parese, einerseits verursacht durch den Wegfall des membranstabilisierenden Effekts von Calcium an Nerven- und Muskelzellen mit der Folge erhöhter Na^+- und K^+-Permeabilität und dadurch gesteigerter Erregbarkeit, andererseits bedingt durch das Fehlen ausreichender Mengen an Calcium für die elektromechanische Kopplung mit der Folge einer Muskelschwäche.

Die Therapie akuter hypocalcämischer Zustände besteht in der intravenösen Zufuhr löslicher Calciumsalze, wobei überwiegend **Calciumchlorid** oder das besser gewebsverträgliche **Calciumglukonat** zur Anwendung kommen. **Indikationen** für diese Calciumlösungen sind hypocalcämische Zustände, in der Veterinärmedizin vor allem Gebärparese des Rindes sowie Eklampsie bei Hund und Schwein. Aufgrund des gefäßabdichtenden Effekts von Calcium sind Calciuminfusionen ferner angezeigt bei Krankheitsbildern mit erhöhter Kapillarpermeabilität, wie Allergien oder durch direkte Histaminliberation ausgelöste anaphylaktoide Erscheinungen. Der Einsatz von Calcium bei kardialer Reanimation aufgrund seiner positiv inotropen

Wirkung ist heute umstritten. Wegen der geringen therapeutischen Breite ist die intravenöse Calciumzufuhr bei chronischen Störungen des Calciumstoffwechsels wie Osteomalazie oder Rachitis nicht zu empfehlen und auch nicht notwendig. In diesen Fällen genügt i. a. die orale Calciumsubstitution, falls erforderlich in Kombination mit Vitamin D_3. Reine Calciumsalzlösungen sind nicht indiziert bei unspezifischem Festliegen (Downer cow) sowie bei den eigentlichen Magnesiummangelzuständen Gras-, Stall- und Transporttetanie, da hier in vielen Fällen keine Hypocalcämie, sondern Defizite von Phosphor oder Magnesium vorliegen. Im Hinblick auf diese Indikationen werden jedoch die meisten Calciuminfusionslösungen als Kombination mit Magnesiumsalzen und teilweise mit Phosphorzusatz angeboten. Bei ausreichendem Magnesiumanteil können solche Lösungen zur Behebung von Hypomagnesiämien, die häufig auch von Calciummangel begleitet sind, eingesetzt werden. Hierfür sollte Magnesiumchlorid in einem Gewichtsverhältnis (g/g) von mindestens 1 : 2 mit Calciumchlorid bzw. 1 : 6 mit Calciumglukonat vorliegen. Niedrigere Magnesiumkonzentrationen genügen nur zur Behandlung latenter Formen, es wird jedoch angenommen, daß solche Zusätze eine bessere Verträglichkeit der Calciuminfusion aufgrund der antagonistischen Wirkungen von Magnesium und Calcium am Herzen bewirken, wobei aber zu berücksichtigen ist, daß im Verlaufe einer hypocalcämischen Gebärlähmung der Magnesiumspiegel tendenziell bereits ansteigt. Solange die Serumkonzentration von Magnesium nicht unter 0,85 mmol/l abfällt, kann mit reinen Calciumlösungen die gleiche Wirkung erzielt werden.

Der therapeutische Wert eines Phosphorzusatzes ist zweifelhaft und nur unter dem Aspekt zu sehen, daß in vielen Fällen bei Gebärparese oder unspezifischem Festliegen gleichzeitig eine Hypophosphorämie bestehen kann, wobei jedoch eine Phosphorsubstitution, z. B. mit konzentrierten Lösungen anorganischer **Phosphorsäuresalze (Natriumphosphat Braun,** H. M.) oder organischen Phosphorverbindungen (**Catosal, Phosphor-Lösung-Forte** 20 %, **Phosphinol** 5 %, V. M.), eigentlich erst sinnvoll bei Serumphosphorspiegeln < 1,35 mmol/l ist. Aufgrund der kombinierten Zusammensetzung wird für »**Calcium-Magnesium-Phosphor-Lösungen**« häufig das Indikationsgebiet »unspezifisches nichttraumatisches Festliegen« angegeben. Wegen des hohen Calciumgehaltes ist die intravenöse Zufuhr jedoch nur bei Vorliegen einer gesicherten Diagnose angezeigt.

Calcium verteilt sich nach der Infusion überwiegend im EZR mit einem Verteilungsvolumen von ungefähr 0,2 l/kg. Dieser Verteilungsraum wird bei intravenöser Zufuhr relativ schnell aufgefüllt, und nur durch strikte Einhaltung der Dosierungsrichtlinien sind lebensgefährliche, perakut verlaufende Hypercalcämien zu vermeiden. Die **Dosierung** erfolgt bedarfsadaptiert, wobei die erforderliche Substitutionsmenge bei akuten Hypocalcämien mit Serumcalciumspiegeln < 1 mmol/l im Bereich von 0,2–0,3 mmol Ca^{2+}/kg liegt. Mit dieser Menge wird allerdings bei akuter Gebärparese nur das augenblickliche Defizit im EZR aufgefüllt. Der Ausgleich der weiteranhaltenden Calciumverluste über die Milch erfolgt durch Erhöhung der Gesamtdosis einer einmaligen Verabreichung bis 0,5 mmol/kg. Zur Vermeidung einer Hypercalcämie durch diese Dosis empfiehlt es sich, soweit es die Gewebsverträglichkeit der verwendeten Calciumlösung zuläßt, 50 % sofort intravenös und den Rest subkutan als Depot für die weiterlaufenden Calciumverluste zu verabreichen und so den Zeitraum bis zur Neueinstellung einer Homöostase dieses Kations zu überbrücken. Eine Wiederholung von Calciuminfusionen soll frühestens nach 6 h erfolgen, für weitere Nachbehandlungen ist ein Intervall von mindestens 24 h einzulegen. Bei der intravenösen Calciumverabreichung ist zur Vermeidung von gefährlichen Nebenwirkungen die *Infusionsgeschwindigkeit* von besonderer Bedeutung. Calciumlösungen sind langsam intravenös zu verabreichen, z. B. soll beim erwachsenen Rind die Infusionsdauer für 500 ml mindestens 5 bis 10 min, bei Kleintieren 15–30 min für die erforderliche Dosis betragen. Diese Dosierungsangaben können nur als Richtschnur gelten und sind im Einzelfall immer dem bestehenden Defizit und Kreislaufzustand anzupassen. Die oft lebensbedrohlichen perakuten kardialen Nebenwirkungen bei intravenöser Calciumzufuhr sind meistens durch eine zu hohe Infusionsrate bedingt. Bereits bei Einhaltung der üblichen Dosierungsrichtlinien kommt es während der Infusion zu einer transienten Hypercalcämie mit Serumspiegeln > 3 mmol/l. Hierbei auftretende **Nebenwirkungen** am Herzen treten initial als Bradykardie infolge einer Herabsetzung der Erregungsbildung und -leitung in Erscheinung. Im weiteren Verlauf kommt es zu einer Zunahme der Kontraktionskraft und -geschwindigkeit mit der Folge von Tachykardie, Extrasystolen und akutem O_2-Mangel des Myokards im toxischen Bereich. Weitere Symptome dieser perakuten, während oder bis zu 30 min nach der Infusion auftretenden Hypercalcämien sind Muskelzittern, Unruhe, Schweißausbrüche und Blutdruckabfall bis hin zum Kollaps. Um diese Symptome einer **Überdosierung** rechtzeitig zu erkennen und gegebenenfalls die Infusion abzubrechen, ist eine regelmäßige Kontrolle der Herztätigkeit mehrmals pro Minute während der Infusion erforderlich. Neben dieser perakuten Verlaufsform kann 6–10 h nach der Infusion noch eine akute Hypercalcämie manifest werden. Die Symptome wie Muskelzittern, Unruhe, Zähneknirschen und Festliegen können bei nicht ausreichender Diagnosestellung als Rezidiv der Hypocalcämie fehlgedeutet werden. Die Therapie einer Hypercalcämie besteht im Akutfall in der langsamen intravenösen Zufuhr von 15–50 mg/kg von Calcium-komplexierendem Natrium-EDTA (**EDTA-Lösung,** H. M.). Wegen der Nephrotoxizität dieser Therapieform sollte in nicht lebensbedrohlichen Fällen nur eine Beschleunigung der renalen Calciumausscheidung durch Schleifendiuretika (Furosemid, 2 mg/kg) in Verbindung mit Infusion isotoner Kochsalzlösung durchgeführt werden. Bei oraler Calciumverabreichung kann eine Obstipation auftreten. Bei langdauernder Zufuhr besteht die Gefahr von Hyperkalziurie, Nephrokalzinose und Konkrementbildung. **Kontraindikation** für Calciumlösungen ist Hypercalcämie. Vorsicht ist erforderlich bei Hyperparathyreoidismus, Azidose, Niereninsuffizienz, Herzglykosidintoxikation. **Wechselwirkungen:** Calcium steigert bei parenteraler Anwendung die Wirksamkeit von Herzglykosiden, so daß bei sonst tolerierter und unveränderter Dosierung eine Herzglykosidintoxikation auftreten kann. Die kardiale Wirkung von β-Adrenergika und Methylxanthinen wird ebenfalls verstärkt. Glukokortikoide vermindern durch Vitamin-D-Antagonismus die Calciumresorption und steigern die renale Ausscheidung. Calciumverbindungen setzen die enterale Aufnahme von Tetracyclinen herab. Eine Vielzahl von Substanzen ist inkompatibel mit Calcium, deshalb sollen zu Calciumlösungen insbesondere nicht Sulfate, Bicarbonat, Tetracycline, Chlorpheniramin, Streptomycin, Nitrofurantoin zugemischt werden.

ml (Dihydrat) (1 mmol = 147 mg) bzw. 0,37 mmol/ml (Hexahydrat) (1 mmol = 119 mg). Entsprechend den allgemeinen Dosierungsrichtlinien für Calcium beträgt somit die **Maximaldosis** bei Verwendung 8%iger Dihydratlösungen 1 ml/kg. Zur oralen Anwendung hochkonzentrierter Calciumchloridlösungen werden wegen der starken lokalen Reizwirkung und des bitteren Geschmacks speziell formulierte Gele verwendet (**Bykalzium, Calcina oral,** V. M.). Aufgrund der schnellen und vollständigen Dissoziation von Calciumchlorid in Verbindung mit dem Auftreten einer milden Azidose infolge des hohen Chloridanteils kann mit diesem Calciumsalz im Vergleich zu Calciumglukonat ein zuverlässiger Anstieg des extrazellulären ionisierten Calciums, eine langsamere Ausscheidung sowie eine ausgeprägtere positiv inotrope Wirkung erzielt werden. Calciumchloridlösungen besitzen aber auch ein wesentlich höheres **Nebenwirkungspotential.** Aufgrund des stärkeren Dissoziationsgrades kommt es bei Überdosierung und zu rascher Infusion schneller zu den gefährlichen kardialen Erscheinungen einer akuten Hypercalcämie. Weiterhin weisen diese Lösungen eine sehr starke gewebsreizende Wirkung auf, paravenöse Injektion führt zu ausgeprägten Nekrosen (Behandlung: Infiltration des betroffenen Gebiets mit isotoner Kochsalzlösung sowie mit 1%iger Procainlösung und mit 150 I. E. Hyaluronidase (Kinetin, H. M.) und lokale Applikation von Glukokortikoiden). Calciumchlorid-haltige Lösungen müssen deshalb streng intravenös und langsam verabreicht werden, wobei ihr Einsatz nur unter strenger **Indikationsstellung** einer akuten Hypocalcämie gerechtfertigt ist. Weitere Nebenwirkungen sowie **Wechselwirkungen** und **Kontraindikationen** gelten wie für alle Calcium-haltigen Lösungen. Eine zusätzliche Kontraindikation stellt Hyperchlorämie dar. **Wartezeit:** keine.

1.6.1
Calciumchlorid

Als **Calciumchlorid** wird nach Arzneibuch das hygroskopische Dihydrat dieses Salzes mit einem Calciumgehalt von 27 % bezeichnet. Vielfach findet auch das Hexahydrat Verwendung, dessen Calciumanteil allerdings um ein Drittel geringer ist. Aufgrund des hohen Nebenwirkungsrisikos soll Calciumchlorid in Infusionslösungen eine Konzentration von 10 % nicht überschreiten. Die Mehrzahl der Lösungen enthält 8 % Calciumchlorid in Kombination mit 3–4 % Magnesiumchlorid und 5–10 % Glukose (**Calmadex, Calcium Mg + Glukose,** V. M.). In diesen stark hypertonen Lösungen liegt die Calciumkonzentration bei 0,54 mmol/

1.6.2
Calciumglukonat, Calciumboroglukonat

Der entscheidende Vorteil von **Calciumglukonat** ist die gute Gewebsverträglichkeit, so daß dieses Calciumsalz auch subkutan verabreicht werden kann. Calciumglukonat steht allerdings nur in Konzentrationen bis zu 10 % zur Verfügung, da höher konzentrierte Lösungen nicht mehr stabil sind. Aufgrund des relativ niedrigen Calciumanteils von 9 % in dieser Verbindung würde eine ausreichende Calciumsubstitution mit 10%iger Calciumglukonatlösung im Vergleich zu den üblichen Calciumchloridlösungen die Zufuhr wesentlich größerer Flüssigkeitsmengen erfordern. Durch Zusatz kleiner Mengen Borsäure unter Bildung von **Calciumboroglukonat** kann jedoch die Löslichkeit erheblich verbessert werden. In diesem Komplex bildet Calciumglukonat noch in wesentlich höheren Konzentrationen eine stabile wäßrige Lösung. Die in der Veterinärmedizin gebräuchlichen Calciumboroglukonatlösungen enthalten üblicherweise 24 bzw. 38 % Calciumglukonat (1 mmol = 448 mg) (**Calciumboroglukonat,** V. M.). **Dosierung:** Die 24%ige Lösung enthält pro ml 0,54 mmol Ca^{2+}. Von dieser Lösung werden bis zu 0,5 ml/kg intravenös und 0,5 ml/kg subkutan als Depot verabreicht. Verschiedentlich wird eine gleichzeitige Verabreichung von 150 I. E. Hyaluronidase (Kinetin, H. M.) in das subkutane Depot empfohlen. Die 38%ige Lösung mit einem Calciumgehalt von 0,86 mmol/ml wird mit 0,3 ml/kg intravenös infundiert. Aufgrund der starken Hypertonie dieser Lösung sollte keine subkutane Applikation erfolgen. Für zusätzlich erforderliche subkutane Depots kann die 24%ige Calciumboroglukonatlösung Verwendung finden. Calciumglukonat kann auch oral verabreicht werden, zumal dieses Calciumsalz geschmacklos und wenig lokal reizend ist. Jedoch wird Calcium aus dieser Verbindung heraus im Vergleich zu Calciumchlorid schlechter enteral resorbiert mit der Folge einer geringeren und vor allem variierenden Bioverfügbarkeit. Außer den allgemein für Calcium-haltige Lösungen gültigen bestehen keine zusätzlichen **Nebenwirkungen, Kontraindikationen** und **Wechselwirkungen. Wartezeit:** keine.

1.7
Magnesium-haltige Lösungen

Magnesium ist ein essentielles Biometall und das zweitwichtigste intrazelluläre Kation. 45 % des Körperbestandes befinden sich im IZR, 50 % in den Knochen (30 % davon austauschbar) und nur 5 % im EZR, wovon 30 % an Protein gebunden sind. Der Bedarf liegt bei ca. 0,6 g/kg Futter und erhöht sich bei laktierenden Tieren auf 2 g/kg Futter. Magnesium dient als Cofaktor für viele Enzymsysteme, insbesondere bei der Übertragung von Phosphatgruppen. Extrazelluläres Magnesium spielt eine wichtige Rolle für die Erregbarkeit von Nerven und Muskulatur. Auf das ZNS wirkt Magnesium dämpfend, an der neuromuskulären Endplatte verringert dieses Kation die Acetylcholinfreisetzung. Am Herzen kommt es, ähnlich zur Wirkung von Kalium, zu verzögerter Erregungsleitung. Zwischen Magnesium und Calcium besteht eine enge Wechselwirkung: Calcium wirkt antagonistisch auf die kardialen und neuromuskulären Effekte von Magnesium. Ferner konkurrieren Calcium und Magnesium bei der enteralen Resorption. Magnesium stimuliert weiterhin die Sekretion von Parathormon und wirkt somit regulierend auf den Serumcalciumspiegel. Die Serummagnesiumspiegel liegen zwischen 0,75 und 1,1 mmol/l (1,5 bis 2,2 mval/l). Symptome einer akuten Hypomagnesiämie treten bei Werten unter 0,5 mmol/l auf. Ursachen für Magnesiumverluste sind Erbrechen, Durchfälle, Pankreatitis, Magnesium-freie Infusionslösungen sowie Futter mit zu niedrigem Magnesiumgehalt. Dies trifft besonders für junges eiweißreiches Gras und Weidefutter zu, durch deren Verfütterung die insbesondere beim Rind häufig vorkommenden, als Gras-, Weide- oder Transporttetanie bezeichneten Magnesiummangelzustände verursacht werden. Akuter Magnesiummangel im EZR äußert sich infolge gesteigerter neuromuskulärer Erregbarkeit als Muskeltremor, Tetanie, Festliegen, fortschreitender Bewußtseinsverlust und Arrhythmien bis hin zum Herzstillstand. Die Unterscheidung zu hypocalcämischen Zuständen ist oft erschwert, zumal im Zuge einer Hypomagnesiämie der Serumcalciumspiegel deutlich abfallen kann. Bei der **Indikation** Hypomagnesiämie, insbesondere in Form von Gras-, Stalloder Weidetetanie, besteht die Therapie in der parenteralen Zufuhr von Magnesiumsalzen, wie Magnesiumchlorid, Magnesiumsulfat oder Magnesiumglukonat. Die erforderliche **Dosis** beträgt bei intravenöser Zufuhr 0,15 bis 0,25 mmol Magnesium/kg. Zusätzlich können mit gewebsverträglichen Magnesiumlösungen subkutane Depots gesetzt werden. Empfehlenswert ist zumeist die Verabreichung einer kombinierten Calcium/Magnesium-Lösung, da einerseits häufig gleichzeitig eine Hypocalcämie besteht und andererseits Calcium durch seine Magnesium-antagonistische Wirkung die Gefahr von Nebenwirkungen bei Überdosierung verringert. Geeignet zur Therapie einer manifesten Hypomagnesiämie sind Lösungen mit mindestens 4 % **Magnesiumchlorid** ($MgCl_2 \times 6 H_2O$, Magnesiumanteil 12 %, 1 mmol = 203 mg) und maximal 8 % Calciumchlorid (1 : 2) (siehe Kapitel G 1.6). Der Magnesiumgehalt dieser Lösung beträgt 0,2 mmol Magnesium/ml. Noch bessere therapeutische Wirkung wird bei Lösungen mit höherem Magnesiumchlorid- (10 %) und geringerem Calciumchloridanteil (2 %) angenommen. Diese Lösungen sind streng intravenös zu verabreichen. **Magnesiumsulfat** ($MgSO_4 \times 7 H_2O$, Magnesiumanteil 10 %, 1 mmol = 246,5 mg) kann als 10–15%ige Lösung angewendet werden. Die 10%ige Lösung enthält pro ml 0,4 mmol Magnesium. 0,6–0,8 ml/kg werden teils intravenös, teils subkutan als Depot appliziert, wobei die subkutane Injektion zur Verringerung der lokalen Reizwirkung auf mehrere Stellen verteilt werden soll. Nach oraler Verabreichung wird Magnesiumsulfat nur in geringem Umfang (< 20 %) resorbiert und kann deshalb als salinisches Abführmittel eingesetzt werden (siehe unter L 5.2). **Magnesiumglukonat** (Magnesiumanteil 5,35 %, 1 mmol = 451 mg) weist eine bessere Gewebeverträglichkeit, jedoch einen geringeren Dissoziationsgrad und dadurch verzögerten Wirkungseintritt auf. Die 10%ige Lösung (**Magnesiumlösung** WdT, V. M.) enthält 0,22 mmol Magnesium/ml. Die erforderliche Menge (bis zu 1 ml/kg) wird auf intravenöse und subkutane Injektionen verteilt. Orale Magnesiumsubstitution kann durch 0,1 g Magnesiumoxid/kg als Futtersupplement erfolgen. **Nebenwirkungen:** Bei zu schneller Zufuhr und Überdosierung treten als Zeichen einer Hypermagnesiämie (Serumspiegel > 2 mmol/l) ZNS-Depression, Blutdruckabfall, Muskelschwäche und bradykarde Arrhythmien bis zum diastolischen Herzstillstand auf. Die lebensbedrohlichen kardialen Nebenwirkungen können durch Infusion von Calciumglukonat antagonisiert werden. **Kontraindikationen** stellen Hypermagnesiämie, Myasthenia gravis und Überleitungsstörungen am Herzen dar. Besondere Vorsicht ist bei digitalisierten Patienten und bei Vorliegen von Nierenfunktionsstörungen erforderlich. **Wechselwirkungen:** Mit Calciumionen besteht funktioneller Antagonismus. Polymyxin B, Carbonate und Phosphate sind inkompatibel mit Magnesium-haltigen Lösungen. Verstärkung der Wirkung nichtdepolarisierender Muskelrelaxantien. **Wartezeit:** keine.

2
Kohlenhydrat-haltige Lösungen

Diese Lösungen enthalten **Glukose** oder als Zuckeraustauschstoffe **Fruktose** oder mehrwertige Zuckeralkohole wie **Sorbitol** und **Xylitol** in Konzentrationen von 5 bis 50 %. Der Abbau dieser Kohlenhydrate im Intermediärstoffwechsel liefert einen Energiegewinn von 16,75 kJ (4 kcal)/g Zucker. Ein wichtiges Indikationsgebiet für diese Lösungen ist somit die Energiezufuhr insbesondere bei Hypoglykämie und parenteraler Ernährung. Eine ausreichende Kohlenhydratzufuhr und Deckung des täglichen kalorischen Erhaltungsbedarfs kann allerdings erst mit hochkonzentrierten Lösungen ab 40 % erreicht werden, da bei geringeren Konzentrationen hierfür zu große Infusionsvolumina erforderlich wären. Lösungen bis 10 % fin-

den jedoch außer zur partiellen Deckung des Kohlenhydratbedarfs spezifisch zur Substitution von »freiem Wasser« bei hypertoner Dehydratation Anwendung. Dieses Indikationsgebiet beruht auf dem Wirkprinzip, daß bei Zufuhr einer isotonen 5%igen Kohlenhydratlösung nach vollständiger Verstoffwechselung des Zuckers nur mehr freies ungebundenes Wasser zurückbleibt, das Rehydratation und Beseitigung hyperosmolarer Zustände bewirkt. Lösungen über 5 % sind hyperton, wobei die hohe Osmolarität hochkonzentrierter Lösungen von Sorbitol oder seines Isomers Mannitol zur Osmotherapie bei Nierenversagen und Hirnödem als weiterem Indikationsgebiet ausgenutzt werden kann. Die **Dosierung** (Tab. 5) erfolgt bedarfsadaptiert, wobei die Tageshöchstmenge sowohl dem Kohlenhydratbedarf (proportional zum metabolischen Körpergewicht [$kg^{0,75}$]) als auch dem Flüssigkeitsdefizit anzupassen ist. Weiterhin ist die Infusionsgeschwindigkeit so zu bemessen, daß (1) die Glukoseverwertungskapazität ausreicht, die pro Zeiteinheit zugeführte Kohlenhydratmenge zu verstoffwechseln, um eine Hyperglykämie und ein Überschreiten der Nierenschwelle mit unerwünschten renalen Verlusten durch Glykosurie zu vermeiden, und daß (2) keine Überinfusion erfolgt. Im Regelfall ist somit die Infusionshöchstmenge bei niederprozentigen Lösungen durch das Volumen (ml/kg) begrenzt, während bei Lösungen über 20 % die zugeführte Glukosemenge (kJ/kg) limitierend wirkt. Bis zu einer Konzentration von 10 % ist eine subkutane Verabreichung möglich, Lösungen ab 20 % müssen streng zentralvenös und langsam infundiert werden, um **Nebenwirkungen** in Form lokaler Irritationen bis hin zu Thrombophlebitis zu vermeiden. Bei intraperitonealer Applikation können stark hypertone Zuckerlösungen eine vorübergehende Wasserverschiebung in die Bauchhöhle unter Verstärkung bestehender Dehydratationen bewirken. Ebenso kann die orale Gabe hochkonzentrierter Lösungen Diarrhöen infolge osmotisch bedingter Wasserverluste in das Darmlumen verursachen. Diese besonders bei den schlecht resorbierbaren Zuckeraustauschstoffen ausgeprägte osmotische Laxantienwirkung kann allerdings auch therapeutisch ausgenutzt werden.

Bei Verabreichung größerer Volumina kommt es zur Verdünnung der Konzentration von Serumelektrolyten. Eine Kontrolle des Serumionogramms ist deshalb bei Kohlenhydratinfusionstherapie immer empfehlenswert. Die Gefahr einer Entstehung insbesondere von Hyponatriämie und Hypokaliämie kann durch die kombinierte Gabe von Halbelektrolytlösungen (siehe Kap. G 1.2.2) vermindert werden. Stark hypertone Kohlenhydratlösungen vergrößern infolge ihrer osmotischen

Tab. 5
Tagesdosen, Infusionsgeschwindigkeiten, Energiegehalt und Osmolarität Kohlenhydrat-haltiger Lösungen

Körpergewicht (kg)	Konzentration der Kohlenhydratlösung (%)				
	Glukose				Fruktose
	5	10	20	40	10
Tageshöchstmengen (ml/kg/Tag)					
<2	100	100	100	70	90
2–5	80	80	80	55	65
5–20	60	60	60	40	50
20–100	40	40	40	30	35
>100	30	30	30	15	25
max. Infusionsgeschwindigkeit (ml/kg/h)					
<2	25	12	6	3	7,5
2–5	20	10	5	2,5	5,5
5–20	15	7	3,5	2	4
20–100	10	5	2,5	1,5	3
>100	6	3	1,5	0,8	2
Energiegehalt kJ/l	837	1674	3349	6698	1674
theoretische Osmolarität mosmol/l	277	555	1110	2220	555

Die angegebenen Dosen sind Richtwerte, die im Regelfall bei adulten Tieren nicht überschritten werden sollen.

Wirkung das intravasale Volumen, wodurch bei kardiovaskulären Erkrankungen gefährliche Nebenwirkungen ausgelöst werden können. Zu schnelle Zufuhr hochkonzentrierter Lösungen (ab 40%ig) kann zur Ausbildung eines hyperosmolaren Komas führen. **Kontraindikationen** für eine Kohlenhydratinfusionstherapie sind Hyperglykämie, Hyperhydratationszustände, vor allem isotone und hypotone Formen, sowie hypotone Dehydratation. Eine bestehende Azidose, insbesondere Laktatazidose, kann durch die bei der Verstoffwechselung entstehenden organischen Säuren verstärkt werden. Vorsicht ist erforderlich bei Hyponatriämie und Hypokaliämie. **Wechselwirkungen** mit anderen Mitteln können aufgrund des relativ sauren pH-Wertes von Kohlenhydratlösungen im Bereich von pH 3,2–5,5 in Form von Ausfällungen bei der Zumischung auftreten, β-Lactamantibiotika und Tetracycline werden in Zuckerlösungen inaktiviert. Bei Zumischung kompatibler Arzneistoffe und Elektrolytlösungen sind Keimkontaminationen sorgfältigst zu vermeiden.

Die Auswahl der geeigneten Kohlenhydratlösungen erfolgt nach folgenden Kriterien:

Indikation:
— Basale Bedarfsdeckung und Rehydratation: Lösungen bis zu 10% in Kombination mit Halbelektrolytlösungen

— Partielle oder komplette parenterale Deckung des Energiebedarfs: Lösungen ab 20%

Verfügbarkeit der Energie:
— akute Hypoglykämie: nach Möglichkeit schnell metabolisierbare Glukose
— parenterale Energiezufuhr: Kombination von Glukose und Zuckeraustauschstoffen, die rasch bzw. protrahiert Energie liefern, z. B. in Form einer Fruktose-Glukose-Xylit-Kombination im Verhältnis von 2:1:1 (**Kalorische Lösung FGX, Sterofundin Cal,** H. M.).

Bestehende Kohlenhydratintoleranzen
wie Diabetes mellitus, Postaggressionssyndrom, Fruktoseintoleranz.

2.1
Glukoselösungen

Glukose ist ein physiologischer Energieträger, der überall im Organismus umgesetzt werden kann und bei der Glykolyse über Abbau zu Pyruvat oder Laktat mit nachfolgender Einschleusung in den Zitronensäurezyklus sowie über den Pentose-Phosphat-Zyklus schnell verwertbare Energie in Form energiereicher Phosphate liefert. Als praktisch sofort verfügbare Energiequelle reduziert Glukose den Katabolismus von Lipiden und trägt dadurch bei Acetonämie zur Senkung der Bildung von Ketonkörpern bei. Die intrazelluläre Aufnahme und damit die Einschleusung von Glukose aus der Blutbahn in den intermediären Stoffwechsel ist Insulin-abhängig. **Indikationen** für Glukosezufuhr sind hypoglykämische Zustände; 5–10%ige Lösungen (**Glukose 5%, Glukose 10%, Dextromed V. M.**) dienen ferner zum Ersatz von »freiem Wasser« bei hypertoner Dehydratation, als Trägerlösung für kompatible Elektrolytkonzentrate sowie als Bestandteil basaler Erhaltungslösungen. Lösungen ab 10% können bei der Behandlung der Acetonämie des Rindes eingesetzt werden, höher konzentrierte Lösungen finden als hochkalorische Infusionstherapie zur partiellen (20%) oder kompletten (ab 40%) (**Glukose salvia, Dextromed, Dextravet, V. M.**) parenteralen Deckung des Energiebedarfs Anwendung. Ein weiteres Indikationsgebiet stellt in Kombination mit Insulin die intrazelluläre Einschleusung von Kalium bei akuter Hyperkaliämie dar (siehe Kap. G 1.5). Glukoselösungen sind nicht geeignet zur Osmotherapie, da wegen zu schneller Verstoffwechselung und tubulärer Rückresorption von Glukose nach zu kurzer Wirkung eine unerwünschte Flüssigkeitsüberladung entstehen kann. Die **Dosierung** erfolgt entsprechend den Angaben in Tabelle 5 angepaßt an das Flüssigkeits- und Kohlenhydratdefizit, wobei bei Gabe von Lösungen über 10% Kontrollen des Blut- oder Harnglukosespiegels erforderlich sind und transiente Hyperglykämien nur durch Dauertropfinfusion oder gleichzeitige Insulingabe vermieden werden können. Bei der Infusion von konzentrierten Glukoselösungen besteht ein erhöhtes Risiko für die Ausbildung einer Hypokaliämie infolge von Kaliumverschiebung in den IZR bei der zellulären, Insulin-abhängigen Glukoseaufnahme und Glykogenbildung. Eine spezifische zusätzliche **Kontraindikation** für Glukoseapplikation stellen Glukoseverwertungsstörungen bei Diabetes mellitus und in posttraumatischen bzw. postnarkotischen Phasen, vor allem bei alten und schwerkranken Tieren (»Postaggressionssyndrom«), dar. **Wechselwirkungen** gelten wie für alle Kohlenhydrat-haltigen Lösungen. **Wartezeit: keine.**

2.2
Zuckeraustauschstoffe

Hierunter sind Kohlenhydrate wie Fruktose oder die mehrwertigen Zuckeralkohole Sorbitol und Xylitol zu verstehen, die Insulin-unabhängig verstoffwechselt werden und deshalb auch als Ener-

gieträger bei Diabetes mellitus und anderen Glukoseverwertungsstörungen als zusätzlichem **Indikationsgebiet** eingesetzt werden können. Diese Kohlenhydrate sind als Energielieferanten der Glukose gleichwertig, sie werden jedoch langsamer umgesetzt mit der Folge einer verzögerten Freisetzung von Energie. Sie finden deshalb auch Anwendung zur Komplettierung des Substratangebots mit protrahiert wirkenden Stoffen bei parenteraler Deckung des Energiebedarfs.

2.2.1
Fruktoselösungen

Fruktose (**Fruktose Lösung, Laevulose, V. M.**) wird überwiegend in der Leber verstoffwechselt und deshalb langsamer umgesetzt als die ubiquitär verwertbare Glukose. Nach oraler Gabe wird Fruktose langsamer resorbiert als Glukose. Die **Dosierung** (Tab. 5) erfolgt ebenfalls bedarfsadaptiert entsprechend dem Flüssigkeits- und Kohlenhydratdefizit, aufgrund des geringeren Utilisationsgrades jedoch mit geringerer Dosis und langsamer als Glukose. Trotz fehlender Insulinabhängigkeit des Fruktoseabbaus kann nach Zufuhr hoher Dosen, insbesondere bei diabetischer Stoffwechsellage, durch Überlastung der hepatischen Fruktosephosphorylierung initial eine Umwandlung in Glukose erfolgen, deren Abbau dann Insulin-pflichtig ist. Weitere **Nebenwirkungen** bei Fruktoseapplikation sind eine erhöhte Gefahr einer Laktatazidose infolge des nahezu vollständigen Abbaus zu Glyceriden. Durch die starke Verarmung der Leber an energiereichen Phosphaten beim Fruktosestoffwechsel kann es bei **Überdosierung** zu Leberschädigung kommen. Aus diesem Grunde sollten hochprozentige Fruktoselösungen nach Möglichkeit nicht angewendet werden. Fruktoselösungen sind nicht zur Osmotherapie geeignet. Zusätzliche **Gegenanzeigen** sind schwere Leberschädigung sowie die seltenen Fälle von Fruktoseintoleranz, wobei es zu tödlich verlaufenden Hypoglykämien und Leberschädigung kommen kann. **Wechselwirkungen:** wie bei allen Kohlenhydrat-haltigen Lösungen. **Wartezeit: keine.**

2.2.2
Sorbit-, Xylitlösungen

Sorbit (Sorbitol) und Xylit (Xylitol) sind 6- bzw. 5-wertige Zuckeralkohole, die ebenfalls Insulin-unabhängig verstoffwechselt werden. *Sorbit* (**Elomel B salvia, Electrobit, V. M.**, in Kombination mit Glukose/Fruktose: **Sorbivert, V. M.**) wird in der

Leber durch die Sorbitdehydrogenase in Fruktose umgewandelt und so in den Energiestoffwechsel eingeschleust. Deshalb gelten für Sorbit die gleichen **Indikationsgebiete, Dosierungen, Nebenwirkungen** und **Kontraindikationen** wie für Fruktose. Aufgrund der schlechten enteralen Resorption, langsamen Metabolisierung und geringen tubulären Rückresorption können hypertone Sorbitlösungen auch als Osmotherapeutika und osmotisch wirksame Laxantien eingesetzt werden. **Wartezeit:** keine.

Xylit (**Xylit 5 % / 10 % salvia,** H. M., **elomel BX salvia,** V. M.) wird ebenfalls in der Leber ohne die Beteiligung von Insulin über d-Xylulose zu Fruktose-6-Phosphat metabolisiert. Da diese Verstoffwechselung langsamer als bei Fruktose abläuft, soll bei Langzeitinfusion bei gleicher **Gesamtdosis** die Infusionsgeschwindigkeit nur etwa die Hälfte des Wertes für Fruktose (Tab. 5) betragen. Xylit kann auch bei bestehender Fruktoseintoleranz angewendet werden. Als zusätzliche **Nebenwirkung** können nach Langzeitverabreichung Ablagerungen von Oxalatkristallen in Gehirn und Niere auftreten. **Wartezeit:** keine.

3
Plasmaersatzstoffe

Reine Elektrolyt- oder Kohlenhydratlösungen eignen sich nur sehr kurzfristig zur Volumensubstitution im Intravasalraum, da diese Lösungen keine kolloidosmotisch wirksamen Bestandteile enthalten. Bei Zufuhr größerer Mengen dieser Lösungen kommt es deshalb zur Verdünnung der kolloidosmotisch wirksamen Blutbestandteile und dadurch zur Abnahme des onkotischen Drucks. Dies führt zu einer Verschiebung der Starlingschen Kräfte zugunsten eines überwiegenden hydrostatischen Drucks. Diesem Druck folgend diffundiert die zugeführte Flüssigkeit schnell aus dem Gefäßraum in den Interstitialraum, wodurch sich Ödeme ausbilden können. Die intravasale Verweildauer wird weiterhin durch die zusätzliche schnelle renale Ausscheidung dieser Lösungen begrenzt. Für einen länger dauernden intravasalen Volumenersatz eignen sich deshalb nur Lösungen, die einen ausreichend hohen Anteil an kolloidosmotisch wirksamen Bestandteilen aufweisen.

Ideale Voraussetzungen bietet hierfür **Vollblut.** Bluttransfusionen sind immer erforderlich bei Blutverlusten über 25 % des Blutvolumens zur Aufrechterhaltung einer ausreichenden Sauerstofftransportkapazität. Die **Transfusionsmenge** soll bei Hunden ungefähr 20–40 ml/kg betragen, wobei in schweren Schockzuständen das zusätzlich erfor-

derliche Volumen durch gleichzeitige Gabe balancierter Elektrolytlösungen auszugleichen ist. **Nebenwirkungen** bei Bluttransfusion sind Unverträglichkeitsreaktionen, insbesondere wenn das Tier früher bereits schon eine Bluttransfusion erhalten hat. Das Risiko ist jedoch geringer als beim Menschen aufgrund der bei Hunden unterschiedlichen Blutgruppenstruktur mit geringerer Antigenität. Zur Vermeidung von Transfusionsreaktionen empfiehlt sich jedoch die Durchführung einer Kreuzreaktion vor der Transfusion, wobei zu beachten ist, daß nach Dextraninfusionen die Kreuzprobe undeutlich werden kann.

Bei den eigentlichen **Plasmaersatzstoffen** handelt es sich um kolloidosmotisch wirksame Makromoleküle, die als hyperonkotische Lösungen meist in isotoner Elektrolytlösung eingesetzt werden. Die hierfür zur Anwendung kommenden Verbindungen sollten folgenden Anforderungen genügen:

1. Genügend lange Verweildauer im Intravasalraum. Hierzu ist ein ausreichend großes Molekulargewicht ($> 25\,000$) erforderlich, damit die Substanzen nicht durch die Gefäßwand permeieren können und außerdem nur sehr langsam glomerulär filtriert werden.
2. Langsame, jedoch möglichst vollständige Abbaubarkeit.
3. Biologische Indifferenz, insbesondere keine pharmakologischen Einwirkungen sowie keine antigenen oder pyrogenen Eigenschaften.
4. Keine Einflüsse auf die Blutviskosität.
5. Hohe Wasserbindungskapazität und Löslichkeit in hyperonkotischen Konzentrationen. Durch diese beiden Faktoren kann es zu einer Flüssigkeitsmobilisation aus dem Interstitialraum kommen, wodurch das Intravasalvolumen stärker vergrößert wird, als dem eigentlichen Infusionsvolumen entspricht = Plasmaexpanderwirkung.
6. Sterilisierbarkeit, Lagerfähigkeit und niedrige Kosten.

Diese Voraussetzungen werden zum großen Teil von einer Reihe kolloidaler Stoffe erfüllt. Die wichtigsten therapeutisch eingesetzten Plasmaexpander sind **Dextran,** das in der Tiermedizin noch immer die größte Bedeutung besitzt, sowie **Hydroxyethylstärke** und **Gelatinepräparate.**

3.1
Dextrane

Dextran ist ein hochpolymeres Glucopolysaccharid, aus dem durch hydrolytische Spaltung verschieden große Bruchstücke hergestellt werden, wovon Dextran 60 (mittleres Molekulargewicht 60 000–85 000) und Dextran 40 (mittleres Molekulargewicht 40 000) als Plasmaersatzstoffe therapeutische Anwendung finden. Die Qualität eines bestimmten Fabrikats ist um so besser, je geringer die Molekülgröße streut, da zu kleine Moleküle zu schnell renal ausgeschieden werden und dadurch den therapeutischen Wert reduzieren. Vorteile von Dextran sind die gute Löslichkeit, die ausreichend hohe hyperonkotische Konzentrationen ermöglicht, sowie die im Vergleich zu anderen Plasmaexpandern hohe Wasserbindungskapazität von 20–25 ml Wasser/g Dextran. Dadurch bindet z. B. eine 6%ige Dextranlösung zusätzlich zum Infusionsvolumen noch weitere 30–50 % Wasser, die aus dem Interstitialraum in den Intravasalraum diffundieren. Durch diesen Einstrom von Gewebewasser nimmt außerdem die Viskosität des Blutes ab mit der Folge verbesserter Fließeigenschaften vor allem in der Endstrombahn. Dextran 60-Moleküle und damit das an sie gebundene Wasser werden nur langsam aus der Blutbahn eliminiert, der Plasmaexpansionseffekt kann bis zu 24 h anhalten. Dextran wird vollständig aus dem Organismus ausgeschieden, sowohl durch renale Elimination bis zu einem Molekulargewicht von 50 000 als auch durch Metabolisierung durch Dextranase, die jedoch die 1,6-glykosidische Bindung der Glukosemoleküle in Dextran nur langsam hydrolytisch spalten kann, und nachfolgenden Abbau zu CO_2 und Wasser. Die Halbwertszeit beträgt für Dextran 40, das überwiegend glomerulär ausgeschieden wird, bis zu 6 h, für Dextran 60 mit hauptsächlich metabolischer Elimination ca. 24 h.

Dextran 60 wird therapeutisch als 6%ige hyperonkotische Infusionslösung (isoonkotisch bei 4 %) in isotoner Elektrolytlösung (**Macrodex 6 %, Deltaplasmat M 70 6 %, Oncovertin 6 %,** V. M.) bei der **Indikation** Volumenmangel eingesetzt. Dieses Dextran ist das Mittel der Wahl für die primäre längerfristige hämoproteinfreie Volumensubstitution beim hypovolämischen Schock zur Erhaltung der Makrozirkulation. Die **Dosis** beträgt maximal 20 ml/kg / 24 h, oder 1,2 g Dextran/kg und Tag, wobei die erste Hälfte bei Bedarf als Schnellinfusion innerhalb von 15 min zugeführt werden kann. Darüber hinausgehender Flüssigkeitsbedarf ist durch Zusatzinfusion isotoner Elektrolytlösungen zu decken, wobei die Infusionsgeschwindigkeit der kardiozirkulatorischen Situation anzupassen ist.

Dextran 40 wird als 10%ige Infusionslösung (isoonkotisch bei 3,4 %) in isotoner Kochsalzlösung (**Rheomacrodex 10 %,** H. M., **Deltaplasmat M 40 10 %,** V. M.) für die **Indikationsgebiete** Mikrozirkulationsstörungen und Thromboseprophy-

laxe eingesetzt. Dextran 40 ist zur Volumensubstitution in der Frühphase des hypovolämischen Schocks weniger geeignet. Der Einsatz erfolgt erst im protrahierten Schock, in dem Mikrozirkulationsstörungen mit Stase in der Endstrombahn bedingt durch das »sludge«-Phänomen infolge Thrombozyten- und Erythrozytenaggregation auftreten. Dextran 40 verbessert die Mikrozirkulation einerseits über Viskositätsminderung durch Hämodilution und andererseits durch den »coating«-Effekt, durch den die zellulären Bestandteile und die Gefäßinnenwand mit einem dünnen Dextranfilm überzogen werden, der der Aggregation von Thrombozyten und Erythrozyten entgegenwirkt und dadurch die Stase in der Endstrombahn infolge des »sludge«-Phänomens verhindern kann und antithrombotisch wirkt. Mit zunehmendem Molekulargewicht scheinen Dextrane hingegen proaggregatorisch zu wirken. Dextran 60 wirkt zwar noch antithrombotisch, scheint aber die Erythrozytenaggregation bereits zu fördern. Die **Dosierung** liegt bei maximal *10–15 ml/kg/Tag,* bzw. 1,5 g Dextran/kg/24 h, wobei die erste Hälfte bei Bedarf als Schnellinfusion, der Rest als Dauertropf mit einer Einlaufgeschwindigkeit bis zu 2 ml/kg/h verabreicht werden kann. An den Folgetagen soll die Zufuhr 10 ml/kg/Tag nicht überschreiten.

Die Begrenzung der täglichen Höchstmenge auf 1,0–1,5 g/kg ist durch die **Nebenwirkung** von Dextranen auf die Blutgerinnung bedingt. Die Gerinnungsstörungen werden verursacht durch Dilution von Gerinnungsfaktoren und durch den »coating«-Effekt und äußern sich in erhöhter Blutungsneigung. Zur Verhinderung einer zu starken Verdünnung der zellulären Blutbestandteile empfiehlt sich, die Dextranzufuhr nach dem Hämatokrit zu steuern, der nicht unter 30 % abfallen soll. Dextrane können sowohl als polyvalente Antigene als auch durch direkte Histaminliberation anaphylaktische bzw. anaphylaktoide Reaktionen auslösen. Diese Reaktionen scheinen im Gegensatz zu Mensch und Ratte bei den Haustieren keine praktische Relevanz zu besitzen. Die allergischen Reaktionen können verhindert werden durch prophylaktische i. v.-Gabe von H_1-Antihistaminika oder niedermolekularem Dextran 1 (**Promit,** H. M.) direkt vor der Infusion, das als monovalentes Antigen die Antikörper gegen höhermolekulare Dextrane blockiert. Zu schnelle Infusion und **Überdosierung,** insbesondere von Dextran 40-Lösungen, können eine akute Volumenüberlastung des Kreislaufs und Nierenversagen auslösen. Dextranlösungen sind **nicht** geeignet zur Behandlung von Dehydratationen. Vielmehr werden bestehende Exsikkosen verstärkt und sollen deshalb vor Beginn der Dextraninfusion ausgeglichen werden.

Zur Verhinderung einer Dehydrierung des Interstitialraumes durch die Plasmaexpansion können isotone Elektrolytlösungen gleichzeitig infundiert werden. **Kontraindikationen** für Dextraninfusionen sind Hypervolämie, Hyperhydratationszustände, dekompensierte Herzinsuffizienz und Niereninsuffizienz. Vorsicht ist erforderlich bei hämorrhagischen Diathesen und Dehydratationen des EZR. **Wechselwirkungen:** Beim Mischen mit anderen Arzneimitteln sind Inkompatibilitäten möglich. Dextran kann klinisch-chemische Untersuchungen (z. B. auf Glukose, Protein, Fettsäuren, Cholesterin, spezifisches Gewicht des Harnes) sowie die Kreuzprobe vor Bluttransfusionen beeinflussen. Bei gleichzeitiger Gabe anderer Histaminliberierender Pharmaka besteht erhöhtes Risiko für das Auftreten anaphylaktoider Erscheinungen. **Wartezeit:** keine.

3.2
Gelatinepräparate

Gelatinepräparate enthalten halbsynthetische Polypeptide, die durch Abbau nativer Gelatine und verschiedenartiger Repolymerisierung hergestellt werden. Zur Verfügung stehen **Oxypolygelatine** (**Gelifundol,** H. M.), **Succinylgelatine** (**Gelafundin,** H. M.) und **Harnstoff-vernetzte Gelatine** (**Haemaccel** 35, H. M.) in Konzentrationen von 3–5,5 % in isotoner Elektrolytlösung. Wegen des niedrigen Molekulargewichts von ca. 35 000 und des Abbaus durch Proteasen ist die Halbwertszeit für den Volumen-stabilisierenden Effekt mit 3–4 Stunden entsprechend kurz. Die Wasserbindungskapazität beträgt nur 14 ml/g, mit den handelsüblichen Lösungen ist somit kein Plasmaexpansionseffekt zu erzielen. Gelatinepräparate besitzen keinen »coating«-Effekt für zelluläre Blutbestandteile. Das **Indikationsgebiet** beschränkt sich somit auf kolloidalen Volumenersatz bei Hypovolämie. Aufgrund der raschen Elimination richtet sich die **Dosis** nach dem Volumendefizit, wobei die Tageshöchstmenge nur durch die Hämodilution begrenzt wird und deshalb nach dem Hämatokrit ($>30\%$) zu steuern ist. Schnellinfusionen sind möglich, die Infusionsgeschwindigkeit ist der kardiozirkulatorischen Situation anzupassen. **Nebenwirkungen:** Durch die halbsynthetische Herstellung wurde die Antigenität von Gelatinepräparaten reduziert, dennoch ist die Häufigkeit anaphylaktoider Reaktionen mehr als doppelt so hoch als bei Dextranen. Aufgrund der fehlenden Expanderwirkung besteht

außer bei **Überdosierung** keine Gefahr von Gerinnungsstörungen und Dehydratation des Interstitialraums. **Kontraindikationen, Wechselwirkungen:** siehe Dextrane.

3.3
Hydroxyethylstärke

Hydroxyethylstärke (HES) ist ein synthetisches Polysaccharid aus hydroxyethyliertem Amylopectin. Das mittlere Molekulargewicht beträgt je nach Präparat 40 000 (**Expafusin,** H. M.) bzw. 200 000 (**HAES-steril,** H. M.) oder 450 000 (**Plasmasteril,** H. M.). Verwendet werden 6- oder 10%ige Konzentrationen in isotoner Elektrolytlösung. Auch die hochmolekularen Lösungen besitzen aufgrund der kugelförmigen Molekülstruktur eine ausreichend niedrige Viskosität. Der Abbau erfolgt langsam entsprechend dem Substitutionsgrad mit Hydroxyethylgruppen durch die Serumamylase. Bei den niedermolekularen Präparaten fällt nach einem nur 3–4 Stunden anhaltenden Volumensubstitutionseffekt das Plasmavolumen wieder kontinuierlich ab. Bei den höhermolekularen Polymeren kommt es hingegen nach diesem Zeitraum zu einer weiteren Zunahme von kolloidosmotisch wirksamen Bestandteilen, die durch die Serumamylase abgespalten werden, und dadurch zu einem protrahierten sekundären Volumeneffekt, durch den sich die ersatzwirksame Halbwertszeit auf 8–12 Stunden verlängert. Die Wasserbindungskapazität beträgt ebenfalls 14 ml/g, 6%ige Lösungen wirken somit nicht expansiv, erst mit der hyperonkotischen 10%igen Lösung kann eine initiale Expansion auf ca. 145 % des Infusionsvolumens erzielt werden. Ähnlich Dextran verbessert HES die hämodynamische Situation in der Endstrombahn und weist einen »coating«-Effekt auf. **Indikationsgebiete** sind kolloidaler Volumenersatz bei Hypovolämie sowie Störungen der Mikrozirkulation und Thromboseprophylaxe. Die **Tagesdosis** ist auf maximal 10–20 ml/kg bzw. 1,2 g HES/kg beschränkt. Die Infusion wird nach dem Hämatokrit und der kardiozirkulatorischen Situation gesteuert. Bei Überschreitung der Höchstdosen treten **Nebenwirkungen** in Form von Gerinnungsstörungen auf. HES besitzt nur geringe antigene und keine direkten Histamin-liberierenden Eigenschaften. **Kontraindikationen:** siehe Dextrane. **Wechselwirkungen:** Beim Mischen mit anderen Arzneimitteln können Inkompatibilitäten auftreten. Die Aktivität der Serumamylase wird scheinbar erhöht.

H   Nierenwirksame Pharmaka

F. R. UNGEMACH

1
Diuretika

Diuretika sind Pharmaka, die eine Steigerung der Harnausscheidung bewirken. Eine vermehrte Diurese kann erzielt werden (1) durch Erhöhung eines pathologisch eingeschränkten Glomerulumfiltrats oder (2) durch Reduzierung der tubulären Rückresorption von Elektrolyten und Wasser. Eine Zunahme der glomerulären Filtration läßt sich über eine Steigerung der Nierendurchblutung erreichen. Therapeutische Ansatzpunkte für eine Verbesserung der Nierenperfusion sind eine Auffüllung des Intravasalraums durch Infusion von Elektrolytlösungen oder Plasmaexpandern, eine Erhöhung des Herz-Minuten-Volumens z. B. durch Herzglykoside oder Methylxanthine oder eine Dilatation der Nierenarteriolen z. B. durch Dopamin. Als eigentliche Diuretika werden jedoch Pharmaka verstanden, die durch direkte Beeinflussung von Rückresorptionsprozessen im Tubulussystem der Niere eine vermehrte Harnausscheidung bewirken. Hierzu zählen die relativ mild wirkenden **Carboanhydrase-Hemmstoffe** und **Benzothiadiazine** sowie die stark wirksamen **Schleifendiuretika.** Eine Sonderstellung nehmen die **Kalium-sparenden Diuretika** und **Aldosteron-Antagonisten** ein. Eine weitere Gruppe mit geringerer Bedeutung bilden die **osmotischen Diuretika,** welche die tubuläre Rückresorption von Wasser durch osmotische Bindung verringern und somit ohne primäre Beeinflussung des Ausscheidungsmusters von Elektrolyten zu einer Mehrausscheidung von Wasser führen. Demgegenüber reduzieren Benzothiadiazine und Schleifendiuretika, die die größte therapeutische Bedeutung besitzen, primär die Rückresorption von Elektrolyten durch Eingriff in verschiedene aktive und passive Ionentransportvorgänge in der Henleschen Schleife (Schleifendiuretika) und im distalen Tubulus (Benzothiadiazine) mit der Folge erhöhter Konzentrationen vor allem von Natrium und Chlorid im Harn (»Saluretika«). Dieser Mehrausscheidung von Elektrolyten folgt sekundär Wasser aus osmotischen Gründen, wodurch die eigentliche diuretische Wirkung zustande kommt. Je nach Wirkungsstärke sind diese Diuretika in der Lage, bis zu 40 % des glomerulär filtrierten Natriums zur Ausschei-

dung zu bringen. Durch den renalen Flüssigkeitsverlust kommt es zu einer Verringerung des Plasmavolumens und zu einem Anstieg des onkotischen Drucks im Intravasalraum, wodurch Flüssigkeit aus dem Gewebe mobilisiert wird. Zu den wichtigsten **Anwendungsgebieten** von Diuretika in der Tiermedizin (Tab. 1) zählt deshalb die Ausschwemmung nicht entzündlicher Ödeme, z. B. des Euters oder des Gesäuges sowie von generalisierten Ödemen renalen, hepatogenen und insbesondere kardialen Ursprungs. Somit können Diuretika als Zusatztherapie bei der Behandlung einer Herzinsuffizienz eingesetzt werden, wenn durch Herzglykoside keine zufriedenstellende Ödemausschwemmung zu erzielen ist. Stark wirksame Verbindungen, wie Schleifendiuretika, eignen sich auch zur Herbeiführung einer schnellen

Tab. 1
Indikationen für Diuretika

Indikation	Thiazid-	Schleifen-diuretika	Osmo-
	Hydrochlorothiazid	Furosemid	Mannitol 10 %
Generalisierte Ödeme	x (1–2)	x (1–2)	
Lungenödem		x (1–2)	
Hirnödem		x (1–2)	x (1500)
Aszites/ Hydrothorax, -perikard		x (1–2)	
Herzinsuffizienz	x (1–2)	x (1–2)	
Nierenversagen		x (5–10)	x (1500)
forcierte Diurese		x (5–10)	x (1500)
Steinprävention	(x) (1–2)		
Diabetes insipidus	x (2,0)		

Angaben in Klammern: Dosierung in mg/kg.

Druckentlastung bei Hirn- und Lungenödemen sowie zur Mobilisierung von Flüssigkeitsansammlungen in Körperhöhlen (z. B. bei Aszites, Hydrothorax, Hydroperikard). Weitere Indikationen für stark wirksame Diuretika sind die Durchführung einer forcierten Diurese bei Vergiftungen zur Beschleunigung der Giftausscheidung sowie die Aufrechterhaltung eines Restharnflusses bei drohendem oder beginnendem Nierenversagen, um eine Minimalausscheidung harnpflichtiger Substanzen zu gewährleisten und ein Verstopfen von Harnkanälchen durch Ausfällungen zu verhindern. Voraussetzung für die Diuretikaanwendung ist eine gewisse Restfunktion der Niere. Bei Anurie besteht keine Wirkung mehr, vielmehr sind Diuretika bei Auftreten einer Anurie abzusetzen. In der Humanmedizin finden Diuretika eine sehr breite Anwendung als Basistherapie bei der Hypertonie, wobei der Blutdruck-senkende Effekt neben der initialen natriuretischen Wirkung auf einer in ihrem Mechanismus noch nicht endgültig geklärten Abnahme der Empfindlichkeit gegenüber peripheren vasokonstriktorischen Effekten von Catecholaminen und möglicherweise auch auf Verschiebungen im Natrium- und Calciumhaushalt der Gefäßmuskelzellen beruht. Da Bluthochdruck bei Tieren keine Rolle spielt, ist diese Indikation in der Veterinärmedizin ohne Bedeutung. Weniger häufige Indikationen sind Hypercalcämie, Hyperkaliämie, Diabetes insipidus und Glaukom.

Als Voraussetzung für die Durchführung einer Diuretikatherapie muß der Kreislauf zum Transport der mobilisierten Flüssigkeit in der Lage sein. Ferner sollen vor Beginn der Therapie bestehende Elektrolytimbalanzen behoben sein, da sich die Mehrausscheidung der Elektrolyte nur auf bestimmte Ionen, insbesondere auf Kalium, Natrium und Chlorid, erstreckt, so daß unter Diuretikaeinwirkung die Ionenzusammensetzung vom Normalharn abweicht. Daraus resultiert als wichtigste **Nebenwirkung** ein Verlust dieser Ionen, der zu entsprechenden Imbalanzen der Serumelektrolyte und bei Benzothiadiazinen und Schleifendiuretika an erster Stelle zu einer Hypokaliämie führt. Im Gefolge dieser Ionenverschiebungen können auch Störungen im Säure-Basen-Haushalt auftreten, und zwar in Form einer Alkalose bei natriuretischen Diuretika oder einer Azidose bei Kaliumsparenden Diuretika und Carboanhydrase-Hemmstoffen. Bisher konnte noch kein ideales Diuretikum gefunden werden, das dem Körper Flüssigkeit mit einer Ionenzusammensetzung im physiologischen Verhältnis entzieht. Bei kurzfristiger Anwendung, die bei Tieren vor allem durchgeführt wird, ist die Gefahr solcher Nebenwirkungen relativ gering. Bei Langzeittherapie läßt sich dieses

Risiko durch Vermeidung der Gabe von Höchstdosen, durch eine intermittierende Therapie, durch eine kombinierte Verabreichung eines Kalium-sparenden Diuretikums oder durch Kaliumsubstitution (s. Kap. G 1.5) vermindern. Besonders bei Durchführung einer forcierten Diurese besteht die Gefahr der Entstehung einer Hypomagnesiämie, Hyponatriämie und Hypovolämie, die sich nachteilig auf Herz-Kreislauf-Funktionen auswirkt und mit einem erhöhten Thromboserisiko verbunden ist. Im Verlaufe einer Diuretikatherapie sollte deshalb nicht nur eine Kontrolle des Serumionogramms, sondern auch der Wasserbilanz durchgeführt werden. Aus der Reihe weiterer, meist Substanz-spezifischer Nebenwirkungen ist noch die diabetogene Wirkung von Thiazid- und Schleifendiuretika von Bedeutung, durch die es zu einer Hyperglykämie und verringerter Glukosetoleranz und damit zu einer Verschlechterung eines latenten oder manifesten Diabetes mellitus kommen kann. Als Ursache wird eine herabgesetzte Insulinfreisetzung, erhöhte Gluconeogenese und Glykogenolyse angenommen.

Die Verwendung der früher gebräuchlichen **Quecksilberdiuretika** (z. B. Mersalyl), die nicht mehr im Handel sind, ist heute obsolet.

Wegen zu schwacher und zu kurzer Wirkung werden **Methylxanthine,** vor allem das als Bronchospasmolytikum in der Tiermedizin eingesetzte Theophyllin (s. Kap. C 5.2.2), heute kaum mehr als Diuretika verwendet. Mit Aminophyllin-Dosen von 5–10 mg/kg wird eine diuretische Wirkung durch direkte Hemmung der tubulären Rückresorption von Natrium und Chlorid sowie durch eine verstärkte Nierendurchblutung infolge einer Steigerung des Herz-Minuten-Volumens erzielt. Als *Nebenwirkung* der gesteigerten Nierendurchblutung kommt es zu Auswirkungen auf das Nadelgegenstromsystem durch Auswaschung des Konzentrationsgradienten im Nierenmark und dadurch zu einer Hemmung der Harnkonzentrierungsvorgänge.

Von fraglichem therapeutischem Wert sind **Diuretika pflanzlicher Herkunft,** z. B. in Zubereitungen aus Schachtelhalmkraut, Wacholderbeeren, Birkenblättern oder Bärentraubenblättern. Die darin enthaltenen Wirkstoffe induzieren nur eine begrenzte Wasserdiurese, bedingen andererseits aber die Gefahr möglicher Nierenreizungen bis hin zu Hämaturie bei Überdosierung.

1.1
Osmotische Diuretika

Der sechswertige Zuckeralkohol **Mannitol** (Mannit) wird in hypertoner Lösung als Osmotherapeutikum z. B. zur Mobilisierung von Ödemen (v. a. Hirnödem) und zur Aufrechterhaltung eines Restharnflusses bei Oligurie/Anurie eingesetzt. Hierzu findet, allerdings mit geringerer Bedeutung, auch der Zuckeraustauschstoff **Sorbitol,** ein Isomer des Mannitols, Verwendung. Diese Wirkung ist bedingt (1) durch die praktisch fehlende Verstoffwechselung insbesondere von Mannitol, wodurch die osmotisch wirksamen Bestandteile ausreichend lange erhalten bleiben und (2) durch die renale Elimination nur in Form glomerulärer Filtration ohne nennenswerte tubuläre Rückresorption. Dadurch verbleibt das Lösungswasser beim Osmotherapeutikum, das somit den Körper unter Induzierung einer osmotischen Diurese und ohne Zurücklassung einer Wasserlast verläßt, wobei die Elektrolytkonzentration im Harn eher unter den Normalwerten liegt. Hochprozentige Glukose- oder Fruktoselösungen weisen hingegen infolge schneller Metabolisierung und tubulärer Rückresorption der osmotisch wirksamen Bestandteile einen geringeren diuretischen Effekt bei gleichzeitiger Volumenbelastung durch zurückbleibendes freies Wasser auf und sind deshalb nicht zur Osmotherapie geeignet. Als osmotische Diuretika stehen 40%ige Sorbitollösungen (**Eufusol** S 40, H. M.) oder 10–20%ige Mannitollösungen (**Mannit-Lösung 10 %,** V. M., **Osmofundin,** H. M.) zur Verfügung. Mannitol wird nach intravenöser Gabe praktisch nicht verstoffwechselt und ist somit nicht als Energieträger, sondern nur zur Osmotherapie geeignet. Sorbitollösungen sind hingegen nur sehr beschränkt zur osmotischen Diurese verwendbar, da dieser Zuckeralkohol im Gegensatz zu Mannitol einem substantiellen Metabolismus unterliegt. 20%ige Sorbitollösungen werden jedoch noch in Kombination mit 10 % Dextran 40 als Onko-Osmotherapeutika (**Rheofusin** 20, H. M.) vor allem bei Nierenversagen infolge von Hypovolämie und Mikrozirkulationsstörungen eingesetzt. **Indikationsgebiete** für Mannitollösungen sind Hirnödem nach Ausschluß intrakranieller Blutungen, Senkung des Augeninnendrucks bei Glaukom, Einleitung einer osmotischen Diurese bei Oligurie/Anurie zur Aufrechterhaltung eines Restharnflusses im akuten Nierenversagen sowie forcierte Diurese bei Vergiftungen, wobei für diese Indikation Schleifendiuretika allerdings besser geeignet sind. Mannitol ist auch bei stark herabgesetzter Nierenfunktion noch wirksam, solange eine restliche glomeruläre Filtration besteht. Osmotherapeutika sind nicht geeignet zur Ausschwemmung generalisierter Ödeme, da sie eine natriumarme Diurese bewirken.

Aufgrund der fehlenden enteralen Resorption von Sorbitol und Mannitol eignen sich diese Kohlenhydrate ferner als osmotisch wirksame **Abführmittel.** Hierfür stehen Sorbitol-haltige Klistiere zur Verfügung (**1× Klysma-Sorbit,** H. M.).

Dosierung: Die maximale Tagesdosis für Mannitol beträgt 1,5 g/kg, die langsam streng intravenös mit einer Geschwindigkeit von höchstens 0,3 g/kg/h zu verabreichen ist. **Nebenwirkungen:** Durch zu schnelle Infusion der hyperosmolaren Lösungen kann es, vor allem bei eingeschränkter Nierenfunktion, durch die Flüssigkeitsverschiebung aus dem IZR in den EZR zu einer akuten Volumenbelastung des kardiovaskulären Systems kommen. Die Infusion darf deshalb nur fortgeführt werden, wenn nach einer Testdosis von ca. 0,2 g/kg innerhalb von 5 min eine Mindestdiurese > 1 ml/kg/h zustande kommt. Jede osmotische Diurese setzt einen ausreichenden Hydratationszustand voraus. Eine osmotische Diurese ist nur kurzzeitig durchführbar. Eine Langzeittherapie soll nicht mit Mannitollösungen erfolgen. Kontrollen der Wasserbilanz sind erforderlich. Mannitol erhöht die Nierendurchblutung, wodurch es zu einem Auswascheffekt des osmotischen Gradienten im Nierenmark und zu einem Verlust der Konzentrierungsfähigkeit der Niere kommen kann. **Kontraindikationen** sind nach Probeinfusion anhaltende Oligurie/Anurie, Dehydratationen, kardiale Dekompensation, Lungenödem und intrakranielle Blutungen. Bei Hypervolämie ist Vorsicht geboten. **Wechselwirkungen:** Aufgrund ihrer Konzentration und Dosierung eignen sich Osmotherapeutika nicht zum Mischen mit anderen Arzneimitteln. **Wartezeit:** keine.

1.2
Carboanhydrase-Hemmstoffe

Verbindungen mit Sulfonamidstruktur sind in der Lage, das Enzym Carboanhydrase, das auch in den Zellen des proximalen Tubulus vorkommt, zu hemmen. Durch die Hemmung dieses Enzyms wird in den Tubuluszellen die Synthese von Kohlensäure aus Kohlendioxid und Wasser herabgesetzt mit der Folge einer Verringerung der Konzentration von H^+-Ionen, die bei der Dissoziation der Kohlensäure entstehen und die aktiv in das Tubuluslumen im Austausch gegen Natrium sezerniert werden. Dadurch kommt es zu einer Hemmung der Rückresorption von Natrium und Bicarbonat unter Bildung eines stark alkalischen Harnes und Auslösung eines diuretischen Effekts durch die erhöhte Natriumkonzentration im Tubuluslumen. Der Einfluß auf die Natrium-Rückresorption ist jedoch nur auf das proximale Tubulussystem beschränkt, so daß durch Regulationsmechanismen in distalen Abschnitten die natriuretische Wirkung wieder verringert werden kann. Dort führt das erhöhte Natriumangebot einerseits zu einer kompensatorisch erhöhten Rückresorption von Natrium im Austausch zu einer gesteigerten Kaliumsekretion und andererseits über einen Feedback-Mechanismus zu einer Herabsetzung der glomerulären Filtration. Somit haben Carboanhydrasehemmer im Vergleich zu anderen Diuretika nur einen geringen diuretischen Effekt, der weiterhin durch eine sich infolge der renalen Bicarbonatverluste in wenigen Tagen entwickelnde metabolische Azidose begrenzt wird. Als Carboanhydrasehemmstoff ist heute nur mehr **Acetazolamid (Diamox,** H.M.) im Handel. Acetazolamid hemmt auch in anderen Organen die Carboanhydrase, die z.B. eine Rolle bei der Bildung des Bikarbonat-reichen Kammerwassers im Auge oder bei der Pankreassekretion spielt. **Anwendungsgebiete:** Wegen der begrenzten Wirksamkeit hat Acetazolamid als Diuretikum keine Bedeutung mehr. Hauptindikation ist der akute Glaukomanfall. Weniger gesicherte Indikationen sind akute Pankreatitis und epileptische Krampfanfälle. **Dosierung:** 5–10 mg/kg oral, i.m., i.v. bei Hund und Katze. Wirkungsdauer bis zu 8 h. Gute und schnelle enterale Resorption, Ausscheidung über die Niere in unveränderter Form, erhöhte renale Elimination bei alkalischem Harn. **Nebenwirkungen:** Hyperpnoe durch Anstieg der CO_2-Spannung, Herabsetzung der thyroidealen Jodaufnahme, bei längerer Anwendung Hypokaliämie und metabolische Azidose. **Kontraindikationen:** Kalium- und Natriummangel, schwere Leber- und Nierenfunktionsstörungen, Sulfonamidallergie. **Wechselwirkungen:** verstärkte Toxizität von Salicylaten, verzögerte Ausscheidung von Chinidin.

1.3
Benzothiadiazine

Benzothiadiazine (Thiaziddiuretika) sind Weiterentwicklungen der Carboanhydrase-Hemmstoffe und besitzen ebenfalls eine charakteristische Sulfonamidstruktur. Im Gegensatz zu Wirkstoffen wie Acetazolamid liegt der Angriffspunkt für die diuretische Wirkung im frühdistalen Tubulus und beruht auf einer Hemmung der Rückresorption

von Natrium. Prototyp dieser Wirkstoffgruppe ist **Chlorothiazid,** das jedoch nicht mehr im Handel ist. Beispiele aus der Vielzahl der therapeutisch eingesetzten Verbindungen dieser Gruppe sind **Hydrochlorothiazid (Esidrix,** H.M., **Vetidrex,** V.M.), **Trichlormethiazid (Esmarin,** H.M.), **Bendroflumethiazid (Intolex,** V.M.) sowie die chemisch stärker abweichenden Thiazidanaloga **Chlortalidon (Hygroton,** H.M.), **Mefrusid (Baycaron,** H.M.) und **Xipamid (Aquaphor,** H.M.), das auch Ähnlichkeiten zu Furosemid aufweist. Nur Hydrochlorothiazid und Bendroflumethiazid sind als Tierarzneimittel auf dem Markt. Alle diese Wirkstoffe haben eine qualitativ gleiche Wirkung. Unterschiede bestehen nur in der Wirkdauer und Wirkungsstärke. Entsprechend der Wirkdauer beim Menschen erfolgt die Einteilung in kurzwirksame (< 12 h), wie Chlorothiazid, in mittellangwirksame (< 24 h), wie Hydrochlorothiazid und Mefrusid, und in langwirksame (> 24 h) Verbindungen wie Bendroflumethiazid, Trichlormethiazid und Chlortalidon. Aufgrund unterschiedlicher Wirkungsstärke sind **Dosierungen** für Chlortalidon von 2–3 mg/kg, für Hydrochlorothiazid und Mefrusid von 1 mg/kg erforderlich. Außer einer insgesamt mäßigen bis mittelstarken diuretischen Wirkung weisen diese Wirkstoffe bei Vorliegen eines Diabetes insipidus einen antidiuretischen Effekt auf. Thiaziddiuretika besitzen aufgrund ihrer sehr geringen akuten Toxizität eine große *therapeutische Breite*. Dosisüberschreitungen führen in erster Linie zu einer Wirkungsverlängerung. Das **Nebenwirkungsspektrum** ist bei allen Verbindungen qualitativ gleich und insbesondere durch Elektrolytverluste und eine diabetogene Wirkung gekennzeichnet.

1.3.1
Hydrochlorothiazid

Hydrochlorothiazid (Vetidrex, V.M.) unterscheidet sich von Chlorothiazid nur durch das Fehlen einer Doppelbindung, ist jedoch ca. 10fach stärker wirksam. Im Handel befindet sich Hydrochlorothiazid als Injektionslösung zur Anwendung bei Pferd, Rind, Schaf, Schwein, Hund und Katze sowie als Bolus zur oralen Verabreichung bei Großtieren. Humanmedizinische Präparate liegen als Tabletten vor (**Esidrix,** H.M.). Die diuretische Wirkung erfolgt vom Tubuluslumen aus und beruht auf einer Hemmung des Chlorid-gekoppelten Natriumtransports in den oberen Abschnitten des distalen Tubulus. Durch Hemmung der Rücksorptionsprozesse kommt es zu einer Mehrausscheidung von Natrium und Chlorid und durch osmotische Wasserbindung zu einer Zunahme des Wasserflusses. Die erhöhte Ausscheidung umfaßt 5–10 % des ultrafiltrierten Natriums, so daß insgesamt eine mäßige bis mittelstarke diuretische Wirkung zustande kommt. Für diese Wirkung ist eine Hemmung der Carboanhydrase im proximalen Tubulus bei therapeutischer Dosierung ohne Bedeutung. Die Bicarbonat-Ausscheidung ist nur geringfügig gesteigert, der Harn reagiert schwach alkalisch und es entwickelt sich keine metabolische Azidose, die die diuretische Wirkung vermindern könnte. Mit dem hypertonen Harn wird auch vermehrt Kalium ausgeschieden, da aufgrund des erhöhten Natriumangebots im distalen Tubulus eine gesteigerte Rückresorption von Natrium im Austausch gegen Kalium stattfindet. Die kaliuretische Wirkung wird verstärkt durch eine gleichzeitige Aktivierung des Renin-Angiotensin-Aldosteron-Systems und umfaßt 2–4 % des glomerulär filtrierten Kaliums. Eine vermehrte Calciumrückresorption im distalen Tubulus kann zur Prävention Calcium-haltiger Harnsteine ausgenutzt werden. Hydrochlorothiazid besitzt wie alle Thiaziddiuretika eine in ihrem Mechanismus noch nicht völlig aufgeklärte antidiuretische Wirkung auf die gesteigerte Wasserdiurese beim Diabetes insipidus. **Anwendungsgebiete:** nichtentzündliche Ödeme von Euter und Gesäuge, kardiale, renale und hepatogene Ödeme; bei Herzinsuffizienz als alleinige Therapie in leichten Fällen oder unterstützend zur Herzglykosidbehandlung; Diabetes insipidus centralis und renalis; Prävention von Oxalatsteinen. **Dosierung:** Pferd und Rind 0,5–1 mg/kg, Schwein, Schaf, Hund und Katze 0,5–2 mg/kg i. m., s. c. oder oral als Tagesdosis, eventuell auf 2 Einzeldosen verteilt. Hydrochlorothiazid ist nach oraler Gabe ausreichend bioverfügbar (> 70 % beim Menschen). Die Proteinbindung liegt bei 65 %. Hydrochlorothiazid wird nicht metabolisiert, sondern als Wirkvoraussetzung in unveränderter Form überwiegend renal durch glomeruläre Filtration und aktive tubuläre Sekretion ausgeschieden. Beim Hund erfolgt zusätzlich eine Ausscheidung über die Faeces nach biliärer Sekretion. Eine geringe Menge geht in die Milch über. Die Wirkung tritt nach 1–2 Stunden ein und hält bis zu 12 Stunden, bei steigenden Dosen noch länger an. Beim Rind wurde nach oraler Gabe hoher Dosen eine Wirkungsdauer bis zu 72 Stunden beobachtet. Somit ist die biologische Halbwertszeit von Hydrochlorothiazid wesentlich länger als die Eliminationshalbwertszeit, die im Bereich von 20 min beim Hund, 2 h beim Pferd und 3–10 h beim Menschen liegt. Hydrochlorothiazid besitzt aufgrund seiner geringen akuten Toxizität eine große *therapeutische Breite.* **Nebenwirkungen:** Kaliumverluste insbesondere bei Therapiebeginn. Zur Vermeidung einer Hypokaliämie Therapiebegrenzung auf maximal 3 Tage, Langzeitbehandlung mit reduzierter Dosis oder intermittierend im Rhythmus von 2 bis 3 Tagen oder Kombination mit einem Kalium-sparenden Diuretikum und Kontrolle der Serumelektrolyte. Verminderte Glukosetoleranz, Verschlechterung eines latenten oder manifesten Diabetes mellitus. Bei Langzeittherapie: Hyponatriämie, Hypomagnesiämie, Hypercalcämie. Eine verzögerte Harnsäureausscheidung ist bei Dalmatinern zu beachten. Selten allergische Reaktionen. **Kontraindikationen:** schwere Leber- und Nierenfunktionsstörungen, therapieresistente Hypokaliämie, Hypercalcämie, Sulfonamidallergie. **Wechselwirkungen:** Verstärkter Kaliumverlust durch Glukokortikoide und Laxantien; Erhöhung der Wirkung und Toxizität von Herzglykosiden durch Kaliumverluste; Abschwächung der Insulinwirkung; Verringerung der diuretischen Wirkung durch Probenecid. **Wartezeiten:** eßbare Gewebe 10 Tage, Milch 3 Tage.

1.3.2
Bendroflumethiazid

Bendroflumethiazid (Intolex, V. M.) gehört zu den stark und länger wirksamen Vertretern aus der Gruppe der Benzothiadiazine und steht in Form einer öligen Injektionslösung oder als Dragees mit Kaliumchloridzusatz zur Anwendung bei Pferd, Rind, Schaf, Schwein und Hund zur Verfügung. Bei gleichem diuretischem Wirkungsmechanismus wie Hydrochlorothiazid (s. u. H 1.3.1) ist Bendroflumethiazid ca. 10fach stärker wirksam. **Anwendungsgebiete:** siehe Hydrochlorothiazid. **Dosierung:** bei allen Tierarten als Tagesdosis 0,1–0,2 mg/kg i. m., s. c. oder oral. Die Bioverfügbarkeit bei oraler Gabe ist im allgemeinen gut, die ölige Injektionslösung scheint beim Rind schlecht bioverfügbar zu sein. Die Plasmaproteinbindung beträgt beim Hund 93 %. Die Wirkung tritt nach ca. 1 h ein, erreicht ihr Maximum nach 4 h und hält bis zu 24 h und länger, beim Rind nach oraler Gabe hoher Dosen bis zu 72 h an. Die Ausscheidung erfolgt renal und umfaßt beim Hund in 24 h bis zu 70 % der Dosis. Im Harn erscheint neben der unveränderten Substanz noch ein Hydrolyseprodukt. Die Eliminationshalbwertszeit beträgt beim Hund 2,5 h. *Therapeutische Breite* und **Nebenwirkungen:** siehe Hydrochlorothiazid. Durch den Kaliumchloridzusatz kann es zur Reizung der Duodenalschleimhaut bis hin zu Ulzerationen kommen. **Kontraindikationen** und **Wechselwirkungen:** siehe Hydrochlorothiazid. **Wartezeiten:** Eßbare Gewebe 10 Tage, Milch 3 Tage.

1.4
Schleifendiuretika

Als Schleifendiuretika werden Wirkstoffe bezeichnet, deren Angriffspunkt für die diuretische Wirkung am aufsteigenden Ast der Henleschen Schleife liegt. Wegen ihrer sehr hohen, die anderen Gruppen von Diuretika übertreffenden Wirkstärke werden sie auch als High-ceiling-Diuretika bezeichnet. Mit Ausnahme des relativ neuen Wirkstoffs **Muzolimin** handelt es sich um Carbonsäuren, die teilweise eine Sulfonamidstruktur besitzen. Hauptvertreter dieser Gruppe ist **Furosemid** (**Lasix**, H. M.; **Dimazon**, V. M.), ferner zählen zu den Schleifendiuretika **Bumetanid, Piretanid** (**Arelix**, H. M.), **Etacrynsäure** (**Hydromedin**, H. M.) sowie das Prodrug **Etozolin** (**Elkapin**, H. M.), das über seinen Metaboliten Ozolinon wirkt. Schleifendiuretika induzieren eine sehr rasch einsetzende, intensive Diurese, die jedoch nur wenige Stunden anhält. Eine Wirksamkeit besteht vielfach noch bei stark eingeschränkter Nierenfunktion und bei Indikationen, bei denen Thiaziddiuretika nicht mehr ausreichend wirken, z. B. bei akutem Nierenversagen, bei Hirn- oder Lungenödem. Schleifendiuretika sind auch geeignet zur Durchführung einer forcierten Diurese. Die starke Diuresesteigerung führt aber andererseits innerhalb kurzer Frist zu einem Flüssigkeitsverlust, der in hohen Dosen bis zu 7 % des Körpergewichts betragen kann und eine erhebliche Kreislaufbelastung für den Patienten bedeutet. Von den Schleifendiuretika hat nur Furosemid veterinärmedizinische Bedeutung erlangt, begrenzte Erfahrungen bei Tieren liegen außerdem noch für Bumetanid und Etacrynsäure vor.

1.4.1
Furosemid

Furosemid (**Lasix**, H. M., **Dimazon**, V. M.) ist als injizierbares oder oral anzuwendendes Diuretikum zur Anwendung bei Pferd, Rind, Hund und Katze im Handel. Das wichtigste Strukturmerkmal für die diuretische Wirkung ist eine Carboxylgruppe, während die Sulfonamidstruktur ohne Bedeutung ist. Als Wirkungsvoraussetzung wird Furosemid in unveränderter Form glomerulär filtriert und aktiv tubulär sezerniert und erreicht somit in relativ hoher Konzentration als Säureanion seinen Wirkort am aufsteigenden Schenkel der Henleschen Schleife. Dort hemmt Furosemid von der luminalen Seite her den aktiven Transport von Chlorid in die Tubuluszelle und in Folge auch die an diesen

Transport gekoppelte Rückresorption von Natrium und Kalium. Die Hemmung der Natriumrückresorption ist wesentlich stärker als nach Thiaziddiuretika und umfaßt bis zu 40 % des filtrierten Natriums mit der Folge entsprechend umfangreicher Mehrausscheidung von Wasser, zumal unter der Wirkung von Schleifendiuretika ein plasmaisotoner Harn ausgeschieden wird. Zu dem diuretischen Effekt von Schleifendiuretika trägt vermutlich noch eine Steigerung der Nierendurchblutung bei, die zu einer Auswaschung des Konzentrationsgradienten im Nierenmark und zu einem Verlust der Konzentrierungsfähigkeit der Niere führt. Ursächlich wird hierfür eine Erhöhung des renalen Spiegels an vasodilatatorisch wirkendem Prostaglandin E_2 angenommen, insbesondere da diese Steigerung der Nierendurchblutung durch nichtsteroidale Antiphlogistika, wie Indometacin, aufgehoben werden kann. Die starke initiale Zunahme der Natriumausscheidung führt zu einem schnell eintretenden »Rebound«-Phänomen, wobei eine Aktivierung des Renin-Angiotensin-Aldosteron-Systems unter anderem eine Rolle spielt. Bereits nach relativ kurzer, sehr intensiver Diuresesteigerung fällt die Natrium- und Wasserausscheidung auf Werte unterhalb der Ausgangslage ab. Eine bei Herzinsuffizienz therapeutisch wichtige extrarenale Wirkung ist ein vasodilatatorischer Effekt im Bereich der venösen Kapazitätsgefäße, der zu einer Senkung der Vorlast des Herzens durch dieses »venöse Pooling« führt. Neben der Mehrausscheidung von Natrium kommt es auch unter Schleifendiuretika zu charakteristischen Kaliumverlusten als Folge einer Hemmung der Rückresorption in der Henleschen Schleife, durch einen vermehrten Austausch gegen das im distalen Tubulus stark konzentrierte Natrium sowie durch eine Aldosteronausschüttung. Weiterhin wird auch die Ausscheidung anderer Elektrolyte, insbesondere von Magnesium und Calcium, gesteigert. **Anwendungsgebiete:** Ausschwemmung aller Arten nicht entzündlicher Ödeme, wegen der intensiven diuretischen Wirkung auch bei akuten Ödemzuständen, vor allem zur Druckentlastung bei Hirn- und Lungenödem, zur Mobilisierung von Flüssigkeitsansammlungen in Körperhöhlen (Aszites, Hydrothorax, Hydroperikard), bei akutem Nierenversagen und zur forcierten Diurese bei Vergiftungen. Weitere Anwendungsgebiete sind unterstützende Behandlung bei Herzinsuffizienz, Hypercalcämie, Nasenbluten bei Rennpferden, Zusatzbehandlung bei Hufrehe. **Dosierung:** ein- bis zweimal täglich bei Pferd und Rind 0,5–1 mg/kg i. m. oder i. v., beim Rind 2–4 mg/kg oral, bei Hund und Katze 1–2 mg/kg oral, i. m., i. v. *Nur* bei akutem Nierenversagen und zur Durchführung einer forcierten Diurese sind höhere Dosierungen von 5–10 mg/kg erforderlich und vertretbar. Bei diesen hohen Dosierungen ist immer für ausreichenden Ersatz von Flüssigkeit und Elektrolyten zu sorgen. Bei Behandlungsdauer von mehr als 3 Tagen sind Kontrollen der Serumelektrolyte und der Wasserbilanz durchzuführen sowie therapiefreie Intervalle einzulegen oder kombiniert kaliumsparende Diuretika anzuwenden. Bei Nierenversagen wird eine kombinierte Anwendung mit Dopamin (siehe Kap. A 2.1.1.3) empfohlen. Furosemid ist oral gut bioverfügbar ($> 60\%$). Maximale Blutspiegel werden nach 1–2 h erreicht, wirksame Plasmakonzentrationen liegen bei 0,2–0,3 µg/ml. Die Proteinbindung beträgt mehr als 85%. Die Wirkung tritt nach i. v. Gabe praktisch sofort, nach oraler Verabreichung innerhalb einer Stunde ein. Die Wirkungsdauer beträgt i. v. 2–3 h und oral 5–6 h, beim Rind konnte nach 5 mg/kg bis zu 24 h eine Wirkung beobachtet werden. Bei intravenöser Applikation kommt es jedoch durch verstärkte renale Elimination des Wirkstoffs zu Wirkungsabschwächung, so daß Furosemid nach oraler oder i. m. Verabreichung vergleichbar oder besser und länger wirksam ist. Furosemid wird nur geringfügig zu diuretisch unwirksamen Metaboliten abgebaut. Der überwiegende Anteil wird, als Wirkvoraussetzung, in unveränderter Form durch glomeruläre Filtration und aktive tubuläre Sekretion über die Niere ausgeschieden, so daß hohe Konzentrationen im Primärharn aufgebaut werden. Die Eliminationshalbwertszeit beträgt nach i. v. Injektion 12–15 min beim Hund und 30 min beim Pferd und nach oraler Gabe 4,3 h beim Hund. **Nebenwirkungen:** Furosemid besitzt eine geringe akute Toxizität. Die sehr intensive diuretische Wirkung führt vor allem bei Dosen > 5 mg/kg zu schwerwiegenden Störungen des Elektrolythaushalts und umfangreichen Volumenverlusten bis zu 7% des Körpergewichts, mit der Folge einer Hämokonzentration und einer starken Kreislaufbelastung, Blutdruckabfall, Thromboserisiko. Bei längerer Behandlung: in erster Linie Hypokaliämie und Hyponatriämie, ferner Hypomagnesämie und Hypocalcämie, Harnsäureanstieg (beim Dalmatiner zu beachten), Verschlechterung einer metabolischen Alkalose durch Chloridverluste. Weitere Nebenwirkungen können gastrointestinale Störungen mit okkultem Blut in den Faeces beim Hund, Hyperglykämie und entsprechende diabetogene Wirkungen (seltener als bei Thiaziddiuretika) und Sulfonamidallergie sein. Höhere Dosen (> 8 mg/kg) führen insbesondere bei intravenöser Verabreichung zu Veränderungen der Elektrolytzusammensetzung in der Endolymphe mit der Folge vorübergehender Taubheit. **Kontraindikationen:** Therapie-resistente Hypo-

kaliämie und Hyponatriämie, Hypovolämie, Hypotonie, Niereninsuffizienz mit Anurie, schwere Leberfunktionsstörung, Sulfonamidallergie. **Wechselwirkungen:** Verstärkung der oto- und nephrotoxischen Wirkungen von Aminoglykosid-Antibiotika sowie der Nephrotoxizität von Cephalosporinen; Erhöhung der Wirkung und Toxizität von Herzglykosiden, Anstieg der Digoxin-Serumkonzentration; Abschwächung der diuretischen Wirkung durch Probenecid und durch Hemmstoffe der Prostaglandinsynthese, wie nicht-steroidale Antiphlogistika. *Doping:* Die starke Vermehrung des Harnvolumens führt zu einer Verringerung der Konzentration anderer Pharmaka im Urin, worauf bei Durchführung von Dopinganalysen zu achten ist. Bei einmaliger Applikation ist dieser Effekt jedoch nur kurzfristig und führt auch zu keiner wesentlichen Beschleunigung der Ausscheidung anderer Arzneimittel. Die Rennleistung wird durch Schleifendiuretika nicht beeinflußt. **Wartezeit:** eßbare Gewebe und Milch jeweils 1 Tag.

1.4.2
Bumetanid und Etacrynsäure

Diese beiden Schleifendiuretika sind nur als Humanarzneimittel auf dem Markt und haben bisher keine Bedeutung in der Veterinärmedizin erlangt. Bei qualitativ gleicher Wirkung erfolgt die Anwendung bei denselben **Indikationsgebieten** wie Furosemid.

Bumetanid ist ca. 40mal stärker wirksam als Furosemid. **Dosierung:** beim Hund 0,05–0,1 mg/kg i. v., s. c., i. m. oder oral. Bei akutem Nierenversagen und forcierter Diurese sind höhere Dosen erforderlich. Beim Pferd genügen 0,01–0,02 mg/kg zur Gewinnung von Harnproben. Die Ausscheidung erfolgt unverändert renal. Die Eliminationshalbwertszeit beträgt beim Hund nach intravenöser Injektion nur 9 min.

Etacrynsäure (**Hydromedin,** H. M.) entfaltet ihre diuretische Wirkung sowohl von der luminalen als auch von der vasalen Seite her. Gebräuchliche Dosen liegen bei 0,3–3 mg/kg i. v. oder oral.

Nebenwirkungen, **Kontraindikationen** und **Wechselwirkungen** entsprechen Furosemid.

1.5
Kaliumsparende Diuretika

Kaliumsparende Diuretika sind Wirkstoffe, die, im Gegensatz zu den bisher besprochenen Diuretika, die renale Kaliumausscheidung nicht erhöhen, sondern verringern. Alle diese Diuretika wirken erst in spätdistalen Tubulusabschnitten und in den Sammelrohren und führen dort zu einer Hemmung der Natriumrückresorption und der Kaliumsekretion. Es bestehen aber prinzipielle Unterschiede im Wirkungsmechanismus. Der **Aldosteron-Antagonist Spironolacton** wirkt durch Verdrängung von Aldosteron von seinem Rezeptor, während die kaliumsparenden Diuretika **Triamteren, Amilorid** und wahrscheinlich **Chlorazanil** Aldosteron-unabhängig ihre natriuretische und Kalium-retinierende Wirkung über eine Hemmung des Na^+/K^+-Gegentransports entfalten. Die diuretische Wirkung ist nur mäßig. Der therapeutische Einsatz beschränkt sich deshalb vor allem auf die Kombination mit Thiazid- oder Schleifendiuretika zur Minderung der unerwünschten Kaliumverluste sowie auf einige spezifische Anwendungen z. B. von Spironolacton bei erhöhter Aldosteron-Sekretion.

1.5.1
Amilorid und Triamteren

Die kaliumsparenden Diuretika **Triamteren (Jatropur,** H. M.) und **Amilorid,** die nicht als Tierarzneimittel im Handel sind, haben wegen ihrer schwachen diuretischen Wirkung als Monotherapeutika keine praktische Bedeutung. Ihr Einsatz erfolgt in erster Linie als Kombinationspartner zu Thiaziddiuretika (z. B. mit Hydrochlorothiazid: **Moduretic,** H. M., **Esiteren,** H. M.) oder zu Schleifendiuretika (z. B. mit Furosemid: **Diaphal,** H. M.). Der Wirkort liegt im spätdistalen Tubulus und an den Sammelrohren. Dort kommt es an der luminalen Membran von Tubuluszellen zu einer Blockade des Natriumkanals und entsprechender Hemmung der Rückresorption von Natrium. Daraus resultiert ein schwacher natriuretischer Effekt, der nur 3 bis 5 % des filtrierten Natriums erfaßt, sowie eine Hyperpolarisation der apikalen Membran von Tubuluszellen, wodurch der Antrieb für den Ausstrom von K^+- (und H^+-)Ionen über diese Membran herabgesetzt wird. Diese Wirkung ist nicht an die Anwesenheit von Aldosteron gebunden. Die Chlorid- und Bicarbonatausscheidung ist mäßg erhöht. **Anwendungsgebiete:** kombinierter Einsatz mit Thiazid- oder Schleifendiuretika zur Minderung der Kaliumverluste bei unveränderter natriuretischer Wirkung; als Monotherapie: Verringerung von Kaliumverlusten bei Herzglykosidintoxikation. Amilorid und Triamteren werden nur oral appliziert. Die Wirkung tritt nach 2 h ein, erreicht ihr Maximum nach 6–8 h und hält 12–24 h an. Somit besteht beim Menschen eine gute Übereinstimmung mit dem Wirkungsverlauf oral verabreichter Thiaziddiuretika.

Amilorid
Dosierung: beim Hund 0,1–0,5 mg/kg oral (nicht ausreichend klinisch belegt). Geringe orale Bioverfügbarkeit (maximal 40 % beim Menschen), Proteinbindung bis 40 %. Sehr geringe Metabolisierung, überwiegend renale Ausscheidung in unveränderter Form durch glomeruläre Filtration und tubuläre Sekretion. Eliminationshalbwertszeit (nur für Menschen bekannt): 6–9 h. *Therapeutische Breite:* Dosen ab 2 mg/kg sind für den Hund toxisch.

Triamteren
Dosierung: Beim Hund oral 3–5 mg/kg als Tagesdosis, verteilt auf 2 Einzelgaben. Gute Bioverfügbarkeit (bis 90 % beim Menschen), Proteinbindung ca. 55 %. Schnelle Metabolisierung durch Hydroxylierung und anschließende Sulfatierung. Der entstehende Metabolit ist noch diuretisch wirksam und wird tubulär sezerniert. Eliminationshalbwertszeit (beim Menschen) 3–4 h. *Therapeutische Breite:* Die toxische Dosis für den Hund liegt bei 30 mg/kg.

　　Nebenwirkungen von Triamteren und Amilorid: Hyperkaliämie vor allem bei eingeschränkter Leber- und Nierenfunktion, seltener metabolische Azidose. **Kontraindikationen:** Hyperkaliämie, schwere Leber- und Nierenfunktionsstörungen. **Wechselwirkungen:** in der Veterinärmedizin ohne Bedeutung.

1.5.2
Aldosteron-Antagonisten

Als Aldosteron-Antagonisten sind **Spironolacton** und sein wirksamer Metabolit **Canrenon** von therapeutischer Bedeutung. Beide Wirkstoffe stehen nur als Humanarzneimittel, Spironolacton (**Aldactone,** H. M.) zur oralen Anwendung und das wasserlösliche Kaliumcanrenoat (**Osyrol,** H. M.) zur intravenösen Applikation, zur Verfügung. Das Steroid Spironolacton wirkt über seinen aktiven Metaboliten Canrenon als kompetitiver Hemmstoff von Aldosteron an dessen Rezeptoren im distalen Tubulus und in den Sammelrohren. Dadurch kommt es in diesen Nierenabschnitten zu einer Hemmung der Aldosteron-vermittelten Natriumrückresorption, die im Austausch gegen Kalium erfolgt. Die Folge ist eine geringfügig gesteigerte Natriurese, die aber lediglich 2 % des glomerulär filtrierten Natriums erfaßt, so daß nur eine entsprechend mäßige Diuresesteigerung bei gleichzeitig verringerter Kaliumausscheidung zustande kommt. Im Gegensatz zu Amilorid oder Triamteren ist diese Wirkung Aldosteron-abhängig und nimmt mit steigenden Aldosteronspiegeln zu. **Anwendungsgebiete:** primärer Hyperaldosteronismus; sekundärer Aldosteronismus, der sich z. B. im Gefolge von chronischer dekompensierter Herzinsuffizienz oder bei Leberzirrhose mit Aszites ausbilden kann; nichtentzündliche Ödeme, die auf andere Diuretika nicht ansprechen. **Dosierung:** Hund und Katze einmal täglich 2–4 mg/kg Spironolacton oral bzw. Kaliumcanrenoat intravenös. Spironolacton ist oral gut bioverfügbar ($> 70\%$ beim Menschen) und wird rasch umgewandelt in seinen wirksamen Hauptmetaboliten Canrenon. Das Wirkungsmaximum wird erst nach 2–3 Tagen erreicht, die Wirkung kann mehrere Tage anhalten. Die Elimination der Metaboliten erfolgt renal (ca. 45 %) und biliär (ca. 35 %) mit einer Halbwertszeit beim Menschen für Spironolacton unter 1 h, für Canrenon von 15–21 h. **Nebenwirkungen:** Hyperkaliämie, insbesondere bei Leber- und Nierenfunktionsstörungen; Gynäkomastie; möglicherweise cancerogen. **Kontraindikation:** schwere Niereninsuffizienz. **Wechselwirkungen:** Wirkungsminderung durch nicht-steroidale Antiphlogistika, Erhöhung der Plasmaspiegel von Digoxin.

2
Pharmaka mit antidiuretischer Wirkung

2.1
Vasopressin

Das Hypophysenhormon **Vasopressin,** ein zyklisches Nonapeptid, bewirkt in physiologischen Konzentrationen eine hormonale Antidiurese durch Steigerung der Wasserpermeabilität im distalen Tubulus und in den Sammelrohren. Zur Anwendung kommt aus Hypophysen von Schlachttieren gewonnenes Vasopressin, das als Tannat (**Pitressin-Tannat,** H. M.) 36–72 h nach i. m. oder s. c. Injektion wirksam ist, sowie vollsynthetische Wirkstoffe wie Desmopressin (**Minirin,** H. M.), dessen antidiuretische Wirkung selektiv gegenüber den vasokonstriktorischen Eigenschaften gesteigert ist. **Anwendungsgebiete:** Diabetes insipidus centralis. Vasopressin ist unwirksam beim Diabetes insipidus renalis. Dosierung und weitere Einzelheiten siehe Kap. S 2.4.1.

2.2
Nicht-hormonale Antidiurese

Beim Diabetes insipidus renalis ist die Vasopressinausschüttung nicht gestört. Vielmehr kommt die gesteigerte Wasserdiurese durch eine morphologische und funktionelle Schädigung der Zellmembranen im distalen Tubulus, an denen Vasopressin angreift, zustande. Vasopressin ist deshalb unwirksam. Bei dieser **Indikation,** aber auch beim Diabetes insipidus centralis, kann therapeutisch die antidiuretische Wirkung von **Thiaziddiuretika** ausgenutzt werden, die bei Vorliegen einer Polyurie eine 50–85%ige Reduzierung des Harnvolumens bei Hund und Katze in **Dosierungen** von z. B. 2 mg/kg für *Hydrochlorothiazid* bewirken. Der Mechanismus dieser antidiuretischen Wirkung ist noch nicht endgültig aufgeklärt und möglicherweise ausgelöst durch eine sich entwickelnde negative Natriumbilanz, verringerten Durst, eine Vasopressin-ähnliche Eigenwirkung und einen Anstieg von cyclischem AMP. Weitere Einzelheiten siehe Kap. H 1.3.

Verschiedene Pharmaka haben eine antidiuretische Nebenwirkung, wie das Antikonvulsivum Carbamazepin, das die Vasopressinsynthese und -freisetzung stimuliert, oder nicht-steroidale Antiphlogistika, die die renale Vasopressinwirkung verstärken.

I   Beeinflussung der Uterusfunktion

R. Kroker

1 Einleitung

Während der Gestation hat der Uterus zwei Aufgaben zu erfüllen, nämlich im Stadium der Trächtigkeit zu erschlaffen, um die Durchblutung und damit den materno-fetalen Stoffwechsel aufrechtzuerhalten, sowie während des Partus sich rhythmisch zu kontrahieren, um Frucht und Nachgeburt auszutreiben. Die Uterusfunktionen können folgendermaßen beeinflußt werden:

1. Steigerung der Uterusmotilität durch a) wehenfördernde Oxytocika wie Oxytocin und Prostaglandin $F_{2\alpha}$ und b) blutungsstillende, postpartal einzusetzende Secalealkaloide.

2. Eine Reduzierung der Uterusmotilität wird durch sogenannte Tokolytika bewirkt. Dazu zählen β_2-sympathomimetisch wirksame Stoffe wie Clenbuterol, Isoxsuprin, Fenoterol und Buphenin. Entsprechende Präparate werden zur Wehenhemmung eingesetzt.

Mit Hilfe dieser Stoffe bzw. entsprechender Derivate kann nun zu unterschiedlichen Zeitpunkten der Trächtigkeit entweder ein Abbruch oder die Geburtseinleitung herbeigeführt werden. Weiterhin kann der Geburtszeitpunkt hinausgezögert bzw. in der Nacht vermieden werden. Zu beachten ist, daß zahlreiche Arzneimittel unerwünschte Wirkungen auf die Uterusmuskulatur ausüben können; z. B. führen Barbiturate, nichtsteroidale Antiphlogistika und Papaverin zur Hemmung der Muskelkontraktion.

2 Spezieller Teil

2.1 Oxytocin

Handelspräparate: Oxytosel (V. M.), Utrophysin (V. M.), Oxyn (V. M.), Oxytocin (V. M.), Perlacton (V. M.), Orasthin (V. M.), Pitocin (V. M.), Oxymetrin (V. M.), (Injektionslösungen, Nasalspray). 1 I. E. entspricht 1,68 pg des synthetischen Standards.

Oxytocin ist ein aus 9 Aminosäuren bestehendes Peptidhormon, das in den Nervenzellen des Nucleus supraopticus und des Nucleus paraventricularis des Hypothalamus gebildet wird. Es gelangt durch Neurosekretion in den Hypophysenhinterlappen, wo es an Neurophysin gebunden gespeichert wird. Die Freisetzung aus dieser Proteinbindung erfolgt in Anwesenheit von Ca^{++} durch nervale Stimuli. Freisetzungsreize sind der Saugreiz und eine Dilatation von Cervix und Vagina. Beim Rind erfolgt darüber hinaus eine zyklusabhängige Oxytocinsynthese im Corpus luteum. Oxytocin führt über eine Membrandepolarisation zur Muskelkontraktion. Nach erfolgter Kontraktion ist die Muskelzelle refraktär, bis Oxytocinasen das Hormon enzymatisch abgebaut haben. Nach erfolgter Repolarisation wird die Muskelzelle wieder sensibel gegenüber Oxytocin.

Diese Rhythmik umfaßt einen Zeitraum von 3–5 Minuten. Das Myometrium ist gegenüber Oxytocin nur in Gegenwart hoher Östrogenkonzentrationen ansprechbar (Ausnahme: Puerperium). Progesteron reduziert die Kontraktionsfähigkeit durch Oxytocin. Daneben beeinflußt Oxytocin die Diurese und Salurese. Über Interaktionen mit der Insulin- und Glucagonsezernierung wird eine Glucosemobilisierung hervorgerufen. Oxytocin war das erste Peptidhormon, das synthetisch hergestellt wurde. Generell ist Oxytocin Mittel der Wahl zur Anregung der Uteruskontraktion im Partus und Frühpuerperium und bei Wehenschwäche. Spezielle **Anwendungsgebiete** mit Dosierungen in I. E./Tier sind: **Atonia uteri sub partu** und **post partum** (Rind 25 i. v.), **Retentio secundinarum** (Rind 25, Pferd 50–60/Stunde als Dauertropfinfusion), **unterstützende Therapie bei Endometritis im Frühpuerperium** (Rind 25 i. v., Schaf 5–10 i. m., Hund 3–10 s. c.), **Milchabgabestörung** (Rind 0,5–10 i. v., 20–40 i. m., s. c., Pferd 30–40 i. m., Schwein 1–10 i. v., 15 i. m., Hund 0,2–1 i. v., i. m., s. c., Nasalspray, Katze 2–5 Nasalspray); **Entfernung der Residualmilch zur Unterstützung der Mastitistherapie** (Rind 0,5–10 i. v., 20–40 i. m., s. c., Schwein 1–10 i. v., 15 i. m.), **Wehenschwäche** (Schaf 5–10 i. v., 1–20 i. m. 2 g 1–3 i. m., s. c., Pferd 8–30 i. v., 40 i. m., Schwein 1–10 i. v., 20–25 i. m., Hund 0,15–1,25 i. v., 1–20 i. m., 1–10 s. c., Katze 2–5 i. m.). **Unterstützung der Uterusinvolution (Rind 80 i. m., 2–5 i. v.). Verkürzung der Geburtsdauer** (Schwein 1–10 i. v., 20–25 i. m.).

Oxytocin wird als Peptid im Gastrointestinaltrakt inaktiviert. Resorptionen über die Schleimhäute des Nasen-Rachenraums sind begrenzt möglich, aber es sind 20–30fach höhere Dosen notwendig (Rd.) als nach parenteraler Gabe. **Halbwertszeiten** liegen zwischen 1–9 min.

Die Bindung erfolgt an β-Globuline, beim Menschen liegt Oxytocin nur in freier Form vor. Durch Serum-Oxytocinasen, in der Leber, Niere und in der Milchdrüse wird Oxytocin durch Reduktion der Disulfidbrücken inaktiviert. Die **Ausscheidung** erfolgt überwiegend über die Niere, wobei es als unveränderte Substanz oder als Glycinamid eliminiert wird.

Als **Gegenanzeigen** gelten Geburtshindernisse, vor allem eine nicht geöffnete Cervix, sowie Lageanomalien und Krampfwehen.

Als **Nebenwirkungen** werden uterine Hyperkontraktibilität, Tetanus uteri, Uterusruptur (besonders bei Fleischfressern) und Geburtsverhaltung (Schwein bei > 10 I. E. i. v.) beobachtet. β-Adrenolytika und Prostaglandine verstärken die wehenfördernden Eigenschaften von Oxytocin.

Wartezeiten: Nach i. m.- und s. c.-Applikation für eßbare Gewebe 3 Tage, ansonsten 0 Tage.

Bei postpartalen Blutungen und zur Involutionsbeschleunigung sind Secalealkaloide besser geeignet, da ihre Wirkung länger anhält. Da Oxytocin auch zur Milchejektion führt, eignet es sich zur Agalaktiebehandlung. **Dosierungen:** i. m., s. c. (1 I. E. = 2 µg) Hund/Katze − 0,5, Schwein − 0,3 und Rind/Pferd − 0,2 I. E./kg.

Insgesamt sollte eine Dosis von 40 I. E./Tier nicht überschritten werden. Die i. v.-Injektion muß sehr langsam erfolgen. Bei i. v.-Anwendung zur Förderung der Milchejektion genügen ca. 20–50 % der o. g. Dosen. Wiederholungsbehandlung nach Bedarf.

Pharmakokinetik: Die Bindung erfolgt im Plasma an β-Globuline. Die **Halbwertszeit** beträgt bei allen Spezies 1–3 min. Bei den oben angegebenen Dosierungen treten keine **Nebenwirkungen** auf. Nach **Überdosierungen** kann es zur Dauerkontraktion des Uterus und damit zur fetalen Hypoxie kommen. Uterusruptur und Tachykardie sind ebenfalls möglich. Als **Gegenanzeigen** gelten Geburtshindernisse, vor allem eine nicht geöffnete Cervix. **Wartezeit:** 0 Tage.

2.2
Secale-Alkaloide

Handelspräparate: Ergometrin, H. M. (Tabl., Inj.-Lsg., Tropfinfusion), Methergin, H. M. (Dragees, Inj.-Lsg.).

Secalealkaloide sind Inhaltsstoffe von Claviceps purpurea, einem Pilz, der Getreide befällt. Die verschiedenen Alkaloide besitzen eine der Lysergsäure vergleichbare Grundstruktur. Angriffspunkt der auch als Mutterkornalkaloide bezeichneten Stoffe sind die glatte Muskulatur der Gebärmutter, der Blutgefäße und das Zentralnervensystem.

Die erregende Wirkung auf die Gebärmutter zeigt sich in einer Zunahme rhythmischer Kontraktionen, die bei Dosiserhöhung zur Dauerkontraktion führen kann. Diese Wirkungen werden einerseits durch agonistische bzw. antagonistische Effekte an α-Adreno- bzw. Serotoninrezeptoren vermittelt, andererseits sind auch direkt erregende Wirkungen am glatten Muskel dafür verantwortlich.

Besonders die Alkaloide **Ergometrin** und **Methylergometrin** werden aufgrund ihrer relativ spezifischen Wirkung auf den Uterus therapeutisch postpartal eingesetzt.

Anwendungsgebiete: Uterusatonie post partum, Blutungen in der Nachgeburtsphase, Lochialstauungen, mangelhafte Involution. **Dosierungen:** Hund, Katze: Methylergometrin (Methergin) 1–3 µg/kg KGW i. v., i. m., s. c. Andere Spezies: Ergometrin 2–5 µg/kg p. o., i. v., i. m. Nach i. m.-Verabreichung setzt die Wirkung in ca. 15 min ein und hält 2–4 h an. Vor allem Methylergometrin wird nach oraler Gabe rasch resorbiert und hat eine hohe Bioverfügbarkeit.

Ein Einsatz sub partu gilt als **Gegenanzeige**, da die Gefahr einer Dauerkontraktion mit Fruchtschäden groß ist. Eine Verstärkung der Vasokonstriktion durch Makrolide und Tetracycline ist als **Wechselwirkung** zu beachten. Das Mutterkornalkaloid **Ergotamin** wird in der Humanmedizin zur Therapie der Migräne, **Bromocriptin** (Pravidel) auch in der Tiermedizin durch die Unterdrückung der Prolaktinsekretion zur Laktationshemmung z. B. bei der Laktomanie der Hündin eingesetzt.

2.3
Prostaglandine und Agonisten

Prostaglandine sind Abkömmlinge von 3–4fach ungesättigten Fettsäuren. Wichtigste Vorstufe ist die Arachidonsäure, die über mehrere Schritte zur Vorstufe der Prostaglandine, dem Prostaglandin H_2, umgewandelt wird (s. B 3).

Die Synthese findet mit Ausnahme der Erythrozyten in allen Geweben statt. Dementsprechend vielfältige Wirkungen werden durch diese Stoffe ausgeübt. Besonders im Vordergrund steht die kontraktile Wirkung auf die glatte Muskulatur und insbesondere auf den Uterus. Den Prostaglandinen $F_{2\alpha}$ und E_2 kommen wichtige Funktionen bei der Einleitung und Aufrechterhaltung der Wehentätigkeit zu. PG $F_{2\alpha}$ entfaltet luteolytische Wirkungen, die zu einem Abfall der Progesteronkonzentration führen, wodurch die intrazelluläre Ca^{++}-Konzentration im Myometrium erhöht wird. Als Folge davon ergeben sich oxytocinartige Uteruskontraktionen. Im Zeitraum der Frühschwangerschaft sind die genannten Prostaglandine zur Abortinduktion wirksam. Im Gegensatz zum PG $F_{2\alpha}$ wirkt PG E_2 am nicht graviden Uterus relaxierend. Zur Geburtseinleitung können diese Stoffe ebenfalls verabreicht werden, wegen der starken **Nebenwirkungen** ist aber Oxytocin vorzuziehen. In der Veterinärmedizin werden Prostaglandin $F_{2\alpha}$ und Analoga überwiegend wegen der luteolytischen Wirkung eingesetzt.

Bei Überdosierungen treten folgende Symptome auf: Bronchokonstriktion, Ataxie, Nausea, Vomitus, Salivation, Puls- und Atemfrequenzerhöhung sowie frequentes Urinabsetzen. Obwohl die folgenden Präparate auch für Anwendungsgebiete vorgesehen sind, die nicht unmittelbar mit einer Beeinflussung der Uterusfunktion verbunden sein müssen, werden sie der Vollständigkeit wegen hier aufgeführt.

2.3.1
Prostaglandin $F_{2\alpha}$ (Dinoprost)

Handelspräparate: Dinolytic, Glandin N (Inj.-Lösungen).

Bei Behandlungen während der Gravidität oder im Diöstrus wird bei Pferd, Rind und Schaf eine Luteolyse induziert, wodurch bei trächtigen Tieren die Geburt oder ein Abort eingeleitet wird bzw. eine vorzeitige Einleitung der Brunst und Ovulation stattfindet (nicht beim Hund und Primaten).

Beim Schwein dagegen ist nur während der Trächtigkeit eine ausreichende Luteolyse zu erzielen. **Anwendungsgebiete:** Rind, Pferd, Schaf: Verlegung des Brunst- und Ovulationszeitpunktes bei Anwendung während des Diöstrus, Aborteinleitung (Rind bis Tag 150, Pferd, Schaf bis Tag 50 der Trächtigkeit), Brunstlosigkeit bei progesteronbedingter Zyklusblockade, mumifizierte Früchte und Geburtseinleitung (Rind). Schwein: Geburtseinleitung bzw. -synchronisation ab Tag 111 der Trächtigkeit (Tag 0 = 1. Tag der Rausche).

Dosierungen: Färsen, Kühe: 0,05, bei Abort- und Geburtseinleitung bis 0,07 mg/kg, bei Zyklussynchronisation 2mal im Abstand von 10–11 Tagen. Stute 0,1 mg/kg, i.m., s.c. Schwein 0,03–0,05 mg/kg, Schaf 0,01 mg/kg. Eine Dosis von 25 mg/Tier sollte nicht überschritten werden. Pros-

taglandin $F_{2\alpha}$ wird innerhalb von 1,5 bis 5 Minuten zu 80% metabolisiert.

Der **Hauptmetabolit PGF M** weist eine **Halbwertszeit** von 3–8 Minuten auf. Die **Elimination** erfolgt vorwiegend renal. Als **Nebenwirkung** wurden bei Pferden ein leichtes Ansteigen der Herzfrequenz sowie abdominelle Beschwerden beobachtet, die nur von kurzer Dauer sind.

Rinder zeigen gelegentlich reduzierten Speichelfluß sowie vermehrte Nachgeburtsverhaltungen. Beim Schwein wurde erhöhte Körpertemperatur, Atemfrequenz- und Kot- bzw. Urinabsatzsteigerung beobachtet. Als **Gegenanzeigen** gelten spastische Erkrankungen der Atemwege und des Magen-Darmtraktes. **Cave:** Asthmatiker und Schwangere sollten den direkten Kontakt mit dem Arzneimittel vermeiden.

Wartezeiten: Eßbare Gewebe 2, Milch 0 bzw. 1 Tag (Glandin N).

2.3.2
Prostaglandin $F_2\alpha$-Agonisten

Diese Arzneimittelgruppe wurde mit dem Ziel entwickelt, die direkte Wirkung auf die glatte Muskulatur im Vergleich zum $PGF_{2\alpha}$ zu reduzieren und die spezifisch luteolytische Eigenschaft zu erhöhen. Darüber hinaus sollten günstigere pharmakokinetische Voraussetzungen zur Verlängerung der therapeutischen Wirksamkeit geschaffen werden.

Diese Vorgaben treffen auf die folgenden Präparate zu.

2.3.2.1
Tiaprost, Cloprostenol, Luprostiol und Fluprostenol

Handelspräparate: Iliren; Estrumate, Pronilen und Suimate; Equimate (alle V.M., s. Kap. B 3.2).

Anwendungsgebiete: Tiaprost und Luprostiol ist bei Rind, Stute, Schwein und Schaf, Cloprostenol bei Rind und Schwein und Fluprostenol beim Pferd zugelassen. Als Indikationen gelten die im Kapitel 2.3 genannten Maßnahmen. **Dosierungen:** Tiaprost: Rind –2, Pferd 1–2; Schwein 1–2 und Schaf 1–1,5 μg/kg. Cloprostenol: Rind und Schwein 1 μg/kg. Fluprostenol: Pferd 0,5 μg/kg. Luprostiol: Rind 3,0; Schwein, Schaf 50; Pferd 15 μg/kg; i.m., s.c.

Die orale Wirksamkeit dieser Stoffe ist 10–20fach geringer als die von PG $F_{2\alpha}$. Die Halbwertszeiten betragen 1–34 h.

Die **therapeutische Breite** ist groß. Erst bei vielfacher Überdosierung treten die spezifischen **Nebenwirkungen** auf. Empfindlich ist das Pferd, bei dem bereits bei ca. 3facher Dosierung Schwitzen und erhöhte Darmmotilität zu beobachten ist. Als **Gegenanzeigen** gelten i. v.-Injektionen (Kollapsgefahr), obwohl Tiaprost für die i. v.-Anwendung zugelassen wurde; Obstruktionen der Atemwege und spastische Erkrankungen des Gastro-Intestinaltraktes. **Cave:** s. Dinoprost. **Wartezeiten:** siehe Kapitel B 3.2.

2.4
Glukokortikoide

Vor allem fluorierte Glukokortikoide wie Dexamethason sind in der Lage, insbesondere beim Rind im letzten Trimenon Uteruskontraktionen auszulösen. Wahrscheinlich beruht diese Wirkung auf einer gesteigerten Östrogensynthese. Dexamethason-Dosierungen von ca. 0,04 mg/kg lösen nach ca. 2–4 Tagen einen Abort mit Nachgeburtsverhaltung aus. Bei der Anwendung von Glukokortikoiden ist die Hochträchtigkeit als **Gegenanzeige** zu beachten (siehe auch Kap. T 5.2).

2.5
Tokolytika (s. a. Kap. A 2.1.3.3.2)

Es ist schon lange bekannt, daß sympathomimetisch wirksame Substanzen uterusrelaxierend wirken. Eine klinische Anwendung dieses Effektes war aber erst möglich, als selektiv die β_2-Adrenozeptoren erregenden Substanzen eingeführt und damit die unerwünschten kardialen Wirkungen reduziert wurden. Die heute als Tokolytika verwendeten Stoffe wie Fenoterol, Buphenin, Salbutamol, Terbutalin, Isoxsuprin und Clenbuterol (die beiden letzteren auch in der Vet. Med.) finden z. T. auch als Bronchospasmolytika Anwendung (siehe auch Kap. A 2.1.3.3.1).

2.5.1
Clenbuterol

Handelspräparate: Planipart (V. M.), Inj.-Lsg. und Tabl. Das Verhältnis der β_2/β_1-Wirkung von Clenbuterol ist bei Versuchstieren > 200.

Anwendungsgebiete: Rind: Erweiterung der weichen Geburtswege vor der Geburt, erwünschte Erschlaffung der Uterusmuskulatur und Aufhebung der Wehen zur Vornahme von geburtshilflichen Maßnahmen. Rind und Schaf: Ausschaltung von Wehen, Geburtsverschiebung. **Dosierung:** Rind 0,8, Schaf 3–4 µg/kg i. m., i. v. und p. o. Eine **Wiederholungsbehandlung** kann nach 24 h vorgenommen werden. Der Wirkungseintritt (i. m.) erfolgt nach ca. 20 min. Bei oraler Anwendung sollten noch keine Geburtsanzeichen vorhanden sein. Die **Halbwertszeit** beträgt beim Rind 17–20 h. Als **Gegenanzeige** ist Wehenschwäche zu beachten. **Nebenwirkungen,** die durch β_1-Stimulation bewirkt werden, sind selten. Vereinzelt wird Tachykardie und -pnoe sowie Schwitzen beobachtet. Beim Kaiserschnitt ist eine erhöhte Blutungsneigung zu beachten. **Wechselwirkung:** Die Wirkung wird durch β-Adrenolytika antagonisiert. Oxytocin, PG $F_{2\alpha}$ und Ergometrin führen zu einer Aufhebung der Relaxation. **Cave:** Keine Anwendung beim Hund, da schon bei geringen Dosen Herzmuskelnekrosen auftreten.

Wartezeiten: Rind i. v., i. m.: Inj.-Stelle, Organe 12, restlicher Tierkörper, Milch 3 Tage, Schaf i. v., i. m.: Inj.-Stelle, Organe 16, restlicher Tierkörper, Milch 7 Tage. Rind p. o.: Eßbares Gewebe, Milch 3, Organe 12 Tage. Schaf p. o.: Eßbares Gewebe, Milch 7, Organe 16 Tage.

2.5.2
Isoxsuprin

Handelspräparat: Uterusrelaxans (V. M.), Duphaspasmin (V. M.).

Die o. g. Präparate sind zur Anwendung für Pferd, Hund, Katze und Schwein registriert worden. **Dosierungen:** Rind, Pferd: 70–100 µg/kg. Andere Spezies: –500 µg/kg i. m. **Anwendungsgebiete, Nebenwirkungen, Gegenanzeigen** und **Wechselwirkungen** s. bei Clenbuterol. Genauere Angaben zur **therapeutischen Breite** fehlen. Es ist anzunehmen, daß diese geringer als die von Clenbuterol ist. Angaben zur Pharmakokinetik sind ebenfalls nicht verfügbar. **Wartezeiten:** Eßbare Gewebe 2, Milch 0 Tage.

J Pharmakotherapie des Respirationstrakts

F. R. UNGEMACH

Die Therapie von Atemwegserkrankungen, insbesondere von Bronchitiden und anderen obstruktiven Atemwegserkrankungen richtet sich gegen das charakteristische Symptomentrias Auswurf, Husten und Atemnot. Behandlungsziele sind

– Beseitigung der Exposition gegenüber die Bronchialschleimhaut irritierenden Einflüssen (z. B. Bekämpfung von Infektionen, verringerte Exposition gegenüber Staub, Gasen, Allergenen, Witterungseinflüssen);
– Beseitigung einer gesteigerten entzündlichen Sekretion der Bronchialschleimhaut, insbesondere wenn die anfängliche Hyperkrinie mit Absonderung eines relativ dünnflüssigen serösen Schleims in eine Dyskrinie übergegangen ist, bei der ein muköser, ungewöhnlich zäher Schleim gebildet wird, durch den es zu einer Mukostase kommt;
– Beseitigung eines Spasmus der Bronchialmuskulatur und eines entzündlichen Ödems der Bronchialschleimhaut, die zusammen mit der Mukostase zu Atemnot und Hustenreiz führen.
– Beseitigung eines *unproduktiven* Hustens.

Die wichtigsten hierfür eingesetzten Arzneimittelgruppen sind
– Bronchospasmolytika und Glukokortikoide,
– Expektorantien,
– Antitussiva (in wenigen Ausnahmefällen),
– antimikrobiell wirksame Substanzen.

1 Bronchospasmolytika

Als Bronchodilatatoren werden β_2-Sympathomimetika, Methylxanthine und Parasympatholytika eingesetzt. Eine Sonderstellung nehmen Glukokortikoide ein. Ferner kommen als »Prophylaktika« Hemmstoffe der Mastzelldegranulation und, mit fraglichem therapeutischem Wert, H_1-Antihistaminika zur Anwendung.

Mit den in der Humanmedizin weit gebräuchlichen Anwendungsformen von Bronchospasmolytika als Dosieraerosol kann bei entsprechend kleiner Tröpfchengröße ($< 5\,\mu m$) auch in tiefen Abschnitten des Bronchialbaums eine ausreichend hohe Wirkstoffkonzentration mit schnellem Wirkungseintritt bei gleichzeitig verminderter oder fehlender systemischer Belastung (z. B. bei Anwendung bronchial kaum resorbierbarer Glukokortikoide, wie Beclometason, oder Parasympatholytika, wie Ipratropiumbromid) erzielt werden. Diese Applikationsform erfordert jedoch eine aktive (inspiratorische) Mitarbeit des Patienten und ist deshalb bei Tieren weniger geeignet.

Die größte Bedeutung als Bronchospasmolytika besitzen **β-Sympathomimetika** und **Methylxanthine.** Beide Wirkstoffgruppen greifen über unterschiedliche Mechanismen in das cycloAMP-System der Bronchialmuskelzelle ein, wodurch es zu einer Calciumverschiebung und zu einer Relaxation der Bronchialmuskulatur kommt. Diese Wirkstoffe entfalten ihre direkte bronchodilatatorische Wirkung bei akutem Bronchialasthma und bei chronisch obstruktiven Atemwegserkrankungen, unabhängig von der den Bronchospasmus auslösenden Ursache. Sie werden deshalb auch als »overall dilators« bezeichnet.

Bei **β-Sympathomimetika** resultiert die bronchospasmolytische Wirkung aus einer Erregung von β_2-Adrenozeptoren im Bronchialgewebe, durch die es zu einer Steigerung der Synthese von cycloAMP kommt. Weitere nach therapeutischen Dosen auftretende und bei den **Indikationen** Bronchialasthma und chronische Bronchitis erwünschte Wirkungen sind eine sekretomotorische Wirkung infolge gesteigerter Ziliaraktivität, eine Hemmung der Synthese und Freisetzung von Histamin sowie eine Senkung des cholinergen Tonus. **Wirkstoffe:** Als Bronchospasmolytika eingesetzte β-Sympathomimetika sollten möglichst selektiv auf β_2-Adrenozeptoren und nur mehr gering auf β_1-Rezeptoren am Herzen wirken. Dadurch lassen sich unerwünschte kardiale Wirkungen minimieren. Aus diesem Grund finden **Adrenalin** (siehe Kap. A 2.1.1.1) und die nicht-selektiven β-Sympathomimetika **Isoprenalin** und **Orciprenalin** (siehe Kap. A 2.1.3.1), die gleichermaßen auf β_1- und β_2-Adrenozeptoren wirken, heute außer in Notfällen, z. B. bei akutem Bronchospasmus im Gefolge einer anaphylaktischen Reaktion, keine Anwendung mehr als Bronchospasmolytika. Eine Sonderstellung nimmt **Ephedrin** (siehe Kap. A 2.2.1) ein, das zwar ebenfalls nicht-selektiv auf β_1- und β_2-Adrenozeptoren wirkt, zusätzlich aber aufgrund seiner indirekten α-sympathomimetischen Wirkung zu einer erwünschten Abschwellung der Bronchialschleimhaut führt. Mittel der Wahl sind heute β_2-spezifische Sympathomimetika wie **Terbutalin (Bricanyl,** H. M.), **Fenoterol (Berotec,** H. M.), **Clenbuterol (Ventipulmin,** V. M.) oder **Salbutamol (Sultanol,** H. M.), die eine zunehmende Selektivität für β_2-Adrenozeptoren aufzuweisen. Die größte veterinärmedizinische Bedeutung besitzt Clenbuterol. Diese Wirkstoffe sind in therapeutischen Dosierungen weitgehend frei von kardialen **Nebenwirkungen,** wie erhöhte Arrhythmiegefahr und gesteigerter Sauerstoffbedarf des Herzens. Bei Clenbuterol scheinen allerdings tierartliche Unterschiede zu bestehen, da bei Hunden schon nach therapeutischen Dosen Herzmuskelnekrosen beobachtet wurden. Alle β-Sympathomimetika lösen bei längerdauernder Anwendung die Ausbildung einer Tachyphylaxie aus, durch die der bronchodilatatorische Effekt abgeschwächt wird. Als Ursache wird eine Abnahme der Dichte von β_2-Adrenozeptoren im Bronchialgewebe angenommen. Durch Glukokortikoide, die eine Neubildung dieser Rezeptoren induzieren, kann dieser Wirkungsverlust verhindert werden. **Dosierung,** Pharmakokinetik, weitere Nebenwirkungen, **Wechselwirkungen, Gegenanzeigen** und **Wartezeiten** siehe unter Kapitel A 2.1.3.3.1.

Aus der Gruppe der **Methylxanthine** kommt nur **Theophyllin** aus Bronchospasmolytikum oral oder parenteral in Form des wasserlöslichen Ethylendiaminsalzes (**Aminophyllin,** H. M., **Euphyllin,** V. M.) zur Anwendung. Therapeutisch eingesetzt werden ferner noch die besser wasserlöslichen, aber geringer wirksamen Theophyllinderivate **Diprophyllin (Frecardyl,** V. M.) und **Proxyphyllin (Proxy-Retardoral,** H. M.). Die bronchodilatatorische Wirkung wird nicht über β_2-Adrenozeptoren vermittelt, kommt aber ebenfalls infolge einer Erhöhung des cycloAMP-Gehalts der Bronchialmuskelzelle zustande, die aus einer Hemmung des cycloAMP-spaltenden Enzyms Phosphodiesterase resultiert. Als zusätzlicher Wirkungsmechanismus wird ein Adenosinantagonismus diskutiert. Weitere für die **Indikationsgebiete** Bronchialasthma und chronische Bronchitis erwünschte therapeutische Wirkungen sind eine Steigerung der Ziliaraktivität, eine Stabilisation der Mastzellmembran sowie eine Atemstimulation. **Dosierung** von Theophyllin: siehe unter Kapitel C 5.2.2. Die bronchodilatatorische Wirkung tritt schnell ein. Die therapeutische Breite ist relativ gering: die wirksamen Blutspiegel liegen zwischen 8 und 15 µg/ml, bereits ab 20 µg/ml, die insbesondere nach parenteraler Gabe der üblichen Dosen erreicht werden können, treten **Nebenwirkungen** in Form von Unruhe und

Tachykardie auf. Weitere Einzelheiten zu Pharmakokinetik, **Nebenwirkungen, Gegenanzeigen, Wechselwirkungen** und **Wartezeiten** siehe unter Kapitel C 5.2.2.

Parasympatholytika wirken bronchospasmolytisch, indem sie durch Blockade cholinerger Rezeptoren den bronchialen Reflexbogen unterbrechen, bei dem es, insbesondere bei irritablem Bronchialsystem, z. B. bei chronischer Bronchitis, durch verschiedenartige Reizung der Bronchialschleimhaut zu einer Erhöhung des Vagotonus kommt. Parasympatholytika wirken nicht direkt bronchodilatatorisch und sind nur begrenzt bei cholinerg bedingten Bronchospasmen wirksam. Ihr Einsatz erfolgt vorwiegend prophylaktisch und vielfach in Kombination mit β-Sympathomimetika. **Atropin** wurde früher in verschiedenen Formen von Inhalationspräparaten verabreicht. Seine Anwendung als Bronchospasmolytikum ist heute obsolet, da eine Resorption über die Bronchialschleimhaut erfolgt, wodurch es zu parasympatholytischen Nebenwirkungen (siehe Kap. A 1.2.1.1) und zu einer unerwünschten Herabsetzung der Ziliaraktivität und der tracheobronchialen Sekretion mit der Folge von Dyskrinie und Mukostase kommt. In der Humanmedizin werden heute die ausschließlich inhalativ applizierbaren quaternären Ammoniumverbindungen **Ipratropiumbromid (Atrovent,** H. M.) und **Oxitropiumbromid (Ventilat,** H. M.) eingesetzt. Ipratropiumbromid wird i. v. auch als Antiarrhythmikum (Itrop, H. M.) bei bradykarden Rhythmusstörungen angewendet. Bei Verabreichung als Aerosol findet praktisch keine Resorption statt, so daß keine **Nebenwirkungen,** auch keine Beeinflussung der mukoziliaren Clearance, auftreten. Für Tiere liegen keine klinischen Erfahrungen vor.

Glukokortikoide wirken nicht direkt bronchodilatatorisch, sie besitzen aber eine große Bedeutung als Zusatztherapie bei sonst gegen andere Bronchospasmolytika refraktären und bei allergischen Bronchospasmen. Die Wirkung tritt erst nach einer Latenzzeit von 4 bis 6 Stunden ein und beruht (1) auf einem permissiven Effekt für Catecholamine, wahrscheinlich infolge einer Erhöhung der Dichte von bronchialen β_2-Rezeptoren, wodurch Adrenalin und β-Sympathomimetika besser wirksam werden und eine bestehende Tachyphylaxie wieder rückgängig gemacht wird und (2) auf den antiinflammatorischen und antiallergischen Wirkungen der Kortikosteroide. Dadurch kommt es zu einer verringerten Freisetzung von bronchokonstriktorischen Mediatoren (wie Histamin oder Leukotriene) sowie zu einer Abnahme von entzündlichen Infiltrationen, Ödemen und Sekretion der Bronchialschleimhaut. **Anwendungsgebiete:**

Zusatztherapie bei akutem, insbesondere allergischem Bronchialasthma und bei sonst refraktären chronisch obstruktiven Bronchialerkrankungen, Lungenemphysem. Glukokortikoide sind als Monotherapie bei bronchokonstriktorischen Zuständen nicht ausreichend. **Dosierungen, Nebenwirkungen, Gegenanzeigen, Wechselwirkungen, Wartezeiten,** siehe unter Kapitel T 5.2. Zur Reduzierung systemischer Nebenwirkungen können zur Inhalationstherapie Glukokortikoide angewendet werden, die nur sehr gering über die Bronchialschleimhaut resorbiert werden, wie z. B. **Beclometason (Sanasthmyl,** H. M.) oder **Budesonid (Pulmicort,** H. M.). Als Nebenwirkung ist aber ein erhöhtes lokales Infektionsrisiko, insbesondere das Auftreten von Mykosen auf der Rachenschleimhaut zu beachten. Nach Anwendung sollte eine gründliche Spülung des Mund- und Rachenraums (z. B. durch Tränken der Tiere) erfolgen.

H_1-Antihistaminika (siehe Kap. B 1.1) sind in vielen als Bronchospasmolytika eingesetzten Arzneimitteln zumeist in Kombination mit β-Sympathomimetika und Expektorantien enthalten. Ihre Wirkung bei Bronchospasmen ist jedoch unzureichend, da sie nur prophylaktisch gegen ein enges Spektrum histaminerg ausgelöster Bronchokonstriktionen wirken, bei denen im allgemeinen gleichzeitig auch noch andere bronchokonstriktorisch wirksame Mediatoren beteiligt sind, die nicht durch H_1-Antihistaminika beeinflußt werden. Als besonders unerwünschte Nebenwirkungen fördern diese Wirkstoffe aufgrund ihrer anticholinergen Wirkung einen Sekretstau und setzen ferner die Ansprechbarkeit von β-Adrenozeptoren herab. Wegen des ungünstigen Nutzen-Risiko-Verhältnisses ist deshalb die Anwendung von H_1-Antihistaminika bei obstruktiven Atemwegserkrankungen *nicht mehr gerechtfertigt.*

Als Prophylaktika finden **Mastzelldegranulationshemmer** wie **Dinatriumcromoglycat (Intal,** H. M.) oder **Ketotifen (Zaditen,** H. M.) Anwendung. Diese Wirkstoffe hemmen die Freisetzung der für die Sofort- bzw. Spätreaktion verantwortlichen bronchokonstriktorischen Mediatoren Histamin bzw. Leukotriene, indem sie die Mastzellmembran stabilisieren und die Calcium-abhängige Degranulation sowie die Freisetzung von Arachidonsäure verhindern. Weitere Wirkungen sind eine verringerte Empfindlichkeit tryptaminerger C-Fasern der Lunge, eine Zunahme der Anzahl und Affinität von β-Rezeptoren sowie bei Ketotifen eine H_1-antihistaminerge Wirkung. Cromoglycinsäure wird nur lokal als Inhalation angewendet. Eine Resorption der stark polaren Substanz findet nicht statt, so daß kaum Nebenwirkungen auftreten. Ketotifen wird oral gut resorbiert, als Neben-

wirkung tritt eine Sedation auf. Für beide Wirkstoffe fehlen klinische Erfahrungen bei Tieren.

2
Antitussiva

Als Antitussiva werden im wesentlichen Wirkstoffe aus der Gruppe der Opioide, häufig in wenig sinnvollen Kombinationen, eingesetzt. Prototyp dieser Gruppe, die unter Kapitel C 3.1.2.4 besprochen wird, ist **Codein.** Anwendung finden ferner noch **Dextromethorphan, Dihydrocodein** sowie das stark wirksame **Hydrocodon (Dicodid,** H. M.), die teilweise betäubungsmittelrechtlichen Vorschriften unterliegen; **Normethadon** ist außer Handel. Mit der antitussiven Wirkung nimmt das Suchtpotential zu, das bei Codein nur mehr gering ist und bei Dextromethorphan praktisch fehlt. Eine Sonderstellung besitzt **Noscapin (Capval,** H. M.), ein Opiumalkaloid, das jedoch nicht zu den Opiaten gehört. Die antitussive Wirkung ist nur halb so stark wie bei Codein, von Vorteil ist aber das Fehlen eines Suchtpotentials, eine atemstimulierende und schwach bronchodilatierende sowie kaum sedierende Wirkung. Diese Wirkstoffe dämpfen alle zuverlässig durch Depression des Hustenzentrums im ZNS jede Art von Hustenreiz. Anwendung finden ferner noch eine Reihe von Verbindungen, die nicht zu den Opioiden gehören, wie **Benproperin, Butamirat, Butetamat, Clobutinol, Clofedanol, Isoaminil, Oxeladin** oder **Pentoxyverin.** Für diese Wirkstoffe wird sowohl ein zentraler als auch ein peripherer Angriffspunkt angenommen. Eine gesicherte antitussive Wirkung konnte jedoch nur für Clobutinol (**Silomat,** H. M.), etwa in der Stärke von Codein, nachgewiesen werden.

Der Einsatz dieser Wirkstoffe, die auch einen sinnvollen protektiven Hustenreiz unterdrücken, darf nur unter strenger Indikationsstellung erfolgen. Bei akuter und chronischer Bronchitis sowie bei chronisch obstruktiven Atemwegserkrankungen sind diese Antitussiva nur selten indiziert, da hierbei ein produktiver Husten zur Entfernung des Bronchialsekrets auftritt, bei dem es sich um einen wichtigen Selbstreinigungsmechanismus der Lunge handelt. Auslösende Ursachen dieses Hustens sind in erster Linie Bronchokonstriktion und Sekretstau. Eine kausale antitussive Therapie ist in diesen Fällen deshalb die Gabe von Bronchospasmolytika und Expektorantien, wodurch die Hustenanfälle reduziert werden, das produktive Abhusten des Bronchialsekrets aber weiterhin ungehindert möglich ist. Zentralwirksame Antitussiva unterdrücken hingegen den erforderlichen sinnvollen Hustenreflex und fördern einen Sekretstau mit erhöhter Gefahr einer bakteriellen Superinfektion. Sie sind deshalb bei allen Prozessen mit Hyperkrinie und Dyskrinie sowie in Kombination mit Expektorantien **kontraindiziert.** Ein weiterer Nachteil bei obstruktiven Atemwegserkrankungen ist die atemdepressorische Wirkung der Opioide (mit Ausnahme von Noscapin). Das einzige sinnvolle **Anwendungsgebiet** für diese Antitussiva ist ein unproduktiver, quälender Reizhusten bei trockenen Schleimhäuten, z.B. bei Entzündungen im Larynx- und Pharynxbereich, bei Neoplasmen, zu Beginn einer Bronchitis, wenn noch keine gesteigerte Bronchialsekretion besteht, oder infolge extrapulmonaler Ursachen. Weitere Einzelheiten zu **Dosierung, Nebenwirkungen** und **Gegenanzeigen** siehe unter Kapitel C 3.1.2.4.

3
Expektorantien

Als Expektorantien kommt eine Vielzahl pflanzlicher oder chemisch definierter Wirkstoffe, zumeist in Kombinationspräparaten zur Anwendung. Therapieziel ist die Beseitigung eines endobronchialen Sekretstaus, der infolge einer Dyskrinie mit Absonderung eines ungewöhnlich zähen Bronchialsekrets entstanden ist und der ein auslösender Reiz für Husten und ein wichtiger Faktor für Bronchialobstruktion sowie ein guter Nährboden für Bakterien ist. Eine Verbesserung der mukoziliaren Clearance kann erreicht werden durch Sekretolytika und Mukolytika, die zu einer Verflüssigung des Bronchialsekrets führen, sowie durch Sekretomotorika, die durch Erhöhung der Ziliaraktivität einen beschleunigten Abtransport bewirken. Soweit Expektorantien über keine sekretomotorischen Eigenschaften verfügen, kann es bei starker Mukostase durchaus sinnvoll sein, ein Sekretomotorikum kombiniert zu verabreichen. Grundvoraussetzung für eine Therapie mit Expektorantien ist ein erhaltener protektiver Hustenreiz, der eine rasche Abhustung des verflüssigten Schleims ermöglicht. Pharmakologisch unsinnig und absolut kontraindiziert sind deshalb die angebotenen fixen Kombinationen von Expektorantien und zentral wirksamen Antitussiva. **Anwendungsgebiete:** Förderung der Expektoration bei akuter und chronischer Bronchitis und bei chronisch obstruktiven Atemwegserkrankungen. Mit Expektorantien ist keine kausale Therapie, sondern nur eine vorübergehende symptomatische Besserung möglich.

Ein sicherer und vergleichbarer Wirksamkeitsnachweis für Expektorantien ist mit den heute zur Verfügung stehenden pharmakologischen Methoden nur sehr begrenzt möglich. Deshalb ist anzunehmen, daß unter den vielen gebräuchlichen Wirkstoffen sich eine Reihe von Substanzen, insbesondere pflanzlicher Herkunft, befindet, die nicht ausreichend wirksam sind, sondern nur einen Plazeboeffekt ausüben. Dies trifft insbesondere auch für die sogenannten Hustentees zu, die eine gewisse expektorierende Wirkung weniger über ihre Inhaltsstoffe als über die zugeführte Flüssigkeitsmenge entfalten.

3.1
Sekretolytika

Sekretolytika induzieren eine vermehrte Bildung eines serösen Sekrets mit verringerter Viskosität. Ferner kommt es zu einer Zunahme der dünnflüssigen interziliaren Solphase, auf der die zähen Gel-Plaques des Bronchialsekrets schwimmen. Durch die gesteigerte Absonderung eines dünnflüssigeren Sputums wird eine bestehende Dyskrinie in eine Hyperkrinie umgewandelt, wobei ein leichter abhustbarer Bronchialschleim gebildet wird.

3.1.1
Wasser

Wird dem Körper Wasser entzogen, kommt es mit zunehmender Dehydratation zur Produktion eines zähen Bronchialschleims und zu einer Verminderung der interziliaren Solphase. Wasser ist deshalb ein einfaches und geeignetes Sekretolytikum. Als Wirkungsvoraussetzung jeder Expektorantientherapie ist für eine ausreichende Flüssigkeitsaufnahme auch bei Normothermie zu sorgen. Eine Sekretolyse kann auch direkt durch eine Flüssigkeitszufuhr über Inhalation oder Infusion bewirkt werden. Zur Inhalation sind fein vernebelte Aerosole isotoner Lösungen, z.B. isotoner Natriumchloridlösung, geeignet. Hypotone Lösungen, insbesondere destilliertes Wasser, sind ungeeignet, da sie einen Bronchospasmus auslösen können; durch hypertone Lösungen kann es zu einer Sekretüberflutung kommen. Bei Pferden kann eine Sekretolyse durch »Masseninfusion« von isotoner Natriumchloridlösung induziert werden, indem 30 l/500 kg mit einer Infusionsgeschwindigkeit von 10 l/h an 3 aufeinanderfolgenden Tagen intravenös verabreicht werden. Sinnvoll ist die Gabe eines Bronchospasmolytikums vor der Infusion. Weitere Einzelheiten zur Infusion von isotoner Natriumchloridlösung siehe unter Kapitel G 1.1.1.

3.1.2
Reflexsekretolytika

Zu den Reflexsekretolytika gehört die Vielzahl der altherkömmlichen Expektorantien pflanzlicher Herkunft, insbesondere **ätherische Öle**, sowie **Radix Ipecacuanhae, Saponine,** anorganische Salze, vor allem **Jodide** und **Ammoniumchlorid** sowie **Guaifenesin.**

Diese Wirkstoffe werden überwiegend in Kombinationspräparaten, teilweise sinnvoll mit Bronchospasmolytika, zum Teil aber auch nicht sinnvoll mit Antitussiva kombiniert, eingesetzt. Sie haben jedoch in neuerer Zeit gegenüber besser charakterisierten Expektorantien (wie z. B. Bromhexin oder Acetylcystein) stark an Bedeutung verloren. Bei inhalativer Gabe stimulieren diese Substanzen über eine direkte Reizung der Bronchialschleimhaut die Sekretion der Bronchialdrüsen. Nach oraler Verabreichung kommt es infolge einer Irritation der Magenschleimhaut durch diese (oft auch emetisch wirkenden) Substanzen zu einer reflektorischen Vagusstimulation, die zu einer vermehrten serösen Bronchialsekretion führt.

Ammoniumchlorid (als Kombinationspartner z. B. in **Benadryl Expectorans,** V. M. oder in **Hustenmittel,** V. M.) wird als 2%ige Lösung zur Inhalation oder oral als Saft oder Pulver bei Pferden, Rindern, Schweinen, Schafen, Ziegen, Hunden und Geflügel zur Sekretolyse eingesetzt. Die **Dosis** liegt bei 20–30 mg/kg oral. Eine Tagesdosis von 50 mg/kg soll nicht überschritten werden. Ammoniumchlorid wird therapeutisch auch zur Behandlung von Alkalosen und zur Ansäuerung des Harnes eingesetzt (siehe Kap. G 1.4.2). **Nebenwirkungen:** Magenreizung, Hyperventilation. Bei **Überdosierung** besteht Gefahr von Azidose, Lungenödem und Hyperammonämie. **Kontraindikationen:** eingeschränkte Leber- und Nierenfunktion. Insgesamt ist das Nutzen-Risiko-Verhältnis von Ammoniumchlorid als Expektorans negativ zu beurteilen. **Wartezeit:** keine.

Kaliumjodid (Kalium jodatum Compretten, H. M.; als Kombinationspartner z. B. in **Cejakol,** V. M.) und andere Jodsalze finden oral und parenteral als Expektorantien bei verschiedenen Tierarten Anwendung. Für eine ausreichende sekretolytische Wirkung sind Dosen von 50–100 mg/kg täglich, verteilt auf mehrere Einzeldosen, über mehrere Tage erforderlich. Zur Vermeidung eines Jodismus ist die Therapie intermittierend durchzuführen. **Nebenwirkungen:** Magenreizung, Jodismus (Jodschnupfen, -husten, Konjunktivitis, Hautausschlag, Schwellung von Lymph- und Speicheldrüsen), Hypothyreose. **Kontraindikationen:** Hyperthyreose, akute Bronchitis, Hochträchtigkeit.

Kaliumjodid sollte, wie andere Jodsalze, nicht mehr als Expektorans Anwendung finden.

Der Extrakt aus **Radix Ipecacuanhae (Ipalat,** H. M.) wirkt über einen irritierenden Effekt auf die Magenschleimhaut nicht nur als Emetikum (siehe unter L 3.2), sondern auch als Reflexsekretolytikum. Der wirksame Bestandteil ist das Saponin Emetin, das zu ca. 2 % in dem Extrakt enthalten ist. Die **Dosis** des Extrakts als Expektorans beträgt 1–2 mg/kg oral. **Nebenwirkungen:** siehe unter L 3.2.

Als **pflanzliche Expektorantien** kommen insbesondere Extrakte aus der Süßholzwurzel (wirksamer Bestandteil: Glycyrrhizin) sowie ätherische Öle inhalativ, oral und parenteral zumeist in Kombination zur Anwendung. Ihr Einsatz als Expektorantien beruht vorwiegend auf empirischen Erfahrungen. Als gesichert kann eine expektorierende Wirkung angenommen werden bei **Anisöl** und **Fenchelöl** (Inhaltsstoff: Anethol) (**Broncholind Hustentropfen,** H. M.), **Eukalyptusöl** (Inhaltsstoff: Cineol) (**Tussipect,** H. M.; **Neo-Terpoleuk,** V. M.), **Campher. Menthol** (**Neo-Terpoleuk,** V. M.; **Benadryl Expectorans,** V. M.), **Thymianöl** (Inhaltsstoff: Thymol) (**Tussipect,** H. M.), **Fichtennadel- und Latschenkieferöl** (Inhaltsstoff: Borneol) (**Bronchocedin,** H. M.) sowie bei **Terpinhydrat,** einem Oxidationsprodukt von Terpentinöl (**Ozothin,** H. M.; **Pulmo-Bronchiticum,** V. M.). Der Wirkungsmechanismus besteht in einer direkten Reizung und Hyperämie der Bronchialschleimhaut, die zu einer bis zu 3fachen Steigerung der Bronchialsekretion führen kann. Ferner scheint das Surfactant-System der Lunge beeinflußt zu werden. Nach oraler Gabe sollen sich die ätherischen Öle in der Bronchialschleimhaut anreichern. Inwieweit eine Reflexsekretolyse eine Rolle spielt, ist unklar. Exakte **Dosierungen** sind für Tiere nicht ermittelt, da diese Wirkstoffe überwiegend kombiniert und häufig als schlecht definierte Phytotherapeutika zur Anwendung kommen. **Nebenwirkungen:** Reizung des Magen-Darm-Traktes und der Harnwege, bei Katzen Salivation, Laryngo- und Bronchospasmus. **Gegenanzeige:** Anwendung bei Katzen.

Guajakol ist ein phenolischer Bestandteil des Buchenholzteers, der vor allem in Form des Glycerinethers **Guaifenesin** als Expektorans in Kombinationspräparaten (**Cejakol,** V. M., **Hustenmittel,** V. M.) bei verschiedenen Tierarten zur Anwendung kommt. Guaifenesin findet ferner noch in ca. 10fach höheren als den expektorierenden Dosen Anwendung als zentrales Muskelrelaxans zum medikamentösen Niederlegen von Pferden und Rindern (siehe Kap. C 4.1). Die expektorierende Wirkung beruht sowohl auf einer Reflexsekretolyse als auch auf einem sekretomotorischen Effekt infolge einer Steigerung der Ziliaraktivität. **Dosierung:** oral 8–15 mg/kg als Monotherapie, 1–3 mg/kg in Kombination mit Bronchospasmolytika verteilt auf 3 bis 4 Dosen pro Tag. **Nebenwirkungen:** außer einer gastrointestinalen Reizung treten bei den niedrigen Dosen zur Expektoration keine Nebenwirkungen auf. **Überdosierung, Gegenanzeigen** und **Wartezeit:** siehe unter Kapitel C 4.1.

3.1.3
Bromhexin und -derivate

Bromhexin, sein wirksamer Metabolit **Ambroxol** und das nur für Pferde zugelassene Bromhexin-Derivat **Dembrexin** besitzen derzeit die größte Bedeutung unter den Sekretolytika. Für diese Wirkstoffe konnte in zahlreichen kontrollierten Studien eine expektorierende Wirkung bei Mensch und Tier mit vermehrter Bildung eines dünnflüssigeren Bronchialschleims nachgewiesen werden, wodurch es bei obstruktiven Atemwegserkrankungen zu vorübergehender symptomatischer Besserung in Form von verringertem Atemwegswiderstand, verbesserter Ventilation bei geringerer Atemarbeit und Abnahme der Hustenfrequenz kommt.

3.1.3.1
Bromhexin

Bromhexin (**Bisolvon,** V. M.) ist ein synthetisches, von dem pflanzlichen Alkaloid Vasicin abgeleitetes Bronchosekretolytikum zur oralen und parenteralen Anwendung bei Pferd, Rind, Schwein, Hund und Katze. Bromhexin bewirkt in den peribronchialen Drüsen eine Steigerung der serösen Sekretion, wodurch es zu einer vermehrten Bildung eines Bronchialschleims mit geringer Viskosität kommt. Zur Verflüssigung des Sputums trägt vermutlich auch noch eine Depolymerisierung von Schleimbestandteilen (mukolytische Wirkung) bei. Die gesteigerte Sekretionsleistung der Bronchialschleimhaut führt ferner zu einer vermehrten Ausscheidung von Immunoglobulinen und anderen Plasmaproteinen, aber auch von Antibiotika in das Bronchialsekret. Durch die gleichzeitige Gabe von Bromhexin lassen sich dadurch erhöhte Wirkstoffspiegel von antibakteriell wirksamen Substanzen im Lungengewebe und Endobronchialraum erzielen. Diese Interaktion wird therapeutisch bei infektiösen Bronchopneumonien durch die kombinierte Gabe von Bromhexin z. B. mit Oxytetracyclin (**Bisolvomycin,** V. M.) oder mit Sulfadiazin (**Bisolvonamid,** V. M.) ausgenutzt. **Anwendungs-**

gebiete: unterstützende Behandlung bei akuter und chronischer Bronchitis mit pathologischer Schleimbildung und gestörter, mukoziliarer Clearance; Atemnotsyndrom der Neugeborenen infolge Fruchtwasseraspiration. **Dosierung** (Tagesdosen): Rind und Pferd 0,15 mg/kg i. m. oder 0,3 mg/kg oral; Kalb 0,5 mg/kg i. m. oder oral; Schwein 0,3 mg/kg i. m. oder oral; Ferkel 0,5 mg/kg i. m. oder oral; Hund und Katze 0,5 mg/kg i. m. oder 1 mg/kg oral. Langsame intravenöse Applikation ist möglich, sie bringt aber keine Vorteile. Die Therapie ist über mehrere Tage bis zum Abklingen der auf Dyskrinie hinweisenden Symptome (Lungengeräusche, Husten, Nasenausfluß) durchzuführen. Bei akutem Atemnotsyndrom kann die Dosis erhöht werden. Bromhexin wird enteral gut resorbiert, unterliegt aber einem nicht unerheblichen First-pass-Effekt. Maximale Blutspiegel werden bei oraler Gabe nach ca. 1 h erreicht, die Wirkungsdauer wird mit 6 bis 8 h angegeben. Die Ausscheidung erfolgt renal überwiegend in Form von Metaboliten, unter denen sich Ambroxol als ein wirksamer Metabolit befindet, der ebenfalls therapeutisch als Sekretolytikum angewendet wird. **Nebenwirkungen:** Bromhexin ist relativ gut verträglich und hat eine große therapeutische Breite. Vereinzelt können lokale Schleimhautreizungen am Gastrointestinaltrakt auftreten. Bei inhalativer Verabreichung kann durch Irritation der Bronchialschleimhaut ein Bronchospasmus ausgelöst werden. **Gegenanzeigen:** beginnendes Lungenödem; Vorsicht bei Magen-Darm-Ulzera. **Wechselwirkungen:** erhöhte pulmonale Ausscheidung von verschiedenen Antibiotika und Sulfonamiden (siehe oben). **Wartezeit:** keine.

3.1.3.2
Dembrexin (Sputolysin, V. M.)

Diese Verbindung ist ein Bromhexinderivat, das sich von dem Bromhexin-Metaboliten Ambroxol nur durch den Austausch der Aminogruppe am Benzolring gegen eine Hydroxylgruppe unterscheidet. Dieser Wirkstoff ist zur oralen Anwendung beim Pferd als Bronchosekretolytikum für die gleichen **Anwendungsgebiete** wie für Bromhexin zugelassen. Im Unterschied zu Bromhexin beruht die Wirkung weniger auf einer Beeinflussung der Schleimviskosität. Von Bedeutung für die sekretolytische Wirkung ist vielmehr die vermehrte Synthese des Surfactants, einer in Alveolarzellen gebildeten oberflächenaktiven Substanz aus Phospholipiden, die als »Atelektasefaktor« das Verkleben und Kollabieren von Alveolen und Bronchiolen verhindert sowie die Adhäsivität und das Zusammenfließen der Gel-Plaques des Bronchialschleims herabsetzt. Weiterhin wird durch Bildung einer dünnflüssigeren interziliaren Solphase die Ziliarbewegung gesteigert und dadurch der Sekretabtransport beschleunigt. **Dosierung:** Pferd täglich 0,6 mg/kg i. v. oder oral verteilt auf 2 Dosen über mehrere Tage bis zum Verschwinden der Symptome einer Dyskrinie. Wenn innerhalb von 5 Tagen keine sichtbare Besserung eintritt, soll eine Therapieumstellung erfolgen. Nach oraler Gabe erfolgt eine fast vollständige Resorption. Die absolute Bioverfügbarkeit beträgt allerdings nur ca. 30 %, da aufgrund eines hohen First-pass-Effekts bis zu 70 % der Dosis vor Erreichen des systemischen Kreislaufs metabolisiert werden. Maximale Blutspiegel werden nach ungefähr 30 min erreicht. Die Eliminationshalbwertszeit beträgt beim Pferd 1 bis 3 h. Die Ausscheidung erfolgt nach vollständiger Metabolisierung der Substanz sehr schnell überwiegend renal. **Nebenwirkungen:** bisher keine bekannt. **Gegenanzeigen:** beginnendes Lungenödem; Leber- und Nierenfunktionsstörungen. **Wechselwirkungen:** eine zu Bromhexin ähnlich erhöhte pulmonale Ausscheidung von Antibiotika ist bisher noch nicht ausreichend belegt. **Wartezeit:** 3 Tage für eßbares Gewebe.

3.1.3.3
Ambroxol

Der hydroxylierte und demethylierte Bromhexinmetabolit Ambroxol ist nur in Humanarzneimitteln zur oralen, parenteralen oder inhalativen Anwendung als Bronchosekretolytikum auf dem Markt (**Mucosolvan,** H. M.). **Anwendungsgebiete:** siehe Bromhexin. Der Wirkungsmechanismus beruht ebenfalls in erster Linie auf einer Beeinflussung des Surfactant-Systems der Lunge (siehe unter 3.1.3.2). Die erforderlichen **Dosen** sind im Vergleich zu Bromhexin 3- bis 4mal höher. Pharmakokinetisch bestehen keine wesentlichen Unterschiede zu Bromhexin. **Nebenwirkungen** und **Gegenanzeigen:** siehe Bromhexin. Bei Tieren fehlen bisher ausreichende klinische Erfahrungen mit Ambroxol.

3.2
Mukolytika

Mukolytika sind Wirkstoffe, die bereits sezerniertes Bronchialsekret in seinen physikalisch-chemischen Eigenschaften verändern. Ohne Beeinflussung der Sekretionsleistung der Bronchialdrüsen kommt es durch Depolymerisierung von Makromolekülen zu einer Herabsetzung der Sputumviskosität. Von größter therapeutischer Bedeutung

als Mukolytikum ist die Thiolverbindung **Acetylcystein.** Ein weiterer Wirkstoff mit freier SH-Gruppe ist **Mesna** (2-Mercaptoethansulfonsäure) (**Mistabronco,** H. M.). Mukolytische Eigenschaften besitzen ferner auch Verbindungen ohne freie SH-Gruppen, wie **Carbocistein** (S-Carboxymethyl-L-Cystein) (**Transbronchin,** H. M.) und **Eprazinon** (**Eftapan,** H. M.), deren Wirkungsmechanismus nicht auf einer Depolymerisierung von Glycoproteinen, sondern möglicherweise auf einer Normalisierung eines erniedrigten Sialomuzingehalts im Sputum und auf einer Reduzierung Kinin-induzierter Bronchospasmen beruht. Klinische Erfahrungen bei Tieren mit diesen Wirkstoffen, die als Nebenwirkung Magen-Darm-Beschwerden verursachen können, fehlen. Keine Anwendung finden mehr **Tyloxapol,** ein inhalativ zu verabreichendes Netzmittel, sowie die Inhalation von Enzymen, wie proteolytisches **Trypsin** oder Nukleinsäurespaltende **Dornase,** die wegen ihres ungünstigen Nutzen-Risiko-Verhältnisses auch bei purulentem Sputum obsolet sind.

3.2.1
Acetylcystein

N-Acetyl-L-Cystein (**Fluimucil,** H. M.) ist das am häufigsten in der Humanmedizin oral, parenteral und inhalativ verwendete Mukolytikum. Für Tiere zugelassene Acetylcystein-haltige Fertigarzneimittel sind noch nicht im Handel. Mit seiner freien SH-Gruppe ist Acetylcystein in der Lage, Glykoproteine im Bronchialsekret durch Spaltung von Disulfidbrücken zu depolymerisieren und dadurch die Viskosität des Sputums herabzusetzen. Acetylcystein entfaltet eine mukolytische Wirkung auch auf Sekretansammlungen in den Nasennebenhöhlen und im Mittelohr. Zusätzlich wirkt Acetylcystein aufgrund seiner antioxidativen Eigenschaften lokal entzündungshemmend. **Anwendungsgebiete:** unterstützende Therapie bei bronchopulmonalen Erkrankungen mit abnormer Sekretbildung und Mukostase; Erleichterung des Sekretabflusses bei Sinusitis und Otitis; Antidot bei der Paracetamolvergiftung. **Dosierung:** beim Hund 5 mg/kg bis zu dreimal täglich als Inhalation in Form einer 10–20%igen Lösung mit pH 7–9 oder dreimal täglich 3 mg/kg oral. Im allgemeinen ist eine mehrtägige Therapie erforderlich. Eine exakte Dosisermittlung fehlt für Tiere. Wegen der großen therapeutischen Breite ist eine individuelle Dosisanpassung möglich. Bei Inhalation tritt die Wirkung sofort ein. Acetylcystein wird nach oraler Gabe gut resorbiert und schnell gespalten unter Bildung der physiologischen Aminosäure Cystein. *Paracetamolver-*

giftung: hochdosierte Therapie möglichst innerhalb von 8 h nach Paracetamolaufnahme; nach 15 h besteht keine ausreichende Wirkung mehr; Initialdosis: 150 mg/kg unverdünnt langsam i. v., anschließend Infusion von 50 mg/kg innerhalb von 4 h und von 100 mg/kg während der folgenden 16 h in 5%iger Glukoselösung; Gesamtdosis 300 mg/kg. **Nebenwirkungen:** Acetylcystein besitzt eine geringe Toxizität; die orale LD_{50} liegt beim Hund im Bereich von 1 g/kg. Da bei therapeutischen Dosen die Ziliaraktivität herabgesetzt wird und die inhalative Applikation bronchokonstriktorisch wirkt, empfiehlt sich die kombinierte Gabe von sekretomotorisch und bronchodilatatorisch wirkenden Pharmaka, z. B. von β_2-Sympathomimetika oder Theophyllin. Vereinzelt treten gastrointestinale Reizungen auf. **Gegenanzeigen:** Vorsicht bei asthmatischen Patienten. **Wechselwirkungen:** Acetylcystein vermindert durch Zersetzung die Wirkung von Tetracyclinen (außer Doxycyclin) und Cephalosporinen. Eine gleichzeitige Verabreichung von Amoxycillin, Doxycyclin, Erythromycin und Thiamphenicol ist möglich. Andere Antibiotika sollen getrennt und zeitverschoben verabreicht werden. Acetylcystein soll nicht mit Metallteilen in Berührung kommen

(Vorsicht bei Inhalatoren). Lichtgeschützt aufbewahren. Auftretender Geruch nach Schwefelwasserstoff ist vor Ablauf der Haltbarkeitsdauer ohne Bedeutung.

3.3
Sekretomotorika

Sekretomotorika sind Wirkstoffe, die die Aktivität des Flimmerepithels der Bronchialschleimhaut steigern. Eine vermehrte Ziliarbewegung fördert die mukoziliare Clearance und unterstützt die expektorierende Wirkung von Sekreto- und Mukolytika. Die stärkste sekretomotorische Wirkung besitzen Pharmaka, die direkt die Ziliaraktivität durch Stimulation des β-adrenergen Systems der Bronchialschleimhaut erhöhen, z. B. β_2-Sympathomimetika oder Theophyllin (siehe unter J 1). Einige Sekretolytika besitzen zusätzlich auch eine sekretomotorische Wirkung, z. B. Guaifenesin oder Ambroxol, das durch Verdünnung der interziliaren Solschicht die Beweglichkeit der Zilien erleichtert. Parasympathomimetika eignen sich wegen ihrer bronchokonstriktorischen Eigenschaften nicht als Sekretomotorika.

K   Behandlung von Lebererkrankungen
R. KROKER

1
Einleitung

Lebererkrankungen werden durch virale, bakterielle, parasitäre, diätetische, toxische, immunogene und sekundär als Folge von Primärerkrankungen induzierte Prozesse ausgelöst. Neben den direkten Schädigungen entstehen als Folgen der Primärerkrankung häufig nekrotische, entzündliche und entzündlich-regenerative Veränderungen des Parenchyms und der galleableitenden Wege. Da diese Schäden mit teilweisem oder vollständigem Funktionsausfall verbunden sind, wurde der Therapiegrundsatz abgeleitet, daß die metabolische »Arbeit« der Leber unter diesen Bedingungen unterstützt werden müsse und der Leber die Stoffwechselsubstrate angeboten werden, die sie für ihre Leistungen benötigt.

Aufgrund dieser Annahmen sind eine Vielzahl human- und veterinärmedizinischer Präparate im Handel, die als Leberschutztherapeutika bezeichnet werden. Dagegen steht, daß die Leber aufgrund ihrer zentralen Stellung im Stoffwechsel mit enormer Reservekraft ausgestattet ist, diese nur zu einem Bruchteil genutzt wird und die zum Stoffwechsel benötigten Substrate im Überschuß an das Organ herangeführt werden. Deswegen läßt sich ein teilweiser reversibler oder irreversibler Funktionsausfall nicht durch ein exogenes Substratangebot kompensieren. Kontrollierte klinische Untersuchungen, die die Wirksamkeit der aus Zuckern und Zuckeraustauschstoffen, Aminosäuren wie Methionin, Leberhydrolysaten, Vitamin B-Komplexen, Orotsäure und anderen Stoffen zusammengesetzten **Leberschutztherapeutika** nachweisen, existieren nicht. Auch durch die Verabreichung von **Choleretika** und **Cholagoga** werden keine therapeutisch relevanten Effekte erzielt. Erstere steigern den Gallefluß, während letztere über eine Kontraktion der Gallenblase zu ihrer Entleerung führen und zur Erhöhung des zirkulierenden Gallensäurepools beitragen. Zwar sind intrahepatische Cholestasen primär oder sekundär am Krankheitsgeschehen beteiligt, und die intrazellulär kumulierenden Gallensäuren können Zellschädigungen auslösen, die verwendeten **Choleretika** steigern aber nicht die Sekretion der Gallensäuren in die Kanalikuli, sondern fördern den gallensäureunabhängigen Gallefluß, also eine Hydrocholerese. **Cholagoga** beeinflussen eventuell Malabsorptionen, ohne der Leberschädigung entgegenzuwirken. In diesem Sinne können unter Leberschutz nur begleitende Maßnahmen wie Ruhigstellung, diätetische Veränderungen etc. verstanden werden.

2
Spezieller Teil

2.1
Leberschutztherapeutika

2.1.1
Kombinationen aus Aminosäuren/Zuckern/Vitaminen und anderen Stoffen

Handelspräparate: Amynin (i. v., s. c.), Fettlebermischung I (Vormischung), Hepakan (Würfel zum Eingeben; alle V. M.), Hepatosolut BAS (i. v. H. M.), Leberschutzlösung (i. v., s. c., V. M.), Metabolan (H. M.).

Für diese Präparate liegen (s. Einleitung) keine Indikationen vor. Einige können sogar bei falscher Indikationsstellung zu unerwünschten Wirkungen führen wie z. B. die Verabreichung von Methionin beim hepato-encephalen Syndrom. Auch die Verabreichung von Fructose ist abzulehnen, da im Vergleich zur Glucose vermehrt ATP verbraucht wird und eine Energieverarmung der Leberzelle gefördert wird. **Wartezeit:** 0 Tage.

2.1.2
Choleretika

Wirksame Choleretika sind die Gallensäuren selbst, die während ihrer Sekretion in die Gallekanälchen Wasser mittransportieren. Anwendung findet die Dehydrocholsäure (Decholin, H. M.), aber auch eine große Zahl anderer Einzelstoffe und pflanzlicher Zubereitungen. Aufgrund der zu vernachlässigenden therapeutischen Bedeutung wird auf eine nähere Darstellung verzichtet.

2.1.2.1
Clanobutin

Handelspräparat: Bykahepar (V. M., Inj.-Lsg.). Clanobutin ist ein Oxy-Buttersäure-Derivat mit verschiedenen Wirkungen wie Erhöhung des gallensäureunabhängigen Galleflusses und der Sekretion des exokrinen Pankreas.

Anwendungsgebiete sind unspezifische Verdauungsstörungen, denen auch Leber- und Pankreasstörungen zugrunde liegen können. Es ist zweifelhaft, daß die oben beschriebenen Wirkungen klinisch relevant sind. **Dosierung:** 20 mg/kg i. m., s. c. Folgende **Gegenanzeigen** sind zu beachten: Extrahepatische Cholestase, akute Hepatitis und Pankreatitis, Ileus. Der Stoff steht im Verdacht, **kanzerogen wirksam** zu sein. **Wartezeit:** 0 Tage.

2.1.2.2
Silymarin, Silibinin

Handelspräparat: Legalon (Dragees, Liquidum, H. M.).

Silymarin wird aus der Mariendistel gewonnen, während Silibinin eine Komponente des Silymarins darstellt. In verschiedenen experimentellen Modelluntersuchungen zeigten sich hepatoprotektive Wirkungen gegenüber Toxinen (z. B. Phalloidin, Tetrachlorkohlenstoff, Detergentien), die über eine Stabilisation der Membranen, Abfangen von reaktiven Produkten und über eine Stimulation der RNA-Synthese und damit der Proteinsynthese erklärt werden. Auch in klinischen Versuchen ergaben sich Hinweise auf eine zumindest supportive Wirkung von Legalon bei verschiedenen Lebererkrankungen.

Da die Toxizität von Silymarin bzw. Silibinin gering ist, können bei folgenden **Anwendungsgebieten** Behandlungsversuche unternommen werden: Toxische Leberschäden, Begleittherapie bei chronisch-entzündlichen Lebererkrankungen und -zirrhose. **Dosis:** 30–40 mg/kg; 2–3 × tgl.

2.2
Therapie von Lebererkrankungen

In der Kleintierpraxis werden Behandlungen akuter und chronischer Hepatitiden erforderlich. Insbesondere bei der akuten Hepatitis besteht aber kein prinzipieller Behandlungsbedarf, wenn die Grunderkrankung (Bakteriämien, Colitis ulcerosa, Toxine, Arzneimittel) beseitigt wird sowie symptomatische Maßnahmen ergriffen werden, wie beispielsweise eine Rehydratation. Die überwiegend beim Hund zu diagnostizierende chronische Hepatitis ähnelt der aktiven chronisch-aggressiven Hepatitis des Menschen. Bei dieser Erkrankung ist auch beim Hund eine immunsuppressive Therapie mit **Glucocorticoiden** oder **Azathioprin** angezeigt. Insbesondere mit **Prednisolon** (**Handelspräparate:** Prednisolon 25, Prednisolon-Susp. 1 % [Inj.-Lösungen, V. M.], Prednisolon-Tabletten) liegen positive Erfahrungen vor. Je nach Schwere der Erkrankung wird folgendes **Dosierungsschema** vorgeschlagen: Initial 2 mg/kg. Nach Besserung der klinischen Symptome: 0,5–1 mg/kg als Erhaltungsdosis. Die Verabreichung sollte beim Hund morgens, bei der Katze abends erfolgen. **Nebenwirkungen, Wechselwirkungen** und **Gegenanzeigen** s. Kapitel T 5. In der Humanmedizin liegen günstige Erfahrungen mit dem zytostatisch-antilymphozytär wirksamen Azathioprin vor. Bei Kombination mit Prednisolon und einer Dosierung von 1–2 mg/kg kann die Prednisolondosierung auf 0,1–0,2 mg/kg reduziert werden. Bei der durch Kupferakkumulation in den Leberzellen von **Bedlington-Terriern** hervorgerufenen Lebererkrankung, die dem Morbus Wilson des Menschen ähnelt, können folgende Behandlungsversuche unternommen werden: kupferarme Diät, Verabreichung von D-Penicillamin (Handelspräparat: Metalcaptase, H. M.) 15 mg/kg p. o. ½ h vor der Fütterung. Als **Nebenwirkung** kann gelegentlich Erbrechen auftreten.

Beim **hepato-encephalen Syndrom** und dem möglicherweise daraus resultierenden **Leberkoma** werden folgende Behandlungsversuche vorgeschlagen: Um die intestinale Ammoniak-Produktion der Darmbakterien zu reduzieren, sind nicht resorbierbare Chemotherapeutika per os zu verabreichen. Bewährt hat sich **Neomycin** mit einer **Dosierung** von 20 mg/kg alle 6 h. Unterstützend kann eine **Laktuloseverabreichung** wirken (30 % Laktulose in warmem Wasser, mit 20–30 ml/kg p. o.). Weiterhin können Lösungen von **verzweigtkettigen Aminosäuren** (Comafusin Hepar, H. M.) i. v. mit einer Infusionsrate von 2 ml/kg/h appliziert werden, wobei der Blutammoniakgehalt kontrolliert werden sollte. Falls die Tiere Nahrung aufnehmen, ist der Proteingehalt so niedrig wie möglich zu halten. Auf keinen Fall dürfen methioninhaltige Lösungen gegeben werden, da die daraus entstehenden Mercaptane das Krankheitsbild verschlechtern.

L   Magen-Darm-wirksame Pharmaka

F. R. UNGEMACH

1
Antazida

Als Antazida im engeren Sinne gelten Wirkstoffe, die bei Hyperazidität des Magens und daraus resultierenden Folgeerkrankungen (wie Gastritis oder Magenulzera) lokal verabreicht werden, um bereits sezernierte überschüssige Magensäure zu neutralisieren oder zu adsorbieren. Bei diesen Indikationsgebieten können aber auch systemisch wirkende Pharmaka eingesetzt werden, die ohne Einfluß auf schon sezernierte Magensäure die weitere Säuresekretion hemmen. Hierzu zählen insbesondere Histamin-H_2-Rezeptor-Antagonisten und Anticholinergika.

1.1
Antazida

Die wichtigsten therapeutisch eingesetzten Antazida enthalten alleine oder in Kombination schwache Basen wie **Aluminiumhydroxid** oder **Magnesiumhydroxid** oder Salze schwacher Säuren wie **Magnesiumsilicat, Magnesium-** oder **Calciumcarbonat** sowie **Natriumbicarbonat**. Als Fertigspezialitäten sind nur Humanarzneimittel verfügbar (Tab. 1), die teilweise sinnvolle Zusätze wie Milchpulver oder Adstringentien (in erster Linie Wismutsalze), aber auch weniger sinnvolle Kombinationen z.B. mit Spasmolytika enthalten. Antazida sind relativ einfach herzustellende Arzneimittel, die insbesondere zur Anwendung bei Großtieren auch selbst angefertigt werden können. **Anwendungsgebiete** sind, vor allem bei Hund und Katze, Hyperazidität des Magens, sowie, auch bei Fohlen und Schweinen, unterstützende Behandlung bei Gastritis und Magen- und Duodenalulzera; bei Wiederkäuern: Pansenazidose. Therapieziel ist eine schnelle und lang anhaltende Anhebung des pH-Werts im Magen auf Werte >6 im Pansen bzw. >3 im Magen von Monogastriern. Dort kommt es bei diesen pH-Werten zu einem Schleimhautschutz nicht nur infolge verringerter Säureeinwirkung, sondern auch durch Hemmung der peptischen Aktivität und durch Bindung anderer aggressiver Faktoren, wie Gallensäuren und Lysolecithin sowie durch eine milde adstringierende Wirkung bei Aluminium-haltigen Präparaten. Die einzelnen Antazida unterscheiden sich hinsichtlich ihrer Säurebindungskapazität, der Geschwindigkeit des Wirkungseintritts und der Wirkungsdauer (Tab. 1). Da das praktisch sofort wirkende Natriumbicarbonat wegen seiner Nebenwirkungen heute obsolet ist, findet besonders Calciumcarbonat Anwendung für Indikationen, wie z.B. akute Pansenazidose, bei denen eine rasche Säurebindung erwünscht ist. Bei den anderen Anwendungsgebieten ist den verzögert, aber protrahiert wirkenden Magnesiumtrisilicat- oder Aluminiumhydroxid-haltigen Antazida der Vorzug zu geben. **Dosierung:** orale Verabreichung der in Tab. 1 angegebenen Dosen, wobei insbesondere bei hohen Dosierungen eine beschleunigte Ulkusheilung nachgewiesen ist. Im Gegensatz zum Menschen weisen Fleischfresser keine kontinuierliche, sondern eine intermittierende Säuresekretion auf, so daß häufig verabreichte niedrige Einzeldosen, wie in der Humanmedizin, nicht erforderlich sind. Vielmehr soll die Verabreichung bei Hund und Katze in Abständen von 4 bis 5 h in Verbindung mit der Fütterung oder noch besser eine Stunde danach, am Maximum der Säuresekretion erfolgen. Dadurch wird auch eine längere Verweildauer der Antazida im Magen ermöglicht. Bei Fohlen wird eine Verabreichung 4mal täglich empfohlen. Antazida verbleiben auch in Abhängigkeit von der Zubereitungsform z.B. als Gele länger im Magen als in Tablettenform. Bei Wiederkäuern kann die Gabe von Antazida nach 8 bis 12 h wiederholt werden. Die verschiedenen Antazida weisen große Differenzen im Umfang ihrer Resorption und damit auch entsprechende Unterschiede im Hinblick auf ihre systemischen Nebenwirkungen auf. Die stärkste Resorption findet bei Natriumbicarbonat statt, das deshalb auch als »systemisches« Antazidum bezeichnet wird. Bei allen anderen »nichtsystemischen« Antazida ist die Resorptionsquote wesentlich niedriger, Aluminiumsalze werden fast nicht mehr resorbiert.

Nebenwirkungen:

Natriumbicarbonat: Bei der Neutralisation von Magensäure wird CO_2 gebildet, wodurch es zu Tympanie und Magenüberdehnung kommen kann. Die Dehnung der Magenwand stimuliert die Freisetzung von Gastrin mit der Folge einer reaktiven

Tab. 1
Eigenschaften, Dosierung und Nebenwirkungen von Antazida

Wirkstoff	Natrium-bicarbonat	Calcium-carbonat	Magnesium-hydroxid	Magnesium-trisilikat	Aluminium-hydroxid
Säurebindung	++	+++	+++	++	+
Wirkeintritt	sofort	schnell	schnell	langsam	langsam
Wirkdauer (min)	kurz	40	> 60	> 60	> 120
Dosierung					
Hund (mg/kg)	50–100	50–100	10–20	20	10
Rind (g/Tier)	60–120	60–300	100–300		15–30
Schaf (g/Tier)	40–60	10–20	10–30		1–2
Nebenwirkungen reaktive					
Hyperazidität	+	++	+	0	0
Darmmotilität	0	↓	↑	↑	↓
Systemische Alkalose	+++	+	±	0	0
sonstige	CO_2↑ Tympanie Magenruptur	Ca^{2+}↑	Mg^2↑	0	Phosphat↓
		Urolithiasis			
Handelsname (H. M.)	Bullrich-salz	Rennie (mit $MgCO_3$)	Maaloxan (mit $Al(OH)_3$)	Gastrobin Gelusil	Aludrox

0: keine Wirkung

Säurefreisetzung (»acid rebound«). Die hohe Resorption kann zu Hypernatriämie mit entsprechender Flüssigkeitsretention (Vorsicht bei Herz-, Kreislauf- und Niereninsuffizienz) und zur Ausbildung einer systemischen Alkalose führen. Infolge Alkalisierung des Harnes besteht erhöhte Gefahr für die Entstehung einer Urolithiasis. Aufgrund der hohen Inzidenz von Nebenwirkungen ist Natriumbicarbonat heute als Antazidum obsolet.

Nicht-systemische Antazida: Calcium-, Magnesium- und Aluminium-haltige Antazida bilden im Gastrointestinaltrakt schwerlösliche basische Komplexe, die nur in geringem Umfang noch resorbiert werden können. Eine erhöhte Gefahr von unerwünschten Folgewirkungen besteht jedoch nur bei eingeschränkter Nierenfunktion, ferner kann durch eine Alkalisierung des Harnes die Neigung zu Harnsteinbildung erhöht sein. Das alkalische Milieu im Magen-Darmtrakt begünstigt die Aszension von Bakterien aus tieferen Darmabschnitten. Antazida wirken unterschiedlich auf die Darmmotilität: Calcium- und Aluminiumsalze wirken obstipierend, Magnesiumsalze hingegen laxierend. Zur Reduzierung der Auswirkungen auf die Darmmotorik werden häufig Kombinationen laxierender und obstipierender Antazida eingesetzt. *Calcium-haltige Antazida:* durch die schnelle Anhebung des pH-Werts kann es zu einer Pansenalkalose kommen. Bis zu 35 % des Calciums können resorbiert werden. Bei längerer Anwendung besteht deshalb die Gefahr einer Hypercalcämie, Calciurie, metastatischer Calcifizierung und systemischer Alkalose sowie Alkalisierung des Harnes mit Gefahr von Urolithiasis. Eine Langzeittherapie soll deshalb nicht mit Calcium-haltigen Antazida durchgeführt werden. Eine Tageshöchstdosis von 300 mg/kg soll bei nierengesunden Patienten und von 30 mg/kg bei Patienten mit eingeschränkter Nierenfunktion nicht überschritten werden. Calciumcarbonat stimuliert die Gastrinsekretion mit der Folge einer reaktiven Hyperazidität. *Magnesium-haltige Antazida:* insbesondere Magnesiumoxid bewirkt eine rasche Erhöhung des pH-Werts mit der Gefahr einer Pansenalkalose. Die Resorptionsquote erreicht maximal 20 % und ist bei verminderter Nierenfunktion zu beachten. Der Harn-pH kann um 0,5 bis 1,5 ansteigen. *Aluminium-haltige Antazida* werden praktisch nicht mehr in relevanten Mengen resorbiert. Mit Ausnahme von Aluminiumphosphat bilden Aluminiumsalze im Gastrointestinaltrakt unlösliche Komplexe mit Phosphat und hemmen dadurch die Phosphatresorption. Ferner kommt es zu einer Bindung von Fluoriden. Langzeitfolgen hiervon sind Osteoporose und Osteomalazie. Die Phosphatbindung durch Aluminiumhydroxid kann therapeutisch zur Senkung zu hoher Phosphatspiegel eingesetzt werden. **Kontraindikationen:** Niereninsuffizienz, Pansenalkalose. **Wechselwirkungen:** Antazida beeinflussen durch Adsorption und pH-Änderungen die Resorption und renale Elimination vieler Arzneimittel: Resorptionsminderung von Eisen, Tetracyclinen, Cimetidin, Ranitidin, Benzodiazepinen, β-Blocker; Resorptionssteigerung von Sulfonamiden; renale Elimination verzögert von schwachen Basen und Digoxin, beschleunigt von nicht-steroidalen Antiphlogistika. **Wartezeit:** keine.

Sucralfat (Ulcogant, H. M.) ist ein basisches nicht resorbierbares Aluminiumsalz von sulfatierter Saccharose. Es besitzt nur mehr sehr geringe neutralisierende Eigenschaften als Antazidum. Seine Haupteigenschaft ist eine zytoprotektive Wirkung für die Magenschleimhaut, indem es beim sauren pH des Magens mit Proteinen stabile Komplexe bildet, die Gallensäuren und Pepsin adsorbieren. Weiterhin bildet Sucralfat spezifisch auf Ulkuskläsionen eine Schutzschicht, durch die Säure und Pepsin kaum mehr diffundieren können. **Anwendungsgebiet:** Magen-Darm-Ulzera. Dosierung: Hund, Katze, Fohlen 20–40 mg/kg zwei- bis dreimal täglich oral. Nebenwirkungen: in seltenen Fällen Obstipation. Wechselwirkungen: Bindung anderer Arzneimittel, z. B. von Tetracyclinen oder H_2-Antihistaminika, die mindestens 2 h vor Sucralfat verabreicht werden sollten.

1.2
Hemmstoffe der Säuresekretion

Pharmaka, die die Magensekretion hemmen, werden häufig bei Gastritis und Magenulzera zusammen mit Antazida angewendet. Früher standen nur **Anticholinergika,** wie **Atropin,** zur Verfügung, welche die basale und Gastrin-stimulierte, über Muskarin M_1-Rezeptoren vermittelte Sekretion von Magensäure und Pepsin hemmen. Sie sind jedoch heute wegen fehlender Selektivität auf die M_1-Rezeptoren und vorhandener starker Wirkung auf Muskarin M_2-Rezeptoren mit entsprechenden

parasympatholytischen Nebenwirkungen (siehe Kap. A 1.2.1.1) bei den erforderlichen Dosen (z. B. bis 0,04 mg/kg Atropin) nicht mehr gebräuchlich. Als Ersatz steht heute der relativ spezifisch wirkende M_1-Antagonist **Pirenzepin (Gastrozepin,** H. M.) zur Verfügung, der im therapeutischen Dosisbereich nur noch geringe vagolytische Wirkungen außerhalb des Gastrointestinaltrakts, z. B. am Herzen, auslöst. Bei Tieren sind bisher allerdings noch keine Erfahrungen mit Pirenzepin vorhanden. Weitere in der Humanmedizin eingesetzte Wirkstoffe, die die Sekretion der Magensäure herabsetzen und für die ebenfalls noch keine therapeutischen Erfahrungen bei Haustieren bestehen, sind **Omeprazol (Antra,** H. M.), ein substituiertes Benzimidazol, das sich pH-abhängig in den Parietalzellen der Magenschleimhaut anreichert und dort die H^+/K^+-ATPase blockiert, die als Protonenpumpe die Säuresekretion antreibt, sowie das Prostaglandin E_2-Analog **Misoprostol (Cytotec,** H. M.), das zytoprotektiv über Hemmung der Säuresekretion und Steigerung der Mucinsekretion wirkt.

Die größte Bedeutung als Säuresekretions-Hemmer besitzen Histamin H_2-Rezeptor-Antagonisten. Bekanntester Vertreter dieser Gruppe ist **Cimetidin (Tagamet,** H. M.), das durch reversible Blockade von Histamin H_2-Rezeptoren an den Belegzellen die basale und stimulierte Säure- und Pepsinsekretion, stärker als Anticholinergika, hemmt. Die Pankreassekretion wird ebenfalls reduziert. **Anwendungsgebiete:** Behandlung und Rezidivprophylaxe von Magen- und Duodenalulzera, akute Pankreatitis, Verhinderung der Digestion oral substituierter Pankreasenzyme. **Dosierung:** beim Hund 5–10 mg/kg oral alle 6 bis 8 h, 5 mg/kg i. v. zweimal täglich; bei der Katze 2,5 mg/kg oral alle 12 h; Fohlen, Schwein 10 mg/kg zweimal täglich oral. Cimetidin wird gut (> 70 %) enteral resorbiert, in Anwesenheit von Futter ist die Resorption verzögert. Die Eliminationshalbwertszeit beträgt beim Hund 1,3–2 h. Die Ausscheidung erfolgt renal. **Nebenwirkungen:** sehr gering, außer einer für Cimetidin typischen Hemmung von Cytochrom P-450-abhängigen Prozessen und verschiedenen Glukuronidierungsreaktionen im Arzneimittelstoffwechsel. **Wechselwirkungen:** Verzögerung der Ausscheidung vieler Arzneimittel durch die Hemmung des metabolischen Abbaus; Verminderung der Resorption durch Antazida.

Neuere H_2-Antihistaminika, wie **Ranitidin (Sostril,** H. M.) oder **Famotidin (Pepdul,** H. M.), sind noch stärkere Hemmstoffe der Magensekretion (empfohlene Dosis für Ranitidin beim Hund und Fohlen: 0,5 mg/kg alle 12 h oral), die den Metabolismus anderer Arzneimittel kaum noch beeinflussen. Bei Tieren fehlen bisher ausreichende Erfahrungen.

2
Antizymotika

Antizymotika oder Antitympanika sind Arzneimittel, die einer übermäßigen Gasbildung durch Gärungsprozesse von Mikroorganismen im Magen-Darm-Trakt entgegenwirken. Hierzu zählen (1) schaumbrechende Substanzen, die aufgrund ihrer oberflächenaktiven Wirkung die Schaumbildung, die bei der Durchmischung von Ingesta während überschießender Gasbildung im Pansen auftritt, beseitigen und ein Entweichen des Gases auf natürlichem Wege ermöglichen, sowie (2) Antiseptika, die ruminale Gärungsprozesse und damit die Gasbildung verringern. Als schaumbrechende Wirkstoffe werden vor allem **Dimethylpolysiloxane** (Dimeticon) (**Sicaden**, V. M., **Silibon**, V. M., **Lefax**, H. M.) bei Wiederkäuern und seltener bei Pferden sowie in Kombination hierzu **Isooctylalkohol, Acetylbutylat** (**Blo Trol**, V. M.), **Terpentinöl** (**Siliko**, V. M.) und pflanzliche Öle, wie **Olivenöl**, eingesetzt. Als Antiseptikum wird **Formaldehyd** in fixer Kombination mit Dimethylpolysiloxanen verwendet (**Silibon**, V. M.). **Anwendungsgebiete:** kleinschaumige Gärung bei akuter Tympanie, Flatulenz, Meteorismus. Bei der Gaskolik der Pferde sind die Wirkstoffe nur wenig geeignet, da sie kaum zum Wirkort gelangen. **Dosierung** für große und kleine Wiederkäuer: Dimethylpolysiloxane in 2–5%iger Lösung 2 bis 10 mg/kg oral mit Wasser vermischt oder direkt intraruminal eingeben (je nach Konzentration 100–500 ml für ein Rind), bei Bedarf wiederholen. Formaldehyd (bis 0,5%ige Lösung) 2,5 bis 3 mg/kg oral (Rind 300 ml, Schaf 100 ml dieser Lösung 3mal täglich), Olivenöl bis 1 l beim Rind oral. **Nebenwirkungen:** keine außer einer mehrtägigen Verfärbung von Zähnen und Milch nach der Gabe von Terpentinöl. **Wechselwirkungen:** keine. **Wartezeiten:** für Dimethylpolysiloxan und niedrige Formaldehydkonzentrationen (bis 2,5 %) keine Wartezeit, Isooctylalkohol-haltige Präparate für Milch und eßbare Gewebe 1 Tag, Terpentinöl-haltige Präparate für Milch und eßbare Gewebe 6 Tage.

Eine antitympanische Wirkung kann auch mit 5-Hydroxytryptamin-Antagonisten wie Ketanserin, Ritanserin und Misanserin erzielt werden. Z. B. erhöht Ketanserin in Dosen von 0,1 mg/kg die Frequenz der Pansenkontraktionen und bewirkt dadurch eine Zunahme des Gasruktus.

3
Emetika

Zahlreiche Arzneimittel lösen als unerwünschte Nebenwirkung zentral oder peripher Erbrechen aus (Tab. 2). Die emetische Wirkung beruht hierbei meistens auf einer Stimulation von Dopamin D_2-Rezeptoren in der »Chemoreceptor trigger zone« der außerhalb der Blut-Hirnschranke gelegenen Area postrema oder auf einer direkten Irritation der Schleimhaut in den oberen Abschnitten des Verdauungstrakts.

Nur von einigen wenigen Wirkstoffen wird die emetische Wirkung bei Hund, Katze und seltener beim Schwein, nicht jedoch bei Nagetieren, Rindern und Pferden, therapeutisch insbesondere zur Entfernung nicht ätzender Gifte ausgenutzt. Als Emetika kommen in erster Linie zentral wirkende Verbindungen wie **Apomorphin** und **Xylazin** in Betracht, während Wirkstoffe mit peripherer Wirkung, wie **Kupfersulfat, Kochsalz** und Extrakte aus der **Brechwurz** (Radix Ipecacuanhae) eine untergeordnete Rolle spielen.

Grundsätzlich gilt, daß eine Magenspülung dem Einsatz von Emetika vorzuziehen ist. Medikamentelles Auslösen von Erbrechen darf nur bei Patienten erfolgen, die bei Bewußtsein sind und erbrechen können. Erbrechen soll nicht ausgelöst wer-

Tab. 2
Beispiele für emetisch wirksame Arzneimittel

Apomorphin
Xylazin

Herzglykoside
Morphin und Opioide
Zytostatika
Dopamin
Secalealkaloide
Narkotika
Östrogene

Nicht-steroidale Antiphlogistika
Saponine

Expektorantien
(Reflexsekretolytika, z. B. Ammoniumchlorid oder Radix Ipecacuanhae)
Piperazin
Carbamate
Organophosphate
chlorierte Kohlenwasserstoffe
organische Lösungsmittel
Alkohole
Schwermetalle

den nach Aufnahme von ätzenden Giften sowie von organischen Lösungsmitteln und Detergentien.

3.1
Zentral wirksame Emetika

3.1.1
Apomorphin

Apomorphin (**Apomorphin-Woelm**, H. M.; **Apomorphinhydrochlorid-Lösung 0,5 %**, V. M.) ist ein Dopaminagonist, der bereits bei niedrigen Blutspiegeln die Dopamin D_2-Rezeptoren in der Area postrema erregt und dadurch das Brechzentrum stimuliert. Bei steigenden Blutspiegeln kommt es jedoch durch zunehmende Wirkung an Opioidrezeptoren im ZNS zu depressiven Wirkungen auf das Brechzentrum, wodurch die emetische Wirkung wieder aufgehoben wird. Über die Dopingwirkung von Apomorphin bei Pferden siehe Kap. C 3.1.2.2. Apomorphin darf wegen zu starker zentral erregender Wirkungen nicht bei Katzen angewendet werden. Bei Schweinen besteht keine ausreichende emetische Wirksamkeit. **Anwendungsgebiete:** Emetikum für den Hund bei Vergiftungen mit nicht ätzenden Giften (wenn keine Magenspülung möglich ist), zur Entfernung stumpfer Fremdkörper und zur Operationsvorbereitung. **Dosierung:** einmalig 0,08 mg/kg s. c.; 0,03 mg/kg i. m. Die Wirkung ist um so besser, je langsamer Apomorphin im ZNS anflutet. Bei zu schneller Anflutung zu hoher Blutspiegel kommt es noch vor ausreichendem Erbrechen zu einer Hemmung des Brechzentrums. Wegen dieses biphasischen Effekts auf das Brechzentrum wirkt Apomorphin bei i. v. Applikation nur schlecht, oft nicht ausreichend emetisch und subkutan besser als intramuskulär. Die i. v. Applikation sollte außerdem wegen möglicher Kollapsgefahr vermieden werden. Nach s. c. Injektion kommt es nach vorangehender Nausea und Salivation innerhalb von 3 bis 10 min zu Erbrechen. Tritt nach der ersten Dosis keine Wirkung ein, werden auch wiederholte Gaben keinen Effekt bringen, sondern nur die Stimulierbarkeit des Brechzentrums weiter herabsetzen und sonstige Nebenwirkungen verstärken. **Nebenwirkungen:** Durch Vagusstimulation kommt es zu einem Blutdruckabfall bis hin zu akuter Kreislaufinsuffizienz bei i. v. Gabe; Sedation. Überdosierung: profuses Erbrechen, zunehmende ZNS-Depression, Krämpfe, Kollaps, Koma und Ateminsuffizienz. Antidote: Naloxon (siehe Kap. C 3.1.2.1.1) und Metoclopramid gegen das Erbrechen (siehe Kap.

L 4.4.1). **Kontraindikationen:** Bewußtlosigkeit, Narkose, Koma; Schock, Kreislaufinsuffizienz; Vergiftungen mit organischen Lösungsmitteln und Detergentien (Aspirationsgefahr) sowie mit Ätzgiften, insbesondere mit Säuren und Laugen; Oesophagusobstruktion. Vorsicht bei Hernien, Prolaps und kurz nach abdominellen Operationen. **Wechselwirkung:** Wirkungsabschwächung durch Neuroleptika.

3.1.2
Xylazin

Xylazin (**Rompun**, V. M.) besitzt neben seinen sedierenden und analgetischen Eigenschaften bei Hund und Katze einen ausgeprägten emetischen Effekt. Die Auslösung des Erbrechens scheint im Zusammenhang mit der zentralen α-mimetischen Wirkung von Xylazin zu stehen, da die emetische Wirkung durch das $α_2$-Adrenolytikum Yohimbin (siehe Kap. C 3.1.3) antagonisiert werden kann. **Anwendungsgebiete:** entsprechend Apomorphin (Kap. L 3.1.1); Narkoseprämedikation. Besonders empfindlich reagiert die Katze, bei der Xylazin das Emetikum der Wahl ist. Bei dieser Tierart kann bereits mit (hinsichtlich der Sedation subtherapeutischen) Dosen von 0,5–1 mg/kg i. m. Erbrechen sicher ausgelöst werden. Beim Hund sind hierfür schon sedativ wirksame Dosen von 1–2 mg/kg i. m. erforderlich. Beim Schwein kommt es erst im toxischen Bereich zur Emesis. Die Wirkung tritt bei Hund und Katze in 5 bis 10 min ein. **Nebenwirkungen** und weitere Einzelheiten zu Xylazin: siehe Kap. C 3.1.3. **Kontraindikationen:** siehe unter Apomorphin (Kap. L 3.1.1).

3.2
Peripher wirksame Emetika

Erbrechen kann peripher durch Wirkstoffe ausgelöst werden, die nach oraler Verabreichung eine Irritation der Schleimhaut des oberen Verdauungstrakts bewirken. Hierzu zählen hochkonzentrierte Lösungen anorganischer Salze, wie Kochsalz oder Kupfersulfat, sowie Saponine, die z. B. in der Brechwurz (Radix Ipecacuanhae) enthalten sind. **Anwendungsgebiete:** Auslösung von Erbrechen bei Hund, Katze und Schwein bei Vergiftungen mit nicht ätzenden Substanzen, vor allem wenn mit zentral wirkenden Antiemetika keine ausreichende Wirkung erzielt werden kann. **Gegenanzeigen:** siehe Apomorphin (Kap. L 3.1.1).

Natriumchlorid ist vielfach das einzige rasch verfügbare Emetikum. Die Anwendung erfolgt oral als hochkonzentrierte, möglichst gesättigte Lösung in warmem Wasser. **Dosierung:** je nach Größe des Tieres 30–60 ml. Erbrechen tritt nach 10 bis 20 min ein. **Nebenwirkungen:** bei Ausbleiben des Erbrechens kann es zu schweren resorptiven Kochsalzvergiftungen kommen, wobei sehr junge Tiere besonders gefährdet sind (Magenspülung!) (siehe Kap. G 1.1.2).

Kupfersulfat löst als 1%ige wäßrige Lösung nach oraler Gabe innerhalb von 30 bis 45 min Erbrechen aus. **Dosierung:** 10–50 ml je nach Größe des Tieres. **Nebenwirkungen:** ungelöste Kristalle wirken stark lokal reizend. Bei einmaliger Gabe ist wegen der geringen Resorption keine resorptive Vergiftung zu befürchten.

Radix Ipecacuanhae enthält das Saponin Emetin, ein potentes Emetikum mit peripherer und wahrscheinlich auch zentraler Wirkung. Ipecacuanha-Extrakte wirken auch expektorierend (**Ipalat**, H. M.), indem sie vermutlich über eine vagale Stimulation infolge der Irritation der Magenschleimhaut eine Reflexsekretolyse erzeugen (siehe Kap. J 3.1.2). Die Anwendung als Emetikum erfolgt in Form eines Ipecacuanha-Sirups (Rp. Ipecacuanha-Fluidextrakt 9,0, Glycerin 10,0, Sirup ad 100,0). Haltbarkeit ca. 1 Jahr. **Dosierung:** 1–2 mg/kg oral. Wirkungseintritt nach 15–30 min. **Nebenwirkungen:** Reizungen des Magen-Darm-Trakts. Bei Ausbleiben des Erbrechens kann es zu resorptiven Vergiftungen kommen (Magenspülung!) mit Albuminurie, Kardiodepression und Kollaps. Katzen scheinen besonders empfindlich zu reagieren.

4 Antiemetika

Antiemetika sind Arzneimittel zur Verhinderung oder Beseitigung von Erbrechen. Erbrechen kann durch eine Vielzahl unterschiedlich wirkender Pharmaka mit peripherem oder zentralem Angriffspunkt unterdrückt werden. Es gibt allerdings kein »Breitband-Antiemetikum«, das in der Lage wäre, Erbrechen jeglicher Genese zu verhindern. Für die Auswahl des geeigneten Antiemetikums ist eine ätiologische Indikationsstellung erforderlich. Grundsätzlich gilt bei Hund und Katze, daß nicht jedes kurzfristige Erbrechen behandelt werden muß, da diese Tierarten leicht erbrechen können und der Vomitus oft eine nützliche Schutzmaßnahme des Organismus zur Entfernung aufgenommener schädlicher Bestandteile aus dem Magen ist. **Indikationen** für den Einsatz von Antiemetika (Tab. 3) sind langanhaltendes Erbrechen, z. B. ausgelöst durch metabolische Ursachen (Urämie, Ketoazidose), Medikamente, Toxämien und In-

fektionskrankheiten, Magen-Darm-Reizungen, Verhaltensstörungen sowie hirnorganisch oder postoperativ bedingt. Antiemetika sind v. a. angezeigt, wenn bereits Elektrolytimbalanzen bestehen, die einen Circulus vitiosus bedingen (hypochlorämisches Erbrechen). Verschiedene Wirkstoffe eignen sich zur Prophylaxe der Reisekrankheit (Kinetose).

Für die Therapie des Erbrechens werden verschiedentlich **Wirkstoffe mit peripherer Wirkung,** wie oral wirksame Adsorbentien und Adstringentien (z. B. Kaolin, Pektin oder Wismutsalze, siehe Kap. L 6.3 und 6.4) und Antazida angewendet. Diese Wirkstoffe sind allerdings als Antiemetika von untergeordneter Bedeutung, da sie bei unsicherer Wirkung unter Umständen selbst durch eine initiale Reizung der Magenschleimhaut und durch Magendehnung emetisch wirken können. *Parasympatholytika* mit geringer oder fehlender zentraler Wirkung können begrenzt bei Erbrechen infolge von Magenspasmen und direkten Reizungen der Magenschleimhaut wirksam sein, indem sie spasmolytisch wirken, eine erhöhte Magensaft- und Speichelsekretion herabsetzen und afferente vagale Reizeinströme zum Brechzentrum unterdrücken. Die bei Hund und Katze erforderlichen Dosen von Wirkstoffen wie **Atropin** (0,02 mg/kg), **Propanthelin** (0,25 mg/kg), **Methylscopolamin** (**Holopon,** H. M.) (0,3–1 mg/kg; nicht bei der Katze anwenden) oder **Glykopyrrolat** (**Robinul,** H. M.) verursachen jedoch bereits ausgeprägte parasympatholytische Nebenwirkungen (siehe Kap. A 1.2.1). Ferner kommt es zu einer verzögerten orthograden Magenentleerung, wodurch erneut Erbrechen ausgelöst werden kann. Diese Wirkstoffe sind deshalb nur bei starken Magenspasmen indiziert und sollen nicht länger als 3 Tage angewendet werden. Gegenanzeigen sind vor allem Ileus und sonstige obstruktive Prozesse im Magen-Darm-Trakt.

Als eigentliche Antiemetika werden Wirkstoffe verstanden, die direkt im ZNS am Brechzentrum oder an der damit verbundenen Area postrema angreifen, wobei diese zentrale antiemetische Wirkung bei verschiedenen Verbindungen durch periphere Wirkungen auf die Magenmotilität unterstützt wird. Das Brechzentrum liegt bilateral in der Medulla und wird durch Reizeinströme aus verschiedenen Regionen des Gehirns oder aus der Peripherie erregt, wobei die Erregung über Muskarin- und Histamin H_1-Rezeptoren läuft. Das Brechzentrum kann stimuliert werden (1) direkt durch die Großhirnrinde oder über vagale Afferenzen, vor allem aus dem Gastrointestinaltrakt, (2) durch Reizeinstrom aus dem Gleichgewichtsorgan und (3) durch Erregung der Chemorezeptoren in der außerhalb der Blut-Hirn-Schranke gelegenen Area postrema. In dieser »Chemoreceptor trigger zone« (CRTZ) wird die Erregung über Dopamin D_2-Rezeptoren vermittelt. Entsprechend ihrer blockierenden Wirkung auf die verschiedenen Rezeptortypen lassen sich die Antiemetika in 4 Klassen einteilen: 1. **Anticholinergika** (Muskarinrezeptoren); 2. H_1-**Antihistaminika** (Histamin H_1-Rezeptoren); 3. **Neuroleptika,** insbesondere Phenothiazine (Histamin H_1- und Dopamin D_2-Rezeptoren) und 4. Substanzen mit Hemmwirkung auf Dopamin D_2-Rezeptoren **(Metoclopramid** und **Domperidon).** Das geeignete Antiemetikum wird bei den verschiedenen Formen des Erbrechens je nach beteiligtem Rezeptortyp ausgewählt:

Anticholinergika und H_1-Antihistaminika sind gut wirksam bei Erbrechen infolge direkter Stimulation des Brechzentrums, bei peripherem Erbrechen infolge Reizung sensorischer Nerven des Magen-Darm-Trakts und des Herzens und bei zentralem Erbrechen infolge hirnorganischer (z. B. intrakranielle Drucksteigerung) oder emotioneller Ursachen oder bei der Reisekrankheit, bei der durch ständige ungewohnte passive Bewegungen über das Gleichgewichtsorgan unter Beteiligung von Muskarin- und Histamin H_1-Rezeptoren im Vestibularkern das Brechzentrum erregt wird. Neuroleptika und sonstige Dopamin D_2-Antagonisten wirken bevorzugt bei Erbrechen, das durch in der Blutbahn befindliche emetisch wirksame Substanzen ausgelöst wird, die durch Reizung von Dopamin D_2-Rezeptoren in der Area postrema das Brechzentrum stimulieren. Hierzu zählen metabolisches Erbrechen und Arzneimittel-induziertes Erbrechen (Tab. 2). Eine Sonderstellung nehmen **Glukokortikoide** ein, die, wie z. B. Dexamethason, über einen nicht näher bekannten Mechanismus gegen Zytostatika-bedingtes Erbrechen wirksam sind. Ein neues antiemetisches Prinzip stellen 5-Hydroxytryptamin-(5-HT-)Antagonisten dar, die wie **Granisetron** oder **Ondansetron** (**Zofran,** H. M.) hemmend am $5-HT_3$-Rezeptor wirken. Diese Wirkstoffe sind ebenfalls bei sonst kaum therapierbarem Erbrechen bei Zytostatika- und Strahlentherapie wirksam. Eine weitere Wirkung ist eine Verminderung der Motilität des Gastrointestinaltrakts. Klinische Erfahrungen bei Tieren liegen bisher nicht vor.

4.1
Anticholinergika

Als Antiemetika geeignet sind ZNS-gängige Anticholinergika, wie **Atropin** oder **Scopolamin.** Die Wirkung beruht auf einer Blockade von cholinergen Muskarinrezeptoren im Brechzentrum und im Vestibularkern, ferner werden vagale Reize auf die Magenmotilität unterdrückt und dadurch Magenspasmen verringert. Die antiemetische Wirkung ist besonders bei Kinetosen ausgeprägt, wobei Scopolamin im Vergleich zu Atropin überlegen ist, das nur noch in Kombination mit Diphenylhydramin zum Einsatz als Antiemetikum kommt.

4.1.1
Scopolamin

Scopolamin besitzt unter allen Antiemetika die stärkste Wirksamkeit bei der Unterdrückung der Reisekrankheit. Zur Verfügung stehen nur Humanarzneimittel als Lösung zur subkutanen Injektion (**Scopolaminum hydrobromicum Eifelfango,** H. M.) oder in Form eines Pflasters, das als transdermales therapeutisches System eine konstante Wirkstoffabgabe über längere Zeiträume ermöglicht (**Scopoderm TTS Membranpflaster,** H. M.). **Anwendungsgebiet:** Prophylaxe gegen Symptome der Reisekrankheit beim Hund. Wegen praktisch fehlender Wirkungen auf Histamin H_1- und Dopamin D_2-Rezeptoren besteht bei anderen Formen des Erbrechens keine ausreichende Wirkung. Scopolamin ist wegen zentral erregender Wirkungen nicht zur Anwendung bei Katzen geeignet. **Dosierung:** beim Hund 0,03 mg/kg s. c. alle 6 h. Ein Nachteil von Scopolamin als Antiemetikum ist die kurze Wirkdauer von nur einigen Stunden (Tab. 3). Die Wirkung ist deshalb insbesondere bei längeren Reisen unsicher. Für das Membranpflaster, das eine Wirkdauer bis zu 72 h besitzt, bestehen bei Hunden keine Erfahrungen. Ein weiterer wesentlicher Nachteil ist das Auftreten ausgeprägter parasympatholytischer **Nebenwirkungen** an verschiedenen Organsystemen bei therapeutischen Dosen. Als noch erwünscht können eine Hemmung der Speichel- und Magensaftsekretion sowie die Verringerung von Magenspasmen angesehen werden. Unerwünschte Wirkungen sind Akkomodationsstörungen, Photophobie, mögliche Auslösung eines Glaukomanfalls, Tachykardie, Blasenatonie und Obstipation. Eine sedative Wirkung ist nicht ausgeprägt vorhanden. Weitere Einzelheiten sowie **Gegenanzeigen** und **Wechselwirkungen** siehe unter Kapitel A 1.2.1.2.

Aufgrund der kurzen Wirkung und des ungünstigen Nutzen-Risiko-Verhältnisses ist Scopolamin heute, außer bei starken Magenspasmen, kaum mehr als Antiemetikum gebräuchlich.

Tab. 3
Antiemetika: Indikationen, Dosierung und Nebenwirkungen

Wirkstoff	Indikation Erbrechen	Dosis (mg/kg) (Hund)		Wirkungs- dauer (h)	Nebenwirkungen		
					sedativ	parasympa- tholytisch	sonstige
Anticholinergika (Scopolamin)	Kinetose (Magenspasmen)	(0,03 s. c.)		4–6	±	+++	
H₁-Antihistaminika							
Dimenhydrinat		4–8		< 8	++	++	
Diphenhydramin	Kinetose	2–4		< 8	++	++	
Cyclizin	hirnorganisch	4	oral	+	+	++	
Meclozin	post-operativ	1–4		> 12	+	++	teratogen (?)
Promethazin		2		24	+++	++	
Phenothiazine							
Chlorpromazin		0,5	i. m.	6	+++	+	
Triflupromazin		0,3	i. m.	12	+++	+	α-adreno-
Perphenazin	hirnorganisch	0,1	oral	6	+++	+	lytisch
Acepromazin	metabolisch medikamentös Toxin-induziert	0,15	i. m.	24	+++	+	
Butyrophenone							
Haloperidol		0,02	oral	24–96	+++	±	extra- pyrami-
Droperidol		bis 0,04	i. m.		+++	±	dale Wir- kungen
Metoclopramid	schweres Er- brechen jeder Genese (außer Kinetose)	0,1–0,5	oral paren- teral	< 6	++	±	
Domperidon	Gastrointesti- nale Motilitäts- störung Gastritis	0,3–0,5	oral	< 6	0	±	

4.2
H₁-Antihistaminika

H₁-Antihistaminika unterdrücken Erbrechen durch Blockade von Histamin H₁-Rezeptoren im Brechzentrum und im Vestibularkern. Zur anti- emetischen Wirkung scheint noch eine in thera- peutischen Dosen vorhandene Hemmung von Muskarinrezeptoren beizutragen. Eine Reihe von Wirkstoffen unterschiedlicher chemischer Struktur findet als Antiemetika oral, rektal, i. v. oder i. m. bei Hund und Katze Anwendung (Tab. 3) wie die Alkylamine **Dimenhydrinat** (**Vomex** A, H. M.), **Diphenhydramin** als Injektionslösung (**Ancemin**, V. M.) und zur oralen Applikation oder als Suppo- sitorium in Kombination mit Atropin (**Emesan**, H. M.), ferner die Ethylendiamine **Cyclizin** (**Rei- setabletten für Tiere**, V. M.) und **Meclozin** (**Bon- amine Dragees** H. M., **Peremesin Suppositorien**,

H. M.) sowie das in dieser Gruppe am stärksten wirksame **Promethazin** (**Atosil**, H. M.), ein Pheno- thiazinderivat, bei dem im Gegensatz zu anderen als Neuroleptika eingesetzten Phenothiazinen die antihistaminerge Wirkung im Vordergrund steht. **Anwendungsgebiete:** Kinetose, hirnorganisches und postoperatives Erbrechen, Operationsvorbe- reitung. Die Wirkung bei metabolischem und Arz- neimittel-induziertem Erbrechen ist nicht zufrie- denstellend. **Dosierung:** siehe Tabelle 3. Die ein- zelnen Wirkstoffe unterscheiden sich hinsichtlich der Geschwindigkeit des Wirkungseintritts und der Wirkungsdauer (Tab. 3). Bei Dimenhydrinat und Diphenhydramin tritt die Wirkung bereits nach 15 bis 30 min ein, hält aber nur einige Stunden an, so daß nach 8 h nachdosiert werden muß. Ähnliches gilt für Cyclizin, das ebenfalls z. B. erst unmittel- bar vor Reiseantritt verabreicht werden soll. Dem- gegenüber haben Meclozin und insbesondere Promethazin eine so lange Wirkungsdauer, daß eine einmalige Gabe für einen Tag ausreicht. Wegen des verzögerten Wirkungseintritts (bei Promethazin 3 bis 6 h) sollte zur Prophylaxe der Reisekrankheit die Verabreichung mehrere Stunden, z. B. am Abend vor dem Reiseantritt, erfolgen. **Nebenwirkungen** (Tab. 3): alle H_1-Antihistaminika haben eine zentral dämpfende Wirkung, wobei die bei Promethazin am stärksten und bei Meclozin am geringsten ausgeprägte Sedation für eine antiemetische Therapie durchaus erwünscht sein kann. Ferner besitzen alle Wirkstoffe parasympatholytische Wirkungen ähnlich, jedoch schwächer wie Scopolamin (siehe unter Kap. L 4.1.1). Für Cyclizin und Meclozin wurden bei Labortieren teratogene Effekte nachgewiesen. Der Einsatz bei trächtigen Tieren sollte deshalb nur bei strengster Indikationsstellung erfolgen. **Wechselwirkungen:** gegenseitige Wirkungsverstärkung mit anderen zentral dämpfenden Pharmaka. Weitere Einzelheiten zu H_1-Antihistaminika siehe unter Kap. B 1.1.

4.3
Neuroleptika

Neuroleptika, vor allem aus der Gruppe der Phenothiazine, wie **Chlorpromazin (Chlorpromazin-HCl,** V. M.), **Acepromazin (Vetranquil,** V. M.), **Triflupromazin (Psyquil,** V. M.), **Perphenazin (Decentan,** H. M.) und mit geringerer Bedeutung auch Butyrophenone, wie **Droperidol (Halkan,** V. M.) oder **Haloperidol (Haldol,** H. M.), eignen sich zur oralen oder parenteralen antiemetischen Therapie bei Hund und Katze. Durch die Blockade sowohl von Histamin H_1-Rezeptoren im Brechzentrum als auch von Dopamin D_2-Rezeptoren in der Area postrema wirken Neuroleptika als »Breitband-Antiemetika« bei folgenden **Anwendungsgebieten** (Tab. 3): hirnorganisches, metabolisches, Arzneimittel- und Toxin-induziertes Erbrechen. Die Wirksamkeit bei Kinetosen ist, außer für Perphenazin, wegen zu geringer anticholinerger Wirkung im therapeutischen Dosisbereich nicht ausreichend. **Dosierung:** siehe Tabelle 3. Die antiemetischen Dosen liegen teilweise nur geringfügig unter den zur Sedation gebräuchlichen Dosierungen. Die Wirkung der Phenothiazine tritt innerhalb einer Stunde ein. Acepromazin und insbesondere die Butyrophenone besitzen eine lange Wirkungsdauer von über einem Tag, die für Haloperidol bis zu 4 Tage betragen kann. **Nebenwirkungen** (Tab. 3): im Vordergrund stehen sedierende und α-adrenolytische Wirkungen mit der Folge hypotoner Kreislaufdysregulation, die bei schwer dehy-

drierten Patienten zum Kreislaufversagen führen können. Extrapyramidale Nebenwirkungen mit Tremor und Muskelspasmen können nach höheren Dosierungen, insbesondere von Butyrophenonen, auftreten. Phenothiazine können allergische Reaktionen auslösen. Parasympatholytische Nebenwirkungen sind nur gering ausgeprägt. Weitere Einzelheiten siehe unter Kapitel C 2.2.2.

4.4
Dopamin D_2-Antagonisten: Metoclopramid und Domperidon

Metoclopramid und Domperidon wirken über zentrale und periphere Angriffspunkte antiemetisch, indem sie in der Chemoreceptor trigger zone der Area postrema Dopamin D_2-Rezeptoren blockieren und indem sie im oberen Gastrointestinaltrakt die Motilität erhöhen. Durch die ausgeprägte antidopaminerge Wirkung sind diese Wirkstoffe bei schwerem, sonst kaum behandelbarem metabolischem und Arzneimittel-induziertem Erbrechen anderen Antiemetika überlegen. Wegen fehlender Wirkung am Brechzentrum und Vestibularkern sind sie nicht wirksam bei Kinetosen. Am unteren Oesophagus, am Magen und Duodenum erhöhen Metoclopramid und Domperidon durch einen Sekretinantagonismus die Sensitivität der glatten Muskulatur gegenüber Acetylcholin. Durch Erhöhung des Tonus des unteren Oesophagus-Sphinkters und durch verstärkte Magen- und Dünndarmmotorik wird die orthograde Magenentleerung beschleunigt, die präemetische Magenatonie und ein gastrooesophagaler Reflux verhindert. Dadurch besteht eine Wirksamkeit auch bei Erbrechen infolge verzögerter Magenentleerung, bei Refluxoesophagitis, Motilitätsstörungen im oberen Gastrointestinaltrakt sowie bei peptischen Ulzera.

4.4.1
Metoclopramid

Metoclopramid (**Paspertin,** H. M., **Befedo Antiemetikum,** V. M.) kann bei Hund und Katze oral, rektal oder parenteral für folgende **Anwendungsgebiete** eingesetzt werden: metabolisches und Arzneimittel-induziertes Erbrechen, Reizmagen, Motilitätsstörungen im oberen Gastrointestinaltrakt, Refluxoesophagitis, Vorbereitung zur gastrointestinalen Endoskopie oder Röntgendiagnostik. Metoclopramid erwies sich auch als wirksam bei Erbrechen im Gefolge einer Parvovirose. **Dosierung**

(Tab. 3): bei Hund und Katze 0,1–0,3 mg/kg dreimal täglich oral, rektal, i. m., s. c. oder i. v.; in schweren Fällen kann die Dosis auf 1 mg/kg erhöht werden; bei Dauertropfinfusion 0,02 mg/kg/h. Therapiedauer nicht länger als drei Tage. Metoclopramid ist enteral ausreichend (bis zu 70 %) bioverfügbar. Die Wirkung tritt in weniger als einer Stunde ein und hält nur einige Stunden an, so daß mehrmals täglich nachdosiert werden muß. Metoclopramid besitzt ein hohes Verteilungsvolumen und passiert die Blut-Hirn-Schranke. Metoclopramid wird schnell metabolisiert (hoher »first-pass effect« in der Leber) und in überwiegend konjugierter Form renal ausgeschieden. Die Halbwertszeit beim Hund beträgt 90 min. **Nebenwirkungen** (Tab. 3): durch die zentrale antidopaminerge Wirkung werden reversible extrapyramidale, Parkinson-ähnliche Symptome ausgelöst mit Ruhelosigkeit, bei längerer Therapie mit Tremor und Rigor. In höheren Dosen können Sedation, Durchfälle oder Obstipationen auftreten. Eine gesteigerte Prolaktinausschüttung kann zu Gynäkomastie und Galaktorrhö führen. Bei Neugeborenen besteht die Gefahr einer Methämoglobinämie. Parasympatholytische Nebenwirkungen fehlen. **Gegenanzeigen:** Obstruktionen und Perforationen im Magen-Darm-Trakt; schwere Leber- und Nierenfunktionsstörung; Phäochromozytom; Prolaktin-abhängige Karzinome. **Wechselwirkungen:** Anticholinergika (wie Atropin) schwächen die motilitätssteigernde, Apomorphin und Opioide die antiemetische Wirkung ab; Neuroleptika erhöhen die Gefahr extrapyramidaler Nebenwirkungen; die Wirkung sedierender Pharmaka wird verstärkt.

4.4.2
Domperidon

Domperidon (**Motilium,** H. M.) kann als Tropfen oder Tabletten bei Hund und Katze für die gleichen **Anwendungsgebiete** wie Metoclopramid eingesetzt werden. **Dosierung** (Tab. 3): 0,3–0,5 mg/kg alle 8 h. Bei starkem Erbrechen kann die Dosis verdoppelt werden. Domperidon passiert nicht die intakte Blut-Hirn-Schranke, weshalb praktisch keine zentralen **Nebenwirkungen** (wie Tremor oder Sedation) auftreten. Als Nebenwirkung bei höheren Dosen oder nach längerer Anwendung wird gelegentlich Galaktorrhö beobachtet. **Gegenanzeige:** Neugeborene; Obstruktionen und Perforationen im Magen-Darm-Trakt. **Wechselwirkungen:** Wirkungsabschwächung durch Anticholinergika.

5
Laxantien

Als Abführmittel werden Wirkstoffe eingesetzt, welche die Passage des Darminhalts beschleunigen und dosis- oder substanzabhängig zur Ausscheidung von weichen, geformten bis hin zu flüssigen Faeces führen. Während Abführmittel früher nach zunehmender Wirkstärke als Laxativa < Purgativa < Drastika unterteilt wurden, erfolgt heute die Einteilung nach dem Wirkungsmechanismus in

– *Laxantien, die den Wassergehalt der Faeces erhöhen*
(1) durch Bindung von Wasser im Darmlumen: Quellstoffe,
osmotisch wirksame Laxantien (z. B. salinische Abführmittel, nicht resorbierbare Zukkeralkohole);
(2) durch Steigerung der Nettosekretion von Wasser und Elektrolyten in das Darmlumen infolge einer direkten Reizung der Darmmukosa, z. B. durch Anthrachinonderivate oder Rizinusöl.
Diese Volumen-wirksamen Laxantien bewirken nicht nur eine Aufweichung der Faeces, sondern führen auch sekundär zu einer Erhöhung der Darmmotilität. Dieser Motilitäts-steigernde Effekt resultiert aus Dehnungsreizen auf die Mechanorezeptoren in der Darmwand infolge der Zunahme des Ingestavolumens durch die intestinale Wasserretention.

– *Gleitmittel*

– *direkt die Peristaltik anregende Wirkstoffe:*
Hierzu zählen in erster Linie **Parasympathomimetika,** die durch direkten neuromuskulären Angriff am Darm über m-Cholinozeptoren die Darmmotilität erhöhen und die Darmsekretion steigern. Direkte Parasympathomimetika, wie **Carbachol** (s. Kap. A 1.1.1.1), sollten wegen zu drastischer Wirkung auf die Darmperistaltik sowie wegen zu starker Steigerung der Darmsekretion keine Anwendung als Abführmittel mehr finden. Eine schwächere, aber immer noch purgative Wirkung besitzen *indirekte Parasympathomimetika.* Am besten geeignet aus dieser Gruppe ist **Neostigmin** (s. Kap. A 1.1.2.1.2), dessen Einsatz jedoch nur für das **Anwendungsgebiet** der atonischen Obstipation, insbesondere der postoperativen Darmatonie, angezeigt ist. Bei allen anderen Indikationen für Laxantien (siehe unten) ist Neostigmin wegen zu starker Wirkungen nicht geeignet. **Dosierung:** siehe unter Kapitel A 1.1.2.1.2. Die Wirkung tritt nach parenteraler Gabe in 10 bis 20 min, nach

oraler Verabreichung innerhalb von 2 bis 4 h ein. Nebenwirkungen: Neostigmin besitzt die geringsten **Nebenwirkungen** dieser Gruppe, insbesondere fehlen zentralnervöse Wirkungen (s. Kap. A 1.1.2.1.2). Bei **Überdosierung** besteht Gefahr von Kolik, Darminvaginationen und -rupturen. **Kontraindikationen:** Ileus, spastische Kolik (s. Kap. A 1.1.2.1.2).

Indikationsgebiete für Laxantien (außer Parasympathomimetika): Laxantien sind bei Obstipationen erst dann indiziert, wenn sich durch diätetische Maßnahmen, z. B. durch faserreiche Diät, keine Heilungserfolge erzielen lassen. Angezeigt ist der Einsatz von Abführmitteln bei Vergiftungen, Anschoppungskolik, zur Ausscheidung von Bezoaren, zur Vorbereitung von Operationen und diagnostischen Maßnahmen im Darmtrakt, bei anorektalen Beschwerden, zur Herabsetzung der für die Defäkation erforderlichen Bauchpresse bei Vorliegen von Hernien oder nach abdominellen Operationen, teilweise zur Unterstützung einer anthelminthischen Therapie (insbesondere bei der Bekämpfung von Cestoden).

Die Anwendung von Laxantien erfolgt oral oder rektal (vorzugsweise als Klysma). Bei längerfristiger Anwendung können **Nebenwirkungen** auftreten wie Malabsorption, spastische Colitis, wäßrige Diarrhö mit Wasser- und Elektrolytverlusten, insbesondere Kaliumverluste mit der Folge einer progressiv sich entwickelnden Darmatonie, sowie eine reflektorisch verminderte Colonaktivität nach dem Absetzen der Laxantien. Die aus diesen Nebenwirkungen resultierende Darmträgheit und Obstipation nach Beendigung einer Laxantientherapie sind reversibel und sollen nicht durch eine erneute Gabe von Abführmitteln, sondern mit gezielten Maßnahmen, wie Kaliumzufuhr, behandelt werden. **Überdosierung** führt zu Koliken, Flatuleszenzen und profusen Durchfällen, zu Dehydrationen und Hypokaliämie mit Muskelkrämpfen und -schwäche. Eine absolute **Kontraindikation** für Laxantien ist ein bestehender Ileus. **Wechselwirkung:** Verstärkung der Wirkung von Herzglykosiden durch den Kaliummangel bei Langzeitverabreichung und Überdosierung.

5.1
Laxantien mit Reizwirkung auf die Darmmukosa

Diphenylmethanderivate, Anthrachinone und **Rizinusöl** wirken nach oraler oder rektaler Gabe als »Kontaktlaxantien« irritierend auf die Schleimhaut des proximalen Dünndarms oder des Colons. Eine Resorption findet nur in geringem Umfang statt. Als Folge der Reizwirkung auf die Darmmukosa kommt es über eine Erhöhung von Prostaglandinen und cyclischen Nukleotiden zu einer gesteigerten Flüssigkeits- und Elektrolytsekretion in das Darmlumen, wobei verschiedentlich gleichzeitig die Glukose- und Natriumresorption reduziert ist. Ferner wird die Darmmotilität, wahrscheinlich durch eine Stimulation des Plexus myentericus, erhöht und dadurch der intestinale Transit beschleunigt. Einige Stunden nach oraler Gabe kommt es zum Abgang weicher bis halbflüssiger Faeces. **Indikationsgebiete:** siehe unter Kapitel L 5. Wegen ihrer nur mild bis mittelstarken und verzögert eintretenden Wirkung sind diese Laxantien nicht zur Giftentfernung aus dem Darm geeignet.

Obsolet als Laxantien sind wegen zu drastischer Wirkung **Crotonöl**, **Podophyllum** und **Bariumchlorid**.

5.1.1
Diphenolische Laxantien

Diphenylmethanderivate werden nur begrenzt in der Veterinärmedizin eingesetzt. Auf dem Markt ist nur noch **Bisacodyl** als Humanarzneimittel (**Dulcolax**, H. M.) zur oralen und rektalen Anwendung. Das nur bei Schweinen und Primaten wirksame **Phenolphthalein** sowie die Isatinderivate **Phenisatin** und **Oxyphenisatin** sind außer Handel.

Bisacodyl wirkt bei Hund und Katze in einer Dosierung bis zu 1 mg/kg oral innerhalb von 6 bis 8 h und rektal nach 0,5 bis 1 h. Bis zu 5 % einer Dosis werden resorbiert. **Nebenwirkungen:** wegen lokal reizender Wirkung auf die Magenschleimhaut sollen oral nur Magensaft-resistente Darreichungsformen verwendet werden. Rektale Verabreichung kann eine Proktitis auslösen. Überdosierung führt zu profusen Durchfällen (siehe unter Kapitel L 5).

5.1.2
Anthrachinonderivate

Prototyp dieser Gruppe ist das synthetische **Dantron** (1,8-Dihydroxyanthrachinon). Anthrachinone werden auch aus pflanzlichen Glykosiden, die in Sennablättern (Inhaltsstoffe **Sennoside A** und **B**) (**Pursennid**, H. M.), Rhabarberwurzel (**Rhizoma rhei**), Faulbaumrinde (**Cortex frangulae**) oder Aloe enthalten sind, durch bakterielle Hydrolyse im Colon als sogenannte »Emodine« freigesetzt.

Über die Wirksamkeit pflanzlicher Glykoside als Abführmittel bestehen kaum veterinärmedizinische Erfahrungen. Für Sennoside werden bei Hund und Katze Dosen von 0,25–0,35 mg/kg angegeben.

Dantron hat in der Veterinärmedizin stark an Bedeutung verloren und ist nur mehr in Kombination mit Bariumchlorid (**Drastilax**, V. M.) im Handel. Das früher gebräuchliche Monopräparat (**Istizin**, V. M.) wurde wegen mutagener und cancerogener Wirkungen bei Versuchstieren als Human- und Tierarzneimittel vom Markt genommen. Dantron entfaltet seine Wirkung nach Reduzierung zu Anthranol überwiegend im Colon. Nach einer Dosis von 15–25 mg/kg tritt die Wirkung bei kleinen Tieren nach 6 bis 14 h, bei Großtieren nach 12 bis 36 h ein. Bei Großtieren, insbesondere bei Pferden, soll wegen der stark verzögerten Wirkung keine wiederholte Verabreichung erfolgen. **Nebenwirkungen:** Darmhyperämie; wirksame Metaboliten können in die Milch übergehen und bei Säuglingen Diarrhö auslösen; Abortgefahr bei hochträchtigen Tieren; Rotfärbung des Harns. Nebenwirkungen und **Wechselwirkungen** bei Überdosierung sowie **Kontraindikationen** und Langzeittherapie siehe unter Kapitel L 5. **Wartezeit:** 3 Tage für eßbare Gewebe und Milch.

5.1.3
Rizinusöl

Rizinusöl (**Laxopol**, H. M.) ist das Triglycerid der Rizinolsäure, die durch pankreatische Lipasen im Dünndarm freigesetzt wird und dort als anionisches Detergens eine irritierende Wirkung auf die Darmmukosa, möglicherweise über eine Histaminfreisetzung entfaltet. Bei Hunden ist die Wirksamkeit wegen geringer Aktivität der Darmlipasen herabgesetzt. Bei ruminierenden Wiederkäuern besteht keine ausreichende Wirkung. **Dosierung** (oral): Hund 5–25 ml/Tier; Katze 3–10 ml/Tier; Kälber und Fohlen 25–60 ml/Tier. Da der Wirkort im proximalen Dünndarm liegt, tritt die Wirkung relativ schnell ein: bei kleinen Tieren nach 2 bis 6 h, bei Großtieren nach 12 bis 18 h. Durch die schnelle Ausscheidung ist die Wirkung selbst limitierend. Rizinolsäure wird teilweise resorbiert und wie andere Fettsäuren metabolisiert. **Nebenwirkungen:** Rizinolsäure ist ein Histaminliberator und kann insbesondere bei Hunden anaphylaktoide Reaktionen hervorrufen; verringerte Resorption fettlöslicher Vitamine. Nebenwirkungen und **Wechselwirkungen** bei Überdosierung sowie **Kontraindikationen** siehe unter Kapitel L 5. **Wartezeit:** keine.

5.2
Salinische Laxantien

Als salinische Abführmittel werden schwer resorbierbare Salze, insbesondere **Magnesiumsulfat** und **Natriumsulfat** eingesetzt, die nach oraler Gabe zum größten Teil im Darmlumen verbleiben und dort osmotisch Wasser binden. Infolge der Volumenzunahme der Ingesta kommt es durch den Dehnungsreiz auf die Darmwand zu einer Erhöhung der Darmmotilität. Magnesiumsalze scheinen zusätzlich auf die Darmperistaltik über eine Freisetzung von Cholecystokinin zu wirken. Eine lokale Reizwirkung ist nicht vorhanden. Salinische Laxantien lösen eine starke und schnell einsetzende Abführwirkung aus, durch die es bei Hund und Katze innerhalb von 2 bis 3 h, bei Pferden in 3 bis 12 h und bei Wiederkäuern nach 12 bis 18 h zum Abgang wäßriger Faeces kommt. **Anwendungsgebiete:** siehe unter Kapitel L 5. Salinische Laxantien sind nur indiziert, wenn eine starke und schnell einsetzende Abführwirkung, z. B. bei Vergiftungen, erforderlich ist. Um zu starke Flüssigkeitsverluste zu vermeiden, sollen keine hypertonen, sondern nur hypotone bis maximal isotone Lösungen verabreicht werden.

Dosierung (oral):

Magnesiumsulfat (Bittersalz): Pferd 0,2 g/kg, andere Tierarten 0,5–1 g/kg als 6%ige (isotone) Lösung in Wasser.

Natriumsulfat (Glaubersalz): alle Tierarten 0,5–1 g/kg als 4%ige (isotone) Lösung in Wasser. Beim Rind soll die erforderliche Dosis fraktioniert verabreicht werden: erwachsene Rinder erhalten am 1. Tag 80–120 g in 1 l Wasser, an den folgenden Tagen wird nach Wirkung dosiert bis zu einer Gesamtdosis von 500 g/Tier. Die Verabreichung soll zumindest teilweise über die Schlundrinne erfolgen.

Eine wiederholte Verabreichung soll nicht erfolgen. Zur Vermeidung einer Dehydratation ist für ausreichende Flüssigkeitszufuhr zu sorgen. Eine Resorption findet in beschränktem Umfang, bei Magnesiumsulfat bis zu 20 % der Dosis, statt. **Nebenwirkungen:** leichte kolikartige Schmerzen; Gefahr einer sekundären Magendilatation bei Dünndarmobstipationen; Wasser- und Elektrolytverluste, Dehydratation mit Gefahr einer Verstärkung des Schockgeschehens bei Kolik; bei eingeschränkter Nierenfunktion Gefahr einer Hypermagnesiämie mit neurologischen Störungen (Therapie: Calciuminfusion; s. Kap. G 1.6 und 1.7), Kreislaufbelastung durch resorbiertes Natrium. **Gegenanzeigen:** Ileus; Dehydratation; Schock; Nieren- und Herzinsuffizienz. **Wartezeit:** keine.

Als osmotisch wirksame Laxantien eignen sich auch die nicht resorbierbaren Zuckeralkohole **Mannitol** und **Sorbitol** als Klysma (**1× Klysma Sorbit**, H. M.) (siehe Kap. H 1.1). Das synthetische Disaccharid **Lactulose (Lactulose Neda,** H. M.) kann nicht nur zur Behandlung einer Hyperammonämie und Hepatoencephalopathie, sondern auch bei chronischen Obstipationen angewendet werden. Bei seiner mikrobiellen Spaltung in unteren Darmabschnitten entstehen organische Säuren, die über Senkung des pH-Werts des Darmes und durch osmotische Wirkung einen laxierenden Effekt entfalten. **Dosierung** (Hund): 5–15 ml einer 65%igen Lösung oral, bis zu dreimal täglich. **Nebenwirkungen:** Blähungen, bei Durchfällen Dosisreduktion.

5.3
Quellstoffe

Schleimstoffe (Mucilaginosa) sind pflanzliche oder teilsynthetische höhermolekulare Polysaccharide, die die Eigenschaft haben, Wasser unter Bildung von Hydrokolloiden zu binden und dabei aufzuquellen. Gute Quelleigenschaften besitzen geschroteter **Leinsamen, Weizenkleie, Traganth, Agar-Agar** und besonders die teilsynthetischen Quellstoffe **Methyl-** und **Carboxymethylcellulose.** Nach oraler Gabe werden diese Wirkstoffe nicht resorbiert und führen im Darm durch Quellung zu einer Zunahme des Ingestavolumens. Durch den daraus resultierenden Dehnungsreiz kommt es zu einer Steigerung der Darmperistaltik.

Unterstützt wird der laxierende Effekt durch die infolge mikrobieller Zersetzung im Dickdarm entstehenden osmotisch wirksamen Abbauprodukte. Die abführende Wirkung ist mild (weiche bis halbflüssige Faeces) und tritt verzögert erst nach 12 bis 24 h ein. **Anwendungsgebiete:** siehe unter Kapitel L 5; vor allem geeignet bei chronischer Obstipation und zur Erleichterung der Defäkation, wenn eine starke Bauchpresse unerwünscht ist; Sandkolik des Pferdes; ungeeignet bei Vergiftungen. Bei Durchfällen kann durch die Wasser-bindende Wirkung eine begrenzte obstipierende Wirkung erzielt werden. **Dosierung: Methyl-** und **Carboxymethylcellulose** bei Hund und Katze 0,1 g/kg; **Agar-Agar** 2–10 g/Tier; mit viel Flüssigkeit eingeben. Eine wiederholte Verabreichung ist möglich. **Nebenwirkungen:** kaum Elektrolytverluste; bei nicht ausreichender Flüssigkeitszufuhr besteht Gefahr eines Obstruktionsileus; Meteorismus. **Kontraindikation:** Ileus. **Wechselwirkungen:** keine bekannt.

5.4
Gleitmittel

Nicht resorbierbare Mineralöle (z. B. **Paraffinöl**) und anionische Detergentien (z. B. **Natriumdioctylsulfosuccinat**) bewirken eine Erhöhung der Gleitfähigkeit und Aufweichung der Faeces, wodurch es ohne einen Eingriff in den Wasser- und Elektrolythaushalt zu einer erleichterten Defäkation ohne wesentliche Beanspruchung der Bauchpresse kommt. Ähnlich wirkt auch **Glycerol,** das nur rektal als Suppositorium (**Glycilax,** H. M.) oder Klysma (**Babylax,** H. M.) angewendet wird. Dosierung als Klysma beim Hund: 3 ml einer 85%igen Lösung. Die Verträglichkeit ist allgemein gut. Durch Wasserentzug aus dem Gewebe kann es zu lokalen Reizungen kommen.

5.4.1
Paraffinöl

Paraffinöl ist ein Mineralöl, das in dickflüssiger Form (**Paraffinum subliquidum**) (**P-Kaschmieder Darmgleitöl 34 c,** V. M.; **Obstinol,** H. M.) und dünnflüssiger Form (**Paraffinum perliquidum,** V. M.) oral oder rektal als Darmgleitmittel mit milder laxierender Wirkung angewendet wird. **Indikationsgebiete:** siehe Kap. L 5, insbesondere zur schonenden Stuhlregulierung bei leichteren Obstipationen und zur Erleichterung der Defäkation; bei Vergiftungen nur geeignet zur Entfernung lipidlöslicher Gifte und zur Durchbrechung eines enterohepatischen Kreislaufs lipophiler Giftstoffe (z. B. Lindan). **Dosierung:** oral 0,5–1 ml/kg, bei Pferden bis zu 2 ml/kg über die Nasenschlundsonde; rektal 0,5 ml/kg als Druckklysma. Langzeitverabreichung ist zu vermeiden. Paraffinöl in nicht emulgierter Form wird nur in sehr geringem Umfang resorbiert. **Nebenwirkungen:** bei oraler Verabreichung Gefahr einer Aspiration und Lipidpneumonie; resorbiertes Paraffin wird regional in Mesenteriallymphknoten abgelagert, wodurch, insbesondere bei längerer Verabreichung, Fremdkörpergranulome entstehen können; Inkontinenz des Analsphinkters; verringerte Resorption fettlöslicher Vitamine; Obstipationsgefahr bei Langzeitverabreichung. **Kontraindikationen:** Ileus, Erbrechen. **Wechselwirkungen:** durch Netzmittel, z. B. durch anionische Detergentien, wie Natriumdioctylsulfosuccinat, wird der Ölfilm aufgebrochen unter Bildung einer resorbierbaren Paraffinemulsion mit erhöhter Gefahr der Entstehung von Fremdkörpergranulomen. **Wartezeit:** keine.

5.4.2
Natriumdioctylsulfosuccinat

Natriumdioctylsulfosuccinat (Docusat) ist ein anionisches Netzmittel, das aufgrund seiner Detergens-Eigenschaften zu einer Aufweichung der Faeces nach oraler und rektaler Gabe führt. Der laxierende Effekt ist gering und tritt nach oraler Gabe stark verzögert innerhalb von 24 bis 48 h ein. **Indikationsgebiete:** siehe unter Kapitel L 5, insbesondere zur schonenden Darmreinigung und Erleichterung der Defäkation; nicht geeignet bei Vergiftungen. **Dosierung:** bei Hund und Katze 1–5 mg/kg einmal täglich. **Nebenwirkungen: keine. Kontraindikation:** Ileus. **Wechselwirkung:** Verstärkung der Resorption von Paraffinölen (s. Kap. L 5.4.1).

6
Antidiarrhoika

Zur Behandlung von Durchfällen kommt eine Vielzahl unterschiedlicher pflanzlicher und synthetischer Wirkstoffe zum Einsatz, die über
- motilitätshemmende,
- adsorbierende und/oder
- adstringierende und entzündungshemmende sowie
- chemotherapeutische

Wirkungen einen antidiarrhoischen, styptischen Effekt ausüben sollen. Eine sinnvolle Therapie von Durchfallerkrankungen läßt sich jedoch nur mit einigen wenigen der hierfür eingesetzten Wirkstoffe durchführen. Für die meisten Pharmaka fehlen bis heute, trotz althergebrachten und breiten Einsatzes, schlüssige Beweise ihrer klinischen Wirksamkeit als Antidiarrhoika. Diese negative Einschätzung der Wirksamkeit trifft für die überwiegende Mehrzahl der auf dem Markt befindlichen Tierarzneimittel zur Behandlung von Durchfällen zu, die Adsorbentien, Adstringentien oder Parasympatholytika zumeist in wissenschaftlich nicht begründeten und pharmakologisch sinnlosen Kombinationen enthalten.

Grundlegende Therapieprinzipien bei Diarrhöen sind diätetische Maßnahmen sowie ausreichender Elektrolyt- und Flüssigkeitsersatz und Azidoseausgleich möglichst in Form einer oralen Rehydratation (s. Kap. G 1.3) oder bei schweren Exsikkosen durch parenterale Infusionstherapie (s. Kap. G 1). Häufig sind keine weiteren therapeutischen Maßnahmen erforderlich, da Durchfallerkrankungen in vielen Fällen selbst limitierend sind. Soweit die auslösenden Ursachen bekannt sind, kann zusätzlich eine kausale, z. B. eine antiinfektiöse oder antiparasitäre Therapie durchgeführt werden. Bei nachgewiesenen bakteriellen Enteritiden kommen insbesondere die nicht resorbierbaren Aminoglykosidantibiotika (s. Kap. N 2.2) sowie Nitrofurane (s. Kap. N 2.14), verschiedene Sulfonamide (s. Kap. N 2.12) und Darmdesinfizientien, z. B. Kresole, Acridinderivate, Methenamin oder die obsoleten und beim Hund gefährlichen 8-Hydroxychinoline zum Einsatz (s. Kap. M). Eine antibakterielle Therapie ist bei Enteritiden selten und nur bei gleichzeitig bestehender Bakteriämie erforderlich. Eine unkritische prophylaktische Anwendung antimikrobiell wirksamer Pharmaka ist bei Diarrhöen wegen verschiedener Nebenwirkungen, wie Störungen der Pansen- und Darmflora, Resistenzselektion oder Mukosaschädigung, z. B. durch Aminoglykosidantibiotika, abzulehnen.

Eine sinnvolle zusätzliche Therapie stellt bei schweren profusen und bei chronischen Durchfällen, vor allem bei sekretorischen Diarrhöen der Einsatz von motilitätshemmenden und antisekretorisch wirkenden Pharmaka dar. Hierzu eignen sich besonders Opioide, wie **Loperamid.** Abgesehen von wenigen Indikationen sind **Parasympatholytika** als Motilitätshemmer bei Durchfallerkrankungen ungeeignet, vielfach sogar kontraindiziert. Eine antisekretorische Wirkung bei viralen oder durch bakterielle Enterotoxine ausgelösten sekretorischen Diarrhöen besitzen Hemmstoffe der Prostaglandinsynthese, wie **Acetylsalicylsäure, Indometacin** oder **basisches Wismutsalicylat,** ferner Phenothiazine, z. B. **Chlorpromazin,** und **Somatostatin** über einen Calcium-Calmodulin-Antagonismus, das pflanzliche Alkaloid **Berberin** sowie das an peripheren α_2-Adrenozeptoren wirkende **Lidamidin.** Außer Wismutsubsalicylat sind diese Wirkstoffe noch nicht ausreichend für den therapeutischen Einsatz bei Durchfallerkrankungen erprobt. **Glukokortikoide** können bei der spezifischen Indikation der allergischen Gastroenteritis angezeigt sein.

Nicht erforderlich bei Durchfällen sind trotz weiter Verbreitung Adsorbentien (mit Ausnahme bei Vergiftungen) und Adstringentien als sogenannte »Styptika«. Diese Wirkstoffe stoßen auf zunehmende Ablehnung, da bisher kein therapeutischer Wert in kontrollierten Studien nachgewiesen werden konnte. Vielmehr können insbesondere Adsorbentien mit dem Selbstreinigungsprozeß des Darmes interferieren.

6.1
Opioide

Für Opiate konnte gezeigt werden, daß sie eine differenzierte Wirkung auf die verschiedenen Komponenten der Darmmotorik ausüben. Über Endorphinrezeptoren im Plexus myentericus des Darmes kommt es zu einer Steigerung der rhythmischen segmentalen Kontraktion sowie des Tonus der Darmmuskulatur und des Analsphinkters, während die propulsive Motorik und damit die orthograde Peristaltik vermindert wird. Dadurch kommt es zu einer Verlängerung der Transitzeit bis hin zur Stase des Darminhalts und zu einer Verlängerung der Kontaktzeit mit der Darmmukosa. Neben diesem regulierenden Effekt auf die Darmmotorik besitzen Opioide noch einen davon getrennt auftretenden antisekretorischen Effekt, der ebenfalls über Endorphinrezeptoren vermittelt und durch Morphinantagonisten, wie Naloxon, aufgehoben wird und der für die antidiarrhoische Wirkung der Opioide von wichtiger Bedeutung ist. Durch Eingriff in die Ionentransportvorgänge in der Darmwand wird die Chlorid- und Bicarbonatsekretion und der daran gekoppelte osmotische Wasserfluß in das Darmlumen reduziert. Opioide sind bei sekretorischen Diarrhöen in der Lage, die durch bakterielle Enterotoxine oder durch sekretagoge Hormone (wie Prostaglandine) ausgelöste Erhöhung der Nettosekretion von Elektrolyten und Wasser in eine Nettoresorption umzukehren. Opioide können bei akuten und chronischen, sonst unstillbaren Durchfällen eingesetzt werden. Schon seit langem wurden hierfür **Opiumzubereitungen,** z. B. Opiumtinktur, bei Hunden und Pferden in einer **Dosierung** von (0,1 bis) 0,4 g/kg (zusätzlich wirksam über eine Auslösung einer atonischen Obstipation durch das spasmolytisch wirkende Opiumalkaloid Papaverin) oder Codein verwendet. Diese Arzneimittel wurden weitgehend verdrängt durch die spezifisch zur Behandlung von schweren Diarrhöen entwickelten Pethidinabkömmlinge **Diphenoxylat (Reasec,** H. M.) und dessen Metabolit **Difenoxin.** Diese Opioide gehen nur in geringem Umfang in das ZNS über. Sie weisen aber immer noch ein gewisses Suchtpotential auf und liegen in fixer Kombination mit Atropin vor. Die **Dosierung** für Diphenoxylat beträgt beim Hund 0,075–0,15 mg/kg oral alle 8 h. **Nebenwirkungen** sind gering, gelegentlich Erbrechen und Müdigkeit. **Kontraindikationen:** sehr junge Tiere, Ileus.

Der therapeutisch wichtigste Stoff dieser Gruppe ist **Loperamid,** dessen großer Vorteil das praktische Fehlen eines Suchtpotentials ist.

6.1.1
Loperamid

Das Piperidin-Opioid Loperamid, das strukturelle Ähnlichkeit zu Diphenoxylat aufweist, ist nur als Humanarzneimittel in Form von Kapseln und Tropfen (**Imodium N,** H. M.) auf dem Markt. Loperamid besitzt praktisch kein Suchtpotential mehr, da diese Verbindung eine intakte Blut-Hirn-Schranke kaum überwinden kann. Loperamid reichert sich in der Darmwand an und bewirkt dort über Endorphinrezeptoren eine ausgeprägte Sekretionshemmung und Regulierung der Darmmotorik bei Diarrhöen. **Anwendungsgebiete:** Akute und chronische Diarrhöen jeglicher Genese, insbesondere sekretorische Diarrhöen. Der Einsatz sollte jedoch auf die Behandlung schwerer profuser Durchfälle beschränkt werden, die nicht selbst limitierend und sonst unstillbar sind. Veterinärmedizinische Erfahrungen liegen bisher bei Hunden und begrenzt auch bei Pferden vor. Erfahrungen bei der Neugeborenendiarrhö fehlen (siehe unten). **Dosierung:** Hund 0,04 mg/kg bis zu viermal täglich oral. Bei kleinen Hunden ist wegen genauerer Dosierbarkeit die Tropfenform zu bevorzugen. Loperamid wird nach oraler Gabe nur in sehr geringem Umfang resorbiert und fast vollständig über die Faeces ausgeschieden. Die Eliminationshalbwertszeit liegt beim Menschen im Bereich von 7 bis 15 h. **Nebenwirkungen** sind gering, insbesondere fehlen unerwünschte zentrale Opioidwirkungen. Gelegentlich können abdominelle Schmerzen, Mundtrockenheit und Müdigkeit auftreten, bei längerdauernder Anwendung kann sich ein paralytischer Ileus entwickeln. **Überdosierung** führte bei Kleinkindern zu zentralen morphinartigen Wirkungen mit Somnolenz, Atemdepression, Hypotonie und Krämpfen (Antidot: Naloxon). **Gegenanzeigen:** Stenosen im Darmtrakt, Ileus; nicht bei Katzen anwenden; wegen der negativen Erfahrungen bei Kleinkindern sollten auch sehr junge Tiere nicht mit Loperamid behandelt werden (cave: Neugeborenendiarrhö); eine Anwendung bei akuten bakteriellen Enteritiden sollte möglichst vermieden werden, da Loperamid die Verweildauer von Bakterien und Enterotoxinen im Darm verlängert und den Selbstreinigungsprozeß des Darmes stört. **Wechselwirkungen:** keine bekannt.

6.2
Parasympatholytika

Durch die anticholinerge Wirkung Atropin-ähnlicher Wirkstoffe kommt es zu einer Senkung des

Tonus der Darmmuskulatur, wobei diese Wirkung vor allem bei Vorliegen spastischer Zustände ausgeprägt ist. Parasympatholytika sind deshalb gut geeignet zur Beseitigung von Magen-Darm-Spasmen, insbesondere von kolikartigen Zuständen, wobei hierfür zur Verminderung von Nebenwirkungen z. B. nicht **Atropin,** sondern weniger ZNS-gängige quaternäre Amine wie **Butylscopolamin, Prifiniumbromid** oder **Benzetimid** vorzuziehen sind (siehe Kap. A 1.2.1). Wegen ihrer motilitätshemmenden und antisekretorischen Wirkung werden Anticholinergika vielfach auch als Antidiarrhoika eingesetzt, z. B. Atropin oder **Scopolamin** in Kombination mit Chemotherapeutika (**Enteritis Tabletten,** V. M.; **Diarrhoecombin,** V. M.) oder Benzetimid (**Spasmentral,** V. M.). **Anwendungsgebiete,** bei denen eine ausreichende antidiarrhoische Wirkung zu erwarten ist, sind jedoch nur Durchfälle, ausgelöst durch einen erhöhten Parasympatikustonus, z. B. psychogener Ursache, nach Überdosierung von Parasympathomimetika oder bei Vergiftungen mit Organophosphaten. **Dosierung, Nebenwirkungen** und weitere Einzelheiten siehe unter Kapitel A 1.2.1. *Soweit nicht stark schmerzhafte abdominelle Krämpfe auftreten, sind bei der Vielzahl der anderen Diarrhöformen Parasympatholytika nicht indiziert,* da sie aus folgenden Gründen wirkungslos sind oder sogar kontraindiziert sein können: (1) Bei Diarrhöen liegt vielfach nicht eine Erhöhung, sondern bereits schon eine Herabsetzung von Motorik und Tonus der Darmmuskulatur vor. (2) Parasympatholytika haben, anders als Opioide, keine differenzierte Wirkung auf die Darmmotorik. Vielmehr setzen sie unspezifisch den Tonus der Darmmuskulatur und des Analsphinkters herab und hemmen sowohl die rhythmische segmentale Kontraktion als auch die propulsive Motorik und die bei Pferd und Katze ausgeprägte retrograde Peristaltik im Colon. Die anticholinerge Wirkung führt zur Bildung eines »offenen Darmrohrs«, wodurch die Transit- und Kontaktzeit des Darminhalts noch weiter herabgesetzt und das Durchfallgeschehen trotz der antisekretorischen Wirkung noch verstärkt werden kann. Parasympatholytika stellen deshalb nur in den oben genannten Ausnahmefällen eine sinnvolle Therapie bei Durchfallerkrankungen dar, so daß für ihren Einsatz eine strenge Indikationsstellung erforderlich ist.

6.3 Adsorbentien

Adsorbentien finden eine breite Anwendung als unspezifisch wirkende Agentien bei einfachen Durchfallerkrankungen. Als Wirkungsprinzip wird eine unspezifische oder auch spezifische Adsorption von schädlichen Substanzen im Gastrointestinaltrakt, z. B. von Bakterien, Bakterientoxinen, Giftstoffen oder lokal reizenden Stoffen, an die nicht-resorbierbaren Adsorbentien angenommen. Folgende Wirkstoffe, die sich insbesondere bezüglich ihrer Adsorptionskapazität unterscheiden, finden als intestinale Adsorbentien bei allen Tierarten Anwendung:

- **Aktivkohle (Aktivkohle rein,** V. M.) ist ein stark wirksames Universaladsorbens für nichtionisierte Verbindungen. **Anwendungsgebiet:** Adsorption von Giften (siehe Kap. U 2.1), zweifelhafte Wirkung bei der enteralen Bindung von Bakterientoxinen. **Dosierung** bei Vergiftungen siehe unter Kapitel U 2.1.
- **Kaolin** (Aluminiumsilikat, Bolus alba) (**Enterosediv,** V. M.) wird häufig mit dem Mucilaginosum **Pektin,** einer aus Schalen von Äpfeln oder Zitrusfrüchten gewonnenen Polygalakturonsäure, im Verhältnis von 20 g Kaolin plus 4,5 g Pektin in 100 ml Wasser kombiniert. **Dosierung:** 1–2 ml/kg alle 4–6 h. Für diese Mischung wird eine nicht belegte adsorbierende, adstringierende, Schleimhaut-schützende und Wasser-bindende Wirkung im Darmtrakt angenommen. Bei alkalischem pH-Wert findet wieder eine teilweise Desorption statt. Kaolin erwies sich als wirkungslos zur Bindung des E. coli TS-Enterotoxins.
- **Attapulgit** (Magnesium-Aluminium-Silikat) und **Bentonit** (kolloidales Aluminiumtrisilikat) wirken qualitativ und quantitativ ähnlich wie Kaolin.
- **Siliziumdioxid** ist ein noch stärkeres Adsorbens als Aktivkohle und in Kombination mit anderen Wirkstoffen in verschiedenen Durchfallmitteln enthalten (diverse **Durchfallpulver,** V. M., **Entero-Teknosal,** H. M.). **Anwendung** nur bei Vergiftungen; Wirkung bei Diarrhö ist nicht belegt. Exakte **Dosierungen** für Tiere sind nicht ermittelt.
- **Wismutsalze** und verschiedene andere Adstringentien wirken zusätzlich noch schwach adsorptiv. Die für eine ausreichende Adsorption erforderlichen hohen Dosen können im Falle von Wismutsubsalicylat für Katzen toxisch sein.

Für keines dieser Adsorbentien konnte bisher in klinisch kontrollierten Versuchen der eindeutige Beweis einer therapeutischen Wirksamkeit bei Durchfallerkrankungen erbracht werden. Durch ihre Flüssigkeits-adsorbierende Wirkung können sie jedoch die Faeceskonsistenz verbessern. Diese rein symptomatische Wirkung führt zu einer Verfestigung der Faeces und zu einer Abnahme der Häufigkeit des Kotabsatzes, was von den Tierhaltern subjektiv als angenehm empfunden wird. Die Grunderkrankung bleibt aber unbeeinflußt. So ist z. B. das häufig verwendete Adsorbens Kaolin nicht in der Lage, die intestinalen Wasser- und Elektrolytverluste zu verringern oder die Krankheitsdauer bei Durchfällen zu verkürzen. Nach Feststellung der Weltgesundheitsorganisation sind Adsorbentien nicht von Nutzen zur Behandlung einer akuten Diarrhö. Behandlung von Durchfallerkrankungen ist deshalb keine begründete **Indikation** für Adsorbentien. Gerechtfertigt ist lediglich der Einsatz von Aktivkohle bei Vergiftungen. Das häufig vorgebrachte Argument, daß Adsorbentien als Antidiarrhoika zumindest keine **Nebenwirkungen** aufweisen, ist nicht schlüssig, da diese Wirkstoffe mit dem Selbstreinigungsprozeß des Darmes interferieren, eine längere Verweildauer von Bakterien und Toxinen im Darm bewirken und ferner auch protektive Substanzen, wie Enzyme und Magensäure, adsorbieren. Weiterhin kommt es zu **Wechselwirkungen** mit anderen gleichzeitig oder kombiniert oral verabreichten Arzneimitteln (z. B. Chemotherapeutika), die ebenfalls adsorbiert und damit wirkungslos werden. **Wartezeit:** keine.

6.4
Adstringentien

Eine Vielzahl der als Antidiarrhoika eingesetzten Tierarzneimittel enthalten eines oder mehrere Adstringentien zumeist in Kombination mit anderen Wirkstoffen. Der vermeintliche antidiarrhoische Effekt wird zurückgeführt auf die Eigenschaft von adstringierend wirkenden pflanzlichen Gerbstoffen oder von Schwermetallsalzen und -ionen, durch oberflächliche Denaturierung von Proteinen die obere Epithelschicht der Darmschleimhaut ohne Zelltod mit einer Koagulationsdeckschicht zu verfestigen. Dadurch soll es zu einem Schleimhautschutz, einer Sekretionsminderung und zu einer verringerten Resorption toxischer Stoffe kommen. Adstringentien sollen im Darm auch eine antimikrobielle Wirkung entfalten. Zusätzlich zur adstringierenden Wirkung besitzen verschiedene Wirkstoffe auch adsorptive Eigenschaften. Die beschriebenen adstringierenden Eigenschaften sind z. B. für Wismut-, Aluminium- oder Zinkverbindungen bei äußerlicher Anwendung zur Verschorfung von Wunden und bei Verbrennungen belegt. Demgegenüber ist bisher nicht nachgewiesen, daß Adstringentien auch im Darm, insbesondere unter den Bedingungen einer Diarrhö, in den angewendeten Dosierungen einen ausreichenden und therapeutisch sinnvollen Effekt entfalten. Auch für Adstringentien konnte noch nicht der Beweis einer klinischen Wirksamkeit bei Durchfallerkrankungen in kontrollierten Studien erbracht werden. Der therapeutische Wert von Adstringentien zur Behandlung akuter Diarrhöen ist deshalb, ebenso wie für die Adsorbentien, als zweifelhaft zu beurteilen. Die Anwendung dieser Wirkstoffe kann heute, trotz des relativ geringen Nebenwirkungspotentials, nicht mehr als rational begründete antidiarrhoische Therapie angesehen werden. Eine Ausnahme scheint basisches Wismutsalicylat zu sein, das eine gewisse antidiarrhoische Wirkung besitzt, die wahrscheinlich durch die entzündungs- und sekretionshemmende Antiprostaglandinwirkung des Salicylatanteils und weniger durch das Wismution bedingt ist. Neben verschiedenen pflanzlichen Gerbstoffen werden in sogenannten »Durchfallmitteln« insbesondere folgende Adstringentien, vielfach in Kombination, bei verschiedenen Tierarten angewendet:
– **Tannin** (Gerbsäure) (**Styptisan**, V. M.) oder sein Komplex mit Albumin (**Tannalbin,** H. M.) wird z. B. beim Hund und Pferd in Dosen von 10–20 mg/kg, bei Bedarf bis zu viermal täglich oral (Hund bis 2 g/Tier, Pferd bis 25 g/Tier) verabreicht. Die angegebenen **Dosierungen** sind klinisch nicht ausreichend belegt, sollen aber verschiedentlich den Schweregrad von Diarrhöen verringert haben. Tannin wird nach Umwandlung in Gallussäure teilweise resorbiert. **Überdosierungen** sind zu vermeiden und können gastrointestinale Reizungen und zentrilobuläre Lebernekrosen hervorrufen. **Wartezeit:** keine.
– **Kolloidales Silber** (**Arcol**, V. M.) hat neben einer adstringierenden Wirkung auch noch eine in niedrigsten Konzentrationen auftretende antimikrobielle (oligodynamische) Wirkung, für die jedoch nicht bewiesen ist, daß sie auch unter den im Darm herrschenden Bedingungen auftritt. Die angegebenen **Dosierungen** für Durchfallerkrankungen unterliegen bei den verschiedenen Präparaten erheblichen Schwankungen von 0,3–5 mg/kg jeweils 2- bis 5mal täglich oral. Silber wird kaum resorbiert und besitzt bei oraler Anwendung keine systemischen, sondern nur lokal reizende **Nebenwirkungen** im Gastrointestinaltrakt. **Wartezeit:** keine.
– **Wismutsalze** finden als basisches Wismutsalicylat, -gallat oder -nitrat in Kombinationspräparaten oral Anwendung zur symptomatischen Behandlung von Durchfallerkrankungen bei den verschiedenen Tierarten (**Styptikum**, V. M.; diverse **Durchfallpulver**, V. M.) aufgrund ihrer adstringierenden und schwach adsorbierenden Eigenschaften. Nur für **Wismutsalicylat (Diarkan,**

V. M.) konnte eine prophylaktische Wirkung bei Enterotoxin-bedingten Diarrhöen sowie eine Abschwächung der Symptome bestehender Diarrhöen gezeigt werden. Von Bedeutung für diese Wirksamkeit scheint das im Darm durch Spaltung unter Bildung von Wismutcarbonat entstehende Natriumsalicylat zu sein, das durch Prostaglandinsynthesehemmung antiinflammatorisch und antisekretorisch wirken kann. Die hierfür erforderlichen **Dosen** liegen jedoch mit 60 mg/kg ungefähr dreimal höher als die üblichen empfohlenen Dosierungen. Basisches **Wismutcitrat (Telen,** H. M.) wirkt keimtötend auf Campylobacter pylori, der beim Menschen auf der Magen-Darm-Schleimhaut vorkommen und rezidivierende Gastritis sowie Magen- und Duodenalulzera verursachen kann. Durch Dosen von 10 mg/kg zweimal täglich konnten beim Menschen Duodenalulzera dauerhaft geheilt werden. Campylobacter pylori kommt auch beim Schwein vor. Entsprechende Erfahrungen fehlen bisher bei Tieren. **Nebenwirkungen:** bei kurzzeitiger oraler Gabe keine außer einer

Schwarzfärbung der Faeces. Wismut kann neurotoxische Erscheinungen auslösen, die Sicherheitsbreite ist jedoch groß, da basische Wismutsalze kaum resorbiert werden. Die Salicylatfraktion wird jedoch in meßbarem Umfang resorbiert. Wismutsubsalicylat sollte deshalb bei Katzen nur mit Vorsicht und nicht in höheren Dosierungen angewendet werden.

– **Aluminium-hydroxid-bis(salicylat)** (Al 365, V. M.) soll oral bei Durchfällen adsorbierend sowie nach Spaltung im alkalischen Milieu adstringierend und über den Salicylatanteil entzündungswidrig wirken. Entsprechende Wirkungsnachweise fehlen jedoch. Bei den empfohlenen hohen Dosierungen können eine nicht unerhebliche Salicylatresorption und daraus resultierende Unverträglichkeitserscheinungen nicht ausgeschlossen werden. Wegen nicht belegter Wirkung bei nicht ausschließbarem Risiko sollte basisches Aluminiumsalicylat nicht mehr als Antidiarrhoikum eingesetzt werden. **Wartezeiten:** eßbare Gewebe 1 Tag, Milch 1 Tag, Eier 10 Tage.

M Desinfektionsmittel

R. Kroker

1 Einleitung

In der Tiermedizin besitzt die Desinfektion eine größere Bedeutung als in der Humanmedizin, da insbesondere die Verbreitung von Krankheitserregern in Tierbeständen zu verhindern ist, Infektionsherde zu eliminieren und Ansteckungswege vom Tier zum Menschen zu beseitigen sind. Ohne ausgedehnte Desinfektionsmaßnahmen ist die moderne Massentierhaltung nicht möglich. Die Verminderung von Krankheitserregern wird entweder durch physikalische oder chemische Verfahren vorgenommen. Physikalische Verfahren wie Hitze, UV- oder γ-Strahlen spielen bei der Sterilisation von Instrumenten, Verbandmaterial etc. eine Rolle. Die leichter durchführbare chemische Desinfektion dient der Wasser-, Kadaver-, Fäkalien-, Stall-, Praxisraum- und Instrumentendesinfektion. Daneben werden Haut- und Schleimhautdesinfektionen durchgeführt.

Folgende Anforderungen sind an Desinfektionsmittel zu stellen:

- schnelle und sichere Abtötung von Krankheitserregern
- breites Wirkungsspektrum gegen Bakterien (einschließlich Sporen), Viren, Pilze und Parasiten
- die Anwendungskonzentration darf für Tier und Mensch nicht toxisch sein
- gute lokale Gewebeverträglichkeit bei fehlender Systemtoxizität (nach akzidenteller Aufnahme)
- Unschädlichkeit gegenüber den zu desinfizierenden Gegenständen
- schneller Abbau in der Umwelt
- niedriger Preis

Die Voraussetzung erfüllt weder ein Einzelstoff, noch die überwiegend als fixe Kombinationen angebotenen Präparate. In Tab. 1 sind die verwendeten Stoffe u. a. mit Einsatzgebieten aufgelistet. Daraus geht hervor, daß Tuberkelbakterien und

Tab. 1
Als Desinfektionsmittel verwendete Einzelstoffe bzw. Stoffgruppen

Stoff/Handelspräparat	Wirkungsspektrum	Wirkmechanismus	Anwendungsbereich
Alkohole/ Ethanol 70% Satinazid	Bakterien (incl. Tuberkelbakt.), bedingt Viren	Protein- denaturierung	Haut, Hände (60–80%)
Aldehyde/ Formaldehydlösung DAB (35–37%)	Bakterien (incl. Tuberkelbakt.), Viren, Pilze, bedingt Sporen	Reaktion mit freien Aminogruppen von Proteinen (denaturierend)	Flächen, Räume (3%ig), Instrumente (Glutardialdehyd)
Phenolderivate/ Kodan-Tinktur Septikal	Bakterien (incl. Tuberkelbakt.), Pilze, bedingt Viren	Denaturierung von Proteinen, Schädigung der Zellmembran	Haut, Räume, Flächen, Ausscheidungen, Instrumente
Detergentien (Ampholyte, Invertseifen)/ Tego 103 S, Quartamon	Bakterien, Pilze	Schädigung der Zellmembran	Haut, Hände
Halogene (Jod, Chlor)/ Betaisodona, Jodo-Muc, Chloramin T	Bakterien, Pilze, bedingt Viren und Sporen	Hemmung verschiedener Enzyme	Ausscheidungen, Wasser (Chlor), Haut (Jod)

Tab. 2
Hinweise zur Auswahl von Desinfektionsmitteln
(mod. nach der 7. Desinfektionsliste der DVG)

Name	Inhaltsstoffe	Anzuwendende Konzentration und minimale Einwirkungszeit			
		Bakterizidie	Tuberkulozidie	Fungizidie	Viruzidie[1]
Bactifog	Aldehyde	1 % 2 h		1 % 2 h	2 % 1 h
Calgonit sterizid 1	Aldehyde	1 % 2 h		1 % 2 h	2 % 1 h
Delegol A 100	Aldehyde	1 % 2 h		1 % 2 h	2 % 1 h
JEME-OSEPT D	Aldehyde	2 % 2 h		2 % 4 h	2 % 3 h
Lysovet V 1	Aldehyde	2 % 2 h		1 % 4 h	1 % 2 h
Rodasept	Aldehyde	3 % 4 h		3 % 4 h	3 % 4 h
Almaseptica Desinf. F 21	Aldehyde,	2 % 3 h		2 % 3 h	1 % 3 h
Josera-Desin 1–3	Kationische Tenside	2 % 3 h		2 % 3 h	1 % 3 h
Circosept	Aldehyde, Quat.	2 % 2 h		2 % 2 h	3 % 3 h
Tegodor 73	Ammoniumverbind.	2 % 4 h	3 % 6 h	3 % 4 h	2 % 4 h
JEMES-ODES	organ. Säuren,	3 % 2 h		2 % 2 h	3 % 2 h
Schaumann-Organosept	Alkohole, Tenside	2 % 2 h		1 % 1 h	1 % 2 h
		Antiparasitäre Wirkungen[2]			
Bergo-Endodes	4-Hexylresorcin	5 % 2,5 h (auf Spulwurmeier)			
Chevi 75	Phenole, Alkohol, Perchlorethylen	5 % 2,5 h			
Lysococ	Schwefelkohlen-stoffe, Phenole	4 % 0,5 h (auf Kokzidienoozysten)			

[1] Wirksam gegen unbehüllte und behüllte Viren
[2] Gegen Dauerformen von Endoparasiten

Sporen (Milzbrand, Rauschbrand, Pararausch-brand) nur bedingt und im Falle von Sporen nicht sicher abgetötet werden. Kleine hüllenlose Viren, wie das MKS-Virus, sind in der Regel wider-standsfähiger als solche mit Hülle (Schweinepest-u. Pocken-Virus). Problematisch ist auch die Be-kämpfung von Coccidienoocysten und Spulwurm-eiern. Aufgrund der Bedeutung der Desinfektion im veterinärmedizinischen Bereich hat die Deut-sche Veterinärmedizinische Gesellschaft Richtli-nien zur Prüfung von chemischen Desinfektions-mitteln geschaffen, deren Erfüllung Vorausset-zung zur Aufnahme in die Desinfektionsliste der DVG ist. Die Veröffentlichung der laufend fort-geschriebenen Listen erfolgt u. a. im Deutschen Tierärzteblatt. Die Tabelle 2 zeigt Auszüge aus der 7. Liste. Desinfektionsmittel haben außerdem zur antiseptischen lokalen Behandlung von Wun-den und Ulzera sowie Körperhöhlen eine Bedeu-tung.

Nachfolgend werden summarisch einige Desin-fektionsmittel bezüglich ihrer pharmakologischen Eigenschaften vorgestellt:

2
Spezieller Teil

2.1
Oxidationsmittel

Diese Verbindungen setzen entweder direkt oder indirekt **reaktive Sauerstoffspezies** frei, deren ho-he Reaktivität zu oxidativen Veränderungen von Zellbestandteilen von Mikroorganismen führt.

2.1.1

Wasserstoffperoxid: Anwendung als 1–3%ige Lö-sung. Über Freisetzung von naszierendem Sauer-stoff durch Katalasen desinfizierende Wirkung auf Wunden, wobei durch die starke Schaumbildung auch eine mechanische Reinigung erfolgt. Nicht bei Taschenwunden verwenden, da sonst die Ge-fahr einer Gasemphysembildung besteht. Der Nachteil liegt in der kurzen Wirkungsdauer.

2.1.2

Kaliumpermanganat: Anwendung als 0,1–1%ige Lösung. Es desinfiziert und adstringiert durch oxidative Wirkung. 1%ige Lösung nur zum Betupfen von Wunden, da sonst Verätzungsgefahr besteht.

2.2
Halogene

Halogene wirken wahrscheinlich über **Enzymhemmungen** keimtötend.

2.2.1
Chlor

Chlorgas reagiert mit Wasser unter Bildung von Salzsäure und unterchloriger Säure, wobei letztere unter Abgabe von Sauerstoff zu Salzsäure zerfällt. Aufgrund dieser Eigenschaften dient es zur Wasserdesinfektion, obwohl es aufgrund seiner starken schleimhautreizenden Eigenschaften an Bedeutung verloren hat. Zur Schwimmbaddesinfektion beispielsweise wird die Anwendung von Ozon bevorzugt.

2.2.2
Hypochlorite

Hypochlorite sind Salze der unterchlorigen Säure. Diese wird im sauren Milieu freigesetzt. Lösungen von Hypochloriten (z. B. Dakinsche Lösung) wirken **keimtötend** und lösen nekrotisiertes Gewebe, aber auch Blutgerinnsel, auf. Das Calciumsalz – **Chlorkalk** – wird zur Fäkalien- und Kadaverdesinfektion verwendet.

2.2.3
Jod

2.2.3.1

Anorganische Jodverbindungen in Form von wäßrigen (Lugolsche Lösung, V. M.) oder alkoholischen Lösungen gehören zu den äußerst wirksamen **Haut-** und **Schleimhautdesinfektionsmitteln.** Sie werden insbesondere bei der intrauterinen **Sterilitätsbehandlung** infolge von Endometritiden und Pyometren bei Rind und Pferd angewendet. Aber auch die **topische** Behandlung bakterieller und fungaler Hautinfektionen ist zu erwähnen. Ihre Verwendbarkeit wird durch die **starke lokale Reiz-**

wirkung begrenzt. Auch auf die Gefahr von **Jodallergien** muß verwiesen werden. Als Komplex mit Nonoxinol wird Jod als sog. Dipmittel verwendet (Gelstadip forte, Ezidip, V. M.). Die Behandlung erfolgt nach dem Melkvorgang, wobei ca. ⅓ der Zitze in die Gebrauchslösung (verfügbare Jodkonzentration 21%) eingetaucht werden soll. Dies dient der Mastitisprophylaxe. Bei bestimmungsgemäßer Anwendung (z. B. Reinigung der Zitzen vor dem Melken) verändert sich die physiologische Jodkonzentration der Milch nicht. **Wartezeiten:** 0 Tage.

2.3
Jodophore

Komplexe von elementarem Jod mit einem Träger, der eine verzögerte Freisetzung von Jod bewirkt. Gebräuchlich sind Verbindungen mit Polyvinylpyrrolidon, das sog. Povidon-Jod (Betaisodona, H. M.; Vetedona, V. M.). In beiden findet sich ca. 10% verfügbares Jod. Bei Verdünnung um den Faktor 10 treten bakterizide und fungizide Wirkungen auf, wobei aber nur 80–90% der Bakterienpopulation erfaßt wird. Die Wirkung hält nur 1–6 h an und ist geringer als die von 1%iger Jodtinktur oder 0,5%iger Chlorhexidinlösung. Auf die Gefahr einer Jodallergie und Schilddrüsenfunktionsstörung nach längerer Anwendung ist zu achten.

2.4
Alkohole

Einwertige aliphatische Alkohole wirken **proteinfällend** und **keimtötend.** Sporen werden nicht erfaßt. Neben **Ethanol** haben noch **n-Propanol** und **Isopropanol** praktische Bedeutung, wobei die Händedesinfektion und die Sprühdesinfektion von Geräten und Gegenständen zu nennen ist. Mehrwertige Alkohole wie 1,2-Propylenglykol und Triethylenglykol werden gelegentlich als Aerosole zur Luftdesinfektion verwendet.

2.5
Aldehyde

Aldehyde wirken stark **proteindenaturierend** und keimtötend. Das häufig **verwendete Formaldehyd** weist aber auch starke gewebsreizende und ätzende Eigenschaften auf. Aufgrund der noch ungeklärten kanzerogenen Potenz von Formaldehyd findet es kaum noch Verwendung.

Glutaraldehyd ist verträglicher und wird zur Instrumentendesinfektion eingesetzt.

2.6
Phenol-Derivate

Phenole wirken proteindenaturierend und erhöhen die Permeabilität der Zellmembranen. Aufgrund der letztgenannten Wirkung begründet sich die relativ hohe Toxizität beim Tier, die auch aufgrund des guten Penetrationsvermögens zu neurotoxischen Wirkungen (Hypothermie, Krämpfe, Atemlähmung) und Nierenschäden führen kann. Besonders empfindlich sind Katzen und Fische, da beiden Spezies Schlüsselenzyme zur Entgiftung dieser Verbindungen durch Konjugation mit Glucuronsäure fehlen.

2.6.1
Thymol, Kresol, Chlorphenole, Hexachlorophen

Handelspräparate: Gemische von Phenolderivaten: Baktol, Lysolin, Primasept, Sagrotan (H. M.).

Die o. g. Verbindungen sind alkylierte, arylierte oder halogenierte Derivate, deren keimtötende Wirkung größer als die des Phenols ist, während die systemische Toxizität reduziert ist. Präparate mit den genannten Verbindungen werden gegenwärtig für zahlreiche Indikationen verwendet.

2.7
Tenside

Tenside sind asymmetrisch aufgebaut und je nach Ladung des hydrophoben Anteils werden sie in **anionische** und **kationische Tenside** eingeteilt. Wenn der Anteil kationischer und anionischer Ladungen gleich ist, spricht man von **Ampholyten.** Diese Stoffe penetrieren in Zellmembranen und schädigen diese. Sie denaturieren außerdem Proteine.

2.7.1
Kationische Tenside

Handelspräparate: Zephirol (H. M.), Dobendan (H. M.), Baktonium (H. M.).

Diese auch als Invertseifen bezeichneten Verbindungen wirken bakterizid und fungizid, zeigen aber gegenüber Sporen und Mykobakterien keine Wirkung. Als Anwendungsgebiete sind Instrumenten- und Händedesinfektion zu nennen.

2.7.2
Anionische Tenside

Aufgrund ihrer schwach desinfizierenden Wirkung werden sie nur als Reinigungsmittel verwendet.

2.7.3
Ampholyte

Handelspräparate: Tego (H. M.).

Ampholyte sind hautverträglicher als Invertseifen und zeichnen sich durch ein breiteres Wirkungsspektrum aus.

2.8
Guanidin-Derivate

2.8.1
Chlorhexidin (Chlorhexamed, H. M.)

Als 0,1–0,2%ige Lösung angewendet zählt dieses Biguanid zu den wichtigsten chirurgischen Desinfektionsmitteln. Außer Viren werden grampositive und -negative Bakterien (die teilweise resistent sind) sowie Pilze erfaßt. Nach sehr schnellem Wirkungseintritt persistiert der Wirkstoff lange auf Haut und Schleimhaut und wird durch die Gegenwart von Blut und Eiter nicht beeinflußt. Bei längerer Anwendung können Kontaktdermatitis und Photosensibilisierung ausgelöst werden. Von Nachteil ist auch die Verfärbung von Zähnen und Mundschleimhaut beim Einbringen in die Mundhöhle.

2.9
Hexetidin (Hexoral, H. M., Hexocil, V. M.)

Aufgrund eines Eingriffs im Thiaminstoffwechsel besitzt Hexetidin in 0,1%iger Lösung eine breite bakterizide, fungizide und teilweise viruzide Wirkung, wobei aber Proteus und Pseudomonas spp. kaum erfaßt werden. Es wirkt rasch und gewebsschonend und haftet lang auf Schleimhäuten (bis 12 h). Von Nachteil ist, daß keine Sporen erfaßt werden und die Wirksamkeit in Anwesenheit von organischem Material wie Eiweiß eingeschränkt wird.

N Pharmaka zur Behandlung und Verhütung bakterieller Infektionen

R. KROKER

1 Einleitung

1.1 Begriffsbestimmung

Nach Art ihrer Anwendung werden diese Arzneimittel in

- Desinfektionsmittel
- Antibiotika und
- Chemotherapeutika unterteilt.

Dabei dienen **Desinfektionsmittel** (s. Kap. M) zur Bekämpfung pathogener Erreger (auch Parasiten, Viren und Pilze) außerhalb des Tierkörpers, die auf Gebrauchsgegenständen, Ausscheidungen und in Stallungen vorhanden sind oder sich auf der Haut bzw. zugänglichen Schleimhäuten (z. B. Mund) befinden. Im Gegensatz zu Desinfektionsmitteln können Antibiotika und Chemotherapeutika systemisch verabreicht werden, um Infektionserreger im Tierkörper zu bekämpfen.

Antibiotika sind Stoffe, die von Pilzen oder Bakterien produziert werden und das Wachstum von Bakterien hemmen (bakteriostatische Wirkung) oder diese abtöten (bakterizide Wirkung). **Chemotherapeutika** sind synthetisch hergestellte Stoffe mit vergleichbarer Wirkung.

Zwischen beiden Gruppen wird nicht streng unterschieden, da häufig Antibiotika chemisch verändert werden (z. B. Aminopenicilline).

Zur Vereinfachung wird im Text nur der Begriff Chemotherapeutika verwendet.

1.2 Therapiegrundsätze

Grundlage einer antibakteriellen Chemotherapie ist die strenge Indikationsstellung. Bei Vorliegen eines bakteriologischen Befundes und eines Antibiogramms wird das am wenigsten toxische Chemotherapeutikum mit dem schmalsten antibakteriellen Spektrum gezielt eingesetzt, um die Gefahr von unerwünschten Wirkungen, wie Unverträglichkeitsreaktionen oder Resistenzbildungen, zu minimieren. Als relativ untoxisch gelten prinzipiell die β-Lactam- und Makrolidantibiotika sowie Tetracycline, während die Aminoglykoside, Chloramphenicol und Polypeptide als potentiell toxische Stoffe zu betrachten sind. Auch pharmakokinetische Gesichtspunkte wie Halbwertszeit und Wirkdauer müssen als Auswahlkriterium berücksichtigt werden, aber auch z. B. Informationen über Wirkstoffkonzentrationen in Organen. Dabei ist zu beachten, daß letztere sich vom Blutspiegelverlauf erheblich unterscheiden können und Konzentrationsmaxima häufig später auftreten.

Falls keine gezielte Therapie durchgeführt werden kann, da beispielsweise der Krankheitsverlauf eine sofortige Behandlung erfordert, sollten Wirkstoffe mit möglichst breitem Wirkungsspektrum, hoher Wirkungsintensität, günstiger Resistenzsituation und geringer Toxizität verwendet werden. Unter Berücksichtigung dieser Aspekte können die verschiedenen Chemotherapeutika in Stoffe der 1. Wahl, der 2. Wahl, die nur bei schlechter Wirksamkeit oder Vorliegen von Resistenzen der ersteren verabreicht werden sollen, und der 3. Wahl, die nur bei wenigen Indikationen einsetzbar sind, klassifiziert werden (Tab. 1). Weiterhin ist es ratsam, vor Beginn der Therapie Probenmaterial zu gewinnen, um während der Therapie eine Erregeridentifizierung und Sensitivitätsprüfung vorzunehmen, damit bei Therapieversagen oder beim Auftreten von Rezidiven sofort gezielt eingegriffen werden kann. Die Therapieeinleitung sollte bevorzugt aus den Mitteln der 1. Wahl mit bakterizid wirksamen **Breitspektrum-Chemotherapeutika,** wie einigen β-**Laktamantibiotika,** erfolgen. Andere bakterizid wirksame Stoffe (Aminoglykoside, Polypeptide) gelten aufgrund ihrer Toxizität als Mittel der 2. Wahl.

Bakteriostatika dagegen (Tetracycline, Makrolide, Sulfonamide, Nitrofurane, Chloramphenicol) hemmen nur die Keimproliferation und benötigen ein intaktes Immunsystem, um die während der Phase der Vermehrungshemmung vorhandenen Bakterien zu eliminieren, da sonst nach Absetzen der Therapie diese sofort wieder proliferieren. Deswegen müssen bei bakteriostatisch wirksamen Chemotherapeutika über das Abklingen der klinischen Symptome hinaus Wirkstoffkonzentrationen in den entsprechenden Geweben aufrechterhalten

Tab. 1
Hinweise zur Auswahl von Chemotherapeutika

Mittel der 1. Wahl	bei
Benzylpenicillin	(+) Staphylococcus (St.) spp., (+) Streptococcus (Str.) spp., (+) Erysipelothrix rhusiopathiae, (+) Actinomyces pyogenes
Aminopenicilline	(−) Salmonella spp., (−) Proteus vulgaris, (−) Pasteurella spp., (−) Hämophilus spp.
Gentamicin	(−) Pseudomonas spp., (−) E. coli, (−) Proteus vulgaris
Tetracycline	(−) Brucella spp., (−) Coxiella burnetii, Chlamydia psittaci, Leptospira spp.
Enrofloxacin	Mykoplasma spp., Salmonella spp., E. coli, Pasteurella spp.

Mittel der 2. Wahl	bei
Aminopenicilline	St. spp., Brucella spp., E. coli
Oxa-/Cloxacillin	St. spp. (incl. β-Lactamasenbildner)
Gentamicin	Salmonella spp., Pasteurella spp.
Polymyxine	Pseudomonas spp.
Tetracycline	Clostridium spp., Hämophilus spp.
Chloramphenicol	Salmonella spp., Coxiella burnetii
Erythromycin	St. spp. (incl. β-Lactamasenbildner), Str. spp., Clostridium spp., Erysipelothrix rhusiopathiae
Tylosin	Mykoplasma spp.
Enrofloxacin	St. spp. (incl. β-Lactamasenbildner)
Sulfonamide/Trimethoprim	St. spp. (incl. β-Lactamasenbildner), Str. spp., E. coli

wirksam, evtl. 3. Wahl	bei
Aminopenicilline	Str. spp., Clostridium spp., Actinomyces pyogenes
Oxa-/Cloxacillin	wie Aminopenicilline
Gentamicin	St. spp. (incl. β-Lactamasenbildner), sonst wie Aminopenicilline (außer Clostridien)
Polymyxine	E. coli, Klebsiella pneumoniae, Pasteurella spp., Hämophilus spp.
Tetracycline	Str. spp., Actinomyces pyogenes
Chloramphenicol	St. spp. (incl. β-Lactamasenbildner), Str. spp.
Makrolide	Hämophilus spp.
Lincomycin	Grampositive Erreger außer Clostridien und Actinomyces pyogenes
Sulfonamide	Str. spp., Hämophilus spp., Salmonella spp., E. coli
Nitrofurane	Salmonella spp., Klebsiella pneumoniae.

(+): grampositive Erreger; (−): gramnegative Erreger; St.: Staphylococcus; Str.: Streptococcus.

werden, die über den minimalen Hemmkonzentrationen des betreffenden Erregers liegen (MHK: niedrigste Wirkstoffkonzentration, bei der in vitro 100 % der jeweiligen Bakterien in ihrem Wachstum gehemmt werden). Bei bakterizid wirksamen Chemotherapeutika dagegen kann ein zeitweiliges Absinken der Wirkstoffkonzentration unter die minimale bakterizide Konzentration (MBK: niedrigste Wirkstoffkonzentration, um mehr als 99,9 % einer Bakterienpopulation abzutöten) bzw. die MHK nicht nachteilig sein, da dadurch sog. Persister (ruhende, empfindliche Erreger, die die Initialdosis überlebt haben) eventuell erfaßbar werden. Weiterhin vermögen β-Lactamantibiotika auch im subinhibitorischen Bereich Oberflächenstrukturen von Bakterienmembranen so zu ändern, daß die Phagozytose durch Leukozyten verstärkt wird. Auch bei bakterizid wirksamen Antibiotika sollte die Anwendungsdauer bis über das Abklingen der klinischen Symptome hinaus durchgeführt werden. Bei perakut verlaufenden, von Mischinfektionen hervorgerufenen Erkrankungen (z. B. Septikämien) müssen Chemotherapeutika kombiniert werden. In Abb. 1 sind Hinweise über Kombinationsmöglichkeiten zusammengefaßt, wobei als sinnvolle synergistisch wirksame Kombinationen (außer bestimmten Sulfonamiden und Trimethoprim) nur Kombinationen innerhalb der

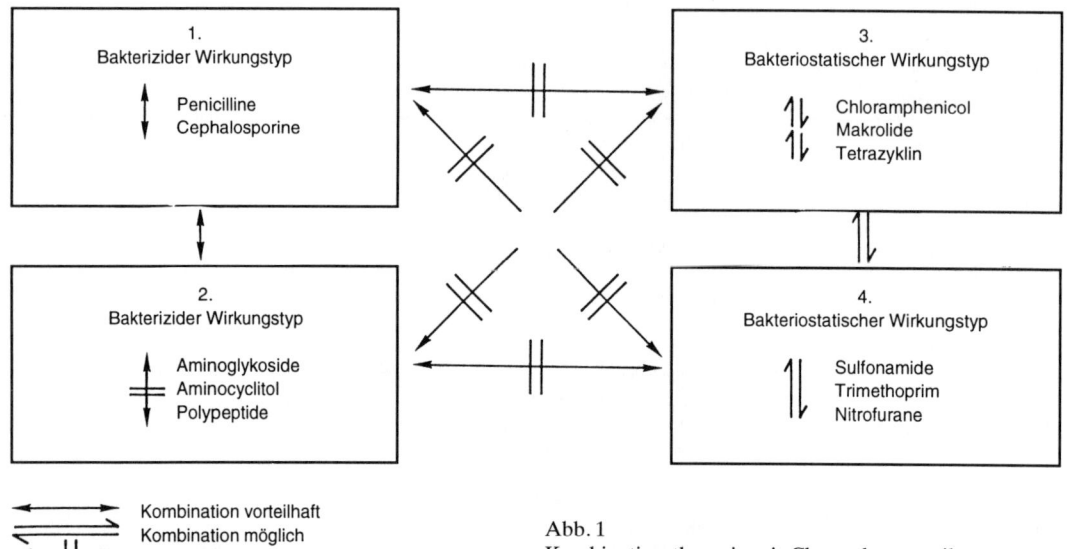

Abb. 1
Kombinationstherapie mit Chemotherapeutika

Gruppe 1 bzw. von Gruppe 1 mit 2 anzusehen sind. Die **fixe Kombination** mit Glukokortikoiden ist aufgrund deren immunsuppressiver Eigenschaften zu vermeiden. Falls bei bestimmten hyperergischen Erkrankungen (z. B. interstitielle Pneumonie) eine derartige Kombination angewendet werden muß, müssen Chemotherapeutika in ihrer Wirkungsdauer die immunsuppressive Wirkung überschreiten, d. h. sie müssen individuell nachdosiert werden. Wenn trotz gezielter Therapie – mit größerer Wahrscheinlichkeit bei nicht exakt gestellter Diagnose – Therapieversagen eintritt, so können folgende Gründe vorliegen:

a) Der Wirkstoff erreicht nicht den Ort der Infektion, da dieser sich abgekapselt hat oder sonstwie schwer zugänglich ist. Chirurgische Maßnahmen oder lokale Instillation sollten erwogen werden.

b) Die Erreger sind gegenüber dem angewendeten Präparat a priori resistent oder haben während der Therapie Resistenzen entwickelt.

Folgende Resistenzmechanismen werden unterschieden:

Die sog. »natürliche Resistenz«, bei der Bakterienspezies in bezug auf ein Chemotherapeutikum von vornherein resistent sind. Meist fehlt bei den Erregern der Angriffspunkt des Chemotherapeutikums, wie z. B. bei gramnegativen Erregern gegenüber Benzylpenicillin, oder es handelt sich um eine **»chromosomal determinierte Resistenz«,** bei der bakterielle Mutanten aus einer sonst empfindlichen Population selektiert werden.

Ein besonderes Problem stellt die sog. **»übertragbare Resistenz«** dar, die auf dem Erwerb zusätzlicher Erbinformationen beruht. Diese sind dabei außerhalb des Chromosoms auf sog. Plasmiden lokalisiert und beinhalten häufig Resistenzgene gegenüber mehreren Chemotherapeutika (z. B. das Plasmid IR 72 von E. coli: Chloramphenicol, Kanamycin, Streptomycin, Sulfonamide, Tetracycline). Die Informationen können direkt von einem Bakterium auf andere übertragen werden, wobei beispielsweise Mehrfachresistenzen von Salmonellen auf empfindliche E. coli transferiert werden können. Resistenz(R−)-Plasmide können durch Konjugation, Transduktion (mittels Bakteriophagen) oder Transformation (DNS-Transfer nach Auflösung einer Zelle) weitergegeben werden. Aber auch Transposons (»springende Gene«) können Mehrfachresistenzen durch Überspringen von einem DNS-Molekül zu einem anderen induzieren. Da ein derartiger Transfer von in Haus- und Nutztieren angesiedelten Bakterien auf mögliche humanpathogene Erreger (und umgekehrt) erfolgen kann, muß sich der Tierarzt dieses Problems bewußt sein.

Weitere Kriterien zur Auswahl eines Chemotherapeutikums betreffen die Geschwindigkeit der Resistenzentwicklung. Aminoglykoside, wie Streptomycin, zählen zum Typ der **»Einschritt-Resistenz«**-induzierenden Stoffe, d. h. die Resistenzentwicklung erfolgt sehr rasch. Der Einsatz sollte infolgedessen besonders kritisch überprüft und die Anwendung von Substanzen wie β-Lactam-Antibiotika, bei denen die Resistenzentwicklung nach dem »**Mehrschritt-Typ**« erfolgt, prinzipiell vorgezogen werden.

Große Gefahren in bezug auf Resistenzentwicklungen bergen ungezielte **prophylaktische Anwendungen** von Chemotherapeutika in sich, insbesondere dann, wenn niedrigere als therapeutische Dosierungen verwendet werden. Eine Infektionsprophylaxe ohne Kenntnis des möglichen Erregers ist abzulehnen (dies gilt nicht bei einigen chirurgischen Indikationen), da kein Chemotherapeutikum alle in Frage kommenden Erreger wirksam erfaßt. Viele klinische Studien zeigen, daß eine Wirksamkeit dieser Behandlung sich nicht absichern läßt. Vielmehr besteht die Gefahr einer Superinfektion mit resistenten Bakterien bzw. Pilzen. Eine sog. **Metaphylaxe**, d. h. Chemoprophylaxe in der Inkubationszeit nach erfolgter Ansteckung, wird mit therapeutischen Dosen durchgeführt, wenn bekannt ist, daß z. B. stallspezifisch ein bestimmter Erreger immer wieder zu Komplikationen führt. Allerdings sollte auch der hygienische Standard überprüft werden.

Eine **gestörte Leberfunktion** bzw. eine vorliegende **Niereninsuffizienz** schränken die Therapiemöglichkeiten ein. Chemotherapeutika, die bei Leberschäden nicht mehr konjugiert werden, zeigen eine verzögerte Elimination und können demzufolge kumulieren und toxisch wirken. Dies gilt für Chloramphenicol, Gyrasehemmer und Sulfonamide. Ihre Anwendung bei bestehenden Leberschäden ist abzulehnen. Vorwiegend biliär eliminierte Chemotherapeutika sind mit Vorsicht anzuwenden (z. B. Erythromycin), da auch hier Eliminationsverzögerungen auftreten können, wenngleich der chemotherapeutische Index (höchste Toxizität gegen Erreger / niedrigste Toxizität gegen Wirt) bei Makroliden vergleichsweise günstig ist. Zu bedenken ist aber, daß dadurch der Wirkstoff länger im Organismus persistiert und bei lebensmittelliefernden Tieren die bestehende Wartezeit nicht mehr ausreicht (auch bei Niereninsuffizienz zu beachten!). Einige Chemotherapeutika sind potentiell hepatotoxisch und dürfen beim Vorliegen von Leberschäden nicht verabreicht werden (s. stoffspezifische Kapitel; auch im Falle nephrotoxischer Stoffe). Chemotherapeutika, die überwiegend unverändert renal eliminiert werden, wie Benzylpenicillin und Gentamicin, können auch bei Leberschäden angewendet werden.

Bei einer **Niereninsuffizienz** ist die Verabreichung einiger Chemotherapeutika kontraindiziert. Dies betrifft insbesondere diejenigen mit nephrotoxischem Potential, wie Polypeptidantibiotika, Aminoglykoside, Gyrasehemmer.

Andere, wie Tetracycline, zwingen zur Dosisreduzierung, um toxische Leberschäden zu vermeiden. Im humanmedizinischen Bereich sind Dosisreduzierungen (auch bei Sulfonamiden) an gleichzeitige Veränderungen der Kreatinin-Clearance geknüpft. Entsprechende Untersuchungen in der Veterinärmedizin sind nicht bekannt. Benzylpenicillin kann aufgrund seiner guten Verträglichkeit auch bei Niereninsuffizienz verabreicht werden. Dies gilt auch bei leichten Reduzierungen der Tagesdosen für Ampi- und Amoxycillin, Isoxazolylpenicilline, Erythromycin, Rifamycin und Doxycyclin. (**Cave:** nicht bei lebensmittelliefernden Tieren, da sonst Wartezeiten nicht ausreichen.)

2 Spezieller Teil

2.1 β-Lactamantibiotika

Diese Gruppe setzt sich aus Abkömmlingen der **6-Aminopenicillansäure** – den Penicillinen – und der **7-Aminocephalosporansäure** – den Cephalosporinen, Cephamycinen und Oxacephemen – zusammen. Die beiden letztgenannten Gruppen spielen in der Veterinärmedizin keine Rolle und werden deswegen nicht weiter behandelt. Der **Wirkungsmechanismus** ist an den β-Lactam-Ring geknüpft, indem dieser unter Aufspaltung eine meist kovalente Bindung mit dem aktiven Zentrum der Murein-Transpeptidase eingeht, einem Enzym, das für die Quervernetzung des Mureins der Bakterienzellwand notwendig ist, so daß als Folge die in der Wachstumsphase der Bakterien erfolgende Einlagerung von Glykosidsträngen in die Zellwand gestört ist. Über die entstehenden Lücken kommt es infolge des wachsenden Innendrucks der Bakterienzelle zur Lysis. Der Wirkungsmechanismus hat zur Folge, daß nur proliferierende Bakterien betroffen sind und β-Lactamantibiotika für tierische Zellen, die keine Zellwand besitzen, nicht zytotoxisch wirksam sind. Andererseits wird der β-Lactamring im sauren und alkalischen Milieu leicht hydrolytisch gespalten, bietet einen empfindlichen Angriffspunkt für von Bakterien produzierte β-Lactamasen (mehrere von verschiedenen Bakterien gebildete Isoenzyme, u. a. auch die sog. Penicillinase) und fördert über kovalente Proteinbindungen Allergisierungen. Insgesamt sind β-Lactamantibiotika aufgrund ihrer guten bakteriziden Wirksamkeit und ihrer geringen Toxizität **Mittel der I. Wahl**. Als **wichtigste Nebenwirkung** ist das Auftreten von **allergischen Reaktionen** zu nennen, wobei die Inzidenz bei Penicillinen am höchsten zu sein scheint. Das Spektrum der individuellen Reaktionen reicht von Exanthemen, hämolytischen Anämien, Serumkrankheit bis zu anaphylaktischen Reaktionen. **Kreuzallergien** zwischen Penicillinen und Cephalosporinen sind selten, da die metabolisch entstehenden stark allergenen Penicilloyl-Verbindungen nach Behandlung mit Cephalosporinen nicht auftreten. Die äußerliche Anwendung fördert die Allergieentwicklung besonders und ist deswegen abzulehnen. Da kleinste Mengen von Penicillinen (incl. die o. g. Metaboliten) allergische Reaktionen induzieren können, ist auf strenge Einhaltung der Wartezeiten zu achten. Eine seltene **Nebenwirkung** ist das Auftreten von **neurotoxischen Symptomen** (Erregungszustände, Konvulsionen). Diese treten lediglich bei extrem hohen Dosierungen sowie bei Kumulation durch stark verlängerte Ausscheidung und bei Schädigung der Bluthirnschranke (z. B. bei Meningitiden) auf. **Therapie:** Barbiturate (s. Kap. C2.1.1).

Weitere **seltene Nebenwirkungen** sind **Nierenschäden** (bei Cephalosporinen der I. Generation) und **Hyperkaliämien** nach hochdosierten Gaben der K-Salze.

Bei **Kombination** mit Stoffen, die eine schnelle bakteriostatische Wirkung entfalten (Tetracycline, Chloramphenicol, Makrolide, Lincomycin) treten **Wechselwirkungen** in Form einer Wirkungsabschwächung auf (durch Wachstumshemmung), während Aminoglykoside synergistisch wirken. Die wasserlöslichen Penicilline gelten als galenisch inkompatibel gegenüber Sulfonamiden, Schwermetallionen, Oxidationsmitteln, hohen Alkoholkonzentrationen und pH-Wert-Veränderungen.

Cave: Penicilline sind für Meerschweinchen, Goldhamster und Chinchillas unverträglich. Auch bei anderen kleinen Pflanzenfressern ist äußerste Vorsicht geboten. Keine orale Applikation beim Kaninchen (weitere Hinweise s. Anhang 5).

2.1.1
Penicilline

In Tabelle 2 sind die in der Veterinärmedizin gebräuchlichen Penicilline unter Berücksichtigung wichtiger Stoffeigenschaften zusammengefaßt.

2.1.1.1
Benzylpenicillin und seine Salze und Ester

2.1.1.1.1
Benzylpenicillin

Benzylpenicillin wird aus Penicillium notatum ge-

wonnen und wurde als erstes Antibiotikum überhaupt bereits in den Jahren 1940/41 klinisch erprobt. Noch heute werden im Gegensatz zu den später entwickelten β-Lactamantibiotika Konzentrationsangaben in Internationalen Einheiten durchgeführt (1 I. E. = 0,6 µg des kristallinen Na-Salzes). **Im Handel** sind zur parenteralen Therapie als wäßrige Lösungen Penicillin-G-Natrium, V. M., Penicillin G Na/K-Salz Hoechst, H. M. und zur Mastitistherapie Suspensionen wie Masticillin 3 Mega (V. M.). Benzylpenicillin ist säurelabil, d. h. es wird nach oraler Applikation durch die Magensäure zerstört. Benzylpenicillin befindet sich in zahlreichen **Kombinationspräparaten.** Dabei sind Kombinationen mit bakteriostatisch wirksamen Substanzen, wie mit Tetracyclinen und Sulfonamiden, abzulehnen (s. Abb. 1). Obwohl Kombinationen mit Aminoglykosiden, speziell mit Streptomycin und Dihydrostreptomycin, durchaus sinnvoll wären, sind die Resistenzen gegenüber diesen Chemotherapeutika verknüpft mit Mehrfachresistenzen auch gegenüber Penicillinen so hoch, daß die Anwendung auch dieser Kombinationen heute nicht mehr ohne weiteres empfohlen werden kann.

Das **Wirkungsspektrum** umfaßt überwiegend grampositive Erreger. Als empfindlich sind Erreger mit minimalen Hemmkonzentrationen von ca. 0,002–0,1 I. E./ml anzusehen. Dazu zählen: Streptokokken, Pneumokokken, Corynebakterien, Listerien, Erysipelothrix, Pasteurella multocida, Actinomyces, Bacteroides, Fusobakterien, Spirochäten. Staphylokokken (insbesondere St. aureus). E. coli und Proteus sind häufig aufgrund der Bildung von Penicillinasen resistent, wobei diese Enzyme den β-Lactamring durch Spaltung der C-N-Bindung öffnen. Unterschiedlich empfindlich sind auch Bacillus anthracis, Listerien, Clostridien und Campylobacter. Aufgrund der überwiegend extrazellulären Verteilung müssen zum Erreichen einer therapeutischen Wirksamkeit in Abhängigkeit vom Erreger **Serumspiegel** von mindestens 0,1–1 I. E./ml erzielt werden. Zu beachten ist, daß in Gelenken, Lunge, Pericard, Pleuraraum, Knochenmark, Pankreas und Milz nur sehr geringe Konzentrationen zu finden sind. Aufgrund der kurzen **Halbwertszeit** von Benzylpenicillin (Rind: 0,7 h, Pferd: 0,6 h) sind parenterale Applikationen im Abstand von 4–6 Stunden erforderlich. Die tubuläre Sekretion kann durch andere Substanzen gehemmt werden (Probenecid). Aufgrund des begrenzten Wirkungsspektrums und möglicher Resistenzen ist der Therapie eine **Sensitivitätsprüfung** voranzustellen. Bei vorliegender Resistenz besteht **Kreuzresistenz** zu allen anderen Penicillinen, selten gegenüber Cephalosporinen.

Als **Anwendungsgebiete** sind Infektionen mit

Tab. 2
Hinweise zur Stabilität und Pharmakokinetik von Penicillinen

Freiname	Säurestabil	Penicillinase-stabil	Enterale Resorption	t ½ (h)
Benzylpenicilline/ Salze, Ester				
Benzylpenicillin	−	−	< 20 %	0,6 Pfd, 0,7 Rd
Penethamat		s. Text		1,35 Rd
Procainbenzylpenicillin	−	−		
Benzathinbenzylpenicillin	+−	−		
Phenoxypenicilline				
Phenoxymethylpenicillin	+	−	ca. 60 %	
Propicillin	+	−	− 50 %	
Isoxazolylpenicilline				
Cloxacillin	+	+	− 50 %	< 1 Hd
Oxacillin	+	+	− 30 %	< 1 Hd
Dicloxacillin	+	+	− 50 %	
Aminopenicilline				
Ampicillin	+	−	− 50 %	0,5 Hd
				1,5 Pfd
				0,6 Kb
Amoxicillin	+	−	− 75 %	0,8 Kb

Zeichenerklärungen: t ½ = Halbwertszeit, Kb = Kalb, Hd = Hund, Rd = Rind, Pfd = Pferd.

den genannten empfindlichen Erregern anzusehen. Für wäßrige Lösungen von Benzylpenicillin gelten bei intramuskulärer und intravenöser Verabreichung **Richtdosierungen** von ca. 20 000 I. E./ kg. Bei lebensmittelliefernden Tieren kann die Dosis nicht ohne weiteres erhöht werden, da sonst die Wartezeiten nicht ausreichen, während bei Hund und Katze Dosiserhöhungen ohne weiteres möglich sind. Innerhalb von 24–48 Stunden sollte ein **Therapieerfolg** sichtbar werden, da sonst ein Therapiewechsel angezeigt ist. **Mastitiden,** die durch empfindliche Staphylokokken und Streptokokken hervorgerufen werden, werden durch hoch dosierte (1–3 Mio I. E./Euterviertel) intramammär verabreichte Benzylpenicillinzubereitungen wirksam bekämpft. **Wiederholungsbehandlung:** Nach 24 Stunden.

Wartezeiten (Tage):

a) wäßrige Zubereitungen (Na-, K-Salze)
eßbare Gewebe: 5; Milch: 2,5 (4 i. mamm.); Eier: 10.

b) ölige Zubereit. (Na-, K-Salze) (alle Spez.)

Appl.-Art	eßbare Gewebe	Milch	Ei
parenteral	30/50*	6/8*	15
oral	5	2,5	10
intrauterin	5	2,5	
i. mamm. (laktierend)	4/5*	6/7*	
i. mamm. (Trockenstellen)	s. 2.1.1.3		
lokal (kleine Wundflächen)	1		0
größere Wundflächen	s. parenteral (außer Inj.-Stelle)		

* mit Al-Stearat

2.1.1.1.2
Procain-Benzylpenicillin

Procainsalz des Benzylpenicillins: 1 mg Procain-Benzylpenicillin entspricht 1011 I.E. Benzylpenicillin. **Handelspräparate: Procillin 30, V.M.** zur parenteralen Injektion; Vetriproc 3 Mega (V.M.); Estinor zur intrazisternalen Mastitisbehandlung (V.M.). Zur i.m. und s.c. Applikation werden bei einem **Dosierungsintervall** von 24 h folgende **Dosierungen** vorgeschlagen: Pferd, Rind, Schwein: 6000–12 000 I.E./kg, Kalb, Schaf, Ziege: 9000–30 000 I.E./kg, Ferkel: 12 000–18 000 I.E./kg, Hund u. Katze: –15 000 I.E./kg.

Starke **Dosiserhöhungen** (–50 000 I.E./kg) können nur bei nicht lebensmittelliefernden Tieren zur Behandlung von Respirations- und Urogenitalerkrankungen empfohlen werden. Die Behandlung sollte bis zu 2 Tage nach Abklingen der klinischen Symptome fortgesetzt werden. Zur Bekämpfung von durch empfindliche Strepto- und Staphylokokken hervorgerufene **Mastitiden** in der **Laktationsphase** stehen mehrere Präparate zur Verfügung, die bis zu 3 Mio. I.E. Procainpenicillin enthalten. In der **Trockenstehperiode** werden Präparate angewendet, die als Kombinationsbestandteil Aminoglykoside enthalten. Es sind diejenigen vorzuziehen, die beispielsweise Neomycin (Mastilar forte) enthalten, da in diesem Fall die Resistenzsituation im Vergleich zu Streptomycin z.B. günstiger ist. Nach intramuskulärer oder subkutaner Verabreichung wird als **Wirkstoff Benzylpenicillin** protrahiert freigegeben (Depot-Wirkung), so daß prinzipiell das dort Ausgeführte gilt. Zu beachten ist aber, daß die **Wirkstoffkonzentrationsmaxima** im Blut später (Rind: 2–4 h; Schwein: 1 h; Pferd: 1–3 h; Hund: 8–10 h) erreicht werden und in der Regel niedriger sind als nach Applikation wäßriger Benzylpenicillinzubereitungen. Das bedeutet, daß bei der Anwendung von Depotpräparaten sichergestellt sein muß, daß die Erreger empfindlich sind, insbesondere auch darum, da langanhaltende Wirkstoffspiegel von 24–36 h erreicht werden sollen, die einen schnellen Therapiewechsel erschweren. Um während der Anflutungsphase schon hohe therapeutische Blutspiegel zu haben, ist es sinnvoll, mit Benzylpenicillin zu kombinieren.

Nachteil des Procain-Penicillins ist die Kombination zweier Allergene, wodurch die **Allergisierungsgefahr** wächst. Eine besondere **Sensitivität** weisen **Schweine** auf, die 4 Stunden p. appl. mit **Zittern, Inkoordination, Erbrechen, Fieber** und **Aborten** reagieren können. Insbesondere beim Vorliegen von Rotlaufinfektionen scheinen diese Nebenwirkungen verstärkt aufzutreten, werden aber oft nicht erkannt, da sie auf die Infektionser-

krankung zurückgeführt werden. Darüber hinaus wurden embryotoxische Wirkungen nachgewiesen.

In der Humanmedizin wird ein anderes Depot-Benzylpenicillin verwendet, das **Clemizol-Benzylpenicillin** (Megacillin), das in seinen Eigenschaften dem Procain-Benzylpenicillin vergleichbar ist.

Wartezeiten (Tage):

a) wäßrige Zubereitungen (Pulver, Tabletten; alle Spezies)

Appl.-Art	Tier-körper	Milch	Ei
parenteral	10	4	10
lokal (große Wundfläche)	10	4	11
oral, intrauterin,	5	2,5*	10
* bei i. mamm.		–5	

b) ölige Zubereitungen, Salben
s. »**Wartezeiten**« Benzylpenicillin Teil b mit folgenden Unterschieden:
Parenteral: Milch 7/10*; i. mamm. (laktierend): 6/7*
restl. Tierkörper: 5/6*; lokal (große Wundfläche) 7/10*

2.1.1.1.3
Benzylpenicillin-Benzathin

1 mg wasserfreies Benzylpenicillin-Benzathin entspricht 1309 I.E. Benzylpenicillin. **Handelspräparate:** Tardocillin 1200, Injektionslösung, H.M., Kombinationen mit Procain-Benzylpenicillin als Injektionslösungen (z.B. Tardomycin pro injectione, V.M.) und als Mastitispräparate, wobei aber nicht empfehlenswerte Mehrfachkombinationen überwiegen.

Dieses Salz des Benzylpenicillins stellt eine noch effizientere **Depotform des Benzylpenicillins** dar. **Blutspiegelmaxima** werden in Abhängigkeit von der Dosis und der galenischen Zubereitung z.T. erst nach Tagen erreicht und bewegen sich über Wochen im Grenzbereich wirksamer Konzentrationen empfindlicher Erreger. Dieses Verhalten wird in der Humanmedizin zur parenteralen Therapie von Injektionen mit sehr sensitiven Erregern (Lues) genutzt, bei denen ein langanhaltender Blutspiegel benötigt wird. Die Erregeridentifikation und Sensitivität muß unter diesen Bedingungen absolut gesichert sein. Derartige **Indikationen** sind in der Veterinärmedizin ohne Bedeutung; ein Mono-Präparat ist auch nicht auf dem Markt. **Kombinationen** mit Procain-Benzylpenicillin sind auf dem Markt und event. günstiger zu beurteilen, da früher und höher wirksame Konzentrationen im Blut erreicht werden sollen, aber durch die langanhaltenden Eliminationsphasen sind Resistenzentwicklungen und Superinfektionen zu berücksichtigen. Die **Dosierungen** betragen (in Kombination mit Procain-Benzylpenicillin):

Pferd, Rind: –10000 I. E./kg, Schwein, Ziege, Kalb, Schaf: –20000 I. E./kg, Hund, Katze: –30000 I. E./kg.

Wiederholungsbehandlungen sind nach 2–3 Tagen vorzunehmen. Sowohl in **Kombination** mit Benzylpenicillin als auch mit Procain-Benzylpenicillin werden Mastitispräparate angewendet. Die **Ausscheidung** in der **Laktationsperiode** erfolgt sehr viel schneller als bei parenteraler Anwendung, d. h. ein Depot-Effekt ist kaum vorhanden, während nach Anwendung in der Trockenstehperiode mit langanhaltenden Wirkstoffspiegeln zu rechnen ist.

Wartezeiten (Tage): Alle Zubereitungen (alle Spezies)

Appl.-Art	eßbare Gewebe	Milch	Ei
i. p.	20	10	15
i. m./s. c.	50	15	
oral/intrauterin	5	3	10
i. mamm. (laktierend)	15	15	
i. mamm. (trockenstehend)	s. 2.1.1.3		
lokal	1	1	0

2.1.1.1.4
Penethamathydrojodid

Standardisierung: 1058 I. E. = 1 mg Benzylpenicillin.

Handelspräparat: Mamyzin forte, Injektionslösung. Dieser Stoff stellt eine basische veresterte Form des Benzylpenicillins dar.

Anwendungsgebiete: Mastitiden, die durch Streptokokken und Staphylokokken (außer β-Lactamasebildner) verursacht werden. Als **Dosis** werden bei Rindern und Pferden 10000 I. E./kg und bei Sauen und Schafen bis zu 15000 I. E./kg i. m. verabfolgt.

Aufgrund seiner Basizität mit einem pka-Wert von 8,5 liegt es nach **parenteraler Applikation** im Serum in überwiegend nicht ionisierter Form vor und passiert Barrieren wie die **Blut-Milch-Schranke.** In der Milch wird es aufgrund des dort meist

vorliegenden leicht sauren Milieus um den Faktor 2–5 gegenüber dem Serum angereichert und Benzylpenicillin freigesetzt. So werden z. B. nach Applikation von 10000 I. E. l/kg bis zu 1,5 I. E. Benzylpenicillin/ml meßbar. Die **Serumhalbwertszeit** beträgt beim Rind 1,35 h, das Verteilungsvolumen 0,68 l/kg und die Ausscheidung in der Milch soll nach ca. 72 Stunden beendet sein.

Cave: Penethamat passiert aufgrund seiner physikochemischen Eigenschaften auch die Blut-Hirn-Schranke und weist deswegen eine hohe Neurotoxizität auf. Aufgrund des hohen Jodanteils kann es zu **Sensibilisierungen** gegen Jod mit allergischen Reaktionen bis zum anaphylaktischen Schock kommen. Thyreotoxikosen sind ebenfalls nicht auszuschließen. Eine mehr als zweimalige Behandlung im Abstand von 24 h ist auf keinen Fall zu empfehlen. Intrazisternal zu verabreichende benzylpenicillinhaltige Präparate sind vorzuziehen.

Wartezeiten: Eßbare Gewebe: 10 Tage, Milch: 4 Tage.

2.1.1.2
Phenoxypenicilline (Oralpenicilline)

Oralpenicilline sind relativ **säurestabil** und die Alkalisalze gut **wasserlöslich.** Wichtige Vertreter sind **Phenoxymethylpenicillin** (Isocillin, H. M.), das biosynthetisch erzeugt wird (Zusatz von Präkursoren mit Phenoxymethylgruppen in Fermentationsansatz); **Pheneticillin, Propicillin** und **Azidocillin** werden halbsynthetisch erzeugt. 1 Mill. E. Propicillin entsprechen 0,7 g, während bei den anderen genannten Vertretern dieser Gruppe 1 Mill. E. ca. 0,6 g entsprechen. Die **Wirkungsspektren** sind mit Ausnahme von **Azidocillin,** das mit Ampicillin vergleichbare Aktivitäten gegenüber **Hämophilus** spp., **Bordetella** spp. und **Enterokokken** aufweist, untereinander vergleichbar. Propicillin und Pheneticillin sind weniger wirksam gegenüber grampositiven Bakterien als Benzylpenicillin, wobei aber Phenethicillin eine relative Stabilität gegenüber Staphylokokken-β-Lactamasen aufweist. **Anwendungsgebiete** bei **Hund** und **Katze:** Nach eingeleiteter parenteraler Penicillintherapie können Oralpenicilline zur Weiterbehandlung eingesetzt werden. Veterinärmedizinische Monopräparate sind nicht auf dem Markt.

Dosierungen Hund, Katze: Phenoxymethylpenicillin 8–16 mg/kg im Abstand von 8 Stunden.

Die Resorptionsquote liegt in der Größenordnung von 60 % (Azidocillin 75 %), variiert aber stark in Abhängigkeit von der Futteraufnahme. Größere Bedeutung bei der oralen Therapie in der Veterinärmedizin haben Ampicillin und Amoxicillin erlangt, da sie ein breiteres Wirkungsspektrum aufweisen. Zur intramammären und intrauterinen Applikation wird ein **Kombinationspräparat** bestehend aus Phenoxymethylpenicillin-Benzathin und Neomycin (Bykocillin, V. M.) verwendet. Ein Vorteil gegenüber entsprechenden benzylpenicillinhaltigen Zubereitungen besteht nicht.

2.1.1.3
Isoxazolylpenicilline
(penicillinasefeste Penicilline)

Die drei in der Veterinärmedizin angewendeten Vertreter dieser Gruppe sind **Oxa-, Cloxa-** und **Dicloxacillin.** 1 mg des jeweiligen Na-Salzes entsprechen 1346, 1248 und 1164 I. E. **Handelspräparate:** Dicloxacillin: Kapseln (Dichlor-Stapenor, H. M.); Oxacillin: Kapseln (Stapenor, H. M.); Mastitispräparat: (Stapenor-Salbe, V. M.); Cloxacillin: Mastitispräparate (Eumacid, Bijekt-Cloxa, V. M.), in Kombination mit Cloxacillin-Benzathin (Eumacid retard, Cloxa-Trock, Thera-Trock) oder mit Ampicillin-Trihydrat zur Anwendung in der Trockenstehperiode.

Die **Stabilität** gegenüber **Staphylokokken-β-Lactamase** ist ca. 50–250fach höher als bei Benzylpenicillin. Eine enterale Resorption von 30–50 % ist gegeben. Als spezielles Anwendungsgebiet bei oraler Applikation gelten Infektionen mit Benzylpenicillin-resistenten Erregern. Für **Hunde** liegen zur oralen Verabreichung **Dosierungsvorschläge** für Dicloxacillin und Oxacillin im Bereich von 11–55 mg/kg 2–3mal tgl. vor. Blutspiegel von ca. 2–3 µg/ml sollten erreicht werden. Die Halbwertszeiten betragen weniger als 1 h. Eine wesentlich größere veterinärmedizinische Bedeutung besitzen **Cloxa-** und **Oxacillin** zur **intramammären Anwendung** beim Vorliegen von **Mastitiden** in der **Laktationsphase** und in der **Trockenstehperiode.** Neben der Bakterizidie gegenüber β-Lactamasebildenden Staphylokokken hat die Wirkung gegen **A. pyogenes** praktische Bedeutung, die aber nur bei Anwendung in der Trockenstehperiode abgesichert ist.

Zur Behandlung in der **Laktationsphase** stehen eine Vielzahl von Präparaten zur Verfügung mit Dosisempfehlungen von 200–500–1000 mg Cloxacillin bzw. 1000 mg Oxacillin/Euterviertel. Die höheren Dosierungen sind vorzuziehen. **Nachbehandlungen** nach 24 Stunden. Falls während der Sensitivitätsprüfung resistente Staphylokokken gefunden werden, ist mit **Kreuzresistenzen** gegenüber **Cephalosporinen** zu rechnen. Mehrere **Kombinationspräparate** mit **Ampicillin** sind im Handel. Diese Kombination ist durchaus sinnvoll, da Cloxacillin nicht nur die β-Lactamase-Bildner erfaßt, sondern auch die Produktion dieses Enzyms teil-

weise hemmt, so daß Ampicillin wirksam sein kann und gramnegative Infektionserreger wie **E. coli** miterfaßt. Zur Anwendung in der Trockenstehperiode stehen Langzeitformulierungen mit Cloxacillin-Benzathin allein (z. B. Frieso-Clox-T. S., Mammin T. S.), in Kombination mit Cloxacillin-Na oder mit Ampicillin-Trihydrat zur Verfügung. Dabei werden pro Viertel von 500–1000 mg Cloxacillin verabfolgt. Da bei dieser speziellen Indikation Resistenzprüfungen schwer möglich sind, sind die Kombinationspräparate vorzuziehen, wobei die Kombination mit Ampicillin zu empfehlen ist. Kombinationen von Langzeitformulierungen mit Cloxacillin-Na (bzw. Oxacillin-Na) haben durch letztere den Vorteil, daß schnell hohe Eutersekretspiegel erreicht werden.

Parenteral sollte Dicloxacillin nicht verabreicht werden, da **starke lokale Reizerscheinungen** beobachtet werden.

Cave: Sowohl nach Anwendung von Cloxacillin als auch von oxacillinhaltigen Euterinjektoren in der Trockenstehperiode wurden einige Fälle beschrieben, in denen nach dem Einsetzen der Laktation schwere akute Mastitiden mit septikämischem Verlauf auftraten. Als Erreger wurde B. cereus identifiziert, der über kontaminierte Arzneimittelchargen evtl. auch durch traumatische Irritationen im Euterbereich in das Gewebe gelangt. Der Erreger ist nur mit Aminoglykosiden (außer Spektinomycin), Erythromycin und Tylosin erfaßbar. **Wartezeiten:** Zur Anwendung in der Laktationsphase: Rind (eßbare Gewebe, Milch): 6 Tage; bei einigen Präparaten kann die Wartezeit kürzer sein.

Wartezeiten: Für alle in der Trockenstehperiode anwendbaren Präparate: Rind (eßbare Gewebe, Milch): bei trockenstehenden Kühen, die früher als 35 Tage vor dem Geburtstermin behandelt werden, gilt die Wartezeit bis einschließlich 5 Tage nach Beginn der Laktation.

Nach Anwendung an trockenstehenden Tieren innerhalb 35 Tage vor dem Geburtstermin beträgt die Wartezeit 40 Tage.

2.1.1.4
Aminopenicilline (Breitspektrumpenicilline)

Durch Einführen einer Aminogruppe am Benzylrest entstehen Penicilline mit erweitertem Wirkungsspektrum. Wichtigste Vertreter sind **Ampicillin** und **Amoxicillin.** Sie sind **oral** anwendbar (nicht bei ruminierenden Tieren und Pferden, da sonst schwere Magen-Darmstörungen auftreten), aber nicht β-Lactamase-stabil. Gegenüber grampositiven Bakterien ist ihre Wirkung 2–5fach geringer, während ihre Wirksamkeit gegenüber gramnegativen Enterobakterien, wie E. coli, 4–10mal stärker ist als diejenige von Benzylpenicillin. Resistent sind vor allem Pseudomonas aeruginosa, Klebsiellen und Proteus-Stämme.

Aufgrund der außerordentlich guten Verträglichkeit haben Aminopenicilline eine große veterinärmedizinische Bedeutung bei der Behandlung von Erkrankungen des Respirations-, Gastrointestinal- und Urogenitaltraktes, die durch grampositive und gramnegative Erreger hervorgerufen werden. Zur oralen Verabreichung sollte Amoxicillin bevorzugt werden, da es besser und konstanter bioverfügbar ist.

2.1.1.4.1
Ampicillin

Ampicillin ist als **Na-Salz** oder **Trihydrat** in verschiedenen Darreichungsformen im Handel (z. B. Ampikel-20 und Lokalin als ölige Injektionssuspension, Penbrock als Kapseln, Pulver, Dosierinjektor etc.).

Die im allgemeinen für die parenterale Anwendung angegebenen **Dosierungen** von 2–7 mg/kg sind in der Regel zu niedrig. Bei Pferd, Rind, Kälbern und Schweinen sollten bei i. m. Injektionen 3mal tgl. ca. 10 mg/kg und bei Hund und Katze bis 20 mg/kg verabreicht werden. Bei oraler Applikation werden vergleichbare Dosierungen vorgeschlagen, die insbesondere bei der Katze bis auf 50 mg/kg erhöht werden können. Durch die breite Anwendung hat sich in den letzten Jahren die Resistenzsituation (insbesondere von E. coli und St. aureus) verschlechtert. Die vorgesehene Anwendungsdauer beträgt 3–5 Tage. Ein Antibiogramm sollte vor Therapiebeginn erstellt werden.

Zur intrazisternalen Anwendung sind Kombinationspräparate mit Cloxacillin auf dem Markt (s. Kap. N 2.1.1.3).

Die **Halbwertszeit** ist sehr kurz (Hund [i. v.]: 30 min., Pferd [i. v.]: 93 min., Kalb: 45 min.). Das scheinbare Verteilungsvolumen im Körper ist größer als das von Benzylpenicillinen, wohl auch weil die **Proteinbindung** gering ist (von 35 [Hund] – 18 % [Rinder]). Die Bioverfügbarkeit beträgt 30–50 % und ist bei gleichzeitiger Fütterung stark eingeschränkt. Als therapeutisch wirksam gelten Serumkonzentrationen von ca. 5 µg/ml.

Cave: Ampicillin ist in wäßriger Lösung sehr instabil. Nur frisch angesetzte Lösungen verwenden.

Wartezeiten (Tage): Ölige Suspension i. m.: eßbare Gewebe von Rind, Kalb, Schwein: 30; Milch 6, oral: eßbare Gewebe 4 (Kalb, Schwein) oder 6 (Broiler).

2.1.1.4.2
Amoxicillin

Handelspräparate: Clamoxyl in zahlreichen Zubereitungen (V. M.), in Kombination mit Clavulansäure (Synulox, V. M.). **Amoxicillin** hat ein **vergleichbares Wirkungsspektrum** wie **Ampicillin,** ist aber nach oraler Applikation besser bioverfügbar, und die Resorption wird durch gleichzeitige Futteraufnahme weniger beeinflußt. Auch die Gewebekonzentration scheint höher zu sein. Generell gelten orale **Dosierungen** von 5–10 mg/kg im Abstand von 12 h als therapeutisch wirksam, während beispielsweise bei Anwendung öliger Suspensionen mit und ohne Aluminiumstearat die einmalige Applikation von bis zu 10 mg/kg pro Tag ausreicht. Da auch im Falle von Amoxicillin sich die Resistenzlage verschlechtert, ist die Kombination mit dem β-Lactamase-Hemmer **Clavulansäure** von Interesse. Clavulansäure enthält ebenfalls einen β-Lactam-Ring, ist selbst aber nicht antibakteriell wirksam und blockt die Wirkung von β-Lactamase durch direkte Bindung an deren aktive Zentren. Die Halbwertszeit ist etwas kürzer als die von Amoxicillin (1,1 h zu 0,8 h). Aufgrund dieser Eigenschaften ist eine Behandlung von Infektionen mit β-Lactamase-bildenden Bakterien möglich (bei Klebsiellen nur begrenzt). Die Dosierung beträgt 10 mg Amoxicillin und 2,5 mg Clavulansäure/kg. Bei chronischen und rezidivierenden Erkrankungen kann die Anwendungsdauer auf bis zu 28 Tage (chron. Blasenentzündungen) ausgedehnt werden. Die **Wartezeiten** für Amoxicillin differieren stark in Abhängigkeit von der galenischen Zubereitung und der Applikationsform.

Wartezeiten (Tage):

1. Amoxicillin 3 H$_2$O

Spezies	Appl.-Art	eßbare Gewebe	Milch
Kalb	oral	11	
Schwein/ Ferkel	oral	3	
Schwein/ Ferkel	i. m. (wäßrig)	14	
Wdk/ Pferd	i. m. (wäßrig)	16	3
Kalb	i. m. (ölig ohne Al-Stearat)	20	
Pferd/Kalb/	i. m.		

Fortsetzung S. 216

Spezies	Appl.-Art	eßbare Gewebe	Milch
Schwein/ Schaf Rind	(ölig mit Al-Stearat) i. ut.	50	3
	(ölig mit Al-Stearat)	5	1

2. Amoxicillin-Na (wäßrige Lsg.)

Rind/Kalb/ Pferd	i. v.	5	1
Rind/Kalb/ Schwein	i. m., s. c.	9	3
Pferd	i. m., s. c.	16	

2.1.1.5
Carboxy-Penicilline

Das früher in der Humanmedizin häufig zur Bekämpfung von **Pseudomonasinfektionen** verwendete **Carbenicillin** ist nicht mehr im Handel. Von gewisser Bedeutung sind dessen Ester **Carindacillin** (Carindagen, H. M.), **Ticarcillin** (Aerugipen, H. M.) und **Temocillin** (Temopen, H. M.), die als »Pro-Drug« wirksam sind, d. h. nach erfolgter Resorption wird **Carbenicillin** freigesetzt. Veterinärmedizinische Erfahrungen liegen nur im Falle von Carbenicillin vor. Zur Behandlung von **Pseudomonas- und Proteusinfektionen** beim Hund werden parenterale **Tagesdosierungen** von 50–200 mg/kg empfohlen, die auf 4–6 Einzeldosen aufgeteilt werden sollen.

2.1.1.5.1
Acylaminopenicilline/Ureidopenicilline

Wichtige Vertreter dieser Gruppe sind **Azlocillin** (Securopen), **Mezlocillin** (Baypen), **Piperacillin** (Pipril) u. a. m. Alle Vertreter dieser Gruppe, die durch Substitution der Aminogruppe von Ampicillin mit modifizierten Ureidoseitenketten entstehen, wirken auch gegen **Pseudomonas aeruginosa, Enterobakterien** und **-kokken** (aber: keine β-Lactamasestabilität). Veterinärmedizinische Präparate sind nicht auf dem Markt und auch entsprechende Daten zur Anwendung bei Tieren fehlen. In der Humanmedizin liegen die Dosisempfehlungen bei ca. 30 mg/kg 3 × tgl., die aber erhöht werden können.

2.1.2
Cephalosporine

Cephalosporine leiten sich von der 7-Amino-Cephalosporansäure ab, wobei nicht wie bei den Penicillinen ein fünf-, sondern ein sechsgliedriger Heterocyclus ankondensiert ist. Vielfach werden Cephalosporine nach den Daten der Neueinführungen in Stoffe der 1.–4. Generation klassifiziert, was aber wenig aussagekräftig ist. Sinnvoller erscheint die Berücksichtigung der Darreichungsform und der Stabilität gegenüber β-Lactamasen:

– Parenteral anwendbare Stoffe mit geringer oder
– mit stärkerer β-Lactamasenstabilität und
– oral anwendbare Stoffe.

Der **Wirkungsmechanismus** der Cephalosporine ist dem der Penicilline nahezu identisch. Das **Wirkungsspektrum** variiert substanzabhängig. Gegenüber β-Lactamasen gramnegativer Erreger sind sie, wenn überhaupt, nur begrenzt stabil, während sie durch Staphylokokkenlactamasen in ihrer Wirkung kaum beeinflußt werden. Beim Vorliegen von Oxacillin- bzw. Cloxacillin-resistenten Staphylokokken können **Kreuzresistenzen** mit Cephalosporinen auftreten. Generell sind Cephalosporine zu den gutverträglichen Antibiotika zu rechnen. Als **Nebenwirkungen** beim Hund werden Nausea, Erbrechen und Injektionsschmerz berichtet. Von den Penicillinen unterscheidet das **nephrotoxische Potential** der Cephalosporine. Insbesondere das kaum noch verwendete Cefaloridin führt dosisabhängig zu tubulären Nekrosen. Andere Cephalosporine sind um den Faktor 2–10 weniger toxisch. **Kombinationen** mit den noch nephrotoxischeren Aminoglykosiden und Diuretika wie Furosemid sollten nur bei vitalen Indikationen eingesetzt werden. Das scheinbare Verteilungsvolumen beschränkt sich auf den extrazellulären Raum.

2.1.2.1
Parenteral anwendbare Cephalosporine mit geringer β-Lactamasenstabilität

Zu dieser Gruppe zählen u. a. das Cefalotin (Cefalotin, H. M.), Cefaloridin, Cefazolin (Gramaxin, H. M.), Cefotiam (Spizef, H. M.) und das Cefacetril (Vetimast, V. M.). Letzteres ist zur intramammären Behandlung von Mastitiden in der Laktationsphase zugelassen. Cefacetril zeigt minimale bakterizide Hemmkonzentrationen von bis zu 2 µg/ml gegenüber grampositiven (auch penicillinresistenten) Kokken und von 2–4 µg/ml gegen die Mehrzahl der E. coli-Stämme. Eine begrenzte Wirksamkeit besteht ebenfalls gegenüber Klebsiel-

Tab. 3
Pharmakokinetische Daten von Cephalosporinen

Substanz	Spezies	Dosierungen	Halbwerts-zeit	Protein-bindung	Verteilungs-volumen	C_{max}
Cephalothin	Pferd	11 mg/kg i. v.	15 min	18 %	0,15 l/kg	
		11 mg/kg i. m.	47 min	–	–	11,3 µg/ml
	Hund	10 mg/kg i. m.	46 min	40 %	ca. 0,2 l/kg	9,3 µg/ml
Cephaloridin	Hund	10 mg/kg i. m.	49 min	10 %	ca. 0,2 l/kg	
	Rind	10 mg/kg i. v.	37 min	–		
Cefazolin	Hund	10 mg/kg i. m.	54 min	80 %	–	35 µg/ml

len. Pro erkranktem Euterviertel sind 250 mg (1 Injektor) zu instillieren. Bei schweren akuten Mastitiden ist die Behandlung nach 24 Stunden zu wiederholen. **Wartezeit:** Milch: 6 Tage, eßbare Gewebe: 5 Tage.

Das Wirkungsspektrum von Cefalotin, Cefaloridin und Cefazolin ist vergleichbar, obwohl Cefalotin weniger wirksam gegenüber E. coli sein soll. Folgende pharmakokinetische Daten liegen bei den einzelnen Spezies vor (Tab. 3).

Nach i. m. Applikation dieser Stoffe erfolgt eine relativ rasche Resorption von der Injektionsstelle mit Serummaxima innerhalb von 30 min. Eine Behandlung von Hund und Katze insbesondere beim Vorliegen von Harnwegsinfektionen und Septikämien mit Dosierungen von 10–20 mg/kg i. m. oder i. v. 2–3mal tgl. über 3–5 Tage ist möglich.

2.1.2.2
Oral anwendbare Cephalosporine

Als erstes Präparat wurde **Cefalexin** eingeführt, das nahezu vollständig resorbiert und kaum metabolisiert wird. Über 90 % werden über die Nieren ausgeschieden. Allerdings ist die **Wirksamkeit** im Vergleich zu den parenteral zu verabreichenden Cephalosporinen eingeschränkt. Dies gilt auch für die später auf den Markt gekommenen **Cefaclor** (Panoral), **Cefradin** und **Cefadroxil** (Bidocef). In zugelassenen veterinärmedizinischen Präparaten findet sich nur Cephalexin (s. u.). Im Falle des **Cefadroxil** liegen einige Erfahrungen bei Hund und Katze vor. Die **Halbwertszeiten** betragen 2 bzw. 2,6 Stunden. Konzentrationsmaxima werden nach ca. 1–2 Stunden erreicht und liegen nach einer Dosis von 20 mg/kg im Bereich von 10–20 µg/ml.

Diese Werte liegen über der minimalen bakteriziden Konzentration gegenüber Strepto- [außer

Str. faecalis] und Staphylokokken, während verschiedene E. coli-Stämme höhere Konzentrationen benötigen. Hinzu kommt, daß nur in der Niere höhere Wirkstoffspiegel im Vergleich zum Plasma vorliegen. Damit grenzt sich das Indikationsspektrum sehr ein, auch wenn Dosierungen von 20 mg/kg 3× tgl. berücksichtigt werden. Bei der Katze ist eine Erhöhung der Einzeldosis nicht sinnvoll, da dadurch kaum höhere Serumspiegel erzielt werden.

2.1.2.2.1
Cefalexin

Handelspräparate: Cefaseptin mite und forte (Dragees, V. M.). **Cefalexin** zeigt eine gute Wirksamkeit gegenüber Erregern von bakteriellen Hauterkrankungen beim Hund. Die relevanten Strepto- und Staphylokokken weisen MHK-Werte zwischen 0,03 und 6,25 µg/ml auf. Auch β-Lactamasen produzierende Benzylpenicillin-resistente Staphylokokken werden weitgehend erfaßt.

Anwendungsgebiete (Hund): Bakterielle Infektionen der Haut mit grampositiven und -negativen Cefalexin-empfindlichen Erregern wie oberflächliche und tiefe Dermatitiden, Follikulitis, Furunkulose, Staphylokokkenallergie. **Dosis:** 25 mg/kg 2mal tgl. über maximal 3 Wochen.

Cefalexin wird nahezu vollständig resorbiert und im gesamten Organismus verteilt. Eine Passage der Blut-Hirn-Schranke erfolgt nicht.

Nach 2 h werden maximale Serumkonzentrationen von 13–25 µg/ml erreicht. Als **Halbwertszeit** wurden 80–120 min. ermittelt. 6 h p. appl. liegen die Konzentrationen in der Haut zwischen 2 und 3,6 µg/g. Als **Gegenanzeigen** gelten Niereninsuffizienz und das Vorliegen von Resistenzen gegenüber β-Lactamantibiotika. Die Anwendung bei tragenden und neugeborenen Hunden erfordert strengste Indikationsstellung. Gelegentliches Erbrechen ist als **Nebenwirkung** zu beachten. **Wechselwirkungen:** Die potentiell nephrotoxische Wirkung kann durch die gleichzeitige Anwendung von Aminoglykosiden, Polypeptidantibiotika, Methoxyfluran, Furosemid und Etacrynsäure verstärkt werden. Kombinationen mit bakteriostatisch wirksamen Chemotherapeutika können sich antagonisieren.

2.1.2.3
Parenteral anwendbare Cephalosporine mit erhöhter β-Lactamasenstabilität

Die Hauptvertreter dieser Gruppe, **Cefotaxim** (Claforan, H. M.) und **Cefoxitin** (Cephamycin-Derivat) verfügen über eine hohe **β-Lactamasenstabilität,** wodurch eine Vielzahl von Enterobakterien erfaßt werden, die gegenüber Aminopenicillinen oder älteren Cephalosporinen resistent sind, wie z. B. resistente Stämme von E. coli, Klebsiellen und Proteus. **Cefotaxim** entfaltet zusätzlich eine Pseudomonas-Aktivität. Diese ist aber begrenzt, während z. B. **Cefsulodin** sehr spezifisch gegenüber Pseudomonas wirksam ist. Ein vergleichbares Wirkungsspektrum besitzt das **Cefaperazon** (Cefobis, H. M., Peracef-Mastitispräparat, V. M.), ohne aber dessen Wirkungsintensität zu erreichen (Ausnahme: Pseudomonas aeruginosa). Beim Menschen wird Cefaperazon überwiegend über die Galle eliminiert, während beim Hund die renale Ausscheidung überwiegt. Die Halbwertszeit bei dieser Spezies beträgt 44 min., die Proteinbindung 23 % (Mensch 87 %). Cefaperazon ist als Mastitispräparat zugelassen. Dabei werden 250 mg pro erkranktes Euterviertel instilliert und klinische Mastitiden während der Laktation behandelt, die durch Strepto- und Staphylokokken sowie E. coli hervorgerufen sind. Nach 2 Tagen ist eine Wiederholungsbehandlung möglich. Die klinische Wirksamkeit bei Vorliegen von St. aureus-Infektionen ist teilweise unbefriedigend.

2.2
Aminoglykosid-Antibiotika

Die Chemotherapeutika dieser Gruppe sind als basische, stark polare, polykationische Oligosaccharide anzusehen. Der **Angriffspunkt** liegt in der Translationsphase der Proteinsynthese, was einem bakteriostatischen Wirktyp entspräche. Da aber Aminoglykoside gegen gramnegative Erreger, Staphylokokken und mit Einschränkungen Streptokokken bakterizid wirken, werden mit Permeabilitätsstörungen einhergehende Interaktionen mit der Zellmembran der Bakterien vermutet. Die

Resistenzsituation ist bei den einzelnen Vertretern unterschiedlich (s. dort). Die Entwicklung der Resistenz beruht auf durch R-Faktoren induzierten enzymatischen Inaktivierungen (Adenylierungs-, Phosphorylierungs- und Acetylierungsreaktionen), die bei den einzelnen Stoffen unterschiedlich sein können. Deswegen liegen in dieser Gruppe z. T. nur **partielle Kreuzresistenzen** vor. Bei physiologischem pH liegen Aminoglykoside in ionisiertem Zustand vor und penetrieren biologische Membranen kaum. Sie wirken nur auf extrazellulär gelegene Keime. Die **Proteinbindung** ist gering.

Nach **oraler Gabe** werden keine therapeutischen Blutspiegel erreicht. Über **glomeruläre Filtration** werden sie in aktiver Form mit einer Halbwertszeit von ca. 2 Stunden ausgeschieden. Aminoglykoside unterscheiden sich nur quantitativ in ihrem **Nebenwirkungsspektrum.** Grundsätzlich können dosisabhängige **Schädigungen** des **Innenohrs** und der **Nieren** sowie **neuromuskuläre Blockaden** auftreten. Die Schädigung des Innenohrs beruht auf der relativ hohen Wirkstoffkonzentration in der Perilymphe und der langsamen Elimination, sowie der besonderen Affinität zu den dort befindlichen sensorischen Zellen. Inwieweit das Gleichgewichtsorgan oder das Hörorgan betroffen ist, hängt vom Stoff und der betroffenen Spezies ab. Die nephrotoxische Wirkung wird auf eine Resorption der Aminoglykoside in die proximalen Tubuluszellen und die Freisetzung lysosomaler Enzyme zurückgeführt. Besonders die Katze ist gefährdet. Bereits bei zweimaliger täglicher Applikation von 4,4 mg Gentamicin/kg treten Symptome wie reduzierte Osmolarität des Urins, sowie erhöhte Na^+- und K^+-Ausscheidung auf. Bei dieser, aber auch bei anderen Spezies sind bestehende Nierenfunktionsstörungen vor Therapiebeginn auszuschließen, da dadurch erhöhte Blutspiegel auftreten, die die Wahrscheinlichkeit des Auftretens von Nebenwirkungen verstärken.

Im Zustand der Dehydratation treten ebenfalls hohe Blutspiegel nach parenteraler Applikation auf, da Aminoglykoside nur extrazellulär verteilt werden. Besonders nach zu schneller i. v.-Applikation können neuromuskuläre Blockaden auftreten, die wahrscheinlich auf der präsynaptischen Hemmung der Freisetzung von Acetylcholin an der motorischen Endplatte beruhen und durch Calcium (5–10 mg/kg bei Hund und Katze) antagonisierbar sind.

Narkotika wie Ether oder Barbiturate erniedrigen diese toxische Schwellendosis, ebenso periphere Muskelrelaxantien vom Curaretyp. Aufgrund schneller Resistenzentwicklungen und des Nebenwirkungspotentials sollten die veterinärmedizinisch noch wirksamen Aminoglykosidantibiotika nur sehr gezielt als Reservepräparate verwendet werden.

2.2.1
Streptomycin/Dihydrostreptomycin

Streptomycin wurde als erstes Aminoglykosid durch Gewinnung aus Kulturfiltraten von Streptomyces griseus isoliert. Wenig später wurde durch katalytische Hydrierung von Streptomycin **Dihydrostreptomycin** hergestellt. Beide Stoffe wirken kaum gegen Streptokokken, in saurem Milieu ist die Wirksamkeit stark abgeschwächt. Eine bakterizid wirksame Konzentration kann im Organismus nur schwer erreicht werden. Als empfindlich gelten Keime mit einer **MHK** von bis zu 10 µg/ml. Bereits nach wenigen Kontakten mit Bakterien kann eine **Resistenz** auftreten (one-step-mutation), indem die Bindung an der ribosomalen 30 S-Untereinheit verhindert wird, die nur diesen beiden Aminoglykosiden zu eigen ist. Daneben können die beschriebenen enzymatischen Inaktivierungen auftreten. Aufgrund dieser Unterschiede zu den anderen Aminoglykosidantibiotika bestehen nur partielle Kreuzresistenzen.

Die Resistenzlage ist ungünstig, 30–70 % der E. coli-Stämme und bis zu 45 % der Salmonellen sind resistent.

In bezug auf **toxische Wirkungen** schädigt Dihydrostreptomycin stärker und irreversibel den N. cochlearis, während durch Streptomycin der vestibuläre Anteil des Innenohrs angegriffen wird. Ototoxische Effekte treten bei der Katze nach 50 mg/kg über 25 Tage als **erste toxische Erscheinungen in Form von Ataxien** auf. Dies gilt bei höheren Dosierungen auch für den Hund. Sekundär können auch nephrotoxische Wirkungen auftreten. Besonders bei älteren Kühen wurden nach Streptomycin allergische Reaktionen beobachtet.

Tauben sind gegenüber den neuromuskulär blockierenden Eigenschaften sehr empfindlich. Das Vergiftungsbild stellt sich durch Ataxien und Atemnot dar.

Die Anwendung von Streptomycin und Dihydrostreptomycin als Monopräparate ist aufgrund der gegenwärtigen Resistenzlage und der Gefahr des Auftretens von Nebenwirkungen nicht angezeigt.

Streptomycin-Präparate sind nicht mehr auf dem Markt. Bei Kombination mit β-Lactamantibiotika treten synergistische Effekte besonders im grampositiven Bereich auf, da offenbar durch die Zellwandschädigung der Bakterien die Penetration der Aminoglykoside erleichtert wird. Häufig treten aber Mehrfachresistenzen gegenüber beiden

Arzneimittelgruppen auf, so daß bei einer Nutzen-Risikoabschätzung diese zahlreich auf dem Markt vorhandenen Präparate nur bedingt empfohlen werden können. **Wartezeit (Tage): Parenteral: Geflügel: eßbare Gewebe: 25, Ei: 10. Oral: Kalb, Schwein: eßbare Gewebe: 14. Geflügel: eßbare Gewebe: 7, Ei: 0.**

2.2.2
Kanamycin

Handelspräparate: Kanamysel, Kanamycin 10 % (Injektionslösungen, V. M.), Kanamytrex (Augentropfen, Augensalbe, V. M.). Das aus Streptomyces kanamyceticus isolierte Kanamycin besitzt ein **breites Wirkungsspektrum,** das sich insbesondere auf Brucellen, Salmonellen, Klebsiellen, Shigellen, E. coli, Proteus vulgaris, Staphylokokken, Actinomyces pyogenes, z. T. auch Pseudomonas aeruginosa u. a. m. erstreckt.

Als empfindlich gelten Erreger, deren MHK nicht über 4 µg/ml liegt. Es muß häufig mit **Resistenzen** gerechnet werden. So waren von Kälbern isolierte Stämme von P. multocida und einigen Salmonella-Arten bis zu 90 % resistent. Gegen Streptomycin und Gentamicin besteht nur eine partielle **Kreuzresistenz.**

Zur parenteralen Therapie von bakteriellen Infektionskrankheiten werden **Tagesdosen** von bis zu 15 mg/kg bei allen Spezies angegeben, die auf 3–4 Einzeldosen verteilt werden sollen. Als **Behandlungsdauer** sind 3–4 Tage vorgesehen. Bei akut lebensbedrohenden Zuständen, wie z. B. Septikämien, kann Kanamycin mit Penicillinen verabreicht werden. Es muß aber immer getrennt appliziert werden, da Inkompatibilitäten auftreten können. Bei bakteriellen Entzündungen im Augenbereich können entsprechende Zubereitungen wie Kanamytrex verwendet werden. Das pharmakokinetische Verhalten unterscheidet sich kaum von anderen Vertretern der Aminoglykoside. Allerdings ist bei Hunden und Schweinen die **Halbwertszeit** mit ca. 1 h sehr kurz (Wdk.: 2–3 h, Pfd. 1,5–2 h). Neben Neomycin zählt Kanamycin zu den Stoffen mit höchster **nephrotoxischer Potenz.** Besonders bei langfristiger Behandlung können bei 35 bis 75 % der Patienten klinische Symptome wie Albuminurie, Hämaturie und Leukozyturie beobachtet werden, die allerdings meist reversibel sind. Weiterhin wird insbesondere von Schädigungen des N. cochlearis (Hörvermögen) berichtet. Aufgrund des möglichen Vorliegens resistenter Keime und des hohen Nebenwirkungspotentials sollte Kanamycin **nur als Reservepräparat** beim Vorliegen von Infektionen, z. B. des Urogenitaltraktes, mit empfindlichen gramnegativen Erregern verwendet werden.

Wartezeiten (Tage):
Parenteral:
Pferd, Rind, Kalb, Fohlen, Schwein und Schaf: eßbare Gewebe: 45, Milch: 3. **Geflügel:** eßbare Gewebe: 35, Ei: 10.

2.2.3
Gentamicin

Handelspräparate: Friesogent, Theragent, Gentasum etc. (wäßrige Injektionslösungen), Transgram, Friesogent-Pulver (Pulver zur oralen Verabreichung), Horsafertil, Vetrigent, Friesogent (Kapseln bzw. Stäbe zur intrazervikalen Anwendung) (alle V. M.).

Gentamicin wird von Micromonospora-Arten isoliert (deswegen Schreibweise »i« der vorletzten Silbe). Das in der Therapie verwendete Gentamicin besteht aus den drei Untereinheiten C_1, C_{1a} und C_2, die sich durch das Vorhandensein verschiedener Aminozucker unterscheiden. Im Unterschied zum Wirkungsspektrum von Kanamycin wird Pseudomonas aeruginosa gut erfaßt. Als sensibel gelten Erreger mit einer MHK von 1–4 µg/ml. Vor Therapiebeginn sollte genau abgewogen werden, ob nicht andere Antibiotika, die weniger toxisch und gegenüber dem Krankheitserreger vergleichbar wirksam sind, eingesetzt werden können. Nur wenn schwerste, durch gentamicinempfindliche »Problemkeime« (E. coli, Pseudomonas, Klebsiellen, Proteus) hervorgerufene Infektionskrankheiten des Atmungs-, Verdauungs- oder Urogenitalsystems vorliegen, ist der Einsatz gerechtfertigt, da sonst die noch günstige **Resistenzsituation** verändert wird, wie dies in den USA bereits der Fall ist.

Zur s. c.- und langsamen i. v.-Injektion stehen eine Vielzahl von Präparaten zur Verfügung, die wie folgt bei allen Haus- und Nutztieren **dosiert** werden sollen:
4 (Katze 3) mg Gentamicin/kg ($= 6,8$ mg G. sulfat) im Abstand von 12 h (beim Hund ab 2. Tag 24 h) über 3–5 (bei schweren Erkrankungen bis 10) Tage. Aufgrund der langsameren Elimination sollten **Jungtiere** in den ersten zwei Lebenswochen bei Wiederholungsbehandlungen mit der halben Dosis behandelt werden. Falls die angegebene Therapiedauer überschritten werden muß, ist die Nierenfunktion zu überprüfen. Bei nachgewiesener Empfindlichkeit der Erreger hat sich die intrauterine Behandlung insbesondere bei Endometritiden im Puerperium bei Pferd und Rind bewährt. Dabei können beim Pferd Kapseln (Horsafertil) mit einer

Gesamtdosis von 900–1500 mg pro Tier, bzw. Stäbe beim Rind (Vetrigent, Friesogent) mit Gesamtdosen von 200–500 mg pro Tier verwendet werden. Besonders kritisch ist der orale Einsatz von Gentamicin in Pulverform zur Bekämpfung von E. coli-Enteritiden zu beurteilen. Der Einsatz von Antibiotika generell gilt beim Vorliegen von E. coli-induzierten sekretorischen Diarrhoen nicht mehr als indiziert, wenn keine septikämischen Verläufe vorliegen (dann sollte aber parenteral appliziert werden). Vielmehr sollten Maßnahmen wie die orale Rehydratation den Vorzug erhalten (s. Kap. G 1.3).

Die **Resistenzentwicklung** erfolgt relativ langsam und ist plasmidgebunden. Die Kreuzresistenz gegenüber anderen Aminoglykosidantibiotika ist meistens einseitig. Bei Gentamicinresistenz liegen auch Resistenzen gegen Strepto-, Neo- und Kanamycin (nicht Amikacin) vor, während umgekehrt resistente Keime noch gentamicinempfindlich sind. Die Resistenzlage ist gegenwärtig sehr günstig. Pharmakokinetische Besonderheiten liegen nicht vor, abgesehen davon, daß die Elimination bei Jungtieren im Vergleich zu adulten Tieren langsamer verläuft, was aber sicherlich auch auf andere Aminoglykoside zu übertragen ist. So verkürzt sich die Halbwertszeit bei Kälbern von 149 (Tag 1 p. p.), 118 (Tag 10) auf 76 min, was auf einer Erniedrigung des Verteilungsvolumens, nicht auf einer Erhöhung der Clearance beruht.

Wartezeiten (Tage):

Wäßrige Injektionslösung 1–5 %:
Intravenös: **Rind, Kalb, Schwein, Pferd:** Eßbare Gewebe: 45, Milch: 3. **Huhn:** eßbare Gewebe: 25 Tage.
Intramuskulär, subkutan: **Rind, Kalb, Schwein, Pferd:** eßbare Gewebe: 45, Milch: 3

Pulver: oral: **Kalb:** Eßbare Gewebe: 20
Kapsel (beinhaltet eine ölige Suspension), **Uterusstab:**
Intrauterin: **Pferd, Rind:** Eßbare Gewebe: 45, Milch: 3.

2.2.4
Neomycin

Handelspräparate: Neomycin-Rosco (i. v., i. m.), Nisocla 70 %, Nisocla Liquid, Nisocla Bolus (p. o.), Stolo-5 (Pulver, lokal) (alle V. M.).

Neomycin wird aus Streptomyces friadiae bzw. dessen Komponente B (Framycetin) aus Streptomyces lavendulae gewonnen. Das **Wirkungsspek-**

trum ist dem des Kanamycin vergleichbar. Dies gilt auch für die **Resistenzentwicklung,** die jedoch im Vergleich zum Gentamicin rascher erfolgt. Komplette Kreuzresistenz besteht zwischen Neomycin und Kanamycin, partielle gegenüber Gentamicin. Mit Vorsicht ist Neomycin in Form von Salben, Pudern, Lösungen etc. zur Behandlung auf Haut und Schleimhaut anzuwenden, da die Gefahr einer **Sensibilisierung** und des Auftretens einer Kontaktdermatitis relativ hoch ist. Außerdem ist Neomycinsulfat in der Veterinärmedizin zur oralen Anwendung in **Dosierungen** von 10 mg/kg bei Kälbern, Lämmern, Schweinen bzw. 30 mg/kg bei Broilern, Legehennen und Puten zur Behandlung von E. coli-Enteritis zugelassen (z. B. Nisocla). Es sollten aber die in Kapitel N 2.2.3 getroffenen Aussagen bezüglich der Problematik bei der oralen Anwendung von Chemotherapeutika beachtet werden.

Die Proteinbindung ist höher als im Falle des Kanamycin bzw. Gentamicin (ca. 50 % Schaf, Rind). Da das oto- und nephrotoxische Potential stärker ist als bei anderen Aminoglykosidantibiotika, wird das in zahlreichen Parenteralia enthaltene Neomycin kaum mehr empfohlen.

Wartezeiten (Tage):

wäßrige Injektionslösung:
Intravenös: **Rind, Kalb, Schwein:**
Eßbare Gewebe: 45, Milch: 3.
Intramuskulär: **Rind, Kalb, Schwein:** eßbare Gewebe: 45, Milch: 3.

Pulver, Bolus, Lösung: oral: **Kalb, Lamm, Schwein:**
Eßbare Gewebe: 20.

Huhn, Broiler, Pute: Eßbare Gewebe: 7, Ei: 0.

Pulver mit Treibmittel:
Lokal: **Pferd, Kalb, Schwein:** Eßbare Gewebe: 20.
Rind, Schaf, Ziege: Eßbare Gewebe: 20, Milch: 3.

Die Gewinnung erfolgt aus Streptomyces spectabilis bzw. flavopersicus. Da die Substanz in ihrer chemischen Struktur keine Aminozucker enthält, wird sie den Aminocyclitolen zugerechnet. Das **Wirkungsspektrum** ist zwar breit, die Wirkungsintensität aber relativ gering. Bakterizide Konzentrationen können im Organismus praktisch nicht erreicht werden. Ein weiterer Nachteil ist die schnelle **Resistenzentwicklung** nach dem »one-step«-Typ. Zwischen Streptomycin und Spektinomycin können gegenseitig übertragbare Resistenzen vorliegen, mit Erythromycin und Tylosin werden Kreuzresistenzen beschrieben. Es muß mit häufigen Resistenzen gerechnet werden (bis zu 50 % bei von Kälbern und Schweinen isolierten E. coli). Vorteilhaft ist lediglich das geringere oto- und nephrotoxische Potential dieses Stoffes im Vergleich zu den bereits genannten Aminoglykosiden. Als Monopräparat ist Spektinomycin in verschiedenen Darreichungsformen zur Anwendung bei allen in Frage kommenden Spezies (außer Pferd) im Handel.

Dabei werden **Dosierungen** von 10–20 mg/kg für adulte bzw. 20–30 mg/kg für Jungtiere zur parenteralen Anwendung empfohlen. Zur oralen Behandlung werden bei Ferkeln je nach Lebensalter zwischen 10 und 30 mg/kg 2× tgl. über 3–5 Tage lang empfohlen, während Hunde 2× 20 mg/kg/Tag erhalten sollen. Neben den vorher getroffenen Einschränkungen zur oralen Anwendung kann auch die parenterale Applikation mit dem vorgeschlagenen Dosierungsintervall aufgrund der begrenzten Wirksamkeit und der gegenwärtigen Resistenzlage kaum empfohlen werden. Der prophylaktische Einsatz ist wegen der schnellen Resistenzentwicklung strikt abzulehnen.

Wartezeiten (Tage):
Parenteral: **Rind, Kalb, Schwein, Schaf:** Eßbare Gewebe: 21, Milch: 2.
Geflügel: eßbare Gewebe: 21, Eier: 10.
Oral: **Schwein, Saugferkel, Geflügel (intrasinal für Legehennen):** Eßbare Gewebe: 8, Eier: 0.

2.2.5
Spektinomycin

Handelspräparate: Spektam in verschiedenen Darreichungsformen (V. M.).

Es sind mehrere Kombinationspräparate mit Lincomycin mit dem Warenzeichen **Lincospectin** auf dem Markt. Therapeutisch sinnvolle Vorteile bietet diese Kombination nur in beschränktem Maße.

2.2.6
Apramycin

Handelspräparate: Magnimix in verschiedenen Darreichungsformen (V. M.).

Apramycin wird nur veterinärmedizinisch eingesetzt und von Streptomyces tenebarius gewonnen.

Das Molekül enthält eine bicyclische Oktadiose. Der zugelassene therapeutische Einsatz beschränkt sich auf E. coli-induzierte Enteritiden bei

Schweinen verschiedener Altersstufen mit **Dosierungen** von 25 mg/kg über die Dauer von 7 Tagen. Auch bei Anwendung von Apramycin ist die bereits geschilderte Problematik der Behandlung sekretorischer Diarrhöen zu beachten (s. Kap. N 2.2.3).

Die **Wartezeiten** betragen (Tage): Eßbare Gewebe: 28 (Magnimix solubile) bzw. 14 (Magnimix 20 u. 100).

2.2.7
Neuere Aminoglykoside

Zu den neueren Aminoglykosiden zählen neben Gentamicin **Sisomycin** (Extramycin, H. M.), **Tobramycin** (Gernebcin, H. M.), **Netilmicin** (Cartomycin, H. M.), **Dibekacin** und **Amikacin** (Biklin, H. M.).

Keines der Präparate ist zum veterinärmedizinischen Gebrauch zugelassen.

Wesentliche pharmakokinetische Unterschiede zu den bereits beschriebenen Aminoglykosiden bestehen nicht. Mit Ausnahme von Amikacin bestehen keine bemerkenswerten Unterschiede im **Wirkungsspektrum** im Vergleich zu Gentamicin. Amikacin weist eine höhere Stabilität gegenüber inaktivierenden Bakterienenzymen auf und ist gegen gentamicinresistente E. coli-, Proteus-, Klebsiella- und Staphylokokken-Arten meist noch wirksam. Für Hunde mit intakter Nierenfunktion werden Dosierungen von 5–10 mg/kg s. c. bzw. i. m. im Abstand von 8 Stunden bei systemischen Infektionen und im Abstand von 12 Stunden beim Vorliegen von Urogenitalinfektionen empfohlen, wenn Gentamicinresistenzen vorliegen. Für die Anwendung bei Katzen liegen kaum Erfahrungen vor. Das nephrotoxische Nebenwirkungspotential scheint allerdings relativ niedrig zu sein.

2.3
Tetracycline

Der Name »Tetracycline« wird aus dem diesen Stoffen zugrundeliegenden Naphthacen-Kern abgeleitet. Die einzelnen Derivate unterscheiden sich durch ihre Substituenten in Positionen 5, 6, 7 und 2 (Rolitetracyclin). Abgesehen von Rolitetracyclin sind Tetracycline kaum wasserlöslich.

Tetracycline wirken bei extra- und intrazellulär gelagerten Keimen bakteriostatisch durch Hemmung der Proteinsynthese. Nachdem Tetracycline über ein spezifisches Transportprotein in die Bakterienzelle transportiert worden sind, hemmen sie die Elongationsphase der Proteinsynthese durch Bindung an das 70 S-Ribosom. Diese antianabolen Wirkungen können auch bei eukaryontischen Zellen auftreten, wenngleich die erreichbare intrazelluläre Konzentration geringer ist. Es werden eine Vielzahl von Erregern durch Tetracycline erfaßt, wobei Konzentrationen von 0,5–2 µg/ml als Grenzen der Empfindlichkeit gelten. Primär sensibel sind Staphylokokken, Streptokokken, Bacillus anthracis, Clostridien, Listerien, E. coli, Klebsiellen, Salmonellen, Shigellen, Pasteurellen, Brucellen, Bacteroides, Mykoplasmen, Rickettsien, Chlamydien etc. Als Indikationen gelten generell lokale und systemische Infektionen mit den o. g. Erregern, wobei Blut- oder Plasmaspiegel von 0,5–2 µg/ml erreicht und bis zu 2 Tagen über das Abklingen der klinischen Symptome hinaus aufrechterhalten werden sollten. Der therapeutische Wert der Tetracycline wird durch die weit verbreitete **Resistenz** stark eingeschränkt. Besonders häufig sind Erreger wie Streptococcus sp., Salmonella sp., E. coli, Pasteurellen und Pseudomonas sp. betroffen, die oft auch extrachromosomale Mehrfach-Resistenz-Faktoren aufweisen. Der Resistenzmechanismus ist in einer durch Tetracycline selbstinduzierten Inhibition des Transportprozesses in die Bakterienzelle zu suchen. Es liegen kaum kontrollierte Studien vor, anhand derer abgesicherte Dosierungsschemata abgeleitet werden können. Innerhalb der Gruppe der Tetracycline liegen fast immer Kreuzresistenzen vor.

Deswegen sind Tetracycline – abgesehen von den neuen Tetracyclinen (s. Kap. N 2.3.5) – nur noch primär indiziert bei Infektionen durch Chlamydien, Mykoplasmen, Rickettsien und Campylobacter. Ansonsten ist der Einsatz von Tetracyclinen gegenwärtig nur nach erfolgtem Nachweis der Erregersensitivität zu empfehlen (Breitbandantibiotika der 2. Wahl). Gegenüber Breitspektrumpenicillinen weisen Tetracycline zwar den Vorteil eines Verteilungsvolumens > 1 l/kg und damit von höheren zellulären Gewebskonzentrationen auf, die Inzidenz von **Nebenwirkungen** ist aber ebenfalls höher, wenngleich Tetracycline zu den weniger toxischen Chemotherapeutika zählen. Nach oraler, aber auch parenteraler Anwendung (durch Elimination) kommt es relativ häufig zu gastrointestinalen Störungen mit Erbrechen, Meteorismus und Diarrhöen, entweder durch direkte Irritationen durch das nicht resorbierte Arzneimittel oder durch Störungen der physiologischen Darmflora. Innerhalb kurzer Zeit kann es zur Überwucherung durch tetracyclinresistente Keime, wie Staphylokokken, E. coli, Clostridien oder Candida-Arten kommen, die dann zur Entwicklung von Enterocolitiden beitragen. Besonders empfindlich reagieren Hamster, Meerschweinchen und Pferd, wobei bei letzterem besonders unter Streßsituationen letal verlaufende Diarrhöen auftreten. Rinder entwikkeln eine Pansentympanie. Bei zu schneller intravenöser Applikation wurden bei Rind, Pferd und Hund Blutdruckabfall, Schweißausbruch und Unruhe beobachtet, wobei aber eine Beteiligung der verwendeten Lösungsvermittler wahrscheinlich ist. Intramuskulär zu verabreichende Präparate sind lokal reizend und können zu Gewebsnekrosen führen. Insbesondere bei vorgeschädigter Leber sind nach mehrmaliger Anwendung von Tetracyclinen fettige Leberdegenerationen beobachtet worden, die beim Vorliegen renaler Ausscheidungsstörungen besonders häufig auftreten. Bei feuchter Lagerung oder hohen Temperaturen entstehen über Dehydratationen Epianhydro- oder Anhydroprodukte, die nephrotoxisch (Glykosurie, Aminoazidurie, Proteinurie) wirken. Die Bildung von Anhydrotetracyclin nach Lichteinwirkung wird mit der Entstehung von Photodermatitiden in Verbindung gebracht.

Da Tetracycline mit zwei- und dreiwertigen Kationen Chelate bilden, sollte die Gabe während der Mineralisationsphase der Zähne vermieden werden, da die insbesondere mit Dentin eingegangenen Verbindungen zu gelblichen Pigmentierungen führen. Das mögliche Entstehen schlecht resorbierbarer Chelatverbindungen ist auch bei oraler Applikation zu beachten. Möglichen Interaktionen mit Futterbestandteilen kann durch gleichzeitige Gabe von konkurrierenden Komplexbildnern vorgebeugt werden. Zu beachten ist die relative Instabilität von Lösungen. Mischspritzen sind zu vermeiden.

2.3.1
Chlortetracyclin (CTC)

Handelspräparate: Aureomycin 200 (Pulver), -Obletten (i. ut.-Anwendung), -Salbe 6 % (lokal, intrazisternal), -Spray 1 % (lokal), Dr. Marten's Avicur Super (Körner, zur Eingabe für Großsittiche), Uterosel-Stäbe (i. ut.).

Beim Vorliegen empfindlicher Erreger kann CTC zur oralen Behandlung von Bronchopneumonie, Urogenitalerkrankungen, Puerperalerkrankungen und Dermatitiden angewendet werden. Großsittiche (außer Glanz- und Nymphensittiche) müssen nach der Psittakose-VO prophylaktisch und therapeutisch bei Importen bzw. Erregernachweis behandelt werden. In der Nachgeburtsphase sind verschiedene intrauterin zu verabreichende Präparate anwendbar. Die lokale Wundbehandlung kann nicht empfohlen werden, da die meisten beteiligten Erreger nur mäßig empfindlich oder

resistent sind. Darüber hinaus steigt die Sensibilisierungsgefahr. Es werden folgende **Tagesdosen** vorgeschlagen:

Kalb, Schwein, Hund: 20–50 mg/kg/Tag p. o. (auf mehrere Einzeldosen verteilt), Huhn, Taube: 50–100 mg/kg/Tag. Bei **Wiederholungsbehandlungen** nicht die maximale Dosis verwenden. **Behandlungsdauer:** Zusätzlich 2 Tage nach Abklingen der Symptome.

Zur Psittakosebehandlung erhalten Wellensittiche 500 mg/kg Futter über 6 Wochen, während an Psittaciden zum Erreichen therapeutischer Gewebespiegel bis zu 2500–5000 mg/kg Futter verabreicht werden muß. Diese Dosierungen gelten zugleich als Grenzbereich hepatotoxischer Wirkungen. Bei intrauteriner Anwendung in der Nachgeburtsphase gelten folgende Dosierungen: Rind, Pferd: 8 mg/kg (4 g/Tier), Schwein, Schaf, Ziege: 20 mg/kg (2 g/Tier). Dabei werden keine therapeutischen Blutspiegel erreicht. Die orale Anwendung bei ruminierenden Wiederkäuern und Pferden stellt eine **Gegenanzeige** dar.

Die **Bioverfügbarkeit** beträgt 24 (Hund), 20–40 (Huhn) und ca. 50 % (Kalb). Die **Halbwertszeiten** im Serum liegen bei Hühnern und Kanarienvögeln bei 2, beim Hund bei 5 und beim Kalb bei 9 Stunden. Chlortetracyclin wird weitgehend metabolisiert, wobei bereits u. a. im Magen-Darm-Trakt das inaktive Isochlortetracyclin entsteht.

Wartezeiten (Tage):
Orale Anwendung: **Kalb, Huhn:** 14, Eier: 14.
Schwein: Eßbare Gewebe: 14.
Intrauterin: eßbare Gewebe: 10, Milch: 4.

2.3.2
Oxytetracyclin (OTC)

Handelspräparate: Z. B. Terramycin-Injektionslösung, Terramycin-Pulver, Terramycin-Uterusschaumtabletten, Terramycin LA und Terramycin 100 (Injektionslösungen).

Bezüglich der **Erregersensitivität** siehe Kapitel N 2.3., sowie **Anwendungsgebiete, Wiederholungsbehandlungen und Behandlungsdauer** siehe Kapitel N 2.3.1. Zur intravenösen, intramuskulären und subkutanen Verabreichung werden folgende **Initialdosen** empfohlen: Pferd, Rind, Schaf, Kalb 5 mg/kg. Schwein, Hund 5–15 mg/kg. Huhn, Pute 50 mg/kg. Die Applikation sollte zweimal täglich erfolgen, wobei die Erhaltungsdosen reduziert werden können. Bei Neugeborenen ist aufgrund der verzögerten Elimination eine einmalige Verabreichung pro Tag ausreichend. Bei adulten Tieren liegen die **Halbwertszeiten** nach intravenöser Anwendung bei 4 (Schw.), 6 (Hd.), 8–10 Stunden

(Wdk., Pfd.). Nach intramuskulärer bzw. subkutaner Verabreichung werden längere mit starken individuellen Schwankungen behaftete **Halbwertszeiten** ermittelt. Diese sollen bei sog. »long-acting«-Präparaten (z. B. Terramycin LA) so lang sein, daß ein nur 3–5tägiges Behandlungsintervall eingehalten werden müßte. Einige Untersucher finden dagegen keine signifikanten pharmakokinetischen Unterschiede hinsichtlich der Elimination im Vergleich zu »konventionellen« Darreichungsformen. Daß die »long-acting«-Zubereitungen – bedingt durch eine lokale Wirkstoffpräzipitation – darüber hinaus noch eine stärkere lokale Reizwirkung als andere Zubereitungen aufweisen, sollte vor dem Einsatz dieser Präparate berücksichtigt werden. Nach oraler Verabreichung liegt die **Bioverfügbarkeit** um 50 % und der Metabolismus ist weniger ausgeprägt als im Falle des Chlortetracyclins. Die oral zu verabreichenden Tagesdosen sollten 40 mg/kg (Kalb, Schw., Hd.) nicht übersteigen (Huhn, Taube 80 mg/kg). Zur Behandlung von Mastitiden bei laktierenden Rindern können ca. 0,5 g/Euterviertel intrazisternal verabreicht werden. **Wartezeiten (Tage):** Rind, Schaf, Schwein, Huhn, Pute (parenterale Appl.): eßbare Gewebe, Ei: 21, Milch: 6, Schwein, Huhn, Pute (orale Appl.): eßbare Gewebe: 21, Ei: 21. Rind (intrazist. Appl.): eßbare Gewebe, Milch: 10.

2.3.3
Tetracyclin (TC)

Handelspräparate: Tetracyclin 10 %, -100 %, -HCl 25 % (Injektionslösungen), Friesomycin-Schaumstäbe (intrauterin), Aon-Tetracyclin 5 % (Pulver).

Die **Indikationsgebiete** sowie das dabei anzuwendende **Dosierungsschema** sind mit denen des Chlortetracyclins identisch. Beim Menschen soll TC nach oraler Gabe bis zu 80 % resorbiert werden, bei den untersuchten Haus- und Nutztieren scheinen aber keine relevanten Unterschiede zwischen OTC, CTC und TC zu bestehen. Dies betrifft auch die übrigen pharmakokinetischen Parameter. **Wartezeiten (Tage):** Alle Tierarten: Eßbare Gewebe: 10 (parenterale Appl.), 14 (orale Appl.), Milch: 4 (orale und parenterale Appl.).

2.3.4
Rolitetracyclin

Handelspräparate: Reverin (ölige Suspension zur i. m., s. c., i. ut. und intrazisternalen Behandlung).

Abgesehen davon, daß Rolitetracyclin enteral kaum resorbiert wird, sind **Indikationen, Dosie-**rungsschemata etc. vergleichbar mit TC. Die Halbwertzeiten betragen 6–8 h (Schaf, Rind).

Wartezeiten (Tage): Alle Tierarten: eßbare Gewebe, Eier: 10. Milch: 4 (parenterale Appl.) bzw. 10 (intrazist. Appl.).

2.3.5
Neue Tetracycline

Zu diesen zählen Doxycyclin und Minocyclin, die gegenüber den vorher genannten Stoffen Vorteile bezüglich des Wirkungsspektrums, des pharmakokinetischen Verhaltens und der Toxizität aufweisen.

2.3.5.1
Doxycyclin

Handelspräparate: Ronaxan 20 und 100 (Doxycyclin-hyclat-Tabletten, V. M.).

Im Vergleich zu den älteren Tetracyclinen weisen diese Präparate bezüglich des Wirkungsspektrums Unterschiede auf, indem die Aktivität gegenüber St. aureus erhöht ist und auch plasmidtragende Tetracyclin-resistente sowie Penicillin-resistente Stämme im Wachstum gehemmt werden.

Für Hund und Katze wurden folgende **Anwendungsgebiete** zugelassen: Behandlung akuter und subakuter Infektionen des Respirationstraktes durch folgende Erreger: Streptococcus, Staphylococcus, Corynebacterium, Pasteurella, Bordetella, Acinetobacter, Mycoplasma, Bacteroides, Clostridium perfringens. **Dosierungen:** 10 mg Doxycyclin/kg p. o. alle 12 Stunden über 3–5 Tage. Die Behandlung von trächtigen Tieren, Jungtieren im Zahnwachstumsalter und von Tieren mit gestörter Nahrungs- und Flüssigkeitsaufnahme gilt als **Gegenanzeige.** Die Verabreichung sollte über Verpackung in Fleischbällchen erfolgen, da sonst Ösophagusulzera auftreten können. **Neben-** und **Wechselwirkungen** entsprechen qualitativ den bereits genannten Tetracyclinen, außer daß die Interaktion mit zwei- und dreiwertigen Kationen schwächer ist (nicht bei Fe^{2+}). Allerdings ist die Toxizität geringer im Vergleich zu den vorher genannten Tetracyclinen. Nur auf phototoxische Reaktionen ist besonders zu achten.

Die **Halbwertszeiten** liegen beim Hund bei 10 und bei der Katze bei 8 h, die **Verteilungsvolumina** bei 1,7 bzw. 0,9 l/kg. Im Gegensatz zum Menschen mit einer oralen **Bioverfügbarkeit** von über 90 % werden bei Hund und Katze lediglich 70 (45 nach mehrmaliger Applikation) bzw. 45 % nach einmaliger Verabreichung erreicht.

Bei der Bekämpfung der Psittakose wird Doxycyclin mit einer Dosis von 75 mg/kg i. m. 6× im Abstand von 5 Tagen erfolgreich eingesetzt.

2.3.5.2
Minocyclin (Klinomycin, H. M.)

Veterinärmedizinische Präparate sind noch nicht auf dem Markt.

2.4
Chloramphenicolgruppe

2.4.1
Chloramphenicol (CP)

Handelspräparate: u. a. Chloromycetin-5 % (Pulver p. o.), -20 % (wäßr. Lsg., i. m., i. v.), -Aerosol-Tinktur (farblos), -Augensalbe, -Bolus »pur« (p. o.), »forte« Eutersuspension, -Ohrentropfen (alle V. M.).

CP ist in zahlreichen Kombinationspräparaten enthalten, die nicht ohne weiteres empfohlen werden können. Chloramphenicol (CP) wurde ursprünglich aus Streptomyces venezuaelae isoliert, ab 1950 aber rein synthetisch hergestellt und ist von der chemischen Struktur ein p-Nitrophenyl-dichloracetyl-aminopropandiol. CP-Base ist bitter, sehr stabil und schlecht wasserlöslich (auch CP-Palmitat, aber geschmacksneutral). Für parenterale Anwendung eignet sich das gut wasserlösliche CP-Succinat.

Der **Wirkungsmechanismus** beruht auf der Bindung an die 50 S-Untereinheit der 70 S-Ribosomen und Hemmung der Peptidyltransferasenaktivität. Die darauf zurückzuführende Hemmung der bakteriellen Proteinsynthese führt zum **bakteriostatischen Wirktyp.**

Das **Wirkungsspektrum** umfaßt die meisten grampositiven und gramnegativen Bakterien, Rikkettsien, Chlamydien, Mykoplasmen, Leptospiren und Bacteroides. St. aureus, E. coli, Klebsiellen, Proteus, Salmonellen und Shigellen weisen zu einem unterschiedlichen Prozentsatz **Resistenzen** auf, die generell plasmidgebunden sind und sich nur langsam entwickeln. Resistent sind Pseudomonas aeruginosa und Mykobakterien. Beim Einsatz von CP ist zu beachten, daß seit 1984 durch die **Verordnung über Stoffe mit pharmakologischer Wirkung** die Anwendung bei laktierenden Tieren während der Laktation und zwischen den Laktationsperioden, sowie bei Geflügel, das zur Eiergewinnung dient, verboten ist. Bei nachgewiesener Chloramphenicolempfindlichkeit können ansonsten lokale und systemische bakterielle Infektionskrankheiten behandelt werden. Da die Blut-Hirnschranke passiert wird, können mit CP auch bakterielle Meningoencephalitiden und Gehirnabszesse therapiert werden.

Dosierungen und **Dosisintervalle** werden in Tab. 4 zusammengefaßt.

Tab. 4
Dosierungsschema für Chloramphenicol

Spezies	Einzeldosis (mg/kg)	Appl.-art	Inter-vall (h)
Kalb (bis 1 Woche alt)	20– 30	i. v., i. m.	24
ab der 10. Woche und adulte Tiere	6– 12	i. v., i. m.	12
Schaf	20– 40	i. m.	12
Pferd	6– 12	i. v., i. m.	12
Schwein	20– 40	i. m., p. o.	8–12
Hund, Katze	30	i. m., p. o.	12
Geflügel	50	i. m.	12
	150–250 mg/l	Trinkwasser	

Diese in den Gebrauchsinformationen der auf dem Markt befindlichen Präparate angegebenen Dosierungsvorschläge sind z. T. zu niedrig, um wirksame Konzentrationen (5–10 µg/ml) zu erreichen. Beim Pferd und Rind werden 15–25 mg/kg 2 × tgl. empfohlen. Die Behandlungsdauer von CP sollte bis nach dem Abklingen der klinischen Symptome durchgeführt werden und beträgt in der Regel ca. 7 Tage. Sie kann aber auch beim Vorliegen von beispielsweise chronisch rezidivierenden Harnwegsinfektionen des Hundes bis zu 4 Wochen betragen. Während der Therapie sollen **Blutspiegel** von **5–10 µg/ml** erreicht werden. Nach oraler Verabreichung (das Palmitat ist aufgrund der Geschmacksneutralität vorzuziehen) ist die Resorption nahezu vollständig. Adulte Wiederkäuer bilden eine Ausnahme, da im Pansen CP mikrobiell zum Arylamin inaktiviert wird. In der Leber erfolgt eine weitgehende Biotransformation mit Nitroreduktion und Glucuronidierung.

Aufgrund des UDP-Glucuronyltransferasemangels der Katze bzw. der Neugeborenen ist die Eliminationshalbwertszeit bei diesen Spezies am längsten. Das scheinbare **Verteilungsvolumen** ist sehr hoch (s. Tab. 5).

Die Ausscheidung erfolgt überwiegend renal. Ferner liegt ein enterohepatischer Kreislauf vor. Von den **Nebenwirkungen** ist primär das beim

Tab. 5
Pharmakokinetische Daten für Chloramphenicol

Spezies	Halbwerts-zeit (h)	Verteilungs-volumen (l/kg)
Katze	5,1	2,36
Kalb (1 Tag)	14,6	
Kalb (1 Woche)	7,5	1,18
Rind	3,0	1,58
Schwein	2	1,4
Hund	4,2	1,7
Ziege	2,0	1,44
Pferd	1,0	0,95

Menschen mit einer Inzidenz von 1 : 400 000 bis 1 : 10 000 beobachtete Auftreten von **aplastischen Anämien** hervorzuheben, die mit einer Letalitätsrate von 50–60 % einhergehen. Da keine klare Dosis-Wirkungsbeziehungen beim Auslösen dieser Erkrankungen zu erkennen sind, wurden zum Verbraucherschutz die eingangs erwähnten Anwendungsbeschränkungen festgesetzt.

In den USA dürfen lebensmittelliefernde Tiere überhaupt nicht mit CP behandelt werden. Beim Hund und Kalb wurden ebenfalls Fälle aplastischer Anämie nach CP beschrieben, die aber nicht direkt mit denen des Menschen vergleichbar sind. Des weiteren treten auch leichtere Formen von Knochenmarksdepressionen auf, die streng dosisabhängig und reversibel sind. Folgende Symptome werden dabei beobachtet: Absinken der Erythropoese, Erniedrigung des Hämoglobins und der Retikulozytenzahl, Neutropenie, Anstieg des Serumeisens. Diese Veränderungen wurden bei Katzen nach 50 mg/kg nach 3 Wochen Anwendung und Hunden nach 225 mg/kg beschrieben. Das beim Menschen nach Anwendung an Neugeborenen und Frühgeburten beschriebene **Gray-Syndrom** mit Erbrechen, Hypothermie, Atemstörungen, grauer Hautverfärbung und unbeherrschbarem Kreislaufversagen wird bei Haus- und Nutztieren nicht beschrieben. Da aber auch bei neugeborenen Tieren die diesem Syndrom zugrundeliegende mangelnde Glucuronidierungskapazität vorliegt, sollte CP bei dieser Altersgruppe vorsichtig angewendet werden. Die bei neugeborenen Kälbern beobachteten Nierenschäden nach CP werden auf direkte Einwirkungen des unkonjugierten Pharmakons zurückgeführt. Die **intravenöse Applikation** von unveresterten CP-Präparaten, die einen Lösungsvermittler enthalten, ist zu vermeiden, da kollapsähnliche Symptome auftreten können, die von Hämolysen begleitet werden.

Eine i. v.-Applikation sollte mit CP-Succinat durchgeführt werden. Aufgrund der immunsup-

pressiven Eigenschaften von CP sollten gleichzeitige Vakzinierungen nicht stattfinden. Als **Wechselwirkungen** sind zu beachten, daß CP mikrosomale Enzyme nicht-kompetitiv hemmt und somit die Elimination von anderen Pharmaka verlängern kann. Die eigene Ausscheidung wird beim Vorliegen von Leber- und Nierenschäden verzögert. **Wartezeiten (alle Spezies) (Tage):** i. m./s. c.: eßbare Gewebe: 21; i. V./p. o.: eßbare Gewebe: 10; i. ut.: eßbare Gewebe: 7.

Bemerkungen: Die diesen Wartezeiten zugrundeliegenden Untersuchungen wurden beim Pferd und Rind mit wesentlich niedrigeren Dosierungen durchgeführt im Vergleich zu den gegebenen Dosisempfehlungen. Es ist möglich, daß diese Wartezeiten zu kurz sind.

2.4.2
Thiamphenicol

Handelsname: Urfamycine (H. M.).

Das Wirkungsspektrum ist dem des Chloramphenicol ähnlich, Thiamphenicol besitzt aber geringere Aktivität gegen Staphylokokken und Enterobakterien. Eine höhere, aber reversible Hämotoxizität im Vergleich zu Chloramphenicol wird beschrieben. Der Ersatz der Nitrogruppe durch eine Methylsulfonylgruppe soll dafür verantwortlich sein, daß aplastische Anämien nach Thiamphenicol bisher nicht beobachtet worden sind.

2.5
Makrolide

Makrolide besitzen einen Makrolactonring, der mit einem oder mehreren Aminozuckern bzw. neutralen Zuckern verknüpft ist, die für die antibiotische Wirkung essentiell sind. Eine Klassifizierung erfolgt in Abhängigkeit von der Anzahl der Kohlenstoffatome im Lactonring. Zur 14-C-Gruppe zählen Erythromycin und Oleandomycin, während Spiramycin, Josamycin und Tylosin 16 C-Atome haben. Die einzelnen Vertreter der Makrolide sind strukturell inhomogen. So liegen beispielsweise im Falle des Erythromycins A-, B-, C-, D- und E-Formen vor. Makrolide reagieren basisch und sind instabil gegenüber Säuren und Laugen. Der **Wirkungsmechanismus** beruht auf einer Hemmung der Proteinsynthese durch Bindung an die 50-S-Untereinheit der Ribosomen und ist daher vom Wirktyp bakteriostatisch.

Generell werden nur grampositive Keime, gramnegative Kokken und Mykoplasmen erfaßt. Die **Resistenzentwicklung** variiert bei den einzelnen Substanzen dieser Gruppe. Untereinander finden sich Kreuzresistenzen. Als pharmakodynamische **Wechselwirkung** ist bei Makroliden generell zu beachten, daß ihre Wirkung durch die gleichzeitige Gabe von Chloramphenicol und Lincosamiden antagonisiert wird, da diese Substanzen die gleiche Bindungsstelle an den Ribosomen verwenden.

2.5.1
Erythromycin (E.)

Handelspräparate: Erythrocin 10 (Erythromycin-Thiocyanat als Pulver): Erythrocin-Lactobionat (zur intravenösen Anwendung): Erythrocin vet. 50 u. 200 (Erythromycin-Base zur i. m.-Anwendung): Erythrocin W (als Thiocyanat zur oralen Anwendung): Erytrotil (E.-Base zur i. mam.-Behandlung) (alle V. M.). E. wird durch Streptomyces erythreus gebildet. Es ist eine schwache Base, die mäßig wasserlöslich ist (2 mg/l).

Mit schwachen Säuren wie Stearinsäure, Lactobionsäure, Bernsteinsäure etc. werden gut wasserlösliche Salze gebildet, während verestertes E. wie das -Thiocyanat und -Estolat (Laurylsulfat des Propionylesters) relativ säurestabil und deswegen oral einsetzbar sind. Von therapeutischer Bedeutung ist, daß E. sehr gut gewebegängig ist und in verschiedenen Organen und Kompartimenten wie Lunge, Niere, Leber, Milz und Milch bzw. Euterlymphe gegenüber dem Serum angereichert wird.

Dabei erfolgt die Elimination aus dem Gewebe langsamer als aus dem Serum. Nachteilig wirkt sich die z. T. schon unter der Therapie – insbesondere bei Staphylokokken – einsetzende **Resistenzentwicklung** aus, die auf einer verminderten Affinität der Ribosomen gegenüber E. beruht. Dadurch schränkt sich der Indikationsbereich auf die Behandlung bakterieller Erkrankungen ein, die durch penicillinresistente Erreger hervorgerufen und nach entsprechenden Prüfungen als empfindlich anzusehen sind. Keime mit einer MHK von < 0,1 µg/ml gelten als gut, bis 5 µg/ml als mäßig empfindlich. Unter den oben genannten Voraussetzungen können folgende **Erkrankungen** behandelt werden: Mykoplasmosen, Infektionen des Respirations- und Urogenitaltraktes, Knochenmarksinfektionen, Metritis, Pyodermie, Mastitis (auch parenteral).

Dosierungen: Rind, Kalb, Schaf, Schwein: 5 mg/kg 2× tgl. i. m., i. v. (nur als Lactobionat).

Rind: 300 mg pro Euterviertel zur Mastitisbehandlung.

Kalb, Geflügel: 10 bzw. 25–80 mg/kg über das Trinkwasser (als Ester); nicht über das Futter.

Hund, Katze: 10–20 mg/kg 2× tgl. s. c. 5–10 mg/kg 4× tgl. oral. **Anwendungsdauer:** 3–5 Tage.

Eine Anwendung bei Pferden wird nicht empfohlen, da diese mit z. T. schweren gastrointestinalen Störungen reagieren. Die **Plasmahalbwertszeiten** liegen in der Größenordnung von 1–3 Stunden. Die **Verteilungsvolumina** betragen 1–2 l/kg. Erythromycin und seine Metaboliten werden überwiegend biliär ausgeschieden und durchlaufen einen enterohepatischen Kreislauf. Intramuskuläre Injektionen sind schmerzhaft und können zu lokalen Entzündungsreaktionen führen. Das Estolat, aber evtl. auch andere Ester können intrahepatische Cholestasen auslösen. Da E. die Aktivität mikrosomaler Enzyme hemmt, kann eine pharmakokinetische Beeinflussung anderer Pharmaka auftreten. Aufgrund der Inkompatibilität mit zahlreichen anderen Stoffen – keine Mischspritzen.

Wartezeiten (Tage): eßbare Gewebe: i. v. 5; i. m./s. c. 7; oral 3 (Ester 5); i. mamm. 3; Milch: 3 (Salze, Base), oral 2; Ei: 10.

2.5.2
Tylosin (T.)

Handelspräparate: Elanco-M. 50, -200 (Base zur i. m.-Injektion), Elancomix (T-Phosphat als Vormischung), Elanco T (T-Tartrat, Trockensubstanz für s. c.-Injektionslösung und oral über Trinkwasser), Tylosin 5, 10 u. 20 % (T-Tartrat als Injektionslösung zur i. m.-Applikation).

Tylosin wird nur in der Veterinärmedizin verwendet und aus Streptomyces fradiae isoliert. Es ist als Base schwach wasserlöslich. In seinen pharmakologischen Eigenschaften ist es dem Erythromycin vergleichbar. Die **Resistenzentwicklung** soll langsamer als bei diesem sein, obwohl auch Berichte vorliegen, die auf eine während der Therapie auftretende Resistenzsteigerung hinweisen.

Tab. 6
Dosierungsschema für Tylosin

Spezies	Dosis	Appl.art	Intervall
Rind	10 mg/kg	i. m.	12 h
Kalb	10 mg/kg	i. m.	12 h
Schaf, Ziege	10 mg/kg	i. m.	12–24 h
Schwein	7–10 mg/kg	i. m., oral	8 h
Geflügel	25 mg/kg	s. c.	24 h
	500 mg Base/l	Trinkwasser	
Hund, Katze	10 mg/kg	i. m., oral	12 h

Besonders häufig werden Resistenzen bei Treponema hyodysenteriae und Mycoplasma gallisepticum beobachtet. Bei Staphylokokken und Streptokokken finden sich plasmidübertragene Resistenzen, die eine Gruppenresistenz gegen Makrolide-Lincosamide-Streptogramin B (MLS-Resistenz) verursachen. Der **Indikationsbereich** entspricht weitgehend dem des Erythromycins, wobei aber die gute Wirksamkeit bei Mykoplasmeninfektionen zu erwähnen ist.

Vor der Therapie ist ein Antibiogramm anzufertigen.

Die Therapiedauer soll 3–5 Tage betragen. Ein **Blutspiegel** von 1 µg/ml (bei Mykoplasmen z. T. auch < 0,1 µg/ml) muß aufrechterhalten werden. Die **Halbwertszeiten** betragen 1 (Hd.) bis 2,5 (Rd.) Stunden. Die Proteinbindung liegt zwischen 35–45 % (Rd., Schf.). Im Vergleich zum Serum werden deutlich höhere Gewebekonzentrationen beobachtet (Lunge, Leber, Niere, Euter). Ansonsten ist das pharmakokinetische Verhalten dem des Erythromycins vergleichbar. Abgesehen von fehlender Hepatotoxizität gilt dies auch für die **unerwünschten Wirkungen.** Zusätzlich wird bei Schweinen von Ödematisierungen und Prolaps des Rektums mit Diarrhöen und Erythemen berichtet.

Wartezeiten: Eßbare Gewebe, Milch, Eier: 5 Tage (alle Spezies).

2.5.3
Spiramycin

Handelspräparate: Suanovil (Lsg. zur i. m.-, s. c.-Appl.; Trockensubstanz i. m., s. c., p. o.), Suanatem u. S-forte (in Kombination mit Metronidazol zur p. o.-Beh.).

Spiramycin wird von Streptomyces ambofaciens synthetisiert und stellt ein Gemisch aus drei verschiedenen Derivaten dar. Es ist in seiner **Wirkung** dem Erythromycin vergleichbar, doch schwächer wirksam.

Resistenzentwicklungen erfolgen nach dem oligo-step-Schema. Spiramycin nimmt damit eine Zwischenstellung zwischen Streptomycin (one-step-Typ) und Penicillinen (multiple-step-Typ) ein. Die Konzentrationen in Parenchymen sind 20–60mal höher als im Serum. Auch die Milch- und Speichelspiegel sind vergleichsweise sehr hoch. Nach parenteraler Applikation von ca. 10 mg/kg können bis zu 3 Tage bakteriostatisch wirksame Konzentrationen von 1 µg/ml in der Milch nachgewiesen werden. Beim Nachweis empfindlicher Erreger wird Spiramycin bei folgenden Indikationen eingesetzt:

Mastitiden, Arthritiden, enzootische Pneumonie, Rhinitis atrophicans, Mykoplasmosen, Gingivitis und Stomatitis beim Hund (in Kombination mit Metronidazol per os), Toxoplasmose, Sinusitis beim Geflügel.

Tab. 7
Dosierungsschema für Spiramycin

Tier	Dosis	Appl.-art	Inter-vall (h)
Rind, kl. Wdk. (Mastitisbeh.)	6–10 mg/kg	i. m., i. v.	24
Wdk.	10–25 mg/kg	i. m., i. v., s. c.	24
Schwein	25–50 mg/kg	i. m., s. c.	24
Hund, Katze	10–12 mg/kg	i. m., i. v., s. c.	24
Huhn	25–50–100 mg/kg	i. m., s. c.	
Pute	15 mg/kg	s. c.	24
(Sinusitis)	10 mg lokal in den Sinus		24

Die **Anwendungsdauer** beträgt 2–7 Tage.

In Kombination mit Metronidazol wird Spiramycin per os zur Behandlung von Stomatitiden, Gingivitiden etc. bei Hunden erfolgreich eingesetzt. Dabei reichert sich insbesondere Spiramycin im Speichel an und entfaltet so eine therapeutische Wirkung.

Dosierungen: Spiramycin: 16–33 mg/kg, Metronidazol: 8–16 mg/kg. Als **Nebenwirkung** kann Erbrechen auftreten. **Gegenanzeigen** stellen Trächtigkeit und Lebererkrankungen dar. Nach oraler Gabe wird Spiramycin nur unvollständig resorbiert. Es werden 4fach höhere Dosen als bei parenteraler Administration angewendet. Die **Halbwertszeiten** liegen zwischen 7 (Hd.) und 20 Stunden (Rind). Abgesehen vom Rind, bei dem die renale Ausscheidung überwiegt, wird Spiramycin **über die Galle eliminiert.** Als **Nebenwirkungen** sind die starken lokalen Irritationen am Applikationsort zu erwähnen.

Wartezeiten (Tage): Rind, Kalb, Ziege, Schaf, Schwein, Ferkel: eßbare Gewebe: 20 (Schwein 16), Milch: 5.

Geflügel: eßbare Gewebe, Eier: 15, Pute: eßbare Gewebe: 15.

2.5.4
Kitasamycin

Handelspräparate: Trubin SP (Pulver), Kitasamycin-Injektionslösung; Kitasamycin Oral VMG.

Kitasamycin wird aus Streptomyces Kitasatoensis Hata isoliert und besteht aus mehreren unterschiedlich substituierten Komponenten, wobei die Komponente A 3 das Josamycin ist, das in der Humanmedizin verwendet wird. Bei pH 2 und pH 10 ist es relativ instabil. Mit einer MHK von 0,5–2 µg/ml werden grampositive Bakterien wie Staphylokokken, Streptokokken, Clostridien und Bacillus spp. und mit einer MHK von 0,1 bis 3 µg/ml gramnegative Keime wie Hämophilus, Mykoplasmen und Leptospiren erfaßt. Unwirksamkeit besteht gegenüber Bordetella spp., E. coli, Proteus spp., Pseudomonas spp., Salmonella spp. und Shigella spp.

Als **Anwendungsgebiete** gelten Pneumonie und Dysenterie beim Schwein, Mykoplasmeninfektionen bei Huhn und Pute incl. Sinusitis.

Dosierungen: 20 mg/kg/Tag (Schwein), 50 mg/kg/Tag (Huhn, Pute) über das Trinkwasser und 20 mg/kg i. m. (Schwein).

Behandlungsdauer: 3–5 Tage.

Es entwickeln sich unterschiedliche **Resistenzen,** wobei auch Übertragungen durch R-Faktoren beobachtet werden. Dies geht mit Kreuzresistenzen gegenüber Lincosamiden und anderen Makrolidantibiotika einher. Dieses Makrolid-Lincosamid resistenztragende Plasmid kann Resistenzen auf humanpathogene Staphylokokken übertragen.

Nach oraler Applikation liegt die **Bioverfügbarkeit** von Kitasamycin in der Größenordnung von 20–30 %. Das scheinbare Verteilungsvolumen liegt bei Schweinen bei ca. 0,6 l/kg. Die **Proteinbindung** beträgt ca. 35 % (Hd.). Als Eliminationshalbwertszeiten werden 2,5–3 h bestimmt. Die Elimination der überwiegend rasch entstehenden inaktiven Metabolite erfolgt biliär, nur ca. 4 % werden renal ausgeschieden. Da schwere Leberfunktionsstörungen die Elimination stark verzögern, gelten diese als Gegenanzeigen.

Wartezeiten: eßbare Gewebe: 20 Tage, Ei: 15 Tage.

2.5.5
Tilmicosin

Tilmicosin wird aus Tylosinphosphat synthetisiert und sein pharmakodynamisches Wirkungsspektrum erstreckt sich insbesondere auf Erreger der **enzootischen Pneumonie** der **Jungrinder.**

Folgende MHK-Werte wurden ermittelt: Pasteurella (P.) multocida: 0,25–6,25, P. hämolytica 0,5–8, Staphylococcus aureus 0,78, Actinomyces pyogenes 0,024, Fusobacterium necrophorum 3,1 µg/ml. Da der **Lungen/Serum-Konzentrationsquotient** zeitabhängig zwischen **15–45** beträgt und die **Lungenkonzentrationen** des Wirkstoffes 3–4

Tage nach der Applikation von 10 mg/kg s. c. die MHK-Werte der o. g. Erreger meist überschreiten, soll eine einmalige Applikation zur Bekämpfung der enzootischen Pneumonie ausreichend sein.

Die **Serumeliminationshalbwertszeit** beträgt beim Kalb ca. 6 h.

Als **Metabolite** werden N-Desmethyltilmicosin und ein N-demethyliertes hydroxyliertes Biotransformationsprodukt gefunden. Nach parenteraler Verabreichung werden ca. 70 % via Faeces, der Rest renal eliminiert.

Tilmicosin weist speziesspezifische **kardiovaskuläre Toxizitäten** auf. I. v.-Gaben therapeutischer Dosen beim Hund erzeugen Tachykardien durch adrenerge Stimulation und herabgesetzte Ventrikelkontraktilität durch direkte Myokardschädigung. Gleiche Effekte werden beim Affen und Schwein (auch nach i. m. Applikation) beobachtet. Diese treten auch beim Kalb, allerdings im übertherapeutischen Dosisbereich, auf.

Cave: Da auch der Mensch empfindlich reagiert, sollte der Anwender nach Selbstinjektionen einen Arzt aufsuchen.

2.6
Lincosamide

Die Grundstruktur der Lincosamide besteht aus einer Aminosäure und einer schwefelhaltigen Oktose. Im Gegensatz zur Monobase sind die Salze (Hydrochloride und Phosphate) relativ stabil.

Der **Wirkungsmechanismus** beruht auf einer Bindung an die 50 S-Untereinheit der bakteriellen Ribosomen und ist damit vom **Wirktyp** primär bakteriostatisch. Das **Wirkungsspektrum** umfaßt überwiegend grampositive Kokken, gramnegative Anaerobier und einige Mykoplasmen. Die **Resistenzentwicklung** erfolgt nach dem multiple-step-Typ, es wird aber auch der Transfer von R-Faktoren beobachtet. Die Resistenzsituation ist derzeit günstig, Kreuzresistenzen gegenüber Makrolidantibiotika (Erythromycin) sind zu beachten. Lincosamide weisen ein hohes **Verteilungsvolumen** (> 1 l/kg) auf. Nach entsprechender Dosierung werden therapeutische Gewebespiegel auch in Lunge, Synovia, Knochen, Haut, Bauchhöhle, Herzbeutel und Galle erreicht. Die Verabreichung von Lincosamiden bei Pferd, Kaninchen und Hamster ist kontraindiziert, da schwere Colitiden durch Wachstumsbegünstigung von Clostridien induziert werden können. Als **Nebenwirkungen** sind gastrointestinale Störungen, Hautrötungen und Unruhe zu nennen. Die intramuskuläre Injektion ist lokal irritierend.

Allergische Reaktionen und neuromuskuläre Blockaden sind selten.

2.6.1
Lincomycin

Handelspräparate: Albiotic ad us. vet. (Lösung und Tabletten).

Anwendungsgebiete: Das Chemotherapeutikum kann nach Nachweis der Erregerempfindlichkeit bei Schwein, Hund und Katze für folgende **Anwendungsgebiete** eingesetzt werden: Akute und chronische Infektionen des Respirationstraktes, Arthritiden, Schweinedysenterie, Wund- und Knocheninfektionen. Lincomycin sollte nicht verabreicht werden, wenn Infektionen mit Bakterien vorliegen, bei denen Penicilline oder Makrolide wirksam sind.

Tab. 8
Dosierungsschema für Lincomycin

Spezies	Appl.-art	Dosis	Inter-vall (h)
Hund, Katze	i. m.	10 mg/kg	12
Hund, Katze	oral	20 mg/kg	12
Schwein	i. m.	10 mg/kg	12

Die i. m.-Verabreichung ist vorzuziehen, da die Bioverfügbarkeit nach oraler Gabe niedrig ist. Besonders gleichzeitige Fütterung reduziert die Resorption stark. Die **Halbwertszeiten** betragen 3–5 Stunden. Etwa 50 % des Lincomycins wird metabolisiert und renal sowie biliär eliminiert. Lincomycin sollte nicht mit anderen Arzneimitteln vermischt werden, da zahlreiche Inkompatibilitäten bestehen.

Wartezeiten (Tage): Schwein: eßbare Gewebe: 7.

2.6.2
Clindamycin

Handelspräparate: Antirobe 25, 75, 150 mg (Kapseln, V. M.), Sobelin (Kapseln, Saft, Ampullen, H. M.).

Clindamycin ist zur Anwendung beim Hund mit folgenden Indikationen zugelassen und insbesondere bei Allergien bzw. Resistenzen gegenüber β-Lactam-Antibiotika und Makroliden Mittel der 1. Wahl:

Behandlung von infizierten Wunden, Abzessen, Mundhöhlen- und Zahninfektionen, wobei folgende Erreger erfaßt werden: Staphylokokken, Streptokokken (außer Enterococcus faecalis), Bacterio-

daceae, Fusobacterium necrophorum und Clostridium perfringens. Ein weiteres Anwendungsgebiet stellt die durch Staph. aureus induzierte Osteomyelitis dar.

Dosierungen: 5,5 mg/kg alle 12 h über 7–10 Tage; bei Osteomyelitis 11 mg/kg alle 12 h bis 4, in komplizierten Fällen bis 12 Wochen.

Als sensibel gelten Erreger mit einer MHK $\leq 1 \mu g/ml$, ab $4 \mu g/ml$ sind sie resistent. Da z. T. hohe Resistenzquoten vorliegen (Staph. aureus-Stämme bis zu 80 %; Anaerobier wie Fusobakterien und Bacteroides-Arten 25–30 %), sollten insbesondere bei der Osteomyelitis-Behandlung die Erreger identifiziert und eine Sensitivitätsprüfung vorgenommen werden. Bei banalen Wundinfektionen sollte Clindamycin nur als Reserveantibiotikum verwendet werden, um die Resistenzsituation nicht weiter zu verschlechtern.

Clindamycin ist nach **oraler Applikation** nahezu **vollständig bioverfügbar,** wobei von Vorteil ist, daß die Verabreichung über das Futter die Resorption nicht beeinflußt. **Maximale Blutspiegel** werden nach ca. 75 min. erreicht, die **Halbwertszeit** beträgt ca. 5 h. Das Verteilungsvolumen ist > 1 l/kg. Dementsprechend penetriert es in die Pleuralflüssigkeit, Prostata, Knochen, Gelenke und Parenchyme. Die Plazenta-, aber nicht die Blut-Hirn-Schranke wird passiert. Die Elimination erfolgt über die Niere und Faeces, wobei im Urin zu ca. je 30 % die Muttersubstanz, ein sulfoxidierter und glucuronidierter Metabolit, sowie zu ca. 10 % N-Dimethylclindamycin gefunden werden.

Als **Gegenanzeigen** sind zu beachten: Da eine Parallelresistenz zu Lincomycin besteht, sind Behandlungen bei entsprechenden Resistenzen obsolet. Zu Makrolidantibiotika liegen partielle Kreuzresistenzen vor. Bei schweren Nieren- und Leberfunktionsstörungen ist der Serumspiegel von Clindamycin zu überwachen (Maximalspiegel ca. 5 μg/ml). Aufgrund starker gastrointestinaler Nebenwirkungen sollte keine Behandlung von Kaninchen, Hamstern, Meerschweinchen, Pferden, Wiederkäuern und Chinchillas erfolgen.

Bei gleichzeitiger Verabreichung von neuromuskulär blockierenden Substanzen können additive **Wechselwirkungen** auftreten. In Verbindung mit der Verabreichung von Aminoglykosidantibiotika sind **nephrotoxische Wirkungen** nicht auszuschließen.

2.7
Polypeptidantibiotika

Die wichtigsten Vertreter der Polypeptidantibiotika sind die **Polymyxine,** bei denen es sich um verzweigte, zyklische Dekapeptide handelt. Durch Aminogruppen erhalten diese Substanzen polare und durch endständige Fettsäurereste auch hydrophobe Eigenschaften, wodurch sich diese Moleküle in die bakterielle Zellmembran einlagern können und deren Funktion als Permeabilitätsbarriere stören. Dadurch werden bei **gramnegativen Bakterien** bakterizide Wirkungen erzielt. Es werden nur extrazellulär gelegene Keime erfaßt. Die **Resistenzentwicklung** ist chromosomal gebunden und es treten relativ selten resistente gramnegative Keime auf. Dem stehen aber nach parenteraler Verabreichung **hohe systemische Toxizitäten** gegenüber, wobei insbesondere neurotoxische und muskelrelaxierende Eigenschaften, die sich in Paraesthesie, Ataxie, neuromuskulärer Blockade, Apnoe und peripherer Atemlähmung darstellen, sowie Nephrotoxizität mit Proteinurie, Hämaturie und Oligurie bereits nach therapeutischen Dosierungen auftreten. Deswegen dürfen Polymyxine auf keinen Fall mit potentiell nephro- und neurotoxischen sowie muskelrelaxierenden Substanzen kombiniert werden. Nierenfunktionsstörungen sind eine absolute **Gegenanzeige.** Als weitere **Nebenwirkung** ist die starke lokale Reizung nach intramuskulärer Applikation zu nennen. Aufgrund des hohen Nebenwirkungsrisikos ist die parenterale Applikation nur gerechtfertigt, wenn andere Chemotherapeutika wie Breitspektrumpenicilline oder Gentamicin nicht wirksam sind. Dagegen kann beim Vorliegen gramnegativer Erreger durchaus eine topische bzw. orale Therapie durchgeführt werden, da Polymyxine kaum resorbiert werden.

2.7.1
Colistin

Handelspräparate: Colistin 4 % (AM-Vormischung), Colistin-Injektions-Lösung (i. m.-Anwendung), Ampicillin-Colistin-Pulver (p. o.), Kanajekt, Cloxa-Coli-Injektor (Komb. mit Cloxacillin zur i. mamm.-Appl.) (alle V. M.), Colistin-Tabl. zu 0,5 Mill. E (H. M.).

Colistin (Polymyxin E) wird noch teilweise nach Einheiten dosiert (1 E = 0,03 μg Colistin-Base) und als Sulfat in der Tiermedizin eingesetzt, während das lokal besser verträgliche Methansulfonat nur in humanmedizinischen Präparaten vorliegt. Unter Beachtung der eingangs genannten Einschränkungen und nach Erstellung eines Antibiogramms ergeben sich als **Anwendungsgebiete:** Oral: Darminfektion mit Salmonellen und E. coli (Rind, Kalb, Schwein Huhn); i. m.: Septikämische Verlaufsformen von E. coli-, Salmonellen-, Pseudomonas-,

Tab. 9
Dosierungsschema für Colistin-Sulfat

Spezies	Appl.-form	Dosis	Intervall (h)
Rind	p. o.	2 mg/kg	12
Kalb, Schwein	p. o.	2,5 mg/kg	12
Hund, Katze	p. o.	2,5 mg/kg	8
Huhn	p. o.	3 mg/kg	12
Schwein, Rind	i. m.	3 mg/kg	24
Kalb, Ferkel	i. m.	3 mg/kg	24

Klebsiellen-Infektionen. Für Hund und Katze kommen bei Darminfektionen Colistin-Tabletten in Frage.

Die **Anwendungsdauer** beträgt 5–7 Tage.

Die **Halbwertszeit** liegt im Bereich von 4–5 Stunden; speziesspezifische Untersuchungen liegen aber kaum vor. Der **Blutspiegel** kann nur sehr begrenzt zur pharmakokinetischen Beurteilung herangezogen werden, da weit mehr als 50 % an Gewebeproteine gebunden sind. Es sollten aber therapeutische Spiegel von 3–5 μg/ml im Serum erreicht werden.

Colistin ist inkompatibel mit Stoffen wie Cephalosporinen, Erythromycin, Kanamycin, zweiwertigen Kationen, ungesättigten Fettsäuren und Polyphosphaten. Es liegt in zahlreichen Kombinationspräparaten vor, wobei die Kombination mit den ebenfalls bakterizid wirksamen Penicillinen vorteilhaft sein kann.

Wartezeiten (Tage): Schwein, Kalb, Rind, Huhn: (p. o.) 2; Milch, Eier: 0. Schwein, Kalb, Rind: i. m. 20; Milch: 5.

2.7.2
Polymyxin B

Handelspräparate: Mastimyxin-Lösung und Suspension (i. mamm.-Anwendung).

Polymyxin B wird als Sulfat angewendet und auf Gewichtsbasis dosiert. Es ist in zahlreichen humanmedizinischen Lokalpräparaten für die Dermatologie, HNO- und Augenheilkunde enthalten, wobei aber viele sinnlose Kombinationspräparate vorhanden sind. In der Veterinärmedizin ist die **Mastitisbekämpfung** beim Vorliegen von **gramnegativen Erregern** als Indikation zu nennen, wobei aber bei entsprechender Wirksamkeit cephalosporinhaltige Präparate vorgezogen werden sollten, da diese weniger euterepithelreizend sind und eine breitere Wirkung entfalten.

Dosierung: 130–260 mg/Euterviertel über 3–5 Tage. In der Kleintierpraxis kann Polymyxin B (z. B. Stoparin®) zur Bekämpfung von Enteritiden bei entsprechender Erregeridentifikation mit einer Tagesdosis von 7–8 mg/kg verabfolgt werden. Auch im Falle des Polymyxins ist besonders zu beachten, daß zahlreiche Inkompatibilitäten (s. Colistin) vorliegen können.

Wartezeiten: i. mamm.: Rind: eßbare Gewebe: 2, Milch: 6 Tage.

2.7.3
Bacitracin, Tyrothricin

Handelspräparate: Nebacetin (B. mit Neomycin), H. M., Tyrosolvin-Aerosol, -Puder, -Salbe etc., H. M., Aubisanit, V. M. (Pulver zur Lokalbehandlung).

Beide **Polypeptidantibiotika** wirken gegen **grampositive Bakterien,** wobei Tyrothricin auch einige Pilze miterfaßt. Aufgrund ihrer **hohen systemischen Toxizität** ist nur eine lokale, evtl. orale Behandlung möglich, da diese Stoffe nicht resorbiert werden. Eine Instillation in Körperhöhlen ist wegen des hohen Nebenwirkungsrisikos abzulehnen. Da bei Enteritiden mit Epithelschäden die Resorptionsrate steigen kann, sollten nur noch **dermatologische Indikationen** berücksichtigt werden.

2.8
Ansamycingruppe

Zu dieser Gruppe gehören die aus Streptomyces mediterranées isolierten **Rifamycine.** Sie wirken **bakterizid** aufgrund einer Hemmung der DNA-abhängigen RNA-Polymerase. **Rifamycin SV, Rifazin, Rifamycin** und **Rifamid** wirken fast ausschließlich gegenüber **grampositiven Bakterien,** während **Rifampicin** gegen **Mykobakterien** und insbesondere gegenüber **M. tuberculosis** (MHK = 0,5 µg/ml) stark wirksam ist. Rifampicin ist immer noch Mittel der Wahl bei der Kombinationstherapie der Tuberkulose des Menschen. Auch in der Veterinärmedizin wird Rifampicin (Rifa, H. M., Rimactan, H. M.) zur Behandlung therapieresistenter Staphylokokkeninfektionen eingesetzt. Die **Dosierungen** beim Hund betragen 10–20 mg/kg p. o. über 3–5 Tage (HWZ: 7 h). Weiterhin wird Rifampicin (in Deutschland nicht zugelassen) zur Behandlung von Fohlenpneumonien, die durch Corynebacterium equi hervorgerufen worden sind, verwendet (Dosis: 10–25 mg/kg p. o. oder i. m.). Rifamycine sind relativ untoxisch; lediglich die mögliche Entwicklung intrahepatischer Chole-

stasen ist zu beachten. In der Bundesrepublik Deutschland ist **Rifamycin SV** zur Mastitisbehandlung zugelassen.

Handelspräparate: Rifijet (wäßr. Susp., i. mamm.), Septoject (i. mamm.).

Als **Anwendungsgebiete** gelten akute und chronische Mastitiden bei Rindern während der Laktation, die durch Staphylokokken und Streptokokken hervorgerufen werden. Aufgrund des engen Wirkungsspektrums und der schnellen Resistenzentwicklung nach dem one-step-Typ sollte Rifamycin nur nach Erregeridentifikation und beim Vorliegen von penicillinresistenten Erregern oder Penicillinallergien verwendet werden.

Dosierungen: 50–100 mg/Euterviertel alle 12 h über 3–5 Tage.

Wartezeiten: Milch: 3 Tage; eßbare Gewebe: 1 Tag.

2.9
Tiamulin

Handelspräparate: Tiamulin wasserlöslich und S wasserlöslich, Granulat (p. o.), Tiamulin 2 und 10 % (AM-Vormischungen).

Tiamulin ist ein semisynthetisches Derivat des Antibiotikums Pleuromutilin. In Form des Hydrogenfumarats ist es wasserlöslich. In vitro-Aktivitäten umfassen überwiegend **Mykoplasmen, Treponemen, Leptospiren** und **einige grampositive Erreger.**

Angriffspunkt ist die 50 S-Untereinheit der Ribosomen. Tiamulin wirkt **bakteriostatisch.** Es ergeben sich folgende **Anwendungsgebiete:** Dysenterie, enzootische Pneumonie und Hämophilus-Pleuropneumonie beim Schwein sowie Mykoplasmen-Pneumonie (CRD) und Sinusitis beim Huhn (nicht bei Legehennen). Bei einer **Behandlungsdauer** von 10 Tagen beträgt die **Dosierung** 10 mg/kg. Bei Schweinen wird mit relativ hoher Inzidenz das Auftreten von Erythemen und Todesfällen berichtet. Möglicherweise stehen diese Erkrankungen mit schlechten hygienischen Haltungsbedingungen im Zusammenhang, in dem durch den Hautkontakt von mit Tiamulin- bzw. Tiamulinmetaboliten kontaminierten Harn oder Kot allergische Reaktionen indiziert werden. Bei der gleichzeitigen Applikation mit ionophor wirksamen Substanzen wie Monensin, Salinomycin und Narasin treten schwere **Unverträglichkeitsreaktionen** auf. Es liegen Hinweise vor, daß Tiamulin fremdstoffmetabolisierende Enzyme induziert, die die Bildung reaktiver Metabolite der Ionophoren bewirken und die für eine Erhöhung der Nervenleitungsgeschwindigkeit, Verlängerung der Refraktärzeiten peripherer Nerven und Störung der intraventrikulären Erregungsleitung des Herzens verantwortlich gemacht werden. Daraus resultieren Muskelschwächen, Paraplegien und Tod der Tiere. Insgesamt **Mittel der 3. Wahl**. Erst nach Erregeridentifikation und Sensitivitätsprüfung anwenden.

Wartezeiten (Tage): Schwein: eßbare Gewebe: 14. Huhn: eßbare Gewebe: 3.

2.10
Fusidinsäure

Handelspräparate: Fucidine (Dragees, H. M.).

Die Isolation erfolgte aus **Fusidium coccineum** und zeichnet sich durch eine Steroidstruktur aus. Der **Wirkungsmechanismus** beruht auf einer Blockierung der Transfer-Reaktion t-RNA-gebundener Aminosäuren und ist vom Typ her **bakteriostatisch**. Besondere Wirksamkeit liegt gegenüber **Staphylokokken** vor. Die **Resistenzentwicklung** erfolgt schnell nach dem one-step-Typ. Aufgrund der guten Gewebsdiffusion (auch in Knochengewebe) eignet sich das Na-Salz der Fusidinsäure bei Penicillinallergie und bei Versagen anderer Chemotherapeutika zur Behandlung von **Staphylokokkeninfektionen** (Osteomyelitis, Haut- und Wundinfektion). Bei Hund und Katze können **Tagesdosen** bis 20–30 mg/kg auf 3 Einzeldosen verteilt p. o. angewandt werden. Die Therapiedauer beträgt bis zu 2 Wochen.

2.11
Novobiocin

Handelspräparate: Inamycin Hoechst (Kapseln und Inj.-Lsg., H. M.).

Novobiocin wird durch Streptomyces sphaeroides und Str. niveus gebildet. Die Substanz selbst und das Na-Salz sind gut wasserlöslich. Sie hemmt die DNA-Synthese, aber auch die RNA-Synthese, die Zellatmung und führt zu Membrandefekten. Da ähnliche Effekte auch bei Säugerzellen angenommen werden müssen, erklärt sich das hohe toxische Potential. Erfaßt werden insbesondere grampositive Kokken, vor allem Staphylokokken. Die **Resistenzentwicklung** geschieht unter der Therapie nach dem one-step-Typ. Da einerseits zahlreiche **Nebenwirkungen** wie Hepatotoxizität, Überempfindlichkeitsreaktionen, Gastro-Intestinalstörungen sowie reversible Leukopenien beobachtet wurden und andererseits ein ungünstiges pharmakokinetisches Verhalten vorliegt (Eiweißbindung 90 %, niedriges Verteilungsvolumen), kommt die Anwendung nur bei ansonsten thera-

pieresistenten Infektionen (Tonsillitis, Pharyngitis, Pyodermien) bei Hund und Katze in Betracht.

Dosierungsvorschläge: Hund, Katze: 20 mg/kg 2× tgl. p. o.

2.12
Sulfonamide

Die Synthese von **Prontosil**, und der Nachweis der therapeutischen Wirksamkeit bei bakteriellen Infektionen, leitete eine Entwicklung ein, in deren Verlauf zahlreiche Sulfonamide hergestellt wurden. **Sulfonamide** stellen **Derivate** des **p-Amino-Benzoe-Sulfonamids** (Sulfanilamids) aus einem Benzolkern mit einer Amino- und einer Sulfonamidgruppe dar.

Durch Substitution am N^1 wird die Eliminationshalbwertszeit verlängert, während durch N^4-Substitution schwer resorbierbare Formen entstehen, die unwirksam sind.

Der Wirkungsmechanismus beruht auf einer kompetitiven Hemmung der Dihydropteroinsäure-Synthetase durch Substratkonkurrenz zur p-Aminobenzoesäure, wodurch es im wachsenden Mikroorganismus zu einer Hemmung der Synthese von Folsäure kommt, einem wichtigen Baustein der bakteriellen DNA-, RNA- und Eiweißsynthese. Über diesen Eingriff in die Folsäuresynthese wird die Bakterienentwicklung gehemmt (bakteriostatischer Effekt), wodurch die körpereigenen Abwehrkräfte in die Lage versetzt werden, die Bakterien abzutöten. Bakterien, die nicht selbst Folsäure synthetisieren müssen, sondern wie der Wirtsorganismus exogene Folsäure nutzbar machen können, sind unempfindlich gegenüber Sulfonamiden (natürliche Resistenz). Bei empfindlichen Bakterien tritt die Sulfonamidwirkung nicht sofort ein, sondern erst nach einer konzentrationsabhängigen Latenzzeit, da die bereits von den Bakterien synthetisierte Folsäure erst verbraucht werden muß. Aus diesem Grunde besitzen Sulfonamide eine hohe therapeutische Aktivität in den frühen Stadien einer akuten Infektion, da zu diesem Zeitpunkt die Infektionserreger eine hohe Teilungsrate und damit hohe Folsäureproduktion aufweisen, und das reticulo-endotheliale System des Wirtsorganismus aktiviert und in der Lage ist, die durch das Sulfonamid in ihrer Vermehrungsfähigkeit und Vitalität geschädigten Keime zu phagozytieren. Chronisch verlaufende Infektionen können mit Sulfonamiden dagegen weit weniger effektiv beeinflußt werden.

Sulfonamide haben sowohl in vitro als auch in vivo ein sehr breites **Wirkungsspektrum**. Es umfaßt neben zahlreichen grampositiven und gramnegativen Keimen auch Chlamydien und einige Protozoenarten (Kokzidien, Toxoplasmen). Die Wirkung ist an proliferierende Erreger gebunden und bakteriostatisch, bei hohen Konzentrationen auch bakterizid. Bei veterinärmedizinisch relevanten **Infektionserregern** haben Sulfonamide eine z. T. hohe antibakterielle Aktivität, wie gegen E. coli, Shigella-Arten, Klebsiella-Arten, Proteus vulgaris, Pasteurella-Arten (P. multocida und haemolytica), Staphylokokken-Arten (z. B. Staph. aureus), Streptokokken-Arten (z. B. equi), Pneumokokken, Salmonellen-Arten und Actinomyces-Arten. Eine z. T. weniger ausgeprägte Wirkung besteht ferner gegenüber Brucella-Arten, Clostridien, Listeria monocytogenes, Corynebakterien, Bordetellen, Haemophilus-Arten, Actinobacillus lignieresii und Pseudomonas-Arten. In Analogie zum Wirkungsmechanismus von Sulfonamiden bei Bakterien wird auch bei Kokzidien die für den Aufbau der Schizontenkerne notwendige Folsäuresynthese gehemmt. Das Maximum der Wirkung tritt dabei erst bei der zweiten Schizontengeneration ein. Die verbleibende Anzahl der Schizonten aus der ersten Generation reicht für einen klinischen Kokzidioseausbruch nicht mehr aus, kann aber zu einer (erwünschten) Immunitätsausbildung führen. Die **Resistenz** verschiedener Stämme von primär sulfonamidempfindlichen Bakterien gegenüber der Wirkung von Sulfonamiden kann durch natürliche Selektion, Spontanmutationen, Enzymadaptation oder, bei gramnegativen Erregern, durch Übertragung von R-Faktoren entstehen. Ursachen für die Entwicklung einer Resistenz scheinen vor allem eine erhöhte bakterielle Synthese von p-Aminobenzoesäure und/oder eine Veränderung des normalerweise durch Sulfonamide gehemmten bakteriellen Enzyms Dihydropteroinsäure-Synthetase zu sein. Eine einmal entwickelte Resistenz ist im allgemeinen irreversibel und erstreckt sich stets auf die ganze Gruppe der Sulfonamide, nicht aber auf andere Chemotherapeutika. Resistenzentwicklungen werden vor allem durch niedrige Dosierung des Sulfonamids und eine nicht ausreichend lange Behandlungsdauer gefördert. Neuere Arbeiten zur derzeitigen Resistenzsituation mit von erkrankten Tieren isolierten Infektionserregern haben gezeigt, daß zur Zeit mit Resistenzen gegenüber Sulfonamiden im gesamten Wirkungsspektrum gerechnet werden muß. So erwiesen sich 55 % der bakteriellen Pneumonieerreger beim Kalb als resistent gegen Sulfonamide. Eine Vielzahl von Stämmen von E. coli von Kalb, Schwein, Hund und Katze zeigte sich resistent gegen verschiedene Sulfonamide. Weiterhin wurden z. T. erhebliche Resistenzen im gesamten Spektrum primär sulfonamidempfindlicher Infektionserreger in Isolaten vom Schwein

gefunden. Auch bei Kokzidien muß mit Resistenzen gerechnet werden. Aufgrund dieser Problematik muß vor Anwendung der Sulfonamide ein **Antibiogramm** erstellt werden. Bei vorliegender Erregersensitivität können durch diese hervorgerufene Erkrankungen behandelt werden, wobei in der Regel therapeutische Blutspiegel nach der in der Tabelle 10 angegebenen **Dosis** mindestens 3, besser aber 5–7 Tage aufrechterhalten werden sollen. Dabei sollte die Initialdosis im oberen Bereich der angegebenen Dosierungen angesiedelt sein und i. v. verabreicht werden, während Erhaltungsdosen i. m., s. c. oder p. o. mit 2/3 bis 1/2 der Initialdosen fortgeführt werden sollen. Aufgrund der Basizität parenteraler Formulierungen mit der damit verbundenen lokalen Irritation sollten nach der Initialbehandlung orale Zubereitungen je nach Indikation bevorzugt werden. Stoffe wie Formosulfathiazol und Sulfaloxinsäure werden nur oral verabreicht, praktisch nicht resorbiert und eignen sich zur Therapie von bakteriellen Enteritiden bzw. Kokzidiosen. Hinweise zu therapeutischen Anwendungen finden sich in der Tab. 10.

In der Humanmedizin erfolgt eine Einteilung der Sulfonamide nach pharmakokinetischen Gesichtspunkten, wobei unter Zugrundelegung der **Halbwertszeit** zwischen kurzwirkenden ($t\,\frac{1}{2} < 8\,h$), mittellangwirkenden ($t\,\frac{1}{2} = 8\text{–}24\,h$) und langwirkenden Sulfonamiden ($t\,\frac{1}{2} > 24\,h$) unterschieden wird. Diese Klassifizierung ist auf Tiere nicht übertragbar, da zwischen den einzelnen Spezies große Unterschiede bestehen und im Vergleich zum Menschen die Halbwertszeit allgemein kürzer ist (Tab. 11). Auch andere pharmakokinetische Kenndaten wie Proteinbindung, Verteilungsvolumen etc. weisen große interspezifische Schwankungen auf, wobei letzteres allgemein hoch ist und dem Gesamtkörperwasser entspricht. Dies gilt auch für den **Metabolismus,** wobei in unterschiedlichem Ausmaß an der N^4-Position eine Acetylierung oder in geringem Umfang eine Glucuronidierung stattfindet. Die Ausnahme bildet der Hund, der kaum acetylieren kann. Die acetylierten, unwirksamen Produkte werden glomerulär filtriert und tubulär sezerniert, aber nicht rückresorbiert, während die freien unkonjugierten Sulfonamide glomulerulär filtriert und bei saurem pH-Wert in unionisierter Form verstärkt rückresorbiert werden. Bei niedrigem pH-Wert des Harns, wie dies bei Carnivoren physiologischerweise der Fall ist, oder bei Erkrankungen, bei denen der pH-Wert gesenkt oder der renale Urinfluß erniedrigt ist, ist bei Sulfonamiden mit einer Auskristallisation in den Nierentubuli zu rechnen, wobei Inappetenz, Hämaturie, Kristallurie, Nierenkoliken und zwanghafter Harnabsatz auftreten. Beim Auftreten solcher Symptome ist die Behandlung abzubrechen und ausreichend Flüssigkeit u. U. mit Zusatz von Natriumbicarbonat zuzuführen. Die Gefahr des Auftretens dieser **Nebenwirkung** kann bei ausreichender Flüssigkeitszufuhr **während der Therapie** reduziert werden.

Weiterhin werden nach Verabreichung hoher Dosen bei oraler Applikation Verdauungsstörungen beobachtet. Diese äußern sich u. a. in einer Hemmung der Zelluloseverdauung beim Rind, die nach 2–3 Tagen nach der Behandlung zurückgeht. Speziell beim Geflügel können Blutgerinnungsstörungen auftreten, die mit massiven Hämorrhagien einhergehen (hämorrhagisches Syndrom). Allergische Reaktionen (Exantheme, Urticaria, Fieber) sind beim Tier selten. Bei Früh- und Neugeborenen kann durch die Verdrängung von Bilirubin aus der Plasmaproteinbindung ein Kernikterus ausgelöst werden. Die Anwendung von systemisch wirksamen Sulfonamiden bei trächtigen Tieren und Neugeborenen erfordert deshalb strengste Indikationsstellung. Als **Gegenanzeigen** gelten: Schwere Leber- und Nierenfunktionsstörungen, verminderte Flüssigkeitsaufnahme bzw. Flüssigkeitsverluste (z. B. durch Exsikkose), Schädigung des hämatopoetischen Systems, Überempfindlichkeit gegen Sulfonamide. Die in der Humanmedizin als häufig zitierte Wechselwirkung durch Verdrängung von an Plasmaproteinen gebundenen Arzneimitteln (z. B. orale Antidiabetica, Salicylate, Phenytoin) aus der Proteinbindung durch Sulfonamide dürfte beim Tier keine Rolle spielen, da diese Mittel entweder veterinärmedizinisch nicht verwendet werden oder beim Tier eine geringere Proteinbindung als beim Menschen aufweisen. Wechselwirkungen mit Phenylbutazon dagegen wurden berichtet. Das zur Behandlung von Harnwegsinfektionen eingesetzte Methenamin (Hexamethylentetramin) sollte nicht mit Sulfonamiden verwendet werden, da Wirkungseinbuße und Kristallurie resultieren können. Die Wirkungen von Sulfonamiden kann durch Lokalanästethika aus der Gruppe der p-Aminobenzoesäureester (z. B. Procain, Tetracain) lokal aufgehoben werden. Aufgrund **chemisch-physikalischer Inkompatibilitäten** sollten Mischspritzen vermieden werden. Bei lokaler Anwendung ist zu beachten, daß Sulfonamide durch Eiter und Gewebeautolysate inaktiviert werden. Die mögliche Steigerung der Antikoagulations-Wirkung von Cumarinderivaten durch Sulfonamide (durch Verminderung der Vitamin-K-Synthese) dürfte veterinärmedizinisch keine Relevanz haben.

Wartezeiten (Tage):

Formosulfathiazol

Eßbare Gewebe von Rind, Kalb, Schwein, Ferkel: Lokale Appl.: 1, orale Appl.: 6.

Eßbare Gewebe von Pferd, Schaf und Kaninchen: Lokale Appl.: 1, Milch: Lokale Appl.: ½ (bei Behandlung am Euter 2), orale Appl.: 4.

Sulfaclozin

Eßbare Gewebe von Huhn und Pute: 5, Eier: 6

Sulfadimidin	Parenterale Appl.	Orale Appl.
Eßbare Gewebe:		
Schaf	6	8
Kalb	10	12
Rind, Ziege und Pferd	8	10
Schwein	10	12
Hühner, Tauben	12	14
Milch:		
Schaf	3	3
Rind und Ziege	5	5
Eier:	10	10

Es sind weiterhin Retardformulierungen als Boli mit einer Wartezeit von 21 Tagen für eßbare Gewebe auf dem Markt.

Sulfadimethoxin

Eßbare Gewebe von Rind, Kalb, Schaf, Ziege, Pferd, Schwein, Kaninchen i. v.: 9, i. m., s. c.: 10. Eßbare Gewebe von Rind, Schwein p. o.: 11. Milch i. v., s. c., i. m., p. o.: 5. Eßbare Gewebe vom Huhn: 14, Eier: 12.

Sulfalen

Eßbare Gewebe von Rind, Kalb, Schwein: 12, Milch: 6.

Sulfaloxinsäure

Eßbare Gewebe von Rind, Kalb, Schwein, Läufer, Ferkel: 5, Milch: 0.

Sulfanilamid

Anwendung am Strichkanal. Behandeltes Euterviertel: 1 Gemelk.

Sulfamethoxydiazin

Eßbare Gewebe von Rind, Kalb, Schaf, Pferd, Schwein: 12, Milch: 6.

Sulfamethoxypyridazin

Eßbare Gewebe von Rind, Kalb, Pferd, Schwein und Schaf (i. v., s. c., i. m.): 10; p. o. (außer Schaf): 12, Milch (parenteral, p. o.): 5.

Sulfapyrazol

Eßbare Gewebe vom Rind: 10, Schwein: 11, Pferd: 13, Schaf: 29, Milch: 5.

Sulfaquinoxalin

Eßbare Gewebe vom Geflügel, Eier: 14. Eßbare Gewebe vom Kaninchen: 10.

Tab. 10
Sulfonamide zur therapeutischen Anwendung (Monopräparate)

Stoff/ Handelsname	Spezies	Dosis (mg/kg)	Appl.- art	Inter- vall	Therap. Blutspiegel (µg/ml)
Formosulfathiazol/ Socatyl (Paste)	Rind Kalb Schwein/Ferkel	30–50 40–80 100	p. o. p. o. p. o.	24 h 24 h 24 h	keine Resorption
Sulfaclozin/ Coxytrol ESB 3 30 % (Na-Salz, Pulver)	Hühner Truthühner	300 mg/l Trink- wasser	p. o. über 3 Tg.		
Sulfadimidin (Sulfamethazin)/ Sulfatad (wäßr. Injektions- lösung) Chevita – SAV 55 Sulfabol (Bolus) Sulfadimidin (Pulver)	alle, außer Schaf, Ziege, Huhn, Taube	50–100 100	i. v., i. m. s. c., p. o.	24 h	20–50
Sulfadimethoxin/ Sulfamethoxin-Na-20 % Sulfadimethoxin 30 % (Inj.-lsg.) Theracanzan (Lsg., i. v., i. m., s. c., p. o.)	Rind, Schwein Kaninchen Hühner	20–40 40 100 mg/l Trinkwasser	i. v., i. m., p. o. i. m. p. o.	24 h	20–30
Sulfalen/ Kelfizin-Inj.-lsg. 30 %	Rind, Kalb Schwein, Hund	60	i. v., i. m. s. c.	24 h	50
Sulfaloxinsäure/ Intestin-Euvernil Styptural (Pulver)	alle, außer Pferd, kl. Wdk.	50	p. o.	12 h	keine Resorption
Sulfanilamid/ Wollzitzenstifte	Rind	100 mg/pro Strichkanal	als Zitzenstift	12 h	keine Resorption
Sulfamethoxydiazin/ Bayrena-Lsg. 20 %	alle, außer Ziege	30–60 –	i. v., i. m.	24 h	10
Sulfamethoxypyridazin/ Davosin (Inj.-lsg.) Davosin (Tabl.)	alle, außer Schaf, Ziege	50–75 50	i. v., i. m., s. c. p. o.	24 h 24 h	20–50
Sulfaperin/ Retardon (Susp.)	Hund, Katze	25	p. o.	12 h	20–30
Sulfapyrazol/ Vesulong Inj.-lsg.	Pferd, Rind, Schaf Ziege	50–70 40–50	i. v., i. m. s. c.	24 h (Schaf 72)	20–30
Sulfaquinoxalin/ Kokpullan-flüssig Sulfaquinoxalin-Na (Pulv.)	Geflügel Kaninchen	0,4 g/l Trinkwasser 20 1 g/l Trinkwasser	p. o. p. o. p. o.	8 h	

Tab. 11
Pharmakokinetik von Sulfonamiden und Trimethoprim

	Mensch	Rind	Ziege	Schaf	Schwein	Pferd	Hund	Katze	Kanin.	Huhn
					Halbwertszeit in Stunden					
Sulfachlorpyridazin	8	1–4		5	6					0,7–1,5
Sulfadiazin	10–24	3–7	7	3–7	8	3–10	7–10	12–17		3
(Sulfapyrimidin)										
Sulfadimethoxin	40	10–12	8–9	8	6–17	11–18	8–13	10	5–7	9–10
Sulfadimidin	3–14	8–11	3–8	3–10	9–16	10–13	4–17		3	7–10
(Sulfamethazin)		(Kalb 25)			(Ferkel 20)					
Sulfadoxin	170–200	10–15	6–11	11	6–9	14–16	22–80			
Sulfaethoxypyridazin		10–15		11	16	22				
Sulfaisomidin	7		2		11				5	
(Sulfamethoxypyrazin)										
Sulfalen	65–84	8–14			21		14	20		
Sulfamerazin	15–30	6–8		5–13	8–21	5–9	4–12			
(Sulfamethyldiazin)										
Sulfamethoxazol	8–12	2–11		2	3	5	8–12	10		
Sulfamethoxydiazin	36	14	4		9	8				
(Sulfamethoxin, Sulfamethoxypyrimidin)										
Sulfamethoxypyridazin	36–40	8–12	10	7–15	10		14	20–24		6–10
		(Färsen 7–26)								
Sulfanilamid	9–11	5–6	5–10	3			9		1–3	
Sulfaperin	35–41	7			9	12	4			2
(5-Methylsulfadiazin, Isosulfamerazin)										
Sulfaphenazol	9–10	2–7			4	9–14	3		1	
					(Minipigs 39)					
Sulfapyrazol		8–17		39	11–12	11–24	18–34			
(Sulfamethylphenazol)										
Sulfapyridin		10			12		5			
Sulfaquinoxalin		4								16–22
Sulfathiazol	4	2–10		2	2–11	3	4		1,5	1
Trimethoprim	10	1	1	0,5	2,5	3	3			1
		(Kalb 7)								
Baquiloprim		10				15				

Keine Daten lagen zu Sulfaclozin (Sulfachlorpyrazin) vor. Ferner liegen keine Daten zu Phthalylsulfathiazol, Succinylsulfathiazol, Sulfaloxinsäure und Formosulfathiazol vor, da diese Sulfonamide nur oral verabreicht werden und praktisch nicht resorbiert werden. Die in Klammern stehenden Sulfonamidbezeichnungen stellen Synonyme dar.

2.13
Trimethoprim und Kombinationen von Sulfonamiden mit Trimethoprim

Handelspräparate für Trimethoprim: Trimanyl, H. M., Instalac, V. M. (Susp. zur i. mamm. Beh.).

Trimethoprim hemmt die Reduktion der Dehydrofolsäure und blockiert damit die bakterielle Nukleinsäuresynthese. Es wirkt **bakteriostatisch** insbesondere gegenüber Staphylo- und Streptokokken.

Es wird als **Monopräparat** in der **Veterinärmedizin** als i. mam. zu verabreichendes Präparat beim Rind verwendet, wobei aufgrund des **begrenzten Wirkungsspektrums** und möglicher Resistenzen besonders bei Streptokokken die Erstellung eines Antibiogramms unbedingt erforderlich ist.

Als **Dosierung** werden 200 mg pro erkranktes Euterviertel im Abstand von 12 h mindestens 3malig angegeben. Trimethoprim ist basisch, verteilt sich rasch im Euter und tritt auch in die Blutbahn über, wo jedoch aufgrund der kurzen Eliminations-Halbwertszeit von 1–2 h (Rind) nur kurzfristig nachweisbare Konzentrationen zu finden sind.

Nebenwirkungen sind nicht zu erwarten. **Gegenanzeigen** stellen schwere Nierenfunktionsstörungen und Schädigung des hämatopoetischen Systems dar. Die **Wartezeit** beträgt für eßbare Gewebe 2 und für die Milch 1 Tag.

Wesentlich größere Bedeutung hat **Trimethoprim** in **Kombination** mit **Sulfonamiden** in Form von Injektionslösungen zur parenteralen Anwendung.

Handelspräparate: Sulphix, Tubrucid 480, Pantasulf, Parkestaf (mit **Sulfamethoxazol**); Tribrissen 20, Tribrissen 80 (mit **Sulfadiazin**); Borgal, Duoprim (mit **Sulfadoxin**); Trafigal (mit **Sulfadimethoxin**); Amphoprim, Septoprim (mit **Sulfamethoxypyridazin**); Riketron, Alvetrim (mit **Sulfadimidin**).

Der prinzipielle Fortschritt durch die Kombination von Trimethoprim mit Sulfonamiden besteht darin, daß die bakterielle Folsäuresynthese an zwei aufeinanderfolgenden Schritten gehemmt und die **Wirksamkeit** beider Substanzen damit **potenziert** wird. Es tritt eine synergistische Wirkung auf, die auch als **Sequentialeffekt** bezeichnet wird. Dadurch lassen sich die Dosierungen der Einzelkomponenten senken und es tritt eine bakterizide Wirkung auf, aber nur dann, wenn ein Konzentrationsverhältnis von 1 Teil Trimethoprim zu 20 Teilen Sulfonamid am Wirkort vorliegt. Dies wird beim Menschen durch Kombination mit mittellang wirkenden Sulfonamiden wie Sulfamethoxazol (Cotrimoxazol, H. M.) in einem Mischungsverhältnis von 1:5 zumindest vorübergehend im Blut hervorgerufen. Bedingt durch die kurze Halbwertszeit des Trimethoprims bei den Haus- und Nutztieren werden optimale Konzentrationsverhältnisse kaum erreicht, da sowohl Trimethoprim als auch die beim Menschen verwendeten Mittelzeitsulfonamide beim Tier eine sehr viel kürzere Halbwertszeit haben. Deswegen sind Kombinationen mit Sulfamethoxazol und Sulfadiazin mit einem vorgesehenen Dosierungsintervall von 24 h nicht zu empfehlen. Andererseits werden bei Kombinationen mit beim Tier langwirkenden Sulfonamiden wie Sulfadoxin oder Sulfadimethoxin **Dosierungen** der Sulfonamidkomponente von 15–25 mg/kg 1× tgl. vorgeschlagen, aus der während der »trimethoprimlosen« Zeit z. T. lange subtherapeutische Phasen resultieren, die die Resistenzentwicklung fördern. Wenn überhaupt, können lediglich letztgenannte Präparate unter Anwendung der zugelassenen Höchstdosis des Sulfonamids empfohlen werden. Es muß aber auch berücksichtigt werden, daß aufgrund der ungünstigen Resistenzsituation gegenüber Sulfonamiden auch die Kombination in der empfohlenen Dosierung z. T. ungenügend wirkt. Bezüglich der **Neben-** und **Wechselwirkungen** sowie der **Gegenanzeigen** gilt das bei den jeweiligen Sulfonamiden ausgeführte. Zusätzlich wurden nach intravenöser Verabreichung beim Pferd lebensbedrohliche Schockreaktionen beobachtet. Deswegen ist dabei folgendes zu beachten: Vorinjektion einer geringen Menge mit Beobachtung des Patienten sowie langsamer Hauptinjektion, Verabreichung einer körperwar-

men Injektionslösung, sowie sofortiger Abbruch der Injektion bei ersten Zeichen einer Unverträglichkeitsreaktion.

Die **Wartezeiten** werden von der Sulfonamidkomponente bestimmt.

2.13.1
Baquiloprim

Als Kombinationsbestandteil von Sulfonamiden steht ein weiteres **Diaminopyrimidin-Derivat,** das Baquiloprim, im Vorfeld der Zulassung. Es hemmt wie Trimethoprim die Reduktion der Dehydrofolsäure und übt damit in Kombination mit Sulfonamiden einen vergleichbaren **Sequentialeffekt** aus. Auch das **antimikrobielle Wirkungsspektrum** entspricht generell dem des Trimethoprim. Das gleiche gilt für die **Gegenanzeigen.** Von großem Vorteil gegenüber Trimethoprim sind aber die im Vergleich zu Langzeitsulfonamiden günstigeren pharmakokinetischen Eigenschaften. Da die **Halbwertszeiten** beim **Rind** 10, beim **Hund** 15 h betragen, sind bessere Kombinationsmöglichkeiten als mit Trimethoprim gegeben. Die **Verteilungsvolumina** sind mit 5,4 (Rd.) und 6 l/kg (Hd.) hoch. Die **Resistenzsituation** ist günstiger als bei Sulfonamiden.

2.14
Nitrofurane

Die therapeutisch eingesetzten Substanzen sind 5-Nitrofuranderivate. Der Wirkungsmechanismus basiert auf einer Reduktion der 5-Nitrogruppen durch bakterielle Nitroreduktasen mit dem Entstehen reaktiver Metabolite, die Mikroorganismen über Chromosomenbrüche schädigen. Darüber hinaus bestehen Interaktionen mit dem Zitronensäurezyklus, der Protein-, DNA- und RNA-Synthese. Die Wirkung erstreckt sich auf grampositive und -negative Bakterien sowie teilweise auf Trichomonaden und Kokzidien. Die Umsetzung der Nitrofurane durch Redox-Reaktionen wird auch durch Enzymsysteme der Säugetierzellen durchgeführt, wobei u. a. die Xanthin-Oxidase, NADPH-Cytochrom-C-Reduktase, Aldehydoxidase und Succinat-Dehydrogenase beteiligt sind. Die dabei entstehenden reaktiven Metabolite werden für mutagene Wirkungen der Nitrofurane über kovalente Bindungen an Makromoleküle verantwortlich gemacht. Weitere toxische Effekte beruhen auf dem Verbrauch von Reduktionsäquivalenten, Hemmung der DNA- und Proteinsynthese sowie der

Bildung reaktiver Sauerstoffspezies. Nitrofurane entfalten kanzerogene Eigenschaften, wobei nur im Falle des Nitrofurantoins die Datenlage noch unklar ist. Demnach stehen bei Anwendung dieser Gruppe dem zweifellos bei günstiger Resistenzlage bestehenden Nutzen ein hohes toxisches Risiko gegenüber, wodurch eine sorgfältige Nutzen-Risiko-Analyse erforderlich wird.

2.14.1
Furazolidon

Handelspräparate: Bela-Furazolidon 25 F u. W (Pulver), F 3 (öl. Susp., p. o.), Furazolidon-Arzneimittelvormischung SG-B (Pulver), Furazolidon-suspendierbar (Pulver), Furazolidon-10 % (Susp., p. o.), Furazolidon-250 (Tabl.) (alle V. M.).

Furazolidon wirkt **bakteriostatisch,** in 10fach höherer Konzentration bakterizid. Das **Wirkungsspektrum** mit einer MHK von 0,125–10 µg/ml umfaßt grampositive Kokken und grampositive und -negative Bakterien, insbesondere **E. coli, Salmonella typhimurium, Shigella dysenteriae** und **Staph. aureus.** Gegenüber Kokzidien (Ausnahme: E. tenella) besteht nur eine schwache Wirkung, während es gegen Histomonas meleagridis, Isospora belli und Balantidium coli gut einsetzbar ist. Die **Resistenzsituation** ist relativ günstig. Übertragbare Resistenzen – auch von Mehrfachresistenzen – wurden beschrieben. Es bestehen **Kreuzresistenzen** gegenüber allen 5-Nitrofuranderivaten, z. T. auch gegenüber 5-Nitroimidazolderivaten (s. 2.15). Als **Indikationsgebiete** gelten Magen-Darm-Infektionen, hervorgerufen durch E. coli und Salmonellen (Geflügel, Taube, Schwein, Kalb), Vibrionenhepatitis (Geflügel), Balantidiose (Schwein) und Paratyphus (Kaninchen).

Dosierungen:

Geflügel:	bis 400 g/t Futter für 7–21 Tage
	bis 200 mg/l Trinkwasser für 5–14 Tage
Schweine:	bis 400 g/t Futter 5–14 Tage
Saugferkel:	bis 30 mg/kg KGW 5 Tage p. o.
Kalb:	bis 10 mg/kg KGW 5–7 Tage p. o.
	bis 400 g/t Milchaustauscher 5–7 Tage p. o.
Kaninchen:	bis 900 mg/3 l Trinkwasser 14 Tage

Aufgrund der geringen therapeutischen Breite dürfen die o. g. Dosierungen keinesfalls überschritten werden.

Systemische Erkrankungen können nicht behandelt werden, da die **Resorbierbarkeit** zwar ca. 70 % beträgt, aber aufgrund eines first-pass-Effek-

tes fast ausschließlich unwirksame Metabolite den peripheren Kreislauf erreichen (Bioverfügbarkeit < 10 %). Die Halbwertszeit beträgt 30–40 Min. (Schwein). Die Anwendung von Furazolidon beim Wassergeflügel gilt aufgrund selektiver Überempfindlichkeit als **Gegenanzeige. Zuchttiere** sollten ebenfalls nicht behandelt werden, da fertilitätstoxische Wirkungen auftreten.

Als **Nebenwirkungen** sind zu beachten: Bei **Schweinen** ist ab 400 mg/kg Futter die Gewichtsentwicklung verschlechtert und die Sterblichkeit erhöht. Ab 800 mg/kg treten neurotoxische Erscheinungen wie klonisch-tonische Krämpfe, Streckkrämpfe, Opisthotonus, Ataxie sowie Blutbildveränderungen auf. Häufiger werden vergleichbare Erscheinungen ab 10–20 mg/kg KGW p. o. beim **Kalb** beobachtet, wobei tonisch-klonische Krämpfe dominieren.

Bei **Mast- und Truthühnern** treten nach 0,02–0,04 % im Trinkwasser bzw. 0,05–0,07 % im Futter innerhalb von 1–3 Wochen Kardiomyopathien und Nierenversagen auf. Veterinärmedizinisch relevante Wechselwirkungen bestehen in der Verstärkung neurotoxischer Wirkungen durch Dinitolamid und Amprolium. **Wartezeit:** 15 Tage.

2.14.2
Nitrofurantoin

Als Monopräparat wird Nitrofurantoin in einer Dosis von 10 mg/kg p. o. bei Pferden zur Behandlung von Atemwegs- und Harnwegsinfektionen angewendet. Eine Anwendung kann derzeit nicht empfohlen werden, da Untersuchungen zur Wirksamkeit und Unbedenklichkeit bei dieser Spezies fehlen. Dies gilt auch für Kombinationspräparate, die entweder Metamizol oder Sulfadiazin enthalten.

In der Kleintierpraxis kann Nitrofurantoin (Furadantin, H. M.) zur Urogenitalinfektionsbehandlung beim Hund mit einer **Dosierung** von 3–5 mg/ kg p. o. 1–2mal tgl. über 7–10 Tage eingesetzt werden.

2.14.3
Nitrofurazon (Nitrofural)

Handelspräparate: Furacin-Sol (Salbe), -Streusol (Pulver), Semofuran-Augensalbe.

Nitrofurazon weist ein vergleichbares **Wirkungsspektrum** wie Furazolidon auf, ist aber aufgrund seiner **Säurelabilität** kaum per os wirksam. Trotz geringer **Bioverfügbarkeit** sind nach oraler Anwendung in der Humantherapie rasch auftretende

neurotoxische z. T. irreversible **Schäden** bekanntgeworden, die in schlaffen Lähmungen mit Muskelatrophien und Nervendegenerationen enden können. Ansonsten ähnelt das Nebenwirkungsspektrum dem des Furazolidon. Als gesicherte Anwendungsgebiete gelten lokale Wundbehandlung (auch des äußeren Gehörganges) und antibakterielle Therapie von Augenerkrankungen.

Die systemische Anwendung als Kokzidiostatikum ist heute aufgrund der geringen Wirksamkeit und der ungünstigen therapeutischen Breite abzulehnen. **Wartezeit** (lokale Anwendung): 0 Tage.

2.14.4
Nifurprazin

Handelspräparate: Carofur wasserlöslich (Pulver), Nifurprazin 6,6 % (Pulver), Nifurprazin-Puder, -Salbe, Rp. nifur-Fische (Pulver).

Nifurprazin ist ein Vinylabkömmling der 5-Nitrofurane und unterscheidet sich dadurch von den vorher besprochenen Azomethinderivaten. Es wirkt ab Konzentrationen von 0,1 µg/ml bakterizid, wobei insbesondere Clostridien, E. coli, Salm. typhimurium, Klebsiellen, Shigella dysenteriae und S. pneumoniae empfindlich sind.

Derzeit werden als **Anwendungsgebiete** bei Geflügel, Schweinen und Kälbern die Behandlung von systemischen und lokalen Coli- und Salmonelleninfektionen, sowie die Furunkulose der Forellen und die durch Aeromonaden/Pseudomonaden hervorgerufene Kiemenschwellung beansprucht. Dabei sollen folgende Dosierungen angewendet werden:
Hühner, Puten: 50–70 mg/l Trinkwasser.
Kälber, Schweine: 3 mg/kg KGW p. o. über 6 Tage.
Fische: 65 mg/100–200 l Wasser für 1–2 h in Bruttrögen bzw. pro 50–60 l Wasser für Rundbecken. Angaben zur Wirksamkeit und Unbedenklichkeit fehlen, weshalb ein Einsatz nicht empfohlen werden kann.
Wartezeiten: 15 Tage (Fische: 90 Tage).

2.15
Nitroimidazole

Nitroimidazole besitzen wie Nitrofurane in Position 5 am Ring eine Nitrogruppe, deren Reduktion durch bakterielle Nitroreduktasen zu reaktiven Produkten führt, die Schädigungen von insbesondere anaeroben Erregern auslösen. Auch Wirkungen gegen Protozoen werden durch diese Substanzen ausgeübt. Vergleichbar den Nitrofuranen, entstehen reaktive Stoffwechselprodukte auch durch reduzierende Enzyme im Säugetierorganismus, wodurch der Verdacht mutagener und kanzerogener Wirkung dieser Substanzen zu erklären ist. Obwohl die Resistenzsituation günstig ist, kann aufgrund des hohen toxischen Potentials sowohl für das Tier selbst als auch in bezug auf Rückstände in Lebensmitteln eine therapeutische Anwendung nur eingeschränkt empfohlen werden.

2.15.1
Dimetridazol

Handelspräparate: Emtryl, Dimetridazol 40 %, Trichomonadenbekämpfungsmittel, Histomon für Tauben (Pulver zur Anwendung über das Futter oder Trinkwasser).

Dimetridazol ist gegen Clostridien, Campylobacter, Bacteroides spp., Histomonaden und Trichomonaden mit MHK-Werten von bis zu 1 µg/ml wirksam. Als **Anwendungsgebiete** gelten die Histomoniasis der Pute und die durch Treponema hyodysenteria hervorgerufene Dysenterie des Schweines. Dabei werden Dosierungen von 10–15 bzw. 5 mg/kg über 5 Tage vorgeschlagen. Für die ebenso in Anspruch genommene Behandlung der Trichomoniasis der Taube fehlen Studien zur Dosisableitung. Es besteht eine **Kreuzresistenz** zu anderen Vertretern dieser Gruppe sowie zu Nitrofuranen. Die Resorption nach oraler Applikation ist gut. Die Ausscheidung erfolgt über die Nieren. Weitere spezifische pharmakokinetische Angaben fehlen. Als **Nebenwirkungen** sind insbesondere zentralnervöse Effekte in Form von Ataxien, Tremor und Muskelkrämpfen beobachtet worden. Die Verabreichung an trächtige Tiere und Zuchttiere gilt als absolute **Kontraindikation.**
Wartezeiten (für alle Nitroimidazole): Schwein: 4, Pute: 7 Tage.

2.15.2
Ronidazol

Handelspräparat: Duodegran, Duodegran F, 4,8%ige Arzneimittelvormischung (Pulver zur oralen Anwendung über Futter oder Trinkwasser).

Ronidazol ist mit einer MHK von 1 µg/ml gegen E. coli, Salm. typhimurium, Staphylococcus aureus und Streptococcus pyogenes wirksam. Es ist in der EG als Futterzusatzstoff zur Prophylaxe und Therapie der Histomoniasis der Puten zugelassen. Gegen diese Erkrankungen kann es auch als Arzneimittel eingesetzt werden, wobei bis zu 30 g/50 l Trinkwasser oder 120 g/t Futter über 10–14 Tage

Verwendung finden. Eine Behandlung der Schweinedysenterie mit 30 g / 50 l Trinkwasser bzw. 120 g/t Futter über 5–7 Tage ist ebenfalls möglich. Die Resorption nach oraler Gabe soll bis zu 50 % betragen. Als **Halbwertszeiten** werden 7–10 Stunden angegeben. Die Ausscheidung erfolgt über die Niere. Ansonsten gilt das beim Dimetridazol gesagte.

2.15.3
Ipronidazol

Handelspräparate: Ipropan 12, Ipropan W (Pulver).

Die Präparate werden zur Behandlung der Schweinedysenterie und der Histomoniasis der Puten eingesetzt. Dabei werden –15 g pro 100 l Trinkwasser bzw. 100–250 g für Schwein und Pute pro t Futter über 3–7 Tage verabreicht. Ansonsten siehe Dimetridazol.

2.15.4
Metronidazol

Handelspräparat: Ursometronid (Pulver zur oralen Anwendung über Futter oder Trinkwasser). Als **Anwendungsgebiete** gelten Dysenterie (Treponema hyodysenteriae) der Schweine und die Behandlung des Gelben Knopfes (Trichomonas gallinae) der Taube. **Dosierungen:** Schwein: 25 mg/kg über 4 Tage; Taube: 0,01–0,02%ige Lösung über 7 Tage. Nach oraler Gabe wird Metronidazol nahezu völlig resorbiert (Mensch, Ratte). Beim Menschen wurde eine **Serum-Halbwertszeit** von 8 h ermittelt. Die Plazentarschranke (Maus) wird passiert. **Nebenwirkungen:** Beim Schwein treten Schwellungen der Lider, des Rektums und der Vulva vereinzelt auf. Ansonsten s. bei Dimetridazol. **Wartezeiten:** Schwein 5, Taube 4 Tage.

Metronidazol wird in Kombination mit **Spiramycin** beim Hund zur Therapie von Stomatitiden, Gingivitiden etc. eingesetzt (s. Kap. N 2.5.3).

2.16
Gyrasehemmer

2.16.1
Einleitung

Chemisch können Gyrasehemmer in 4 Gruppen unterteilt werden, nämlich in die Chinolone, Naphthyridine, Cinnoline und Pyridopyrimidine.

Ausgangspunkt der Entwicklung der Gyrasehemmer ist die Nalidixinsäure. Gemeinsam ist allen Vertretern eine Carboxylgruppe in Position 3, eine Ketogruppe in Position 4 sowie ein Stickstoffatom in Position 1. Gegenwärtig werden überwiegend Vertreter der Gruppe der Fluochinolone therapeutisch verwendet, die in 6-Stellung des Grundgerüstes fluoriert sind und in 7-Stellung einen Piperazinsubstituenten aufweisen. Speziell die Fluochinolone zählen zu den bedeutendsten Entwicklungen antibakteriell wirksamer Substanzen der letzten Jahrzehnte und sie zeichnen sich gegenüber den älteren Gyrasehemmern, wie Nalidixinsäure, Enoxacin und Pipemidsäure, durch ein breiteres Wirkungsspektrum und eine günstigere Pharmakokinetik aus. Ihre **Wirkung** beruht auf einer Hemmung des den Bakterien eigenen Enzyms DNA-Gyrase. Dieses Enzym bewirkt eine Spiralisierung (supercoiling) der DNA, damit der lange DNA-Strang seine spezifische Raumstruktur einnimmt und bei der Replikation richtig abgelesen werden kann. Durch Hemmung dieses Enzyms nimmt die Chromosomenlänge zu, wodurch möglicherweise der Raum in der Bakterienzelle nicht mehr ausreicht. Gyrasehemmer haben aus diesen Gründen eine bakteriostatische und -zide Wirkung. Fluochinolone haben ein sehr breites **Spektrum** gegenüber fast allen gramnegativen und -positiven Bakterien, wobei lediglich gegenüber Streptokokken und grampositiven Anaerobiern eine geringere Intensität vorliegt. Eine extrachromosomale **Resistenzentwicklung** gegenüber Vertretern dieser Gruppe ist nicht bekannt. Allerdings können bereits im Verlauf von Behandlungen chromosomal determinierte Resistenzsteigerungen auftreten. Als **Indikationen** gelten fast alle bakteriellen Infektionen, wobei Harnwegs-, Knochen- und Gelenks- sowie Atemwegsinfektionen besonders gut behandelbar sind. Dies ist u. a. auch dadurch begründet, daß eine gute **Verteilung** in die Gewebe stattfindet. Die **Bioverfügbarkeit** nach oraler Gabe ist bei fast allen Vertretern hoch. Die **Halbwertszeiten** liegen zwischen 4 und 7 Stunden. Die **Elimination** erfolgt renal, bei bestehenden Nierenschäden ist mit einer Verzögerung der Ausscheidung zu rechnen. Als **Nebenwirkungen** mit einer Gesamtinzidenz von 4–10 % treten beim Menschen Übelkeit, Erbrechen, Diarrhö, an der Haut Juckreiz und Photosensibilisierung sowie zentralnervöse Störungen wie Kopfschmerzen und Schlafstörungen auf. Zu beachten sind im Tierexperiment beobachtete toxische Wirkungen, wie Nierenschäden, Einflüsse auf die Spermatogenese, EEG-Veränderungen (Hund, Katze) sowie Arthropathien, die insbesondere bei jungen Hunden schwere Knorpelerosionen und Gelenkhöhlenergüsse nach sich ziehen können.

Veränderungen dieser Art finden sich auch im Anfangsstadium bei der beim Menschen und Hund beobachteten Arthritis deformans.

2.16.2
Spezieller Teil

2.16.2.1
Fluochinolone

Barazan, H. M. (Norfloxacin), Tarvid, H. M. (Ofloxacin), Ciprobay, H. M. (Ciprofloxacin), Gyramid, H. M. (Enoxacin), Baytril, V. M. (Enrofloxazin). Als einziger Vertreter der Gyrasehemmer ist Enrofloxazin veterinärmedizinisch zugelassen.

2.16.2.1.1
Enrofloxacin (V. M.)

Handelspräparate: Baytril 15, 50 u. 150, Tabl. (Hund, Katze [außer 150]); Baytril 0,5 %, Inj.-Lsg. (Ferkel); Baytril 2,5 % Inj.-Lsg. (Kalb, Hund, Katze); Baytril 5 %, Inj.-Lsg. (Kalb, Schwein, Hund); Baytril 10 %, Lösung zur oralen Eingabe beim Huhn und Inj.-Lsg. (Hund, Katze); Baytril-Stäbe, intrauterin (Rind). Enrofloxacin-enthaltende Präparate sind für **Anwendungsgebiete** zugelassen, bei denen folgende Infektionserreger vorliegen: E. coli, Salmonella spp., Pasteurella spp., Haemophilus spp. und zusätzlich Mykoplasma spp. (Rind, Huhn), Staphylokokken (Hund, Katze).

Bei Ferkeln und Schweinen sind nur E. coli-induzierte Erkrankungen (Diarrhöen, MMA-Komplex) zur Behandlung zugelassen. In den Uterusstäben ist Enrofloxacin mit Procainbenzylpenicillin kombiniert, so daß ein breites Erregerspektrum abgedeckt wird. Deswegen gelten als allgemeine **Anwendungsgebiete:** antibakterielle Therapie und Prophylaxe im Puerperium des Rindes nach der Geburtshilfe, bei Retentio secundinarum sowie bei Endometritiden. **Dosierungen:** 5 mg/kg p. o. oder s. c. über 3 Tage (Hund, Katze); 1,7 (Ferkel) –2,5 mg/kg s. c., i. m. über 3 (Schwein, 1–2 bei MMA-Komplex), –5 (Kalb), –10 (Hund) Tage. 10 mg/kg KGW (5–10 g Enrofloxacin / 100 ml Trinkwasser in Abhängigkeit vom Wasserver-

brauch) über 3–5 Tage (Huhn). 3 Stäbe (200 mg Enrofloxacin u. 1000 mg Procainbenzylpenicillin/Stab) intrauterin ein- oder mehrmalig im Abstand von 1–2 Tagen (Rind).

Zur oralen bzw. parenteralen Behandlung sollten maximale Blutkonzentrationen von bis zu 1 µg/ml erreicht werden. Die **Bioverfügbarkeit** ist nach oraler Applikation mit der nach parenteraler Verabreichung vergleichbar. Die **Halbwertszeiten** liegen bei den o. g. Spezies zwischen 2–7 h. **Hauptmetabolit** ist das Ciprofloxacin, das in seiner chemotherapeutischen Wirkungspotenz dem Enrofloxacin vergleichbar ist.

Als **Nebenwirkungen** werden vereinzelt gastrointestinale Störungen beobachtet (außer beim Huhn). Unter **Gegenanzeigen** ist der auf der besonderen Empfindlichkeit von Hunden gegenüber der knorpelschädigenden Eigenschaft von Enrofloxacin beruhende Hinweis, »Hunde und Katzen bis zum Alter von 12 Monaten bzw. bis zum Abschluß des Wachstums« nicht zu behandeln, unbedingt zu beachten. Auch bei der Anwendung von in der Humanmedizin eingesetzten Produkten muß diese Kontraindikation beachtet werden. Die therapeutische Breite von Enrofloxacin ist bezüglich dieser Nebenwirkung beim wachsenden Hund sehr gering, wobei wahrscheinlich einzelne Rassen besonders disponiert sind (Labrador?). Andere Spezies dürfen bei bestehenden Knorpelschädigungen nicht behandelt werden. Weitere **Kontraindikationen** bei Hund und Katze sind: zentrale Anfallsleiden, Behandlung von trächtigen und in der Stillzeit stehenden Tieren.

Folgende **Wechselwirkungen** sind zu beachten: Mögliche antagonistische Effekte bei zusätzlicher Behandlung mit Chloramphenicol, Tetracyclinen und Makroliden. Die Elimination von Theophyllin kann verzögert werden. Der Anwendung von Enrofloxacin sollte eine besonders sorgfältige Nutzen-Risikoanalyse vorausgehen, da einerseits diese Präparate eine große therapeutische Bedeutung haben, andererseits ein durch unkontrollierte Anwendung bedingter Anstieg der Resistenz vermieden werden muß. Die Erstellung eines Antibiogramms vor und gegebenenfalls während der Therapie ist wichtig.

Wartezeiten: Huhn, Schwein, Kalb: eßbare Gewebe: 7 (Schwein: 9 nach Appl. von B. 10 %), Eier: 9, Ferkel (0,5 %): 5, nach i. ut.-Anwendung eßbare Gewebe: 8, Milch: 3 Tage.

O   Antiparasitika

F. R. UNGEMACH

Antiparasitika sind Chemotherapeutika zur Behandlung und Prophylaxe von Infektionen oder Infestationen mit Endo- bzw. Ektoparasiten. Antiparasitär wirksame Arzneimittel spielen in der Veterinärmedizin eine bedeutende Rolle wegen der hohen Inzidenz von Parasitenbefall und -belästigung bei Tieren und der daraus resultierenden alljährlichen ökonomischen Verluste durch Leistungsminderung bei Nutztieren. Ferner besitzt eine konsequente Bekämpfung von Parasitosen bei Tieren, die im engen Kontakt mit Menschen leben, eine wichtige hygienische Bedeutung (z. B. Askariden beim Hund).

Ein ideales Antiparasitikum sollte gegen alle Entwicklungsstadien möglichst vieler Parasitenspezies unter gleichzeitiger Schonung des Wirtsorganismus wirksam sein. Während früher meist nur Wirkstoffe mit kleinem Wirkspektrum und relativ hoher Wirtstoxizität verfügbar waren, weisen neuere Pharmaka häufig ein breites Spektrum gegen verschiedene Gattungen, Familien oder Ordnungen von Parasiten bei gleichzeitig besserer Verträglichkeit für den Wirtsorganismus auf. Eine weitere Optimierung antiparasitärer Therapie wurde durch die Entwicklung vielfältiger spezifischer Darreichungsformen erreicht, wie Applikation in Form von Ohrclips, Halsbändern, Boli mit vorprogrammierter Wirkstofffreigabe oder Aufgußpräparaten. Durch diese therapeutischen Systeme wird einerseits der Forderung nach einfacher Handhabung insbesondere bei Herdenbehandlung Rechnung getragen, andererseits auch die Kontaktzeit des Wirkstoffs mit dem Parasiten verlängert und dadurch der Behandlungserfolg gesteigert. Ferner können durch die konstante Freisetzung kleiner Wirkstoffmengen bei geringerer Belastung des Wirtstieres ausreichende therapeutische Konzentrationen am Ort des Parasitenbefalls während eines ganzen oder mehrerer Entwicklungszyklen bzw. über eine gesamte Weidesaison aufrechterhalten werden.

Antiparasitäre Chemotherapie ist allerdings nur ein Bestandteil einer umfassenden Parasitenbekämpfung, die insbesondere auch hygienische Maßnahmen zur Reduzierung des Parasitendrucks und der Reinfektion wie Desinfektion, ausreichende Hygiene von Futter, Ausläufen und Weiden, Bekämpfung von Zwischenwirten und Vektoren, Kotbeseitigung oder Mitbehandlung der Lagerstätten beinhaltet. Der Einsatz von Antiparasitika erfolgt i. a. nach einem strategischen Behandlungsplan, dessen bestimmende Faktoren Entwicklungszyklen und Lebensräume der Parasiten, saisonale Schwankungen des Parasitendrucks, Ausbildung von Immunität bei den Wirtstieren, Resistenzentwicklung bei den Parasiten und ökonomische Aspekte sind.

Im Rahmen dieses Kapitels soll nur auf Anthelminthika und Mittel zur Bekämpfung von Ektoparasiten eingegangen werden. Antiprotozoika werden gesondert abgehandelt (siehe Kap. V).

1
Anthelminthika

Anthelminthika sind Chemotherapeutika zur Behandlung des Befalls mit Nematoden, Cestoden und Trematoden. Der Durchbruch in der anthelminthischen Therapie ist in den frühen sechziger Jahren mit der Entdeckung von Thiabendazol gelungen, aus dem eine ganze Reihe weiterer Benzimidazole mit immer breiterem Wirkungsspektrum bei gleichzeitig geringer Toxizität für den Wirtsorganismus abgeleitet wurden. Den vorläufigen Höhepunkt der Entwicklung gut verträglicher Breitspektrum-Anthelminthika bildet Ivermectin. Es gibt bisher zwar noch keinen Wirkstoff, der gegen alle Parasiten wirksam wäre, aber die modernen Wirkstoffe sind zum Teil nicht nur gegen fast alle Nematoden (intestinal und extraintestinal) sowie gegen deren Entwicklungsstadien inklusive inhibierter Larven, sondern auch gleichzeitig gegen Cestoden (neuere Benzimidazole) und Trematoden (Albendazol) oder gegen Ektoparasiten (Ivermectin) wirksam. Anthelminthika mit schmaler Wirkungsbreite, insbesondere die meisten Cestoden- und Trematodenmittel, haben bei exakt gestellter Diagnose jedoch weiterhin ihre therapeutische Berechtigung.

Anthelminthika wirken durch direkten Angriff am Parasiten. Voraussetzung hierfür ist eine ausreichende Wirkstoffkonzentration am Ort des Parasitenbefalls, wofür bei extraintestinalen Formen eine ausreichende Resorption und systemische Wirkspiegel erforderlich sind. Weiterhin muß der

Wirkstoff in chemotherapeutisch wirksamen Mengen oral oder kutikulär vom Parasiten aufgenommen werden. Der Mechanismus der anthelminthischen Wirkung besteht in einem möglichst selektiven Eingriff (1) in den Stoffwechsel oder (2) in neuromuskuläre Übertragungsmechanismen des Parasiten. Folgen sind (1) eine *Erschöpfung der Energiereserven* z. B. durch Entkopplung der oxidativen Phosphorylierung (bei den meisten Faszioliziden), eine Hemmung der Glukoseaufnahme und mitochondrialer Enzyme (z. B. Benzimidazole) oder (2) eine *spastische Paralyse* durch Hemmung der Acetylcholinesterase (organische Phosphorsäureester) oder durch direkte cholinerge Wirkung (z. B. Levamisol, Pyrantel) bzw. eine *schlaffe Paralyse* häufig durch eine Verstärkung des inhibitorischen Neurotransmitters γ-Aminobuttersäure (GABA) (durch Piperazin oder Ivermectin). Diese paralytischen Wirkungen treten i. a. sofort ein und führen primär zu einer Lähmung und nicht zu einer Abtötung von Parasiten, die dann bei intestinaler Lokalisation durch die normale Peristaltik (eventuell unterstützt durch Laxantien) ausgetrieben werden. Diese Wirkung wird als vermifuge Wirkung bezeichnet. Demgegenüber kommt es durch Anthelminthika, die in den Energiestoffwechsel eingreifen, erst zeitverzögert zum Wirkungseintritt, wobei der Parasit zumeist abgetötet wird (vermizide Wirkung). Diese Wirkstoffe benötigen für eine ausreichende Wirkung eine entsprechend lange Kontaktzeit mit dem Parasiten. Weitere Wirkungsmechanismen sind eine Hemmung der Tubulinpolymerisation (Benzimidazole) sowie eine Schädigung des Teguments von Cestoden (z. B. Praziquantel, Bunamidin).

Eine genaue **Diagnosestellung** ist vor Einleitung jeder anthelminthischen Therapie (auch bei Wirkstoffen mit breitem Spektrum) erforderlich. Ein wichtiges Kriterium für die Auswahl des geeigneten Anthelminthikums bzw. der geeigneten Darreichungsform ist die Lokalisation der Parasiten. Während bei intestinalen Helminthen Präparate mit geringer enteraler Resorption und dadurch niedrigerer Belastung des Wirtsorganismus günstig sind, müssen bei extraintestinalen Formen systemisch wirkende Chemotherapeutika mit entsprechend meist höherem Risiko für den Wirt Anwendung finden. Falls extraintestinale Helminthen sensible intestinale Entwicklungsphasen aufweisen, kann auch oral mit kaum resorbierbaren Wirkstoffen durch **Wiederholungsbehandlung** unter Berücksichtigung der Entwicklungszyklen eine ausreichende Wirkung erzielt werden. Ein Behandlungsplan mit wiederholter Verabreichung entsprechend den Präpatenzzeiten der einzelnen Parasiten ist insbesondere immer dann erforder-

lich, wenn keine ausreichende Wirkung gegen immature oder larvale Stadien besteht. Ein Problem stellen häufig hypobiotische Larven mit verminderter Stoffwechselrate und Resorption dar. Der geeignete **Behandlungszeitpunkt** ergibt sich aus den saisonalen Unterschieden im Parasitendruck. Um die Parasitenbürde und die Kontamination der Weiden niedrig zu halten, empfehlen sich Behandlungen vor dem Weideaustrieb und in geeigneten Abständen während der Weidesaison (z. B. nach 3, 8 und 13 Wochen) sowie im Herbst bei der Aufstallung. Im einzelnen ist das geeignete metaphylaktische Bekämpfungsprogramm der Art der Parasiteninfektion, den klimatischen Bedingungen sowie der Wirkungsbreite und -dauer des Anthelminthikums anzupassen. Ein weiteres Kriterium ist der erwünschte **Behandlungserfolg.** Bei Herdenbehandlung von Nutztieren, aber auch in Zwingern, wird in den meisten Fällen nur eine Steigerung der ökonomischen Effizienz und deshalb keine vollständige Wurmfreiheit, sondern nur eine Reduktion der Wurmbürde um mindestens 70–80 %, optimal um mehr als 90 %, ausreichend sein. Unter diesen Bedingungen bleibt immer noch ein ausreichender antigener Stimulus für die Ausbildung einer Wirtsimmunität erhalten. Demgegenüber ist bei Helminthosen von sogenannten Gesellschaftstieren, wie Hund und Katze, die in engem Kontakt mit dem Menschen leben, bei Befall mit humanpathogenen Parasiten aus hygienischen Gründen zur Verhinderung von Zoonosen, aber auch aus ethischen Gründen eine vollständige **Wurmfreiheit** erforderlich. Hierbei ist zu berücksichtigen, daß es mit keinem derzeit verfügbaren Anthelminthikum möglich ist, dieses Therapieziel bei Askariden des Hundes durch eine einzige Behandlung zu erreichen. Die hygienisch erforderliche vollständige Entwurmung ist nur bei Durchführung des vorgeschriebenen Programms von Wiederholungsbehandlungen gewährleistet. Anstelle von Behandlungsprogrammen finden heute auch **therapeutische Systeme** in Form von ruminal zu verabreichenden Boli oder Wirkstoffolien Anwendung, die über die gesamte erforderliche Behandlungsdauer konstante Mengen eines Anthelminthikums abgeben. Neuere Entwicklungen sehen eine programmierte, diskontinuierliche Freisetzung vor. Da diese Boli im Vormagen liegenbleiben, können bei Vorhandensein von mehr als 2 Boli Drucknekrosen der Vormagenschleimhaut auftreten.

Nematoden können gegenüber verschiedenen Gruppen von Anthelminthika **Resistenzen** entwickeln. Die Resistenzentwicklung erfolgt im Unterschied zur bakteriellen Resistenz jedoch relativ langsam und nimmt im allgemeinen 9–10 Generationen des Parasiten in Anspruch. Probleme bestehen heute insbesondere beim Schaf für Haemonchus, Trichostrongylus und Ostertagia spp. sowie für Strongyliden des Pferdes vor allem wegen der häufig praktizierten mehrfachen Anwendung pro Jahr über lange Fristen. Resistenzen gegen Cestoden- und Leberegelmittel spielen derzeit keine Rolle. Ursache der Resistenz ist eine Selektion der primär (genetisch) geringer empfindlichen Individuen einer Helminthenpopulation. Die gegen einen Wirkstoff entwickelte Resistenz erstreckt sich meist als Gruppenresistenz auf alle chemisch verwandten bzw. über den gleichen Mechanismus wirkenden Anthelminthika (im parasitologischen Sprachgebrauch auch: »Nebenresistenz«), während Wirkstoffe aus anderen chemischen Gruppen *und* mit anderem Angriffspunkt noch weiterhin wirksam sind, wobei jedoch Mehrfachresistenzen auftreten können. Somit kann z. B. bei bestehender Resistenz gegenüber der gesamten Gruppe der Benzimidazole mit Levamisol oder Ivermectin noch eine anthelminthische Wirkung erzielt werden. Beispiele für Nebenresistenzen infolge eines gleichen Wirkungsmechanismus sind Levamisol und Morantel. Durch Rotationsbehandlung mit unterschiedlichen Anthelminthika kann die Resistenzentwicklung verzögert werden, wobei jedoch die Rotation niemals in einer Generation, sondern langsam erst in der Folgegeneration oder im jährlichen Abstand erfolgen soll, da sonst eine beschleunigte Ausbildung von Resistenzen gegen mehr als einen Wirkstoff möglich ist. Ein spontanes Verschwinden oder eine Verringerung der Resistenz nach Wegfall des Selektionsdrucks tritt auch bei längerem Absetzen des Anthelminthikums in der Regel nicht auf.

Bei der Anwendung von Anthelminthika sind teilweise relativ lange **Wartezeiten** einzuhalten (z. B. bei einigen neueren Benzimidazolen, Ivermectin, verschiedenen Fasziolaziden), die bei der häufig bestandsweise durchgeführten Behandlung erhebliche wirtschaftliche Probleme bedingen können. Deshalb sind verschiedene Anthelminthika nicht zum Einsatz bei laktierenden Rindern oder Legegeflügel geeignet.

1.1
Anthelminthika gegen Nematoden

Zur Behandlung des Nematodenbefalls bei Tieren steht eine große Palette breit wirksamer und relativ gut verträglicher Wirkstoffe zur Verfügung, wobei große therapeutische Bedeutung derzeit verschiedene **Benzimidazole** und **Avermectine,** aber auch noch **Pyrantel, Morantel** und das weniger sichere **Levamisol** besitzen. An Bedeutung verloren haben Anthelminthika mit schmalem Wirkspektrum, wie **Piperazin, Diethylcarbamazin** und insbesondere **Organophosphate** wegen ihrer geringen Sicherheitsbreite. Völlig verdrängt wurde das früher häufig eingesetzte **Phenothiazin,** das in Dosen von 50–200 mg/kg eine gute Wirkung gegen viele adulte Magen- und Dickdarm-Nematoden aufweist. Die therapeutische Breite ist bei den meisten Tierarten allerdings gering, so daß eine Anwendung nur bei Vögeln und Wiederkäuern, mit Vorsicht auch bei Pferden, vertretbar ist. Die relativ schwerwiegenden Unverträglichkeitserscheinungen sind in erster Linie durch Hämolyse, Photosensibilisierung und Ikterus gekennzeichnet. Ein weiterer praktischer Nachteil bei Phenothiazin ist die Rotfärbung der Milch und des Harnes und damit indirekt der Wolle. Weniger gebräuchlich ist in der Veterinärmedizin das Oxyurenmittel **Pyrinium-Pamoat (Molevac,** H. M.), das in der Pferdepraxis bei Befall mit Oxyuris equi eingesetzt wird. Bedeutungslos sind heute auch die Verbindungen **Methyridin, Thenium** und **Disophenol.** Die Anwendung von anderen **Phenolverbindungen,** von **Naphthalin** und **Tetrachlorkohlenstoff** zur Bekämpfung von Nematoden ist obsolet.

Der Einsatz von Anthelminthika gegen Nematoden erfolgt nicht nur therapeutisch, sondern beim Nutztier in erster Linie prophylaktisch im Rahmen von Behandlungsprogrammen zur Verhinderung von Verlusten. Mit solchen Programmen soll bei der Weidehaltung die Infektion der Weideflächen durch entsprechende Behandlungen vor dem Austreiben und während der Weidesaison niedrig gehalten und durch Behandlung nach Aufstallung bei Wiederkäuern die Winter-Ostertagiose verhindert werden. Strategische Anwendungen werden auch, soweit möglich, bei tragenden Tieren und während der Saugperiode vor allem bei Welpen, Ferkeln und Fohlen zur Verhinderung intrauteriner und galaktogener Wurminfektionen durchgeführt. Die hygienisch erforderliche Wurmfreiheit bei Askariden des Hundes ist nur durch ein Behandlungsprogramm mit mehrtägiger Verabreichung (über 3 bis 5 Tage) und bei Welpen durch Wiederholung im 3-wöchigen Abstand (3., 6. und 9. Lebenswoche) zu erzielen. Generell ist zu beachten, daß sich die Wirkung von Anthelminthika bei den einzelnen Tierarten aufgrund unterschiedlicher Metabolisierung und Ausscheidung unterscheiden kann.

1.1.1
Benzimidazole

Benzimidazole zählen zu den wichtigsten heute eingesetzten Anthelminthika, die sich insbesonre durch eine große Wirkungsbreite und gute Verträglichkeit bei den behandelten Tieren auszeichnen. Die erste therapeutisch eingesetzte Verbindung dieser Gruppe war **Thiabendazol,** das jedoch noch einige Lücken in seinem Wirkungsspektrum gegenüber Nematoden aufweist. Eine Wirkungsverbesserung konnte durch Substitutionen am Benzimidazolkern erzielt werden, durch die die Löslichkeit der Verbindungen reduziert und dadurch die Resorption herabgesetzt und die Kontaktzeit mit dem Parasiten verlängert wurde. Therapeutische Bedeutung erlangten 5-Carbamat-substituierte Benzimidazole, von denen als erste **Parbendazol** und **Cambendazol** eingesetzt wurden. Mit den neueren Benzimidazolen **Mebendazol, Fenbendazol, Oxfendazol, Flubendazol** und **Oxibendazol** gelang die Erweiterung des Wirkungsspektrums auf Cestoden, **Albendazol** ist zusätzlich noch gegen adulte Leberegel wirksam. Eine Sonderstellung nimmt **Triclabendazol** ein, das keine Wirkung gegenüber Nematoden, dafür aber gegen unreife und reife Leberegel aufweist. Eine eigene Gruppe stellen die Probenzimidazole **Fenbantel** und **Thiophanat** dar, aus denen das eigentlich wirksame Benzimidazol erst durch Biotransformation im Wirtsorganismus entsteht. Von den genannten Verbindungen sind Oxibendazol, Triclabendazol und Thiophanat bisher noch nicht in Deutschland zur Anwendung bei Tieren zugelassen.

Der grundlegende **Mechanismus** *der anthelminthischen Wirkung* von Benzimidazolen ist eine Hemmung der Polymerisation von Tubulin zu Mikrotubuli. Dadurch werden wichtige strukturelle und funktionelle Eigenschaften der Helminthenzelle beeinträchtigt, wie Ausbildung des Zytoskeletts, Spindelbildung bei der Mitose sowie Aufnahme und intrazellulärer Transport von Nährstoffen und Stoffwechselsubstraten. Als Folge kommt es besonders durch verringerte Glukoseaufnahme und Herabsetzung mitochondrialer Reaktionen, z. B. in Form einer Hemmung der Fumarat-Reduktase, zu einer ATP-Verarmung. Die Wirkung tritt langsam ein und erfordert eine ausreichend lange Kontaktzeit zwischen Anthelminthikum und Parasit, die oft nur durch wiederholte Dosierung oder Langzeitformulierungen zu erzielen ist. Nach Erschöpfung der Energiereserven kommt es zum Absterben des Parasiten und zu seiner Expulsion in 2 bis 3 Tagen. Benzimidazole besitzen meist auch eine ovizide Wirkung, die nach ca. 8 Stunden infolge einer Hemmung der Spindelbindung und Störungen des Metabolismus während der Embryogenese eintritt.

Die Breite des Wirkungsspektrums und insbesondere die Wirkung auf verschiedene Entwick-lungsstadien und extraintestinale Formen der Parasiten werden in erster Linie durch die **pharmakokinetischen Eigenschaften** der einzelnen Benzimidazole bestimmt. Benzimidazole werden oral oder auch direkt intraruminal verabreicht, wobei die Wirkung gegen intestinale Nematoden um so besser ist, je geringer die Resorption und je länger dadurch die Verweildauer von Muttersubstanz und aktiven Metaboliten im Gastrointestinaltrakt ist. Viele der neueren breit wirksamen Benzimidazole liegen im Darmlumen als schwerlösliche, schlecht und variabel resorbierbare Präzipitate vor. Demgegenüber wird das nur begrenzt wirksame Thiabendazol rasch resorbiert, metabolisch inaktiviert und renal eliminiert. Die bessere Wirksamkeit von Benzimidazolen bei Rindern und Pferden beruht vorwiegend auf der langen Verweildauer in Pansen oder Caecum und der dadurch längerfristigen Abgabe wirksamer Konzentrationen aus diesen Reservoirs. So ist auch bei direkter Verabreichung in den Labmagen wegen der schnelleren Ausscheidung die Wirkung im Vergleich zur intraruminalen Gabe reduziert. Bei Tierarten mit einhöhligem Magen, insbesondere bei Carnivoren, unterliegen Benzimidazole einer erhöhten Resorption und vor allem einer schnelleren Passage, so daß oft nur bei wiederholter Nachdosierung eine ausreichende Wirksamkeit besteht. Die schlecht löslichen neueren Benzimidazole werden jedoch noch in genügendem Umfang resorbiert, um auch außerhalb des Darms wirksame Spiegel gegen extraintestinale und gewebsständige Parasitenformen zu erreichen. Aufgrund des hohen Verteilungsvolumens kommt es teilweise noch in der Lunge zu therapeutisch wirksamen Konzentrationen. Ferner werden z. B. Oxfendazol, Fenbendazol und Albendazol in der Leber zu aktiven Metaboliten umgewandelt, die zusammen mit der Muttersubstanz in den Darm zurücksezerniert werden. Durch diesen entero-enteralen Kreislauf werden histotrope Phasen der Parasiten in der Darmwand längerfristig höheren Benzimidazolkonzentrationen ausgesetzt und somit auch gegen solche Formen eine Wirkung erzielt. Benzimidazole werden verschiedentlich biliär ausgeschieden, wodurch in den Gallengängen Wirkstoffkonzentrationen auftreten können, die z. B. bei Albendazol fasziolizid wirksam sind. Enteral sezernierte Benzimidazolmetabolite weisen häufig ebenfalls eine geringe Löslichkeit und entsprechend lange Persistenz im Darmlumen auf.

Während somit alle Benzimidazole hochwirksam ($> 90 \%$) gegen adulte und intestinale larvale Stadien zahlreicher Magen-Darm-Nematoden bei Haus-, Wild- und Zootieren sowie bei Haus- und Wildgeflügel sind, kann mit den neueren Benzimidazolen wie Mebendazol, Fenbendazol, Oxfendazol oder Albendazol auch eine zuverlässige Wirkung gegen verschiedene inhibierte und histotrope Larvenstadien sowie bei extraintestinalen Helminthosen, z. B. gegen Wanderlarven oder gegen adulte und immature Lungenwürmer, erzielt werden. Gegenüber Trichuren beim Rind (nicht jedoch bei kleinen Wiederkäuern und Wild) sowie gegenüber Strongyloiden insbesondere beim Schwein sind die meisten Benzimidazole nicht ausreichend wirksam. Mit dem Auftreten von **Resistenzen,** die die ganze Gruppe der Benzimidazole umfassen, muß derzeit bei Trichostrongyliden des Schafes sowie bei kleinen Strongyliden des Pferdes, insbesondere wegen der wiederholten, langjährigen Anwendung bei diesen Tierarten, gerechnet werden. Zur Erkennung bestehender Resistenzen eignet sich die Durchführung eines Eizahlreduktionstests. Nur Oxibendazol scheint bisher noch ausreichende Wirkung bei bestehender Benzimidazolresistenz zu besitzen. Bei Nematoden der Rinder, die maximal nur bis in die 2. Weidesaison behandelt werden, sowie bei Schweinen und Hunden liegen in Europa noch keine Hinweise auf Resistenzen vor. Von den einzelnen Benzimidazolen sind sehr unterschiedliche therapeutische **Dosen** erforderlich: während für die neueren Wirkstoffe wie Fenbendazol, Oxfendazol, Flubendazol oder Albendazol bereits Dosen von 5–10 mg/kg ausreichend wirksam sind, kann mit dem schnell eliminierten Thiabendazol auch bei Dosen von 75–100 mg/kg nur eine vergleichsweise begrenzte Wirkung erzielt werden. Mit wiederholten kleineren Dosen läßt sich allgemein eine bessere Wirkung als mit einer einzigen hohen Dosis erreichen. Insbesondere bei neueren Benzimidazolen treten aufgrund der geringen Resorption sowie der schnellen und umfangreichen Verteilung nur niedrige Blutspiegel auf, die nicht mit dem Wirkungsverlauf korrelieren, da die Wirksamkeit lediglich durch die Konzentration und Persistenz des Anthelminthikums am Ort der Parasiteninfektion bestimmt wird.

Alle Benzimidazole besitzen eine geringe **Toxizität.** Für Haus-, Wild- und Zootiere besteht eine allgemein sehr gute **Verträglichkeit,** auch bei jungen, kranken und geschwächten Tieren. **Überdosierung** ist mit den neueren, niedrig dosierten Benzimidazolen praktisch nicht möglich, das 8- bis 10fache der therapeutischen Dosis wird auch bei mehrmaliger Gabe symptomlos vertragen. Bei den älteren höher dosierten Verbindungen Thiabendazol, Parbendazol und Cambendazol können demgegenüber schon bei einzelnen Spezies bei 2- bis 4facher Überdosierung **Nebenwirkungen** in Form von Benommenheit, Inappetenz, Erbrechen und vereinzelt Durchfall auftreten. Trotz ihrer geringe-

ren therapeutischen Breite sind auch diese Verbindungen vergleichsweise, z. B. zu Organophosphaten, sicher und verträglich. Die gesamte Wirkstoffklasse der Benzimidazole besitzt jedoch **teratogene** oder **embryotoxische Eigenschaften,** und diese toxischen Wirkungen können teilweise schon im therapeutischen Dosisbereich auftreten. Aus diesen Gründen ist der Einsatz von Benzimidazolen bei trächtigen Tieren nur begrenzt möglich, wobei sich das Schaf als besonders empfindliche Spezies erwies. Verschiedene Benzimidazole sind deshalb bei einzelnen Tierarten in frühen Phasen der Trächtigkeit während der Embryogenese (z. B. Cambendazol bei Schaf und Schwein, Parbendazol beim Schaf, Albendazol bei Rind und Schaf) oder während der gesamten Trächtigkeit (z. B. Fenbendazol und Oxfendazol beim Hund) **kontraindiziert.** Aber auch in allen anderen Fällen sind bei der Anwendung von Benzimidazolen an trächtigen Tieren die vorgegebenen Dosierungen genau einzuhalten und Überdosierungen grundsätzlich zu vermeiden. Ebenfalls im Zusammenhang mit der antimitotischen Wirkung der Benzimidazole stehen Störungen der männlichen Fertilität, die bei Langzeitverabreichung übertherapeutischer Dosen bei verschiedenen Tierarten beobachtet wurden und für die keine unwirksamen Grenzdosen bekannt sind. Benzimidazole sollen deshalb bei männlichen Zuchttieren nur mit Vorsicht angewendet werden. Bei Vögeln können Mauserstörungen sowie vereinzelt eine Reduktion von Legeleistung und Schlupfrate (z. B. durch Mebendazol bei Fasanen und Wachteln) auftreten. Beim Schaf kann Oxfendazol die Konzentration flüchtiger Fettsäuren im Pansen verringern. Inwieweit diese Beeinflussung des Metabolismus der Pansenflora durch Langzeitformulierungen von Benzimidazolen klinisch relevant werden kann, ist noch ungeklärt. Die nach Behandlung von Lungenwurmbefall beobachteten Lungenveränderungen (z. B. Ödem) sind sehr wahrscheinlich nicht Substanzbedingt, sondern durch die antigenen Eigenschaften der abgetöteten Parasiten verursacht. Mit solchen allergischen Reaktionen muß bei der Anwendung von Anthelminthika mit vermizider oder larvizider Wirkung auf extraintestinale Parasitenformen gerechnet werden. Aus Gründen der **Anwendersicherheit** ist bei der Verabreichung von Benzimidazolen der Kontakt mit menschlicher Haut und Schleimhaut zu vermeiden. **Wechselwirkungen** mit anderen Mitteln sind außer einer erhöhten Toxizität bei gleichzeitiger Verabreichung von Fenbendazol oder Oxfendazol mit Bromsalan-Fasziziliden, die in Deutschland jedoch nicht zugelassen sind, nicht bekannt. Von Bedeutung ist, daß Benzimidazole die Nebenwirkungen von Cholin-

Tab. 1
Anthelminthisches Wirkungsspektrum von Benzimidazolen

	Thia-bendazol	Par-bendazol	Cam-bendazol	Me-bendazol	Flu-bendazol	Al-bendazol	Fenben-dazol	Oxfen-dazol	Feb-antel
Rind, Schaf				(Schaf)					
Haemonchus	xx	xx		xx		xx	xx[2]	xx[2]	xx
Ostertagia	(x)[1]	x		(xx)		xx[2]	xx[2]	xx[2]	xx
Trichostrongylus	xx	xx		xx		xx	xx[2]	xx[2]	xx
Cooperia	x[1]	x		xx		xx	xx[2]	xx	xx
Nematodirus	(x)[1]	(x)		x		(xx)	xx[2]	xx[2]	(xx)
Bunostomum	(xx)	(xx)		xx		x	x	(xx)	(xx)
Oesophagostomum	(xx)	(xx)		x		(xx)	xx	(xx)	(xx)
Strongyloides	xx	xx		–		x	(x)	–	–
Trichuris	–[1]	–		xx		–	(x)	–	(x)
Dictyocaulus	–[1]	–		(x)		x(x)	xx[2]	xx[2]	xx
Moniezia	0	0		x		–[1]	–[1]	x	–
Fasciola hepatica	0	0		x		(x)[1]	0	0	0
Pferd									
Strongyliden									
große	(xx)	(x)	(xx)	(xx)		(xx)	x(x)[3]	x(x)	x
kleine	(xx)	(x)	(xx)	(xx)		(xx)	x(x)[3]	x(x)	(xx)
Strongyloides	(xx)	–	–	–		–	x[1]	–	0
Oxyuren	(x)	(x)	(xx)	xx		xx	x(x)[3]	xx	xx
Askariden	–[1]	–	(xx)	xx		(xx)	(x)[1]	x(x)	xx
Trichostrongylus	(x)	(–)	–	(x)		–	–[1]	(x)	–
Anoplocephala	0	0	0	–[1]		0	0	0	0
Schwein									
Hyostrongylus	xx	xx	xx	(xx)	(xx)		xx[3]		(xx)
Oesophagostomum	(xx)	(xx)	(xx)	(xx)	(xx)		xx[3]		xx
Ascaris	–	(xx)	(xx)	xx	xx		xx[3]		xx
Trichuris	–	–	–	(xx)	(xx)		–		–[1]
Strongyloides	–[1]	–[1]	–[1]	–	–		–[1]		0
Metastrongylus	–	–	–	–	–		–[1]		x[1]
Hund, Katze									
Askariden				(xx)	(xx)		(xx)		–
Ancylostoma				(xx)			xx		–
Uncinaria				(xx)	(xx)		xx		–
Trichuris				(xx)	(xx)		xx		xx
Taenien				–	–[1]		xx		0
Dipylidium				0	0		0		0
Echinococcus				0	0		0		0
Geflügel							(Taube)		
Askariden			(xx)	xx	xx		xx		
Capillaria			(x)	xx	xx		xx		
Heterakis			(x)	–	–				
Syngamus			(x)	–	–				
Raillietina			0	0	–[1]				

Wirksamkeit: xx: > 90 %
  x: > 80 %
  –: < 80 %
  0: unzureichend oder nicht vorhanden

Angaben in Klammern: Wirkung nur gegen adulte Formen

[1] Wirkung bei erhöhter Dosis oder mehrfacher Gabe
[2] Wirkung gegen inhibierte Larvenstadien
[3] erhöhte Dosis gegen immature Formen

esterasehemmstoffen, die häufig gleichzeitig gegen Ektoparasiten eingesetzt werden, im allgemeinen nicht verstärken. Lediglich beim Pferd wurden gastrointestinale Störungen bei gleichzeitiger Gabe von Oxfendazol und Dichlorvos beobachtet.

Für Benzimidazole gelten sehr unterschiedliche **Wartezeiten,** die von derzeit noch 0 Tagen für Thiabendazol bis zu 28 Tagen in eßbaren Geweben für die moderneren Benzimidazole reichen, wobei diese Wartezeiten teilweise wissenschaftlich nicht ausreichend belegt sind. Diese Verbindungen zählen aufgrund ihrer hohen Verteilung und langsamen Elimination zu den starken Rückstandsbildnern und können deswegen teilweise bei laktierenden Tieren nicht angewendet werden.

1.1.1.1
Thiabendazol

Thiabendazol ist das älteste therapeutisch als Anthelminthikum eingesetzte Benzimidazol und steht als Arzneimittel zur oralen Anwendung für die Bekämpfung von Magen-Darm-Nematoden bei Pferd, Wiederkäuern, Schwein, Zoo- und Wildtieren zur Verfügung (**Thibenzole,** V. M.). Thiabendazol besitzt gute bis sehr gute **Wirkung** ($>90\%$) gegen adulte Formen der meisten Magen-Darm-Nematoden (Tab. 1), während von den immaturen Formen nur die Stadien erfaßt werden, die sich im Magen-Darm-Trakt entwickeln. Histotrope Larvenstadien sowie extraintestinale Wanderlarven und Parasitenarten erfordern, soweit sie erfaßbar sind, wesentlich höhere Dosierungen. Mäßige Wirkung besteht bei Wiederkäuern gegenüber schweren Parasitosen mit Ostertagia, Cooperia und Nematodirus spp. Trichuren und Lungenwürmer werden bei allen Spezies nur schlecht, zumeist erst bei mindestens doppelter Dosis erfaßt. Gegen Strongyloides beim Schwein ist Thiabendazol noch immer von Bedeutung, obwohl erhöhte Dosen erforderlich sind. Gegen Askariden besteht allgemein schlechte Wirksamkeit, zu ihrer Bekämpfung ist die Kombination mit einem anderen Anthelminthikum, z. B. mit Piperazin (**Thibenzole-Piperazin-Kombination für Schweine Rp. W 3.1,** V. M.) erforderlich. Bei Pferden ist eine gute Wirkung gegen 4. Larvenstadien und adulte Formen kleiner Strongyliden und adulte Formen großer Strongyliden vorhanden, während die Wirkung gegen Trichostrongylus axei, Strongylus vulgaris und 4. Larvenstadien von Oxyuren mäßig bis schlecht ist. Eine Wirkung gegen kleine Leberegel bei Wiederkäuern wird erst bei 5facher Dosis erzielt. Thiabendazol besitzt ovizide Wirkung sowie gute Wirksamkeit gegen frühe Stadien der Wanderlarven und Geschlechtsformen von Trichinella spiralis.

Bei der Anwendung von Thiabendazol sind die üblichen **Benzimidazolresistenzen** bei Trichostrongyliden des Schafes und kleinen Strongyliden des Pferdes zu beachten und zu ihrem Ausschluß Wirksamkeitskontrollen mit dem Eizahlreduktionstest durchzuführen. Thiabendazol wird auch im Pflanzenschutz eingesetzt, ferner besteht zusätzlich eine antimykotische Wirkung, durch die mit anthelminthisch wirksamen Dosen auch Behandlungserfolge bei der Trichophytie des Rindes erzielt wurden. **Dosierung:** bei Pferd, Schwein und kleinen Wiederkäuern 50–100 mg/kg, bei nicht-laktierenden Rindern 75–100 mg/kg und bei Milchkühen 66 mg/kg, bei Wildtieren 200 und Zootieren 100 mg/kg. Zur Bekämpfung von Trichuren und Lungenwürmern sind höhere Dosen erforderlich (s. o.).

Die begrenzte Wirksamkeit ist durch die pharmakokinetischen Eigenschaften von Thiabendazol bedingt, das sehr schnell resorbiert wird und deshalb nur kurz mit den Parasiten in Kontakt kommt. Maximale Blutspiegel werden nach 4–7 Stunden erreicht, die Verteilung erfolgt in fast alle Organe und Gewebe. Thiabendazol wird rasch zu über 99 % zum inaktiven Hydroxymetabolit umgewandelt und überwiegend in konjugierter Form hauptsächlich renal und geringer über die Faeces ausgeschieden, wobei innerhalb von 3 Tagen eine praktisch vollständige Ausscheidung erfolgt. Thiabendazol weist somit nur eine sehr geringe Rückstandsbildung in den Geweben auf, und auch die Ausscheidung über die Milch beträgt weniger als 0,1 % der Gesamtdosis. Thiabendazol ist allgemein gut verträglich, es treten nur selten schwere **Nebenwirkungen** auf. Eine gefährliche **Überdosierung** ist praktisch nicht möglich. Beim Hund ist die therapeutische Breite relativ klein, wobei häufig Erbrechen beobachtet wird. Weitere Nebenwirkungen: Inappetenz, selten Durchfall, Benommenheit, Sehstörungen, Juckreiz und eine Beeinträchtigung der Leberfunktion, wobei diese Wirkungen zum Teil auch durch die abgetöteten Parasiten bedingt sein können. Teratogene Eigenschaften wurden auch beim Schaf nicht beobachtet. **Wechselwirkungen** mit anderen Mitteln sind keine bekannt. **Wartezeit** für Milch und eßbare Gewebe: 0 Tage. Die Milch behandelter Tiere soll jedoch drei Tage nach der Behandlung nicht zur Käseherstellung verwendet werden.

1.1.1.2
Parbendazol

Parbendazol ist ein Benzimidazol-Carbamat zur oralen Anwendung gegen adulte und teilweise larvale Stadien verschiedener Magen-Darm-Nematoden bei Schwein, Rind und Schaf (**Neminil,** V. M.**).** Parbendazol besitzt allgemein eine gute Wirkung (> 90 %) mit einem vergleichbaren **Wirkungsspektrum** wie Thiabendazol, das sich vorwiegend auf adulte und sich im Darmlumen entwickelnde immature Formen erstreckt (Tab. 1). Parbendazol wirkt gut gegen adulte Askariden des Schweines, während gegen Lungenwürmer der Wiederkäuer auch bei höheren Dosierungen keine ausreichende Wirkung erzielt werden kann. Gegen inhibierte Larvenstadien konnte keine gesicherte Wirkung nachgewiesen werden. Beim Pferd ist nur eine variable Wirkung gegen wenige Dickdarmnematoden belegt, bei Wildwiederkäuern fehlt ausreichendes Erkenntnismaterial zur Wirksamkeit. **Resistenzen:** siehe Thiabendazol.

Dosierung: 30 mg/kg bei Rind und Schwein sowie 15 mg/kg beim Schaf. Parbendazol wird bei den verschiedenen Spezies zwischen 12 (Schwein) und 26 % (Schaf) enteral resorbiert und rasch metabolisiert. Die Halbwertszeit beträgt beim Schwein 7 Stunden. Die Ausscheidung erfolgt zum größten Teil über die Faeces, weniger als 1 % der Dosis gehen in die Milch über. Die *Verträglichkeit* ist bei Rind und Schwein mit einer therapeutischen Breite > 15 sehr gut. Als **Nebenwirkung** wurde bei Rindern gelegentlich Inappetenz beobachtet. Bei Pferden kommt es schon im therapeutischen Dosisbereich zu transienten Durchfällen, weshalb Parbendazol, auch wegen der mäßigen Wirksamkeit, nicht bei dieser Spezies angewendet werden soll. **Kontraindikation:** Parbendazol wirkt beim Schaf schon ab 30 mg/kg *teratogen,* bei Rind und Schwein konnten bisher keine derartigen Wirkungen beobachtet werden. Trotzdem sollte Parbendazol nicht bei trächtigen Tieren angewendet werden. **Wechselwirkungen, Anwenderhinweise:** siehe Thiabendazol. **Wartezeiten:** Milch 4 Tage, eßbare Gewebe 14 Tage, beim Schwein 28 Tage.

1.1.1.3
Cambendazol

Cambendazol ist ein älteres substituiertes Benzimidazol zur oralen Anwendung bei Schweinen, Pferden, Geflügel und Tauben (**Cambenzole,** V. M.). Gegenüber adulten und unreifen Stadien verschiedener Magen-Darm-Nematoden besteht eine hohe Wirksamkeit (> 95 %) mit einem zu Thiabendazol vergleichbaren **Wirkspektrum** (Tab. 1). Cambendazol besitzt ausreichende Wirkung gegen reife Stadien von Askariden bei Pferd und Schwein und bedingte Wirkung gegen Oxyuren beim Pferd. Bei Geflügel und Tauben werden Ascaridia spp., Capillaria spp., Heterakis spp. und Syngamus trachea sowie Ancylostomum anseris erfaßt. Die **Resis-**

tenzsituation ist entsprechend wie bei Thiabendazol. **Dosierung:** bei Pferd und Schwein 20 mg/kg. Sauen können zur Verminderung galaktogener Infektionen der Ferkel mit Strongyloides ransomi um den Geburtstermin mehrere Tage lang mit 5 mg/kg (für 5 Tage) bzw. 2,5 mg/kg (für 10 Tage) behandelt werden. Aus Kostengründen wird jedoch allgemein eine Behandlung der Ferkel in der ersten Lebenswoche (5. Tag post partum) vorgezogen. Für die bei Geflügel und Tauben mehrtägig anzuwendenden Dosen von 10–15 mg/kg ist eine ausreichende Wirksamkeit nicht belegt. Cambendazol wird bis zu 30 % resorbiert, umfassend metabolisiert und sehr langsam überwiegend mit den Faeces ausgeschieden. Die Halbwertszeit beim Schwein beträgt 11 Tage. Im Gegensatz zum Rind ist Cambendazol bei Pferd und Schwein gut verträglich, bis zum 4- bis 8fachen der therapeutischen Dosis traten keine **Nebenwirkungen** auf. Bei Schweinen und Schafen ruft bereits die doppelte Dosis teratogene Wirkungen hervor, die auch beim Pferd nicht auszuschließen sind. Für Cambendazol besteht deshalb bei allen Tierarten eine **Kontraindikation** im ersten Drittel der Trächtigkeit. In späteren Trächtigkeitsstadien soll die Anwendung nur bei strenger Indikationsstellung erfolgen. **Wechselwirkungen, Anwenderhinweise:** siehe Thiabendazol. **Wartezeit:** eßbare Gewebe 28 Tage (Schwein) bzw. 42 Tage (Pferd).

1.1.1.4
Mebendazol

Mebendazol ist ein moderneres Breitspektrum-Anthelminthikum, das aufgrund seiner guten Wirksamkeit bei Helmintheninfektionen von Mensch und Tier eine weite Verbreitung gefunden hat. Mebendazol wird oral entweder zusammen mit dem Futter oder in Tabletten-, Bolus- oder Pastenform bei Schwein, Geflügel, Wild- und Zoosäugetieren (**Mebenvet** 5 %, V. M.), Schafen (**Ovitelmin,** V. M.) sowie Pferden, Hunden und Katzen (**Telmin,** V. M.) angewendet. Mebendazol ist nicht zur Anwendung bei Rindern zugelassen. Das **Wirkspektrum** ist deutlich breiter als von Thiabendazol und umfaßt, neben adulten und teilweise larvalen Stadien einer Vielzahl von Magen-Darm-Nematoden, auch verschiedene extraintestinale Parasitenformen und erstreckt sich, allerdings mit begrenzter Wirkung, auch auf Cestoden (Tab. 1). Bei *Pferden* besteht nicht nur eine sehr gute Wirksamkeit (> 95 %) gegen adulte große und kleine Strongyliden, sondern auch gegen Askariden und Oxyuren (bei mehrtägiger Behandlung) inklusive ihrer unreifen Darmlumenstadien. Die Wirkung gegen immature Darmlumenstadien der Strongyliden sowie gegen Strongyloides westeri ist mäßig bis schlecht (< 80 %). Mebendazol ist nicht wirksam gegen Habronema spp. und 3. Larven von Gasterophilus spp., die allerdings in Kombination mit Trichlorfon (**Telmin plus,** V. M.) erfaßt werden können. Die Wirksamkeit gegen Cestoden ist mäßig, eine ausreichende Wirkung gegen Anoplocephala spp. kann erst mit mindestens doppelter Nematoden-wirksamer Dosis erreicht werden. Beim *Schaf* erstreckt sich die Wirkung auf nichtinhibierte unreife und reife Stadien von Trichostrongyliden, Strongyliden und Trichuris sowie auf adulte Lungenwürmer, während gegen deren unreife Stadien nur mäßige Wirkung erzielt wird. Mit gleichen Dosen wird auch eine ausreichende Wirkung bei Monieziabefall erreicht. Nicht genügend ist die Wirksamkeit gegen Strongyloides. Praktisch keine Wirkung kann gegen Protostrongyliden erzielt werden. Gegen adulte große Leberegel sind 5fach höhere Dosen erforderlich. Beim *Schwein* werden außer Strongyloides ransomi die adulten Formen der wichtigsten Magen-Darm-Nematoden sowie Wanderlarven der Askariden gut erfaßt. Bei *Hund* und *Katze* besteht gute Wirksamkeit gegen adulte Formen von Spul-, Haken- und Peitschenwürmern. Pränatale und galaktogene Askariden- und Hakenwurminfektionen sind durch prophylaktische Behandlung des Muttertieres nicht zu beeinflussen. Cestoden liegen teilweise ebenfalls im Wirkspektrum, jedoch ist die Wirkung auf Taenien weniger ausgeprägt und variabel. Mebendazol ist unzureichend wirksam gegen Dipylidium caninum und gegen Echinococcus granulosus, der eine große Infektionsgefahr für den Menschen darstellt. Beim *Geflügel* ist Mebendazol gut wirksam gegen reife und teilweise unreife Stadien von Magen-Darm- und Luftröhrenwürmern. Bestehende **Benzimidazolresistenzen** erstrecken sich auch auf Mebendazol (s. Thiabendazol). **Dosis:** einmalig beim Pferd 9 mg/kg, beim Schaf 20 mg/kg, Schweine erhalten über 5–10 Tage Mischfutter mit einem Gehalt von 30 mg pro kg Mischfutter, Geflügel über 7 Tage im Futter 60 mg/kg Mischfutter, Fasanen und Rebhühner für 14 Tage bis 120 mg pro kg Futter. Bei Hunden und Katzen kann die hygienisch erforderliche Entwurmung bei Trichurisbefall nur durch Wiederholungsbehandlungen an 3–5 aufeinanderfolgenden Tagen mit 20 mg/kg erreicht werden. Bei Toxocara-Befall sind bei Welpen weitere Behandlungen entsprechend der Präpatenzzeiten in der 3., 6. und 9. Lebenswoche erforderlich. Die Expulsion der Parasiten erfolgt 2 bis 5 Tage nach der Behandlung. Mebendazol wird sehr variabel enteral resorbiert. Bei Hunden liegt die Resorptionsquote < 10 %, während bei Schweinen > 30 % bioverfügbar sind. Bei schweren Parasitosen kann die Resorption stark reduziert sein. Mebendazol wird schnell und umfangreich zu weitgehend inaktiven Metaboliten abgebaut. Mit einem hohen Verteilungsvolumen kommt es zu einer uneinheitlichen Verteilung mit höchsten Konzentrationen in Leber und Niere. Die Ausscheidung erfolgt beim Hund zu über 90 % mit den Faeces, während beim Schwein bis zu 50 % renal eliminiert werden. Mebendazol ist allgemein gut verträglich und besitzt insbesondere bei Pferd und Schwein eine große therapeutische Breite (> 5). Beim Hund können hingegen schon im therapeutischen Dosisbereich gelegentlich vorübergehende, allerdings nicht schwerwiegende **Nebenwirkungen** in Form von Erbrechen, Durchfall und vereinzelten Leberschäden auftreten. Bei Wachteln und Fasanen wurde eine Reduktion der Legeleistung und Schlupfrate beobachtet. Bei Hühnervögeln kann es zu einer Störung der Mauser kommen. Während die Ratte sehr empfindlich auf teratogene Eigenschaften von Mebendazol reagiert, konnten bei Pferden und Schafen keine derartigen Wirkungen in therapeutischer Dosierung festgestellt werden. Bei Hunden traten nach 5facher Überdosierung embryotoxische Wirkungen auf. Die Anwendung von Mebendazol bei trächtigen Tieren soll deshalb nur unter strenger Indikationsstellung erfolgen. **Kontraindikationen:** Mebendazol darf nicht bei Legehennen angewendet werden. Milch von Mebendazol-behandelten Tieren darf nicht zum menschlichen Verzehr verwendet werden. **Wechselwirkungen** und **Anwendersicherheit:** siehe Thiabendazol. **Wartezeiten** für eßbare Gewebe: Pferd und Schwein 14 Tage; Schaf, Geflügel, Wild 7 Tage.

1.1.1.5
Flubendazol

Bei Flubendazol handelt es sich um ein fluoriertes Mebendazol, das als Pulver, Pellets oder Paste zur oralen Anwendung bei Schwein, bzw. Hund, Katze und Huhn zugelassen ist (**Flubenol,** V. M.). Das **Wirkspektrum** entspricht bei diesen Spezies dem des Mebendazols (Tab. 1), beim Huhn besteht außerdem noch Wirksamkeit gegen den Cestoden Raillietina cesticillus. Während Flubendazol gegen Nematoden hochwirksam ist (> 95 %), kann gegen Raillietina cesticillus auch bei höheren Dosen nur eine unvollständige Wirkung (70 %) erreicht werden. **Dosis:** beim Schwein einmalig 5 mg/kg Körpergewicht oder bei Bestandsbehandlung 30 mg pro kg Mischfutter für 5–10 Tage; beim Huhn für 7 Tage ein Futter mit einem Gehalt von 30 mg pro kg, zur Behandlung von Cestoden ist die doppelte Dosis erforderlich; bei Hund und Katze 22 mg/kg Körpergewicht, zur Bekämpfung von Taenien ist mindestens 3malige Gabe notwendig. **Resistenzen** sind bei Huhn, Schwein und Carnivoren nicht bekannt. Flubendazol besitzt eine minimale Löslichkeit und wird nach oraler Gabe nur zu einem kleinen Teil resorbiert mit der Folge sehr niedriger Plasma- und Gewebespiegel. In Eier geht nur eine geringe Menge über, so daß für Flubendazol *keine Wartezeit* bei Legehennen eingehalten werden muß. Flubendazol wird schnell metabolisiert und zu über 80 % mit dem Kot oder den Exkrementen ausgeschieden. Dieses Benzimidazol weist eine sehr gute Verträglichkeit auf, nach mehrtägiger Gabe übertherapeutischer Dosen traten keine **Nebenwirkungen** auf. Teratogene Wirkungen wurden bisher auch bei empfindlichen Spezies nicht beobachtet. Flubendazol hat beim Huhn keinen Einfluß auf Legeleistung und Schlupfrate. Mauserstörungen können nicht ausgeschlossen werden. **Kontraindikation:** Flubendazol darf nicht angewendet werden bei trächtigen und säugenden Katzen, unter 1 Jahr alten Hunden und Katzen, die zur Zucht vorgesehen sind, sowie bei Masthähnchen. **Wechselwirkungen:** keine bekannt. **Wartezeiten:** Schwein: eßbare Gewebe 14 Tage; beim Huhn ist für eßbare Gewebe und Eier keine Wartezeit erforderlich.

1.1.1.6
Albendazol

Albendazol ist ein breit wirkendes Anthelminthikum zur oralen Anwendung beim Rind (**Valbazen,** V. M.), das nicht nur hochwirksam (> 95 %) gegen adulte und juvenile Stadien zahlreicher Magen-Darm-Nematoden ist, sondern auch gute Wirkung gegen verschiedene Cestoden und in höheren Dosierungen gegen adulte Leberegel aufweist. Über das **Wirkspektrum** von Thiabendazol hinaus wirkt Albendazol auch auf histotrope und inhibierte larvale Stadien sowie auf extraintestinale Parasiten (Tab. 1). Gegen inhibierte Larven von Ostertagia spp. (Winterostertagiose) besteht eine variable Wirkung (bis 90 %). Lungenwürmer werden als adulte (> 90 %) und immature Formen (bis 80 %) erfaßt. Die Wirksamkeit gegen Moniezia spp. ist schwankend, liegt aber zumeist über 90 %. Ebenfalls etwas höhere Dosen sind für die Wirkung auf adulte Formen von Fasciola hepatica notwendig. Protostrongyliden sind fast überhaupt nicht beeinflußbar. **Resistenzen:** siehe Thiabendazol. **Dosis:** zur Bekämpfung von Nematoden 7,5 mg/kg, gegen Cestoden und Trematoden sind höhere Dosen von 10–15 mg/kg erforderlich. Albendazol wird relativ umfangreich (> 45 %) resorbiert. In der Leber und teilweise im Pansen entsteht ein anthelminthisch noch wirksamer Sulfoxidmetabolit, der sowohl bi-

liär ausgeschieden als auch direkt in den Darm zurücksezerniert wird und mitverantwortlich ist für die gute Wirksamkeit auch außerhalb des Darmlumens. Albendazol ist beim Rind gut verträglich und besitzt einen großen Sicherheitsspielraum. Außer vereinzelt auftretender Verringerung der Konzeptionsrate wurden keine **Nebenwirkungen** festgestellt. Teratogene Wirkungen treten bei verschiedenen Tierarten schon in niedrigen Dosierungen auf, das 2,5fache der therapeutischen Dosis führte beim Rind zu embryotoxischen Wirkungen. Albendazol ist deshalb beim Rind im ersten Monat der Trächtigkeit **kontraindiziert. Wechselwirkungen** und **Anwendersicherheit:** siehe Thiabendazol. **Wartezeiten:** Milch 5 Tage, eßbare Gewebe 28 Tage.

1.1.1.7
Fenbendazol

Fenbendazol (**Panacur,** V. M.) steht in verschiedenen Zubereitungsformen zur oralen Anwendung als Breitspektrumanthelminthikum für große und kleine Wiederkäuer, Pferd, Hund, Katze und Taube zur Verfügung. Mit einem vergleichbaren **Wirkungsspektrum** (Tab. 1) wie Albendazol beim Rind und Mebendazol bei anderen Spezies ist Fenbendazol gut wirksam gegen mature und immature, teilweise auch inhibierte Formen der meisten Magen-Darm-Nematoden und Lungenwürmer. Die Wirkung gegen ein begrenztes Spektrum von Cestoden ist variabel. Trematoden werden praktisch nicht erfaßt. Von den Cestoden werden Moniezia spp. beim Wiederkäuer unterschiedlich und meist erst bei höheren Konzentrationen erfaßt. Eine Wirkung beim Pferd gegen Anoplocephala ist nicht ausreichend, Bandwürmer bei Hund und Katze sind (außer Taenien) unempfindlich. Beim Schwein kann erst durch mehrmalige Gabe höherer Dosen ausreichende Wirksamkeit gegen Metastrongyliden und Trichuren erzielt werden. Bei Pferden besteht eine weniger ausgeprägte Wirkung gegen Larvenstadien kleiner Strongyliden und Wanderlarven großer Strongyliden. **Resistenzen:** siehe Thiabendazol. **Dosis:** *Rind* 7,5 mg/kg; *Schaf* und *Ziege* 5 mg/kg, bei Moniezia-Befall 10 mg/kg; *Pferde* 7,5 mg/kg, bei Befall mit Askariden 10 mg/ kg und gegen Strongyloides beim Fohlen 50 mg/kg; *Schweine* 5 mg/kg oder für 15 Tage im Futter 6,8 mg pro kg Mischfutter, zur Bekämpfung von Metastrongyliden und Trichuren einmalig 25 mg/ kg Körpergewicht; *Hunde* und *Katzen* 50 mg/kg für 3 Tage; *Tauben* 100 mg pro kg Futter für 3 Tage. Bei Welpen sind Wiederholungsbehandlungen entsprechend den Präpatenzen erforderlich. Fenbendazol wird nach oraler Gabe teilweise resorbiert.

Insbesondere bei Carnivoren erfolgt eine schnelle Resorption, die eine höhere Dosierung erforderlich macht. In der Leber wird dieses Benzimidazol in erheblichem Umfang metabolisiert, wobei mit Ausnahme des Pferdes als Hauptmetabolit Oxfendazol entsteht, ein Sulfoxidmetabolit, der anthelminthisch wirksam ist und selbst therapeutisch eingesetzt wird. Oxfendazol gelangt biliär und durch direkte enterale und abomasale Sekretion zurück in den Gastrointestinaltrakt und trägt somit einen wesentlichen Anteil an der Gesamtwirkung. Die Halbwertszeit beträgt bei Wiederkäuern 21–35 Stunden und ist bei Verabreichung in den Pansen länger als nach Applikation in den Labmagen. Bei Tieren mit einhöhligem Magensystem sind die Halbwertszeiten kürzer (Schwein: 12 Stunden, Hund: 10 Stunden). Die Ausscheidung erfolgt überwiegend über die Faeces, in die Milch gehen nur geringe Mengen über.

Fenbendazol besitzt bei allen Tieren eine sehr geringe akute Toxizität und dadurch eine große Sicherheitsbreite (z. B. beim Rind > 50), so daß Intoxikationen nach Überdosierungen praktisch nicht möglich sind. Bei Einhaltung der Dosierungsrichtlinien treten keine **Nebenwirkungen** auf. Eine Verringerung von flüchtigen Fettsäuren im Pansen von Schafen ist ohne klinische Bedeutung. Bei Tauben kann es zu Mauserstörungen kommen. Bei Hunden wurden nach 3facher therapeutischer Dosis teratogene Wirkungen beobachtet, für die der Metabolit Oxfendazol verantwortlich zu sein scheint. **Kontraindikation:** Behandlung von trächtigen Hunden und Katzen. Die gegen verschiedene Parasiten erforderlichen erhöhten Dosierungen sollen bei Schweinen nicht im ersten Drittel der Trächtigkeit zur Anwendung kommen. **Wechselwirkungen:** bei gleichzeitiger Verabreichung mit Bromsalan-Faszioliziden (in Deutschland nicht zugelassen) kann es bei Rindern zu akut toxischen Erscheinungen und Todesfällen kommen. **Anwenderhinweis:** siehe Thiabendazol. **Wartezeiten:** bei Rind, Schaf und Ziege für eßbare Gewebe 7 Tage und für Milch 3 Tage, für eßbare Gewebe beim Schwein 5 Tage, beim Pferd 7 Tage und bei Fohlen (nach der erhöhten Dosis von 50 mg/kg) 14 Tage.

1.1.1.8
Oxfendazol

Oxfendazol, der Sulfoxidmetabolit von Fenbendazol, kann in verschiedenen Zubereitungen beim Rind oral oder direkt intraruminal sowie beim Schaf und Pferd oral als Anthelminthikum angewendet werden (**Synanthic**, V. M.). Oxfendazol besitzt vielfach bereits bei Dosen unterhalb von 5 mg/kg eine hohe Wirksamkeit (> 95 %) gegen adulte und larvale Formen von Magen-Darm-Nematoden und Lungenwürmern sowie eine Teilwirkung gegen Cestoden (Moniezia spp.). Oxfendazol weist eine ausgeprägte ovizide Wirkung auf. Das anthelminthische **Wirkspektrum** entspricht dem des Fenbendazols (s. Tab. 1). **Resistenzen:** siehe Thiabendazol. **Dosierung:** Rind 4,5 mg/kg oral oder intraruminal; Schaf 5 mg/kg; Pferd 10 mg/kg. Oxfendazol wird umfangreich, auch bei Wiederkäuern bis zu 50 % der Dosis, resorbiert, wobei die Resorption jedoch nach direkter abomasaler Verabreichung oder nach Auslösung des Schlundrinnenreflexes deutlich verringert ist. Die Resorption erfolgt langsam, so daß maximale Blutspiegel erst nach 12 bis 24 Stunden erreicht werden. Oxfendazol besitzt ein großes Verteilungsvolumen und geht auch in die Lunge und Atmungswege über. Die Halbwertszeit liegt bei Wiederkäuern und Pferden zwischen 20 und 30 Stunden. In der Leber, bei Wiederkäuern teilweise auch schon im Pansen, wird Oxfendazol zu dem wirksamen Thiometaboliten Fenbendazol reduziert, der in der Leber wieder zu Oxfendazol oxidiert werden kann. Resorbierte Muttersubstanz und Metaboliten unterliegen zum Teil einer Rücksekretion in den Labmagen. Bei Wiederkäuern werden dadurch relativ lange anthelminthisch wirksame Konzentrationen aufrechterhalten, während beim Pferd Oxfendazol schnell zum unwirksamen Sulfonmetaboliten verstoffwechselt wird. Die Ausscheidung, auch der Metaboliten, erfolgt zu > 80 % mit dem Kot, weniger als 1 % geht in die Milch über. Oxfendazol ist gut verträglich, bei 3- bis 5facher Überdosierung treten keine **Nebenwirkungen** auf. Oxfendazol erwies sich aber bei verschiedenen Spezies, z. B. beim Schaf bei der 4,5fachen therapeutischen Dosis, als teratogen. Eine strenge Indikationsstellung und vorsichtige Dosierung ist deshalb bei trächtigen Tieren erforderlich. **Kontraindikation:** Oxfendazol soll wegen fehlender Erkenntnisse nicht bei tragenden Stuten und Hunden angewendet werden. **Wechselwirkungen, Anwenderhinweise:** siehe Fenbendazol. **Wartezeiten:** für Milch 5 Tage, für eßbare Gewebe bei Rind und Schaf 14 Tage und beim Pferd 20 Tage.

1.1.1.9
Febantel

Bei Febantel handelt es sich um ein Probenzimidazol, aus dem erst bei der metabolischen Umwandlung im Organismus des Wirtstiers durch Ringschluß die eigentlich anthelminthisch wirksamen Verbindungen in Form von Fenbendazol und Oxfendazol entstehen. Febantel steht in verschiedenen Formulierungen zur oralen Anwendung bei großen und kleinen Wiederkäuern, Schwein, Pferd, Hund, Wild- und Zootieren zur Verfügung (**Rintal,** V. M.). Obwohl die anthelminthische Wirkung durch Fenbendazol und Oxfendazol getragen wird, weist Febantel im Vergleich zu diesen Benzimidazolen ein schmaleres **Wirkspektrum** auf (Tab. 1). Febantel ist hochwirksam (> 95 %) gegen adulte und viele larvale Stadien der meisten Magen-Darm-Nematoden und Lungenwürmer. Vielfach ist jedoch nur begrenzte Wirkung gegen Trichuren und Strongyloides spp. möglich. Beim Hund wird lediglich Trichuris vulpis sicher erfaßt, während gegen Haken- und Spulwürmer eine sehr variable Wirkung (60–100 %) besteht. In Kombination mit Pyrantel (**Drontal plus,** V. M.) soll es gegenüber Magen-Darm-Nematoden des Hundes (z. B. Hakenwürmern) zu einer (unter praktischen Bedingungen wenig bedeutsamen) Wirkungspotenzierung und nach einmaliger Gabe zu ausreichender Parasitenreduktion kommen. Febantel wirkt nur gering auf inhibierte Larvenstadien, die Wirkung gegen Cestoden unterliegt starken Schwankungen und ist bei den verwendeten Dosierungen nicht ausreichend. Wie die eigentlichen Benzimidazole besitzt auch Febantel keine Wirkung gegen Habronema spp. und Gasterophilus-Larven, die erst in Kombination z. B. mit Metrifonat (**Rintal-Plus-Paste,** V. M.) erfaßt werden. **Resistenzsituation:** Da Febantel erst nach Umwandlung in Benzimidazolverbindungen wirksam wird, richten sich die bekannten Benzimidazolresistenzen (siehe Thiabendazol) auch gegen dieses Probenzimidazol. **Dosis:** Rind 7,5 mg/kg; kleine Wiederkäuer 5 mg/kg; Pferd 6 mg/kg; Schwein 5 mg/kg oder für 5 Tage über das Futter eine Konzentration von 15 (Läufer) bzw. 30 (Zuchtsauen) mg pro kg Mischfutter; Hund dreimalige Behandlung im Abstand von 12 Stunden mit jeweils 10–25 mg/kg Körpergewicht. Bei Welpen kann die hygienisch erforderliche Wurmfreiheit nur durch weitere Wiederholungsbehandlungen entsprechend der Präpatenzzeiten erreicht werden. Febantel wird bei allen Tierarten zu über 40 % enteral resorbiert und schnell und vollständig metabolisiert unter Bildung der wirksamen Metaboliten, die erst später zu unwirksamen Metaboliten umgewandelt werden. Die entstehenden Fenbendazol- und Oxfendazolverbindungen gelangen teilweise biliär zurück in den Darm. Die Halbwertszeit für Febantel liegt zwischen 24 Stunden (Schaf) und 3 Tagen (Schwein). Die Ausscheidung erfolgt über Faeces und Nieren und nur in geringen Mengen über die Milch. Febantel besitzt eine große therapeutische Breite (> 6), so daß im therapeutischen Dosisbereich außer einer kurzzeitigen Gewichtsdepression bei Welpen keine relevanten **Nebenwirkungen** auf-

treten. Aufgrund des entstehenden Metaboliten Oxfendazol muß mit embryotoxischen und teratogenen Wirkungen gerechnet werden, wobei jedoch bis zu einer 5fachen Überdosierung keine derartigen Wirkungen beobachtet wurden. **Kontraindikation:** Anwendung bei trächtigen und säugenden Hündinnen. **Wechselwirkungen** und **Anwenderhinweise:** siehe Fenbendazol. **Wartezeiten:** Milch 2 Tage, eßbare Gewebe 14 Tage.

1.1.2
Tetrahydropyrimidine:
Pyrantel und Morantel

Aus der Gruppe dieser zyklischen Amidine werden **Pyrantel** und sein Methyl-Analoges **Morantel** als gut verträgliche Breitspektrumanthelminthika gegen Magen-Darm-Nematoden eingesetzt. Zu dieser Gruppe zählt auch das anthelminthisch wirksame **Oxantel,** das therapeutisch jedoch keine Bedeutung erlangt hat.

1.1.2.1
Pyrantel

Pyrantel steht als leichtlösliches Tartrat in Pulverform und als schwerlösliches Pamoat (Embonat) in Pastenzubereitung zur oralen Bekämpfung von Magen-Darm-Nematoden bei Rindern, kleinen Wiederkäuern, Schweinen, Pferden, Hunden und Katzen zur Verfügung (**Banminth,** V. M.). Die pharmakodynamischen Wirkungen bestehen in einer direkten Acetylcholin-artigen Wirkung auf m- und n-Cholinozeptoren in parasympathisch innervierten Organen, in vegetativen Ganglien und an der neuromuskulären Endplatte. In höheren Konzentrationen kommt es auch zu einer Hemmung der Acetylcholinesterase und dadurch zu einer zusätzlichen indirekten cholinergen Wirkung. Die Folgen dieser Wirkung sind eine depolarisierende neuromuskuläre Blockade, nikotinartige und muskarinartige Wirkungen, wobei Pyrantel ca. 100fach stärker als Acetylcholin wirkt und die Effekte zwar langsamer eintreten, jedoch länger anhalten. Bei den Parasiten führt die nikotinartige Wirkung zu einem Depolarisationsblock in den Ganglien mit der Folge einer spastischen Paralyse. Pyrantel übt derartige cholinerge Wirkungen grundsätzlich auch im Wirtsorganismus aus, jedoch werden aufgrund der geringen Bioverfügbarkeit normalerweise keine ausreichenden systemischen Wirkstoffspiegel erreicht. **Indikationsgebiet:** Bekämpfung der wichtigsten Magen-Darm-Nematoden bei allen

Haus-, Wild- und Zootieren. Das **Wirkspektrum** (Tab. 2) umfaßt mit hoher Wirksamkeit nur reife und unreife Darmlumenstadien, während histotrope, inhibierte und extraintestinale Larvenstadien und Parasiten, z. B. Lungenwürmer und Gefäßwürmer, nicht ausreichend erfaßt werden. Keine Wirkung besteht gegen Cestoden und Trematoden sowie beim Pferd gegen Habronema spp. und Gasterophiluslarven. **Resistenzen** gegen Pyrantel sind bisher in Europa ohne Bedeutung. Aufgrund des unterschiedlichen Wirkungsmechanismus ist Pyrantel bei vorhandener Benzimidazolresistenz noch wirksam, während mit Morantel und dem ähnlich wirkenden Levamisol eine Nebenresistenz möglich ist. Wiederkäuer, Schweine und Geflügel werden oral mit *Pyranteltartrat* in folgenden **Dosierungen** behandelt: Rind und Schwein 25 mg ($= 13$ mg Base)/kg, kleine Wiederkäuer bis 50 mg/kg, Geflügel 25–60 mg/kg. Pferde und Carnivoren erhalten *Pyrantelpamoat* oral als Paste in Dosen von 19 mg ($= 6,6$ mg Base)/kg beim Pferd, 14,5 mg ($= 5$ mg Base)/kg beim Hund und 57,7 mg ($= 20$ mg Base)/kg bei der Katze. Eine hygienisch erforderliche vollständige Entwurmung kann insbesondere bei Welpen nur durch Wiederholungsbehandlungen in Abständen entsprechend der Präpatenzzeiten erreicht werden. In Kombination mit Febantel (**Drontal plus**, V. M.) soll es gegenüber Magen-Darm-Nematoden des Hundes (z. B. Hakenwürmer) zu einer Wirkungspotenzierung und nach einmaliger Gabe bei adulten Hunden zu ausreichender Parasitenreduktion kommen. Wegen schlechter Akzeptanz kann bei Katzen eine nochmalige Verabreichung nach 2 Wochen erforderlich werden. Pyranteltartrat wird bei Wiederkäuern nur in geringem Umfang resorbiert, während bei Monogastriern eine schnelle Resorption stattfindet mit der Folge einer nicht ausreichenden Kontaktzeit mit den Parasiten im Darmlumen. Deshalb wird bei Pferden und Carnivoren das schwerlösliche Pamoatsalz verwendet, das auch bei diesen Tierarten verzögert resorbiert wird und somit noch in Dickdarmabschnitten seine Wirkung auf lumenständige Nematoden entfalten kann. Resorbiertes Pyrantel wird schnell metabolisiert, so daß nur niedrige maximale Blutspiegel nach 4–8 Stunden und geringe Rückstandskonzentrationen auftreten. Die Ausscheidung erfolgt überwiegend über die Faeces (Rind bis 70 %) in teilweise unveränderter Form, beim Hund werden bis zu 40 % renal eliminiert. Aufgrund der geringen Bioverfügbarkeit und schnellen Metabolisierung besitzt Pyrantel bei allen Spezies nach oraler Gabe (im Gegensatz zur parenteralen Verabreichung) eine geringe akute Toxizität und dadurch eine große *therapeutische Breite* (> 7). Im Normalfall ist bei Einhaltung

der vorgegebenen Dosierungen nicht mit **Nebenwirkungen** zu rechnen. Lediglich bei stark geschwächten Tieren und insbesondere bei erhöhter Resorption infolge Darmwandläsionen während massiver Helminthosen können **Überdosierungserscheinungen** in Form von Muskeltremor, Salivation, Tachypnoe, Defäkation, Diarrhö und herabgesetzter Aktivität der Acetylcholinesterase auftreten (Antidot: Atropin). Die Behandlung stark geschwächter Tiere mit Pyrantel stellt deshalb eine **Gegenanzeige** dar. Teratogene und embryotoxische Wirkungen wurden nicht beobachtet, so daß Pyrantel auch während der Trächtigkeit eingesetzt werden kann. **Wechselwirkungen:** Verstärkung der unerwünschten Wirkung durch nikotinartig wirkende Arzneimittel, direkte und indirekte Parasympathomimetika und depolarisierende Muskelrelaxantien (z. B. Suxamethonium). Von praktischer Bedeutung sind hierbei Interaktionen mit anderen Antiparasitika, wie nikotinartig wirkendes Levamisol und Diethylcarbamazin sowie Cholinesterase-hemmende Organophosphate und Carbamate, die häufig gleichzeitig zur Behandlung von Ektoparasiten Anwendung finden. Es wird vielfach angenommen, daß neuromuskulär lähmend wirkendes Piperazin in Parasiten die spastisch paralysierende Wirkung von Pyrantel antagonisieren kann. Obwohl diese Interaktion in vivo ohne Bedeutung zu sein scheint, sollte eine gleichzeitige Gabe vermieden werden. **Hinweis:** Bei der Lagerung ist zu berücksichtigen, daß Pyrantel lichtempfindlich ist. **Wartezeiten:** Eßbare Gewebe bei Pferd und Schwein: keine, bei Rind, Schaf, Ziege, Schalenwild: 14 Tage; Milch: keine Wartezeit.

1.1.2.2
Morantel

Morantel ist ein Methyl-substituiertes Pyrantel, das als Tartratsalz als Pulver (**Moncasan**, V. M.) eingegeben wird oder in einem Stahlmantelbolus oder als nicht-regurgitierbarer Bolus aus Kunststoff-Folie mit konstanter Wirkstoff-Freigabe über einen längeren Zeitraum (**Paratect, Paratect Flex**, V. M.) direkt in den Vormagen von Rindern verabreicht wird. Morantel besitzt gleiche pharmakodynamische (cholinerge) Wirkungen wie Pyrantel. **Anwendungsgebiet:** Prophylaxe (Bolus) und Therapie von Infektionen und Erkrankungen durch Magen-Darm-Nematoden des Rindes während der Weidesaison und der Stallhaltungsperiode. Das **Wirkspektrum** ist vergleichbar zu Pyrantel (s. Tab. 2), wobei eine etwas bessere Wirkung gegen immature Formen besteht. **Resistenzen:** Bei

Tab. 2
Wirkungsspektrum verschiedener Anthelminthika

	Pyr-antel	Mor-antel	Leva-misol	Iver-mectin	Piper-azin	Organophosphate DCV	TCF	Cou
Rind, Schaf								
Haemonchus	(xx)	xx	xx	xx	0		xx	(xx)
Ostertagia	(xx)	(xx)	xx	xx[2]	(x)		(x)	(x)
Trichostrongylus	(x)	(xx)	xx	xx	0		(x)	(xx)
Cooperia	(xx)	(xx)	xx	xx	(xx)		0	(xx)
Nematodirus	xx	xx	xx	(x)	(x)		0	0
Bunostomum	(x)	(x)	(xx)	(x)	(–)		0	0
Oesophagostomum	(–)	(x)	(xx)	xx	(xx)		x	0
Strongyloides	(x)	(x)	–	x	0		0	0
Trichuris	–	–		(–)	0		0	0
Dictyocaulus	0	–	xx	xx[2]	0		0	0
Moniezia	0	0	0	0	0		0	0
Fasciola hepatica	0	0	0	0	0		0	0
Pferd								
Strongyliden								
große	(xx)		(x)	xx	0(x)	(x)	–	
kleine	(x)		(x)	xx	0(x)	(xx)	(x)[1]	
Strongyloides	(x)		–	(xx)	0	0	0	
Oxyuris	–		(xx)	xx	(x)	xx	x	
Askariden	xx		xx	x	xx	xx	xx	
Trichostrongylus	0		0	(x)	0	0	0	
Anoplocephala	0		0	0	0	0	0	
Schwein								
Hyostrongylus	(xx)		–	xx	–	(x)	(x)	
Oesophagostomum	(xx)		x	xx	(x)	(xx)	–	
Ascaris	xx		xx	xx	(xx)	xx	(xx)	
Trichuris	–		–	(–)	0	x	(xx)	
Strongyloides	–		x	xx	0	–	–	
Metastrongylus	0		x	x	0			
Hund, Katze								
Askariden	xx		xx		xx[3]	(xx)		
Ancylostoma	xx		xx		0	(xx)		
Uncinaria	xx		xx		–	(xx)		
Trichuris	–		0		0	(x)		
Taenien	0		0		0	0		
Dipylidium	0		0		0	0		
Echinococcus	0		0		0	0		
Geflügel	60 mg Base/kg		40 mg/kg oral					
Askariden	xx		xx		xx[3]			x
Capillaria	(xx)		xx		0			xx
Heterakis	–		–		(x)			
Syngamus	0		x		0			
Raillietina	0				0			

Legende s. Tab. 1 (S. 248)
DCV = Dichlorvos, TCF = Trichlorfon, Cou = Coumafos

Haemonchus, Trichostrongylus und Ostertagia spp. wurden vor allem in außereuropäischen Regionen Mehrfachresistenzen beschrieben, die sich zum Teil auch auf Levamisol und Benzimidazole erstreckten. **Dosierung:** 10 mg/kg als Pulver bzw. einen Bolus für Rinder ab 100 kg Körpergewicht unmittelbar vor dem Weideaustrieb. Ein Bolus enthält 11,8 g (Folie) oder 13,5 g (Stahlmantel) Morantelbase, wovon täglich 130–150 mg freigesetzt werden. Dadurch können bis 90 Tage lang ausreichende Wirkstoffspiegel im Vormagensystem aufrechterhalten werden. Diese Langzeitformulierung bietet normalerweise die gesamte Weidesaison Schutz vor kumulativer Entwicklung infektiöser Larven auf der Weide. Vor allem unter der Schneedecke überwinterte Formen der Larven von Magen-Darm-Würmern, die die erste Infektionsquelle von erstsömmerigen Jungrindern darstellen, können sich nicht entwickeln. Bei langanhaltendem Spätsommer und Herbst kann eine zusätzliche Chemoprophylaxe erforderlich werden. Neben einer Verringerung der Inzidenz einer Winter-Ostertagiose besteht durch dieses Therapieprinzip auch bis zu 60 Tage Wirksamkeit gegen Lungenwurmlarven. Von dem freigesetzten Morantel werden über 70 % unverändert mit den Faeces ausgeschieden, ein geringer Anteil wird im Labmagen und in den oberen Darmabschnitten resorbiert und schnell in der Leber metabolisiert. Morantel besitzt eine gute, etwas bessere Verträglichkeit als Pyrantel. Aufgrund der geringen Freisetzungsrate treten bei Verwendung der Boluszubereitungen keine systemischen **Nebenwirkungen** auf. Erst bei gleichzeitiger Freisetzung des gesamten Bolusinhalts wurden bei Kälbern (> 110 mg/kg) vorübergehend leichte cholinerge Überdosierungssymptome (siehe Pyrantel) beobachtet. Da der Stahlmantelbolus im Vormagen liegenbleibt und auch nicht regurgitiert wird, sollen den Tieren zur Vermeidung lokaler Drucknekrosen während der gesamten Lebensdauer nicht mehr als 2 Boli verabreicht werden. Zur Fremdkörperdiagnose eingesetzte Metalldetektoren sprechen auf den Stahlmantelbolus an. Auf den Stahlmantelbolus sollte heute zugunsten des Bolus aus Wirkstoff-Folie verzichtet werden. Die Folie zerfällt nach Ablauf der Wirkstoff-Freisetzung. Bei nicht sachgemäßer Verabreichung der Folie kann es zu Schlundverstopfung kommen. **Kontraindiziert** ist der Bolus bei noch nicht ruminierenden Tieren und Kälbern unter 100 kg Körpergewicht sowie das Pulver bei laktierenden Rindern. **Wechselwirkungen:** siehe Pyrantel. **Wartezeiten** bei Verwendung des Bolus für Milch und eßbare Gewebe: keine, für das Pulver: eßbare Gewebe 0 Tage, Leber 7 Tage.

1.1.3
Imidazothiazole:
Tetramisol und Levamisol

Zur Gruppe der Imidazothiazole zählen außer den therapeutisch bedeutsamen Verbindungen Tetramisol und Levamisol noch Butamisol und aufgrund seiner chemischen Struktur auch das Probenzimidazol Febantel.

Als Anthelminthikum wurde zuerst *Tetramisol* eingesetzt, ein Racemat aus den D- und L-Isomeren Dexamisol und Levamisol. Bald wurde jedoch erkannt, daß die anthelminthische Wirkung nur durch das linksdrehende Levamisol hervorgerufen wird, während für die unerwünschten Wirkungen auf den Wirtsorganismus beide Isomere verantwortlich sind. Aus diesen Gründen wurde Tetramisol durch Levamisol praktisch völlig verdrängt, da mit diesem Isomer bei nur halb so hoher Dosis und dadurch deutlich besserer Verträglichkeit eine vergleichbare anthelminthische Wirkung erzielt werden kann.

Levamisol ist eine gut wasserlösliche Verbindung, die deshalb nicht nur oral (**Concurat,** V. M.), sondern auch als Injektionslösung intramuskulär und subkutan sowie in alkoholischer Lösung als Aufgußpräparat (spot on, pour on) auf den Rücken perkutan angewendet werden kann (**Citarin, Ripercol,** V. M.) zur Bekämpfung von intestinalen und extraintestinalen Nematoden bei Rind, Schaf, Ziege, Schwein, Hund, Katze und Taube (**Spartakon,** V. M.). Der *Wirkungsmechanismus* von Levamisol beruht, ähnlich wie bei Pyrantel, auf einer direkten cholinergen Wirkung, die in höheren Dosen durch eine zusätzliche Hemmung der Acetylcholinesterase verstärkt wird. Dadurch kommt es bei den Parasiten in den Ganglien zu einem Depolarisationsblock mit der Folge einer schnell eintretenden spastischen Paralyse. Im Wirtsorganismus ruft Levamisol nikotinartige Wirkungen mit gleicher Wirkstärke wie Nikotin hervor, ferner können muskarinartige Wirkungen und in höheren Dosen auch neuromuskuläre Blockaden auftreten. Darüber hinaus besitzt Levamisol **immunstimulierende Eigenschaften,** die therapeutisch bei immunsuppressiven Situationen zur Wiederherstellung insbesondere einer ausreichenden T-Zellpopulation ausgenutzt werden können. Begrenzte therapeutische Erfahrungen liegen für Hunde bei chronisch entzündlichen Erkrankungen, z. B. bei rheumatoider Arthritis, vor, wobei für eine Verbesserung des Immunstatus Dosen im Bereich von 25–30 % der anthelminthisch wirksamen Dosierung, verabreicht in 3-Tagesrhythmen, vorgeschlagen werden. Das **anthelminthische**

Wirkspektrum von Levamisol umfaßt aufgrund seiner guten systemischen Bioverfügbarkeit die wichtigsten gastrointestinalen und extraintestinalen Nematoden, wie Lungen- und Gefäßwürmer, sowie viele ihrer larvalen Stadien (s. Tab. 2). Die Wirkung gegen inhibierte Larvenstadien von Ostertagia spp. ist nur gering, eine ovizide Wirkung fehlt. Über das Auftreten von **Resistenzen** bei Haemonchus und Trichostrongylus spp. bei Rind und Schaf liegen vereinzelte Berichte vor. Levamisol ist bei bestehender Benzimidazolresistenz noch wirksam, mit Pyrantel und Morantel ist eine Nebenresistenz möglich. **Dosierung:** intramuskulär und subkutan 5 mg/kg, bei oraler Gabe 7,5 mg/kg und bei Aufgußbehandlung (nur beim Rind) 10 mg/kg. Levamisol besitzt im Gegensatz zu den Benzimidazolen eine sofort eintretende antiparasitäre Wirkung, deren Wirkungsstärke weniger von der Dauer der Einwirkungszeit auf den Parasiten, sondern in erster Linie von der Höhe der erreichbaren Blutspiegel abhängt. Levamisol wird aus dem Magen-Darm-Trakt und über intakte Haut gut und schnell resorbiert, so daß auch diese Applikationsformen eine zur Injektionsbehandlung vergleichbare Bioverfügbarkeit aufweisen. Die maximalen Blutspiegel liegen allerdings nach intramuskulärer Verabreichung mit Werten bis zu 10 µg/ml etwa doppelt so hoch wie nach oraler Gabe. Bei patenten Lungenwurminfektionen empfiehlt sich deshalb immer eine Injektionsbehandlung, die auch höhere Blutspiegel als die Aufgußbehandlung liefert. Levamisol ist relativ kurz wirksam. Die Spitzenspiegel werden bereits nach einer Stunde erreicht, teilweise erfolgt ein Übergang in wirksamer Form in den Atmungs- und Verdauungstrakt. Der größte Teil wird umfassend metabolisiert und renal ausgeschieden, wobei innerhalb von 24 h bereits über 90 % der Dosis im Harn erscheinen. Die Halbwertszeit beträgt beim Rind 4 Stunden, eine wesentliche Rückstandsbildung findet nicht statt. Levamisol hat eine geringe, nur gerade ausreichende *therapeutische Breite*. Bei Wiederkäuern können bei strenger Einhaltung der vorgeschriebenen Dosierungen **Nebenwirkungen** vermieden werden. Bei doppelter therapeutischer Dosis können jedoch schon Überdosierungserscheinungen, insbesondere nach Injektionsbehandlung, auftreten. Die letale Dosis für Tetramisol liegt bei kleinen Wiederkäuern bei parenteraler Gabe je nach Gesundheitszustand zwischen 45 und 80 mg/kg. Pferde und Fleischfresser reagieren noch empfindlicher, so daß ein Einsatz bei diesen Tierarten nicht oder nur mit großer Zurückhaltung erfolgen sollte. Beim Hund wurden bereits nach oraler Gabe von 12 mg Levamisol/kg schwere Intoxikationserscheinungen beobachtet. Die Sympto-

matik der Nebenwirkungen ist gekennzeichnet durch muskarin- und nikotinartige Wirkungen, die ähnlich einer Organophosphatvergiftung in Form von Salivation, Unruhe, Muskeltremor, Bradykardie, Miosis, verstärktem Harn- und Kotabsatz bis hin zu Diarrhö, Kollaps und Ateminsuffizienz auftreten. Bei verschiedenen Hunderassen kommt es bei therapeutischen Dosen häufig zu Erbrechen. Leichtere Nebenwirkungen klingen ohne Behandlung in 2–3 Stunden ab, bei Intoxikationen kann als Antidot Atropin verwendet werden. Für Levamisol konnten keine teratogenen Wirkungen nachgewiesen werden. Die Injektionslösung wirkt an der Injektionsstelle stark lokal reizend, es sollen deshalb nicht mehr als 10 ml an einer Stelle appliziert werden. Auch bei der Aufgußbehandlung kann es zu lokalen Hautirritationen (auch beim Anwender, deshalb nur mit Handschuhen anwenden) und Haarausfall kommen. **Gegenanzeigen:** Tiere mit nassem Haarkleid sollen nicht mit dem Aufgußpräparat behandelt werden. **Wechselwirkungen:** siehe Pyrantel. **Wartezeiten:** Milch 3 Tage, eßbare Gewebe 8 Tage.

1.1.4
Ivermectin

Ivermectin ist ein stark lipophiles, in wäßrigem Medium praktisch unlösliches Fermentationsprodukt des Strahlenpilzes Streptomyces avermitilis, der als natürlicher Bodenorganismus vorkommt. Ivermectin, bestehend aus einem Gemisch von 80 % 22, 23-Dihydro-avermectin B_{1a} und 20 % 22, 23-Dihydroavermectin B_{1b}, besitzt eine ausgeprägte antiparasitäre Wirkung mit einem sehr breiten Spektrum nicht nur gegen Nematoden, sondern auch gegen Arthropoden. Die Anwendung erfolgt bei Rind und Schwein subkutan und beim Pferd oral zur gleichzeitigen systemischen Bekämpfung der meisten Endoparasiten (außer Cestoden und Trematoden) sowie grabender und saugender Ektoparasiten (**Ivomec, Ivomec-P, Ivomec-S,** V. M.). Beim Rind kann die Behandlung auch im Aufgußverfahren erfolgen (**Ivomec Pour-on,** V. M.). Der **Wirkungsmechanismus** beruht auf einer schnellen Immobilisation der Parasiten in Form einer schlaffen Paralyse. Diese lähmende Wirkung kommt durch eine Potenzierung der Wirkung des inhibitorischen Neurotransmitters γ-Aminobuttersäure (GABA) zustande. Wie andere Avermectine hat Ivermectin mehrere Angriffspunkte am GABA-System: (1) in relativ hohen Konzentrationen wird die präsynaptische Freisetzung von GABA erhöht; (2) die Affinität des GABA-Rezeptors für GABA wird erhöht; (3) die

Affinität der Bindungsstelle für Benzodiazepine am GABA-Rezeptor-Komplex wird erhöht. Die postsynaptischen Wirkungen der Avermectine scheinen durch eine eigenständige Bindungsstelle am GABA-Rezeptor-Komplex vermittelt zu werden. Als Folge der verschiedenen prä- und postsynaptischen Effekte auf das GABA-System wird die Wirkung von GABA auf Chloridkanäle von Nervenzellmembranen verstärkt und damit eine Hyperpolarisation der Membranen ausgelöst. GABA spielt eine wichtige Rolle als inhibitorischer Neurotransmitter im Gehirn von Säugetieren, aber auch in peripheren Interneuronen von Nematoden und in neuromuskulären Synapsen von Arthropoden, so daß Ivermectin bei diesen Parasiten eine gute Wirksamkeit aufweist. Demgegenüber ist Ivermectin unwirksam gegen Cestoden und Trematoden, bei denen GABA keine Bedeutung als Neurotransmitter besitzt und die dadurch eine natürliche Resistenz aufweisen. Die intakte Blut-Hirn-Schranke ist im allgemeinen relativ inpermeabel, es kommt aber trotzdem auch an Neuronen des Gehirns von Säugetieren zu einer Verstärkung GABA-erger Prozesse. Bei Nagetieren führt Ivermectin schon in relativ niedrigen Dosierungen zu einer Erhöhung der Krampfschwelle, was auf die Verstärkung GABA-erger Prozesse zurückzuführen ist. Zentralnervöse Ausfallserscheinungen treten im allgemeinen aber erst in Dosen auf, die weit über den anthelminthisch wirksamen Dosierungen liegen (s. u.). Ivermectin weist somit eine hohe selektive Toxizität gegen Nematoden und Arthropoden auf, die in vitro bereits bei Konzentrationen im µmolaren Bereich voll ausgeprägt ist. Das **Wirkspektrum** umfaßt in vivo adulte und die meisten larvalen Stadien von fast allen Magen-Darm-Nematoden und Lungenwürmern, inklusive extraintestinaler, z. B. intraarterieller Wanderlarven (wie Wanderlarven von S. vulgaris beim Pferd) sowie histotroper und inhibierter Formen (s. Tab. 2). Für Trichuren konnte nur eine begrenzte Wirksamkeit (bis max. 80 %) nachgewiesen werden. Ivermectin ist ferner wirksam bei Magen- und Haut-Habronematose (Sommerwunden), gegen Mikrofilarien von Onchocerca spp. sowie gegen alle parasitischen Stadien der Magendasseln (Gasterophilus spp.) und Hautdasseln (Hypoderma bovis). Die Wirkung gegen Ektoparasiten erstreckt sich insbesondere auf Läuse und Räudemilben (Sarcoptes, Chorioptes und Psoroptes spp.). Ivermectin besitzt keine ovizide Wirkung. **Resistenzen** gegen Ivermectin spielen bisher in Europa noch keine Rolle. Aufgrund des spezifischen Wirkungsmechanismus bestehen keine Nebenresistenzen zu anderen Anthelminthika, Ivermectin ist deshalb z. B. auch bei Benzimidazol-

oder Levamisol-resistenten Nematoden wirksam. **Dosis:** zur Bekämpfung von Endo- und Ektoparasiten 0,2 mg/kg beim Pferd (oral), beim Rind 0,2 mg/kg subkutan oder 0,5 mg/kg als Aufguß. Die Aufgußbehandlung soll nicht auf nasser Haut oder kurz vor Regenschauern und, wegen der erforderlichen systemischen Wirkung, bei Räudebehandlung nur auf gesunde Hautareale erfolgen. 0,3 mg/kg subkutan beim Schwein. Wiederholungsbehandlungen sind nur entsprechend epidemiologischer Gegebenheiten (z. B. Verhinderung einer Reinfektion auf der Weide, Behandlung bei der Aufstallung) und unter Berücksichtigung von Entwicklungszyklen (z. B. bei Läusen nach 28 Tagen) erforderlich. Beim Schwein sollen Wiederholungsbehandlungen frühestens nach Ablauf von 21 Tagen durchgeführt werden. Das Pour on-Präparat eignet sich besonders zur Aufstallungsbehandlung am Ende der Weidesaison. Ivermectin ist systemisch wirksam und bei oraler und subkutaner Applikation nahezu bioäquivalent. Maximale Blutspiegel im Bereich von 20–30 ng/ml werden nach 3–8 Stunden erreicht. Die Halbwertszeit beträgt bei Schweinen 0,5 und bei Rindern 3 Tage. Für eine antiparasitäre Wirkung ausreichende Blutspiegel werden allerdings über längere Zeiträume aufrechterhalten, die nach parenteraler Gabe sich z. B. über einen ganzen Lebenszyklus von Räudemilben erstrecken. Die Verteilung erfolgt in alle Organe mit einem Verteilungsvolumen von ca. 2 l/kg. Die Ausscheidung geschieht langsam zu über 50 % vorwiegend in unveränderter Form über die Faeces. Hierbei können bis zu 3 Wochen lang antiparasitär wirksame Konzentrationen in den Faeces auftreten, durch die unter bestimmten klimatischen Bedingungen für den Abbau von Kuhdung wichtige Insekten und ihre Larven abgetötet werden können. Im Gegensatz zu Langzeitformulierungen sind bei der in Deutschland bisher nur zulässigen diskontinuierlichen, maximal 3maligen Behandlung pro Jahr keine ökologischen Auswirkungen hierdurch zu befürchten. Freies Ivermectin ist toxisch für Fische und bestimmte im Wasser lebende Organismen. Deshalb sollen Arzneimittelreste nicht in Gewässer gelangen. Im Boden gebundenes Ivermectin wird nur langsam freigesetzt, so daß eine Gefährdung von Wasserorganismen nicht auftritt. Aufgrund seiner pharmakokinetischen Eigenschaften ist Ivermectin ein potentieller Rückstandsbildner, nach dessen Anwendung entsprechend lange Wartezeiten einzuhalten sind (s. u.). Ivermectin wird über einen längeren Zeitraum auch in die Milch ausgeschieden und darf deshalb nicht bei laktierenden Rindern eingesetzt werden. Ivermectin zeichnet sich bei Pferd, Rind und Schwein durch eine sehr gute Verträglichkeit aus. Als **Nebenwirkungen** werden im therapeutischen Dosisbereich Reizungen in Form schmerzhafter Schwellungen an der Injektionsstelle, vor allem bei intramuskulärer Gabe, beobachtet, die besonders bei Pferden ausgeprägt sind und möglicherweise auf Lösungsmittel-Effekten beruhen. Pferde sollen deshalb nur oral behandelt werden. Beim Aufgußverfahren kann es zu vorübergehenden Irritationen an der Applikationsstelle kommen. Weiterhin können durch das Absterben von Parasiten lokale Reaktionen auftreten, z. B. Ödeme und Pruritus bei Behandlung der Onchozerkose und Nachhandlähmung oder Festliegen von Rindern durch Abtötung von Dassellarven im Wirbelkanal. Zur Vermeidung dieser Schäden sollte die Abdasselung unmittelbar nach der Schwärmzeit der Dasselfliege (keinesfalls von Dezember bis März) erfolgen, bevor die Larven Schäden im Tierkörper verursachen können. Abgesehen von diesen Nebenwirkungen besitzt Ivermectin eine große therapeutische Breite. Zentralnervöse Erscheinungen infolge der GABA-ergen Wirkung treten erst nach mehr als 10- (Pferd) bis 30facher (Rind) **Überdosierung** auf. Bei Rindern kommt es nach Dosen von 8 mg/kg zu ZNS-Depression mit Somnolenz, Ataxie und außerdem zu Tremor, Salivation und Mydriasis. Besonders empfindlich gegenüber Ivermectin reagieren Schildkröten und Hunde, bevorzugt Collies und Bobtails. Bei überempfindlichen Tieren kam es bereits ab Dosen von 0,05 mg/kg zu Benzodiazepin-ähnlicher Sedation, bei Dosen von 0,2 bis 0,6 mg/kg war das Vollbild der beschriebenen Überdosierungserscheinungen manifest. Die Symptome traten mit mehrstündiger Verzögerung auf und führten zu komatösen Zuständen, die bis zu 12 Tage anhielten. In 50 % der Fälle kam es zum Exitus, wobei erhöhte Ivermectin-Konzentrationen im Gehirn nachgewiesen wurden. Eine spezifische Behandlung der Ivermectinvergiftung ist nicht bekannt, mit dem GABA-Antagonisten Picrotoxin konnten nur vereinzelt Erfolge erzielt werden. Ivermectin soll deshalb nicht bei Schildkröten und Hunden angewendet werden. Als einzig sichere Behandlung bei Hunden wurde in den USA eine niedrig-dosierte prophylaktische Bekämpfung der Herzwurmerkrankung (Dirofilaria immitis) mit Dosen von 6–12 µg/kg einmal monatlich etabliert. Teratogene und embryotoxische Wirkungen wurden bei Haustieren nicht beobachtet. Wegen nicht ausreichender Erkenntnisse besteht jedoch eine **Kontraindikation** für Ivermectin bei Schweinen bis zum 40. und bei Pferden bis zum 45. Tag der Trächtigkeit. Ivermectin soll nicht intramuskulär oder intravenös injiziert werden. Laktierende und trockenstehende Rinder dürfen nicht mit Ivermectin behandelt werden. Wenn bei

Färsen zwischen letzter Behandlung und Geburtstermin weniger als 33 Tage liegen, darf die Milch von diesen Tieren erst ab dem 38. Tag nach der Behandlung in den Verkehr gebracht werden. Bei Anwendung des Aufgußpräparats sollen Handschuhe getragen und jeglicher Kontakt mit Haut, Schleimhaut und Augen vermieden werden. **Wechselwirkungen:** gegenseitige Wirkungsverstärkung mit Benzodiazepinen. **Wartezeiten:** für eßbare Gewebe beim Rind 38 Tage bzw. 35 Tage (Ivomec Pour-on), beim Schwein 28 Tage und beim Pferd 21 Tage.

Für verschiedene andere Avermectine wie **Doramectin** oder **Abamectin,** die bei vergleichbarem Wirkungsspektrum eine etwas geringere, aber immer noch gute therapeutische Breite aufweisen, wurde die Zulassung beantragt.

1.1.5
Piperazin

Piperazin ist ein älteres Anthelminthikum, dessen Bedeutung aufgrund seines schmalen Wirkungsspektrums gegen einige wenige Magen-Darm-Nematoden heute stark zurückgegangen ist. Die Anwendung erfolgt ausschließlich oral als Adipat- oder Citratsalz in Form von Paste, Pulver oder Tabletten (**Piperazincitrat,** V. M.), bei Hund, Katze, Geflügel, Schwein, Pferd, großen und kleinen Wiederkäuern sowie Pelztieren. Piperazin ruft bei Askariden eine schlaffe Paralyse hervor, wodurch es zur Austreibung gelähmter, aber noch lebender Parasiten kommt. Während früher eine Curareartige neuromuskuläre Blockade infolge anticholinerger Wirkung angenommen wurde, scheint nach neueren Erkenntnissen eine GABA-agonistische Wirkung und eine daraus resultierende Erhöhung des Ruhepotentials der somatischen Muskulatur für die lähmende Wirkung verantwortlich zu sein. Piperazin greift weiterhin hemmend in den intermediären Stoffwechsel ein und senkt den Phospholipidgehalt. Das **Wirkspektrum** von Piperazin ist sehr eng und umfaßt nur lumenständige adulte und begrenzt auch larvale Stadien einiger Magen-Darm-Nematoden (s. Tab. 2). Sehr gute Wirksamkeit besteht gegen Askariden und teilweise auch gegen Oxyuren, während gegen viele andere Parasitenspezies keine praktisch ausreichende Wirkung erzielt werden kann. Besonders bei Wiederkäuern werden epidemiologisch bedeutsame Nematoden und bei Pferden verschiedene Formen kleiner und großer Strongyliden nicht genügend erfaßt. Piperazin ist unwirksam gegen histotrope und inhibierte Larvenstadien sowie gegen extraintestinale Parasitenformen. Eine intrauterine Askarideninfektion kann bei Hunden nicht verhindert werden. Piperazin besitzt keine Wirkung gegen Cestoden und Trematoden sowie keine ovizide Wirkung. Die **Dosierung** (bei Hunden bevorzugt als Paste, bei Kälbern als Pulver) ist relativ hoch: einmalig bei Hunden 110–200 mg/kg, Katzen 150 mg/kg, Pferden und Rindern 160–300 mg/kg, kleinen Wiederkäuern 150–400 mg/kg, Schweinen 200–270 mg/kg und Geflügel 300–500 mg/kg. Aufgrund der begrenzten Wirkung gegen immature Stadien sind Wiederholungsbehandlungen im Abstand von 2–6 Wochen entsprechend der Präpatenzzeiten unter Umständen erforderlich. Pferde und Schweine scheuen die spontane Aufnahme wegen des säuerlichen Geschmacks. Die verschiedenen Piperazinsalze besitzen vergleichbare Wirksamkeit und werden alle nach oraler Gabe gut resorbiert. Maximale Blutspiegel werden nach 2 Stunden erreicht. Piperazin wird zum Teil metabolisiert und zu $> 30\%$ im Urin ausgeschieden. Die Gesamtausscheidung ist nach 1 bis 3 Tagen abgeschlossen. Piperazin geht beim Geflügel in Eier über, erreicht dort ein Maximum innerhalb von 2 Tagen und ist bis zu 17 Tage als Rückstand nachweisbar. Die akute Toxizität von Piperazin ist gering, die LD_{50} liegt bei 4–6 g/kg. Bei Haustieren beträgt die *therapeutische Breite* mindestens 3 (Katze) bis 6 (Pferd). Bei Einhaltung der angegebenen Dosierungen sind deshalb keine **Nebenwirkungen** zu erwarten. **Überdosierungserscheinungen,** die vor allem bei kleinen Hunden und Katzen sowie bei Welpen infolge Nichteinhaltung einer genau gewichtsbezogenen Dosierung beobachtet wurden, äußern sich in gastrointestinalen Erscheinungen wie Salivation, Erbrechen und Diarrhö sowie in neurotoxischen Symptomen mit Unruhe, Tremor, Ataxie, Apathie und Paresen. Piperazin wirkt, zumindest beim Schwein, nicht embryotoxisch oder teratogen. Beim pH des Magens kommt es zur Bildung geringer Mengen von N-Nitrosopiperazinen, die als potentielle Mutagene und Karzinogene anzusehen sind. Wegen dieses Risikofaktors wird Piperazin beim Menschen nicht mehr verwendet. Auch bei Lebensmittel-liefernden Tieren sollte auf die Anwendung verzichtet werden, da der begrenzte Nutzen das mögliche Rückstandsrisiko nicht aufwiegt. Bei Hunden und Katzen ist es ebenfalls empfehlenswert, anderen besser wirksamen und weniger bedenklichen Anthelminthika den Vorzug zu geben. **Kontraindiziert** ist die Anwendung bei Legehennen und bei Tieren mit chronischen Leber- und Nierenschäden. **Wechselwirkungen** treten mit Phenothiazin und Chlorpromazin in Form von Übererregungen auf. Durch Anthelminthika wie Pyrantel und Levamisol kann möglicherweise die Wirkung auf die Parasiten antagonisiert werden

(siehe unter O 1.1.2.1). Bei gleichzeitiger Gabe von Abführmitteln wird die Piperazinwirkung abgeschwächt. **Wartezeiten:** Milch 24 Stunden, eßbare Gewebe 36 Stunden.

1.1.6
Diethylcarbamazin

Diethylcarbamazin ist ein Piperazinderivat, das als Citrat oral und intramuskulär zur Bekämpfung von Lungenwürmern bei Rind und Schaf und zur Prophylaxe der Herzwurmerkrankung bei Hunden eingesetzt wurde (**GH 27,** V. M., **Hetrazan,** H. M.), in der Veterinärmedizin heute aber ohne Bedeutung ist. Die Wirkung beruht auf einem paralysierenden Effekt, der vor allem bei Wanderlarven, weniger bei adulten Formen, lange anhält. Ferner kommt es zu Veränderungen der antigenen Strukturen auf der Parasitenoberfläche. Das **Wirkungsspektrum** ist sehr eng, wobei insbesondere eine mikrofilarizide Wirkung ausgeprägt ist, die sowohl beim Menschen zur Bekämpfung der Filariasis und Onchocerciasis als auch beim Hund während der Moskitosaison zur Prophylaxe der Herzwurmerkrankung (täglich 6,6 mg/kg) therapeutisch ausgenutzt wurde. Bei höheren Dosierungen besteht Wirksamkeit gegen Askariden und bei Wiederkäuern gegen Lungenwürmer. Besonders empfindlich sind 10–15 Tage alte Larven der Lungenwürmer, während bei Adulten die Wirksamkeit deutlich geringer ist und altersabhängig abnimmt. Sinnvoll wäre der Einsatz von Diethylcarbamazin deshalb nur in frühen Phasen einer Lungenwurminfektion. **Resistenzen** sind keine bekannt. Aufgrund der zeitlich begrenzten larviziden Wirkung ist Diethylcarbamazin den neueren, bei Dictyocaulose wirksamen Anthelminthika eindeutig unterlegen. **Dosis:** 40 mg/kg gegen juvenile Lungenwürmer bzw. 3×20 mg/kg im Abstand von 24 Stunden gegen adulte Formen, wobei gesicherte Wirkung nur nach intramuskulärer Applikation besteht. Diethylcarbamazin wird nach oraler und parenteraler Gabe schnell und vollständig resorbiert, maximale Blutspiegel von 2–9 µg/ml werden nach 1 bis 4 Stunden erreicht. Innerhalb eines Tages werden bereits wieder über 80 % mit dem Urin ausgeschieden, wovon 10–25 % in unveränderter Form vorliegen. Diethylcarbamazin besitzt eine geringe akute Toxizität, beim Schaf liegt die LD_{50} nach subkutaner Gabe bei 650 mg/kg. Die Verträglichkeit ist allgemein gut. **Nebenwirkungen:** nach hohen Dosen bei Fleischfressern Erbrechen infolge einer Irritation der Magenschleimhaut, bei Rindern vorübergehend Tremor, Ataxien und Niederlegen. Durch plötzliches massives Absterben von

Parasiten kann es zu allergischen Erscheinungen kommen. Diethylcarbamazin scheint keine mutagenen und teratogenen Eigenschaften zu besitzen. **Gegenanzeigen:** keine bekannt. Fatale **Wechselwirkungen** wurden bei Rindern nach kombinierter Gabe mit dem Anthelminthikum Methyridin beobachtet. **Wartezeit:** für Milch und eßbare Gewebe 4 Tage.

1.1.7
Organische Phosphorsäureester

Organophosphate, die vor allem als Insektizide und Akarizide im Pflanzenschutz und zur Bekämpfung von Ektoparaisten am Tier Anwendung finden, besitzen zumeist auch eine vermizide und larvizide Wirkung auf Nematoden. Aus der Vielzahl der zur Verfügung stehenden Verbindungen sind jedoch nur wenige aufgrund ihrer pharmakokinetischen Eigenschaften und ihrer gerade noch vertretbaren Wirtstoxizität für die systemische Anwendung gegen Endoparasiten geeignet. Gegen ein begrenztes Spektrum von Nematoden sowie gegen parasitische Larvenstadien verschiedener Arthropoden können bei Schweinen, Pferden, Fleischfressern, Wiederkäuern und bei Geflügel z. B. folgende Organophosphate oral eingesetzt werden: **Coumafos, Dichlorvos, Haloxon, Naftalofos, Trichlorfon.** Der Wirkungsmechanismus besteht in einer für die Wirkstoffklasse charakteristischen schwer reversiblen Hemmung von Cholinesterasen. Der dadurch bedingte Anstieg von Acetylcholin führt in den neuromuskulären Synapsen der Parasiten zu einer depolarisierenden Muskelrelaxation, aus der eine spastische Paralyse resultiert. Die größere Empfindlichkeit der Parasiten beruht auf einer im Vergleich zum Wirtsorganismus höheren Affinität und festeren Bindung der Alkylphosphate an die Enzyme von Helminthen. Aber auch bei den Esterasen verschiedener Nematoden bestehen Bindungsunterschiede und daraus resultierende Einschränkungen des **Wirkspektrums.** So bindet Haloxon sehr fest und kaum reversibel an die Enzyme von Trichostrongyliden und Askariden, während die Esterasenhemmung bei Nematodirus und Oesophagostomum sp. nur sehr kurz anhält und keine ausreichend lange Lähmung für eine Expulsion gewährleistet. Die Wirkungsbreite wird weiterhin durch pharmakokinetische Eigenschaften der Organophosphate eingeschränkt. Diese Verbindungen werden allgemein schnell und vollständig enteral resorbiert und sind ferner instabil beim alkalischen pH des Darmes. Somit erreichen nur geringe Mengen in wirksamer Form die unteren Darmabschnitte. Bei Rindern

besteht deshalb gute Wirkung gegen viele abomasal und im oberen Dünndarm parasitierende Helminthen (z. B. Haemonchus, Trichostrongylus sp.), während Nematoden im Colon (z. B. Oesophagostomum, Trichuris sp.) kaum erfaßt werden. Dieses Problem kann allerdings umgangen werden durch Verwendung von slow-release-Formulierungen, in denen z. B. Dichlorvos an PVC-Granulat gebunden ist. Durch die konstante Freisetzung geringer Wirkstoffmengen aus diesem therapeutischen System können in allen Darmabschnitten wirksame Konzentrationen bei gleichzeitiger Verringerung der Wirtstoxizität erzielt werden. Resorbierte Alkylphosphate werden schnell in der Leber metabolisiert und überwiegend renal ausgeschieden, so daß nur relativ niedrige systemische Wirkstoffspiegel erreicht werden. Dadurch besteht nach oraler Gabe keine Wirksamkeit gegen extraintestinale Parasiten und Larvenstadien. Von Vorteil ist allerdings die dadurch limitierte Wirtstoxizität, fehlende Kumulation und geringe Rückstandsbildung. Insgesamt weisen somit Organophosphate nur ein relativ schmales Wirkspektrum gegen lumenständige Formen einzelner Spezies gastrointestinaler Nematoden auf, wobei nicht in allen Fällen eine larvizide und keine ovizide Wirkung besteht (s. Tab. 2). Erfaßt werden ferner Gasterophiluslarven, während Alkylphosphate nach oraler Gabe bei Habronematose und Hypodermose nicht ausreichend wirksam sind. **Resistenzen** gegen Ostertagia spp. sind seit mehreren Jahrzehnten bekannt. Alkylphosphate weisen im Vergleich zu neueren Anthelminthika (z. B. aus der Gruppe der Benzimidazole oder Ivermectin) nicht nur eine limitierte Wirkung sondern auch eine deutlich geringere Verträglichkeit mit einer *therapeutischen Breite* < 3 auf. Trotz geringerer Affinitäten kommt es schon bei therapeutischer Dosierung im Wirtsorganismus zu einer Cholinesterasehemmung, durch die häufig bereits transiente muskarinartige **Nebenwirkungen** auslöst werden können in Form von vermehrtem Harn- und Kotabsatz, weichen Faeces und Erbrechen bei Carnivoren. Die Aktivität der Acetylcholinesterase kann ohne klinische Symptome noch über mehrere Wochen erniedrigt sein. Nur durch strenge Einhaltung der Dosierungsvorschriften sind **Überdosierungssymptome** mit dem typischen Bild einer Alkylphosphatvergiftung gekennzeichnet durch Diarrhö, Salivation, Miosis, Muskelkrämpfe bis hin zu Muskelschwäche, Bradykardie, Bronchokonstriktion zu vermeiden. Antidote sind Atropin und Obidoxim (siehe unter Kap. A 1.1.2.2). In der Toxizität bestehen allerdings Unterschiede zwischen den verschiedenen Verbindungen und einzelnen Tieren. Dichlorvos ist beispielsweise deutlich toxischer als Trichlorfon, wobei besonders sehr junge und geschwächte Tiere sowie Katzen, einzelne Hunde- und Geflügelrassen empfindlich sind. Organophosphate wirken im allgemeinen nicht teratogen, es wurden jedoch beim Schwein verschiedentlich Fruchtschäden nach Verabreichung in späteren Trächtigkeitsphasen beobachtet; in der Spätträchtigkeit besteht erhöhte Abortgefahr. Als charakteristischer Spätschaden kann bei Hühnervögeln und vereinzelt bei Schafen eine verzögert auftretende Neurotoxizität manifest werden, die sich bei Schafen nach 3–5 Wochen in Form einer Lähmung der Hinterhand äußert. **Kontraindikationen** sind Spätträchtigkeit sowie die Anwendung bei bestehenden Durchfallerkrankungen und Obstipation oder bei geschwächten und sehr jungen Tieren. **Wechselwirkungen:** 10 Tage vor und nach der Behandlung mit Organophosphaten sollen keine anderen Hemmstoffe der Cholinesterase (z. B. Carbamate), sonstige Parasympathomimetika (z. B. Arecolin) und cholinerg wirkende Stoffe (z. B. Pyrantel, Levamisol) sowie depolarisierende Muskelrelaxantien (z. B. Succinylcholin) verabreicht werden. Die gleichzeitige Anwendung von Phenothiazinen ist zu vermeiden, eine Abschwächung der Piperazinwirkung kann nicht ausgeschlossen werden.

Dichlorvos (Dimethyl-Dichlor-Vinyl-Phosphat, DDVP) wird zur Endoparasitenbekämpfung oral bei Schweinen (**Atgard C** bzw. **V,** V. M.), Pferden (**Equigard,** V. M.), Hunden und Katzen, bei Hunden auch zur systemischen Bekämpfung der Demodikose (**Tenac,** V. M.), angewendet. Das leicht flüchtige Dichlorvos kommt in Bindung an PVC-Pellets mit konstanter Wirkstofffreigabe zur Anwendung. Bei Verwendung dieser Formulierung beträgt die **Dosis** für Pferde 30–60 mg/kg, für Schweine 20–30 mg/kg, für adulte Hunde 25–35 mg/kg sowie für Welpen und Katzen 10 mg/kg. Dichlorvos besitzt in freier Form eine sehr geringe Sicherheitsbreite, Todesfälle nach oraler Gabe wurden bei Kälbern ab 10 mg/kg, bei Hunden ab 22 mg/kg, bei Pferden ab 25 mg/kg und bei Schweinen ab 50 mg/kg beobachtet. Bei Verwendung des PVC-Granulats werden aufgrund der geringen Freisetzungsrate 10- bis 20fach höhere Dosen symptomlos vertragen. Allerdings werden hierbei mit den Faeces noch Wirkstoff-haltige Pellets ausgeschieden, die, von Vögeln aufgenommen, bei diesen zu akuten Vergiftungen führen können. Eine besondere Überempfindlichkeit gegenüber Dichlorvos soll bei Windhunden und Greyhounds bestehen. **Wartezeit:** Bei Pferd und Schwein für eßbare Gewebe 2 Tage.

Trichlorfon (Metrifonat) wurde früher als Pulver zur oralen Bekämpfung einiger Magen-Darm-Nematoden bei Pferd, Wiederkäuern und Schwein eingesetzt (**Neguvon,** V. M.). Heute besitzt Trichlorfon nur mehr Bedeutung zur Bekämpfung von Gasterophilus beim Pferd und von Ektoparasiten (siehe unter O 2.3). **Dosierung:** Rind, Schaf und Ziege 50–75 mg/kg, Schwein 50 mg/kg, Pferd 35 mg/kg. Trichlorfon wird teilweise metabolisch in Dichlorvos umgewandelt. Trichlorfon ist für den Menschen relativ toxisch, während Haustiere deutlich höhere Dosen vertragen. Angesichts der therapeutisch erforderlichen Dosen ist jedoch die Sicherheitsbreite von Trichlorfon sehr klein. Toxische Erscheinungen konnten bei Kälbern bereits ab 10 mg/kg, bei adulten Rindern ab 75 mg/kg und bei kleinen Wiederkäuern, Schweinen und Pferden ab 100 mg/kg beobachtet werden. Durch Behandlung von Sauen in der Mitte der Trächtigkeit wurden intrauterin bei den Ferkeln cerebellare Hypoplasien ausgelöst. Die Anwendung von Trichlorfon ist deshalb bei Zuchtsauen **kontraindiziert. Wartezeiten:** 0 Tage für Milch, für eßbare Gewebe bei Wiederkäuern und Schweinen 1 Tag und bei Pferden nach oraler Gabe 2 Tage.

Coumafos kann bei Rind und Geflügel als orales Anthelminthikum zum Einsatz kommen. Die beim Rind erforderliche Einzeldosis von 15 mg/kg ist allerdings schlecht verträglich, während eine über 6 Tage mit dem Futter verabreichte **Dosis** von 2 mg/kg Kgw vergleichbar wirksam und gut verträglich ist. Hühner erhalten für 10 Tage ein Futter mit einem Gehalt von 40 mg pro kg Futter. Bei Schafen und Pferden besitzt Coumafos eine höhere Toxizität. **Wartezeiten** für eßbare Gewebe, Milch und Eier brauchen derzeit nach oraler Gabe von Coumafos nicht eingehalten zu werden.

Naftalofos ist bei Rind, Schaf und Ziege nach oraler Gabe gegen verschiedene adulte Magen-Darm-Nematoden in abomasalen Bereichen und oberen Dünndarmabschnitten wirksam. **Dosis:** 50–75 mg/kg. Die therapeutische Breite ist < 2, bei Schafen kann es bereits bei therapeutischen Dosen zu erheblichen Nebenwirkungen kommen. **Wartezeiten:** 7 Tage für eßbare Gewebe, 2 Tage für Milch.

Haloxon, das extrem toxisch für Gänse ist und bei Schafen neurotoxische Effekte hervorruft, steht nicht mehr zur Anwendung bei Wiederkäuern, sondern nur zur Behandlung von Tauben (30–60 mg/kg) in Kombination mit Piperazin zur Verfügung (**Eustidil/P,** V. M.).

1.1.8
Nitroscanat

Nitroscanat ist ein neueres Breitspektrumanthelminthikum zur gleichzeitigen Bekämpfung von Ne-

matoden und Cestoden beim Hund (**Lopatol,**
V. M.). Der antiparasitäre Wirkungsmechanismus
ist nicht genau bekannt, möglicherweise besteht
ein Zusammenhang mit der Entkopplung der
mitochondrialen oxidativen Phosphorylierung
durch Nitroscanat. **Wirkspektrum:** gute Wirkung
gegen Askariden und Hakenwürmer bei Hund
und Katze, bei Trichurenbefall nur wechselhafte
Erfolge, ferner gute Wirksamkeit auch gegenüber
Taenien und Dipylidium caninum. Echinococcus
granulosus kann erst bei höheren Dosen erfaßt
werden. Ferner besteht beim Rind Wirksamkeit
gegen verschiedene Schistosomenarten. Bei Verwendung mikronisierter Zubereitungsformen
(Lopatol, V. M.) genügt eine einmalige orale **Do-**
sis von 50 mg/kg (sonst 100 mg/kg). Für eine ausreichende Wirkung gegen Echinokokken ist eine
zweimalige Gabe von 100 mg/kg im Abstand von
2 Tagen erforderlich. Nitroscanat wird nur
schlecht enteral resorbiert und hat somit kaum
systemische **Nebenwirkungen.** Durch eine lokale
Irritation am Gastrointestinaltrakt kommt es jedoch relativ häufig zu Appetitmangel, Erbrechen
und Durchfall, wobei jedoch diese unerwünschten Begleiterscheinungen bei Verwendung der
genau dosierten mikronisierten Form und durch
12- bis 24stündiges Fasten vor der Applikation in
Häufigkeit und Schwere vermindert werden
können.

Eine **Gegenanzeige** stellen Lebererkrankungen
dar. **Wechselwirkungen** sind keine bekannt.

1.2
Anthelminthika gegen Cestoden

Von den bisher besprochenen, gegen Nematoden
wirksamen Breitbandanthelminthika besitzen nur
einige Wirkstoffe auch eine Wirksamkeit gegenüber Bandwürmern. Hierzu zählen die neueren
Benzimidazole wie Mebendazol, Albendazol oder
Fenbendazol, die jedoch nur ein begrenztes Wirkspektrum gegen Cestoden aufweisen, das sich zumeist nur auf Taenia, Moniezia und Anoplocephala spp. beschränkt und im allgemeinen höhere
Dosierungen als für die Bekämpfung von Nematoden erfordert (s. Tab. 1). Lediglich Nitroscanat ist
sowohl gegen Nematoden als auch gegen die wichtigsten Cestoden der Fleischfresser inklusive Echinokokken ausreichend wirksam (Tab. 3). Bei der
Bekämpfung von Bandwurminfektionen kommen
deshalb vorwiegend Wirkstoffe zur Anwendung,
die nur ein schmales, auf Cestoden begrenztes
Wirkspektrum besitzen, mit denen jedoch im allgemeinen die wichtigsten Bandwurmarten erfaßt
werden können.

Früher standen nur pflanzliche Präparate wie
Kamala und **Arecolin** sowie **Zinnverbindungen** zur
Verfügung, die aber heute nahezu vollständig
durch Chemotherapeutika wie **Niclosamid, Prazi-**
quantel, Bunamidin sowie, mit geringerer Bedeutung, **Resorantel, Dichlorophen** und **Bithionol** verdrängt wurden. Gegenüber den nur paralysierend
auf Cestoden wirkenden pflanzlichen Verbindungen sind die neueren Wirkstoffe stärker und breiter wirksam sowie besser verträglich. Diese Verbindungen führen durch Tegumentschädigung und
durch Eingriffe in den Parasitenstoffwechsel zu
einem Absterben des Scolex und durch diese cesti-
cide Wirkung zu einer sicheren Expulsion der
Bandwürmer. Ein weiterer Vorteil besteht in der
zum Teil vorhandenen Wirksamkeit gegen unreife
extraintestinale Stadien, z. B. bei Cysticercose.
Resistenzen spielen bei Cestoden bisher noch keine Rolle.

Wegen der wichtigen hygienischen Bedeutung
für den Menschen ist bei der Behandlung von
Bandwurminfektionen der Fleischfresser, vor allem bei Echinokokkose, das **Therapieziel** eine vollständige (100%ige) Austreibung aller Cestoden
mit Scolex. Zur *Strategie* einer Bandwurmbekämpfung gehört aber nicht nur die Chemotherapie bei
nachgewiesenem Cestodenbefall, sondern auch eine prophylaktische Behandlung von Fleischfressern in endemischen Echinokokkosegebieten, von
Jagd- und Hütehunden, von mäusejagenden Katzen, bei Flohbefall sowie die gleichzeitige Bekämpfung von Zwischenwirten, z. B. Flöhen und
Haarlingen.

1.2.1
Pflanzliche Wirkstoffe:
Kamala und Arecolin

Zu den älteren Bandwurmmitteln zählen die
pflanzlichen Produkte Kamala und Arecolin.

Für *Kamala* (**Smeesana Wurmkur,** V. M.) mit
dem wirksamen Bestandteil Rottlerin werden als
Indikationsgebiete die Behandlung von Darmne-
matoden und Darmcestoden bei allen Tierarten
beansprucht. Da weder die Wirksamkeit gegen
diese Parasiten noch die *Verträglichkeit* bei Haus-
und Nutztieren ausreichend belegt sind, ist die
Anwendung von Kamala bei Darmhelminthosen
obsolet.

Arecolin war bis zur Einführung der neueren
Chemotherapeutika das Mittel der Wahl bei Bandwurminfektionen des Hundes. Arecolin, ein Alkaloid der Betelnußpalme, steht in Tablettenform
entweder als Hydrobromid (**Verminekrin,** V. M.)

Tab. 3
Wirkspektrum von Anthelminthika gegen Cestoden der Fleischfresser

	Are- colin	Niclos- amid	Prazi- quantel	Buna- midin	Nitro- scanat
Taenia	xxx	xxx	xxx	xxx	xxx
Dipylidium	xx	x	xxx	x	xxx
Mesocestoides	x	x	xxx	xx	–
Echinococcus	0	0	xxx	xx	xx

0: keine ausreichende Wirkung

oder Acetarsolsalz (**Nemural**, V. M.) zur Verfügung. **Wirkspektrum:** Gesicherte Wirkung beim Hund gegen verschiedene Taenienformen, Dipylidium caninum, Mesocestoides corti und Multiceps multiceps. Die Wirksamkeit gegen Echinokokken, insbesondere gegen E. multilocularis, ist nicht ausreichend (s. Tab. 3). *Wirkungsmechanismus:* Vermifug (1) durch reversible Paralyse des Bandwurms und (2) durch Austreibung des gelähmten Parasiten infolge einer durch die parasympathomimetische Wirkung des Arecolins erhöhten Darmperistaltik. Bei Ausbleiben dieses purgativen Effekts (bei ca. 25 % der behandelten Hunde) kommt es durch Wiederanheftung des Scolex zum Wirkungsverlust. **Dosis:** Hydrobromid: 2 mg/kg, Acetarsol: 5 mg/kg einmalig oral, wobei die Hunde mindestens 6 h ausgenüchtert sein sollen. Bei starkem Erbrechen oder bei Ausbleiben des purgativen Effekts innerhalb von 2 h nach Applikation ist die Behandlung zu wiederholen. Arecolin wird im Magen freigesetzt und nach enteraler Resorption schnell metabolisiert und vorwiegend renal ausgeschieden. Weitere kinetische Daten fehlen beim Hund. **Nebenwirkungen:** Die therapeutische Breite ist gering. Akute reversible parasympathomimetische Nebenwirkungen in Form von Erbrechen und abdominellen Krämpfen, vereinzelt mit Kollaps und bei Katzen starke Salivation können bei therapeutischer Dosierung auftreten (Antidot: Atropin). Sehr junge und ältere Tiere sind empfindlicher. Arecolin wirkt genotoxisch und möglicherweise teratogen. **Kontraindikationen:** Trächtige, junge (< 3 Monate) und ältere Hunde, Herzerkrankungen. **Wechselwirkungen:** Gegenseitige Wirkungsverstärkung kann mit anderen Parasympathomimetika (z. B. Organophosphate) und nikotinartig wirkenden Substanzen (z. B. Levamisol) auftreten.

Wegen der unzureichenden Wirkung gegen Echinokokken und des relativ großen Nebenwirkungspotentials sollte *Arecolin* heute *nicht mehr* zur Bandwurmbekämpfung beim Hund eingesetzt werden.

1.2.2
Nicht-pflanzliche Wirkstoffe gegen Cestoden

Zinnverbindungen haben als Gemische von metallischem Zinn und Dibutyl-Zinndilaurat gewisse Bedeutung als gut verträgliche, oral anzuwendende Mittel zur Bekämpfung von Darmcestoden beim Geflügel in einer Dosierung von 120–250 mg/kg erlangt.

Aus der Gruppe der halogenierten Diphenole besitzen insbesondere *Dichlorophen* und *Bithionol* neben einer bakteriziden und fasziolziden Wirkung auch eine vermizide und purgative Wirkung auf Darmcestoden von Fleischfressern und Geflügel bei einer oralen **Dosis** von 200–300 mg/kg. Es besteht keine ausreichende Wirkung gegen Echinokokken. Wegen der geringen *therapeutischen Breite* infolge gastrointestinaler **Nebenwirkungen** haben diese Wirkstoffe nur geringe Bedeutung als Bandwurmmittel erlangt.

Resorantel, ein Bromresorcylanilid, ist eine weitere diphenolische Verbindung mit vermizider **Wirkung** auf Cestoden der Wiederkäuer und Fleischfresser sowie gegen Paramphistomen. Durch eine orale **Dosis** von 60–80 mg/kg bei Rind, Schaf und Ziege bzw. 30–50 mg/kg bei Hunden kommt es zum Absterben und zur Mazeration der Bandwürmer. Resorantel wird schnell ausgeschieden und ist relativ gut verträglich, bis zum 6- bis 10fachen der therapeutischen Dosis treten kaum **Nebenwirkungen** auf. **Wartezeit:** Eßbare Gewebe und Milch: 2 Tage.

1.2.2.1
Niclosamid

Niclosamid, ein chloriertes Nitrosalicylat, war das erste gut verträgliche Bandwurmmittel, das als Tabletten oder Pulver sowohl in der Humanmedizin

(**Yomesan,** H. M.) als auch als Piperazinsalz in der Tiermedizin breite Anwendung fand bei Hund, Katze, Rind, Schaf und Ziege, heute allerdings an Bedeutung verloren hat. **Wirkspektrum:** Nur im Darm befindliche Cestodenformen. Bei Fleischfressern werden Taenien gut erfaßt, geringer bis wenig ausgeprägt ist die Wirkung gegen Dipylidium caninum und Mesocestoides spp., gegen Echinokokken ist die Wirkung unzureichend (s. Tab. 3). Wirksamkeit besteht ferner gegen Moniezia spp. und pathogene Jugendstadien der Paramphistomen bei Wiederkäuern, Anoplocephala spp. bei Pferden sowie gegen Cestoden bei Geflügel und Karpfen. *Wirkungsmechanismus:* Vermizid durch Eingriff in den Parasitenstoffwechsel am Scolex mit der Folge einer ATP-Verarmung und Laktatanhäufung. Der Parasit wird angreifbar für Proteasen und dadurch in mazerierter, in den Faeces oft nicht mehr erkennbarer Form ausgeschieden. **Dosierung:** Niclosamid wird oral verabreicht: Bei Hunden und Katzen 70 mg/kg bzw. 100 bis 150 mg/kg (Piperazinsalz), beim Rind 50 bis 70 mg/kg und bei kleinen Wiederkäuern bis 100 mg/kg. Niclosamid wird praktisch nicht enteral resorbiert und ist deshalb einerseits nur gegen Darmstadien von Cestoden und nicht bei Cysticercose wirksam, andererseits jedoch gut verträglich. **Nebenwirkungen** treten bei Wiederkäuern bis zum 40fachen der therapeutischen Dosis nicht auf. Bei Fleischfressern werden gelegentlich vorübergehendes Erbrechen und leichte Durchfälle beobachtet. Bei Benetzung der Wolle von Schafen kommt es zu Gelbfärbung. **Kontraindikationen:** keine. Niclosamid kann auch an trächtige Tiere verabreicht werden. **Wechselwirkungen** mit anderen Mitteln sind nicht bekannt. **Wartezeiten:** Eßbare Gewebe: 1,5 Tage, Milch 1 Tag.

1.2.2.2
Praziquantel

Praziquantel (**Droncit,** V. M.) ist ein Isochinolinderivat, das in Form von Tabletten oder Pellets sowie als Injektionslösung zur Bandwurmbekämpfung bei Hunden und Katzen zur Verfügung steht. **Wirkspektrum:** Praziquantel kann als das derzeit wirksamste Präparat gegen Cestoden und als das Mittel der Wahl bei Echinokokkeninfektionen der Fleischfresser angesehen werden. Praziquantel besitzt eine ausgezeichnete Effektivität gegen sämtliche Altersstadien aller wichtigen bei Hund und Katze vorkommenden Cestoden (s. Tab. 3). Während Echinokokken bereits mit den üblichen therapeutischen Dosen erfaßt werden, sind für Diphyllobothrium latum höhere Dosierungen erforderlich. Praziquantel erwies sich auch als wirksam bei der Monieziose des Schafes, bei der Cysticercose

und bei Schistosomen des Rindes sowie bei Cestoden- und Trematodeninfektionen des Menschen. *Wirkungsmechanismus:* Tegumentschädigung an den vorderen Bandwurmabschnitten. Dadurch kommt es zu einer Störung der Ca^{2+}-Permeabilität mit der Folge einer starken Kontraktion sowie einer Dysregulation des Stoffwechsels und letztendlich zum Absterben des Parasiten. Praziquantel übt diese Wirkungen in vitro bereits bei Konzentrationen von 0,01 µg/ml aus. **Dosierung:** Bei Hund und Katze einmalig 5 mg/kg oral mit dem Futter bzw. i. m. oder s. c., wobei zur Echinokokkenbekämpfung die i. m. Verabreichung vorzuziehen ist. Futterentzug oder diätetische Maßnahmen sind nicht erforderlich. Nach oraler Gabe wird Praziquantel bei allen bisher untersuchten Spezies schnell und fast vollständig resorbiert. Maximale Blutspiegel werden nach 0,3–2 h erreicht. Die Verteilung erfolgt in alle Organe mit Anreicherung in Leber und Dünndarm. Dieses pharmakokinetische Verhalten bedingt die gute Wirksamkeit auch gegen extraintestinale Cestodenstadien. Praziquantel wird in aktiver Form in das Darmlumen zurücksezerniert und kann somit in relativ hohen Konzentrationen die sonst schlecht angreifbaren jungen Stadien von E. granulosus in den Lieberkühnschen Krypten unter dem Mucus erreichen. In der Leber wird Praziquantel rasch zu unwirksamen Metaboliten abgebaut. Die Halbwertszeit für die Muttersubstanz beträgt beim Hund 2–3 h. Die Ausscheidung erfolgt vollständig innerhalb von 48 h überwiegend renal, teilweise infolge biliärer und enteraler Sekretion auch über die Faeces. **Nebenwirkungen:** Praziquantel besitzt nur eine sehr geringe Toxizität und zeichnet sich bei Hund und Katze durch eine gute Verträglichkeit aus. Bis zu 50 mg/kg werden symptomlos vertragen, darüber kann es zu Erbrechen kommen. Bei subkutaner Injektion können lokale Reizerscheinungen an der Injektionsstelle auftreten. Aus diesem Grund sollen nicht mehr als 3 ml pro Injektionsstelle appliziert werden. **Kontraindikationen:** keine. Praziquantel kann auch an trächtige Tiere verabreicht werden. **Wechselwirkungen:** Gleichzeitige Gabe von Dexamethason kann zu Herabsetzung der Serumkonzentration von Praziquantel führen. Kombinationen mit anderen Mitteln gegen Endo- und Ektoparasiten sind möglich.

Seit kurzer Zeit steht Praziquantel auch in fixer Kombination mit Pyrantelembonat und Febantel (**Drontal plus,** V. M.) zur gleichzeitigen Bekämpfung von Nematoden und Cestoden des Hundes zur Verfügung. Aus helminthologischer Sicht ist diese Kombination als wenig sinnvoll einzustufen, da hierfür unter den hiesigen Bedingungen nur selten eine Indikation besteht.

1.2.2.3
Bunamidin

Bunamidin, ein Naphthalinderivat, wird als Hydrochlorid in Tablettenform (**Scolaban,** V. M.) zur Behandlung von Bandwurminfektionen bei Hund und Katze eingesetzt. **Wirkspektrum:** Alle wichtigen Cestoden der Fleischfresser inklusive Echinococcus granulosus, begrenzte Wirksamkeit auch gegen immature Stadien der Echinokokken, variable Wirkung gegen Dipylidium caninum (60–90 %) (s. Tab. 3). Bunamidin ist ferner wirksam gegen Askariden und bei der Moneziose des Schafes. *Wirkungsmechanismus:* vermizid durch Tegumentschädigung mit nachfolgender Abnahme der Glukoseaufnahme, wobei teilweise der Parasit im Darm mazeriert wird. Eine purgative Wirkung fehlt. **Dosierung:** Hund und Katze oral einmalig 25–30 mg/kg bis zu einer Maximaldosis von 600 mg/ Tier. Bei der Bekämpfung von Echinokokken ist die Behandlung nach 48 h zu wiederholen. Bunamidin ist nur bei Gabe auf leeren Magen wirksam. Die Tiere sollen deshalb mindestens 3 h vor Applikation nicht mehr und frühestens 3 h nach Verabreichung wieder gefüttert werden. Bunamidin wird nur in geringem Umfang resorbiert und besitzt deshalb bei oraler Gabe, trotz relativ hoher Toxizität, eine noch vertretbare *Verträglichkeit.* **Nebenwirkungen:** Nach i. v. Gabe führen bereits 2 mg/kg zu Blutdruckabfall, 5 mg/kg können letal wirken. Nach oraler Gabe werden bis zu 100 mg/kg im allgemeinen vertragen. Bei therapeutischen Dosen können jedoch in einzelnen Fällen in den ersten 24 h vorübergehendes Erbrechen und Durchfall, eine Erhöhung der Serumtransaminasen und in seltenen Fällen eine Leberschädigung auftreten. Vereinzelt wurden Todesfälle durch Kammerflimmern infolge einer Sensibilisierung des Herzens gegen Catecholamine beobachtet, die vor allem bei starker körperlicher Belastung in den ersten Stunden nach Applikation auftraten. Bunamidin wirkt lokal reizend auf die Mundschleimhaut. Die Manteltabletten sollen deshalb nur in ganzer Form und nicht aufgelöst eingegeben werden. Die Spermatogenese von Rüden (nicht jedoch von Katern) wird beeinträchtigt. **Kontraindikationen:** Bunamidin soll nicht an geschwächte Tiere sowie an Tiere mit Herzerkrankungen und Leberschädigung verabreicht werden. Zuchtrüden sollen erst 28 Tage nach der Behandlung wieder zum Decken verwendet werden. Wiederholungsbehandlungen sollen, außer bei Echinokokkose, frühestens im Abstand von 14 Tagen erfolgen. **Wechselwirkungen:** Mit dem Anthelminthikum Butamisol traten in ihrer Kausalität ungeklärte Todesfälle auf.

1.3
Mittel zur Bekämpfung von Trematoden

Nur einige der gegen Nematoden und Cestoden wirksamen Anthelminthika können auch zur Bekämpfung des Befalls mit Trematoden eingesetzt werden. So sind verschiedene Cestodenmittel, wie z. B. Resorantel, Bithionol und Niclosamid, gegen Pansenegel wirksam. Von weitaus wichtigerer Bedeutung als die Behandlung der Paramphistomose ist die Bekämpfung des Leberegelbefalls bei Wiederkäuern aufgrund der weiten Verbreitung und der hohen wirtschaftlichen Verluste durch die Fasciolose. Zu ihrer Bekämpfung wurden Chemotherapeutika entwickelt, die ein sehr enges **Wirkspektrum** aufweisen, das sich in den meisten Fällen nur auf Fasciola hepatica (und F. gigantica) beschränkt und die deshalb als Fasziolizide bezeichnet werden. Hierzu zählt eine Vielzahl halogenierter Kohlenwasserstoffe. Die älteste Gruppe sind chlorierte aliphatische Kohlenwasserstoffe (**Tetrachlorkohlenstoff, Tetrachlorethan**). Bessere Wirkung und Verträglichkeit besitzen Halogensubstituierte diphenolische Verbindungen (z. B. **Hexachlorophen, Bithionol, Niclofolan, Bromfenofos**) sowie Nitrophenole (**Nitroxinyl,**) das Sulfonamid **Clorsulon** und insbesondere halogenierte Salicylsäureanilide (wie **Oxyclozanid, Rafoxanid, Brotianid**). Die meisten dieser Verbindungen weisen einen gemeinsamen faszioliziden *Wirkungsmechanismus* auf, der auf einer Entkopplung der oxidativen Phosphorylierung beruht, die zu einer ATP-Verarmung und letztlich zum Absterben des Parasiten infolge Energiemangels führt. Eine Sonderstellung innerhalb der Gruppe der Fasziolizide nehmen **Diamfenetid** und die Benzimidazole **Albendazol** und **Triclabendazol** hinsichtlich chemischer Struktur, Wirkungsmechanismus und -spektrum sowie Verträglichkeit ein.

Wegen der im Lebergewebe ablaufenden Entwicklung von F. hepatica und der Absiedelung adulter Formen in den Gallengängen können nur solche Chemotherapeutika eine fasziolizide Wirkung in vivo entfalten, die sich aufgrund ihrer *pharmakokinetischen Eigenschaften* im Lebergewebe anreichern und in ausreichend hohen Konzentrationen biliär ausgeschieden werden. Mit Ausnahme von Diamfenetid können bei den üblichen therapeutischen Dosierungen mit allen erwähnten Faszioliziden ausreichend hohe, teilweise über den Serumspiegeln liegende Konzentrationen in der Galle erreicht werden, um die in den Gallengängen parasitierenden über 8 Wochen alten und adulten Formen der Leberegel abzutöten. Demge-

Tab. 4
Wirksame und toxische Dosen von Faszioliziden beim Rind

Fasziolizid		wirksame Alter der Leberegel (Wochen)			Dosis (mg/kg)			toxische
		< 1	> 1	> 4	> 6	> 8	12	
Hexachlorethan	(oral)	–	–	–	–	–	150	150–200
Hexachlorophen	(oral)	–	–	–	–	15	20	25
Niclofolan	(oral)	–	–	–	–	3	3	> 12
	(s. c.)					0.8	0.8	> 4
Bromfenofos	(oral)	–	–	–	12	12	12	> 35
Nitroxinil	(i. m./s. c.)	–	–	(13)	13	10	10	> 40
Brotianid	(oral)	–	–	–	(30)	15	15	>100
Oxyclozanid	(oral)	–	–	–	–	10	10	> 60
Rafoxanid	(oral)	–	–	(10)	10	7.5	7.5	> 80
Diamfenetid	(oral)	100	100	100	100	(100)	(100)	>400
Albendazol	(oral)	–	–	(15)	15	10	10	>100
Triclabendazol	(oral)	15	12.5	12.5	10	6	6	>100

–: keine ausreichende Wirkung
Werte in Klammern: weniger als 70%ige Wirkung

genüber sind, vornehmlich aufgrund der hohen Plasmaproteinbindung, die Konzentrationen an freiem Wirkstoff im Blut zu niedrig, um die im Leberparenchym wandernden jugendlichen, unter 8 Wochen alten Stadien genügend zu schädigen. Durch Dosiserhöhung ist es zwar möglich, auch 4–6 Wochen alte und vereinzelt auch noch jüngere Leberegel zu erfassen, jedoch ist wegen der geringen *therapeutischen Breite* der meisten Fasziolizide eine ausreichende Dosiserhöhung, außer bei Benzimidazolen, nur sehr begrenzt durchführbar (s. Tab. 4). Die Wirkung bei akuter Fasciolose ist deshalb begrenzt und Wiederholungsbehandlungen sind in 3- bis 8wöchigem Abstand erforderlich. Lediglich Diamfenetid und Triclabendazol besitzen eine z. T. selektive Wirkung auf sehr junge Leberegelstadien (Tab. 4). Über **Resistenzen** gibt es außer vereinzelt bei Salicylsäureaniliden für Fasciola hepatica kaum Hinweise.

Trotz ihrer relativ geringen therapeutischen Breite sind Fasziolizide mit Ausnahme der Benzimidazole uneingeschränkt bei trächtigen Tieren anwendbar. Bei hochträchtigen und schwer erkrankten Tieren ist vorsichtige und exakte Dosierung erforderlich. Die gebräuchlichen Leberegelmittel stellen wegen ihrer zumeist langsamen Ausscheidung (überwiegend biliär mit enterohepatischem Kreislauf, nur gering renal) und entsprechend langen Halbwertszeiten potente Rückstandsbildner dar, die über längere Zeiträume in Geweben nachgewiesen werden können und auch in die Milch übergehen. Bei chronischer Fasciolose

ist ferner mit einem verzögerten Abbau in der Leber zu rechnen. Bei ihrer Anwendung sind deshalb im allgemeinen lange *Wartezeiten* zu beachten, teilweise besteht keine Zulassung für die Anwendung bei Tieren, die der Milchgewinnung dienen. Wegen der üblicherweise herdenmäßig durchzuführenden Leberegelbekämpfung ist die Anwendung von Fasziolziden in Milchviehbeständen wirtschaftlich nicht unproblematisch. Milchhygienisch von Bedeutung ist ferner, daß Fasziolizidrückstände teilweise Prozesse bei der Käseherstellung beeinträchtigen können.

1.3.1
Aliphatische chlorierte Kohlenwasserstoffe

Tetrachlorkohlenstoff (CCl_4) war das erste ausreichend wirksame Leberegelmittel. CCl_4 wirkt beim Schaf oral oder subkutan in einer **Dosierung** von 200 mg/kg nur gegen adulte Leberegel, die älter als 12 Wochen sind. Gegen immature Stadien besteht keine Wirksamkeit. CCl_4, das außerdem zur Bekämpfung von Magen-Darm-Nematoden eingesetzt wurde, unterliegt einem umfangreichen enterohepatischen Kreislauf und entfaltet seine Wirkung wahrscheinlich über toxische Metaboliten. Neben der begrenzten Wirksamkeit weist CCl_4 eine hohe *Toxizität* für Säuger auf, wobei Rinder wesentlich empfindlicher als Schafe reagieren. Die

Symptomatik der schwerwiegenden **Nebenwirkungen** ist bedingt durch eine narkotische, eine gegen Adrenalin sensibilisierende und eine hepatotoxische Wirkung von CCl_4 und äußert sich in ZNS-Depression, kardiovaskulären Dysregulationen und in nach 1–2 Wochen auftretender Leberschädigung. Die Toxizität kann durch verschiedene Faktoren, z. B. Fütterung oder Außentemperatur, gesteigert werden und Todesfälle können bereits im therapeutischen Dosisbereich insbesondere bei Rindern auftreten. CCl_4 wirkt ferner am Gastrointestinaltrakt oder an der Injektionsstelle stark lokal reizend. Seit der Einführung besser wirksamer und verträglicher Fasziolizide ist die Anwendung von Tetrachlorkohlenstoff *obsolet*.

Bei der Suche nach besser verträglichen faszioliziden chlorierten Kohlenwasserstoffen wurde **Hexachlorethan** entwickelt, das als Pulver oder Kapseln zur Leberegelbekämpfung bei Rind, Schaf und Ziege (**Leberegelpulver B »Pharmabit«,** V. M.) im Handel ist. Das **Wirkspektrum** erstreckt sich, ebenso wie bei CCl_4, nur auf adulte Leberegel sowie auf einige Nematoden. Bei **Dosierungen** von 150 mg/kg bei Rindern und 250 mg/kg bei Schafen ist Hexachlorethan bei Rindern etwas besser verträglich als CCl_4. Die *therapeutische Breite* ist trotzdem gering, und es können bei einem zu CCl_4 qualitativ gleichen Vergiftungsbild infolge unvorhersehbarer, die Toxizität steigernder Faktoren ebenfalls schon bei therapeutischer Dosis Todesfälle auftreten. Die Anwendung von Hexachlorethan ist heute deshalb *nicht mehr zu empfehlen*. **Wartezeiten:** eßbare Gewebe 16 Tage, Milch 7 Tage.

1.3.2
Halogenierte diphenolische Verbindungen

Zur Gruppe dieser Fasziolizide zählen die heute kaum mehr gebräuchlichen, aufgrund der relativ hohen erforderlichen Dosierungen nur gering verträglichen Verbindungen **Hexachlorophen** und **Bithionol,** die auch gegen einige Cestoden bei Fleischfressern und Geflügel wirksam sind und die ferner eine für lokale Antisepsis ausnutzbare antimikrobielle Wirkung besitzen. Von weitaus größerer Bedeutung in der Leberegelbekämpfung sind aus dieser Gruppe die etwas breiter wirksamen und besser verträglichen Stoffe **Niclofolan** und **Bromfenofos.**

Hexachlorophen wirkt nach oraler Gabe beim Rind in einer Dosis von 15–20 mg/kg und beim Schaf von 20–40 mg/kg wegen seiner überwiegenden biliären Ausscheidung, z. T. in Form wirksamer Metaboliten, auf adulte Leberegel in den Gallengängen. Immature Formen (< 8 Wochen) können mit diesen Dosierungen in vivo nicht erfaßt werden. Eine Dosiserhöhung ist aufgrund der geringen therapeutischen Breite, insbesondere beim Rind, nicht möglich. **Nebenwirkungen** sind gastrointestinale Störungen, bei weniger als der doppelten therapeutischen Dosis können ZNS-Störungen, Lähmungen, irreversible Sehstörungen, Kreislaufversagen und Todesfälle auftreten. **Wartezeiten:** Eßbare Gewebe 16 Tage, Milch 7 Tage.

Durch *Bithionol* können nach oraler Gabe einer Dosis von 30–60 mg/kg adulte Leberegel bei Rind und Schaf erfaßt werden. Ferner besteht noch Wirksamkeit gegen Pansenegel. Auch für diesen Wirkstoff ist die *therapeutische Breite* (< 2) zu gering, um präadulte Leberegel bekämpfen zu können. **Nebenwirkungen** sind ähnlich wie bei Hexachlorophen. **Wartezeiten:** 20 Tage für eßbare Gewebe, 7 Tage für Milch.

Hexachlorophen und Bithionol sind wegen ihrer begrenzten Wirksamkeit und geringen therapeutischen Breite heute als Fasziolizide *obsolet*.

1.3.2.1
Niclofolan

Niclofolan stand in Tablettenform für Rind, Ziege und Schaf sowie als Lösung zur subkutanen Injektion beim Schaf zur Bekämpfung der Fasciolose zur Verfügung. Niclofolan ist bereits bei relativ niedrigen Dosen gut fasziolizid wirksam. Durch eine **Dosis** von 3 mg/kg werden bei oraler Gabe über 70 % der adulten Leberegel erfaßt, subkutan genügen für eine 90%ige Wirkung 0,4 (Rind) bis 1,2 (Schaf) mg/kg. Bei Schafen können durch Erhöhung der oralen Dosis auf 5–6 mg/kg auch juvenile (über 6 Wochen alte) Stadien abgetötet werden. Bei Rindern ist eine Dosiserhöhung zur Erfassung präadulter Leberegel nicht praktikabel, da die erforderlichen Dosen von 16–20 mg/kg bereits im toxischen Bereich liegen. Niclofolan wird einmalig angewendet. Niclofolan wird rasch, zum Teil schon im Pansen, metabolisiert und nach oraler Gabe schneller ausgeschieden als nach subkutaner Applikation. **Resistenzen:** bisher keine Hinweise. **Nebenwirkungen:** vorübergehender Leistungsabfall, leichte Inappetenz und Schwellungen an der Injektionsstelle. **Überdosierung:** aufgrund der niedrigen Dosierung besteht, insbesondere bei adultizid wirksamen Dosen, eine verhältnismäßig gute therapeutische Breite. Oral werden bis zu 12, parenteral bis zu 4 mg/kg vertragen. Vereinzelte Todesfälle wurden bei Schafen ab 6 mg/kg s. c.

beobachtet. Besonders gefährdet sind Hochlei-
stungsrinder. Verschiedentlich sind Hunde nach
akzidenteller Aufnahme verendet. Die Symptome
einer Überdosierung beruhen auf der Entkopplung
der oxidativen Phosphorylierung und sind charakterisiert durch Tachypnoe und einen Anstieg der
Körpertemperatur, der nicht durch Antipyretika,
sondern nur durch physikalische Maßnahmen beeinflußt werden kann. **Kontraindikationen** und
Wechselwirkungen: keine bekannt. Wartezeiten:
Milch 5 Tage, eßbare Gewebe 7 Tage beim Rind,
14 Tage beim Schaf.

1.3.2.2
Bromfenofos (Acedist, V.M.)

Dieses Organophosphat wird beim Rind in Tablettenform zur Bekämpfung des Leberegelbefalls in
einer **Dosis** von 12–15 mg/kg einmalig angewendet.
Diese Dosis tötet sicher adulte Leberegel, beim
Schaf besteht auch Wirkung auf präadulte Stadien
(> 5 Wochen). Die fasziolizide Wirkung erfolgt
nicht durch den Phosphorsäureester, sondern beruht auf dem bromierten Diphenol, das als Hauptmetabolit durch schnelle esteratische Spaltung freigesetzt wird. **Resistenzen** wurden bisher nicht berichtet. **Nebenwirkungen:** leichte gastrointestinale
Störungen und vereinzelt mehrtägiger Rückgang
der Milchleistung. **Überdosierung:** bei einer therapeutischen Breite von ca. 3 treten erst über 35 mg/
kg Überdosierungserscheinungen wie bei Niclofolan auf. **Kontraindikation:** Trächtigkeit. **Wechselwirkungen:** keine bekannt. **Wartezeiten:** 21 Tage
für eßbares Gewebe, 7 Tage für Milch.

1.3.3
Nitroxinil

Das von dem Nematodenmittel Disophenol abgeleitete Nitrophenolderivat Nitroxinil stand als N-
Ethyl-d-glucaminsalz zur intramuskulären oder
subkutanen Injektion bei Rindern, kleinen Wiederkäuern und Hunden zur Verfügung. Entsprechend seinem **Wirkspektrum,** das sich sowohl auf
große Leberegel als auch auf verschiedene Magen-
Darm-Nematoden erstreckt, kam Nitroxinil bei
folgenden **Indikationen** zur Anwendung: bei Wiederkäuern gegen Fasciolose und Haemonchose,
bei Hunden gegen Ancylostomiasis (Wirkung nicht
ausreichend belegt). Nitroxinil erwies sich ferner
als wirksam gegen Bunostomum spp. und Larvenstadien der Nasendassel bei kleinen Wiederkäuern
sowie beim Leberegelbefall der Schweine. Es gibt

vereinzelt Hinweise auf **Resistenzen. Dosierung:**
einmalige i.m. oder s.c. Applikation von 10 mg/
kg. Diese Dosis bewirkt eine vollständige Abtötung der über 8 Wochen alten Leberegel, durch
Dosiserhöhung auf 13 mg/kg werden ca. 70 % der
6–8 Wochen alten präadulten Formen und zu
einem geringeren Prozentsatz auch 4–6 Wochen
alte Stadien erfaßt. Nitroxinil wird langsam metabolisiert und über einen Zeitraum von mehr als
30 Tagen über Harn und Faeces ausgeschieden,
mit der Folge hoher und langanhaltender Plasmaspiegel. Auch in der Milch sind Rückstände
lange nachweisbar. **Nebenwirkungen:** gelegentlich
Schwellungen an der Injektionsstelle, Gelbfärbung
der Wolle bei versehentlicher Benetzung. **Überdosierung:** Nitroxinil besitzt beim Rind eine brauchbare therapeutische Breite, erst über 40 mg/kg
kommt es zu Vergiftungserscheinungen, wie sie für
Entkoppler der oxidativen Phosphorylierung charakteristisch sind (siehe unter Niclofolan). **Kontraindikationen** und **Wechselwirkungen:** keine bekannt. Nitroxinil soll jedoch entsprechend den
Empfehlungen der FDA und des Herstellers nicht
bei Tieren angewendet werden, die der Milchgewinnung dienen, da auch nach Ablauf der festgesetzten Wartezeit von 5 Tagen für Milch noch
meßbare Rückstände in der Milch vorhanden sind,
die möglicherweise ein noch nicht endgültig ab-
schätzbares Risiko für empfindliche Bevölkerungs-
gruppen darstellen und ferner käsereitechnologi-
sche Prozesse beeinflussen können. **Wartezeiten:**
30 Tage für eßbares Gewebe.

1.3.4
Salicylsäureanilide

Verbindungen mit einem Salicylsäureanilid als
chemischen Grundkörper stellen einen vorläufigen
Höhepunkt der Entwicklung verträglicher Fasziolizide dar. Wirkstoffe wie **Brotianid** und das chemisch ähnliche, in Deutschland nicht zugelassene,
Clioxanid, sowie **Oxyclozanid** und insbesondere
Rafoxanid sind, wie die halogenierten Phenole,
ebenfalls Entkoppler der oxidativen Phosphorylierung und als solche hochwirksam gegen große Leberegel. Sie weisen dazu im Vergleich zu anderen
Fasziloziden eine günstige therapeutische Breite
auf, die auch bei Dosiserhöhung zur Bekämpfung
juveniler Stadien noch ausreichende Sicherheit
bietet. Gegen einzelne Salicylsäureanilide können
sich beim Rind gelegentlich Resistenzen entwikkeln.

1.3.4.1
Brotianid

Brotianid kann zur oralen Leberegelbekämpfung als 4%ige Suspension beim Schaf und als 15%ige Suspension beim Rind eingesetzt werden, es hat jedoch nie breite therapeutische Bedeutung erlangt. **Wirkspektrum:** Befall mit Fasciola hepatica und F. gigantica; wirksam auch bei Paramphistomose. **Dosierung:** Rind: 15 mg/kg töten adulte und präadulte Leberegel ab. 6 Wochen alte Stadien werden allerdings auch durch 30 mg/kg nur zu ca. 30 % erfaßt. Schaf: 5 mg/kg gegen adulte, 8 mg/kg gegen präadulte Leberegel. Brotianid wird nahezu vollständig resorbiert und umfassend durch Desacetylierung und Glukuronidierung metabolisiert. Die Ausscheidung erfolgt schnell und überwiegend biliär, nach 2–4 Tagen sind über 90 % eliminiert. In die Milch gehen nur geringe Mengen über. **Nebenwirkungen:** reduzierte Futteraufnahme und vorübergehender, bis zu 10%iger Rückgang der Milchleistung. **Überdosierung:** Brotianid besitzt beim Rind eine relativ günstige therapeutische Breite. Rinder zeigen ab 40 mg/kg Inappetenz, ab 100 mg/kg kommt es zu Ataxie und Mydriasis, vereinzelt auch zu Erblindung. Schafe reagieren empfindlicher, bereits ab 20 mg/kg kann Ataxie auftreten. Todesfälle wurden bei kranken Tieren ab 36 mg/kg, bei gesunden Tieren ab 50 mg/kg beobachtet. **Gegenanzeigen** und **Wechselwirkungen:** keine bekannt. **Wartezeiten:** eßbare Gewebe 14 Tage, Milch 3 Tage.

1.3.4.2
Oxyclozanid (Diplin, V. M.)

Oxyclozanid ist in Tablettenform und als oral zu verabreichende Suspension bei Rind und Schaf zur Behandlung der Fasciolose sowie in Kombination mit Levamisol (**Diplin Kombi**, V. M.) zur gleichzeitigen Bekämpfung von Magen-Darm-Nematoden und Lungenwürmern auf dem Markt. **Wirkspektrum:** Oxyclozanid wirkt nur gegen Leberegelstadien in den Gallengängen. Präadulte Formen im Lebergewebe werden wegen der sehr hohen Plasmaproteinbindung dieses Fasziolizids beim Rind nur unbefriedigend erfaßt, beim Schaf kann erst bei 3facher Dosis oral ausreichende Wirkung erzielt werden. Hinweise auf **Resistenzen** liegen bisher nicht vor. **Dosierung:** Rind 10 mg/kg, Schaf 15 mg/kg, jeweils einmalig. Oxyclozanid unterliegt einem umfangreichen Metabolismus mit speziesabhängigen Unterschieden. In die Galle gehen insbesondere noch wirksame Glukuronide über. Die Halbwertszeit beim Rind beträgt 16–30 Stunden,

beim Schaf 6 Tage. Die Ausscheidung über die Milch ist gering. **Nebenwirkungen:** weichere Konsistenz der Faeces, bis zu 3 Tage andauernde Reduktion der Milchleistung, verminderte Libido von Zuchtbullen bei normalem Ejakulat. **Überdosierung:** ab 25 mg/kg kann es zu leichter Depression, häufigerer Defäkation und Gewichtsverlusten kommen. Die therapeutische Breite ist > 4, da toxische, vor allem neurotoxische Erscheinungen erst über 60 mg/kg und Todesfälle über 100 mg/kg auftreten. Bei Tieren mit schwerer Leberschädigung wurden allerdings schon bei niedrigeren Dosen Todesfälle beobachtet. **Kontraindikationen** und **Wechselwirkungen:** keine bekannt. **Wartezeiten:** eßbare Gewebe 14 Tage, Milch 4 Tage.

1.3.4.3
Rafoxanid (Raniden, V. M.)

Rafoxanid, ein jodiertes Salicylanilid mit gewissen strukturellen Ähnlichkeiten zu Thyroxin, zeichnet sich insbesondere durch seine breite Wirksamkeit und gute Verträglichkeit aus. Dieses Fasziolizid steht als 2,5%ige Suspension zur oralen Anwendung bei Rind, Schaf und Wildwiederkäuern zur Verfügung. Das **Wirkspektrum** umfaßt neben adulten und präadulten großen Leberegeln (> 6 Wochen) auch alle parasitischen Larvenstadien der Nasendassel (Oestrus ovis) sowie die Nematoden Haemonchus und Bunostomum spp. **Resistenzen** gegen große Leberegel wurden in Südafrika beobachtet. **Dosierung:** 7,5–10 mg/kg bei Rind und Schaf töten sicher adulte und zu mehr als 90 % auch über 6 Wochen alte Leberegel ab. Gegen 4 Wochen alte Stadien besteht noch 50%ige Wirksamkeit. Rafoxanid wird langsam resorbiert, maximale Blutspiegel werden erst nach 2–3 Tagen erreicht. Die Verteilung erfolgt in alle Organe mit besonderer Affinität zur Schilddrüse. Der Metabolismus von Rafoxanid ist nicht aufgeklärt. Ein großer Anteil wird unverändert langsam biliär ausgeschieden. Die Halbwertszeit beträgt bei Rind und Schaf 5 bis 17 Tage, meßbare Blutspiegel bestehen bis zu 28 Tage. **Nebenwirkungen** und **Überdosierung:** aufgrund seiner ausgezeichneten Verträglichkeit ist Rafoxanid beim Rind bis zu 50 mg/kg frei von Nebenwirkungen, ab 80 mg/kg kommt es zu Inappetenz und Diarrhö, über 100 mg/kg können neurotoxische Wirkungen und Blindheit, erst ab 200 mg/kg Todesfälle auftreten. Schafe und vor allem erkrankte Tiere reagieren empfindlicher, die therapeutische Breite ist aber immer noch ausreichend. Über 40 mg/kg wurden Fälle von Erblindung beobachtet. **Kontraindikationen:** Rafoxanid darf wegen der langen Ausscheidungszeit nicht bei laktierenden Tieren angewendet werden. **Wechselwirkungen:** Rafoxanid verdrängt Thyroxin aus seiner Bindung in der Schilddrüse. **Wartezeit:** 28 Tage für eßbare Gewebe.

1.3.5
Diamfenetid

Diamfenetid, ein Diacetamidophenoxyethylether (Handelsname in USA: **Coriban,** V. M.), stellt einen wichtigen Schritt zur Bekämpfung der akuten Fasciolose dar, ist jedoch in Deutschland bisher nicht zugelassen. **Wirkspektrum:** Im Gegensatz zu allen anderen Faszioliziden wirkt Diamfenetid spezifisch auf sehr junge Stadien von F. hepatica, wobei die Wirksamkeit mit zunehmendem Alter der Leberegel abnimmt: 100 % wirksam gegen 1 Tag bis 8 Wochen alte Stadien, nur 50–70 % wirksam gegen adulte, eiproduzierende Parasiten. **Wirkungsmechanismus:** Diamfenetid wird im Lebergewebe zu einem Aminmetaboliten desacetyliert, der toxisch auf die in unmittelbarer Nachbarschaft wandernden jugendlichen Stadien von Leberegeln wirkt. Durch schnellen Abbau des Metaboliten erreichen nur geringe Konzentrationen die adulten Stadien in den Gallengängen. **Dosierung:** Schaf einmalig 100 mg/kg oral. Eine vollständige Elimination von Leberegeln ist nur in Kombination mit einem sicher adultiziden Fasziolizid (z. B. mit einem Salicylsäureanilid) möglich. Diamfenetid wird gut, jedoch langsam resorbiert und reichert sich innerhalb von 3 Tagen in Leber und Galle an. Die Ausscheidung erfolgt im Verlauf von 7 Tagen. Entsprechend gilt eine *Wartezeit* von 7 Tagen für eßbare Gewebe. **Nebenwirkungen** und **Überdosierung:** Diamfenetid ist wegen der schnellen Entgiftung des toxischen Metaboliten relativ gut verträglich. Nebenwirkungen treten erst bei Dosen über 400 mg/kg und insbesondere bei Stallhaltung in Form von Störungen des Sehvermögens und Wollausfall auf, über 1600 mg/kg kommt es zu Todesfällen. Diamfenetid wirkt nicht teratogen und ist ohne Einfluß auf die Fertilität. **Kontraindikationen** und **Wechselwirkungen:** keine bekannt.

1.3.6
Benzimidazole

Verschiedene Benzimidazole besitzen auch eine Wirkung gegen adulte Stadien großer Leberegel, wofür aber, z. B. im Falle von Thiabendazol oder Mebendazol, mindestens 5fach höhere Dosen als

gegen Nematoden erforderlich sind, so daß eine sichere Leberegelbekämpfung mit diesen Anthelminthika nicht praktikabel ist. Gute Wirksamkeit in niedrigen Dosen bei der Fasciolose besitzen nur *Albendazol* und das ausschließlich gegen Trematoden wirkende *Triclabendazol,* die beide aufgrund der sehr geringen akuten Toxizität den Vorteil einer großen therapeutischen Breite, außer bei trächtigen Tieren, aufweisen.

Albendazol (Valbazen, V. M.) wird in erster Linie zur Bekämpfung von Nematoden eingesetzt. Bei nur geringfügiger Erhöhung der hierfür erforderlichen Dosen um das 1,5- bis 2fache wird aber auch eine Wirkung gegen *große und kleine Leberegel* erzielt. Orale **Dosen** von 7,5 mg/kg beim Schaf und 10–15 mg/kg beim Rind haben eine variable (50–100 %) Wirkung auf adulte Leberegel. Präadulte Stadien unter 6 Wochen werden nur zu einem geringen Prozentsatz (bis 25 %) abgetötet. Aufgrund der großen *therapeutischen Breite* sind diese Dosen sehr gut verträglich. Weitere Einzelheiten zu Albendazol siehe Kapitel O 1.1.1.6.

Triclabendazol (Handelsname im Ausland: **Fasinex**), das bisher noch nicht in Deutschland zugelassen ist, nimmt unter den Benzimidazolen eine Sonderstellung ein, da dieser Wirkstoff nicht gegen Nematoden, sondern nur gegen Trematoden wirksam ist. Triclabendazol ist aber auch unter den Faszioliziden einzigartig, da bereits bei niedriger Dosierung eine *gleichzeitige* Wirkung gegen sehr junge und adulte große Leberegel besteht. Bei einer **Dosis** von 5–6 mg/kg werden bei Schaf und Rind adulte F. hepatica vollständig, 4–8 Wochen alte Stadien zu 70–80 % abgetötet. Wasserbüffel benötigen die doppelte Dosis. Durch Erhöhung der Dosis auf 10 mg/kg werden alle 6–8 Wochen alten Stadien erfaßt, 12,5 mg/kg töten bereits 1 Woche alte und 15 mg/kg nur 1 Tag alte Entwicklungsstadien ab. Triclabendazol eignet sich somit sowohl zur Bekämpfung der akuten als auch der chronischen Fasciolose. Die *therapeutische Breite* ist > 10, 200 mg/kg werden von Schafen symptomlos vertragen.

2
Mittel zur Bekämpfung von Ektoparasiten

Zur Bekämpfung des Befalls von Haustieren mit Insekten und Spinnentieren werden Stoffe mit insektizider und akarizider Wirkung eingesetzt. Die größte Bedeutung besitzen heute pflanzliche Insektizide aus **Pyrethrum** und davon abgeleitete synthetische **Pyrethroide, organische Phosphor-**

säureester und **Carbamate** sowie **Ivermectin** und **Amitraz**. Angewendet werden ferner noch einige **chlorierte cyclische Kohlenwasserstoffe** (wie **Lindan** und **Bromociclen**). An Bedeutung verloren haben **Phenolderivate, Benzylbenzoat, Sulfide, Schwefel-** und **Teer-haltige Präparate, Undecylensäure, Perubalsam** u. a. Eine Sonderstellung nehmen Insekten-abwehrende **Repellentien, Wachstumsregulatoren** (z. B. Methoprene), **Synergisten** (z. B. Piperonylbutoxid) und **Varroatosemittel** für Bienen ein. **Therapieziel** ist die Elimination oder Reduktion von Arthropoden, die als Lästlinge oder Schädlinge direkt Krankheiten wie Dermatosen oder Anämie verursachen, Krankheiten übertragen (Sommermastitis, Keratokonjunktivitis) oder die Tiere stark beunruhigen. Die Wirkung richtet sich sowohl gegen permanent auf den Tieren lebende als auch gegen temporär auf den Tieren befindliche Ektoparasiten, insbesondere gegen Räudemilben, Zecken, Haarlinge, Federlinge, Läuse, Flöhe, sowie gegen Stechmücken, Bremsen, stechende, leckende und saugende Fliegen. Insektizide und Akarizide wirken je nach Aufnahmeweg durch die Arthropoden als Kontakt-, Fraß- oder Atemgifte. Die **Wirkung** beruht in den meisten Fällen auf neurotoxischen Effekten, so daß Larven, Nymphen und adulte Formen erfaßt werden, während eine ovizide Wirkung im allgemeinen nicht besteht. Die toxischen Wirkungen auf das Nervensystem führen zu Immobilisation und Paralyse (knock down) und nach entsprechender Einwirkungszeit zum Absterben (kill) der Parasiten. Bei nicht ausreichend langer Expositionsdauer können sich Parasiten von dem immobilisierenden Effekt wieder erholen. Neben der insektiziden gibt es auch insektifuge Wirkungen in Form von Austreibe-, Ablöse- und Abschreckwirkung (Repellenseffekt), wobei für verschiedene Wirkstoffe, z. B. Pyrethrine, ein fließender Übergang zwischen insektifugen und insektiziden Effekten bei steigender Dosis besteht. Eine weitere Wirkung ist ein Sterilisationseffekt, durch den die Parasitenvermehrung unterdrückt wird (z. B. durch **Methoprene**). Gegenüber Insektiziden und Akariziden können sich **Resistenzen** entwickeln, die auch als Mehrfach-, Gruppen- oder Kreuzresistenzen für mehrere Wirkstoffe auftreten können. Die Resistenzentwicklung bei Arthropoden, die weltweit und insbesondere bei Zecken zunimmt, beruht auf einer Selektion primär, d. h. genetisch resistenter Individuen, die bereits vor dem Einsatz der Wirkstoffe in der Population vorhanden sind (präadaptiv). Begünstigende Faktoren sind: ein hoher und langanhaltender Selektionsdruck, vor allem bei Arthropoden, die keinen Wirtswechsel durchführen, sowie bei Verwendung von Langzeitformulie-

rungen während der Stallhaltung, ferner längerfristige Unterdosierung, wirkungsmindernde Faktoren, Verwendung von Kombinationen antagonistischer Wirkstoffe, gleichzeitige unkontrollierte Anwendung von Entwesungsmitteln in der Umgebung der Tiere, falscher Einsatz im Hinblick auf die Entwicklungszyklen. Die **Bekämpfung** von Ektoparasiten erfolgt in erster Linie lokal am Ort des Parasitenbefalls. In verschiedenen Fällen, z. B. bei blutsaugenden Arthropoden, Grabmilben und im Wirtsorganismus sich entwickelnden Larvenstadien (wie Dassellarven) kann auch eine zusätzliche oder alleinige systemische Behandlung (z. B. mit einigen Organophosphaten oder Ivermectin) erfolgen. Wegen möglicher antagonistischer Wirkungen und zur Vermeidung einer unkontrollierten Resistenzselektion sollen nur geprüfte **Kombinationen** insektizider Wirkstoffe zur Anwendung kommen. Die besonders in der Kleintierpraxis weitverbreiteten Kombinationen antiparasitärer Wirkstoffe mit Kortikosteroiden und antimikrobiell wirksamen Substanzen sind nicht empfehlenswert, da diese fixen Kombinationen im allgemeinen der Situation des Einzelfalls nicht gerecht werden und das Krankheitsbild verschleiern können.

Voraussetzung für den Behandlungserfolg bei der Anwendung von Mitteln gegen Ektoparasiten ist das Erreichen der Kill-Dosis, resultierend aus einer ausreichend hohen Konzentration und langer Kontaktzeit am Ort des Befalls, unter Umständen auf der gesamten Körperoberfläche oder in Rückzugsgebieten (z. B. Schenkelfalten oder distalen Körperregionen). Wirkungsminderungen können durch Regen, Ablecken, Schwitzen, schmutziges und verfilztes Fell sowie durch Hyperkeratosen bei chronischen Räudeformen verursacht werden. Bei starker Borken- oder Krustenbildung ist eine Vorbehandlung oder Entfernung notwendig. *Behandlungsstrategie:* Bei Räude ist eine Ganzkörperbehandlung aller Tiere eines Bestandes empfehlenswert. Wegen der meist fehlenden oviziden Wirkung sind Wiederholungsbehandlungen zur Erfassung des Schlupfes erforderlich. Die Zeitabstände richten sich nach den Entwicklungszyklen der jeweiligen Parasiten und sind so zu wählen, daß der Schlupf bereits im Larvenstadium, noch bevor es zu erneuter Eiablage kommt, ausgemerzt wird. Zusätzlich zur therapeutischen Anwendung sollte auch eine Entwesung der Umgebung durchgeführt werden, um Parasiten in ihren Rückzugsgebieten außerhalb der Tiere, z. B. in Ställen, an Weidezäunen, in den Lagerstätten zu erfassen. Zur Verhinderung eines Neubefalls werden antiparasitäre Wirkstoffe in Form von Langzeitformulierungen angewendet, die über längere Fristen, z. B. für eine ganze Weidesaison, eine Kontrolle des Ar-

thropodenbefalls auf der Hautoberfläche ermöglichen. Insektizide und Akarizide stehen in einer
großen Vielfalt unterschiedlicher Zubereitungen
und Applikationsformen zur Verfügung, die einen
gezielten Einsatz entsprechend den verschiedenen
Anwendungsstrategien ermöglichen. Zur **externen
therapeutischen Behandlung** eines Ektoparasiten-
befalls, insbesondere bei Räude und stark ver-
schmutztem Fell, eignen sich vor allem Bade- und
Waschlösungen, Shampoos oder Lotionen. Vor
dem Ausspülen der Wirkstofflösungen ist auf ausreichend lange Kontaktzeit zu achten. Durch Weg-
lassen des Ausspülens nach Badbehandlung kann
ein Residualeffekt bis zu 10 Tage erzielt werden.
Durch Verwendung von Emulsionen oder öligen
Lösungen können Wirkstoffe auch in die Haut
eindringen. Bei leichterem Befall und geringerer
Fellverschmutzung können puderförmige Zubereitungen (z. B. gegen Flöhe, Läuse, Federlinge) mit
einer Residualwirkung von 3–7 Tagen oder Sprays
ohne Residualwirkung (gegen Fliegen und Stechmücken) eingesetzt werden. Gegen Zecken empfiehlt sich immer ein Dippen oder Waschen der
befallenen Körperregionen. Das Einreiben oder
Aufsprühen der Wirkstofflösungen soll gegen den
Fellstrich erfolgen. Systemische Wirkung gegen
Ektoparasiten wird überwiegend durch Verabreichung in Form von Injektionen oder Aufgießver-
fahren erreicht, wobei die Wirkstoffe ausreichend
hohe Blutspiegel erreichen müssen, um bei Aufnahme von Körperflüssigkeiten durch die Arthropoden als Fraßgifte zu wirken oder im Wirtsorganismus sich entwickelnde Larvenformen abzutöten. Zur **Prophylaxe** des Befalls mit Arthropoden
kommen auf der Körperoberfläche wirksame
Langzeitformulierungen zur Anwendung, aus denen über längere Zeiträume konstant repellierende oder insektizide Wirkstoffmengen freigesetzt
werden. Da hierbei keine oder nur unwesentliche
Mengen resorbiert werden, wird die Belastung des
Wirtsorganismus gering gehalten. Zur Langzeit-
prophylaxe werden Halsbänder und Ohrclips eingesetzt. Eine Sonderform stellt die kontinuierliche
Puderstaubbehandlung in Melkständen dar. **Halsbänder** für Hunde und Katzen werden je nach
Tiergröße in unterschiedlichen Längen und dadurch unterschiedlichem Wirkstoffgehalt angewendet, wobei über einen Zeitraum von 4–5 Monaten die Wirkstoffe puderförmig (Carbamate)
oder gasförmig (Vaporeffekt) (Organophosphate)
freigesetzt werden. Dadurch kann eine Wirksamkeit bei mäßigem Flohbefall, gegen Spätschlupf
und zur Verhinderung des Neubefalls erzielt werden. Eine nur begrenzte Wirkung besteht gegen
Zecken und kann insbesondere im Kopfbereich
und distal an den Extremitäten ungenügend sein.

Halsbänder können lokal irritierend wirken.
Durch gasförmige Wirkstoffe kann das Riechver-
mögen vorübergehend beeinträchtigt werden. Bei
Rindern werden zur Langzeitkontrolle von stechenden, beißenden und saugenden Insekten, wie
Bremsen, Weidestechfliegen und Kopffliegen,
Ohrclips eingesetzt, aus denen über einen Zeitraum von 4–5 Monaten Wirkstoffe freigesetzt werden, die sich im Haarkleid und den oberen Hautschichten ausbreiten. Bei Anbringung zum Weideaustrieb kann die Entwicklung von Arthropoden-
populationen auf der Weide niedrig gehalten und
nahezu über die gesamte Weideperiode die Belä-
stigung durch Insekten stark vermindert werden,
wozu im allgemeinen ein Ohrclip pro Tier genügt.
Da keine nennenswerte Resorption stattfindet, ist
eine Einhaltung von Wartezeiten nicht erforderlich
und somit auch die Anwendung bei laktierenden
Tieren möglich. Am Ende der Weidesaison sollen
die Ohrclips vor der Aufstallung zur Vermeidung
von Resistenzselektion abgenommen werden. Die
Ohrclips müssen ferner vor der Schlachtung entfernt werden. Insektizide und Akarizide sollten im
Idealfall eine hohe **selektive Toxizität** für Arthropoden und eine geringe Toxizität für Warmblüter
und andere nützliche Lebewesen wie Bienen und
Fische besitzen. Alle verfügbaren Wirkstoffe sind
für Warmblüter jedoch mehr oder weniger toxisch
und besitzen zum Teil eine ausgeprägte Schadwir-
kung auf Bienen und Fische. Die Warmblütertoxizität ist relativ hoch bei chlorierten zyklischen
Kohlenwasserstoffen und Organophosphaten, geringer bei Carbamaten und niedrig bei Pyrethrinen
und Pyrethroiden. Auch nach äußerlicher Anwendung kann es zu resorptiven Vergiftungen kommen, vor allem bei Vorliegen großflächiger Hautläsionen (z. B. bei Räude) oder durch Ablecken.
Besonders empfindlich sind junge Tiere unter 3
Monaten, kranke und geschwächte Tiere sowie bei
einer Reihe von Wirkstoffen *Katzen* und hoch-
trächtige Tiere. Verschiedene Wirkstoffe und vielfach auch die galenischen Zubereitungen wirken
auf empfindlichen Hautregionen und Schleimhäuten lokal reizend. Kutane Überempfindlichkeitsreaktionen können auch als Folge von Sensibilisierung vor allem bei Langzeitanwendung auftreten.
Wechselwirkungen: Durch vergleichbar neurotoxisch wirkende Stoffe, insbesondere durch verschiedene Anthelminthika, können die Nebenwirkungen verstärkt werden. Zur Gewährleistung der
Anwendersicherheit sollen bei der Anwendung am
Tier Schutzhandschuhe, eventuell auch Schutzkleidung getragen werden. Essen, Rauchen und Trin-
ken während der Anwendung ist zu vermeiden. In
geschlossenen Räumen ist für eine gute Belüftung
zu sorgen. Einsprühung soll nicht gegen die Wind-

richtung erfolgen. Ein enger Kontakt mit frisch behandelten Tieren und ein zu enger Kontakt von Kleinkindern mit Insektenhalsbänder-tragenden Haustieren ist zu vermeiden. **Ökotoxikologie:** Wegen möglicher Fisch- und Bienentoxizität sowie wegen Kumulation in der Umwelt soll dafür Sorge getragen werden, daß keine unkontrollierten Wirkstoffmengen in die Umwelt und insbesondere in Gewässer gelangen. Behältnisse und nicht verbrauchte Arzneimittelreste sollen verpackt über Sondermüllabgabe entsorgt werden. Die verschiedenen insektiziden Wirkstoffe haben ein sehr unterschiedliches **Rückstandsverhalten,** so daß teilweise Anwendungsverbote (z. B. für Lindan) bei laktierenden Tieren bestehen, während andererseits bei externer Anwendung in einzelnen Fällen (z. B. Pyrethroid-haltige Ohrclips) die Einhaltung einer Wartezeit nicht erforderlich ist.

2.1
Pflanzliche Insektizide

In verschiedenen Pflanzen kommen insektizide Stoffe vor, von denen **Nikotin, Rotenon** und **Pyrethrine** zur Bekämpfung von Ektoparasiten Anwendung gefunden haben. Eine wichtige Bedeutung besitzen heute noch Pyrethrumextrakte, während Rotenon, ein Wirkstoff aus der Derriswurzel (**Derrivetrat,** V. M.) und Nikotin obsolet sind. Die Anwendung von Nikotin als Antiparasitikum bei Tieren, die der Milchgewinnung dienen, ist verboten.

Pyrethrum
Pyrethrum ist ein Extrakt aus Chrysanthemenarten, der als Wirkstoffe Pyrethrine und Cinerine enthält. Pyrethrum, das meistens mit dem Synergisten **Piperonylbutoxid** (s. u.) kombiniert wird, wird weit verbreitet im Agrarbereich sowie als Haushaltsinsektizid in Sprayform eingesetzt. Pyrethrum-haltige Präparate werden bei Hunden und Katzen nur äußerlich als Shampoo (**Hundeshampoo mit Insektizid,** V. M.), Puder (**Garantol,** V. M.) oder Sprühlösung angewendet. Die insektiziden Inhaltsstoffe von Pyrethrum sind schnell wirkende Kontaktgifte, die bei praktisch allen als Ektoparasiten bedeutsamen Arthropoden einen knock-down-Effekt von allerdings nur kurzer Dauer erzeugen. Zur Abtötung ist deshalb eine entsprechend lange Einwirkungszeit (z. B. bei Kombination mit einem Synergisten) und eine gleichmäßige Verteilung auf der Körperoberfläche zur Verhinderung einer Auswanderung der Parasiten in unbehandelte Regionen erforderlich. Pyrethrumextrakte haben in ihrem Wirkungsfächer auch einen repellierenden Effekt auf Insekten. Die In-

haltsstoffe von Pyrethrum sind neurotoxisch wirksam und führen zu einer langdauernden Öffnung von Na^+-Kanälen an der Nervenmembran. Das charakteristische Symptomenbild bei Arthropoden ist gekennzeichnet durch initiale Erregungszustände, gefolgt von Koordinationsstörungen, Lähmung und Tod bei entsprechend langer Einwirkungsdauer. **Indikationsgebiet:** Bekämpfung und Abwehr aller oberflächlich auf der Haut parasitierenden Arthropoden. **Resistenzen** sind bekannt und bei Zecken derzeit zunehmend. Pyrethrum ist jedoch vor allem wegen der geringen Haltbarkeit infolge einer schnellen Zersetzung durch Licht, Luft und Wärme kein starker Resistenzbildner. **Dosierung:** Bei der allgemein üblichen Kombination mit Piperonylbutoxid enthalten Waschlösungen 0,3–0,4 % Pyrethrumextrakt mit einem Gehalt an Gesamtpyrethrinen von 25 %. Die Anwendung erfolgt großflächig, meist auf der gesamten Körperoberfläche. Pyrethrine werden von Warmblütern kaum resorbiert und schnell hydrolytisch gespalten mit der Folge einer ausschließlich lokalen äußerlichen Wirksamkeit, sehr geringer Warmblütertoxizität und unbedeutender Rückstandsbildung in eßbaren Geweben und Milch. **Nebenwirkungen:** Pyrethrumextrakt wirkt lokal irritierend auf empfindliche Hautpartien, Schleimhäute und Augen. In seltenen Fällen können Sensibilisierung und nach Sprayanwendung asthmatische Zustände auftreten. Pyrethrumextrakte sind oral und dermal praktisch ungiftig und auch bei jungen Katzen anwendbar. Die dermale LD_{50} für Warmblüter liegt im Bereich von 1,5–5 g/kg. Vorsicht ist bei Vorliegen großflächiger Hautläsionen geboten. **Überdosierungserscheinungen:** Übererregbarkeit, Tremor, Muskelkrämpfe und nachfolgend Paralyse (Therapie: Diazepam). **Ökotoxizität:** Pyrethrum ist hochtoxisch für Bienen und Fische und praktisch ungiftig für Vögel. Aufgrund der leichten Zersetzbarkeit kommt es zu keiner Persistenz in der Umwelt. **Wechselwirkungen** und **Kontraindikationen:** Keine bekannt.

Als Synergist zu Pyrethrinen und Pyrethroiden wird **Piperonylbutoxid** (seltener Sesamex und Sulfoxide) in fixer Kombination eingesetzt. Diese Substanz besitzt keine insektizide Eigenwirkung, sondern hemmt den metabolischen Abbau von Pyrethrinen durch Arthropoden. Dadurch wird die Einwirkungsdauer verlängert mit der Folge einer länger dauernden Immobilisierung und dadurch stärkeren Abtötungswirkung. Ein Mischungsverhältnis von 2 bis 5 : 1 von Synergist zu Pyrethrum erhöht bis zu 10fach die Toxizität für Arthropoden. Metabolismus-hemmende Synergisten können bestehende Resistenzen, die häufig auf beschleunigtem Wirkstoffabbau beruhen, durchbre-

Tab. 5
Veterinärmedizinisch eingesetzte Pyrethroide

Wirkstoff/ Applikations- form	Handelsname	Tierart	Dosis	Wirkdauer	LD$_{50}$ (dermal) [mg/kg] (Versuchstiere)
Ohrclips					
Cypermethrin	Flectron				> 1 600
Flucythrinat	Guardian				> 1 000
Fenvalerat	Tirade	Rind	1/Tier	3–5 Monate	> 2 500
Permethrin	Auriplak				> 2 500
(cis : trans = 25 : 75)					
Permethrin					
Sprühlösung (0,1 %)	Stomoxin MO	Rind Hund	1 mg/kg 20 mg/kg	4 Wochen einmalig	
Shampoo Puder (inkl. Zecken) Emulsion	(1 %) Wellcare	Hund Katze Pferd	10 mg/kg 4 mg/kg	einmalig 2 Wochen	
Flumethrin					> 10 000 (oral)
Aufguß (1 %) (akarizid)		Rind	2 mg/kg	4 Wochen	
Cyfluthrin					> 5 000
Aufguß	Bayofly	Rind	2 mg/kg	4 Wochen	

chen. Die Warmblütertoxizität von Piperonylbut-oxid ist sehr gering (orale LD$_{50}$ bei der Ratte: 7,5 g/kg).

2.2 Pyrethroide

Unter dem Begriff Pyrethroide wird eine Vielzahl chemischer Verbindungen zusammengefaßt, die sich strukturell von den Pyrethrinen ableiten und die sich durch eine höhere Stabilität im Vergleich zu Pyrethruminhaltsstoffen auszeichnen. Aus der Vielzahl der im Agrarbereich eingesetzten Verbindungen finden auch einige Wirkstoffe bei Tieren zur Bekämpfung von Ektoparasiten Anwendung (s. Tab. 5). Bei gleichem neurotoxischem Wirkungsmechanismus wie Pyrethrum hält der Knock-down-Effekt jedoch länger an. Bei der Verwendung von Ohrclips überwiegt die repellierende Wirkung (Fuß-Rückzieh-Effekt). Eine begrenzte akarizide Wirkung gegen Zecken und Räudemilben ist nur bei bestimmten Zubereitungsformen vorhanden. Pyrethroide sind nur äußerlich wirksam und besitzen eine Langzeitwirkung, die je nach Darreichungsform 2 Wochen bis 5 Monate für folgende **Indikationsgebiete** betragen kann: Abwehr und Bekämpfung von stechenden, beißenden und saugend-leckenden Insekten, wie Weidestechfliegen, Kopffliegen, Bremsen, Flöhe. Puderpräparate wirken auch gegen am Tier befindliche adulte Zecken, mit **Flumethrin** als Aufgußpräparat kann am Rind zusätzlich Wirkung gegen stationäre Ektoparasiten (Läuse, Haarlinge) und bei Psoroptes- und Chorioptesräude erzielt werden. **Resistenzen** sind möglich. **Dosierung:** siehe Tab. 5. **Nebenwirkungen:** s. Pyrethrum (Kap. O 2.1). Die gebräuchlichen Pyrethroide besitzen ebenfalls eine sehr geringe akute Toxizität bei dermaler Verabreichung (s. Tab. 5). Bei großflächigen Hautläsionen **(Kontraindikation)** besteht bei Puder- und Shampoo-Anwendung die Gefahr resorptiver Vergiftungen, die eine substanzspezifische Symptomatik aufweisen: – Pyrethroide ohne Cyanogruppe (z. B. **Permethrin**): Tremor, Übererregbarkeit, Erschöpfung (T-Syndrom); – Pyrethroide mit Cyanogruppe (alle anderen Verbindungen in Tab. 5): Salivation, klonische Krämpfe, Parästhesien (CS-Syndrom). Bei Hühnern kommt es zu einer Tierart-spezifischen Anreicherung im Gehirn. **Ökoto-**

xizität: siehe Pyrethrum (Kap. O 2.1). Wegen der geringen kutanen Resorption entstehen bei externer Anwendung keine relevanten Rückstände, so daß der Einsatz auch bei laktierenden Tieren möglich ist. **Wartezeit:** 0 Tage für Milch und eßbare Gewebe.

2.3
Organische Phosphorsäureester

Mindertoxische Verbindungen der Alkylphosphate sind in breitem Einsatz als Insektizide und Akarizide sowohl im Bereich des Pflanzenschutzes als auch zur Bekämpfung von Ektoparasiten am Tier. Einige Organophosphate werden auch gegen Endoparasiten angewendet (siehe Kap. O 1.1.7). Organische Phosphorsäureester wirken auf Arthropoden als Kontakt- und Fraßgifte, einige flüchtige Verbindungen wie **Diazinon, Dichlorvos** oder **Phoxim** wirken zusätzlich auch als Atemgifte. Vergleichbar zum Mechanismus der indirekten parasympathomimetischen Wirkung bei Warmblütern kommt es auch bei Arthropoden zu einer praktisch irreversiblen Hemmung von Cholinesterasen, die im cholinergen Nervensystem der Parasiten eine Störung der neuromuskulären Übertragung und Lähmung bewirkt. Die höhere, selektive Toxizität für Arthropoden ist durch deren geringe Entgiftungskapazität bedingt, während Warmblüter diese Verbindungen rasch entgiften können. **Indikationsgebiete:** Bekämpfung von temporär oder stationär am Tier befindlichen Insekten, Zecken und Milben. Aufgrund ihrer lipophilen Eigenschaften werden Organophosphate sowohl über die Haut als auch nach oraler Gabe resorbiert, so daß sie ihre Wirksamkeit nicht nur oberflächlich auf der Haut, sondern auch (z. B. bei Räude) in tieferen Hautschichten sowie, nach Resorption, über wirksame Blutspiegel als Fraßgifte und gegen Wanderlarven entfalten können. **Resistenzen** sind häufiger als bei Pyrethroiden und können mit Substanzspezifischen Unterschieden gegen Fliegen und Zecken bestehen. **Anwendungsformen:** Lokale Anwendung als Bade-, Wasch- und Sprühlösungen, als Puder und in Halsbändern mit gasförmiger Abgabe, systemische Verabreichung oral oder über ölige Lösungen als Auftropfpräparate (spot on). Zur Erreichung einer akariziden Wirkung ist eine höhere (meist doppelte) Dosierung nötig. Die auf der Haut verbleibenden Wirkstoffmengen haben einen mehrtägigen Residualeffekt, trotzdem sind im allgemeinen Wiederholungsbehandlungen erforderlich. Resorbierte Organophosphate werden relativ rasch zu untoxischen Metaboliten abgebaut und meist in 1 bis 2 Tagen zu über 90 %

ausgeschieden. Aus diesen Gründen sind diese Verbindungen keine starken *Rückstandsbildner*. **Nebenwirkungen:** Vereinzelt (insbesondere bei Verwendung von Halsbändern) kommt es zu lokalen Reizungen und allergischen Reaktionen. Die bei therapeutischen Dosen auftretende Hemmung von Serumcholinesterasen ist in den meisten Fällen ohne klinische Relevanz. Die mindertoxischen Organophosphate besitzen jedoch im Vergleich zu Pyrethroiden eine relativ geringe therapeutische Breite, deshalb sind auch bei äußerlicher Anwendung die vorgeschriebenen Dosierungen genau einzuhalten. Bei geringfügiger Überdosierung können parasympathomimetische Nebenwirkungen und bei Vorliegen großflächiger Hautläsionen resorptive Vergiftungen auftreten (Symptomatik und Behandlung siehe Kap. A 1.1.2.2 und O 1.1.7). Besonders gefährdet sind Katzen, Windhunde, sehr junge und geschwächte Tiere. Weitere Nebenwirkungen: verzögerte Neurotoxizität bei Hühnern und Schafen (siehe unter O 1.1.7) sowie Abortgefahr bei hochträchtigen Tieren. **Ökotoxikologie:** Organophosphate sind nur wenig in der Umwelt persistent. Die Bienen- und Fischtoxizität ist Substanz-bedingt unterschiedlich, z. B. hoch bei Diazinon bzw. gering bei Coumafos. **Kontraindikationen:** Katzen unter 1 Jahr, Vorsicht bei Windhunden, späte Phasen der Trächtigkeit, Herzinsuffizienz, Bronchospasmus, Krampfneigung, Leber- und Nierenerkrankungen. **Wechselwirkungen:** Nicht mit Cholinergika (z. B. Levamisol, Pyrantel) oder Hemmstoffen der Cholinesterase (z. B. Carbamate) oder mit Neuroleptika der Phenothiazinreihe anwenden.

Einzelstoffe:

Coumafos
1. (**Asuntol-Puder**, V. M.)
Indikationsgebiet: Bekämpfung von Fliegen, Läusen und Haarlingen bei Rind und Schwein. **Dosierung:** 1–2 mg/kg äußerlich. Milchkühe nach dem Melken behandeln. **Toxizität:** Minimale orale toxische Dosis für Kälber ab 10 mg/kg, für Rinder ab 25 mg/kg. **Wartezeiten:** Eßbare Gewebe 7 Tage, Milch 0 Tage (bei Behandlung nach dem Melken).
2. (**Perizin**, V. M.)
Indikation: Diagnose und Bekämpfung der Varroatose bei Bienen. **Dosierung:** 16–32 mg/Bienenvolk zweimal im Abstand einer Woche entlang der Wabengassen träufeln. Nicht bei Temperaturen unter 5 °C anwenden. Anwendung nur außerhalb Trachtzeit und bis spätestens 6 Wochen vor Beginn der Tracht. Unter diesen Voraussetzungen braucht keine **Wartezeit** für den Honig eingehalten zu werden. Bei Behandlung von weniger als 6 Wochen

vor oder innerhalb der Tracht darf der gewonnene Honig nicht zum menschlichen Verzehr oder zur Verfütterung an Bienen verwendet werden. Wachs behandelter Waben ist nicht zum menschlichen Verzehr geeignet.

Cythioat (Cyflee, V. M.)
Indikationen: Orale Bekämpfung des Flohbefalls bei Hunden und Katzen sowie von Zecken und der Demodikose bei Hunden. **Dosierung:** Orale Gabe von Tabletten oder öliger Lösung gegen Flöhe und Zecken 3 mg/kg (Hund) oder 1,5 mg/kg (Katze) jeden 3. Tag für 2 Wochen. Bei Demodikose 3 mg/kg, zweimal wöchentlich, bis zu 12 Wochen. **Therapeutische Breite:** > 10.

Dichlorvos (DDVP) (Vapona, V. M.)
Indikation: Anwendung als Halsband bei Hunden (Wirkstoffgehalt: 2,5 g) und Katzen (Wirkstoffgehalt: 0,34 g) gegen Flöhe. Zeckenwirkung unsicher. **Dosierung:** 1 Halsband/Tier je nach Größe. Wirksam 3–5 Monate. Dichlorvos ist wasserlöslich, Halsbänder sind beim Baden abzunehmen. **Nebenwirkungen:** Der Geruchssinn kann beeinträchtigt sein. Todesfälle bei Hunden ab 22 mg/kg oral.

Dimpylat (Diazinon) (Faszin, V. M.)
Indikation und Dosierung: Anwendung als Halsbänder (mit Wirkstoffgehalten von 2,1 bis 5,7 g) entsprechend Dichlorvos. Nicht wasserlöslich, Halsbänder können im Wasser angelegt bleiben. **Toxizität:** Orale LD_{50} bei Hunden > 300 mg/kg.

Fenthion (Tiguvon, V. M.)
1. Ölige Lösung mit systemischer Wirkung zum Auftropfen auf den Rücken bei Hunden und Katzen. **Indikationsgebiet:** Flohbekämpfung. **Dosierung:** Hund 8–25 mg/kg, Katze 6–15 mg/kg. Eine einmalige Gabe ist 4 Wochen wirksam.
2. 2%iges Aufgußpräparat für Rinder. **Indikation:** Läuse, Haarlinge, Wander- und Hautlarven der Dasselfliege. **Dosis:** 5 mg/kg. **Toxizität:** Minimal toxische Dosis beim Rind 25 mg/kg. Dermale LD_{50} bei der Ratte: 275 mg/kg. **Wartezeiten:** Eßbare Gewebe 14 Tage, Milch 5 Tage.

Heptenofos (Ragadan, V. M.)
Indikationen: Bekämpfung von Räudemilben, roter Vogelmilbe, Flöhen, Läusen, Haarlingen und Federlingen bei Pferd, Rind, Schwein, Legehuhn und Hund. **Dosierung:** Ganzkörperbehandlung als Bade-, Wasch- oder Sprühlösung mit 0,05–1%iger Emulsion. **Toxizität:** Orale LD_{50} für Hund > 500 mg/kg, für Hühner 35 mg/kg. **Wartezeiten:** Eßbare Gewebe 2 Tage, Huhn 3 Tage; Eier 0 Tage; Milch 0 Tage, bei Mitbehandlung des Euters 1 Tag.

Phoxim (Sebacil, V. M.)
Indikation: Bekämpfung des Befalls mit Räudemilben, Läusen, Haarlingen, Fliegen, Zecken und Fliegenlarven in Wunden bei Rind, Schaf und Schwein. **Dosierung:** Ganzkörperbehandlung mit 0,05%iger Bade-, Wasch- oder Sprühlösung. Nicht bei Tieren anwenden, die der Milchgewinnung dienen. **Toxizität:** Dermale LD_{50} bei der Ratte > 1000 mg/kg. **Wartezeiten:** Eßbare Gewebe von Rind und Schwein 28 Tage, von Schafen 35 Tage.

Trichlorfon (Metrifonat) (Neguvon, V. M.)
Indikation: Als Pulver äußerlich gegen Fliegen und Milben bei Pferd, Rind, kleinen Wiederkäuern, Schwein und Geflügel, ferner gegen Dassellarven. **Dosierung:** Wasch- und Sprühbehandlung 0,15%ig, zur Abdasselung 2%ig. **Nebenwirkungen, Toxizität** und **Wartezeit:** siehe Kapitel O 1.1.7.

2.4
Carbamate

Carbaminsäurederivate werden therapeutisch als indirekte Parasympathomimetika, z. B. bei Darm- und Blasenatonie, eingesetzt. Ihre Wirkung beruht auf einer reversiblen Hemmung der Cholinesterase (siehe Kap. A 1.1.2.1). Die hierfür eingesetzten Wirkstoffe wie **Neostigmin** besitzen keine insektizide Wirkung. Erst durch Erhöhung der Lipophilie dieser Verbindungen, insbesondere durch Substitution mit aromatischen Resten, kann eine insektizide und akarizide Wirksamkeit erreicht werden. Eine Vielzahl solcher Carbamate hat Anwendung zur Bekämpfung von Arthropoden im Pflanzenschutz und bei der Entwesung gefunden. Veterinärmedizinisch werden insbesondere **Carbaryl** und **Propoxur** zur äußerlichen Bekämpfung von Ektoparasiten eingesetzt. Die Wirkung erfolgt, vergleichbar zu den Organophosphaten, als Fraß- und Kontaktgift für saugende und beißende Arthropoden auf der Basis einer Hemmung von Cholinesterasen, die zu einer Störung der neuromuskulären Erregungsübertragung im cholinergen Nervensystem der Parasiten und dadurch zu einer Lähmung führt. Die indirekte cholinerge Wirkung und die Wirkungsdauer nehmen mit steigender Lipophilie zu und sind bei Insekten stärker ausgeprägt und länger anhaltend als bei Warmblütern. **Resistenzen** sind seltener als bei Organophosphaten, aber häufiger als bei Pyrethroiden. Carbamate werden von Säugetieren resorbiert, jedoch schnell metabolisch abgebaut und überwiegend renal ausgeschieden, wobei allerdings genaue pharmakokinetische Daten für die verschiedenen Tierarten fehlen. **Ne-**

benwirkungen:** Wegen der schnellen Inaktivierung und Elimination sowie der zeitlich begrenzten reversiblen Hemmung der Cholinesterase besitzen Carbamate eine deutlich niedrigere Warmblütertoxizität als Organophosphate und sind auch bei Katzen und Welpen (z. B. bei Anwendung als Puder oder in Halsbändern) relativ gut verträglich. Insbesondere bei Vorliegen großflächiger Hautläsionen kann es zu parasympathomimetischen Nebenwirkungen (siehe Kap. A 1.1.2.1) kommen. Antidot bei **Überdosierungen** ist Atropin. Obidoxim ist unwirksam und kontraindiziert. **Ökotoxizität:** Carbamate besitzen keine lange Persistenz in der Umwelt, sind jedoch fisch- und bienentoxisch. **Gegenanzeigen** und **Wechselwirkungen:** siehe unter Neostigmin (Kap. A 1.1.2.1.2).

Carbaryl
ist 1-Naphthyl-N-methylcarbamat, das in Halsbändern (**Carbaryl-Antiflohhalsbänder,** V. M.) mit einem Wirkstoffgehalt von 1 g und als Puder (**Ungezieferpuder,** V. M.) bei Hunden und Katzen eingesetzt wird. **Indikationsgebiete:** Befall mit Flöhen (Halsbänder) sowie mit Läusen, Haarlingen und Zecken (Puder). **Toxizität:** Beim Hund liegt die LD_{50} oral bei 750 mg/kg und dermal > 2000 mg/kg.

Propoxur (**Bolfo,** V. M.)
ein Isopropoxylphenyl-substituiertes N-methylcarbamat, wird als Halsband, Puder, Shampoo oder Stift für folgende Indikationen angewendet: **Halsband** (Puderprinzip, Wirkstoffgehalt: 0.94 g/10 g): bei Hund und Katze gegen Flohbefall, wobei bis zu 10 Wochen auch ein Schutz gegen Zecken erreicht werden soll, der aber in distalen Körperregionen nicht ausreichend sein dürfte; **Puder:** bei Hund und Katze gegen Flöhe, Läuse, Zecken und Haarlinge; **Shampoo:** bei Hunden gegen Flöhe und Läuse. Bei Zeckenbefall empfiehlt sich eine direkte Behandlung am Ort des Parasitenbefalls mit Puder, Spray oder Stift. **Toxizität:** Propoxur ist trotz ca. 4fach höherer Toxizität als Carbaryl gut bei Hunden und Katzen verträglich. LD_{50} bei der Ratte dermal > 5000 mg/kg, oral ca. 50 mg/kg. **Kontraindikationen:** Anwendung des Shampoos bei Katzen und des Stiftes bei säugenden Tieren.

2.5
Chlorierte cyclische Kohlenwasserstoffe

Eine Vielzahl von Organochlorverbindungen, deren Prototyp **DDT** (Dichlordiphenyltrichlorethan) ist, besitzt insektizide Wirkung und fand früher breite Anwendung im Pflanzenschutz. Diese Ver-

bindungen sind im allgemeinen chemisch sehr beständig und besitzen eine lange Persistenz in der Umwelt. Aufgrund ihrer hohen Lipophilie kommt es zu einer Anreicherung in der Nahrungskette und zu langer Rückstandsbildung z. B. in tierischen Lebensmitteln. Wegen der ökologischen Auswirkungen und der Kumulation von Organochlorverbindungen im menschlichen Organismus wurde bereits 1972 in Deutschland die Herstellung und Anwendung von DDT untersagt. Heute besitzen nur mehr wenige Stoffe eine Zulassung, wobei eine Anwendung im Pflanzenschutz verboten ist. In der Pflanzenschutz-Höchstmengenverordnung wurden für organische Chlorkohlenwasserstoffe bis auf wenige Ausnahmen Höchstmengen in tierischen Lebensmitteln festgelegt. Folglich wurde auch die Anwendung aller in dieser Verordnung genannten Chlorkohlenwasserstoffe bei Pferden, Rindern, Schweinen, Schafen und Ziegen zur Bekämpfung von Parasiten, Schädlingen und Lästlingen verboten (Verordnung über Stoffe mit pharmakologischer Wirkung). Lediglich für **Lindan** besteht ein eingeschränktes Verbot (siehe Kap. O 2.5.1), so daß ein begrenzter therapeutischer Einsatz in der Veterinärmedizin noch möglich ist. Als weiterer Chlorkohlenwasserstoff findet noch **Bromociclen** bei Tieren zur Bekämpfung von Ektoparasiten Anwendung.

2.5.1
Lindan

Lindan ist das γ-Isomer des Hexachlorcyclohexans (γ-HCH), das in hochreiner (> 99 %) Form bei Wiederkäuern und Hunden in Form von Pudern, Wasch-, Bade- oder Sprühlösung (**Chlorhexol,** V. M.) sowie als Emulsion (**Jacutin,** H. M.) zur Bekämpfung von Ektoparasiten angewendet wird. γ-HCH ist ein lipidlösliches und flüchtiges Kontakt-, Fraß- und Atemgift für Arthropoden, dessen insektizide und akarizide Wirkung schnell eintritt und die Wirkungsstärke von DDT deutlich übertrifft. Lindan wirkt bei Insekten bereits in niedrigen Konzentrationen als Nervengift, das zu Übererregung und anschließender Lähmung führt. Der *Wirkungsmechanismus* ist nicht genauer bekannt, er beruht jedoch vermutlich, wie bei DDT, auf einer Störung der Repolarisation von Nervenzellenmembranen durch Offenhaltung von Natriumporen. **Indikationsgebiete:** Befall mit Flöhen, Läusen, Haarlingen, Zecken und Räudemilben. Zur Bekämpfung der parasitären Otitis des Hundes finden Kombinationen mit Benzylbenzoat, Desinfektionsmitteln und Antiphlogistika Anwendung. Von zweifelhaftem therapeutischen Wert sind fixe

Kombinationen mit Antimykotika und Antibiotika. **Resistenzen** sind bei Läusen bekannt, jedoch seltener als bei anderen Organochlorverbindungen (z. B. DDT). **Dosierung:** nur äußerliche Anwendung als 0,03- bis 0,05%ige Wasch- oder Sprühlösung oder als 0,01%ige Badelösung; 0,3–2%ige Emulsionen zur Otitisbehandlung. Die höheren Konzentrationen sind vor allem bei der Räudebehandlung erforderlich. Wiederholung entsprechend den Entwicklungszyklen der Parasiten. Die gesamte applizierte Dosis soll, insbesondere bei öligen Lösungen, 2 mg/kg nicht überschreiten. Lindan wird über oralen, dermalen und inhalativen Weg resorbiert und im Fettgewebe gespeichert. Dadurch und wegen eines enterohepatischen Kreislaufs ist Lindan über mehrere Wochen (> 3 Wochen) im Säugerorganismus persistent mit der Folge entsprechend lange dauernder *Rückstandsbildung*. Die Ausscheidung dechlorierter und konjugierter Metabolite erfolgt renal, unverändertes Lindan geht auch in erheblichem Umfang in die Milch über. Im Vergleich zu anderen chlorierten cyclischen Kohlenwasserstoffen ist Lindan jedoch relativ rasch im Organismus abbaubar. Trotzdem besteht ein **Anwendungsverbot** bei Tieren, die der Milchgewinnung dienen sowie bei Legehennen und Mastgeflügel. **Nebenwirkungen:** bei Beachtung der Vorsichtsmaßregeln keine Nebenwirkungen außer lokaler Reizwirkung Lindanhaltiger Zubereitungsformen auf Schleimhäuten und Auge. Säuger sind hinsichtlich der neurotoxischen Wirkung 10^5fach weniger empfindlich als Insekten. Bei Aufnahme toxischer Mengen kommt es durch das γ-Isomer des HCH vorwiegend zu akuten und nur selten zu chronischen Vergiftungserscheinungen. Überdosierungssymptome treten bei Kälbern ab 5 mg/kg, bei adulten Säugern ab 20–50 mg/kg, Todesfälle ab 125–200 mg/kg auf. Besonders empfindlich reagieren junge Tiere (unter 3 Monaten), Katzen, Ziervögel, geschwächte und sehr magere Tiere. Vergiftungsmöglichkeiten: resorptive Vergiftung über die Haut bei großflächigen Hautläsionen oder bei Verwendung öliger Zubereitungen ab Dosen von mehreren mg/kg, orale Aufnahme durch Ablecken und bei Säuglingen über die Milch behandelter Muttertiere, akzidentelle Vergiftung durch Aufnahme Lindan-haltiger Zubereitungen und Insektenköder (z. B. Ameisenköder). Bei starker Abmagerung können größere Mengen Lindan aus den Fettdepots freigesetzt werden und chronische Vergiftungserscheinungen verursachen. *Symptomatik der* **akuten Vergiftung:** nach einer Latenzzeit von 30–60 min nach oraler Aufnahme Erbrechen, Durchfall, nach 2 bis 3 Stunden Erregungszustände, Mydriasis, beschleunigte Atmung, bei höheren Dosen nach mehreren Stunden tonisch-klonische Krämpfe und final zentrale Atemlähmung. *Therapie:* Antikonvulsiva (z. B. Diazepam oder Phenobarbital), bei oraler Aufnahme salinische Laxantien und Aktivkohle. Später nicht resorbierbare Öle wie Paraffinum subliquidum. Keine Milch oder resorbierbare Öle, keine Sympathomimetika! Im allgemeinen kommt es zu keinen Folgeschäden. **Chronische Vergiftung:** Tremor, Muskelschwäche, Abmagerung, Fertilitätsstörungen, Anämie, Leber- und Nierenschäden. Lindan ist ein Tumorpromotor. **Ökotoxikologie:** Lindan ist in der Umwelt persistent, wirkt bienentoxisch und ist hochgiftig für Fische. **Kontraindikationen:** Tiere, die der Milchgewinnung dienen, Legehennen und Mastgeflügel sowie Katzen, junge Tiere unter 3 Monaten, Ziervögel. **Wechselwirkungen:** Lindan induziert Arzneimittel-abbauende Enzyme in der Leber, wodurch der Abbau vieler Arzneistoffe (z. B. von Steroiden) beschleunigt wird. **Wartezeiten:** für eßbare Gewebe 28 Tage bei Pferd, Rind, Schwein und Ziege, 56 Tage für Schafe ohne Vlies, 84 Tage für Schafe mit Vlies.

2.5.2
Bromociclen (Alugan, V. M.)

Bromociclen (Bromodan) ist ein Brommethyl-substituiertes Hexachlor-bicyclohepten, das als Bade-, Wasch- oder Sprühbehandlung sowie als Puder zur Bekämpfung von Ektoparasiten bei Pferd, Rind, Schaf, Schwein, Hund, Katze, Kleinnagern und Ziervögeln eingesetzt werden kann. Bromociclen wirkt vor allem als Kontaktgift auf Arthropoden und löst neurotoxische Erscheinungen ähnlich Lindan aus (siehe Kap. O 2.5.1), deren genauer Wirkungsmechanismus ebenfalls nicht bekannt ist. **Indikationsgebiete:** Befall mit Räudemilben (Arten von Sarcoptes, Psoroptes, Chorioptes, Notoedres, Otodectes, Cnemidocoptes), Flöhen, Läusen, Haarlingen, Federlingen, Schaflausfliegen. Keine ausreichende Wirkung gegen Zecken. Bisher liegen keine Hinweise auf **Resistenzen** vor. **Dosierung:** Bade-, Wasch- und Sprühbehandlung (außer bei Katzen und Ziervögeln) mit 0,03- bis 0,085%igen Lösungen, Sprühlösungen bis 0,2%ig; für Kleinnager Badelösungen bis 0,25%ig; bei Katzen und Ziervögeln nur Betupfen der befallenen Stellen mit 0,085%iger Lösung. Wiederholung entsprechend den Entwicklungszyklen der Parasiten. Bromociclen ist geringer lipophil als Lindan, wird aber auch kutan resorbiert. Über Metabolismus, Verteilung, Speicherung und Ausscheidung liegen bei Tieren kaum Daten vor. Rückstandsuntersuchungen bei Rind und Schwein ergaben eine Affinität zu Fettgewebe sowie eine Ausscheidung über die Milch. Die Elimination scheint schneller als bei den meisten Organochlorverbindungen zu verlaufen. **Nebenwirkungen:** Die akute Toxizität von Bromociclen ist wesentlich geringer als bei anderen Organochlorverbindungen. Die orale LD_{50} bei der Ratte ist mit über 6 g/kg mehr als 10fach höher als bei Lindan. Bei der Badebehandlung wird mit Ausnahme der Katze eine bis zu 10fache Überdosierung ohne Nebenwirkungen vertragen. Demgegenüber treten bei Katzen bei Ganzkörperbehandlung in den üblichen Konzentrationen Unverträglichkeitsreaktionen in Form von Salivation, Apathie, Erbrechen und gestörtem Allgemeinbefinden auf. **Überdosierung:** bei unsachgemäßer Handhabung vor allem bei Katzen und Ziervögeln und auch bei Hunden neurotoxische Erscheinungen mit Apathie, Konvulsionen, Erbrechen sowie Beschleunigung von Puls und Atmung. **Kontraindikation:** Ganzkörperbehandlung (Waschung oder Puderung) bei Katzen und Ziervögeln. **Wechselwirkungen:** keine bekannt. **Wartezeiten:** eßbare Gewebe von Pferd, Rind, Schaf, Taube 20 Tage, von Schweinen 10 Tage, Milch 9 Tage.

2.6
Ivermectin (Ivomec, V. M.)

Ivermectin ist nach subkutaner Verabreichung nicht nur gegen Nematoden, sondern auch als Fraßgift wirksam gegen saugende und grabende Ektoparasiten bei Rind und Schwein. **Indikationsgebiet:** Befall mit Läusen, Räudemilben (Psoroptes, Chorioptes, Sarcoptes sp.) und Dassellarven. **Resistenzen** sind bisher nicht bekannt. **Dosierung:** subkutane Injektionen: 0,2 mg/kg beim Rind, 0,3 mg/kg beim Schwein. Aufgußbehandlung beim Rind mit 0,5 mg/kg. Weitere Einzelheiten siehe unter Kapitel O 1.1.4.

2.7
Amitraz

Amitraz ist ein Formamidinderivat, das zur Bekämpfung von Ektoparasiten als Waschlösung beim Hund (**Ectodex**, V. M.) und als Aufgußpräparat beim Schwein (**Topline**, V. M.) zugelassen ist. Amitraz hat eine insektizide und akarizide Wirkung sowie eine nach der Behandlung andauernde repellierende Wirkung für Fliegen und Zecken. Als antiparasitärer Wirkungsmechanismus wird eine Wirkung auf Oktopaminrezeptoren im ZNS der Parasiten angenommen, die zu Übererregbarkeit, abnormem Verhalten, Paralyse und Tod führt. **Indiaktionsgebiete:** bei Schweinen Sarcoptesräude und Lausbefall, bei Hunden Demodikose. **Dosierung: beim Schwein:** je nach Größe werden 40 bis 60 ml entlang der Rückenmittellinie aufgegossen und zusätzlich in jedes Ohr 5 ml eingeträufelt. Die Gesamtdosis beträgt 6–8 mg/kg. Bei Lausbefall ist die Behandlung nach 14 Tagen, bei schwerer Räude nach 7 bis 10 Tagen zu wiederholen. Sauen sollen kurz vor dem Ferkeln, Eber alle 3 Monate behandelt werden. **Beim Hund:** Ganzkörperbehandlung mit einer 0,05 %igen Lösung (1 : 100 Verdünnung der 5 %igen Handelslösung), nach vollständiger Durchnässung des Fellkleids wird das Shampoo nicht ausgespült. Wiederholung der Behandlung im wöchentlichen Abstand, bis keine lebenden Milben oder Eier mehr in Hautgeschabseln mikroskopisch nachweisbar sind. Die dermale Resorption von Amitraz ist bei Hund und Schwein gering ($< 10\%$), resorbiertes Amitraz wird umfangreich, ohne wesentliche tierartliche Unterschiede metabolisiert und als Konjugat überwiegend renal ausgeschieden (nach 24 h über 60 %). **Nebenwirkungen:** geringe lokale Reizung. Amitraz wirkt bei Säugern agonistisch an α_2-Adrenozeptoren und schwach antiserotoninerg. Dadurch kann es vor allem bei Hunden nach der Waschbehandlung zu Sedation, nach kurzem Blutdruckanstieg zu Hypotension, Bradykardie, Hypothermie, Erbrechen und Hyperglykämie kommen, ferner wird die Motilität des Gastrointestinaltrakts herabgesetzt. Diese Nebenwirkungen sind in den meisten Fällen, auch nach Ablecken, gering ausgeprägt und spontan reversibel. Mit schwerwiegenden Nebenwirkungen ist auch bei 5facher **Überdosierung** nicht zu rechnen. Bei starker Überdosierung kommt es zu Tachykardie und Hyperventilation. Die LD_{50} beträgt dermal 2,1–5 g/kg (Maus, Ratte) und oral 100 mg/kg (Hund). Besonders empfindlich reagieren Pferde auf Amitraz, bei denen die Anwendung kontraindiziert ist. Weitere **Kontraindikationen:** keine Anwendung bei Chihuahuas und Katzen, keine Behandlung bei starker Hitze, Schweine nicht im Freien bei starker Sonneneinstrahlung behandeln. Amitraz kann bei trächtigen Sauen angewendet werden, bei trächtigen Hündinnen fehlen ausreichende Verträglichkeitsuntersuchungen. **Wechselwirkungen:** nicht zusammen mit anderen Insektiziden anwenden. **Ökotoxikologie:** Amitraz wird rasch in der Umwelt zersetzt. Wegen der hohen Fischtoxizität sollen keine Reste in Gewässer gelangen. Amitraz ist nicht toxisch für Vögel und Bienen und wird daher auch zur Varroatosebekämpfung eingesetzt. **Anwendersicherheit:** bei Anwendung Schutzkleidung tragen und jeden Kontakt mit Haut und Augen vermeiden. **Wartezeiten:** beim Schwein für eßbare Gewebe 7 Tage.

2.8
Repellentien

Repellentien sind Arthropoden-abwehrende Stoffe, die nach Auftragen auf die Körperoberfläche für einen bestimmten Zeitraum ein Aufsitzen oder Stechen von Fliegen, Bremsen, Mücken und anderen Insekten sowie von Zecken verhindern. **Pyrethrumextrakt** und **Pyrethroide** haben in niedrigen Dosierungen, die noch keinen Knock-down-Effekt bewirken, eine abschreckende Wirkung auf Insekten, indem sie eine Reizung von taktilen Elementen in den Extremitäten bewirken (»Fuß-Rückzieh-Effekt«). Als Repellentien im engeren Sinn werden Wirkstoffe verstanden, die aufgrund ihres Geruches die Lockstoffwirkung von Körpersekreten auf Arthropoden aufheben und einen Insekten-abstoßenden Duftmantel über der Haut bilden. Hierzu zählen **ätherische Öle,** wie **Zitronellol, Eukalyptusöl, Menthol, Perubalsam** oder **Nelkenöl,** die auch in Kombination mit Pyrethrinen oder Pyrethroiden (**Repellan,** V. M., **Wellcare,** V. M.) angewendet werden sowie die stark riechende **Undecyclensäure,** die außerdem noch antimykotische Eigenschaften besitzt. Die repellierende Wirkung dieser Verbindungen ist ebenso wie die orale Gabe von Vitamin B_1 unsicher. Eine sichere Insektenabwehrende Wirkung von 6–8 Stunden, gegen Zecken von 2 Stunden, kann mit Verbindungen wie **Ethylhexandiol** (**Repellan,** V. M., **Inal,** V. M.) sowie mit den nicht als Tierarzneimittel verfügbaren Wirkstoffen **Dibutylphthalat, Dimethylphthalat** und **Diethyltoluamid** (**Autan,** H. M.) erreicht werden, die auch kombiniert als 20–75%ige alkoholische Lösung oder als Salbe auf die Haut aufgetragen werden. **Nebenwirkungen:** selten kutane Überempfindlichkeitsreaktionen. Wegen starker lokaler Reizwirkung ist Kontakt mit Augen, Schleimhäuten und Wunden zu vermeiden. Diethyltoluamid kann bei zu häufiger großflächiger Anwendung kumulieren und ZNS-Depression auslösen. **Wartezeiten** (für Ethylhexandiol): eßbare Gewebe und Milch 5 Tage.

2.9
Sonstige Wirkstoffe
gegen Ektoparasiten

Der Einsatz von **Arsenaten** zur Bekämpfung von Ektoparasiten ist heute obsolet. Veraltet ist die Anwendung von gefälltem oder sublimiertem **Schwefel** als Antiscabiosum und von **Teerzubereitungen,** die weniger wegen ihrer eher unsicheren antiparasitären Wirkung, sondern vor allem wegen der Juckreiz-stillenden und antiseborrhoischen Wirkung bei Ekzemen, auch parasitären Ursprungs, eingesetzt wurden (Kontraindikation: Katze).

Mesulfen (Dimethylthianthren) ist eine organische schwefelhaltige Verbindung, die als 80%ige oder 20%ige Lösung zur Bekämpfung von Räudemilben äußerlich bei Rindern, Schweinen, Hunden, Pelztieren, Nagern und Geflügel angewendet wurde und neben der antiparasitären noch eine Juckreiz-stillende Wirkung besitzt. Die Ganzkörperbehandlung erfolgt abschnittsweise in 3 Schritten im Tagesabstand. Nicht bei Katzen und jungen Tieren anwenden. **Wartezeit:** Milch und eßbare Gewebe 2 Tage.

Benzylbenzoat, ein wesentlicher Bestandteil des Perubalsams, ist in verschiedenen antiparasitär wirkenden Dermatika in Kombination mit anderen Insektiziden, z. B. mit Lindan, enthalten (**Jacutin,** H. M., **Triplexan,** V. M.). Ferner wird Benzylbenzoat auch als Lösungsvermittler in öligen Lösungen verwendet. In 10–25%iger Lösung besteht akarizide Wirkung gegen Räudemilben, insbesondere bei Ohrräude. **Nebenwirkungen:** lokale Reizwirkung auf Haut, Schleimhäute und Augen. Kontakt mit Augen und Schleimhäuten ist zu vermeiden. Resorptive Vergiftung ist dermal und oral möglich und führt zu ZNS-Stimulation und Konvulsionen. **Kontraindikation:** Katze.

Zur Bekämpfung der *Varroatose* der Bienen stehen verschiedene Akarizide zur Verfügung wie **Coumafos** (siehe Kap. O 2.3), **Ameisensäure (Illertissener Milbenplatte,** V. M.), **Brompropylat** (**Folbex VA neu,** V. M.), das im Zulassungsverfahren befindliche Pyrethroid **Fluvalinat** und das in Deutschland hierfür nicht zugelassene **Amitraz. Anwendungsgebiet:** Diagnose oder Therapie des Befalls mit Varroamilben und der Acariose der Bienen (Brompropylat). Die **Verträglichkeit** für die Bienenvölker ist begrenzt. Bei Einhaltung der Anwendungshinweise kommt es zu einer starken Reduzierung der Milbenbürde bei noch tolerierbaren Ausfällen in den Bienenvölkern. **Ameisensäure** wird in Form imprägnierter Platten eingesetzt, aus denen der Wirkstoff verdunstet. Das Rückstandsrisiko in Honig und Wachs ist gering. **Brompropylat** wird in Form von Räucherstreifen abgeglimmt, wobei zur Therapie pro Volk 4 Streifen im Abstand von jeweils 4 Tagen benötigt werden. Die Behandlung darf nur außerhalb der Tracht und nicht bei Frosttemperaturen durchgeführt werden. Nur bei Einhaltung des richtigen Behandlungszeitpunkts ist keine **Wartezeit** für den Honig erforderlich. Wachs behandelter Waben soll nicht zum menschlichen Verzehr verwendet werden.

Pharmaka zur Behandlung von Pilzinfektionen

R. KROKER

1
Einleitung

Pilzerkrankungen werden in den letzten Jahren bei Haustieren vermehrt diagnostiziert. Beim Vorliegen von Mykosen ist zu beachten, daß die Therapie von allgemeinen hygienischen Maßnahmen begleitet werden muß. Es sind die Haltungsbedingungen zu überprüfen und das Umfeld der Tiere muß ebenfalls in die Pilzbekämpfungsmaßnahmen einbezogen werden. Für den mit den befallenen Tieren in Kontakt stehenden Menschen ist zu beachten, daß verschiedene Mykosen, wie z. B. Trichophytien und Mikrosporien, übertragbar sind, wobei insbesondere Kinder gefährdet werden. Ansonsten gelten allgemeine Therapiegrundsätze, wie sie im Kapitel N 1.2 dargestellt sind.

2
Spezieller Teil

2.1
Polyenantibiotika

Aus Actinomyces-Stämmen wurden antimykotisch wirksame Verbindungen isoliert, die sich durch einen makrocyclischen Laktonring auszeichnen. Da der starre Teil des Ringsystems, der zahlreiche Doppelbindungen besitzt (Polyen!), lipophile Eigenschaften aufweist, während am flexiblen Teil sich hydrophile Hydroxylgruppen konzentrieren, ergeben sich amphotere Eigenschaften. Darauf beruht auch der Wirkungsmechanismus, indem sich das Molekül an die nur in Pilzmembranen befindlichen Sterolen anlagert, diese in ihrer Bindung an Phospholipide lockert und somit zur Porenbildung führt, wodurch zytoplasmatische Bestandteile austreten.

Polyenantibiotika sind instabil in wäßrigen Lösungen und sollten zur parenteralen Anwendung frisch hergestellt werden.

2.1.1
Natamycin

Handelspräparate: Mycophyt, V. M., Pimafucin, H. M. in verschiedenen Zubereitungen.

Natamycin ist als einziges **Polyenantibiotikum** in der Veterinärmedizin zugelassen. Es wirkt **fungistatisch.** Zur äußerlichen **Therapie** von Trichophytien (Glatzflechte) bei Rind und Pferd werden 0,1%ige gebrauchsfertige Suspensionen hergestellt und entweder mit einem Schwamm aufgetragen oder mit einer Spritze aufgesprüht. Dabei werden folgende Volumina benötigt: Kalb (6–9 Monate): ca. 0,7 l, Rind: ca. 1 l, Pferd: ca 2 l. Eine **Wiederholungsbehandlung** ist nach 4–5 Tagen durchzuführen. Um **phototoxische Reaktionen** zu vermeiden, sollten die Tiere während und einige Stunden nach der Behandlung nicht dem Sonnenlicht ausgesetzt werden. Eine transkutane **Resorption** erfolgt nicht. **Wartezeit:** 0 Tage.

2.1.2
Amphotericin B

Handelspräparate: Ampho-Moronal, H. M. (Salben, Cremes, Tabletten, Amphotericin-B-Natrium-Desoxycholatkomplex zur i. v. Infusion).

Amphotericin B wirkt **fungistatisch,** in hohen Konzentrationen auch **fungizid** gegen Hefen wie Candida (Candidiasis, Soor) und Cryptococcus (Kryptokokkose), hefeähnliche Pilze wie Histoplasma (Lymphangitis epizootica), Blastomyces (Nordamer.-Blastomykose und Sporotrichien), Schimmelpilze wie Aspergillus, Penicillium und Scopulariopsis (Hühnerschnupfen) sowie gegen weitere Fadenpilze wie Mucor, Rhizopus und Coccidioides. Gegenüber Dermatophyten wie Microsporum und Trichophyton-Arten besteht keine Wirksamkeit. Primär resistente Pilze sind selten. Es bestehen **Kreuzresistenzen** gegenüber anderen Polyenen, nicht immer aber mit Natamycin. Neben **topischen Anwendungen** kann Amphotericin B bei **schweren Systemmykosen** i. v. infundiert werden. Dazu wird zunächst eine Amphotericinstammlösung unter Zugabe von 10 ml Aqua dest. hergestellt, die mit einer 5%igen Glukoselösung bis zu einer Konzentration von 0,1 mg/ml verdünnt wird. Diese Lösung muß langsam infundiert werden, wobei Tagesdosen von 0,5–1 mg/kg (5–10 ml/kg) erreicht werden sollen. Die **Behandlung** ist **2–3mal** pro Woche durchzuführen. Bei Aspergillosen und Cryptococcen-Meningitiden wird eine Kombination mit **Flucytosin** empfohlen, wobei die Dosis von Amphotericin B auf 0,5 mg/kg reduziert wird. Die **Liquorgängigkeit** ist gering, bei Meningitis aber gesteigert (Behandlungsmöglichkeit von Candida-Meningitiden). Die **Elimination** erfolgt zu 20–30 % über die Faeces. 5 % werden unverändert im Urin gefunden. Der Verlauf ist biphasisch mit einer **initialen Halbwertszeit** von ca. 20 h, während die zweite Eliminationsphase eine **Halbwertszeit** von ca. 15 Tagen aufweist. Oral ist Amphotericin B kaum bioverfügbar. Der therapeutische Wert ist durch die hohe Systemtoxizität stark eingeschränkt. Es wirkt beim Hund schon ab 2 mg/kg stark **nephrotoxisch.** Hinzu kommen **Arrhythmien, Leberschäden, anaphylaktische Reaktionen, hämolytische Anämien, starke Gefäßwandirritation** und schon bei therapeutischen Dosen **Erbrechen** und **Fieber.** Deswegen sollte Amphotericin B nur stationär unter Kontrolle von Nieren- und Leberfunktionen angewendet werden. Die parenterale Gabe bei Oberflächenmykosen oder nicht nachgewiesenen Infektionen ist kontraindiziert.

2.1.3
Nystatin

Handelspräparate: Moronal, H. M., Nystatin, H. M.

Nystatin ist kaum wasserlöslich. Es besitzt ein dem Amphotericin B vergleichbares **Wirkungsspektrum,** wird aber überwiegend bei mukokutanen Candida-Infektionen per os oder lokal eingesetzt. Resistenzen liegen kaum vor. Beim Hund werden Dosierungen von 10 000–20 000 E/kg im Abstand von 8 Stunden empfohlen. Als **Nebenwirkungen** werden Anorexie und gastrointestinale Irritationen beschrieben. Eine systemische Anwendung ist aufgrund starker Toxizität nicht möglich.

2.2
Flucytosin

Handelspräparate: Ancotil, H. M. (Tabl., Inf.-Lsg.).

Flucytosin ist ein fluoriertes Pyrimidin, welches in der Pilzzelle zu Fluorouracil metabolisiert wird und damit als Antimetabolit des Cytosins wirkt.

Die sich daraus ergebende Interferenz mit der RNA- und Proteinsynthese führt zu **fungistatischen Wirkungen.** Diese metabolische Aktivierung findet in Säugetierzellen kaum statt.

Flucytosin entfaltet eine starke **Wirksamkeit** gegenüber Candida-Arten, Cryptococcus neoformans, Torulopsis glabrata, Sporothrix schenckeii, Aspergillus-Arten (insbesondere A. fumigatus) und den Erregern der Chromoblastomykose. Es ist aber zu beachten, daß primär resistente Candida-Stämme (20–50 %), Cryptococcus- und Aspergillus-Stämme vorkommen. Andere Erreger systemischer Mykosen sind primär resistent.

Da auch unter der Therapie **Resistenzentwicklungen** eintreten, ist der Gebrauch eingeschränkt. Er erstreckt sich auf generalisierte Mykosen durch Cryptococcus neoformans, Candida albicans, Aspergillus fumigatus und auf die Behandlung der Chromoblastomykose. Die Kombinationsbehandlung mit Amphotericin B bei Infektionen mit den drei erstgenannten Erregern vermindert deren sekundäre Resistenzbildung, ermöglicht eine niedrigere Amphotericin B-Dosierung und verbessert die klinische Wirksamkeit. Folgende **Dosierungen** werden vorgeschlagen: Hund: 25–50 mg/kg und Katze: 30–40 mg/kg im Abstand von 6–8 h p.o. Unter Kontrolle der Leberfunktion kann die Behandlung bis zu 2–3 Monate (Kryptokokkose!) betragen.

Flucytosin wird oral gut resorbiert und verteilt, wobei eine hohe **Penetration** in ZNS und Synovia stattfindet. Die Ausscheidung erfolgt über glomeruläre Filtration mit einer **Halbwertszeit** von 2–4 h. Bei **Nierenfunktionsstörungen** ist es ratsam, Serumspiegelbestimmungen durchzuführen (gewünschter Bereich: ca. 40 µg/ml, Maximalkonzentrationen: 80 µg/ml) und **Dosisanpassungen** zu berücksichtigen. Flucytosin wird gut vertragen. Beim Überschreiten der genannten Blutspiegel werden **gastrointestinale Irritationen, reversible Leberfunktionsstörungen, Neutropenien und Thrombocytopenien** sowie beim Hund **Erytheme** und **transiente Alopezien** beobachtet. Bei der Kombinationsbehandlung mit Amphotericin B ist als **Wechselwirkung** zu beachten, daß die renalen Effekte von Amphotericin B die Halbwertszeit von Flucytosin verlängern können. Die Anwendung bei **trächtigen Tieren** ist **kontraindiziert.**

2.3
Griseofulvin

Handelspräparate: Griseofulvin Supplement (Pulver), V. M., Likuden M, V. M. (Tabl.), Fulcin S, H. M.

Griseofulvin ist ein **Benzofuran-Derivat,** das kaum wasserlöslich ist. Über eine Beeinflussung des Guaninstoffwechsels mit damit einhergehender Hemmung der Nukleinsäuresynthese der Pilze wirkt Griseofulvin **fungistatisch.** Das Wirkungsspektrum umfaßt Dermatophyten wie Trichophyton-, Mikrosporum- und Epidermophytonarten. Resistenzbildungen sind selten, Kreuzresistenzen nicht bekannt. Zur **Therapie** von Trichophytien und Mikrosporuminfektionen werden folgende Dosierungsschemata empfohlen:

Tab. 1
Dosierungsschema für Griseofulvin

Spezies	Dosis	Frequenz und Behandlungsdauer
Hund/ Katze	25 mg/kg (mikronisiert) 12,5 mg/kg (ultramikronisiert)	1× täglich für 3–6–12 Wochen p. o.
Pferd/ Rind	5–10 mg/kg	1× täglich für 3–6–12 Wochen p. o.

Die **Resorption** nach oraler Gabe ist stark von der Partikelgröße abhängig. In ultramikronisierter Form (Partikelgröße: 0,8–2,7 µm) ist die Resorption besser als im Vergleich zur mikronisierten Form (bis 10 µm). Griseofulvin lagert sich innerhalb von 4–8 Stunden nach Aufnahme in Keratinvorstufen ab. Nachdem diese in Keratin umgewandelt werden, bleibt Griseofulvin gebunden und verhindert so eine fungale Invasion im neugebildeten Keratin von Haut, Haar und Horn. Die Eliminationshalbwertszeit im Plasma beträgt ca. 24 h. Als **Nebenwirkungen** sind Erbrechen, Diarrhöen und Leberschäden zu verzeichnen. Lebergeschädigte und trächtige Tiere sind von der Behandlung auszuschließen. Es gibt Hinweise auf kanzerogene Wirkungen. **Wartezeiten:** 0 (Milch 2) Tage.

2.4
Imidazole

In der Humanmedizin werden seit ihrer Entdeckung vor ca. 30 Jahren Antimykotika aus der Reihe der Imidazolderivate am häufigsten eingesetzt. Essentiell für die Wirkung ist der Imidazolring, während die Substituenten am C-Atom weitgehend das pharmakokinetische Verhalten bestimmen.

Die antifungalen Effekte werden durch Hemmung der de-novo-Synthese vom Ergosterol, einem Membranlipid der Pilze, ausgeübt, wobei die Blockade der 4-Demethylierung von Lanosterol zugrunde liegt. Darüber hinaus wird die Aufnahme von RNA- und DNA-Bausteinen gehemmt, der Fettsäurestoffwechsel und oxidative und peroxidative Enzymsysteme beeinflußt. Dies führt zu Membranschäden der Zellen und zum Zelltod. Der Wirktyp ist **fungistatisch,** allerdings wird bei hohen Konzentrationen auch Fungizidie beobachtet. Es gibt Hinweise, daß Imidazole nach systemischer Applikation das Immunsystem stimulieren. Das Wirkungsspektrum umfaßt fast alle veterinärmedizinisch relevanten Pilze und Hefen, sowie auch grampositive Bakterien. Resistenzentwicklungen liegen praktisch nicht vor. Nach oraler oder intravenöser Applikation (Miconazol) sind einige Nebenwirkungen zu beachten (s. Kap. P 2.4.3).

2.4.1
Enilconazol

Handelspräparat: Imaverol (konzentrierte Lösung, V. M.).

Enilconazol wird bei Pferd, Rind und Hund zur Behandlung von Dermatomykosen, die durch Trichophyton und Microsporum spp. verursacht werden, äußerlich als Waschlösung verwendet, wobei das Konzentrat 1 : 50 mit lauwarmem Wasser zu verdünnen ist. Die Anwendung sollte 1× täglich im 3–4tägigen Abstand erfolgen. Eine 4malige Anwendung ist im allgemeinen ausreichend. **Wartezeiten:** 4 (Milch 2) Tage.

2.4.2
Etisazol

Handelspräparat: Ectimar (Lösung, V. M.).

Die 10%ige Lösung wird 1 : 10 verdünnt und 3–5 Tage auf die erkrankten Stellen aufgetragen. Ansonsten s. Enilconazol, Kap. P 2.4.1. **Wartezeiten:** Pferd, Rind: 2 Tage, Milch: 1 Gemelk.

2.4.3

Clotrimazol (Canesten, H. M.), **Econazol** (Epi-Pevaryl, H. M.), **Isoconazol** (Travogen, H. M.), **Miconazol** (Daktar, H. M.).

Alle Präparate sind zur lokalen Behandlung bei Hund und Katze vorkommender Dermatomykosen geeignet. Zubereitungen von Miconazol können i. v. mit einer Dosierung von 10–20 mg/kg verabreicht werden. Nicht selten treten Thrombophlebitiden auf. Erbrechen, Diarrhö, allergische Reaktionen werden beobachtet.

Cave: Durch den Lösungsvermittler Cremophor EL besteht beim Hund bei i. v.-Anwendung die Gefahr anaphylaktoider Reaktionen. Die perorale Verabreichung von Ketoconazol ist vorzuziehen.

2.4.4
Ketoconazol

Handelspräparat: Nizoral (H. M.).

Ketoconazol ist schwer wasserlöslich und stark lipophil. Das Wirkungsspektrum umfaßt Hefen, Dermatophyten und grampositive Bakterien (Staph. aureus u. epidermidis, Enterokokken) und ist dem des Amphotericin B vergleichbar, obwohl letztere Substanz bei Infektionen wie Blastomykosen noch vorgezogen wird. Zur Therapie von tiefen Hautmykosen, mukokutaner Candidiasis sowie System- und Organmykosen werden bei Hund und Katze folgende Dosierungen empfohlen: (s. Tab. 2)

Generell gelten als Dosierungsrichtlinien 10–30 mg/kg/Tag (auf 3× tgl. verteilt). Die Verabreichung sollte mit dem Futter erfolgen.

2.5
Lokalantimykotika

Bevor die systemisch wirksamen Stoffe in die Therapie eingeführt wurden, waren die lokal wirksamen Antimykotika die einzigen Pharmaka zur Behandlung von Pilzinfektionen. Sie haben zwar häufig ein breites Wirkungsspektrum, die Wirkungsintensität aber ist gering. Darüber hinaus sind viele Pilzgattungen resistent gegenüber diesen Wirkstoffen. Aus diesen Gründen haben derartige Präparate nur noch eine therapieunterstützende Bedeutung. Einige der nachfolgend genannten Stoffe werden im Kapitel M besprochen.

2.5.1
Phenole und Derivate

Handelspräparate: Verschiedene Kombinationen, die z. B. Thymol und Propionsäure (Derma-Trichex, V. M.) oder Hexachlorophen und Dichlorophen (Trichotimin, V. M.) enthalten, sind auf dem Markt. Als **Anwendungsgebiete** wird insbesondere eine unterstützende Therapie bei **Trichophytien** empfohlen. Für das letztgenannte Präparat gilt eine **Wartezeit** von 9 (Milch 10) Tagen.

2.5.2
Schwefelhaltige Verbindungen

Handelspräparate: Tonoftal (H. M.), Defungit ad us. vet. (Verschiedene Zubereitungen.)

Der in Tonoftal enthaltene, gut verträgliche **Wirkstoff Tolnaftat** wirkt fungizid gegenüber Dermatophyten. Defungit mit dem Wirkstoff Sulbentin wird gegen Dermatomykosen, insbesondere Trichophytien des Rindes, unterstützend zur systemischen Therapie verabfolgt. **Wartezeit:** 5 (Milch 7) Tage.

2.5.3
8-Hydroxycholin- und 8-Hydroxychinaldin-Derivate

Handelspräparate: Semori (H. M.), Chlorisept (H. M.), Vioform (H. M.).

Diese Präparate können insbesondere gegen Hefen verwendet werden.

Tab. 2
Dosierungsschema für Ketoconazol

Spezies	Indikation	Einzeldosis	Intervall	Anwendungsdauer
Hund, Katze	Candidiasis	10 mg/kg	1× täglich	bis 8 Wochen
Hund	Coccidioidomykose	10 mg/kg	3× täglich	6 Monate
Katze	Coccidioidomykose	20 mg/kg	2× täglich	6 Monate
Hund	Blastomykose	20 mg/kg	2× täglich	6 Monate
Katze	Blastomykose	5 mg/kg	2× täglich	2–6 Monate
Hund, Katze	Histoplasmose	10 mg/kg	2× täglich	2–6 Monate

2.5.4
Aliphatische Carbonsäuren

Handelspräparat: Benzoderm (H. M.).

Der im o. g. Präparat enthaltene Wirkstoff Undecylensäure hat eine begrenzte Wirksamkeit bei Mykosen von Haut und Schleimhaut.

2.5.5
Invertseifen

Quaternäre Ammoniumverbindungen, wie das Dodecylammoniumchlorid, wirken aufgrund ihrer Grenzflächenaktivität auch fungizid. Ihr Vorteil beruht auf einer geringen Toxizität. Allerdings werden sie durch Eiweiß rasch inaktiviert.

2.5.6
Sonstige

Die Anwendung von anderen Wirkstoffen wie **aromatischen Carbonsäuren** (Salicylsäurederivate) und **Triphenylmethanfarben** (Malachitgrün) kann aufgrund der begrenzten Wirksamkeit und der Sensibilisierungsgefahr bzw. hoher Toxizität nicht mehr empfohlen werden.

Q   Zytostatika

R. KROKER

1
Einleitung

Die zytostatische Chemotherapie hat in den letzten 30 Jahren über die chirurgische Behandlung und die Strahlentherapie hinaus am meisten zu Fortschritten in der Tumortherapie beigetragen. Dennoch sind die Erwartungen in diese Therapieform nicht erfüllt worden, da spezifische Schwierigkeiten einer erfolgreichen zytostatischen Chemotherapie entgegenstehen. Abgesehen von den in der Tumortherapie verwendeten Hormonen interferieren die verwendeten Stoffe meist mit unspezifischen biochemischen Prozessen und schädigen dadurch die Tumorzelle, aber auch die Wirtszellen. Das Ausmaß der Zellschädigungen hängt von der jeweiligen Phase des Zellteilungszyklus ab. Die meisten Zellen in normalen Geweben stehen in der Ruhephase G_0 oder in der postmitotischen Ruhepause G_1 und sind relativ unempfindlich gegenüber Zytostatika. Empfindliche Phasen stellen insbesondere die S-(DNA-Synthese-)Phase und die M-(Mitose-)Phase dar, wobei in Tumorgeweben die Wachstumsfraktion der Zellen höher als in den meisten anderen Geweben ist. Zytostatika weisen folgende Angriffspunkte auf: a) Angriffe an den Nukleoproteiden. b) Interaktionen mit der DNA-Biosynthese. c) Mitosehemmung. d) Beeinflussung von Enzymen. Je nachdem, ob die antiproliferative Wirkung alle oder nur bestimmte Phasen des Zellzyklus erfaßt, erfolgt eine Unterteilung in phasenspezifische und -unspezifische Zytostatika. Eine weitere Klassifizierung erfolgt aufgrund ihrer Wirkungsmechanismen.

Das **Nebenwirkungspotential** von Zytostatika wird hauptsächlich durch eine Reproduktionshemmung schnell proliferierender Gewebe, wie des hämatopoetischen Systems, der Haut und -anhangsgebilde und des Keimepithels bestimmt. Besonders die Myelosuppression mit Leukopenie und nachfolgender Thrombozytopenie und Anämie limitiert die Therapie mit Zytostatika. Folgende Substanzen führen zu spezifischen toxischen Reaktionen:

Kardiotoxizität durch Adriamycin und Daunorubicin. *Pulmonale Toxizität* durch Bleomycin und Busulfan. *Hepatotoxizität* durch Methotrexat, 6-Mercaptopurin und Cytarabin. *Nephrotoxizität* durch Cisplatin und Methotrexat. *Neurotoxizität* durch Methotrexat, Cisplatin und Vinca-Alkaloide.

Nicht vergessen werden darf, daß die meisten Zytostatika teratogen und kanzerogen wirksam sind. Zur Reduktion möglicher Nebenwirkungen und Verbesserung der Wirksamkeit steht in der Humanmedizin die zytostatische **Kombinationstherapie** im Vordergrund, wobei individuell zusammengestellte Kombinationen überwiegen. Dabei sollten folgende Prinzipien berücksichtigt werden: a) Es sollten Zytostatika mit bekannter Wirkung gegenüber einer bestimmten Tumorform kombiniert werden. b) Es sollten Substanzen, die in unterschiedlichen Phasen des Zellzyklus eingreifen, verwendet werden (s. Tab. 1). c) Es sollten keine Stoffe mit gleichgerichteten spezifischen Toxizitäten appliziert werden (s. o.). d) Zur Regeneration der Wirtszellen müssen behandlungsfreie Intervalle eingehalten werden.

2
Spezieller Teil

Handelspräparate: s. Tab. 1.

Die Therapie mit Zytostatika ist in der veterinärmedizinischen Praxis die Ausnahme und hat nur bei Hunden und Katzen eine gewisse Bedeutung. Aber auch bei diesen Spezies muß sichergestellt sein, daß das Allgemeinbefinden des Tieres noch relativ ungestört ist, daß gewisse Erfolgsaussichten wie z. B. bei der Behandlung von Lymphosarkomen und myeloproliferativen Tumoren bekannt sind und daß insbesondere die Patientenbesitzer zur Mitwirkung motiviert sind.

Zur Therapie ist es empfehlenswert, die Dosis auf m^2 Körperoberfläche zu beziehen, da sonst die Gefahr besteht, bei leichten Tieren unterzudosieren, während schwere Tiere überdosiert würden. Eine entsprechende Umrechnungstabelle liegt als Anhang 1 vor. Zur Kombinationstherapie von **Lymphosarkomen** gibt es folgende **Dosierungsempfehlungen: 1. Woche:** Vincristin: 0,5 (Ktz.) – 0,8 mg/m^2 (Hd.) i. v. nur am 1. Tag. Cytarabin: 100 mg/m^2 (Hd., Ktz.) i. v., s. c. am 2. und 4. Tag. Cyclophosphamid: 50 mg/m^2 1mal tgl. p. o. jeden 2. Tag. Prednisolon: 40 mg/m^2 p. o. 2mal tgl.

Tab. 1
Einteilung der Zytostatika nach ihrem Wirkungsmechanismus

Gruppe	Präparate	Wirkungsmechanismus
Phasenunabhängige Stoffe		
Alkylantien	Cyclophosphamid (Endoxan, H. M.) Chlorambucil (Leukeran, H. M.) Busulfan (Myleran, H. M.)	Übertragung eines Alkylrestes auf nukleophile Zentren der DNA (bevorzugt Guanin). Hemmung der Transkription bzw. Replikation.
	Cysplatin (Platinex, H. M.)	Kovalente Bindung an Basen mit Quervernetzung der DNA.
Polycyclische Antibiotika	Bleomycin (Bleomycinium-Mack, H. M.) Adriamycin/Doxorubicin (Adriblastin, H. M.) Actinomycin-D (Lyova-Cosmegen, H. M.)	Senkrechte Anlagerung an die DNA-Doppelhelix im Sinne einer Interkalation. Veränderung der Sekundärstruktur. Blockade der DNA-abhängigen RNS-Polymerase.
Glukokortikoide	Prednisolon (s. Kap. T)	Lymphoklastische Wirkung
S-Phasenspezifische Stoffe *Antimetabolite*		
Folsäureantagonisten Pyrimidinantagonisten	Methotrexat Cytarabin (Alexan, H. M.)	Aufgrund struktureller Ähnlichkeit mit Folsäure bzw. Nukleinsäurebausteinen Verdrängung der Substrate mit Synthesehemmung.
Purinantagonisten	6-Merkaptopurin (Puri-Nethol, H. M.)	
Hydroxyharnstoff	Litalir, H. M.	Hemmung der Ribonucleosid-Diphosphatreduktase
M-Phasenspezifische Stoffe		
Vinca-Alkaloide	Vincristin (Vincristin Lilly, H. M.) Vinblastin (Velbe, H. M.)	Bindung an Tubulin und Hemmung der Funktion des Spindelapparates. Mitoseblockade.

2.–8. Woche: Vincristin und Cyclophosphamid wie in der 1. Woche, Prednisolon 20 mg/m² 2mal tgl.

Wenn nach dieser Behandlungsperiode eine Remission erfolgt ist, kann mit 20 mg Prednisolon/m² 2mal tgl. und 2 mg Chlorambucil/m² p. o. am 1. und 4. Tag jeder Woche weiterbehandelt werden.

Während der Therapie sollte vor jeder Behandlungswoche eine Blutbildkontrolle durchgeführt werden. Wenn beim Hund Werte von < 4000 Leukozyten/μl oder < 1500 polymorphkerniger, neutrophiler Granulozyten vorliegen, sollte entweder in Abhängigkeit vom Erkrankungsbild die Behandlung unterbrochen oder mindestens das Cyclophosphamid aus der Kombinationsbehandlung eliminiert werden. Wenn die Myelosuppression zu-

rückgeht, kann Cyclophosphamid mit reduzierter Dosis (75 %) wieder eingesetzt oder beim Vorliegen von Hämaturien durch Chlorambucil ersetzt werden. Bei der Katze sind weniger myelosuppressive Effekte zu befürchten, sondern eine Cyclophosphamid-induzierte hämorrhagische Cystitis steht im Vordergrund.

Zur Behandlung von **myeloproliferativen Tumoren** wird empfohlen: Busulfan 2 mg/m² (Ktz., Hd.) p. o. 1mal tgl. Cyclophosphamid: 30 (Ktz.) – 60 (Hd.)/m² 1mal tgl. jeden 2. Tag. Methotrexat: je 5 mg/m² p. o. an 3 Tagen pro Woche. Prednisolon: 20 mg/m² 2mal tgl.

Die **Behandlungsdauer** wird von der Verträglichkeit und Wirksamkeit abhängig gemacht (s. o.). Anhaltspunkte zur Weiterbehandlung gibt folgendes Schema: 1. Behandlungszeitraum: 8 Wochen. Nach Remission jede 2. Woche über 4 Monate, dann jede 3. Woche über 6 Monate. Beim Auftreten von Infektionen oder Blutungen sollte die Behandlung unterbrochen werden, während eine komplikationslose Therapie eine Dosiserhöhung um 25 % rechtfertigt.

Der folgende Behandlungsvorschlag betrifft die Behandlung von **Schilddrüsen- bzw. Mammakarzinomen** beim **Hund,** wobei dies sowohl als Primärtherapie als auch zur Nachbehandlung nach operativer Entfernung des Tumors vorgenommen werden kann:

Doxorubicin 30 mg/m^2 i. v. am 1. Tag. Cyclophosphamid 50 mg/m^2 p. o. 3.–6. Tag.

Als **akute Nebenwirkungen** können anaphylaktische Reaktionen und Arrhythmien auftreten, während ab einer Gesamtdosis von 250 mg Doxorubicin/m^2 **Myokardschäden** und **Herzversagen** zu beobachten sind. Bevor ein neuer Behandlungszyklus eingeleitet wird, sollte ca. 10 Tage nach der ersten Behandlung eine Blutbildkontrolle erfolgen. Falls die Zahl der neutrophilen Leukozyten < 2000/µl und die der Thrombozyten < 50000/µl beträgt, sollte die erneute Behandlung aufgeschoben werden. Bei **Weichteilsarkomen** und **Karzinomen** der **Katze** wird ein vergleichbares Behandlungsschema empfohlen. Allerdings sollte die Dosis von **Doxorubicin** nur 20–25 mg/m^2 betragen. Eine Wiederholung der Behandlung kann ab Tag 22 vorgenommen werden, wobei ebenfalls Blutbildkontrollen vorangestellt werden müssen. Neben kardiotoxischer Wirkungen sind auch mögliche **Nierenschädigungen** zu beachten. **Anaphylaktische Reaktionen** können durch die vor der Doxorubicinapplikation vorzunehmende Verabreichung von 0,5 mg Dexamethason/kg i. v. vermieden werden.

Beim Vorliegen von **Mastzelltumoren** hat sich beim **Hund** die Behandlung mit **Prednisolon** allein bewährt, während die Katze kaum auf chemotherapeutische Maßnahmen anspricht. Folgendes **Dosierungsschema** ist für den Hund zu empfehlen: Prednisolon: 60 mg/m^2 2mal tgl. 2 Wochen lang; 30 mg/m^2 2mal tgl. die nächsten beiden Wochen; danach die gleiche Dosis 1mal tgl. für 5 Monate. Falls aufgrund der Freisetzung vasoaktiver Amine gastrointestinale Störungen auftreten, empfiehlt sich die Verabreichung von Cimetidin (Tagamet, H. M.) mit 5–10 mg/kg 3mal tgl. p. o.

Im Zuge einer Langzeittherapie kann ein **Cushingsyndrom** eintreten, das aber auch auf Adenokarzinomen der Nebennierenrinde (primärer, adrenocorticaler Cushing) oder zu 80–85 % auf Hypophysen-Hypothalamus-Tumoren (sekundärer, hypophysärer Cushing) beruhen kann. Bei diesen Fällen hat sich eine zytostatische Therapie mit Lysodren® bewährt. Wirksamer Bestandteil dieses Präparates ist O,p-Dichlordiphenyldichlorethan (O,p'DDD, Mitotane), das mit DDT chemisch eng verwandt ist und auch als Metabolit von DDT gefunden wird. Der **Wirkungsmechanismus** ist unklar, nachgewiesen wurde eine relativ selektive Zytotoxizität zur Nebennierenrinde. Das Präparat ist nicht in der Bundesrepublik, aber z. B. in den Niederlanden, zugelassen. **Dosierungsschema (Hund):** Initialbehandlung: 50 mg/kg p. o. 1mal tgl. 5–10 Tage. Dauerbehandlung: 12,5–50 mg/kg p. o. 1–2mal/Woche. Das Dosierungsschema variiert in Abhängigkeit von der Verträglichkeit. Das Vorliegen von **Nieren- und dekompensierter Herzinsuffizienz** ist eine **Gegenanzeige.**

Als **Begleitmaßnahmen** wird Infektionsprophylaxe mit Antibiotika, Kaliumsubstitution (s. Kap. G) und die Überwachung von Polydipsie und -urie empfohlen.

R Vitamine und Spurenelemente

R. KROKER

1 Vitamine

Vitamine sind essentielle Wirkstoffe für die Aufrechterhaltung der physiologischen Funktionen des Organismus. Ihre vielfältigen Aufgaben im Stoffwechsel, die teilweise über eine Beteiligung als prosthetische Gruppe bei enzymatischen Prozessen abzuleiten sind, sind in den Tab. 1 und 2 summarisch zusammengefaßt. Vitamine kommen entweder in Form von Vorstufen, den Provitaminen, oder als direkt wirksame Form in der Natur vor und werden mit der Nahrung aufgenommen. Im Gegensatz zum Menschen werden von Haus- und Nutztieren einzelne Vitamine endogen erzeugt. Die verschiedenen Vitamine werden üblicherweise entsprechend ihrer chemisch-physikalischen Eigenschaften in fett- und wasserlösliche Vitamine unterteilt. Zur ersteren Gruppe zählen die Vitamine A, D, E und K, während zu den wasserlöslichen Vitaminen die Vertreter der B-Gruppe und Vitamin C zu rechnen sind.

Der tägliche Vitaminbedarf unserer Haus- und Nutztiere wird normalerweise über das Futter gedeckt. Allerdings muß insbesondere bei der Intensivtierhaltung das Futter mit Vitaminen supplementiert werden, da entweder der natürliche Gehalt nicht mehr ausreicht oder durch technologische Bearbeitung bzw. Lagerung des Futters der Vitamingehalt reduziert wird. Da viele kostengünstige Präparate auf dem Markt sind und Vitamine im allgemeinen wenig toxisch sind, werden in der tierärztlichen Praxis Vitamine unkritisch angewendet, ohne daß tatsächlich ein Vitaminbedarf vorliegt. Auch pharmakologische Effekte, d. h. Wirkungen, die sich von den physiologischen Wirkungen durch die Verabreichung höherer Dosierungen unterscheiden, können nur sehr begrenzt erreicht werden. Ein Anwendungsbedarf ergibt sich neben der Beseitigung von Mangelzuständen dann, wenn gestörte Resorptionsverhältnisse oder eine pathologische Vormagen- bzw. Darmflora vorliegt. Weiterhin kann es zu Störungen kommen, wenn der Metabolismus oder die Umwandlung des Vitamins in eine aktive Form gestört sind. In Tabelle 3 ist der physiologische Bedarf an fettlöslichen Vitaminen der einzelnen Tierspezies zusammengefaßt. Ein diätetisch bedingter Mangel an wasserlös-

lichen Vitaminen hat weniger große Bedeutung. Falls Mangelerscheinungen auftreten, werden die in Tab. 4 beschriebenen Symptome beobachtet.

Tab. 1
Stoffwechselfunktionen wasserlöslicher Vitamine

Vitamin	Stoffwechselfunktion
B_1	Koenzym der Pyruvatdecarboxylase, 2-Oxoglutaratdehydrogenase und der Transketolase.
B_2	Prosthetische Gruppe von Flavinenzymen bei der Wasserstoffübertragung im Aminosäure- und Fettsäurestoffwechsel.
B_6	Koenzym von Aminosäuredekarboxylasen, Aminotransferasen, Hydrolasen und Phosphorylasen; Beteiligung bei der Bereitstellung von biogenen Aminen im Gehirnstoffwechsel.
Nikotinamid	Bestandteil von NAD^+ und $NADP^+$; Übertragung von Wasserstoff im Intermediärstoffwechsel; Koenzym von Dehydrogenasen.
Pantothensäure	Bestandteil von Koenzym A; Übertragung von Acetyl-CoA auf Oxalacetat; Beteiligung bei der β-Oxidation und der Synthese von Fettsäuren, Steroiden und Phosphatiden.
Cholin	Bildung von Acetylcholin und Lecithin; Methylgruppendonator.
Biotin	Prosthetische Gruppe von Carboxylasen.
Folsäure	Übertragung aktiver Methylgruppen u. a. bei der DNA-Synthese.
B_{12}	»extrinsic factor« des antipemiziösen Prinzips; prosthetische Gruppe der Methylmalonyl-CoA-Isomerase.
C	Redoxverbindung, reversible Wasserstoff- bzw. Elektronenübertragung; Beteiligung an Hydroxylierungen.

Tab. 2
Stoffwechselfunktionen fettlöslicher Vitamine

Vitamin	Stoffwechselfunktion
A	Proteinstoffwechsel der entwicklungsgeschichtlich vom Ektoderm abgeleiteten Organe (Haut, Schleimhäute); Bildung des Sehpurpurs; Knochenwachstum.
D	Regulation des Calcium- und Phosphatstoffwechsels; Steuerung der Calciumresorption und des Einbaus in die Knochenmatrix.
E	Physiologisches Antioxidans; Membranschutz durch Hemmung der Lipidperoxidation.
K_1	Essentieller Faktor für die Prothrombinbildung in der Leber.

Tab. 3
Bedarfsdeckung fettlöslicher Vitamine über das Futter bezogen auf kg Trockengewicht

Spezies	Vitamin A	Vitamin D	Vitamin E
		Mengeneinheit	
	mg/kg	µg/kg	mg/kg
Wachsende Tiere			
Huhn	0,5	5	10
Hund	1,5	12,5	50
Katze	30	25	80
Schwein	0,5	7,0	10
Schaf	0,1	1,75	
Pferd	0,6		
Kalb	0,7	7,0	15–60
			Starter 300
Rind (laktierend)	1,2		
Legehenne	1,2		

1.1
Fettlösliche Vitamine

Dazu zählen die Vitamine A, D, E und K. Auf dem Markt sind sehr viele Kombinationspräparate mit Vitaminen, die noch weitere Wirkstoffe enthalten. Die Kombination der Vitamine A, D und E wird besonders oft angeboten. Da es sehr selten ist, daß ein genereller Vitaminmangel vorliegt, ist die Verabfolgung dieser Kombinationen wenig sinnvoll. Dies gilt auch für Chemotherapeutika-

Tab. 4
Vitaminmangelerscheinungen bei Haus- und Nutztieren

Vitamin	Mangelerscheinung
A	Epithelveränderungen in Form von Störungen der Keratinisierung und Oberflächenschäden; Nachtblindheit (Rind, Schaf, Schwein, Hund); Anasarka (Rind); verminderte Resistenz und Reproduktionsstörungen; Nachgeburtsverhaltung; erhöhter Cerebrospinalflüssigkeitsdruck.
D	Bei wachsenden Tieren niedrige Calcium- und Phosphatblutkonzentrationen; mangelnde Ossifikation der Knorpel; Gelenkschwellungen und erhöhte Frakturneigung: Rachitis; bei erwachsenen Tieren: Osteomalazie.
E	Bei Jungtieren: Muskeldystrophie (Geflügel, Hund, Wdk., Schwein); Herzmuskelschäden; Leberschäden; Encephalomalazie und exsudative Diathese (Junggeflügel); yellow fat disease bei Carnivoren.
K	Verlängerte Blutgerinnung und Hämorrhagien; sweet clover disease (Rinder).
B_1	Neuromuskuläre Blockaden; Tremor; Konvulsionen; Encephalomalazien (Rind, Pferd).
B_2	Dermatitiden; Wachstumsstörungen.
B_6	Mikrozytäre, hypochrome Anämie; Leukopenie; Konvulsionen.
Nikotinamid	Ulzera und schwarze Verfärbung der Mundschleimhaut (black tongue des Hundes); Perosis-ähnliche Symptome (Gfl.); intestinale Nekrosen (Schwein).
Pantothensäure	Fettige Leberdegeneration (Katze); retardiertes Wachstum, exsudative Dermatitis (Gfl.).
Cholin	Perosis beim Geflügel; Inkoordinationen (Schwein).
Biotin	Embryonale Schäden, Dermatitis (Gfl.); spastische Lähmungen (Schwein).
Folsäure	Makrozytäre, hypochrome Anämie, verminderte Federqualität (Gfl.).
B_{12}	Ketose (Rind); Diarrhöen; Stomatitis; Inkoordinationen (Schwein, Gfl.).
C	Skorbut (Primaten, Meerschweinchen).

Vitamin-Kombinationen. Bei diagnostiziertem Vitaminmangel sollte gezielt substituiert werden, auch im Hinblick darauf, daß fettlösliche Vitamine im Gegensatz zu den wasserlöslichen Vitaminen akkumulieren und ein nicht unerhebliches Nebenwirkungspotential aufweisen.

1.1.1
Vitamin A (Retinol)

Handelspräparate: Romedat A forte, V. M. (öl. Injektionslösung), Vitamin A pro injectione, V. M. (öl. Inj.-Lsg.), Vitamin A wassermischbar oral, V. M.

Im tierischen Organismus wird aus den in grünen Teilen von Pflanzen enthaltenen Karotinoiden, wie z. B. β-Karotin, das Vitamin A, auch als Retinol bezeichnet, gebildet. Die Bildungsrate von Vit. A aus den Karotinoiden (Provit. A) variiert speziesabhängig. In tierischen Fetten dagegen ist Vit. A selbst enthalten. Obwohl die Dosis heute auf Gewichtsbasis angegeben werden soll, liegen viele Angaben in Internationalen Einheiten vor. Dabei entspricht 1 IU Vit. A = $0,300\,\mu g$ Retinol = $0,550\,\mu g$ Vit.-A-Palmitat. Beim Vorliegen von **Vitamin-A-Mangelzuständen** werden folgende Blutkonzentrationen bestimmt: Katze $< 2\,mg/l$; Wdk. $< 0,8$–$1\,mg/l$; Kalb $< 1,2$–$1,5\,mg/l$; Hund $< 1,5\,mg/l$.

Bei der Therapie bzw. Supplementierung des Futters ist zu beachten, daß Katzen Karotinoide nicht in Vit. A umwandeln können und demzufolge dieses direkt zugeführt bekommen müssen. Die **Therapie** von Mangelerscheinungen wird mit folgenden Tagesdosen durchgeführt: Oral: 0,1–0,3 mg Vit. A bzw. 0,18–0,55 mg Vit.-A-Palmitat/kg. Parenteral: 0,2–0,6 mg Vit. A bzw. 0,36–1,1 mg Vit.-A-Palmitat/kg. Die Behandlung kann durch Blutspiegelmessungen kontrolliert werden. Bei verschiedenen Hauterkrankungen, wie z. B. bei der Trichophytie, wird Vit. A als unterstützende Therapie angewandt, obwohl Wirksamkeitsbeweise ausstehen.

Vit. A wird in der Leber gespeichert und bei Bedarf in gebundener Form sezerniert. Die Bindung erfolgt an ein spezifisches Protein (retinol binding protein). Die Speicherkapazität der Leber wird ab Dosierungen $> 2\,mg/kg$ überschritten, wodurch nach längerer Anwendung **Intoxikationen** auftreten können. **Symptomatik:** Lethargie, Gewichtsverlust, Alopezie, Knochen- und Gelenkschmerzen, mangelhaftes Hornwachstum und fettige Degeneration der Leber. Nach Aufnahme hoher Dosen in der Frühschwangerschaft treten beim Menschen teratogene Wirkungen in Form von Malformationen der Nieren und des ZNS auf. Als

Grenzdosis zum Auslösen dieser Wirkungen wird 0,15 mg Retinol/kg genannt.

Bei der Injektion werden an der Injektionsstelle hohe Wirkstoffkonzentrationen festgestellt. Deswegen wurden spezifisch für die Injektionsstelle dosisabhängige **Wartezeiten** festgelegt:

Ölige Lösungen: –150 mg/Tier: 0 Tage; 150–225 mg/Tier: 10 Tage; bei Steigerung der Dosis um je 75 mg/Tier weitere Wartezeiterhöhungen um jeweils 10 Tage bis zu 110 Tagen. Wäßrige Lösungen: Bis 150 mg/Tier: 0 Tage; 150–450 mg/Tier: 5 Tage; 450–900 mg/Tier: 10 Tage; 900–2700 mg/Tier: 20 Tage.

Vitamin A wurde in der Humanmedizin zur Behandlung der juvenilen Akne erfolgreich eingesetzt, aber aufgrund der erforderlichen hohen Dosierungen und langen Anwendung traten oft Nebenwirkungen auf. Deswegen wurden **Retinoide** entwickelt, von denen besonders Etrinat (Tigason, H. M.) und Isotretinoin (Roaccutan, H. M.) erwähnt werden sollen. Ihre **Anwendungsgebiete** umfassen hyperkeratotische Hauterkrankungen und cystische Akne. **Dosierungen:** 0,5–1,5 mg/kg/ Tag über mehrere Wochen. Diese Stoffe werden auch in der Kleintierpraxis bei entsprechenden Indikationen eingesetzt. **Nebenwirkungen** sind qualitativ dem Vitamin A vergleichbar. Auch diese Stoffe wirken **teratogen.**

1.1.2
Vitamin D₃ (Cholecalciferol)

Handelspräparate: D₃-Vitamin oleo solutum, V. M. (oral, i. m., s. c.), Tier-Vigantol zur Aufzucht (Lösung), Vitamin-D₃-Konzentrat (wäßr. Inj.-Lsg.)

Provitamin ist das in der Leber aus Cholesterin synthetisierte 7-Dehydrocholesterin, aus dem unter Einwirkung von UV-Strahlen das Vit. D₃ gebildet wird. Vergleichbar wirksam ist das Vitamin D₂ (Ergocalciferol), das aus Ergosterin gebildet wird, therapeutisch aber keine Rolle spielt. Aus Ergosterin entsteht als weiteres Produkt das Dehydrotachysterin (AT 10, H. M.), das zur Tetaniebehandlung in der Humanmedizin eingesetzt wird.

Vit. D₃ wird in der Leber zu 25-Hydroxycholecalciferol (25 OH-D₃) umgewandelt. In der Niere kann über eine weitere Hydroxylierung das $1\,\alpha,25$-DiOH-D₃ entstehen, wobei dieser Prozeß durch Parathormon gesteuert wird. Die beiden letztgenannten Verbindungen sind 5- bzw. 25mal stärker wirksam als Vit. D₃. $1\,\alpha,25$-DiOH-D₃, auch Calcitriol genannt, gilt als die eigentlich wirksame Verbindung. Da die Synthesen im Organismus erfolgen, sind diese Verbindungen keine Vitamine im eigentlichen Sinne. Mangelerscheinungen treten überwiegend nur dann auf, wenn die Tiere keinem UV-Licht ausgesetzt sind. Meistens sind Jungtiere betroffen, bei denen dann das Krankheitsbild der **Rachitis** entsteht. Bei erwachsenen Tieren bildet sich eine **Osteomalazie** aus. Neben der Prophylaxe und Therapie dieser Erkrankungen wird die calciummobilisierende Eigenschaft von Vit. D_3 zur prophylaktischen Behandlung der Gebärparese und des hypocalcämischen Festliegens der Rinder genutzt. **Dosierungen** (1 µg Vit. D_3 = 40 IU): Parenteral (i. m.): Laktierendes Rind: 25–50 µg/kg (Gebärparese: 250 µg/kg eine Woche vor dem Abkalben); Kalb: 100 µg/kg; Schaf, Ziege, Schwein: 50 µg/kg; Hund: 200 µg/kg. Einmalige Behandlung. Oral: Pferd, Rind: 5–10 µg/kg; Schaf, Ziege: 4–10 µg/kg; Schwein: 5 µg/kg; Hund: 2 µg/kg; Geflügel: 3–9 (Truthahn –25) µg/kg täglich für eine Woche. Die **Toxizität** von Vitamin D_3 wird oft unterschätzt, so daß **Überdosierungen** verbunden mit **Nebenwirkungen** häufiger vorkommen als Mangelerscheinungen. Als Folge davon werden Entmineralisierungen der Knochen und durch ein exzessives Ansteigen von Ca^{++} und PO_4^{3-} im Blut die Kalzifizierung anderer Gewebe beobachtet. 25-OH-D_3 und Calcitriol werden in der Veterinärmedizin noch nicht eingesetzt. **Wartezeiten:** s. Vit. A.

Im Goldhafer (Trisetum flavescens) und anderen Pflanzen ist 1 α,25-DiOH-D_3 in glykosidischer Bindung oder eine sehr ähnliche Substanz enthalten, die bei Wiederkäuern und Pferden zum Krankheitsbild der *enzootischen Kalzinose* führen kann, in deren Verlauf ausgedehnte Kalzifizierungen und Osteoporosen auftreten.

1.1.3
Vitamin E (α-Tocopherol)

Handelspräparate: Abortosan E forte, V. M. (öl. Inj.-Lsg.), Vitamin E aquosum, V. M. (wäßr. Dispersion zur Inj.), Vitaminlösung E, V. M. (Emulsion, über Trinkwasser).

Die Tocopherole werden von Pflanzen synthetisiert, wobei das α-Tocopherol die stärkste Vit.-E-Aktivität aufweist. Die Wirkung beruht auf antioxidativen Effekten an biologischen Membranen. Die Bildung von freien Radikalen und Hydroperoxiden aus ungesättigten Fettsäuren wird gehemmt. Ein Überangebot an ungesättigten Fettsäuren begünstigt Vit.-E-Mangelerscheinungen. Diese stellen sich bei Jungtieren durch **Muskeldystrophie** dar. Bei Carnivoren kommt eine **Steatitis** (bräunliche Verfärbung des Fettgewebes und Entzündungen) hinzu. Weitere Symptome: Welpen:

Degeneration des Keimepithels, Retinadegeneration. Geflügel: Encephalomalazie, exsudative Diathese. Schwein: **Lebernekrose (Hepatosis dietetica), Herzmuskeldegeneration** (mulberry heart disease). Die **Behandlung** wird mit folgenden **Dosierungen** durchgeführt. Parenteral: 25–30 mg/kg/Tag (Nerz: 10–20 mg/kg/Tag). Oral: 40 mg/kg/Tag (Geflügel: 300 mg/Tier). Die **Toxizität** ist gering. Erst nach extrem hohen Dosen wird retardiertes Wachstum beobachtet. **Wartezeiten:** 0 Tage. Außer beim Vorliegen von Steatitiden bewirkt die **Kombination** mit Selen meistens einen therapieunterstützenden Effekt. Selen schützt ebenfalls Membranen, wobei über eine selenabhängige Glutathionperoxidase Peroxide abgebaut werden. **Handelspräparate:** Selen + E »Albrecht«, V. M. (wäßr. Inj.-Lsg.), Vitamin E und Selenium, V. M. (Inj.-Lsg. und per os). **Dosierungen:** 0,2 mg Se/kg (0,6 mg Na-Selenit) und 5 mg Vit. E/kg. **Wiederholung** nach 2 Wochen, maximal 4malige Anwendung. Diese Dosierungen sollten nicht überschritten werden, da Selen relativ toxisch ist (s. 2.5). **Wartezeiten:** 0 Tage.

1.1.4
Vitamin K (Phyllochinone)

Handelspräparate: Konakion, V. M.; Vitamin K_1, V. M. (wäßr. Inj.-Lösungen).

Das in Pflanzen vorkommende Phytomenadion (Vit. K_1) wird im Pansen oder durch Darmbakterien in das wirksamere Vit. K_2 umgewandelt oder synthetisiert. Von therapeutischer Bedeutung ist auch das synthetische Produkt Vit. K_3 (Menadion). Nur beim Geflügel und Menschen ist die bakterielle Synthese zu gering, um den Eigenbedarf zu decken. Deswegen sind Geflügelbestände besonders gefährdet und werden prophylaktisch mit Vit. K supplementiert.

Über einen Vit. K-Vit. K-Epoxid-Zyklus werden durch Carboxylierung inaktive Prothrombin-Vorstufen aktiviert. Beim Mangel an Vit. K werden demzufolge Störungen der Blutgerinnung und Hämorrhagien beobachtet. Auch bei chronischen Lebererkrankungen oder durch Aufnahme von Vit.-K-Antagonisten, wie Dicumarol in Süßkleearten (sweet clover disease) beim Wiederkäuer oder durch Rodentizide (Warfarin), wird die Prothrombinbildung reduziert und eine Vit.-K-Substitution erforderlich. Bei diesen Erkrankungen ist die Verabreichung von Vit. K_3 unwirksam. **Dosierungen (Vit. K_1):** Hund, Katze: Je nach Schwere der Erkrankung 0,25–5 mg/kg 2mal tgl. i. v., aber Schockgefahr. Wenn es das Krankheitsbild erlaubt, i. m.: Wdk.: 2–4 mg/kg. Schwein: 1–2 mg/kg.

Die **Behandlungsdauer** richtet sich nach dem klinischen Bild. Zur **Prophylaxe** beim Geflügel werden 5–10 mg Menadion/l Trinkwasser verabreicht. Derartige Maßnahmen sind besonders bei Verabreichung von Sulfonamiden angezeigt. **Wartezeiten:** 0 Tage.

1.2
Wasserlösliche Vitamine

Da bei ausgewogener Fütterung wasserlösliche Vitamine ausreichend zugeführt bzw. von der Pansen- oder Darmflora synthetisiert werden, sind Mangelzustände sehr selten. Eine Supplementierung des Futters ist nur in Ausnahmefällen notwendig. Ebensowenig ist die Applikation von Multivitaminpräparaten zur Therapieunterstützung bei systemischen Grunderkrankungen generell erforderlich. Nur nach schweren chronischen Krankheiten mit einhergehender Inappetenz und Durchfällen empfiehlt sich ein Einsatz derartiger Präparate, da bei reduzierter Futteraufnahme und endogener Synthese die Speicher wasserlöslicher Enzyme schnell entleert werden. Auch die fixe Kombination mit Chemotherapeutika ist nur in wenigen Fällen therapeutisch sinnvoll einzusetzen.

1.2.1
Vitamin-B-Gruppe

In dieser Gruppe faßt man die Stoffe Thiamin, Riboflavin, Pyridoxin, Cyanocobalamin, Nikotinamid, Folsäure, Pantothensäure und Biotin zusammen.

1.2.1.1
Vitamin B_1 (Thiamin)

Handelspräparate: Vitamin-B-Komplex, V. M. (wäßr. Injekt.-Lösungen verschiedener Hersteller, zusätzlich sind noch andere B-Vitamine enthalten).

Ein dem beim Menschen vergleichbares Krankheitsbild des Thiaminmangels (Beriberi) findet sich bei Wiederkäuern und Pferden. Dabei wird beim Wiederkäuer Thiamin durch bakterielle Thiaminasebildner, die insbesondere beim Vorliegen von Pansenazidosen entstehen, zerstört, während Pferde das Krankheitsbild durch Aufnahme thiaminaseenthaltender Pflanzen wie Adlerfarn entwickeln. Bei Thiaminmangel ist überwiegend das zentrale Nervensystem betroffen und Symptome wie Koordinationsstörungen, Hyperreflexie mit Konvulsionen sowie Paresen werden beobach-

tet. Auch Bradykardien und Herzmuskelschäden treten auf. In Geflügelbeständen treten insbesondere bei Puten vergleichbare Symptome auf, die aber durch einen erhöhten Bedarf verursacht werden. Der Einsatz des Coccidiostatikums Amprolium soll dazu beitragen. Die langfristige Fütterung von Carnivoren mit rohen Fischinnereien kann ebenfalls zum Mangelsyndrom führen, da dadurch auch Thiaminantagonisten aufgenommen werden. Zur parenteralen Therapie werden folgende **Dosierungen** empfohlen: 0,5–2 mg/kg. Bei wiederholter i. v.-Applikation kann es zum **Kreislaufkollaps** kommen. Sehr hohe Dosen rufen **Bradykardien** hervor. **Wartezeiten:** 0 Tage.

1.2.1.2
Vitamin B_2 (Riboflavin)

Handelspräparate: s. unter 1.2.1.1.

Der Bedarf an Riboflavin wird durch pflanzliche und tierische Futtermittel gedeckt, falls keine Qualitätsmängel vorliegen. Wiederkäuer synthetisieren in ausreichendem Maße Riboflavin im Vormagensystem, während Schweine und Geflügel enteral gebildetes Riboflavin nur unzureichend verwerten können. Deswegen sind diese Spezies besonders auf die Zufuhr über das Futter angewiesen. Bei Mangel werden folgende speziesspezifische Symptome beobachtet: Hund: Dermatitis mit Erythemen und Hauttrockenheit, Apathie, Ataxie. Katze: Fettleber, Hodenhypoplasie, periaurikuläre Alopezie. Pferd: Katarrhalische Konjunktivitis, Lakrimation, Photophobie. Geflügel: Fußparalyse mit verdrehter Zehenstellung, Diarrhö, hohe Mortalität, reduzierte Eiproduktion, hohe embryonale Sterblichkeit. Schwein: Retardiertes Wachstum, seborrhöische Dermatitis, Katarakt, schlechte Reproduktion. Zur therapeutischen Behandlung werden folgende **Dosierungen** empfohlen: 0,1–0,5 mg/kg parenteral oder oral. **Nebenwirkungen:** sind nicht bekannt. **Wartezeiten:** 0 Tage.

1.2.1.3
Vitamin B_6 (Pyridoxin)

Handelspräparate: Vitamin-B-Komplex-Präparate.

Vitamin B_6 ist in allen pflanzlichen und tierischen Futtermitteln enthalten und auch im Säugetierorganismus ubiquitär. Aufgrund der wichtigen Funktionen im Aminosäurestoffwechsel führt ein Mangel zu Störungen der Proteinsynthese. Während der Gravidität ist der Bedarf erhöht. Folgende **Symptome** werden beim Mangel beobachtet: Katze: Gewichtsverlust, mikrozytäre, hypochrome Anämie (spricht nicht auf Eisen- oder Kupfertherapie an), Leukopenie, Konvulsionen, Nierenfibrose und Tubulusatrophien. Hund: Hohe Mortalität der Welpen, Anorexie, Leukopenie, mikrozytäre, hypochrome Anämie, Konvulsionen. Schwein: Epileptiforme Anfälle, Anämie und Leukopenie. Bei Pflanzenfressern treten die o. g. Krankheitserscheinungen nach Aufnahme von Schachtelhalmen (Equisetum-Arten) auf. Folgende **Dosierungen** werden vorgeschlagen: Pferd, Rind, Schwein: 0,2–1 mg/kg. Hund, Katze: 2–5 mg/kg parenteral oder oral. Bei Vergiftungen durch Equisetum bis 10 mg/kg i. v. **Wartezeiten:** 0 Tage.

1.2.1.4
Nikotinamid, Nikotinsäure (Niacin)

Handelspräparate: Vitamin-B-Kombinationspräparate (s. 1.2.1.1).

Nikotinamid bzw. seine Vorstufe Nikotinsäure werden in Hefe, Leber, Erdnüssen und Fleisch in hohen Konzentrationen gefunden. Pflanzliche Nahrungsmittel, insbesondere Kartoffeln und Zerealien mit Ausnahme des Weizens, sind relativ arm an Niacin. Außer bei der Katze kann Tryptophan im Organismus zu Nikotinamid umgewandelt werden. Bei Wiederkäuern wird es im Vormagensystem, bei Equiden und Geflügel im Darm gebildet. Wenn Menschen oder Nicht-Herbivoren überwiegend mit Korn oder Kornprodukten ernährt werden, entwickelt sich ein Mangelsyndrom, das beim Menschen **Pellagra** und beim Hund als **«black tongue«** bezeichnet wird. Wie der Name »black tongue« besagt, verfärbt sich die Zunge rötlich-schwarz, der Speichel verdickt sich und es treten Ulzerationen auf. Beim Menschen entwickeln sich Dermatitiden, Dementia und Diarrhöen. Auch bei der Katze finden sich Ulzerationen der Mundschleimhaut, daneben soll die Anfälligkeit für respiratorische Erkrankungen steigen. Beim Schwein finden sich neben Dermatitiden (besonders in der Ohrgegend) intestinale Nekrosen. Auch beim Geflügel werden Mangelerscheinungen beobachtet, wobei Enten, Puten und Gänse einen besonders hohen Bedarf haben. Als Symptomatik werden **Perosis-ähnliche Erscheinungen** beobachtet. Ein Niacingehalt von 27 mg/kg Futter für Hühner bzw. von 55–70 mg/kg für Enten, Gänse und Puten soll ausreichen. Zur Therapie von Mangelerscheinungen werden folgende **Dosierungen** empfohlen: 0,2–1 mg (Geflügel –10)/kg. Beim Schwein werden beim Vorliegen von intestinalen Nekrosen verbunden mit Enteritiden ca. 3 mg/kg empfohlen. Seltene **Nebenwirkungen** sind: Krämpfe, Durchfall, Hypotension, Tachykardie und Hyperglykämie. **Wartezeiten:** 0 Tage.

1.2.1.5
Vitamin B₁₂ (Cyanocobalamin)

Handelspräparate: Vitamin B_{12B}, V. M., Vitamin B_{12}, V. M. (wäßr. Injektionslösungen).

Vitamin B_{12} gehört zur Gruppe der Corrinoide, die identisch mit dem «extrinsic factor« des antiperniziösen Prinzips sind. In der Magenschleimhaut gehen sie mit einem Mukoproteid eine Verbindung ein, dem »intrinsic factor« des antiperniziösen Prinzips, der im Ileum über die Bindung an einen Rezeptor endozytotisch aufgenommen wird. Wiederkäuer und Pflanzenfresser bilden das Vitamin im Vormagen bzw. im Dickdarm. Auch von der Darmflora des Geflügels wird das Vitamin gebildet. Da es aber ebenso wie beim Schwein ungenügend resorbiert wird, sind diese Spezies auf eine exogene Versorgung angewiesen. Eine Bedarfsdeckung wird ab einem Gehalt im Futter von 10 μg (Ferkel 30)/kg Trockensubstanz erreicht. Die beim Menschen als Mangelerscheinung auftretende **perniziöse Anämie** wird bei Haus- und Nutztieren nicht beobachtet. Bei Wiederkäuern beruht ein Mangel überwiegend auf unzureichender Kobaltzufuhr. Als Folge davon wird der Propionsäurestoffwechsel gestört und die Ausbildung von Ketosen gefördert. Auch anämische Zustände werden beobachtet. Bei Schweinen und Geflügel zeigen sich bei mangelhafter Fütterung mit tierischen Proteinen Durchfall, Erbrechen, Stomatitis, Inkoordinationen und reduzierte Legetätigkeit. Saugferkel fallen durch Hyperirritabilität, Schmerzen im Hinterviertel und fettige Leberdegeneration auf. **Dosierungen:** 1,5–3 μg/kg i. m., s. c. **Wartezeiten:** 0 Tage.

1.2.1.6
Folsäure

Handelspräparate: dohyfral B-Komplex, V. M. (wäßr. Inj.-Lsg.), verschiedene Vit.-B-Komplexpräparate.

Die wirksame Form dieses Pteridinderivates, die 5,6,7,8-Tetrahydrofolsäure, ist vor allem an der Nukleinsäuresynthese beteiligt. Da Folsäure sowohl mikrobiell im Magen-Darm-Trakt gebildet wird als auch in den Futtermitteln enthalten ist, treten Mangelerscheinungen selten auf. Nur beim Geflügel kann ein Mangel entstehen, da die Resorption limitiert ist. Zusätzliche Behandlungen mit Folsäureantagonisten wie Sulfonamiden können einen Mangel auslösen. Speziell bei Hunden können Mangelerscheinungen durch eine antiepileptische Therapie mit Primidon, Phenytoin und Barbituraten eintreten, da diese Stoffe entweder die Tetrahydrofolsäurereduktase oder die Resorption der Folsäure hemmen. Beim Geflügel treten folgende Symptome auf: Hühner: Schlechte Federbildung, Depigmentationen, makrozytäre, hypochrome Anämie. Puten: Zervikale Paralyse. Bei Hunden wird vom Auftreten von Glossitis, Leukopenie und Anämie berichtet. **Dosierungen** zur Therapie von Mangelerscheinungen beim Geflügel: 40–50 mg Folsäure/l Trinkwasser oder 150 mg/Tier parenteral. Hunde: 1–2 mg/kg oral oder parenteral. **Wartezeiten:** 0 Tage.

1.2.1.7
Pantothensäure

Handelspräparate: In Vit.-Komplexpräparaten.

Pantothensäure ist in vielen Futtermitteln, insbesondere in Kleie und Hefe, enthalten. Herbivoren sind aufgrund ihrer Eigensynthese von der exogenen Zufuhr unabhängig. Im Säugetierorganismus ist das Vitamin Bestandteil von Koenzym A. Ungenügende Versorgung führt zu folgenden Krankheitserscheinungen. Katze: Fettige Degeneration der Leber und intestinale Nekrosen. Hund: Hypocholesterinämie und retardiertes Wachstum. Geflügel: Zusammenkleben der Augenlider durch visköses Exsudat, Verdickung und Verkrustung der Haut im Fußbereich, Federverlust und Depigmentationen. Enten zeigen lediglich ein retardiertes Wachstum und hohe Mortalität. Schweine: Schlechtes Wachstum, Bewegungsstörungen, Diarrhö, Reproduktionsstörungen. Zur **Prophylaxe** in Geflügelbeständen werden 5,5 mg/kg Futter verabreicht. Therapeutisch werden folgende **Dosierungen** verwandt: Kalb: 4–6 mg/kg. Schweine: 10 mg/kg. Hund, Katze: 20–40 mg/kg. Als 5%ige Salbe kann Pantothensäure bei nichtinfektiösen Hauterkrankungen und als Augensalbe lokal eingesetzt werden. **Wartezeiten:** 0 Tage.

1.2.1.8
Biotin

Handelspräparate: Gabiotan, V. M. (Tabl. für Hunde und Pferde).

Das in allen Futtermitteln enthaltene Biotin ist zum großen Teil als Biocytin an Proteine gebunden und wird nach hydrolytischer Spaltung im Dünndarm resorbiert. Beim Menschen werden Mangelerscheinungen in Form von Dermatitiden dann beobachtet, wenn angeborene Verwertungsstörungen vorliegen oder große Mengen Eiklar verzehrt werden. Im Eiklar ist das Glykoprotein Avidin enthalten, das einen stabilen Komplex mit Biotin eingeht, der nicht resorbierbar ist. Beim Geflügel und selten beim Schwein können bei intensiver Getreidemast Mängel auftreten, die sich durch

folgende Symptomatik äußern: Geflügel: Brüchige Federn, Dermatitis im Fußbereich, am Schnabel und an den Augenlidern, embryonale Schäden mit Chondrodystrophie und Syndaktylie. Schwein: Dermatitis und spastische Lähmung der Hintergliedmaßen. Folgende **Dosierungen** werden beim Mangel empfohlen: 100 μg/Tier beim Geflügel und 200 μg/kg beim Schwein oral. Bei Hund und Pferd ist Biotin darüber hinaus als Gabiotan für folgende **Anwendungsgebiete** zugelassen: Therapie von Biotin-Mangelerkrankungen beim Hund: Stumpfes, glanzloses, trockenes, sprödes Haar, Haarbruch und -ausfall, seborrhöisches Ekzem und Dermatitiden. Pferd: Hufdefekte; Hornbruch, lose Wand, Adjuvanstherapie bei Huferkrankungen. **Dosierungen:** Hund: 0,5 mg/kg, Pferd: 0,05 mg/kg täglich über 2 (Hd.) bis 12 Monate (Pferd). **Wartezeiten:** 0 Tage.

1.2.1.9
Cholin

Handelspräparate: Biotikum T, V. M. (wäßr. Lsg. zum Eingeben, Vit.-B-Komplex), Aminovit-B-Komplex, V. M. (wäßr. Inj.-Lsg.).

Oral aufgenommenes Cholin wird gut resorbiert und im Organismus zur Bildung von Acetylcholin und Lecithin verwendet. Cholin kann auch aus Methionin synthetisiert werden und dient als Methylgruppendonator. Nur beim Wiederkäuer ist die Eigensynthese bedarfsdeckend. Bei den einzelnen Spezies treten neben einer **fettigen Leberdegeneration** folgende zusätzliche **Mangelsymptome** auf: Geflügel: In Verbindung mit Manganmangel-Perosis, Wachstumsstörungen. Schwein: Inkoordinationen. **Dosierungen:** Schwein, Geflügel: 1–2 g/kg Futtertrockengewicht. Hund, Katze: 250 μg/kg parenteral. **Wartezeiten:** 0 Tage.

1.2.2
Vitamin C (Ascorbinsäure)

Handelspräparate: C-Vicotrat forte, H. M. (Tabl.), Vitamin C forte, V. M. (Inj.-Lsg.), Vitatropin BC, V. M. (wäßr. Inj.-Lsg. mit Vit.-B-Komplex).

Haus- und Nutztiere decken ihren Eigenbedarf an Vitamin C durch Eigensynthese. Nur Primaten und Meerschweinchen können aufgrund eines genetisch bedingten Enzymmangels aus der Vorstufe L-Gulonlakton keine Ascorbinsäure bilden. Auftretende Mangelerscheinungen werden beim erwachsenen Menschen als **Skorbut** und beim Kleinkind als **Möller-Barlowsche Erkrankung** bezeichnet. Dabei werden petechiale Blutungen, Ekchymosen, retardiertes Knochen- und Zahnwachstum beobachtet. Beim Meerschweinchen finden sich Schwellungen der costo-chondrialen Verbindungen und Hämorrhagien in den Gelenkbereichen, wodurch Bewegungen schmerzhaft werden. 10–30 mg Ascorbinsäure/kg verhindern diese Mangelsymptome. Obwohl die Anwendung von Vitamin C u. a. beim Vorliegen von Infektionskrankheiten oder zur Verhinderung der Hüftgelenksdysplasie beim Welpen empfohlen wird, stehen substantielle Nachweise der Wirksamkeit aus.

2 Spurenelemente

Der Säugetierorganismus benötigt für zahlreiche lebenswichtige Prozesse chemische Elemente, die aufgrund ihrer Bedeutung auch als »essentielle Elemente« bezeichnet werden. Es werden diejenigen essentiellen Elemente als Spurenelemente bezeichnet, deren Anteil am Körpergewicht $< 0,1$ mg/g beträgt. Eine defizitäre Versorgung mit Spurenelementen ruft Mangelerscheinungen hervor, die

Tab. 5
Übersicht über Verbindungen, an deren Wirkung Spurenelemente beteiligt sind

Spuren-element	Bestandteil von (Funktion)
Chrom	Glucose-Toleranz-Faktor, Renin?, Trypsin?.
Kobalt	Vitamin B_{12}, Kofaktor der Methylmalonyl-CoA-Isomerase (Beteiligung beim Propionsäurestoffwechsel der Wdk.), β-Hydroxybutyrat-Dehydrogenase.
Kupfer	Cytochrom-Oxidase, Superoxid-Dismutase, Monoaminoxidase, Flavoproteide, Ferrioxidase.
Eisen	Hämo- und Myoglobin, Cytochrom, Katalase, Peroxidase, Flavoproteide.
Mangan	ATP, Pyruvat-Carboxylase, Isocitrat-Dehydrogenase, Peptidasen, Kofaktor der Glycosyl-Transferase.
Selen	Glutathion-Peroxidase.
Zink	Carboanhydrase, DNA-Polymerase, Carboxypeptidase, alkalische Phosphatase, Laktatdehydrogenase.
Molybdän	Aldehyd-, Xanthin- und Sulfit-Oxidase.

Tab. 6
Symptome von Spurenelementmangelerscheinungen

Mangel an	Symptome
Chrom	gestörte Glucosetoleranz (?)
Kupfer	Mikrozytäre, hypochrome Anämie (Ktz., Wdk., Schw.); erhöhte Knochenfragilität, Depigmentierungen; Demyelisierungen im ZNS mit Immobilisation, Blindheit und Tod bei Kälbern (Enzootische Ataxie); erhöhte Gefäßwandfragilität mit Aneurysmabildung (Gfl. insbesondere Truthühner, Schw.).
Eisen	Mikrozytäre, hypochrome Anämie (Ktz., Wdk., Schw., Gfl.); fettige Leberdegeneration, Ascites (Schw.).
Mangan	Skelettanomalien, Östrusverzögerungen, Fertilitätsstörungen (Wdk.); Chondrodystrophien (Kalb, Gfl.), Perosis (Gfl.); Ataxien (Schw.).
Selen	Muskeldystrophien (Rd., Pfd., Schw.); Alopezie (Pfd.); exsudative Diathese (Gfl.), Leberdegeneration, Herzmuskeldegeneration (Schw.).
Zink	Emesis, Keratitis (Ktz.); Wachstumsstörungen (Ktz., Gfl.); Hyperkeratose, Embryonalschäden (Gfl.); Parakeratose (Kalb, Schw.); Alopezie, Dermatitis, schlechte Wundheilung (Rd.).
Kobalt	Makrozytäre, hypochrome Anämie; Inappetenz, Ernährungsstörungen (Wdk.).

durch Zugabe aufgehoben werden können. Metallische Spurenelemente sind überwiegend an der Wirkung von Enzymen beteiligt, indem sie a) Bestandteile eines aktiven Enzymzentrums sind oder b) zur Aktivierung eines Enzyms beitragen. In der folgenden Tabelle 5 erfolgt eine Zusammenstellung über Funktionen von Spurenelementen bzw. in welchen Verbindungen sie Bestandteile sind.

Oft ist die Funktion von Spurenelementen noch unbekannt. Es bestehen auch z. T. schwer überschaubare Wechselwirkungen. Normalerweise werden unsere Haus- und Nutztiere ausreichend über Wasser, pflanzliche und tierische Futtermittel oder durch mit Bodenbestandteilen kontaminierte Pflanzen versorgt. Einseitige Ernährung, unphysiologische Haltungsformen oder geographisch unterschiedliche Bodenkonzentrationen von Spurenelementen können zur Unterversorgung, aber auch zum Überangebot führen. Bei nicht ausreichender Versorgung können folgende Mangelsymptome auftreten, die in der Tabelle 6 beschrieben sind. Auf dem Markt sind zahlreiche Präparate, die mehrere Spurenelemente, auch Vitamine und z. T. noch Chemotherapeutika enthalten. Die wahllose Verabreichung dieser Kombinationspräparate ist unökonomisch, da normalerweise Futtermittel genügend Spurenelemente enthalten.

Auf die Nennung dieser Präparate wird verzichtet, sondern lediglich, falls vorhanden, auf spezifisch wirksame Monopräparate verwiesen. Praktisch relevante **Vergiftungen** mit Spurenelementen werden im Kapitel U dargestellt.

2.1
Kobalt

Kobaltmangel hat nur aufgrund der Stoffwechselfunktionen beim Wiederkäuer praktische Bedeutung. Mangelsyndrome treten bei Kobaltkonzentrationen im Futter von < 0,07 mg/kg Trockengewicht auf, was insbesondere auf Moorböden beobachtet wird. Therapeutisch werden Kobaltverbindungen als Chlorid, Sulfat oder Gluconat bei inaktiver Pansenflora und bei Vit.-B_{12}-Mangel eingesetzt. Die Verabreichung muß per os erfolgen, da erst im Vormagensystem der Wiederkäuer die aktive Verbindung gebildet wird. **Dosierungen:** Rind: 6–30 µg/kg/Tag. Kalb/Schaf: 20 µg/kg/Tag. Toxische Erscheinungen treten erst ab 1 mg/kg auf und äußern sich in Polyzythämie, Myokard-, Leber- und Nierenschäden.

2.2
Mangan

Neben der Beteiligung an der Entwicklung der Perosis beim Geflügel spielt Manganmangel nur gelegentlich bei Rindern, die auf Torf- oder Sandböden gehalten werden, eine Rolle. Zur Prophylaxe und Therapie des Manganmangels sollte das Futter folgende Mangankonzentrationen enthalten: Rind: 40 mg/kg. Gefl.: 30–40 mg/kg. Bei Rindern wird ca. 1 % der oralen Einzeldosis resorbiert. Eisen- und Kobaltionen hemmen die Aufnahme, da das gleiche Transportsystem benutzt wird. Die **Elimination** erfolgt über die Faeces, aber auch in Eiern werden relativ hohe Konzentrationen gefunden.

2.3
Kupfer

Kupfermangel wird a) regional beim Vorliegen kupferarmer Böden ausgelöst und entsteht b) sekundär durch hohe Calcium- oder Molybdänkonzentrationen im Futter, da die Resorption bzw. Verfügbarkeit durch Komplexierung reduziert wird, oder c) bildet sich bei Fütterung mit Milchaustauschern ohne Kupfersupplementierung aus. Futtermittel sollten pro kg Trockengewicht folgende Kupferkonzentrationen enthalten: Rind: 10 mg/kg. Gefl., Schaf: 5 mg/kg. Schwein: 5 (Mastschwein) –10 (Ferkel, säugende Sauen) mg/kg. In der Leber wird Kupfer in zweiwertiger Form an ein spezifisches Protein, das **Coeruloplasmin,** gebunden und mit diesem in das Plasma abgegeben. Auch an Erythrozyten erfolgt eine Bindung, allerdings in dreiwertiger Form. Der Kupfergehalt im Plasma schwankt beim Rind, Schaf und Schwein zwischen 0,8 und 2,2 mg/l. Während der Gehalt an Coeruloplasmin relativ konstant ist, existieren in der Leber, aber auch in anderen Parenchymen, lösliche Proteinfraktionen, die sog. Metallothioneine, die Kupfer binden und bei der Regulation des Kupfer- sowie des Zink-, Arsen-, Quecksilber- und Kadmiumstoffwechsels eine große Bedeutung haben. Die intrazelluläre Konzentration der Thionine steigt bei Verabreichung der o. g. Metalle. Die besondere Empfindlichkeit von Schafen gegenüber Kupfer wird teilweise auf Defekte dieses regulatorischen Systems zurückgeführt. Auch die bei Bedlington-Terriern auftretende hypertrophische Leberzirrhose (s. Kap. 2.2) beruht auf Störungen des Kupferstoffwechsels.

2.4
Eisen

Handelspräparate: Eisendextran 100, Gleptosil, Heptomer, Prolongal, Myofer, alle V. M., wäßr. Inj.-Lösungen. Feliform, V. M. (Tabl.).

Zur parenteralen Therapie von Eisenmangelzuständen werden 3wertige Eisenverbindungen meist als Komplex mit Dextran verwendet. Von praktischer Bedeutung ist die routinemäßige Behandlung von Saugferkeln, da die Sauenmilch mit einem Eisengehalt von 2 mg/l den Bedarf der Ferkel nur zu ca. 50 % deckt. Selten tritt Eisenmangel bei mit Milch aufgezogenen Kälbern auf. **Dosierungen:** Ferkel: 200 mg Fe^{3+}/kg einmalig in der Zeit vom 1.–3. Tag p. partum. Kälber: 50 mg/kg in der 1. Woche p. p. **Wartezeiten:** 0 Tage. In der Kleintierpraxis werden durch Eisenmangel hervorgerufene Anämien per os mit Eisen-(II)-Sulfat behandelt, wobei **Dosierungen** von 10–20 mg/kg angewendet werden. Eine Kontrolle des Hämoglobingehaltes sollte unter der Therapie erfolgen. Da im Verlauf von Infektionen der Eisengehalt im Blut sinkt, wurde der Schluß gezogen, daß Eisen bei derartigen Erkrankungen substituiert werden muß. Dies ist aber eine Fehlinterpretation, da die Injektion von Eisensalzen die Virulenz von Erregern erhöhen kann und das Absinken des Eisengehalts auf folgenden Ursachen beruht: Aktivierte, neutrophile Granulozyten bilden Lactoferrin, das mit 100fach höherer Affinität Eisen bindet als das eigentliche Transportprotein Transferrin. Mit Hilfe dieses gebundenen Eisens werden über die Bildung von Sauerstoffradikalen bakterizide Eigenschaften erzielt. Auch das eisenfreie Transferrin wirkt bakterizid.

Fe^{2+} ist im Dünndarm wesentlich besser löslich als Fe^{3+} und wird dementsprechend besser resorbiert. In der Mukosazelle erfolgt über das mukosale Transferrin ein schneller Transport in das Plasma, während das mukosale Ferritin eine Speicherform darstellt, aus der Eisen langsam an das Blut abgegeben wird. Im Blut ist Eisen in dreiwertiger Form an das Plasma-Transferrin gebunden, das unter physiologischen Bedingungen zu ⅓ mit Eisen gesättigt ist. Beim Überschreiten der Bindungskapazität kommt es zu Vergiftungen (s. Kap. U). Dies ist insbesondere nach parenteraler Applikation bei nicht vorliegendem Eisenmangel zu befürchten, während nach oraler Zufuhr die systemische Verfügbarkeit durch die mukosalen Transportsysteme reguliert wird (Mukosablock). **Nebenwirkungen:** Bei Vitamin-E- bzw. Selenmangel neugeborener Ferkel kann Eisendextran anaphylaktoide Reaktionen mit Todesfällen hervorrufen.

2.5 Selen

Handelspräparate: siehe R 1.1.3. Kombinationen mit Vit.-E.

Selenmangel entsteht insbesondere dann, wenn auf stark schwefelhaltigen Böden Pflanzen den chemisch verwandten Schwefel anstelle von Selen inkorporieren. Die Bedeutung von Selen besteht darin, als Bestandteil der selenabhängigen Glutathionperoxidase im Stoffwechsel entstehende Lipidperoxide zu Alkoholen zu detoxifizieren, wobei Glutathion oxidiert wird. Der tägliche Selenbedarf wird ab einer Konzentration von 0,1 mg (als Na-Selenit) pro kg Futtertrockensubstanz gedeckt. Ab 0,4 mg/kg werden bereits toxische Konzentratio-

nen erreicht. Selenverbindungen werden via Lunge (Selenwasserstoff) und Magen-Darmtrakt resorbiert. Da Wiederkäuer Selenverbindungen im Pansen teilweise zu elementarem Selen reduzieren, werden bei diesen Spezies ca. 40 % über die Faeces ausgeschieden. Ansonsten wird Selen intermediär auch zu Dimethylselenid metabolisiert und renal eliminiert (50–80 % bei der Katze). **Wartezeit:** 0 Tage.

2.6 Zink

Handelspräparate: Zink-Tabletten, V. M., Zinkhydroxidcarbonat gefällt, V. M.

Hohe Zinkkonzentrationen werden in Milch und anderen tierischen Produkten gefunden. Eisen, Kupfer und hohe Calciumkonzentrationen in der Nahrung hemmen die Resorption. Von therapeutischer Bedeutung ist die Behandlung der **Parakeratose** bei Schweinen, die überwiegend im Alter von 6–16 Wochen auftritt, gelegentlich auch bei Kälbern. Bei der Behandlung dieser Erkrankungen muß darauf geachtet werden, daß der Calciumgehalt des Futters 0,65–0,75 % nicht übersteigt. Pro kg Futter werden 200 mg Zink als Sulfat oder Carbonat eingesetzt. Die Resorption wird sehr stark vom individuellen Zinkstatus beeinflußt und schwankt zwischen weniger als 10 bis zu 90 % der verabreichten Dosis. Im Organismus werden die höchsten Konzentrationen in Prostata, Knochen, Muskulatur und Haut gefunden. Die Elimination erfolgt über die Faeces, Niere und Milch. **Wartezeit:** 0 Tage.

2.7 Chrom

Fleisch, Getreide und Hefe enthalten Chrom. Über die Bedeutung von Chrom für Haus- und Nutztiere liegen keine Angaben vor. In der Humanmedizin wird Chrommangel als Faktor zur Entwicklung von Diabetes des Typ I und II genannt. Ein unter parenteraler Ernährung sich entwickelnder Chrommangel wurde durch die parenterale Verabreichung von 250 µg Cr^{3+} über 2 Wochen behoben. Als Erhaltungsdosis werden 20 µg/Tag empfohlen.

S   Hormone und hormonell wirksame Pharmaka
R. KROKER

1
Einleitung

Hormone werden in spezifischen Organen oder Zellen gebildet und aufgrund verschiedener regulatorischer Mechanismen in die Blutbahn abgegeben. Dies kann über humorale oder nervale Reize erfolgen. Ersteres wird entweder durch Substratkonzentrationen bestimmt (z. B. Glucoseanstieg – Insulinausschüttung), oder andere Hormone beeinflussen die Sekretion (z. B. Gonadotropine-Sexualhormonsekretion). In den meisten Fällen bestehen negative Rückkopplungsmechanismen zwischen Hormon- bzw. Substratkonzentration und sekretorischer Aktivität hormonbildender Drüsen. Die Geschwindigkeit des Eintritts hormoneller Reaktionen liegt im Bereich von Minuten (Peptidhormone) oder Stunden (Steroidhormone). Peptidhormone werden an Rezeptoren der Zellmembran gebunden und aktivieren sog. »second messenger«, wie das Adenylatcyclase-cAMP-System, das seinerseits wiederum Enzyme wie Phosphorylasen und Lipasen aktiviert. Steroidhormone werden nach Eintritt in die Zelle an zytoplasmatische Rezeptoren gebunden und gemeinsam mit ihnen zum Zellkern transportiert. Über eine weitere Bindung an Kernrezeptoren erfolgt die Wirkung an der DNA, an der sie eine Derepression mit Synthese einer entsprechenden RNA und vermehrter Bildung von für die Hormonfunktion zuständigen Enzymen induzieren. Schilddrüsenhormone wirken ohne vorausgehende Bindung an zytosolischen Rezeptoren direkt am Zellkern. Von der chemischen Struktur her gesehen können folgende Klassifizierungen erfolgen. **Peptidhormone:** Releasing Hormone des Hypothalamus, ACTH, STH, Somatostatin, Oxytocin, Vasopressin, Parathormon, Calcitonin, Insulin, Glucagon. **Glykoproteidhormone:** Gonadotropine, TSH. **Steroidhormone:** Nebennierenrindenhormone, Sexualhormone. **Tyrosinabkömmlinge:** Katecholamine, Schilddrüsenhormone.

2
Spezieller Teil

2.1
Therapie von Schilddrüsenerkrankungen

Die von der Schilddrüse sezernierten **Hormone** sind das **L-Thyroxin** (Tetrajodthyronin, T_4) und **Trijodthyronin** (T_3). Nach aktiver Aufnahme von Jodid in die Schilddrüse (Jodination), wobei eine Anreicherung ca. um den Faktor 25 erfolgt, wird zur Synthese der Schilddrüsenhormone Jod in die Aminosäure L-Tyrosin eingebaut (Jodisation), nachdem Jodid durch Peroxidasen zu J_2 oxidiert wurde. Die Speicherung erfolgt über eine Globulinbindung, im Thyreoglobulin. Diese Vorgänge wie auch die Freisetzung über eine Abspaltung der Hormone aus der Proteinbindung durch Proteasen werden durch das Hypophysen-Vorderlappenhormon TSH (thyreotropes Hormon) vermittelt.

Ein negativer Rückkopplungsmechanismus (feedback) reguliert die Ausschüttung von übergeordneten Hypothalamushormonen und von TSH. Für die spezifische hormonelle Wirkung wird das T_3 verantwortlich gemacht, das zusätzlich peripher durch Abspaltung von Jod aus T_4 gebildet werden kann.

2.1.1
Pharmakologische Beeinflussung der Hyperthyreose

Diese Erkrankung geht mit einer erhöhten Synthese und Freisetzung von T_4 oder T_3 einher. Durch **Thyreostatika** soll die Bildung dieser Hormone gehemmt werden. Für die Therapie in der Veterinärmedizin sind Thyreostatika von untergeordneter Bedeutung. Dagegen wurden sie zur Steigerung der Gewichtszunahme bei Masttieren eingesetzt. Inzwischen ist durch die **Verordnung über Stoffe mit pharmakologischer Wirkung** die Anwendung bei lebensmittelliefernden Tieren grundsätzlich verboten. Der Masteffekt beruht neben einer Senkung des Grundumsatzes (Senkung der Lipolyse und des Wärmeverlustes) überwiegend auf einer stärkeren Füllung des Magen-Darm-Traktes infolge verringerter Peristaltik und auf einer vermehrten Wassereinlagerung im Gewebe.

2.1.1.1
Jodisationshemmer

Jodisationshemmer reduzieren den Einbau von Jod in Tyrosin, indem sie über eine Hemmung der Peroxidasen die Oxidation von Jodid zu Jod hemmen. Es wird auch diskutiert, daß die Umwandlung von T_4 zu T_3 vermindert wird. Das **Nebenwirkungsspektrum** ist breit. Eine **strumigene Wirkung** wird dann beobachtet, wenn durch eine zu starke Hemmung die Thyreotropinsekretion ansteigt. Dies kann vermieden werden, indem dem Tier geringe Mengen T_3 (0,05–0,1 mg/d) oder T_4 (0,15–0,3 mg/d) zugeführt werden. Bei Anwendung in der **Trächtigkeit** können Mißbildungen sowie Hypothyreosen und Strumen bei den Feten auftreten. Weiterhin ist die Gefahr des Auftretens einer **Agranulocytose** relativ hoch. **Erytheme, Fieber, Gelenkschwellungen** und die Entwicklung von **Hypophysenadenomen** werden beobachtet. Als **Gegenanzeigen** gelten **Trächtigkeit, Struma mit trachealer Obstruktion und allergische Disposition.**

Beim Vorliegen von Hyperthyreosen ist die Verabreichung von Sympathomimetika eine **Kontraindikation,** da T_3/T_4 ihre Wirkungen verstärken.

2.1.1.1.1
Thioharnstoffderivate

2.1.1.1.1.1
Thiourazile

Handelspräparate: Thyreostat (Methylthiouracil, Tabl., H. M.), Propcil (Propylthiouracil, Tabl., H. M.).

Für diese Stoffe liegen in der Tiermedizin vor allem beim Kleintier Erfahrungen vor. Propylthiouracil scheint eine bessere therapeutische Breite aufzuweisen. **Dosierungen:** Hd.: 10 mg/kg und Ktz.: 3–10 mg/kg und Tag, wobei die Wirksamkeit bei der Katze fraglich ist.

2.1.1.1.1.2
Thioimidazole

Stoffe aus dieser Gruppe wie **Thiamazol** und **Carbimazol** sind ca. 10mal stärker wirksam als Thiouracile. Tiermedizinische Erfahrungen liegen nicht vor.

2.1.1.2
Jodinationshemmer

Diese Stoffe hemmen kompetitiv den Transport von Jodid in die Schilddrüse. Sie werden bei Unverträglichkeit gegenüber Thioharnstoffen angewendet.

2.1.1.2.1
Jodide

Handelspräparat: Jodetten, Jodid-Tabletten (H. M.).

Neben dem o. g. **Wirkungsmechanismus** hemmen Jodide Proteasen, wodurch die Freigabe von T_3 und T_4 aus Thyreoglobulin reduziert wird. **Dosierungen:** 0,3–0,8 (bis 15 bei thyreotoxischer Krise) mg/kg. Erhaltungsdosen: Hd.: bis 0,015 mg/kg. Aufgrund ihrer schnellen thyreostatischen Wirkung eignen sich Jodide zur Behandlung der thyreotoxischen Krise und zur Operationsvorbereitung, um die intraoperative T_3/T_4-Ausschüttung zu verhindern. **Nebenwirkungen:** Jodismus: Schleimhautreizungen, Schwellung der Speicheldrüsen, Pankreasinsuffizienz, Konjunktivitis und allergische Erscheinungen.

2.1.1.2.2
Andere Jodinationshemmer

Perchlorate und Isothiocyanate haben ähnliche Wirkungen wie Jodide, jedoch liegen keine konkreten tiermedizinischen Erfahrungen vor.

2.1.2
Pharmakologische Beeinflussung der Hypothyreose

Hypothyreosen entstehen infolge von Jodmangel, nach Behandlung mit Thyreostatika oder Radiojod und nach operativen Eingriffen an der Schilddrüse. **Therapieziel** ist die langsame Einstellung des euthyreoten Zustandes durch Applikation von Schilddrüsenhormonen. Folgende **physiologischen Wirkungen** gehen von den Schilddrüsenhormonen aus: Erhöhung der Sauerstoffaufnahme, Steigerung des Proteinumsatzes, Hyperglykämie, Steigerung des Calcium- und Phosphatstoffwechsels, Senkung des Blutcholesterins, Wachstumssteigerung, Erhöhung der Herzfrequenz, -kontraktionskraft und des Minutenvolumens, Senkung des peripheren Gefäßwiderstandes. Insbesondere bei zu schneller initialer Einstellung mit T_3 können folgende **kardiale Nebenwirkungen** eintreten: Angina pectoris, Insuffizienz, Tachykardie und Arrhythmie, Ischämie mit Nekrosen. Hinzu kommt Erregbarkeit, Durchfall und Gewichtsverlust.

2.1.2.1
L-Thyroxin

Handelspräparate: Euthyrox, L-Thyroxin »Henning« (Tabl., H. M.).

L-Thyroxin ist lichtempfindlich, schlecht wasserlöslich, gut löslich in Alkohol und verdünnten Säuren. **Dosierungen:** Hd./Ktz.: 20–30 µg/kg/Tag (Jungtiere – obere Dosis), Rd.: 0,1–1 µg/kg/Tag. Die Wirkungslatenz beträgt 1–2 Wochen bis Monate. Die **Halbwertszeit** beträgt bei den einzelnen Spezies 7–9 Tage infolge starker Bindung an Thyroxin-bindende Proteine im Blut. Aufgrund dieser langen Halbwertszeit besteht Kumulationsgefahr.

2.1.2.2
Trijodthyronin

Handelspräparate: Thybon (Tab., H. M.), L-Trijodthyronin-inject.»Henning« (H. M.).

T_3 ist besser wasserlöslich als T_4 und gut in Alkohol löslich.

Es ist ca. 3mal stärker wirksam als T_4. Aufgrund dieser starken Wirksamkeit sollte initial kein T_3, sondern T_4 verwendet werden. **Dosierungen:** Hd./Ktz.: 7–10 µg/kg/Tag. Rd.: 0,03–0,3 µg/kg/Tag. Da die **Halbwertszeit** von T_3 ca. 1 Tag beträgt, ist die Kumulationsgefahr geringer als beim T_4.

2.2.2
Pharmakologische Beeinflussung der Fortpflanzung und von Fruchtbarkeitsstörungen

Der Einsatz von hormonell wirksamen Substanzen zur Therapie von Fruchtbarkeitsstörungen und im Rahmen biotechnischer Maßnahmen, wie der Brunstsynchronisation, geht mit Eingriffen in hormonelle Regelkreise einher, deren Kenntnis Voraussetzung einer rationalen Anwendung sein muß, um behandlungsbedingte Störungen des Reproduktionsgeschehens zu vermeiden. Dies erfordert auch eine exakte Diagnosestellung, wobei neben der Beobachtung der klinischen Symptomatik auch vorhandene praxisgerechte analytische Verfahren zur Bestimmung von Hormonkonzentrationen im tierischen Organismus herangezogen werden sollten (z. B. Progesteronbestimmung in der Milch).

2.2.1
Gonadotropin-Releasing-Hormon und Analoga

Das Gonadotropin-Releasing-Hormon (GnRH) ist ein Dekapeptid, das nach Ausschüttung aus dem Hypothalamus auf direktem Blutweg zur Hypophyse gelangt, von der aus es die Sekretion der gonadotropen Hormone FSH und LH steuert. Die Ansprechbarkeit der Hypophyse ist zyklusabhängig, wobei sie durch den Estradiolanstieg unmittelbar vor der präovulatorischen Gonadotropinausschüttung am höchsten ist. Weiterhin sensibilisiert die Erstinjektion von GnRH die Hypophyse innerhalb von 30–90 min so stark, daß eine Zweitinjektion zu einem stärkeren LH-Anstieg führt (Priming-Effekt). Zweitinjektionen nach mehreren Stunden führen nicht zu diesem Effekt.

Nach multiplen Injektionen tritt eine Desensibilisierung ein, die über 24 h anhalten kann. Die Anwendung von GnRH und entsprechender Analoga bietet gegenüber Gonadotropinen den Vorteil, daß aufgrund des niedrigeren Molekulargewichtes die Sensibilisierungs- und damit die Gefahr einer Immunreaktion geringer ist.

2.2.1.1
Gonadotropin-Releasing-Hormon (Gonadorelin)

GnRH wird beim Rind für folgende **Indikationen** eingesetzt: Behandlung von Follikel-Theka-Zysten, Ovulationssteuerung bei der künstlichen Besamung und bei verzögerter Ovulation. Beim Kaninchen ist eine Ovulationsinduktion möglich, die 24 h nach der Geburt zur Post-partum-Besamung vorgenommen wird. **Dosierungen:** Rd.: 0,25–0,5 µg/kg, Kaninchen: 10 µg/Tier.

Intravenös verabreichtes GnRH wird mit einer **Halbwertszeit** von 3–6 Minuten aus dem Plasma eliminiert. Es wird in Leber und Niere enzymatisch hydrolysiert. **Wartezeiten:** 0 Tage.

2.2.1.2
Buserelin

Handelspräparat: Receptal ad us. vet. (Inj.-Lsg.).

Buserelin ist ein synthetisch hergestelltes Nonapeptid, das eine bis zu 100fach stärkere Wirkung als das GnRH hat. Auch die Dauer der Gonadotropinausschüttung ist verlängert. Buserelin ist zur Behandlung von Rindern, Stuten und Kaninchen zugelassen. Es liegen aber auch Erfahrungen beim Hund vor. **Anwendungsgebiete: Rd./Stute:** Follikelzysten, Azyklie, verzögerter Follikelsprung/Ovulationsinduktion (Pfd.). **Rd./Kaninchen:** Verbesserung der Konzeptionsrate. **Rd.:** Prophylaxe von Fruchtbarkeitsstörungen.

Beim Vorliegen von Follikelzysten ist der Behandlungserfolg nach 8–10 Tagen zu überprüfen. Falls kein Gelbkörper vorhanden ist, ist eine Wiederholungsbehandlung angezeigt oder HCG zu applizieren. Bei der Behandlung der Azyklie ist eine Kontrolluntersuchung bzw. Wiederholungsbehandlung nach 10–12 Tagen erforderlich. Eine Ovulation bei verzögertem Follikelsprung oder zur Induktion erfolgt innerhalb von ca. 24 h p. appl. Eine Verbesserung der Konzeption wird durch die Anwendung zum Zeitpunkt der Besamung oder 6 h davor erreicht. Beim Kaninchen erfolgt die Verabreichung im Rahmen der Post-partum-Besamung. Eine Prophylaxe von Fruchtbarkeitsstörungen (Ovarialzysten) beim Rind wird durch Applikation am 10.–14. Tag p. partum möglich. Letztere Indikation ist aber nur in Problembeständen angezeigt, in denen andere Maßnahmen keinen Erfolg hatten. Mögliches **Anwendungsgebiet** bei der Hündin: Ovulationsinduktion am 10.–12. Tag der Läufigkeit. **Dosierungen: Rd.:** 10–20, Stute: 20–40, Kaninchen/Hd 0,8 µg/Tier i. m., i. v., s. c. Die **Halbwertszeit** beträgt 2–4 Minuten. **Wartezeiten:** 0 Tage.

2.2.1.3
Fertirelin

Ein weiteres synthetisches Nonapeptid ist das Fertirelin, das qualitativ wie Buserelin wirkt, aber eine vergleichsweise geringere biologische Aktivität aufweist. Sie übersteigt die des GnRH um den Faktor 6–20. Beim Rind und Kalb führt die therapeutische Dosis von 100 µg/Tier i. m. zu einer raschen und bis zu 4 h anhaltenden LH-Freisetzung. Nach parenteraler Gabe erfolgt ein schneller Abbau zu Mono-, Di- und Tripeptiden. Diese werden zu ca. 40 % renal eliminiert, weitergehende Stoffwechselprodukte werden zu ca. 56 % exspiriert. Die Muttersubstanz ist im Plasma ca. 15 min nachweisbar.

2.2.2
Gonadotropine

Zu den Gonadotropinen zählen das follikelstimulierende Hormon (FSH) und das Luteinisierungshormon (LH). Prolaktin, d. h. LTH zählt nur bei Ratte, Maus und Goldhamster zu den Gonadotropinen, da es nur bei diesen Spezies luteotrop wirkt. Beim Rind ist LH das wichtigste luteotrope Hormon. FSH und LH sind Glykoproteine mit einem Molekulargewicht von ca. 30000 D, wobei spezies-

spezifische Unterschiede vorliegen. Das Molekül besteht aus einer α- und einer β-Untereinheit. Für die spezifische Hormonwirkung ist die β-Untereinheit verantwortlich. Die synthetische Herstellung ist noch nicht gelungen, so daß z. T. Hypophysenextrakte angewendet werden. Tiermedizinisch bedeutender sind Gonadotropine extrahypophysären Ursprungs. In den Chorionzellen der menschlichen Plazenta wird das *humane Choriongonadotropin (HCG, neuer INN-Name: Urofollitropin)* gebildet, das aus dem Urin von Schwangeren gewonnen wird.

Die α-Untereinheit des HCG weist große Ähnlichkeit zum bovinen und ovinen LH auf, während die β-Untereinheit stärkere Abweichungen zeigt. Die LH-Wirkung dominiert, wenn auch FSH-Aktivitäten zu finden sind. Es findet eine Stimulation von interstitiellen und Theka-Zellen statt, und die Ovulation wird induziert. Bei Rind, Schaf und Schwein ist LH für die Progesteronsekretion des Corpus luteum verantwortlich. Beim männlichen Tier fungiert es als zwischenzellstimulierendes Hormon (ICSH), indem es über eine Stimulation der Leydig-Zellen die Testosteronsynthese fördert.

Aus dem Serum trächtiger Stuten wird das in den endometrial cups gebildete **Pregnant Mare's Serum Gonadotropin (PMSG)** gewonnen. Seine Struktur ähnelt der von LH und FSH. Dementsprechend entfaltet es FSH- und, wenn auch geringer, LH-Aktivitäten. Die zusätzliche FSH-Komponente bewirkt eine Wachstumsstimulierung von Primär- und Sekundärfollikeln, ohne Ovulationen zu induzieren. Im Hoden werden die Sertolizellen angeregt. In der terminalen Elimination weist PMSG beim Rind eine **Halbwertszeit** im Bereich von 120 h auf.

2.2.2.1
Gonadotropine extrahypophysären Ursprungs

2.2.2.1.1
HCG

Handelspräparate: Choriolutin, Chorioman, Choriosel (alle V. M., Inj.-Lsg.).

Für die Verabreichung von HCG werden folgende **Anwendungsgebiete** vorgeschlagen: *Rind/Stute:* Follikel-Theka-Zysten, verzögerte Ovulation, verlängerte Brunst/Rosse, Follikelatresie. Rind: Ovulationsterminierung im Rahmen der künstlichen Besamung. *Hund:* Ovulationsinduktion, verlängerter Proöstrus. **Dosierungen: Rind/Stute:** 6–10 (Rd.) IE/kg i. v. (die intrazystöse Applikation über die möglicherweise infizierte Scheide ist wegen der

Gefahr von Ovaradhäsionen zu vermeiden, dagegen ist eine entsprechende Anwendung nach Desinfektion der Haut von außen durchaus zu empfehlen). **Hund:** Ovulationsinduktion: 20–50 IE/kg i. v. Der Anwendungsbereich von Gonadotropinen ist bei **männlichen Tieren** äußerst begrenzt. Zum einen ist eine Behandlung durch zuchthygienische Bedenken per se limitiert, zum anderen sind Behandlungserfolge bei endokrin bedingten Fertilitätsstörungen kaum gegeben. Beim Rind hat HCG nach i. m.-Applikation eine **Halbwertszeit** von 57 h. **Wartezeit:** 0 Tage.

Insbesondere beim Rind wird HCG mit *Progesteron* kombiniert. Damit soll die Wirkung von HCG unterstützt werden, indem über eine kurzfristige Blockade der Hypophyse nach Abklingen der Progesteronwirkung eine vermehrte LH-Sekretion stattfinden soll. **Handelspräparate:** Gonagestrol, Cystimeth (i. v. Inj.-Lsg.). **Dosierungen:** 6 IE HCG/0,25 mg Progesteron/kg. **Wartezeiten:** 1 (Pferd 2) Tage. Zur **Rauscheinduktion** bei Jungsauen sowie bei Sauen nach dem Absetzen der Ferkel wird HCG mit PMSG kombiniert. **Handelspräparate:** Suigonan, Fractolon (s. c.). **Dosierungen:** 4 IE PMSG/2 IE HCG/kg. **Wartezeiten:** 0 Tage. Auch die Kombination von HCG mit Estradiolbenzoat wird für die o. g. Indikationen angewendet. **Handelspräparate:** Choriol, Gonalutin, Hormobasin (s. c., i. m.). **Wartezeiten:** 12 Tage.

Ob der Einsatz dieser Kombinationen sinnvoll ist, ist fraglich. Auf jeden Fall steigt die Möglichkeit des Auftretens von **Nebenwirkungen.** HCG und auch PMSG (außer beim Pferd) sind für unsere Haus- und Nutztiere Fremdproteine, die antigene Eigenschaften aufweisen. Dementsprechend können allergische oder sogar anaphylaktische Reaktionen auftreten. Daneben können bei Kombinationen mit den steroidalen Sexualhormonen deren spezifische Nebenwirkungen zusätzlich eine Rolle spielen (s. Kap. S 2.2.3).

2.2.2.1.2
PMSG

Handelspräparate: FRH 1000, Intergonan (Trockensubstanzen u. Lsg.-Mittel zur i. m.-, s. c.-Inj.).

Anwendungsgebiete: Zyklusinduktion, gestörte Spermiogenese. **Dosierungen:** Rind/Schwein: 1–3, Stute 4, Hengst/Stier/Eber 2–4, Rüde 20 IE/kg. **Nebenwirkungen:** s. Kapitel S 2.2.2.1.1.

Die Indikation »gestörte Spermiogenese« ist fraglich (s. bei HCG). Der Einsatz beim Pferd hat sich nicht durchgesetzt, da eine gesicherte Wirkung fehlt. Dagegen ist bei Hunden und Katzen eine **Östrusinduktion** möglich. **Dosierungen:** Hund 50 IE/kg über 8 Tage. Zur Ovulationsauslösung

dann HCG (s. Kap. S 2.2.2.1.1). Katze initial 20, danach 5–10 IE/kg über 7 Tage i. m. Eine gewisse Bedeutung hat PMSG in der Biotechnik und hier insbesondere bei der **Brunstinduktion** ohne anschließende Synchronisation. Derartige Maßnahmen dienen zur Verkürzung des postpartalen Zeitraums bei Rind und Schwein, sowie zur Pubertätsinduktion bei Jungsauen, wobei aber eine optimale Fütterung zusätzlich notwendig ist. **Dosierungen:** Rind 3, Schwein (Jung- und Altsauen) 4–5 IE/kg. Zur Pubertätsinduktion der Jungsauen wird die Kombination mit 2 IE HCG/kg empfohlen. Zur Vorbereitung von Spendertieren für den Embryotransfer ist PMSG ebenfalls geeignet. In der terminalen Elimination weist PMSG beim Rind eine **Halbwertszeit** im Bereich von 120 h auf. **Wartezeit:** 0 Tage.

2.2.2.2
Gonadotropine hypophysären Ursprungs

Entsprechend ihrer gegenwärtig geringen Bedeutung sind keine Monopräparate mit hypophysären Gonadotropinen auf dem Markt. Aufgrund der zunehmenden Bedeutung von FSH zur Vorbereitung von Spendertieren für den Embryotransfer beim Rind werden zukünftig wahrscheinlich entsprechende Präparate zur Verfügung stehen.

2.2.3
Steroidale Sexualhormone und Derivate

Die Anwendung dieser Stoffe bei lebensmittelliefernden Tieren unterliegt strikten gesetzlichen Einschränkungen. Dies begründet sich auf den Einsatz einiger dieser Stoffe als Masthilfsmittel. Unabhängig von der Indikation dürfen nach der *4. Verordnung zur Änderung der Verordnung über Stoffe mit pharmakologischer Wirkung* keine östrogen, gestagen oder androgen wirksamen Substanzen an Masttiere verabreicht werden. Zur **Therapie von Fruchtbarkeitsstörungen** bei Tieren, die nicht der Mast dienen, dürfen nur noch die natürlichen Hormone Estradiol-17β, Progesteron und Testosteron per injectionem durch einen Tierarzt appliziert werden. Lediglich für die zoo-(bio-)technischen Maßnahmen »Brunstsynchronisation, Abbruch einer unerwünschten Trächtigkeit, zur Verbesserung der Fruchtbarkeit (z. B. Erhöhung der Trächtigkeits- oder Geburtsrate), Vorbereitung von Spender- oder Empfängertieren für den Embryotransfer oder zur Induzierung der Laichreife bei Fischen« dürfen auch andere östrogen, gestagen oder androgen wirksame Substanzen verabreicht werden. Welche Präparate das sein werden, wird EG-einheitlich geregelt werden. Aus therapeutischer Sicht ergeben diese Gesetze keine wesentliche Einschränkung, da die praktische Bedeutung dieser Stoffe marginal ist und die Releasing-Hormone, Gonadotropine und Prostaglandine weiterhin therapeutisch eingesetzt werden können.

Chemisch gesehen lassen sich die steroidalen Sexualhormone auf das hydrierte Phenanthren, an welches ein Kohlenstoff-Fünfring angegliedert ist, zurückführen.

Nach der Zahl der C-Atome werden die verschiedenen Gruppen der Steroide klassifiziert: Progesteron ist ein C_{21}-Steroid, Testosteron und Estradiol-17β sind C_{19}- bzw. C_{18}-Steroide.

2.2.3.1
Östrogen-wirksame Stoffe

Als Östrogene werden die Stoffe bezeichnet, deren Verabreichung beim weiblichen Tier Brunstsymptome hervorrufen. Dabei können morphologisch-funktionelle Wirkungen und zentral bedingte Verhaltensänderungen unterschieden werden. Bildungsstätten der endogen gebildeten Östrogene mit ihrem Hauptvertreter, dem Estradiol-17β, sind die Gonaden, die Nebennierenrinde, die Plazenta und geringgradig das Corpus luteum. Sie unterscheiden sich chemisch von den anderen Sexualhormonen durch den phenolischen Ring A. Eine östrogene Wirkung ist kaum an bestimmte chemische Strukturen geknüpft, da sehr unterschiedliche Moleküle östrogen wirksam sein können, wobei auch Östrogene pflanzlicher Herkunft bekannt sind. Beim weiblichen Tier zeigen sich folgende östrogene Wirkungen: Veränderungen der Vaginalschleimhaut wie Hyperämisierung und Proliferation, Proliferation des Endometriums, Hypertrophie des Myometriums und Erhöhung der Spontankontraktilität, Beteiligung beim Aufbau der Milchdrüse, luteotrope (Schwein) oder luteolytische Wirkung (Rind), Verknöcherung der Epiphysenfugen. Beim Wiederkäuer zeigen Östrogene in niedriger Dosierung eiweißaufbauende (anabole) Effekte.

2.2.3.1.1
Estradiol-17β

Handelspräparate: Menformon; Sesinjec (V. M., ölige Lösungen zur i. m.-, s. c.-Injektion).

Bei vielen in Anspruch genommenen Indikationen werden, aufgrund der besseren Wirksamkeit oder der gesetzlichen Einschränkungen wegen, andere Präparate verwendet (Prostaglandine, Releasing-Hormone etc.). **Anwendungsgebiete: Hund:** Nidationsverhütung, Harninkontinenz nach Kastration von Hündinnen und Prostatahyperplasie. **Rind:** Metritis/Endometritis, Pyometra. **Stute:** Schwache Brunsterscheinungen. **Dosierungen: Hund:** Zur Nidationsverhütung 0,01 mg / kg am 5., 7. und 9. Tag nach der Fehlbelegung. Bei Harninkontinenz 0,01 mg/kg an 3 aufeinanderfolgenden Tagen. Dann alle 3 Tage Wiederholungsbehandlungen bis zum Abklingen der Symptome. Rüde: 0,03 mg/kg 1–2mal/Woche. Rind: 0,01–0,02 mg/kg. Stute: 0,002 mg/kg 1–2mal/24 h. Bei Stuten und Rindern liegen wenig dokumentierte Erfahrungen vor. Der in den o. g. Präparaten enthaltene Ester Estradiolbenzoat weist beim Rind eine Halbwertszeit von 5 Tagen auf. Freies Estradiol wird mit folgenden **Halbwertszeiten** eliminiert: Rd./Schaf < 5 min, Pfd./Hd. ca. 60 min. Als **Metaboliten** werden 17 α-Estradiol, Östron und deren Konjugate gefunden. Bei Wiederkäuern erfolgt die **Elimination** vorwiegend über den Kot.

Nebenwirkungen sind insbesondere beim Hund zu berücksichtigen, da schon im therapeutischen Dosisbereich starke Störungen des hämatopoetischen Systems (Anämie, Thrombocytopenie) und der Knochenmarksfunktion auftreten können. Während der Therapie der Harninkontinenz und der Prostatahyperplasie muß das Blutbild kontrolliert werden.

Bei Pferd und Rind werden Zystenbildungen gefördert und ein Rückgang der Milchproduktion ist zu beobachten. Folgende **Gegenanzeigen** sind beim Hund zu beachten: Störungen des hämatopoetischen Systems, akute und schwere chronische Lebererkrankungen, Mammatumoren, Endometritiden und Endometriumskarzinome sowie in der Wachstumsphase befindliche Tiere. **Wartezeiten:** Eßbare Gewebe 12, Milch 5 Tage.

Als **Kombinationspräparat** ist das **Handelspräparat** Abbovestrol zu nennen, in dem neben Estradiolbenzoat Progesteron enthalten ist. Das Produkt ist eine Vaginalspirale, die mit Hilfe eines Spekulums in die Vagina plaziert wird und, wie ein therapeutisches System wirkend, kontinuierlich die Wirkstoffe abgibt. **Anwendungsgebiete:** Brunstsynchronisation. Dazu wird nach 12 Tagen p. appl. die Spirale mit Hilfe eines Bandes entfernt. 2–3 Tage danach werden die Tiere im allgemeinen brünstig. **Gegenanzeigen:** Trächtige Tiere, infektiöse und nicht infektöse Erkrankungen des Genitaltraktes. Als **Nebenwirkung** wird nach Entfernung der Spirale eine reversible schleimige Sekretion beobachtet. **Wartezeit:** 0 Tage.

Die Kombination mit **HCG** wird im Kapitel S 2.2.2.1.1 besprochen.

2.2.3.1.2
Synthetische östrogen-wirksame Stoffe

Synthetisch hergestellte östrogen-wirksame Verbindungen, wie die Stilbenderivate Diethylstilböstrol und Hexöstrol, Dienöstrol, Ethinylestradiol sowie das modifizierte Phytöstrogen Zeranol dürfen in der Bundesrepublik Deutschland nicht eingesetzt werden.

2.2.3.2
Gestagen-wirksame Stoffe

Als Gestagene werden diejenigen Stoffe bezeichnet, die die Implantation und Entwicklung des Embryos im Uterus kontrollieren. Bildungsorte des wichtigsten natürlichen Gestagens, des Progesterons, sind das Corpus luteum und in Abhängigkeit von der Spezies (Msch., Pfd., Schf.) die Plazenta. Die folgenden Wirkungen an den endokrinen Zielorganen laufen nur nach vorausgehendem Östrogeneinfluß ab: Zervikalverschluß, Aufbau der endometrialen Sekretionsphase, Verminderung der Spontanmotilität des Myometriums, zentral dämpfende Wirkung, Beteiligung bei der Mammo- und Laktogenese. Bei synthetischen Produkten wird die Wirksamkeit durch Chlorierung oder Methylierung am C_6 erhöht (Chlormadinon, Medroxyprogesteron).

2.2.3.2.1
Progesteron

Handelspräparate: Skauralon, Progesteron-I. B. V., Vitesteron (V. M., Inj.-Lösungen).

Folgende **Anwendungsgbiete** können empfohlen werden: **Hund:** Habitueller Abort. **Rind:** Follikel-Theka-Zysten, Nymphomanie infolge von Follikelzysten. **Dosierungen:** Hund: 1–2 mg/kg 3mal wöchentlich bis zum 8.–10. Tag vor dem errechneten Geburtstermin. Rind: 0,5–0,7 mg/kg einmalig. Die **Halbwertszeit** beträgt bei Rind, Schaf und Pferd < 5 Min. Die **Elimination** erfolgt bei Rind und Katze vorwiegend über die Faeces, bei anderen Spezies renal. **Gegenanzeigen:** Glandulär zystische Hyperplasie des Endometriums, Muco- und Pyometra.

Wartezeiten: Eßbare Gewebe: 4 Tage, Milch: 0 Tage (bei einigen, hier nicht genannten Präparaten liegen längere Wartezeiten vor!).

2.2.3.2.2
Chlormadinonacetat

Handelspräparate: Gestafortin-Lösung, -Tabletten, -Kristallsuspension, Synchrosyn-Tabletten, -Kristallsusp., Tonhormon-Tabl., -Kristallsusp.

Chlormadinonacetat (Chlor-acetoxy-Progesteron = CAP) ist ein oral wirksames synthetisches Gestagen mit geringgradiger antiandrogener Eigenschaft. In verschiedenen Versuchsmodellen hat es eine mehrfach höhere gestagene Wirksamkeit im Vergleich zum Progesteron. CAP besitzt keine anabole, mineralocorticoide und nur eine sehr geringe glucocorticoide Wirkung. Als **Anwendungsgebiete** bei lebensmittelliefernden Tieren gelten nur die noch eingangs genannten zootechnischen Indikationen. **Rind/Stute:** Brunstinduktion, **Hund:** Langfristige Läufigkeitsunterdrückung bei der Hündin. **Dosierungen:** Rind/Pferd: 0,02 mg/kg über 17–20 Tage p. o., beim Rind zur Brunstinduktion nicht vor dem 15. Tag post partum. Hund: 1,5–3 mg/kg i. m., s. c. im Anöstrus im Abstand von 4–6 Monaten. Als **Halbwertszeit** werden für den Hund 47 h angegeben. Vom Menschen ist bekannt, daß CAP eine **Bioverfügbarkeit** > 80 % aufweist. Bei der **Metabolisierung** spielen reduktive und oxidative Schritte eine Rolle. Als **Gegenanzeigen** gelten: Anwendung beim Hund vor der ersten Trächtigkeit, bei trächtigen Tieren sowie im Proöstrus, Östrus und Metöstrus, bei Mammatumoren, Diabetes mellitus, schwere Leber- und Nierenfunktionsstörungen. Als **Nebenwirkung** ist bei der Hündin das mögliche Auftreten von Pyometren und Mammatumoren zu beachten. **Wartezeiten:** Eßbare Gewebe: 7, Milch: 0 Tage (nur nach oraler Appl.!).

2.2.3.2.3
Proligeston

Handelspräparate: Delvosteron-Kristallsusp., Covinan (V. M.).

Proligeston ist ein bei Hund und Katze gut wirksames und verträgliches synthetisches Gestagen. Es ist für folgende **Anwendungsgebiete** zugelassen: Östrus-Verhütung oder -Unterdrückung bei Hund und Katze; Pseudogravidität; Hauterkrankungen verursacht durch Störungen des Hormonhaushaltes; Hypersexualität beim Rüden und Kater. **Dosierungen:** Hund: 12–30 mg/kg (in Abhängigkeit vom Gewicht: 5–10 kg schwere Tiere 25–30, 30–45 kg schwere Tiere 12–15 mg/kg. Katze: 20 mg/kg s. c. Zur temporären Östrusunterdrückung ist die Behandlung im Anöstrus vorzugsweise einen Monat vor dem zu erzielenden Effekt durchzuführen. Zur permanenten Östrusunterdrückung kann die erste Injektion im Anöstrus oder Proöstrus erfolgen, die zweite nach 3 Monaten nach Therapiebeginn, die dritte nach 4 und jede weitere im Abstand von 5 Monaten.

Nach s. c.-Verabreichung tritt ein **Konzentrationsmaximum** nach 24 h auf. Die **Elimination** erfolgt vorwiegend über die Faeces. **Gegenanzeigen:** Trächtigkeit. Als **Nebenwirkung** werden Haarausfall und Verfärbung der Haare an der Injektionsstelle beobachtet. Endometritiden scheinen seltener als nach anderen Gestagenen aufzutreten.

2.2.3.2.4
Medroxyprogesteronacetat

Handelspräparate: Perlutex-Kristallsusp., -Tabl., Supprestal-Susp. und -Tabl., Depo-Alphacort-Susp. (V. M.).

Medroxyprogesteronacetat ist ein sehr stark wirkendes Gestagen, das über eine Hemmung der Gonadotropinausschüttung das Auftreten der Läufigkeit verhindert. Für entsprechende **Anwendungsgebiete** werden diese Präparate bei der Hündin eingesetzt. **Dosierungen:** Hund: 2,5–5 mg/kg i. m. (leichte Tiere erhalten die höhere Dosierung) oder 0,5 mg/kg p. o. Die erste Injektion sollte in der zweiten Hälfte des Anöstrus erfolgen, Folgeinjektionen im Abstand von 5–6 Monaten. **Gegenanzeigen:** Diabetes mellitus, Nebenniereninsuffizienz, Mammatumoren, Trächtigkeit, Anwendung im Proöstrus, Östrus und Metöstrus. Als **Nebenwirkungen** treten vermehrt Mammatumore und Haut- und Haarveränderungen an der Injektionsstelle auf. Eine zystische Hyperplasie des Endometriums ist ebenfalls möglich. Aufgrund der erheblichen **Nebenwirkungen** sollte eine Anwendung bei der Katze nicht erfolgen.

2.2.3.3
Androgen-wirksame Stoffe

Das wichtigste im Organismus gebildete Androgen ist das Testosteron. Sein Bildungsort sind zu 80 % die Leydigschen Zwischenzellen des Hodens, 10 % werden in der Nebennierenrinde gebildet, und der restliche Anteil setzt sich aus den ebenfalls im Hoden gebildeten Androstendion und Dehydroepiandrostendion zusammen. Androgene werden u. a. zu Östrogenen verstoffwechselt, wobei über Androstendion durch Reduktion am Ring A Östron und durch eine weitere Reduktion am C_{17} Estradiol entstehen kann. Diese wirken an der Regulation der Testosteronproduktion mit, indem sie die LH-Releasing-Hormon-Sekretion des Hypothalamus noch stärker hemmen als Testosteron selbst. Die biologischen Hauptwirkungen können wie folgt zusammengefaßt werden: Wachstum und Funktion von Penis und Skrotum, Regulation der Spermienproduktion, Wachstum und Funktion der akzessorischen Geschlechtsdrüsen, Förderung des Eiweißaufbaus und -umbaus, Hemmung der Gonadotropinsekretion. Nach oraler Applikation ist Testosteron aufgrund eines ausgeprägten »first-pass«-Effektes nahezu unwirksam. Die Halbwertszeit beträgt ca. 10 min. Durch Veresterung am C_{17} wird in Abhängigkeit von der Kettenverlängerung die biologische Wirksamkeit und die Halbwertszeit erhöht. Auch eine gewisse orale Wirksamkeit kann dadurch erreicht werden. Dies trifft insbesondere auf das Testosteron-Undecanoat zu, wobei diese Ester unter Umgehung der Leber über das Lymphsystem die Blutbahn erreichen sollen. Wird am Testosteronmolekül die Methylgruppe am C_{10} des Steroidringes durch ein Wasserstoffatom ersetzt, so entsteht das 19-Nortestosteron (Nandrolon), ein vermehrt anabol wirksamer Stoff mit verminderter androgener Wirkung. Beim Tier (Pferd, Schwein, Rind) wird Nortestosteron offenbar endogen über einen Nebenweg aus Testosteron gebildet, da es sowohl in der Follikelflüssigkeit als auch im Urin nachgewiesen werden konnte. Auch die Methylierung am C_1 mit gleichzeitiger Verlagerung der Ring-A-Doppelbindung in Position 1–2 führt zu verstärkter anaboler Wirkung. In den USA wird ein Steroid mit einem Triensystem, das Trenbolonacetat, in der Rindermast eingesetzt. In der EG ist die Anwendung synthetischer anabol wirksamer Stoffe bei lebensmittelliefernden Tieren zur Verbesserung der Mastleistung verboten. Testosteron selbst darf nur zur Therapie von Fruchtbarkeitsstörungen verwendet werden. Eindeutige Indikationen fehlen aber. Nur in der Kleintierpraxis haben die folgenden Stoffe eine gewisse Bedeutung.

2.2.3.3.1
Nandrolon

Handelspräparate: Fortadex, Laurabolin (V. M., Inj.-Lösungen).

Das Anabolikum Nandrolon führt durch seinen Einfluß auf den Proteinstoffwechsel zu einer positiven Stickstoffbilanz. Der Schluß der Epiphysenfugen wird gefördert. Es kommt zu einer mäßigen Natrium-, Kalium-, Calcium-, Sulfat-, Phosphat- und Wasserretention. Die Blutspiegel von Cholesterin, Phospholipiden, Fettsäuren und Triglyceriden werden gesenkt. Durch eine Hemmung der Gonadotropinsekretion kann nach höheren Dosen eine Oligo- bis Azoospermie auftreten, die nach Absetzen aber über einen Reboundeffekt in eine kurzfristige Steigerung der Spermienproduktion übergehen kann. In der Kleintierpraxis kann bei folgenden **Anwendungsgebieten** ein Behandlungsversuch unternommen werden: In der Rekonvaleszenz, nach schweren Operationen, bei chronischen Leber- und Nierenerkrankungen, Muskeldystrophie. **Dosierung:** 1 mg/kg i. m. (als Laurat) alle 4 Wochen. Als **Gegenanzeigen** gelten Prostatahyperplasie bzw. -adenokarzinome und Trächtigkeit. **Nebenwirkungen:** Zyklusstörungen und Laktationshemmung.

2.2.3.3.2
Boldenon

Handelspräparat: Vebonol, V. M.

Boldenon ist ein dehydriertes Derivat des Testosterons und hat qualitativ dem Nandrolon vergleichbare Wirkungen. Dementsprechend kann es beim Hund bei den genannten **Anwendungsgebieten** eingesetzt werden. **Dosierung:** 1–2 mg/kg i. m., s. c. Die gleichen **Gegenanzeigen** und **Nebenwirkungen** sind zu beachten.

2.3
Therapie von Pankreasfunktionsstörungen

In dem endokrinen Pankreas werden in den Langerhansschen Inseln in den sog. A-Zellen Glucagon und in den B-Zellen Insulin gebildet und auch sezerniert. Beide sind Polypeptide aus 29 bzw. 51 Aminosäuren bestehend. In den D-Zellen wird das im Hypothalamus synthetisierte Somatostatin gespeichert. Die Sekretion von Insulin in die Blutbahn wird durch den Glucosespiegel, beim Wiederkäuer auch von der Propionat- und Butyratkonzentration im Blut moduliert. Bei niedrigen Konzentrationen erfolgt eine Glucagonausschüttung, während eine Hyperglykämie die Insulinfreisetzung stimuliert.

2.3.1
Diabetes mellitus

Diabetes mellitus ist eine beim Hund, weniger bei der Katze, relativ häufige Erkrankung, von der vor allem ältere weibliche Tiere betroffen sind. Beim Hund beruht die mangelnde Insulinproduktion auf vorausgehenden Pankreatitiden mit Hämorrhagien und Fibrosen, während bei der Katze spezifische Schädigungen der Langerhansschen Inseln vorliegen. Der insulinunabhängige Diabetes (Typ II) des Menschen spielt bei den o. g. Spezies keine Rolle. Eine Therapie ist nur unter Einbeziehung diätetischer Maßnahmen sinnvoll, wie mehrmalige tägliche Fütterung kleiner Portionen, kohlenhydrat- und lipidarmes Futter, Verwendung von Zuckeraustauschern.

2.3.1.1
Insulin

Handelspräparate: *Altinsulin:* Insulin Höchst, Insulinum. *Intermediärinsuline:* Depot-Insulin Höchst, Depot-Insulin »Horm». *Depot (Lente)-Insuline:* Insulin Novo Ultralente.

Insulin hat folgende Stoffwechselwirkungen: In der Leber wird die Glykogen- und Fettsäuresynthese gesteigert, während die Glykogenolyse, Gluconeogenese und Ketogenese reduziert wird. In der Muskelzelle erhöht sich die Protein- und Glykogensynthese, ebenso die Aminosäure- und Glucoseaufnahme.

Für die Therapie mit Insulin ist zu beachten, daß die verschiedenen galenischen Zubereitungen unterschiedliche Einsatzgebiete haben. Außerdem werden die ursprünglich verwendeten Insuline aus Rinder- oder Schweinepankreas durch zum Teil gentechnologisch hergestelltes Humaninsulin ersetzt. **Altinsulin** ist das kristalline Insulin ohne Depoteffekt. Aufgrund seines raschen Wirkungseintritts wird es bevorzugt bei **akuten Hyperglykämien, präkomatösen** und **komatösen Zuständen, diabetischer Ketoazidose** und zur **Neueinstellung** verwendet. **Dosierung:** 0,25–0,5 I. E. (1 I. E. = 0,04167 mg)/kg i. v. oder s. c. Das **Wirkungsmaximum** wird nach 1–2 h erreicht, die **Wirkungsdauer** beträgt 6–8 h. Zur individuellen Einstellung sollte eine Blutzuckerkontrolle durchgeführt werden, wobei beim Hund Werte < 1,5–1,8 mg/ml erreicht werden sollten. Nach erfolgter Einstellung können **Intermediärinsuline** appliziert werden. Deren Wirkung tritt nach 3–8 h ein. Die **Wirkungsdauer** beträgt 10–20 h. Ihr Vorteil gegenüber dem Altinsulin besteht darin, daß der Blutzuckerspiegel bei einmaliger Verabreichung am Tag relativ konstant bleibt. Andererseits sind sie schlechter steuerbar. Um einen schnelleren Wirkungseintritt zu erreichen, ist eine Mischung mit Altinsulin möglich (⅓ Altinsulin + ⅔ Intermed.-In.). Die genannten Vor- und Nachteile gelten vermehrt für die **Depot-Insuline** (Lente- und Ultralente-Insuline). Hinzu kommt, daß sie mit Altinsulin nicht mischbar sind. Sie erreichen ein **Wirkungsmaximum** nach 6–10 und eine **Wirkungsdauer** von 22–30 h. Ein *erhöhter Insulinbedarf* besteht bei folgenden Gegebenheiten: Akute Infektionen, Hyperthyreose und Entwicklung einer Insulinresistenz durch zirkulierende Antikörper. Insbesondere bei der Anwendung von Depotinsulinen kann durch Kumulation als **Nebenwirkung** eine Hypoglykämie auftreten. Diese kann bis zum Koma führen.

In Verbindung mit Glucose kann beim **Rind** beim Vorliegen von **Ketosen** ein Behandlungsversuch mit ca. 0,5 I.E. Insulin (Depot-Insulin Höchst)/kg durchgeführt werden.

2.3.1.2
Orale Antidiabetika

Orale Antidiabetika spielen in der Tiermedizin kaum eine Rolle. Das liegt zum einen an ihrem Wirkungsmechanismus, da eine gewisse endogene Insulinproduktion Wirkungsvoraussetzung ist und dies bei diabetischen Hunden und Katzen meist nicht der Fall ist, und zum anderen ist das Nebenwirkungspotential hoch und die Wirkungsdauer aufgrund der kurzen Halbwertszeiten sehr kurz. In der Humanmedizin finden **Sulfonylharnstoffe, Biguanide** und ein **Sulfapyrimidin** Anwendung. Falls beim Hund eine **Insulinresistenz** vorliegt und eine Insulinproduktion nach Glucosebelastung meßbar ist, kann ein Therapieversuch mit dem Sulfonylharnstoff **Glibenclamid (Handelspräparat: Euglucon, H.M.)** unternommen werden. **Dosierung:** 0,2 mg/kg/Tag. Insbesondere beim Vorliegen von Leber- und Nierenfunktionsstörungen können folgende **Nebenwirkungen** auftreten: Allergische Reaktionen (Pruritus, Erytheme, Agranulocytosen), intrahepatische Cholestasen, Hypothyreosen und teratogene Wirkungen.

2.3.2
Glucagon

Handelspräparate: Glucagon Novo, Glukagon Lilly (H.M., Inj.-Lösungen).

Die in der Humanmedizin durchgeführten Behandlungen von **Hypoglykämien** haben in der Tiermedizin keine Bedeutung. Aufgrund seines anhaltenden positiv ino- und chronotropen Effektes ist ein Behandlungsversuch beim kardiogenen Schock des Hundes möglich. **Dosierung:** 50 µg/kg i.v.

2.4
Therapie des Diabetes insipidus

Bei Dysfunktionen des Hypophysenhinterlappens kann es zum Krankheitsbild des **Diabetes insipidus** kommen, das durch eine reduzierte Synthese und Abgabe des Nonapeptids **Vasopressin** verursacht wird. Dieses Hormon wird in hypothalamischen Kerngebieten gebildet und im Hypophysenhinterlappen an Neurophysine gebunden gespeichert. Die Freisetzung wird durch Anstieg des osmotischen Drucks im Plasma über eine Erregung von Osmorezeptoren im N. supraopticus oder durch Abnahmen des zirkulierenden Blutvolumens über eine Erregung von Barorezeptoren stimuliert. Durch einen Angriff am distalen Tubulus und an den Sammelröhren bewirkt es eine Wasserretention. Eine schwache vasokonstriktorische Wirkung ist ebenfalls vorhanden. Bei Vasopressinmangel setzt eine ausgeprägte Wasserdiurese ein.

Neben dem von Schlachttieren gewonnenen Vasopressin werden auch vollsynthetische Analoga in der Humanmedizin eingesetzt. Dabei werden neben überwiegend antidiuretisch wirksamen Verbindungen (Desmopressin) rein vasokonstriktorisch wirksame Verbindungen, wie das Felypressin, bei Darmblutungen und Ösophagusvarizen eingesetzt.

Beim Hund hat die Behandlung des Diabetes insipidus mit Vasopressin eine diagnostische und therapeutische Bedeutung, während beim Rind durch Vasopressin der Schlundrinnenreflex ausgelöst werden kann, wodurch orale Substanzen unter Umgehung des Pansens verabreicht werden können.

2.4.1
Vasopressin
(ADH = Antidiuretisches Hormon)

Handelspräparate: Pitressin, Pitressin-Tannat (H.M., Inj.-Lösungen).

Pitressin wird beim Hund zur **Diagnose** eingesetzt, da beim Vorliegen eines **Diabetes insipidus centralis** die Diurese nach Applikation von 0,2–0,5 I.E. (1 I.E. = 1,6–2,5 µg)/kg sistiert. Beim Vorliegen eines renalen Diabetes insipidus ist Vasopressin dagegen unwirksam.

Zur **Therapie** wird das Tannat mit einer **Dosierung** von ebenfalls 0,2–0,5 I.E./kg i.m. oder s.c. verabreicht. Je nach Wirkung (spez. Gewicht des Harns < 1005) erfolgt die **Wiederholungsbehandlung** im Abstand von 36–72 h.

Zur Auslösung des Schlundrinnenreflexes beim Rind werden 0,03–0,08 I.E. Vasopressin/kg i.v. verabreicht. Nach maximal 30 s wird der Schlundrinnenreflex für eine Dauer von 1–20 min ausgelöst.

Die **Halbwertszeit** im Plasma beträgt ca. 1 min., wobei die Inaktivierung in Leber und Niere erfolgt. In der galenischen Zubereitung als Pitressin wirkt es 4–6 und das als ölige Suspension vorliegende Tannat bis 72 h. **Nebenwirkungen:** Myokardiale Ischämie, Darm- und Uteruskrämpfe, Ödeme. **Gegenanzeigen:** Trächtigkeit, Epilepsie, hypotone Dehydratation, koronare Herzerkrankungen.

2.5
Somatotropin (STH)

STH wird in seiner Freisetzung durch ein spezifisches Releasing-Hormon des Hypothalamus aus dem Hypophysenvorderlappen freigesetzt. Eine periphere Erhöhung des STH bewirkt einerseits einen »negativen feedback« zum Hypothalamus, andererseits hemmt Somatostatin, ein Polypeptid aus 14 Aminosäuren, das im Hypothalamus und endokrinen Pankreas gebildet bzw. gespeichert wird, die Freisetzung von STH aus dem Hypophysenvorderlappen. STH ist ein Protein, dessen Aminosäuresequenz speziesspezifische Unterschiede aufweist. Das humane STH hat 191 Aminosäuren und unterscheidet sich vom bovinen STH (190 Aminosäuren) in 64, vom porcinen STH in 18 Positionen. Das native bovine STH hat deswegen beim Menschen keine Wirkung. STH wirkt entweder direkt auf Gewebe oder induziert die Bildung sog. Somatomedine, für die Rezeptoren in verschiedenen Zielorganen wie Leber, Darm oder Lunge gefunden wurden. Nach dem heutigen Kenntnisstand sind überwiegend der »Insulin-like-Growth-Factor I und II« als Somatomedine wirksam. IGF I besteht aus 70 Aminosäuren, und seine Produktion steht unter direkter STH-Kontrolle, während IGF II weniger abhängig ist. Ihre Struk-

turen sind Proinsulin-ähnlich, und es bestehen kaum Speziesunterschiede. Nach exogener STH-Verabreichung an Rinder wird verzögert ein IGF-I-Anstieg im Plasma beobachtet, der nach 12 h sein Maximum erreicht. STH und Somatomedine haben folgende Hauptwirkungen: Wachstumsförderung vor Epiphysenschluß, anabole Wirkung über eine verstärkte Aminosäureaufnahme in die Zelle, diabetogene Wirkung durch Steigerung der Glucoseabgabe aus der Leber und antiinsulinäre Wirkung am Muskel, Stimulierung der Lipolyse und Ketonkörperproduktion, Steigerung der Calciumresorption, Reduktion der Kalium- und Natriumausscheidung. Beim Menschen wird gentechnologisch hergestelltes STH zur Behandlung des hypophysären Zwergwuchses angewendet. In der Zwischenzeit liegt auch gentechnologisch hergestelltes bovines und porcines STH (BST; PST) vor, die sich nur marginal oder überhaupt nicht vom endogenen STH unterscheiden. Da endogenes STH eine Halbwertszeit von nur wenigen Minuten aufweist, wurden Retard-Formulierungen entwickelt, die beim Rind zur Steigerung der Milchleistung und beim Schwein zu einer Erhöhung des Protein/Fett-Verhältnisses führen. Produkte, die bovines STH enthalten, sind bereits u. a. in osteuropäischen und südamerikanischen Ländern sowie in Südafrika zugelassen.

T Pharmaka zur Beeinflussung von Entzündungen

F. R. Ungemach

Pharmaka zur Linderung, Beseitigung oder Unterdrückung entzündlicher Reaktionen werden als Antiphlogistika bezeichnet. Die Vielzahl der zur Verfügung stehenden entzündungshemmenden Wirkstoffe greift auf verschiedenen Ebenen in die pathophysiologischen Vorgänge bei entzündlichen Prozessen ein, indem sie insbesondere die Freisetzung von Entzündungsmediatoren beeinflussen, überschießende Immunreaktionen unterdrücken oder degenerative Prozesse abschwächen. Das konzeptionelle Problem jeder antiinflammatorischen Therapie besteht jedoch darin, daß Entzündungen primär eine physiologische Reaktion als Antwort des Organismus auf völlig unterschiedliche Reize darstellen und im Normalfall eine wichtige Voraussetzung für einen adäquaten Heilungsprozeß sind. Entzündungsprozesse weisen deshalb eine hohe Spontanheilungsrate ohne den Einsatz von entzündungshemmenden Stoffen auf, vor allem wenn die auslösenden Noxen beseitigt werden können. Da Antiphlogistika nicht kausal wirken, sondern rein symptomatisch die meist sinnvollen Entzündungserscheinungen unterdrücken, ist ihr Einsatz nur angezeigt, wenn die eigentliche Ursache nicht zu beheben ist und durch überschießende entzündliche Reaktionen eine Verschlimmerung des Krankheitsbildes zu befürchten ist. Unkritischer Einsatz dieser Wirkstoffe, wie er häufig bei entzündlichen Erkrankungen des Bewegungsapparates praktiziert wird, führt nur zu einer scheinbaren, vorübergehenden Besserung der Symptomatik und Wiederherstellung der Leistungsfähigkeit durch Ausschaltung des Schmerzes als physiologischer Schutzbarriere vor übermäßiger Belastung bei gleichzeitiger Unterdrückung Regenerationsfördernder Prozesse. Die Folge ist eine Verzögerung der Heilung bzw. eine Verschlechterung der ursprünglichen Läsion, wobei die meisten entzündungshemmenden Wirkstoffe selbst längerfristig als typische Nebenwirkung reparative Prozesse hemmen. Aus diesen Gründen, aber auch wegen des sonstigen breiten Spektrums gravierender Nebenwirkungen, ist die Anwendung von Antiphlogistika nur unter strenger Indikationsstellung bei akuten Entzündungsprozessen gerechtfertigt, während eine Langzeittherapie meistens abzulehnen ist, da hierbei eine Verschlechterung der ursprünglichen Situation fast zwangsläufig vorprogrammiert

ist. Diese Maßgaben gelten uneingeschränkt für die wichtigsten Gruppen der entzündungshemmenden Wirkstoffe, die **nicht-steroidalen Antiphlogistika** und die **Glukokortikoide.** Eine weitere Gruppe mit antiinflammatorischer Wirkung stellen die zur Basistherapie chronischer rheumatischer Erkrankungen eingesetzten Wirkstoffe dar, wie **Goldsalze** (z. B. Aurothioglukose), **D-Penicillamin, Chloroquin und Immunsuppressiva** (z. B. alkylierende Substanzen wie Cyclophosphamid und Busulfan oder Antimetaboliten wie Azathioprin) sowie **Immunmodulatoren** (z. B. Levamisol). Diese Substanzen wirken über nicht näher bekannte Mechanismen vorwiegend auf immunologische Faktoren rheumatischer Erkrankungen. Wegen der Probleme, die mit ihrer Anwendung verbunden sind, eignen sie sich nicht zur Initialtherapie. Ihr Einsatz ist nur angezeigt, wenn durch die üblichen entzündungshemmenden Wirkstoffe ein progredienter Verlauf nicht verhindert werden kann. Bei Hunden liegen begrenzte Erfahrungen mit diesen Wirkstoffen bei rheumatoider Arthritis vor. Bei bestimmten Entzündungsformen finden in der Tiermedizin auch noch Wirkstoffe wie **Orgotein, DMSO** sowie **Mucopolysaccharide** und **Hyaluronsäure** therapeutische Anwendung.

1 Nicht-steroidale Antiphlogistika

Als nicht-steroidale Antiphlogistika werden in Abgrenzung zu den Kortikosteroiden aromatische organische Säuren ohne Steroidgrundgerüst bezeichnet, die **entzündungshemmende, analgetische** und **antipyretische Wirkqualitäten** besitzen. Entsprechend der unterschiedlichen Betonung der einzelnen Wirkkomponenten können die nicht-steroidalen Antiphlogistika in 2 Gruppen unterteilt werden:

(1) in Wirkstoffe, die eine deutliche zentrale analgetische und antipyretische, aber nur geringe entzündungshemmende Wirkung aufweisen, und (2) in Wirkstoffe mit ausgeprägter entzündungshemmender und geringerer antipyretischer Wirkung, die vorwiegend peripher wirksam werden. Die überwiegend zentral wirksamen Verbindungen wie **Salicylate, p-Aminophenolderivate** und

Pyrazolone werden im Kapitel C3 besprochen. Salicylate können aufgrund ihrer Wirkungsqualitäten beiden Gruppen zugeordnet werden. Zu den hier zu besprechenden als Antiphlogistika eingesetzten Wirkstoffen zählt eine Vielzahl von Verbindungen aus den Gruppen der **Pyrazolidine (Phenylbutazon), Arylessigsäurederivate (Indometacin, Diclofenac), Arylpropionsäurederivate (Naproxen, Ibuprofen, Ketoprofen), Anthranilsäurederivate (Mefenaminsäure, Flunixin, Meclofenaminsäure, Tolfenaminsäure)** und **Oxicame (Piroxicam, Meloxicam).**

Bezugsstandard dieser Wirkstoffgruppe ist **Indometacin** (siehe Tab. 1). Die größte therapeutische Bedeutung besitzt derzeit in der Humanmedizin **Diclofenac (Voltaren,** H. M.), das zu den am stärksten wirksamen nicht-steroidalen Antiphlogistika zählt. Obwohl alle Wirkstoffe nach ihrer humanmedizinischen Einführung in unterschiedlichem Umfang auch in der Tiermedizin vor allem bei Pferden zur Anwendung kamen, haben nur wenige Verbindungen veterinärmedizinische Bedeutung erlangt. Prototyp der in der Tiermedizin eingesetzten Wirkstoffe ist Phenylbutazon. Von den nicht-steroidalen Antiphlogistika der neueren

Generation sind Naproxen, Flunixin und Meclofenaminsäure zur Anwendung bei Tieren zugelassen.

Die wichtigste pharmakodynamische Wirkung ist auch bei den peripher wirksamen Verbindungen eine Hemmung der Cyclooxygenase und damit der Prostaglandinsynthese (siehe unter Kap. C3). Es konnte nachgewiesen werden, daß es dadurch peripher, direkt im Entzündungsgebiet zu einer verringerten Bildung der proinflammatorisch wirksamen Prostanoide Prostaglandin E_2, Prostacyclin und Thromboxan A_2 kommt. Die Folgen sind eine Reduktion der Vasodilatation, der Kapillarpermeabilität, der Chemotaxis und der Sensibilisierung der Schmerzrezeptoren gegenüber Kininen und Histamin und dadurch eine Beseitigung oder Abschwächung der Kardinalsymptome einer Entzündung. Eine analgetische Wirkung kann mit diesen Wirkstoffen vorwiegend bei entzündlich bedingten Schmerzen erzielt werden, nur in Ausnahmefällen, bei Metamizol und Flunixin, besteht auch eine therapeutisch ausnutzbare Wirksamkeit gegenüber viszeralen kolikartigen Schmerzen. Mit dem Mechanismus der Prostaglandinsynthesehemmung lassen sich jedoch nicht alle entzündungswid-

Tab. 1
Pharmakologische Kenndaten nicht-steroidaler Antiphlogistika

	Indo-metacin	Phenyl-butazon	Napro-xen	Meclofen-aminsäure	Fluni-xin
	(relative Wirkdosen in Bezug zu Indometacin = 1)*				
Versuchstiere (Ratte):					
Cyclooxygenase-hemmung (ID_{50})	0,6 [µmol/l]	61,7	7,3	1,2	0,01
Analgetische Wirkung	1,0 [mg/kg]	9,0	2,5	–	0,25
Antiexsudative Wirkung	2,0 [mg/kg]	12,5	1,5	10	10,0
Antiphlogistische Wirkung	2,0 [mg/kg]	14,0	7,0	10	4,0
Ulzerogene Wirkung (ED_{50})	6,0 [mg/kg]	12,5	2,2	14,2	> 3,0
	* Werte >1 = geringere Wirkung <1 = stärkere Wirkung } als Indometacin				
Pferd:					
Therapeutische Dosis [mg/kg]	(3,0)		8 10		2,2 1,1
Therapeutische Breite	<2		2- > 3 ,5		> 5 > 5

Therapeutische Breite = Minimalste Dosis mit Nebenwirkungen / therapeutische Dosis.

rigen Wirkungen und die Wirkunterschiede verschiedener Substanzen erklären. Als weiterer bedeutender antiinflammatorischer Mechanismus dieser Wirkstoffe wird eine Störung der Zellmembranviskosität durch nicht-steroidale Antiphlogistika diskutiert, die u. a. eine Aggregationshemmung neutrophiler Granulozyten bewirken und damit die für den weiteren Verlauf des Entzündungsgeschehens wichtige Aktivierung dieser Granulozyten verhindern soll. Für die entzündungshemmende Wirkung scheinen zusätzlich noch eine Stabilisierung von Lysosomenmembranen sowie eine Hemmung der Mucopolysaccharidsynthese und dadurch der übermäßigen Bindegewebsproliferation von Bedeutung zu sein.

Die Gruppe der peripher wirkenden nicht-steroidalen Antiphlogistika besitzt charakteristische pharmakokinetische Eigenschaften, die für die betont antiinflammatorische Wirksamkeit von Bedeutung zu sein scheinen. Alle nicht-steroidalen Antiphlogistika sind schwache Säuren mit einem pK_a um 4,5 und besitzen eine gute Penetrationsfähigkeit in entzündetes Gewebe. Ferner weisen die peripher wirksamen Stoffe eine hohe Proteinbindung auf, die in allen Fällen über 90 % liegt, während zentral wirksame schwache Analgetika (mit Ausnahme der Salicylate) nur zu einem geringen Prozentsatz an Plasmaproteine gebunden werden. Diese Eigenschaften scheinen dafür mitverantwortlich zu sein, daß sich peripher wirkende nicht-steroidale Antiphlogistika trotz ihres kleinen Verteilungsvolumens spezifisch im Entzündungsgewebe anreichern. Beim Pferd konnten für Flunixin und Phenylbutazon im Entzündungsexsudat Konzentrationen gemessen werden, die über den Plasmaspiegeln lagen und die länger als 24 h ausreichend hoch waren, um die Synthese von Prostaglandinen im Entzündungsgebiet zu unterdrücken und die Chemotaxis in vitro zu hemmen. Die Ausscheidung aus diesem tiefen entzündlichen Kompartiment erfolgt langsam, so daß direkt am Wirkort über längere Zeit entzündungshemmende und dadurch analgetische Wirkstoffspiegel aufrechterhalten werden, während die Serumspiegel vor allem beim Pferd rasch abfallen.

Diese Affinität zum Entzündungsgewebe sowie die teilweise irreversible Hemmung der Cyclooxygenase vermögen die gute antiinflammatorische Wirksamkeit, aber auch die bestehende Diskrepanz zwischen kurzer Halbwertszeit und tagelanger klinischer Wirksamkeit zu erklären. Vielfach wird die maximale Wirkung erst erreicht, nachdem der Wirkstoff nahezu vollständig aus dem Blut verschwunden ist. Die Blutspiegelverlaufskurve eignet sich somit bei nicht-steroidalen Antiphlogistika häufig nicht zur Wirksamkeitskontrolle, da sie die tatsächlichen Wirkstoffspiegel im Entzündungsexsudat unterbewertet und nicht mit dem Wirkungsverlauf korreliert.

Anwendungsgebiete für nicht-steroidale Antiphlogistika sind akute schmerzhafte Entzündungsprozesse vor allem am Bewegungsapparat sowie durch Endotoxine ausgelöste Krankheitsbilder. Die größte Bedeutung besitzen diese Wirkstoffe bei der Behandlung entzündlicher muskuloskeletaler Erkrankungen des Pferdes, wie Arthritiden, Myalgien, Erkrankungen des Bänderapparates. Bei infektiösen Prozessen ist primär antibakterielle Behandlung erforderlich. Bei chronisch degenerativen Entzündungsprozessen kann keine kurative, sondern allenfalls eine palliative, analgetische Wirkung erreicht werden, durch die es zu einer vorübergehenden teilweisen Wiederherstellung der Leistungsfähigkeit, jedoch auch zu einer Progredienz des Krankheitsverlaufs kommt. Da bei Hochleistungspferden mit großer Häufigkeit derartige Erkrankungen auftreten und die Tiere vielfach erst durch den Einsatz von entzündungshemmenden Wirkstoffen »rennfähig« gemacht werden können, stehen nicht-steroidale Antiphlogistika und allen voran Phenylbutazon weltweit an der Spitze der im Pferdesport aufgedeckten Dopingmittel. Nicht-steroidale Antiphlogistika sind nach den deutschen Bestimmungen bei Sportpferden verbotene Dopingmittel, zumeist *unabhängig* von der nachgewiesenen Serum- oder Harnkonzentration, wobei diese Substanzen mit den heutigen analytischen Verfahren meistens relativ gut und lange im Harn nachweisbar sind.

Alle nicht-steroidalen Antiphlogistika dürfen nur für einen begrenzten Zeitraum angewendet werden, da sich eine Langzeittherapie aufgrund des großen Spektrums gravierender Nebenwirkungen verbietet. Trotz der Vielzahl neuer Wirkstoffe ist es bisher nicht gelungen, eine risikoärmere Substanzklasse zu finden. Die wichtigsten unerwünschten **Nebenwirkungen** beruhen auf einer systemischen Hemmung der Synthese von Prostaglandinen, die von der erwünschten lokalen Hemmung im Entzündungsgebiet nicht zu trennen ist. Prostaglandine stehen dadurch für ihre vielfältigen physiologischen Regulationsfunktionen nicht mehr zur Verfügung. Alle Cyclooxygenasehemmstoffe bewirken deshalb ein qualitativ gleiches Muster an Nebenwirkungen, die im Kapitel C3 näher beschrieben sind. Bei den überwiegend antiinflammatorisch wirksamen Verbindungen dominieren Läsionen des Gastrointestinaltrakts sowie Beeinträchtigungen der Nierenfunktion bis hin zu Nierenschäden. Mit Schädigung der Magen-Darm-Schleimhaut ist bereits im therapeutischen Dosisbereich (vor allem bei Endoparasitenbefall) nach oraler wie auch nach parenteraler Anwendung zu rechnen. Bereits nach einmaliger Gabe kann verschiedentlich bei Pferden und insbesondere bei Hunden okkultes Blut in den Faeces gefunden werden. Schwere Magen-Darm-Ulzerationen wurden bei Hunden nach ungeprüfter Übernahme humanmedizinischer Dosen neuerer nicht-steroidaler Antiphlogistika beobachtet. Zur Vermeidung von Nierenschäden ist für eine ausreichende Flüssigkeitszufuhr während der Behandlung zu sorgen, stark dehydrierte Tiere sind von der Behandlung auszuschließen. Längerfristig üben bis auf wenige Ausnahmen diese Antiphlogistika eine katabole Wirkung auf den Gelenkstoffwechsel aus, die zu Degenerationserscheinungen führt und den Verlauf chronisch degenerativer Entzündungsprozesse verstärkt und die Entwicklung von Gelenkschäden zusammen mit übermäßiger Belastung nach Wegfall des Schonungsschmerzes fördert. Häufig wird die Anwendungsdauer noch durch andere, nicht mit der Prostaglandinsynthesehemmung zusammenhängende Nebenwirkungen, z. B. Blutbildveränderungen, begrenzt.

Durch Beachtung folgender Grundsätze kann das Nebenwirkungsrisiko einer Therapie mit nicht-steroidalen Antiphlogistika auf ein in Relation zum therapeutischen Erfolg vertretbares Maß begrenzt werden:

– ein reeller Therapieerfolg ist nur bei akuten entzündlichen Erkrankungen zu erwarten,
– chronische Gelenkserkrankungen stellen allgemein eine relative Kontraindikation dar,
– Ruhigstellung und Schonung der erkrankten Gelenke während der Therapie,
– Beachtung der empfohlenen maximalen Behandlungsdauer, Vermeidung einer Dauertherapie,
– keine kombinierte Anwendung mit Glukokortikoiden wegen Verstärkung der Nebenwirkungen,
– Kombinationen mit anderen nicht-steroidalen Antiphlogistika sind nur in wenigen Ausnahmefällen (z. B. Phenylbutazon mit Isopyrin) sinnvoll,
– Kombinationen mit anderen Wirkstoffgruppen bringen im allgemeinen keinen therapeutischen Vorteil (mögliche Ausnahme: Kombination mit H_1-Antihistaminika in der Frühphase von Entzündungen),
– Vorsicht bei ungeprüfter Übernahme humanmedizinischer Dosen wegen der oft bestehenden pharmakokinetischen Speziesunterschiede. Vor allem beim Hund kann es häufig bei Verwendung humanmedizinischer Präparate zu Kumulation und Überdosierungserscheinungen kommen.

1.1
Pyrazolidine

Aus der Gruppe der Pyrazolidine sind **Phenylbutazon,** sein Metabolit **Oxyphenbutazon** sowie **Suxibuzon** als Phenylbutazon-Prodrug von veterinärmedizinischer Bedeutung. Es handelt sich hierbei um Enolsäuren, die von der Gruppe der Pyrazolone (siehe unter Kap. C 3) abgeleitet wurden, die jedoch keine zentrale analgetische, sondern eine ausgeprägte periphere entzündungshemmende Wirksamkeit aufweisen. Prototyp dieser Gruppe ist Phenylbutazon.

1.1.1
Phenylbutazon

Phenylbutazon ist das am häufigsten und längsten in der Tiermedizin eingesetzte und damit hinsichtlich Wirksamkeit und Risiko am sichersten abschätzbare nicht-steroidale Antiphlogistikum. Phenylbutazon steht in Tablettenform oder als Bolus (**Arthridog**, V. M.), als mikroverkapseltes Pulver (**Equipalazone**, V. M.) sowie als Injektionslösung (**Phenylbutazon** 20 %, V. M.) zur Anwendung bei Pferden, Rindern, Schweinen, Hunden und Katzen zur Verfügung. Humanmedizinische Präparate sind auch unter der Bezeichnung **Butazolidin** im Handel. Phenylbutazon bewirkt eine langanhaltende irreversible Hemmung der Cyclooxygenase im Entzündungsexsudat und weist dadurch eine gute antiinflammatorische und nachfolgend analgetische Wirksamkeit auf. Hinsichtlich der erforderlichen Wirkdosen ist Phenylbutazon deutlich geringer wirksam als Indometacin und neuere nicht-steroidale Antiphlogistika (Tab. 1). Da jedoch die Nebenwirkungen ebenfalls erst in höheren Dosisbereichen manifest werden, kann dieser Nachteil durch höhere Dosierung ausgeglichen werden, so daß Phenylbutazon therapeutisch als gleichwertig zu beurteilen ist. **Anwendungsgebiete** sind akute entzündliche Erkrankungen des Bewegungsapparates bei allen Tieren (z. B. Arthritis, Myositis, Myalgie, Distorsionen, Kontusionen, Periostitis, Tendovaginitis, Bursitis, Hufrehe, Teckellähme). Bei chronischen Lahmheiten wirkt Phenylbutazon nur palliativ. Der therapeutische Wert als Zusatzbehandlung bei anderen Entzündungen ist nicht gesichert. Phenylbutazon ist weniger geeignet zur Fiebersenkung und ungeeignet zur Behandlung kolikartiger Schmerzen.

Phenylbutazon kann oral oder streng intravenös verabreicht werden. Aufgrund der starken lokalen *Reizwirkung* sind intramuskuläre und subkutane

Applikation grundsätzlich abzulehnen, da sie häufig zu Fettgewebsnekrosen, Nervenschädigung oder sterilen Abszessen führen können. Bei rektaler Anwendung können Tenesmen auftreten. Nach oraler Gabe ist Phenylbutazon nahezu vollständig bioverfügbar, die Resorption erfolgt distal des Magens. Durch Bindung an Futterbestandteile, insbesondere an Heu, kann die Resorption jedoch erheblich verzögert und beim Pferd bis in das Caecum oder Colon verlagert werden. Maximale Blutspiegel werden nach oraler Gabe in 1–2 Stunden erreicht. Für die therapeutische Wirkung sind initiale Plasmakonzentrationen von 10 (analgetisch) bis 40 (antiphlogistisch) μg/ml erforderlich. Phenylbutazon wird zu über 95 % an Plasmaproteine gebunden. Das Verteilungsvolumen ist mit ca. 0,2 l/kg sehr klein. Phenylbutazon reichert sich jedoch charakteristisch für diese Wirkstoffgruppe im Entzündungsexsudat an und erreicht dort bei Pferden bis zu 3fach höhere Konzentrationen als im Plasma, wobei die Prostaglandinsynthese hemmende Wirkstoffspiegel mehr als 24 h aufrechterhalten werden. Somit wird die maximale Wirkung erst nach ca. 12 h erreicht, die Wirkungsdauer kann nach einer einzigen Dosis bis zu 3 Tage betragen. Demgegenüber wird Phenylbutazon beim Pferd relativ schnell aus der Blutbahn eliminiert, woraus sich die für nicht-steroidale Antiphlogistika typische Diskrepanz zwischen langer Wirkungsdauer und kurzer Halbwertszeit ergibt. Phenylbutazon wird in der Leber verstoffwechselt, wobei u. a. als wirksamer Metabolit Oxyphenbutazon gebildet wird, das selbst therapeutische Anwendung findet (siehe unten). Glukuronidierung findet bei Tieren nur in geringem Umfang statt, die Ausscheidung erfolgt überwiegend renal durch glomeruläre Filtration und tubuläre Sekretion. Die renale Ausscheidung wird mit abnehmendem Harn-pH verzögert. Im Harn des Pferdes ist Phenylbutazon unter Normalbedingungen länger als eine Woche analytisch nachweisbar. Bei den Halbwertszeiten für Phenylbutazon bestehen erhebliche Speziesunterschiede. So scheidet der Mensch Phenylbutazon mit einer Halbwertszeit von 48–72 h langsam aus, während bei Affen die Halbwertszeit nur 5–8 h beträgt. Mit Ausnahme des Rindes (32–78 h) sind bei den Haustieren die Halbwertszeiten noch kürzer und betragen beim Schwein 2–6 h, bei Hunden 2,5–6 h und bei Pferden 3,5–10 h. Bei Pferden nimmt die Halbwertszeit bei steigender Dosierung mit entsprechender Kumulationsgefahr zu (Sättigungskinetik). Andererseits induziert Phenylbutazon selbst seinen metabolischen Abbau, wodurch bei Dauertherapie die Elimination beschleunigt werden kann. Besonders ausgefeilte **Dosierungsschemata** liegen für Hund und Pferd vor. *Hunde* erhalten intravenös 20 mg/kg für maximal 2 Tage. Die orale Dosis beträgt täglich 40 mg/kg (Welpen 6–12 mg/kg) verteilt auf 3 Dosen. Ab dem 3. Tag ist eine Dosisreduktion entsprechend der klinischen Wirksamkeit durchzuführen. Die Applikation sollte zur Vermeidung gastrointestinaler Reizung nach einer Fütterung erfolgen. Mit diesen Dosierungen kann bei Teckellähme oft keine ausreichende Wirkung erzielt werden, so daß in solchen Fällen andere Wirkstoffe (z. B. Naproxen) vorzuziehen sind. *Pferde* werden intravenös mit 4 mg/kg/Tag verteilt auf 3 Einzelgaben für maximal 5 Tage behandelt. Oral beträgt die Initialdosis 4 mg/kg zweimal täglich, wobei eine Tageshöchstdosis von 4 g/Tier nicht überschritten werden soll. Ab dem 2. Tag wird die Dosis für die folgenden 4 Tage auf 2 × 2 mg/kg/Tag reduziert. Anschließend kann die Therapie für weitere 7 Tage mit einer Tagesdosis von 2 mg/kg weitergeführt werden. *Rind:* initial 9 mg/kg, anschließend 4,5 mg/kg jeden 2. Tag. *Schwein:* 2–4 mg/kg. Bei *Katzen* soll Phenylbutazon nicht angewendet werden. Wegen der geringen *therapeutischen Breite* und möglicher Kumulationsgefahr müssen die angegebenen Höchstdosen und Anwendungsdauer strikt eingehalten werden. Nach Anwendung der Höchstdosen länger als 2 Tage oder Überschreitung um das 1,5- bis 2fache kommt es bereits zu **Nebenwirkungen,** wobei Blutbildveränderungen, gastrointestinale Läsionen und Beeinträchtigung der Nierenfunktion im Vordergrund stehen. *Blutbildveränderungen,* die transient schon bei höheren therapeutischen Dosen auftreten können, sind im Gegensatz zum Menschen weniger allergischer Art, sondern meist dosisabhängig und äußern sich in Thrombocytopenie und Leukopenie. Bei längerer Behandlung ist die Kontrolle des Blutbildes erforderlich. *Schädigungen der Magen-Darm-Schleimhaut* bis hin zu Ulzerationen, auch im Rachenraum, führen zu Erbrechen, Anorexie, Kolik, Diarrhö, Blut- und Proteinverlusten über den Darm. Fatale Hypoproteinämien durch solche Enterophatien wurden vor allem bei Ponies beobachtet. *Beeinträchtigung der Nierenfunktion* in Form verringerter glomerulärer Filtration tritt bereits bei therapeutischen Dosen auf und führt zu Natrium- und Chloridretention, woraus sich in wenigen Tagen Ödeme entwickeln können. Dekompensation einer bestehenden Herzinsuffizienz ist möglich. Organische Nierenschäden (Papillennekrosen) entwickeln sich erst nach Überdosierung. Weitere Nebenwirkungen sind eine strumigene Wirkung durch Hemmung der thyreoidealen Jodaufnahme, Erhöhung der Aminotransferasen, Blutungsneigung, anaphlaktische Reaktionen und Bronchokonstriktion bei disponierten Tieren. Bei

Überdosierung kommt es zu zentralnervösen Symptomen (Erregungen, Krämpfe), Hämaturie und Azidose. **Kontraindikationen** für Phenylbutazon sind Magen-Darm-Ulzera und Läsionen der Darmschleimhaut bei Endoparasitenbefall, eingeschränkte Nieren- und Leberfunktion, Blutbildstörungen, hämorrhagische Diathese, dekompensierte Herzinsuffizienz, schwere Hypertonie, Schilddrüsenerkrankungen sowie die Endphase der Trächtigkeit (Geburtsverzögerung durch herabgesetzte Wehentätigkeit, vorzeitiger Schluß des Ductus arteriosus Botalli beim Fetus). Chronische Gelenkserkrankungen stellen eine relative Kontraindikation dar. **Wechselwirkungen:** Gleichzeitige Verabreichung von Glukokortikoiden verstärkt die ulzerogenen Wirkungen und erhöht die Gefahr gastrointestinaler Blutungen, ebenso werden die Nebenwirkungen von Phenylbutazon durch andere nicht-steroidale Antiphlogistika verstärkt. Kombinierte Verabreichung ist deshalb allgemein zu vermeiden. Als sinnvoll ist lediglich die Kombination von Phenylbutazon und dem schwachen Analgetikum Isopyrin zu betrachten (**Tomanol**, V.M.), da sich beide Substanzen in ihren pharmakodynamischen Wirkungen ergänzen und gegenseitig beim Abbau in der Leber behindern. Dadurch werden beide Wirkstoffe in Kombination langsamer ausgeschieden mit der Konsequenz geringerer Einzeldosen und besserer Verträglichkeit. Weitere relevante Wechselwirkungen resultieren aus der hohen Proteinbindungsrate von Phenylbutazon, wodurch andere Arzneimittel wie Digitoxin, Coumarine, Sulfonamide oder Phenytoin aus ihrer Plasmaproteinbindung verdrängt und in ihrer Wirkung verstärkt werden. Die diuretische Wirkung von Furosemid wird vermindert, gleichzeitige Gabe kaliumsparender Diuretika erhöht die Gefahr einer Hyperkaliämie. Die Elimination von Penicillinen wird durch Hemmung der renalen tubulären Sekretion verzögert. Durch Enzyminduktion wird der Abbau von Digitoxin und Kortikosteroiden beschleunigt. Schilddrüsenhormontests werden gestört. **Wartezeiten:** Eßbares Gewebe (Pferd, Rind, Schwein) 12 Tage, Milch 4 Tage.

1.1.2
Oxyphenbutazon, Suxibuzon

Oxyphenbutazon, der wirksame Metabolit von Phenylbutazon, ist in Tablettenform (**Californit**, H.M.) im Handel. Oxyphenbutazon besitzt die gleichen Wirkqualitäten wie Phenylbutazon und kommt somit bei den gleichen **Indikationen** zur Anwendung. Es besteht kein therapeutischer Vorteil gegenüber Phenylbutazon. Die Halbwertszeit

beträgt beim Pferd 6–11 h, beim Hund ist sie mit 0,7 h deutlich kürzer als für Phenylbutazon. Die **Dosierungen** beim Pferd entsprechen Phenylbutazon. **Nebenwirkungen, Gegenanzeigen, Wechselwirkungen:** siehe Phenylbutazon.

Suxibuzon (Beecham-Suxibuzon 15 %, V.M.) ist ein Prodrug von Phenylbutazon, aus dem nach Resorption als eigentlich wirksamer Bestandteil Phenylbutazon metabolisch abgespalten wird. Daten über die Freisetzungsgeschwindigkeit von Phenylbutazon und die Verweildauer des unveränderten Suxibuzons im Organismus liegen bei Tieren nicht vor. Als **Dosierung** werden bei intramuskulärer oder langsam intravenöser Applikation für Pferd und Rind 10 mg/kg, für Schaf, Schwein und Kalb 15 mg/kg angegeben. Da Phenylbutazon das eigentlich wirksame Abbauprodukt darstellt, gelten für Suxibuzon die gleichen **Anwendungsgebiete, Nebenwirkungen, Gegenanzeigen, Wechselwirkungen** und **Wartezeiten** wie für Phenylbutazon.

1.2
Indometacin und Diclofenac

Die Indolessigsäurederivate Indometacin und Diclofenac sind die in der Humanmedizin am häufigsten eingesetzten nicht-steroidalen Antiphlogistika. Zur Anwendung bei Tieren sind keine zugelassenen Präparate vorhanden. Es handelt sich bei diesen Wirkstoffen um die stärksten bekannten nicht-steroidalen Antiphlogistika.

Indometacin (Amuno, H.M.) weist beim Versuchstier im Vergleich zu Phenylbutazon eine mehr als 10fach höhere antiphlogistische und analgetische Wirksamkeit auf (Tab.1). Begrenzte klinische Erfahrungen liegen für Hund und Pferd bei den gleichen **Indikationen** wie für Phenylbutazon vor, wobei im Wirkungsprofil vor allem die analgetische Wirkung dominiert. Indometacin wird enteral vollständig resorbiert und zu über 90 % an Plasmaproteine gebunden. Die Ausscheidung erfolgt renal und biliär, wobei Indometacin beim Hund einem enterohepatischen Kreislauf unterliegt. Die Halbwertszeit beim Hund beträgt 4–6 Stunden. Die humanmedizinische **Dosis** liegt bei 1–3 mg/kg. Diese Dosen verursachen bei Tieren schon gravierende **Nebenwirkungen.** Bei Hunden traten nach mehrtägiger Gabe von 1 mg/kg perforierende Darm-Ulzera auf, bei Pferden wurden ab 3 mg/kg Leukopenie, okkultes Blut in den Faeces und zentralnervöse Störungen beobachtet, die bei Dosen von 6 mg/kg zu tagelang andauernden schweren Ataxien, Paresen vor allem der Hinterhand und zu Desorientierung führten. Wegen dieser geringen therapeutischen Breite und der im Vergleich zu anderen nicht-steroidalen Antiphlogistika gravierenderen und häufigeren Nebenwirkungen ist die systemische Anwendung von Indometacin bei Tieren *nicht zu empfehlen*. Bei lokaler Anwendung als Salbe oder Gel (**Amuno Salbe, Amuno Gel,** H. M.) zur Behandlung schmerzhafter Entzündungen von Gelenken und Weichteilen können ausreichende Wirkstoffspiegel im Entzündungsgebiet und in der Synovialflüssigkeit erreicht werden, wobei nur sehr niedrige Plasmaspiegel ($< 0{,}1\,\mu$g/ml) weit unterhalb toxischer Spiegel ($> 5\,\mu$g/ml) auftreten. Indometacin darf nicht auf offene Wunden aufgebracht werden und soll nicht unter Okklusivverband angewendet werden. Der Kontakt mit Augen und Schleimhäuten ist zu vermeiden.

Diclofenac (**Voltaren,** H. M.) besitzt bei geringfügig höherer analgetischer Wirkung eine 2- bis 5fach stärkere antiphlogistisch-antiexsudative Wirkung als Indometacin. Für Tiere liegen keine gesicherten pharmakokinetischen Daten und keine ausreichend klinisch geprüften Dosierungen vor.

1.3
Arylpropionsäurederivate: Naproxen, Ibuprofen, Ketoprofen

1.3.1
Naproxen

Naproxen (**Proxen** H. M.) besitzt eine gute antiphlogistisch-antiexsudative Wirkung, die bei Hund und Pferd erprobt ist und die beim kleinen Labortier zwar schwächer als für Indometacin, jedoch 2- bis 8fach stärker im Vergleich zu Phenylbutazon ist (Tab. 1). **Indikationen** sind entsprechend Phenylbutazon entzündliche Erkrankungen des Bewegungsapparates des Pferdes. Gute klinische Wirksamkeit besteht bei Myositis (»tying up«-Syndrom, Muskelkater) und bei Lumbago, wobei Naproxen für diese Anwendungsgebiete dem Phenylbutazon überlegen ist. Beim Hund liegen klinische Erfahrungen über die Wirksamkeit bei verschiedenen schmerzhaften Gelenkserkrankungen der Extremitäten und der Wirbelsäule vor. Die Bioverfügbarkeit nach oraler Gabe liegt beim Pferd $> 50\,\%$, beim Hund $> 68\,\%$. Therapeutische Blutspiegel liegen zwischen 20 (analgetisch) und 40 (antiphlogistisch) μg/ml, die Plasmaproteinbindung beträgt $> 99\,\%$. Das Verteilungsvolumen ist beim Hund mit 0,13 l/kg sehr klein. Beim Pferd erfolgt eine relativ schnelle Ausscheidung, die Halbwertszeit beträgt 4–5 Stunden, nach 24 h liegen die Plasma-

spiegel $< 1\,\mu$g/ml. Beim Hund hingegen unterliegt Naproxen einem umfangreichen enterohepatischen Kreislauf mit der Folge einer langsamen Elimination mit einer Halbwertszeit im Mittel von 74 Stunden (35 h beim Beagle). Die orale **Dosierung** beträgt beim Pferd täglich 10 mg/kg, wobei sich in den meisten Fällen in 5–7 Tagen ein ausreichender therapeutischer Erfolg einstellt. Nur in Ausnahmefällen soll die Behandlung länger als 7 bis maximal 14 Tage fortgeführt werden. Beim Hund beträgt oral die Initialdosis 5 mg/kg am 1. Tag, ab dem 2. Tag wird mit einer Erhaltungsdosis von 2 mg/kg weiterbehandelt. Der Vorteil von Naproxen beim Hund besteht in der Möglichkeit, im Gegensatz zu Phenylbutazon mit nur einer täglichen Dosis gleichmäßige therapeutische Wirkstoffspiegel aufrechterhalten zu können. Bei diesem Dosierungsschema werden auch bei längerer Verabreichung keine toxischen Plasmaspiegel ($> 50\,\mu$g/ml) erreicht. Bei Einhaltung der angegebenen Dosierungen treten bei längerfristiger Therapie keine **Nebenwirkungen** auf. Die therapeutische Breite beim Hund ist allerdings nicht bekannt, so daß auf die Einhaltung der Dosierung geachtet werden muß. Bei Pferden wurden nach 3facher Überdosierung bzw. nach 6wöchiger therapeutischer Anwendung keine Nebenwirkungen beobachtet. Die therapeutische Breite scheint somit beim Pferd besser als bei Phenylbutazon zu sein. Toxische Erscheinungen entsprechen dem üblichen Spektrum der unerwünschten Wirkungen nicht-steroidaler Antiphlogistika (siehe Phenylbutazon). **Gegenanzeigen:** siehe Phenylbutazon. Wegen nicht ausreichender Erkenntnisse soll Naproxen nicht bei Stuten im letzten Drittel der Trächtigkeit angewendet werden. **Wechselwirkungen** entsprechen weitgehend den Angaben für Phenylbutazon. Acetylsalicylsäure senkt die Plasmakonzentration von Naproxen. **Wartezeit:** eßbare Gewebe 10 Tage.

1.3.2
Ibuprofen

Veterinärmedizinische Erfahrungen existieren für *Ibuprofen* (**Brufen,** H. M.) beim Hund, die eine im Vergleich zum Menschen sehr geringe **therapeutische Breite** bei dieser Spezies aufzeigen. Teilweise kommt es bereits unterhalb der therapeutisch erforderlichen **Dosis** (10 mg/kg/Tag) zu gastrointestinalen Reizungen und Blutungen (ab 8 mg/kg), Dosen von 12 mg/kg führen innerhalb von 2 Tagen zu langanhaltendem Erbrechen. Ibuprofen ist deshalb nicht zur Anwendung bei Hunden geeignet.

1.3.3
Ketoprofen

Ketoprofen (**Ketofen,** V. M.) ist als Injektionslösung und in Tablettenform zur subkutanen und oralen Anwendung bei Hunden zugelassen. Dieses Arylpropionsäurederivat besitzt bei kleinen Labortieren eine 6–15fach stärkere antiphlogistische und analgetische Wirksamkeit als Phenylbutazon und ist in seiner Wirkungsstärke mit Indometacin vergleichbar, wobei allerdings die gastrointestinalen Reizwirkungen deutlich geringer sind. **Indikationsgebiete** sind akute entzündliche Erkrankungen des Bewegungsapparates beim Hund. **Dosierung** für Hunde: oral täglich 1 mg/kg über maximal 5 Tage, falls erforderlich kann die Therapie mit einer einmaligen subkutanen Injektion von 2 mg/kg begonnen werden. Ketoprofen wird nach subkutaner und oraler Gabe gut (> 85 %) und schnell resorbiert, wobei maximale Blutspiegel (6–7 µg/ml, s. c., bzw. 2,5 µg/ml, oral) nach 30 (s. c.) bis 45 min (oral) erreicht werden. Die Proteinbindung beträgt > 95 %, das Verteilungsvolumen liegt im Bereich von 0,5 l/kg. Ketoprofen wird beim Hund überwiegend renal in glukuronidierter Form ausgeschieden. Die Halbwertszeit beträgt für den Hund 4–5 Stunden. Sie ist bei der Katze mit 1,5 Stunden deutlich kürzer. Bei den **Nebenwirkungen** mit dem für alle nicht-steroidalen Antiphlogistika typischen Spektrum stehen gastrointestinale Reizungen im Vordergrund (siehe Phenylbutazon). Die therapeutische Breite hierfür ist relativ klein (ca. 3), schon bei therapeutischer Dosis kann es zu Appetitlosigkeit, Erbrechen und okkultem Blut in den Faeces kommen, die aber meistens von selbst abklingen. Bei Auftreten von blutigem oder teerartigem Kot soll die Behandlung abgebrochen werden. An der Injektionsstelle können schmerzhafte Reizungen auftreten. **Kontraindikationen:** siehe Phenylbutazon. Ketoprofen soll nicht an junge Tiere < 6 Monaten und an Zuchttiere verabreicht werden. Wegen nicht ausreichender Erkenntnisse sollen tragende und säugende Hündinnen nicht mit Ketoprofen behandelt werden. **Wechselwirkungen:** siehe Phenylbutazon.

1.4
Fenamate: Meclofenaminsäure, Fluxinin und Tolfenaminsäure

Fenamate sind Anthranilsäurederivate, die in der Humanmedizin keine große Bedeutung als Antirheumatika erlangt haben (z. B. **Mefenaminsäure, Flufenaminsäure**). Demgegenüber spielen in der Veterinärmedizin, insbesondere bei Pferden, Vertreter dieser Wirkstoffgruppe eine zunehmend wichtige Rolle. Zur Anwendung kommen aus dieser Gruppe **Meclofenaminsäure** und **Flunixin** bei Pferden und **Tolfenaminsäure** bei Hunden und Katzen. Diese beiden Verbindungen sind pharmakodynamisch durch ihre starke Cyclooxygenasehemmung in vitro sowie durch ihre ausgeprägte analgetische Wirkung charakterisiert, die stärker als bei Indometacin ist (Tab. 1).

1.4.1
Meclofenaminsäure

Meclofenaminsäure wird schon seit längerer Zeit in angelsächsischen Ländern bei Hund und Pferd eingesetzt. In Deutschland ist Meclofenaminsäure als Granulat zur Anwendung bei Pferden zugelassen (**Apirel,** V. M.). Die **Anwendungsgebiete** sind akut entzündliche Erkrankungen des Bewegungsapparates; gute Wirksamkeit besteht vor allem beim Pferd bei osteoarthritischen Prozessen, bei Hufrehe und Hufrollenveränderungen. Nach oraler Verabreichung erfolgt eine fast vollständige Resorption, die allerdings bei Pferden bei gleichzeitiger Gabe von Heu verzögert sein kann. Maximale Blutspiegel bis 6 µg/ml werden nach 0,5–4 h erreicht, die therapeutische Wirkung tritt jedoch stark verzögert erst nach 36–96 Stunden ein. Meclofenaminsäure ist relativ lipophil und reichert sich in verschiedenen Geweben an, wobei mit die höchsten Konzentrationen im Gelenkknorpel gefunden werden. Diese Verteilung ist möglicherweise für die bevorzugte Wirkung bei osteoarthritischen Erkrankungen von Bedeutung. Die therapeutische Wirkung hält trotz kurzer Halbwertszeit so lange an, daß eine einmalige tägliche Verabreichung ausreichend ist. Meclofenaminsäure scheint somit auch, wie Phenylbutazon, im Entzündungsgewebe langanhaltende Wirkstoffspiegel zu erreichen, die unabhängig von der Blutspiegelverlaufskurve sind. Die Elimination aus der Blutbahn erfolgt relativ schnell, nach 24 h liegt die Plasmakonzentration < 1 µg/ml. Die Halbwertszeit beträgt beim Pferd 1 h nach intravenöser und 3 h nach oraler Applikation. Die Ausscheidung erfolgt überwiegend renal, wobei Meclofenaminsäure bis zu 96 Stunden im Harn nachweisbar ist. Die orale **Dosis** beträgt für Perde 2,2 mg/kg/Tag und für Hunde 1,1 mg/kg/Tag und soll über einen Zeitraum von nicht länger als 5–7 Tage verabreicht werden. **Nebenwirkungen** weisen das für nicht-steroidale Antiphlogistika übliche Spektrum auf (siehe Phenylbutazon). Pferde vertragen die therapeutische Dosis mehrere Monate symptomlos, auch bei 5facher Überdosierung wurden keine toxischen Reaktionen beobachtet. Lediglich bei hochgradigem Befall mit Magen-Darm-Parasiten kann es zu Konsistenzänderung der Faeces und leichten Koliken kommen. **Gegenanzeigen:** siehe Phenylbutazon. Aufgrund fehlender Daten sollen trächtige Tiere nicht mit Meclofenaminsäure behandelt werden. **Wechselwirkungen:** siehe Phenylbutazon. **Wartezeit:** eßbares Gewebe 21 Tage.

1.4.2
Flunixin

Flunixin ist als Megluminsalz zur oralen (Paste und Granulat) und intravenösen Anwendung beim Pferd zugelassen (**Finadyne,** V. M.). Flunixin ist einer der stärksten bekannten Hemmstoffe der Cyclooxygenase in vitro, und auch in seiner analgetischen Wirkpotenz übersteigt Flunixin beim Labortier die Wirksamkeit von Indometacin noch um das 4fache. Die antihphlogistische Wirkung ist geringer als bei Indometacin, jedoch stärker als bei Phenylbutazon ausgeprägt (Tab. 1). **Anwendungsgebiete** sind beim Pferd, wie bei den anderen nicht-steroidalen Antiphlogistika, akut entzündliche Erkrankungen des Bewegungsapparates. Wegen der starken und nach intravenöser Gabe schnell eintretenden analgetischen Wirkung eignet sich Flunixin als einziger Wirkstoff dieser Gruppe auch zur Behandlung viszeraler, kolikbedingter Schmerzzustände. Flunixin erwies sich ferner therapeutisch wirksam bei Disko- und Arthropathien des Hundes sowie zur Prophylaxe Endotoxin-bedingter Krankheitsbilder. Flunixin verhindert hierbei den Anstieg von Prostacyclin und Thromboxan A_2, die eine zentrale Rolle als Mediatoren für die Symptomatik beim Endotoxinschock spielen.

Flunixin ist nach oraler Gabe nahezu vollständig bioverfügbar, maximale Blutspiegel bis 10 µg/ml werden schon innerhalb von 30 min erreicht. Über 99 % werden an Plasmaproteine gebunden. Flunixin verteilt sich sehr schnell im Organismus mit einem Verteilungsvolumen von 0,2 l/kg. Die Ausscheidung erfolgt überwiegend renal in glukuronidierter Form. Die Halbwertszeit beträgt beim Pferd nur 1,5–2 h, beim Hund 3,7 h.

Diese sehr kurze Halbwertszeit korreliert nicht mit dem Zeitverlauf der klinischen Wirksamkeit. Bei kolikartigen Schmerzen tritt die Wirkung nach intravenöser Gabe bereits in 3–5 min ein und scheint somit nicht nur durch eine Hemmung der Prostaglandinsynthese bedingt zu sein. Diese Wirkung hält 6–8 Stunden an. Bei entzündlichen muskuloskeletalen Erkrankungen tritt die analgetische Wirkung erst nach 2 h ein, erreicht ihr Maximum

nach 12 h und hält bis zu 30 h an. Maximale Wirkung wird somit erst nach dem Verschwinden von Flunixin aus der Blutbahn erreicht. Diese protrahierte Wirkung beruht wie bei Phenylbutazon auf der Affinität von Flunixin zum Entzündungsgewebe. Auch für Flunixin konnte beim Pferd eine spezifische Anreicherung im Entzündungsexsudat gezeigt werden, wobei Konzentrationen bis zum 4fachen über den Plasmaspiegeln erreicht wurden, die mehr als 24 h in der Lage waren, noch stärker als Phenylbutazon, die Prostaglandinsynthese und Chemotaxis im Entzündungsgebiet zu unterdrükken. Somit kann trotz der kurzen Halbwertszeit mit einer einzigen Dosis pro Tag ausreichende Wirkung aufrechterhalten werden. Die **Dosis** beträgt bei Pferd und Hund 1,1 mg/kg i. v. oder oral, die Behandlungsdauer in Abhängigkeit vom Krankheitsbild bis zu 5 Tage. Bei den **Nebenwirkungen** mit dem für nicht-steroidale Antiphlogistika charakteristischen Spektrum (siehe Phenylbutazon) stehen gastrointestinale Läsionen im Vordergrund. Der therapeutische Sicherheitsbereich ist bei Pferden, bei denen bis zum 5fachen der therapeutischen Dosis keine unerwünschten Symptome beobachtet wurden, relativ groß. Bei Hunden hingegen kam es bei der therapeutischen Dosis schon innerhalb von 3 Tagen zum Auftreten von Durchfällen, Erbrechen und okkultem Blut in den Faeces mit etwa gleicher Häufigkeit wie nach Phenylbutazon. **Kontraindikationen:** siehe Phenylbutazon. Ferner soll Flunixin nicht angewendet werden bei Koliken, die Ileus-bedingt sind und bei denen eine Dehydratation vorliegt. Wegen nicht ausreichender Erkenntnisse soll Flunixin nicht an trächtige Stuten verabreicht werden. **Wechselwirkungen** gelten im wesentlichen wie für Phenylbutazon. **Wartezeit:** 7 Tage für eßbare Gewebe.

1.4.3
Tolfenaminsäure

Tolfenaminsäure ist ein Anthranilsäurederivat, das in Frankreich zur Anwendung bei Hunden und Katzen zugelassen ist (Handelsname: **Tolfedine**) und für das in Deutschland die Zulassung als Tierarzneimittel beantragt wurde. Seine antiinflammatorische Wirkungsstärke hinsichtlich Prostaglandinsynthesehemmung, analgetischer und antiexsudativer Wirkung ist stärker oder vergleichbar zu Indometacin oder Flunixin. **Indikationsgebiete** sind akut entzündliche Erkrankungen des Bewegungsapparats bei Hund und Katze. **Dosierung:** 4 mg/kg über maximal 5 Tage oral, i. m. (Hund) oder s. c. (Hund, Katze). Tolfenaminsäure wird gut resorbiert und ist zu > 70 % (oral) bis zu 100 %

(i. m., s. c.) bioverfügbar. Aufgrund der schnellen Resorption werden maximale Blutspiegel von 5–8 μg/ml innerhalb 1 Stunde erreicht. Die Proteinbindung beträgt ca. 99 %, das Verteilungsvolumen ist bei Hund und Katze mit > 1 l/kg relativ hoch. In entzündlichen Exsudaten werden bis zu 36 Stunden die Prostaglandinsynthese hemmende Wirkstoffspiegel aufrechterhalten. Bei erheblichen interindividuellen Schwankungen wird Tolfenaminsäure schnell eliminiert. Beim Hund findet nur eine geringe Metabolisierung in Form von Konjugation statt. Die Ausscheidung erfolgt überwiegend renal, bei Hund und Katze unterliegt dieser Wirkstoff zusätzlich einem enterohepatischen Kreislauf. Trotzdem ist bei Halbwertszeiten von 2–4 h (Katze) und 4–6 Stunden (Hund) die Ausscheidung nach 24 bis 48 Stunden nahezu vollständig abgeschlossen. **Nebenwirkungen** weisen das für nicht-steroidale Antiphlogistika charakteristische Spektrum auf (siehe Phenylbutazon). Bis zu dreifacher Überdosierung traten aber nur milde gastrointestinale Störungen in Form von okkultem Blut in den Faeces auf, die ohne sonstige erkennbare Auswirkungen und Beeinträchtigungen blieben und in den meisten Fällen nach dem Absetzen schnell wieder verschwanden. Tolfenaminsäure scheint somit bei Hunden besser als Flunixin verträglich zu sein. **Kontraindikationen:** siehe Phenylbutazon. Aufgrund nicht ausreichender Daten sollen trächtige Tiere nicht mit Tolfenaminsäure behandelt werden. **Wechselwirkungen:** siehe Phenylbutazon.

1.5
Oxicame

Als erster Vertreter dieser neueren Gruppe nicht-steroidaler Antiphlogistika wurde in der Humanmedizin **Piroxicam (Felden,** H. M.) eingeführt, im Handel befindet sich ferner noch **Tenoxicam (Tilcotil,** H. M.), während **Isoxicam** wegen zu starker Nebenwirkungen wieder vom Markt genommen wurde. Oxicame unterscheiden sich hinsichtlich ihrer pharmakodynamischen Wirkungen und ihrer langen Wirkungsdauer beim Menschen von den meisten anderen nicht-steroidalen Antiphlogistika, ohne jedoch wesentliche therapeutische Vorteile aufzuweisen. Veterinärmedizinisch wurden diese Wirkstoffe bislang kaum eingesetzt. Seit kurzem besteht jedoch eine Zulassung zur Anwendung bei Tieren für die zu dieser Gruppe gehörende Verbindung **Meloxicam.**

1.5.1
Meloxicam

Meloxicam (Metacam, V. M.) ist als Suspension zur oralen Verabreichung bei Hunden zugelassen. Wie alle Oxicame besitzt diese Verbindung in vitro nur eine geringe Hemmwirkung auf die Prostaglandinsynthese. In vivo besteht jedoch bei kleinen Labortieren eine ausgeprägte antiphlogistische Wirkung, die die Wirksamkeit von Indometacin und Piroxicam übersteigt. Der in etwa gleich starke analgetische Effekt hält wesentlich länger an. Ferner hemmen Oxicame die Einwanderung von Leukozyten in das Entzündungsgebiet. **Indikationsgebiete:** schmerzhafte akute und chronische entzündliche Erkrankungen des Bewegungsapparats. **Dosierung** für Hunde: täglich 0,2 mg/kg zusammen mit dem Futter verabreichen, für eine Dauer von 7 bis 21 Tagen je nach Schwere der Symptome. Bei Langzeitbehandlung sollte nach Möglichkeit die Dosis um die Hälfte reduziert werden. Meloxicam wird enteral relativ langsam, aber vollständig resorbiert. Maximale Blutspiegel werden mit erheblichen interindividuellen Unterschieden erst nach 3 bis 6 Stunden, ein Steady-State mit Blutspiegeln von 1–1,5 μg/ml nach 4 Tagen erreicht. Die Proteinbindung liegt bei 97 %, das Verteilungsvolumen ist 0,3 l/kg. Bei Pferden konnten im Entzündungsexsudat nach 12 Stunden bis zu dreimal höhere Konzentrationen als im Blutplasma nachgewiesen werden. Meloxicam wird mit einer Halbwertszeit von 20–30 Stunden von Hunden, ebenso wie andere Oxicame beim Mensch, langsam ausgeschieden. Das Pferd unterscheidet sich von den anderen Spezies durch eine relativ kurze Halbwertszeit von 2,7 Stunden. Meloxicam wird umfangreich metabolisiert und mit tierartlichen Unterschieden renal und biliär eliminiert. **Nebenwirkungen** weisen das für nicht-steroidale Antiphlogistika typische Spektrum auf (siehe Phenylbutazon). Besonders empfindlich reagieren Hunde hinsichtlich gastrointestinaler Reizungen, die therapeutische Breite ist hierfür < 2. Bereits bei therapeutischen Dosen können Appetitlosigkeit, Erbrechen, Durchfall und okkultes Blut auftreten. Bei sichtbaren Blutbeimengungen oder teerartigem Kot soll die Behandlung abgebrochen werden. Bei länger dauernder Behandlung ist der Blutstatus insbesondere im Hinblick auf Anämie und Thrombozytopenie zu kontrollieren. **Kontraindikationen:** siehe Phenylbutazon, ferner trächtige und säugende Hündinnen. **Wechselwirkungen:** siehe Phenylbutazon.

2
Dimethylsulfoxid – DMSO

DMSO ist eine farblose Flüssigkeit, die zur topischen Anwendung sowohl als Monopräparat als auch in Kombination mit den Glukokortikoiden Flumethason bzw. Dexamethason (**DMSO-Cortexilar, Dexamethason in DMSO,** V. M.) vorliegt. In dieser Kombination erfüllt DMSO eine Doppelfunktion: (1) Als amphiphile Substanz mit lipophilen als auch hydrophilen Eigenschaften weist DMSO eine gute und schnelle Penetration über biologische Membranen und intakte Haut auf und schleppt dabei niedermolekulare Wirkstoffe wie Glukokortikoide oder Antibiotika mit. Durch diese Vehikelfunktion wird die perkutane Resorption vieler Arzneimittel stark erhöht und beschleunigt. (2) DMSO besitzt selbst eine Vielzahl eigenständiger pharmakologischer Wirkungen, wobei für die antiinflammatorische Wirksamkeit insbesondere von Bedeutung sein können: lokalanästhetische und antibakterielle Wirkung, Vasodilatation, Membranstabilisation, Abfangen von Sauerstoffradikalen (durch Metabolit), antithrombotische Wirkung, Hemmung der Leukotaxis. Ferner wird bei der Bindung von Wasser durch das hygroskopische DMSO lokal Wärme erzeugt. Die entzündungswidrige Wirkung äußert sich in einer Reduktion von Schwellung, Schmerz und Funktionsbeeinträchtigung. **Anwendungsgebiete,** für die jedoch bei Tieren keine gesicherten kontrollierten Studien vorliegen, sind akut entzündliche Erkrankungen des Bewegungsapparates sowie lokale Entzündungen, vor allem entzündliche Ödeme und traumatische Schwellungen. Die *Anwendung* erfolgt nur äußerlich, orale und parenterale Applikation sind wegen zu hoher Toxizität bei nicht gesicherter Wirksamkeit nicht zu empfehlen. Die Resorption über die Haut erfolgt in ca. 5 Minuten, gefolgt von schneller Verteilung im Organismus innerhalb von 20 Minuten, wobei DMSO auch in Gelenke eindringt. DMSO wird rasch zu dem ebenfalls wirksamen Dimethylsulfid metabolisiert, durch das der knoblauchartige Geruch in Ausatmungsluft und Harn hervorgerufen wird. Die **Dosis** beträgt täglich bei Hund und Katze bis zu 5 ml, bei Großtieren bis zu 30 ml pro Tier einer mindestens 70%igen Lösung bei einer Therapiedauer von maximal 3 Wochen. Die Auftragung soll auf saubere, trockene und möglichst geschorene Hautbezirke erfolgen, wobei andere Medikationen in diesem Bereich zu vermeiden sind. Systemische **Nebenwirkungen** sind bei hochreinen DMSO-Lösungen und lokaler Anwendung, abgesehen von einer Cholinesterasehemmung und teratogener Wirkung, ohne klinische Relevanz. Lokal kommt es zu Erythem, Ödem, Brennen und Dehydratation der Haut. Infolge Histaminliberation kann Juckreiz auftreten. Bei Langzeitverabreichung höherer Dosen wurden bei Kaninchen Linsenveränderungen beobachtet. **Überdosierung** führt zu Krämpfen und Lungenödem. **Gegenanzeigen** sind frühe Phasen einer Trächtigkeit sowie orale, parenterale und intramammäre Applikation. **Wechselwirkungen:** DMSO soll nicht mit Cholinesterasehemmstoffen verabreicht werden. Bei Narkose ist die DMSO-Toxizität verstärkt, die kutane Resorption anderer Wirkstoffe wird stark erhöht. DMSO-Lösungen müssen luftdicht aufbewahrt werden, bei der Anwendung sind Handschuhe zu tragen. **Wartezeit** wird durch das kombinierte Glukokortikoid bedingt (siehe Kap. T 5.2.3).

3
Orgotein

Orgotein (**Palosein,** V. M.) ist eine für Hund und Pferd zugelassene kommerzielle Form eines aus Rinderleber gewonnenen Metalloproteins, das die Aktivität des in allen Säugerzellen vorkommenden Enzyms Cu-Zn-Superoxiddismutase (SOD) besitzt. Die Funktion dieses Enzyms ist das Abfangen von Superoxidanionradikalen (O_2^-) und dadurch Verhinderung schädlicher Folgereaktionen durch dieses Sauerstoffradikal. O_2^- wird im Entzündungsgebiet als wichtiger Faktor bei der körpereigenen Abwehr durch aktivierte neutrophile Granulozyten und Makrophagen gebildet. Überschüssiges O_2^- kann nur intrazellulär von SOD abgefangen werden, da extrazellulär keine SOD-Aktivität vorhanden ist. Dieses Radikal kann sich deshalb ungehindert extrazellulär ausbreiten und z. B. den Gelenkknorpel und andere Zellen schädigen sowie Hyaluronsäure depolymerisieren und dadurch weitere O_2^--bildende Makrophagen anlocken. Die Folge ist eine Verschlimmerung des Entzündungsprozesses. Das antiphlogistische Wirkprinzip von Orgotein besteht in einer Erhöhung der extrazellulären SOD-Aktivität, wodurch dieser Circulus vitiosus durchbrochen wird. Ohne analgetische Eigenschaften aufzuweisen, verbessert Orgotein bei ausreichend hohen Konzentrationen am Wirkort längerfristig die Symptomatik degenerativer Entzündungsprozesse. **Anwendungsgebiete** sind akute und z. T. chronische degenerative Entzündungsprozesse am Bewegungsapparat des Pferdes und an der Wirbelsäule des Hundes. Die zugelassenen *Applikationsformen* sind intramuskulär beim Pferd und subkutan beim Hund. Bei diesen Applikationsformen konnte zwar eine gewisse antiinflammatorische Wirkung beobachtet werden, jedoch bestehen hierbei die Wirksamkeit begrenzende pharmakokinetische Probleme. SOD besitzt eine Halbwertszeit von wenigen Minuten und es ist anzunehmen, daß nur begrenzte Mengen des großen Enzymproteins in unveränderter Form das Entzündungsgebiet erreichen. Ausreichend hohe Wirkstoffkonzentrationen sind deshalb in Gelenken nur durch direkte intraartikuläre Applikation (Dosis: 15 mg/Gelenk) zu erreichen, wobei es dort durch relativ lange Verweildauer der SOD zu guten therapeutischen Erfolgen bei degenerativen Gelenkserkrankungen des Pferdes kommt. Bei systemischer Behandlung beträgt die **Einzeldosis** für Hund und Pferd 15 mg Trockensubstanz/Tier. Das Pferd erhält diese Dosis intramuskulär jeden 2. Tag für 2 Wochen und anschließend für weitere 2–3 Wochen zweimal wöchentlich. Dem Hund wird für 6 Tage täglich eine subkutane Injektion verabreicht, gefolgt von einer Behandlung jeden 2. Tag für 8 Tage. Orgotein ist praktisch *untoxisch* und weist keine der für andere Antiphlogistika üblichen **Nebenwirkungen** auf. Obwohl Fremdprotein, scheint Orgotein nur geringe sensibilisierende Eigenschaften zu besitzen und kann deshalb wiederholt angewendet werden. Schwerwiegende Überempfindlichkeitsreaktionen, wie sie beim Menschen gelegentlich beobachtet werden, wurden bei Tieren bisher noch nicht berichtet. Gelegentlich trat vor Wirkungseintritt bei parenteraler Verabreichung eine transiente paradoxe Verschlechterung der Entzündungssymptomatik auf. Bei intraartikulärer Injektion kann es zu lokalen Reizerscheinungen im Gelenk mit vermehrter Schwellung und Schmerzhaftigkeit kommen. **Gegenanzeigen:** Bei Wiederholungsbehandlung ist auf Sensibilisierungsreaktionen zu achten; bei infektiösen Prozessen ist antibakterielle Zusatzbehandlung erforderlich. **Wechselwirkungen** sind keine bekannt. **Wartezeit:** keine.

4
Substrate des Gelenkstoffwechsels: Hyaluronsäure und Mucopolysaccharidschwefelsäureester

Bei arthrotischen Prozessen wird durch Substitution von Vorstufen des Gelenkstoffwechsels sowie von Bestandteilen der Synovialflüssigkeit versucht, die Regeneration der geschädigten Knorpeloberfläche zu unterstützen sowie die Gleitfähigkeit der Gelenkflächen zu verbessern. Als Wirkstoffe kommen hierfür hochpolymere Hyaluronsäure, Chondroitinsulfat und sulfatierte Glykosaminoglykane

zur Anwendung. Ein therapeutischer Nutzen ist von solchen hochmolekularen Substanzen, wenn überhaupt, nur bei lokaler intraartikulärer Applikation zu erwarten, während ihre parenterale Verabreichung pharmakokinetisch wenig sinnvoll ist. Da entsprechend der vorgegebenen Behandlungsschemata mehrfache intraartikuläre Injektionen durchgeführt werden sollen, sind diese Therapieformen mit einem relativ hohen Infektionsrisiko belastet. Ferner kommt es auch bei lege artis durchgeführter intraartikulärer Applikation vielfach zu akuter Schmerzhaftigkeit und Schwellung der behandelten Gelenke, wobei die Ursachen substanz- oder volumenbedingt sein können. Ein derartiges Risiko ist nur tolerierbar, wenn diesem ein eindeutiger therapeutischer Nutzen gegenübersteht. In umfangreichen klinischen Studien beim Menschen und auch bei Pferden konnte jedoch für diese Wirkstoffe kein nachhaltiger und gesicherter therapeutischer Effekt bei arthritischen und arthrotischen Prozessen belegt werden. Daraus resultiert für diese Therapieformen ein insgesamt negatives Nutzen-Risiko-Verhältnis. Aus diesen Gründen ist in der Humanmedizin die Zulassung für sulfatierte Glykosaminoglykane derzeit in Frage gestellt.

4.1
Hyaluronsäure

Hyaluronsäure steht als 1%ige Lösung in Form eines hochpolymeren Natriumsalzes zur intraartikulären Anwendung bei Pferden zur Verfügung (**Hylartil vet.,** V. M.). Wichtigste therapeutische Funktion ist der Ersatz depolymerisierter Hyaluronsäure. Dadurch soll in der Synovia des entzündeten Gelenks eine ausreichend hohe Viskosität der Synovialflüssigkeit wiederhergestellt werden, die für den »Schmiereffekt« und die Gleitfähigkeit der Gelenkoberflächen erforderlich ist. **Anwendungsgebiete** sind nichtinfektiöse Gelenkerkrankungen des Pferdes, wobei in Einzelfällen gute therapeutische Erfolge beobachtet wurden, jedoch fehlen gesicherte kontrollierte Studien. Ferner ist nicht bekannt, in welchem Zeitraum die applizierte Hyaluronsäure wieder depolymerisiert wird. Die Dosis beträgt je nach Größe des Gelenks 20–40 mg/Gelenk. Wiederholungsbehandlungen sollen im wöchentlichen Abstand erfolgen. Systemische **Nebenwirkungen** treten nicht auf, es kann jedoch zu schmerzhaften Schwellungen des Gelenks innerhalb von 24 Stunden nach der Injektion kommen. **Wechselwirkungen** sind keine bekannt. **Wartezeit:** keine.

4.2
Sulfatierte Glykosaminoglykane

Typische Vertreter dieser Wirkstoffgruppe sind Mucopolysaccharidpolyschwefelsäureester, die nur zur intraartikulären Anwendung beim Pferd zugelassen sind (**Adequan**, V. M.). Diese Verbindungen sind Bestandteile des Gelenkknorpels, ferner hemmen sie aufgrund ihrer polyanionischen Struktur verschiedene, z. B. proteolytische Enzyme. Dadurch sollen katabole Prozesse am Gelenkknorpel reduziert und der Wiederaufbau gefördert werden. Ferner wird die Viskosität der Synovialflüssigkeit erhöht. Sulfatierte Mucopolysaccharide zählen zu den Heparinoiden, die bei systemischer Anwendung die Blutgerinnung hemmen und fibrinolytisch wirken. **Anwendungsgebiete** sind nichtinfektiöse degenerative arthrotische Erkrankungen des Karpalgelenks des Pferdes. Die **Dosierung** beträgt 250 mg/Gelenk und soll in wöchentlichem Abstand bis zu 5 Wochen lang durchgeführt werden. Dem begrenzten Behandlungserfolg stehen nicht unbeträchtliche **Nebenwirkungen** gegenüber: In den ersten 2 Tagen nach der Injektion können schmerzhafte entzündliche Schwellungen an den behandelten Gelenken auftreten, die zum Abbruch der Therapie zwingen können. Auch bei intraartikulärer Anwendung sind Sensibilisierung und Unverträglichkeitsreaktionen möglich. Letal verlaufene Schockreaktionen, die in einem möglichen Zusammenhang mit der parenteralen Verabreichung dieses Wirkstoffs stehen, wurden für das entsprechende Humanpräparat (**Arteparon**, H. M.) berichtet. Leber- und Pankreasfunktionen können beeinträchtigt werden. **Gegenanzeigen** sind akute Gelenksentzündungen und Trächtigkeit sowie hämorrhagische Diathese, Nieren-, Leber- und Pankreaserkrankungen. **Wechselwirkungen:** eine Mischung mit anderen Arzneimitteln ist zu vermeiden. Die gerinnungshemmende Wirkung von nicht-steroidalen Antiphlogistika kann verstärkt werden. **Wartezeit:** keine.

Bei lokaler Anwendung von Mucopolysaccharidpolyschwefelsäureestern als Salbe oder Gel (**Mobilat**, H. M.) kommt es durch die antithrombotische und fibrinolytische Wirkung bei Stauchungen, Prellungen, sonstigen stumpfen Traumen und bei oberflächlichen Venenentzündungen zu einer beschleunigten Resorption subkutaner Hämatome und Infiltrate sowie von oberflächlichen Thromben. Anwendungsdauer ca. 1 bis 2 Wochen. Lokale Überempfindlichkeitsreaktionen sind möglich (siehe auch Kap. T 6.2).

5
Kortikosteroide

Kortikosteroide sind die wichtigsten von der Nebennierenrinde (NNR) produzierten und ausgeschütteten Hormone. Es handelt sich um Steroidhormone mit 21 C-Atomen, die je nach ihrer vorherrschenden Wirkungsqualität in Mineralokortikoide (Hauptwirkung: Regulation des Elektrolyt- und Flüssigkeitshaushalts) und Glukokortikoide (Hauptwirkungen auf Glukose-, Protein- und Calciumstoffwechsel, Entzündungshemmung) eingeteilt werden.

5.1
Mineralokortikoide

Natürlich vorkommender Hauptvertreter ist Aldosteron, das noch geringe glukokortikoide Wirkung besitzt. Die in geringen Mengen vorkommende, ca. 30fach schwächer wirksame Aldosteronvorstufe 11-Desoxycorticosteron wirkt praktisch nur mehr mineralokortikoid. Die Synthese und Ausschüttung von Aldosteron steht im Gegensatz zu den Glukokortikoiden nicht unter dem Einfluß von ACTH, sondern wird durch Renin und Angiotensin gesteuert. Verringerung der Konzentration des Serum-Natriums und des Blutvolumens führt zu einer Aktivierung des Renin-Angiotensin-Aldosteron-Systems, wodurch es zu einem durch Angiotensin II stimulierten Anstieg von Aldosteron kommt. Aldosteron fördert die Na^+-Rückresorption im distalen Tubulus und bewirkt eine Mehrausscheidung von K^+ und H^+. Charakteristische Folgen dieser mineralokortikoiden Wirkung sind Na^+- und Wasserretention sowie Kaliumverluste. Aldosteron ist physiologisch bei der Regulation des Wasser- und Elektrolythaushalts und pathophysiologisch bei primärem und sekundärem Hyperaldosteronismus (Indikationsgebiete für den Aldosteronantagonisten Spironolakton, siehe Kap. H 1.5.2) von Bedeutung. In der Veterinärmedizin spielen Aldosteron und andere mineralokortikoid wirksame Verbindungen therapeutisch nur eine untergeordnete Rolle, die sich im wesentlichen auf die **Indikation** der Substitution bei NNR-Hypofunktion beschränkt. Der Einsatz von **Aldosteron** (**Aldocorten**, H. M.) ist nur bei akuter NNR-Insuffizienz (Addison-Krise) sinnvoll. Die *Dosierung* liegt für den Hund bei 5–10 µg/kg intravenös, bei Bedarf mehrmals täglich. Aldosteron ist aufgrund eines hohen »first pass effect« oral unwirksam. Die Wirkungsdauer ist kurz, beim Menschen liegt die Plasmahalbwertszeit im Bereich von

15–30 min. **Nebenwirkungen** treten nur bei längerdauernder Therapie in Form von Ödemen, Hypokaliämie und Hypertonie auf. **Fludrocortison**
(**Astonin H,** H. M.), ein 9α-fluoriertes Cortisol, ist
demgegenüber bei oraler Gabe ausreichend stark
und lang wirksam, so daß es sich für eine Langzeit-
substitution bei NNR-Insuffizienz eignet. Die mineralokortikoide Wirkung von Fludrocortison ist
etwa 10fach schwächer als bei Aldosteron, jedoch
300mal stärker als bei Cortisol. Fludrocortison hat
daneben noch eine ausgeprägte, ca. 10fach stärkere glukokortikoide Wirkung als Cortisol. Fludrocortison eignet sich deshalb alleine oder in Kombination mit anderen Glukokortikoiden zur mineralokortikoiden und glukokortikoiden Supplementierung beim M. Addison. Die Halbwertszeit im
Plasma liegt über 3 h (Mensch), die Wirkungsdauer beträgt mehr als 18 h, so daß für die Therapie
bei Hund und Katze oral eine einmalige tägliche
Dosis von 0,02–0,05 mg/kg vorgeschlagen wird.
Nebenwirkungen: siehe Aldosteron. Das früher
häufig verwendete, nur mineralokortikoid wirkende **Desoxycorticosteronacetat** (DOCA) ist nicht
mehr als Monopräparat zur Behandlung des Hyp-
adrenokortizismus im Handel.

5.2
Glukokortikoide

Hauptvertreter der natürlich vorkommenden Glukokortikoide ist **Cortisol (Hydrocortison).** Ferner
kommen mit tierartlichen Unterschieden in geringen Mengen noch Cortison und Corticosteron
(beim Rind bis zu 25%) vor. Im Vergleich zu
Aldosteron besitzt Cortisol eine etwa 3fach stärkere glukokortikoide Wirkung, während die mineralokortikoide Wirkung 3000mal schwächer ist.
Wichtige Strukturmerkmale für die glukokortikoide Wirkung sind u. a. das Vorhandensein von Hydroxylgruppen an C_{11} und C_{17}. Durch verschiedene
Strukturvariationen konnte eine Vielzahl synthetischer Glukokortikoide abgeleitet werden, bei denen die glukokortikoide Wirkungsstärke gegenüber der unerwünschten mineralokortikoiden Wirkung gesteigert ist. Fast alle modernen Glukokortikoide leiten sich von **Prednisolon** ab, das sich von
Cortisol nur durch eine zusätzliche Doppelbindung
zwischen C_1 und C_2 im Ring A des Steroidgerüsts
unterscheidet. Dadurch erhöht sich die glukokortikoide Wirkung um den Faktor 4, während die
mineralokortikoide Aktivität weitgehend unverändert bleibt. Eine wesentliche Steigerung und Selektion der glukokortikoiden Potenz wurde durch
Substitutionen an C_6, C_9 und C_{16} erreicht. Methylierung an C_6 zu **Methylprednisolon** bringt eine

weitere Steigerung der glukokortikoiden Wirkung
bei gleichzeitiger Reduzierung des mineralokortikoiden Effekts. Ein fast vollständiger Verlust der
mineralokortikoiden Wirkung resultiert aus einer
Hydroxylierung oder Methylierung an C_{16} in Verbindung mit einer Fluorierung an C_6 oder C_9.
Diese fluorierten Derivate sind hochpotente, bis
zu 40fach stärker als Cortisol wirksame Glukokortikoide ohne praktisch bedeutsame mineralokortikoide Nebenwirkungen. Eine maximale Steigerung der Glukokortikoidwirkung wurde mit **Flumethason,** einem an C_6 und C_9 fluorierten 16α-
Methylprednisolon, erreicht, das die glukokortikoide Wirkstärke von Cortisol um ca. das 700fache
übersteigt. Die unterschiedlichen Wirkstärken sind
von Bedeutung für die Dosierung und sind in
Tabelle 2 im Vergleich zu Cortisol angegeben. Aus
dieser »Cortisol-Äquivalenztabelle« können die
erforderlichen Dosierungen von einem Wirkstoff
zum anderen überschlagsweise ermittelt werden.
Entsprechend anzuwenden sind auch die verschiedentlich in der Literatur angegebenen »Predniso-
lon-Äquivalenzen«, die auf die Wirkstärke von
Prednisolon Bezug nehmen.

Die Synthese und Freisetzung endogener Glukokortikoide wird durch einen hypothalamisch-
hypophysären Regelkreis gesteuert, der einer
Rückwärtshemmung durch die Serumkonzentration von Glukokortikoiden unterliegt. Steigende
Blutspiegel von körpereigenen oder exogen zuge-
führten synthetischen Glukokortikoiden hemmen
die Freisetzung des Corticotropin-releasing factor
(CRF) aus dem Hypothalamus, wodurch der Stimulus für die Ausschüttung des Peptidhormons
ACTH (adrenocorticotropes Hormon) wegfällt,
das seinerseits die Synthese von Cortisol in der
NNR beschleunigt. Die normale Cortisolproduk-
tion unterliegt einem *circadianen Rhythmus,* der
tierartliche Unterschiede aufweist und bei der
Glukokortikoidtherapie zu beachten ist. So treten
Maximalwerte z. B. beim Hund morgens, bei der
Katze hingegen abends auf.

Glukokortikoide binden in den Zielorganen an
intrazelluläre zytoplasmatische Rezeptoren. Nach
Translokation des Rezeptorkomplexes in den Kern
kommt es zu einer Derepression der DNA und in
weiterer Folge zu einer Steigerung der mRNA-
und letztlich der Proteinsynthese. Hierbei werden
vermehrt katabole Enzyme sowie Enzyme für die
Glukoneogenese und Hemmproteine, wie das
Phospholipase A_2-hemmende Lipocortin, gebildet.
Aufgrund dieses Reaktionsablaufs treten die typischen glukokortikoiden Effekte und die damit zu-
sammenhängenden Wirkungen erst nach einer Latenzzeit auf und bleiben über das Verschwinden
des Glukokortikoids aus der Blutbahn hinaus be-

Tab. 2
Vergleich der Wirkungsstärken von Glukokortikoiden

Glukokortikoide	Glukokortikoide Wirkung (Cortisol = 1)	Vergleichbare glukokortikoide Dosen beim Hund (mg/kg)	Dauer der NNR-Suppression* (h)	Mineralokortikoide Wirkung (Cortisol = 1)
kurz wirksame				
Cortisol (Hydrocortison)	1	2	< 12	1
Cortison	0,8	2,5	< 12	0,8
mittellang wirksame				
Prednisolon (Δ'-Dehydrocortisol)	4–5	0,5	12–36	0,8
Prednison (Δ'-Dehydrocortison)	3–4	0,5	12–36	0,8
6α-Methylprednisolon	5	0,4	12–36	0,5
lang wirksame				
Triamcinolon (9α-Fluor-16α-Hydroxyprednisolon)	5	0,4	36–72	0
Dexamethason (9α-Fluor-16α-Methylprednisolon)	30	0,1	36–72	0
Betamethason (9α-Fluor-16β-Methylprednisolon)	30–40	0,07	36–72	0
Flumethason 6,9α-Fluor-16α-Methylprednisolon)	700	0,01	36–72	0

* bei Haustieren

stehen, solange sich im Zellkern noch Rezeptor-Glukokortikoid-Komplexe befinden.

Die glukokortikoide Wirkung resultiert aus folgenden Eingriffen in den Intermediärstoffwechsel:

– Katabole Wirkung vor allem auf Strukturproteine mit der Folge einer vermehrten Bereitstellung glukoplastischer Aminosäuren und einer negativen N-Bilanz.
– Gesteigerte Glukoneogenese aus Aminosäuren; erhöhte Glukoseaufnahme in die Leber und Steigerung der Glykogensynthese; verminderte periphere Glukoseutilisation. Die Folge sind vermehrte Energiebereitstellung für Belastungssituationen, Erhöhung des Blutzuckerspiegels, verminderte Glukosetoleranz und Abschwächung der Insulinwirkung.
– Förderung der lipolytischen Wirkung von Glukagon, ACTH und Adrenalin und Umverteilung des Fettes unter Ausbildung einer Stammfettsucht (Cushing-Syndrom).

Im Zusammenhang mit der glukokortikoiden Wirkung stehen wichtige pharmakodynamische Effekte der Glukokortikoide, wie Entzündungshemmung, antiproliferative und immunsuppressive Wirkung. Glukokortikoide weisen eine ausgeprägte **antiinflammatorische Wirkung** auf, durch die es zu einer Unterdrückung der Symptome akuter und chronischer, immunogener und nicht immunogener Entzündungen kommt. Ursächlich kommen hierfür in Betracht:

– ein schnell einsetzender *Membran-stabilisierender Effekt,* der sich auf praktisch alle biologischen Membranen erstreckt. Durch diese Membranstabilisation wird z. B. die Degranulation und Ausschüttung von Entzündungsmediatoren, z. B. von Histamin aus Mastzellen und basophilen Leukozyten oder die Freisetzung gewebsschädigender lysosomaler Enzyme verhindert. Ferner werden die Kapillarpermeabilität und dadurch exsudative Prozesse herabgesetzt.
– eine rasch eintretende Hemmung der Cyclooxygenase und damit der Prostaglandinsynthese.
– eine mit einer Latenz von einigen Stunden eintretende zusätzliche *Blockade der Arachidonsäurekaskade.* Glukokortikoide hemmen indirekt die Phospholipase A_2, indem sie die Synthese von Lipocortin, einem spezifischen Hemmprotein dieses Enzyms, induzieren. Dadurch

kommt es zu einer verringerten Freisetzung von Arachidonsäure aus Zellmembranen, so daß weniger Substrat für die Bildung von Prostaglandinen über den Cyclooxygenaseweg und von Leukotrienen über den Lipoxygenaseweg zur Verfügung steht. Glukokortikoide greifen somit auf einer früheren Stufe als die nicht-steroidalen Antiphlogistika in den Arachidonsäurestoffwechsel ein und unterdrücken nicht nur die Bildung von Prostaglandinen, sondern auch von Leukotrienen, die ebenfalls eine wichtige Rolle als chemotaktische Entzündungsmediatoren in der Spätphase von Entzündungen sowie wegen ihrer bronchokonstriktorischen Wirkung bei obstruktiven, allergischen Atemwegserkrankungen spielen (s. Kap. B 3, Abb. 1). Dieser Wirkungsmechanismus ist eine der Hauptursachen für die den nicht-steroidalen Antiphlogistika eindeutig überlegene antiinflammatorische Wirkung von Glukokortikoiden.

– eine Hemmung *mesenchymaler Prozesse.* Die antiproliferative Wirkung der Glukokortikoide führt zu einer Hemmung des Wachstums von Fibroblasten und zu einer verringerten Vaskularisation im Entzündungsgewebe. Weiterhin wird die Kollagensynthese gehemmt.

– *immunsuppressive Wirkungen* auf das lymphatische System. Glukokortikoide beeinträchtigen die Bildung von Zytokinen und die Aktivierung von T-Lymphozyten und Entzündungszellen. Ferner bewirken sie auffällige Änderungen in der Zusammensetzung der zellulären Blutbestandteile. Das »Glukokortikoid-Blutbild« ist gekennzeichnet durch einen Abfall der Zahl an zirkulierenden Lymphozyten und eosinophilen Leukozyten. Der Eosinophilensturz ist ein charakteristisches Merkmal einer Glukokortikoidbehandlung, der nach einmaliger Behandlung bis zu einer Woche und länger anhalten kann. Die neutrophilen Granulozyten und die Gesamtzahl vor allem der polymorphkernigen Leukozyten steigen an. Thrombozyten sind ebenfalls vermehrt vorhanden, während die Erythrozytenzahl unverändert bleibt. Am lymphatischen Gewebe kommt es zu regressiven Veränderungen. Die zelluläre und die humorale Abwehr werden beeinträchtigt. So wird die Aktivierung von Makrophagen gehemmt und die Phagozytoseaktivität herabgesetzt, sowie die Bindung von Antikörpern an Effektorzellen gehemmt. Die Antigen-Antikörper-Reaktion wird nicht direkt beeinflußt. Längerdauernde, hochdosierte Anwendung führt aber zu einer Verminderung der Antikörperbildung.

Aus diesen verschiedenen Wirkungen resultiert ein antiexsudativer und analgetischer Effekt bei akuten Entzündungen, eine Hemmung überschießender bindegewebiger Reaktionen und leukozytärer Infiltrationen bei chronischen Entzündungsprozessen sowie eine antiallergische Wirkung.

Glukokortikoide beeinflussen den **Calciumstoffwechsel,** indem sie antagonistisch zu Vitamin D_3 die Calciumresorption aus dem Darm hemmen und die renale Ausscheidung zusammen mit Phosphat durch tubuläre Rückresorptionshemmung steigern.

An der Niere bewirken Glukokortikoide durch eine Erhöhung der glomerulären Filtrationsrate und Herabsetzung der Wasserresorption im distalen Tubulus eine Diuresesteigerung, die noch vorhandenen mineralokortikoiden Effekten entgegenwirkt.

Unter der Einwirkung von Glukokortikoiden kommt es an vielen Zellarten zur Vermehrung von Rezeptoren für Transmitterstoffe. So nimmt insbesondere die Anzahl an α- und β-Adrenozeptoren zu. Die Bronchialmuskulatur wird z. B. durch die erhöhte Anzahl von $β_2$-Adrenozeptoren besser ansprechbar für β-mimetische Bronchospasmolytika. Auf diesen **permissiven Effekt für Catecholamine** ist auch die periphere Vasokonstriktion zurückzuführen, die zu Veränderungen der Mikrozirkulation führt und die antiexsudative Wirkung der Glukokortikoide unterstützt.

Am **ZNS** wirken Glukokortikoide euphorisierend und lösen ein subjektives Gefühl des Wohlbefindens aus. Als Folge kommt es bei Tieren, insbesondere bei Rindern, im Zusammenwirken mit der Steigerung des Blutzuckerspiegels zu einer Appetitanregung und es beginnen auch schwerkranke Tiere wieder zu fressen, ohne daß sich die Grundkrankheit gebessert hat. Diese Wirkung wird häufig als scheinbare Besserung fehlinterpretiert. Verschiedentlich kommt es zu Erregbarkeitssteigerungen und bei Hunden zu Bösartigkeit. Hunde und Katzen können vereinzelt auch mit Depression reagieren.

Aus diesen vielfältigen pharmakodynamischen Wirkungen resultiert eine breite Palette von **Anwendungsgebieten,** wobei je nach Indikation die einzelnen Wirkungsqualitäten erwünschte Hauptwirkung oder unerwünschte Nebenwirkung sein können. Veterinärmedizinische Bedeutung besitzen insbesondere folgende Anwendungsgebiete (Tab. 3):

Substitutionstherapie bei NNR-Insuffizienz sowohl primärer (M. Addison) als auch sekundärer Art (ACTH-Mangel, Kortikoidentzugssyndrom). Bei dieser häufig lebenslang durchzuführenden Therapie kommen Glukokortikoide mit ausreichender restlicher mineralokortikoider Wirkung (z. B. Cortisol oder geringer auch Prednisolon)

Tab. 3
Indikationsgebiete für Glukokortikoide bei Tieren und
äquivalente Prednisolon-Dosierungen

Indikationen	Prednisolon-Dosis [mg/kg] (Hund)
NNR-Insuffizienz (primäre und sekundäre)	0,25–0,5
Allergische Erkrankungen und Autoimmunkrankheiten	
Anaphylaktischer Schock* Endotoxinschock*	} 10–30
Bronchialasthma*	1–4
allergische Rhinitis	1
Urtikaria	1–3
allergische Hauterkrankungen	lokal
Pruritus Pemphigus Lupus erythematodes Kollagenosen hämolytische Anämie Thrombozytopenie Polyarthritis eosinophile Panostitis Enteritis Granulome ulzeröse Colitis	} 1–4
Akute nicht-infektiöse Entzündungen	
traumatische Arthritis, Osteoarthritis Tendovaginitis, Periostitis Diskopathie interstitielle Pneumonie	} 2–4
Hufrehe* MMA-Syndrom der Sauen*	
Otitis externa*	lokal
Ekzemazerbationen, exfoliative Dermatitis	lokal
entzündliche und traumatische Augenerkrankungen	lokal
Lymphatische Tumoren	
Leukose, Lymphosarkom	0,5–2
Sonstige	
Hypercalcämie*	1–2
primäre Ketose des Rindes* Gebärparese-Prophylaxe	

* als Zusatzbehandlung

niedrig dosiert zum Einsatz, während fluorierte
Glukokortikoide ungeeignet sind. Eine Substitu-
tion vor Belastungssituationen (z. B. Operationen,
Geburt, sonstige Streßzustände) ist bei intakter
NNR-Funktion im allgemeinen nicht erforderlich.

Bei *allergischen Erkrankungen* und *Autoimmunkrankheiten* werden Prednisolon und stärker wirksame Glukokortikoide angewendet, die zumeist
zuverlässig über die antiexsudative Wirkung,
Hemmung der Mediatorenfreisetzung, Immunsuppression und Eosinopenie den weiteren Fortlauf
dieser Erkrankungen verhindern. Hierbei handelt
es sich jedoch keinesfalls um eine kausale, sondern
nur um eine symptomatische Therapie, die bei
Allergien unklarer Genese und bei Autoimmunkrankheiten oft über lange Zeiträume durchzuführen ist. Glukokortikoide sind sowohl bei akuten
allergischen Reaktionen als auch bei Allergien
vom Spättyp (Typ 4), die vielfach nur schlecht auf
Antihistaminika ansprechen, wirksam. Bei akut
lebensbedrohlichen allergischen Erkrankungen,
wie *beim anaphylaktischen Schock,* Larynxödem,
Status asthmaticus, sind Glukokortikoide wegen
ihres zu langsamen Wirkungseintritts nur als Zusatztherapie (z. B. zu Sympathomimetika, Kreis-
laufauffüllung) geeignet, um insbesondere eine
weitere Ausschüttung von Histamin und anderen
Mediatoren zu verhindern. Die Anwendung von
Glukokortikoiden soll beim anaphylaktischen und
anaphylaktoiden Schock möglichst frühzeitig und
hochdosiert erfolgen.

Sinnvoll ist der Glukokortikoideinsatz auch
beim *Endotoxinschock,* während bei anderen
Schockformen, z. B. beim traumatischen, hämorrhagischen, neurogenen, kardiogenen und, wie Er-
gebnisse von Humanstudien zeigen, auch beim
septischen Schock, Glukokortikoide keinen therapeutischen Nutzen bringen, sondern im Gegenteil
infektiöse Komplikationen fördern können.

Bei *Bronchialasthma* allergischer und anderer
Genese sowie bei chronisch obstruktiven Bronchialerkrankungen des Pferdes wirken, nach einer
Latenz von 4–6 h, Glukokortikoide unterstützend
und präventiv, indem sie aufgrund ihrer permissiven Wirkung für Catecholamine den bronchodilatatorischen Effekt von Adrenalin und von therapeutisch eingesetzten β_2-Sympathomimetika verstärken, die Freisetzung bzw. Synthese bronchokonstriktorischer Mediatoren (wie Histamin oder
Leukotriene) unterdrücken sowie Schleimhaut-
schwellung, entzündliche Infiltrationen und vermehrte Sekretion verringern. Auf diesen Wirkungen beruhen auch therapeutische Erfolge beim
Lungenemphysem, die sich allerdings nur auf chronisch obstruktiv bedingte, funktionelle Emphyse-
me beschränken.

Bei *allergischen Hauterkrankungen,* Otitis externa oder Insektenstichen, ist neben der antiallergischen, antiinflammatorischen Wirkung auch die

ausgeprägte *Juckreiz-stillende Wirkung* von Glukokortikoiden, die sowohl bei systemischer als auch bei lokaler Anwendung eintritt, von wichtiger Bedeutung. Durch diese antipruriginöse Wirkung kann der durch ständiges Kratzen ausgelöste Circulus vitiosus bei diesen Erkrankungen durchbrochen und z. B. auch bei parasitären Dermatosen die Voraussetzung für eine gezielte kausale Therapie geschaffen werden. Glukokortikoide sind bei schweren Hautaffektionen, exfoliativer Dermatitis und Ekzemazerbationen sowie bei starkem Pruritus indiziert, wobei möglichst eine lokale, intraläsionale Anwendung durchgeführt werden soll, mit der vielfach eine dramatische Besserung erzielt werden kann. Bei infektiösen Hauterkrankungen sind Glukokortikoide im allgemeinen kontraindiziert, mit Ausnahme der Anwendung zur Juckreizstillung bei Therapiebeginn. Bei Autoimmunerkrankungen der Haut oder unter Mitbeteiligung der Haut (z. B. Pemphigus oder Lupus erythematodes disseminatus) ist in den meisten Fällen nur eine systemische Glukokortikoidtherapie erfolgversprechend.

Auch bei *nicht-immunogenen Entzündungen* bewirken Glukokortikoide oft eine schlagartige Besserung, die aber nur auf einer Unterdrückung der Entzündungssymptome beruht und nicht zu einer Beseitigung der Grundkrankheit führt. Nach Absetzen der Therapie muß deshalb in den meisten Fällen mit einem Wiederaufflammen der Entzündungssymptome gerechnet werden. Die ausschließlich palliative Wirkung bei Fehlen eines kurativen Effekts, die noch dazu mit einem erheblichen Nebenwirkungsrisiko erkauft wird, ist der wichtigste Grund dafür, daß sich nach der anfänglichen Glukokortikoid-Euphorie eine Ernüchterung breitgemacht hat. Therapeutisch vertretbar ist eine *kurzfristige* Anwendung von Glukokortikoiden nur bei schweren akuten Entzündungen, die entweder lebensbedrohlich sind oder eine starke Beeinträchtigung der Bewegungsfähigkeit des Patienten bedingen. Kontraindiziert sind Glukokortikoide bei allen infektiösen Entzündungsprozessen, insbesondere bei septischen Prozessen mit Ausnahme vitaler Indikationen. Sinnvoll kann der Einsatz bei Entzündungen mit starken bindegewebigen Zubildungen, bei interstitieller Pneumonie, bei eosinophilen Infiltrationen, bei akutem Leberzerfall und bei beginnender Leberzirrhose sowie beim MMA-Syndrom der Sauen sein. Keinen Vorteil bringen Glukokortikoide beispielsweise bei Bronchitis, solange keine erhebliche Obstruktion der Atemwege vorliegt, bei Glomerulo- und Pyelonephritis oder bei Mastitis. Therapeutisch sinnlos und eher gefährlich ist die Anwendung von Glukokortikoiden zu Zwecken der Prophylaxe und Metaphylaxe,

z. B. von Jungtierinfektionen, trotz der nicht rationalen weiten Verbreitung von fixen Glukokortikoid-Antibiotika-Kombinationen zu diesen Zwecken. Zu den Hauptindikationen von Glukokortikoiden zählen sterile entzündliche Prozesse am Bewegungsapparat, wie Tendinitis, Tendovaginitis, Arthritis, Osteoarthritis oder Periostitis. So führt z. B. der antiexsudative Effekt von Glukokortikoiden im Bereich der Synovialmembran zu einer raschen Abschwellung entzündeter Gelenke mit Wegfall des Schmerzes und Wiederherstellung der Beweglichkeit. Insbesondere in solchen Fällen kann der rein palliative, nicht heilende entzündungshemmende Effekt von Glukokortikoiden zu negativen Folgeerscheinungen führen. Durch Aufhebung des Schmerzes als physiologische Schutzbarriere kann es, wenn keine Schonung während der Therapie erfolgt, zu einer übermäßigen Gelenksbelastung kommen, wodurch der zugrundeliegende Krankheitsprozeß noch verschlimmert wird. Zu einer Verschlechterung der Gesamtsituation tragen aber auch die Glukokortikoide selbst bei, indem sie vor allem aufgrund ihres antiproliferativen Effekts am Gelenkknorpel degenerative Prozesse fördern und reparative Vorgänge unterdrücken. Bei Diskopathien des Hundes und bei der Rehe des Pferdes (mit Ausnahme der »Cortison-Rehe«) kann im Anfangsstadium, wenn exsudative Prozesse dominieren, eine Behandlung mit Glukokortikoiden versucht werden. Obwohl bei chronischen Entzündungsprozessen Glukokortikoide vor allem wegen ihrer antiproliferativen Wirkung eingesetzt werden, ist der Einsatz hierfür wegen des hohen Nebenwirkungsrisikos der zumeist über einen längeren Zeitraum erforderlichen Behandlung und wegen der Interferenz mit Reparationsprozessen nicht empfehlenswert. Ausnahmen bilden lediglich allergisch bedingte Myositis oder Polyarthritis sowie rheumatoide Erkrankungen, wenn hierbei durch Glukokortikoide einigermaßen eine Lebensqualität gewährleistet werden kann.

In der Tumortherapie stellen aufgrund der lympholytischen Wirkung von Glukokortikoiden *lymphatische Tumoren,* insbesondere Leukose der Katze, chronische lymphatische Leukose des Hundes und Lymphosarkome eine spezifische Indikation dar. Vielfach empfiehlt sich für diese Fälle eine kombinierte Behandlung mit anderen Zytostatika (siehe Kap. Q). Bei der zytostatischen Therapie anderer Tumoren können Glukokortikoide palliativ unter Ausnutzung ihrer euphorisierenden, antiinflammatorischen und antitoxischen Wirkung gegen Tumorzerfallsprodukte sowie wegen ihres antiemetischen Effekts bei Zytostatika-bedingtem Erbrechen eingesetzt werden.

Von veterinärmedizinischer Bedeutung ist die Wirksamkeit von Glukokortikoiden bei der *primären Ketose* des Rindes. Für den therapeutischen Effekt bei dieser Indikation scheinen insbesondere die schnelle und langanhaltende Steigerung des Blutglukosespiegels infolge reduzierter Glukose-utilisation und gesteigerter Glukoneogenese sowie ein transienter Rückgang der Milchleistung, der 3 bis 5 Tage anhält und vor allem bei ketotischen Rindern nach Glukokortikoidgabe eintritt, wichtig zu sein. Bei sekundären Ketosen (Lipomobilisationssyndrom) sind Glukokortikoide wegen ihrer lipolytischen Wirkung nicht geeignet. Beim *Festliegen* des Rindes sind, mit Ausnahme entzündlicher Gelenkserkrankungen, Glukokortikoide nur von geringem Nutzen und selten gerechtfertigt. So kommt es bei der Gebärparese aufgrund des Vitamin-D$_3$-Antagonismus vielmehr zu einer nicht erwünschten Senkung des Serumcalciumspiegels. Glukokortikoide eignen sich deshalb im Gegenteil zur Behandlung einer Hypercalcämie. Glukokortikoide können allerdings zur Gebärpareseprophylaxe eingesetzt werden, indem sie ca. 3–4 Tage vor dem Geburtstermin verabreicht werden. Die dadurch ausgelöste Senkung des Serumcalciums führt zu vermehrter Ausschüttung von Parathormon und dadurch zu gesteigerter Calciummobilisation aus dem Skelett, wodurch post partum eine bessere Anpassungsfähigkeit des Organismus an den erhöhten Calciumbedarf zustandekommt. Verschiedentlich werden Glukokortikoide im Anschluß an die akute Phase des Festliegens zur Streßprophylaxe eingesetzt.

Glukokortikoide werden unterstützend zur Therapie beim toxischen Lungenödem und beim Hirnödem angewendet. Der therapeutische Wert beim Hirnödem ist umstritten.

Die **Nebenwirkungen** von Glukokortikoiden (Tab. 4) umfassen ein weites Spektrum unerwünschter Reaktionen, die sich aus den bekannten pharmakodynamischen Wirkungen ableiten lassen und deshalb im allgemeinen vorhersehbar sind. Die Nebenwirkungen resultieren aus dem Einfluß überphysiologischer Kortikosteroiddosen auf den Elektrolythaushalt, die NNR-Hypophysenachse, den Glukosestoffwechsel, die Wundheilung und das Immunsystem. Grundsätzlich gilt, daß eine kurzfristige, auch hochdosierte Anwendung gut verträglich ist und zu keinen nennenswerten Nebenwirkungen oder Symptomen einer akuten Überdosierung führt. Demgegenüber ist jede länger dauernde Kortikosteroidverabreichung, die nicht zur Deckung eines Hormondefizits dient, mit erheblichen Risiken belastet. Dies trifft insbesondere für Depotpräparate zu, aber auch für die lokale Anwendung auf der Haut, am Auge, intraartikulär oder als Dosieraerosol.

Tab. 4
Nebenwirkungen und Gegenanzeigen von Glukokortikoiden

Nebenwirkungen	Gegenanzeigen
mineralokortikoid:	
Natriumretention mit Ödembildung	kongestive Herzinsuffizienz chronische Niereninsuffizienz
Hypokaliämie	
glukokortikoid:	
ACTH-Suppression	Abwehrschwäche
NNR-Inaktitätsatrophie	virale Infektionen
Immunsuppression	Systemmykosen
Infektionsrisiko	septische Prozesse
Verzögerte Wundheilung	Vorsicht bei akuten Infektionen
Magen-Darm-Ulzera	aktive Immunisierung
Hautatrophie	
Osteoporose	Geschwüre
Arthropathie	Magen-Darm-Ulzera
Muskelschwund	aseptische Knochennekrose
Wachstumsverzögerung	
Hufrehe	Osteoporose
verminderte Glukosetoleranz	
diabetogene Wirkung	Hypocalcämie
Polyphagie, Polydipsie, Polyurie	
Erniedrigung der Krampfschwelle	Diabetes mellitus
Hepatopathie	Glaukom
Thromboseneigung	
Hypertonie	Rinder: letztes Drittel der
Glaukom	Trächtigkeit
Katarakt	
Teratogenität (?)	
Geburtsauslösung (Schaf, Rind)	
verminderte Milchleistung (Rind)	
Cushing-Syndrom	

Unerwünschte *mineralokortikoide* Wirkungen führen zur Ausbildung von Ödemen infolge Natrium- und Wasserretention, zu Hypokaliämie mit reduzierter Herzglykosidtoleranz und verminderter Herzleistung, zu Hypertonie sowie zu metabolischer Alkalose. Diese reversiblen Nebenwirkungen sind besonders ausgeprägt bei den natürlichen Kortikosteroiden, wie Cortisol und Cortison, geringer bei Prednisolon und Prednison, während die Gefahr bei den fluorierten Glukokortikoiden wegen praktisch fehlender mineralokortikoider Wirkqualitäten gering ist.

Ein umgekehrtes Verhalten zeigt sich bei den vielen anderen Nebenwirkungen, die aus den glukokortikoiden Effekten resultieren. Die Inzidenz dieser unerwünschten Wirkungen nimmt parallel zur glukokortikoiden Wirkstärke zu, so daß Prednisolon und ähnliche Verbindungen einen deutlich größeren Sicherheitsspielraum als fluorierte Glukokortikoide aufweisen. Jede Glukokortikoid-Applikation wirkt auf die NNR-Hypophysen-Achse ein, indem sie einen negativen Rückkopplungseffekt auf die ACTH-Ausschüttung ausübt. Durch den Abfall des ACTH-Stimulus entwickelt sich eine reversible *Inaktivitätsatrophie der NNR,* die zu einem schnell eintretenden Abfall des Cortisolspiegels führt. Diese Cortisolsuppression ist besonders ausgeprägt beim Rind, das unter den Haustieren den niedrigsten Cortisolspiegel aufweist, und nimmt in seiner Dauer mit der glukokortikoiden Wirkstärke zu. Nach einmaliger Gabe kann die Cortisolsuppression beim Rind z. B. nach Prednisolon bis zu 1,5 Tage, nach Betamethason bis zu 3 bis 4 Tage anhalten. Bei Verwendung von Langzeitformulierungen in Form von Kristallsuspensionen können mehrere Wochen bis zu 2 Monate bis zum Wiedererreichen der Normalwerte von Cortisol vergehen (Tab. 5). Nach einer Therapiedauer von 2 bis 3 Wochen ist in jedem Fall mit einer reversiblen NNR-Atrophie zu rechnen, die auch bei Neugeborenen auftritt, wenn das Muttertier unter Prednisolon-Behandlung steht. Als Folge dieser sekundären NNR-Insuffizienz kommt es zu einer verminderten Streßbelastbarkeit, die in Streßsituationen eine Dosiserhöhung erforderlich machen kann. Ferner entwickelt sich bei plötzlichem Absetzen des Glukokortikoids ein »Steroid-Entzugssyndrom«, das zu einer akuten NNR-Insuffizienz bis hin zu einer lebensbedrohlichen Addisonkrise führen kann. Symptome des Entzugs können ein Rezidiv der Grundkrankheit (z. B. allergische Reaktionen), Muskelschwäche, Muskel- und Gelenkschmerzen, Verhaltensänderungen, Dyspnoe, Erbrechen, Anorexie, Fieber, Hypoglykämie, Blutdruckabfall und Dehydrierung sein. Die Therapie einer akuten NNR-Insuffizienz besteht in einer Verabreichung von Cortisol oder Prednisolon sowie von Glukose- und Elektrolytinfusionen. Mit Entzugssymptomen muß bereits nach 3- bis 4tägiger Verabreichung gerechnet werden, nach einer Therapiedauer von mehr als 14 Tagen soll ein abruptes Absetzen von Glukokortikoiden vermieden werden. In solchen Fällen ist die Therapie ausschleichend zu beenden, indem abnehmende Dosen nur mehr jeden 2. oder 3. Tag verabreicht werden. Nach Langzeittherapie (über 1 Monat) ist die ausschleichende Therapie über 2 bis 3 Wochen durchzuführen. Je nach vorangegangener Therapiedauer können mehrere Wochen bis Monate bis zur Normalisierung der NNR-Funktion

vergehen. Während dieser Zeit besteht eine erhöhte Streßanfälligkeit. Zur Minimierung der NNR-Suppression sollte die Zufuhr exogener Glukokortikoide möglichst kurzfristig erfolgen. Bei längerer Therapiedauer ist sobald als möglich die Dosis auf die niedrigste klinisch erforderliche Erhaltungsdosis zu reduzieren und eine alternierende Therapie (Dosierung jeden 2. Tag) durchzuführen, wobei die Tagesdosis auf einmal gegeben wird. Ferner soll unter Beachtung des diurnalen Rhythmus der NNR-Aktivität die Glukokortikoidverabreichung immer zum Zeitpunkt des Maximums der endogenen Cortisolausschüttung, beim Hund morgens und bei der Katze abends, erfolgen. Langzeitformulierungen sind möglichst zu vermeiden, da sie den diurnalen Rhythmus stören.

Die *immunsuppressive Wirkung* der Glukokortikoide führt zu einer Verschlechterung der Abwehrlage gegenüber allen Arten von Infektionserregern, so daß es unter Glukokortikoidtherapie zu einer erhöhten *Infektanfälligkeit* kommt, mit der bereits nach 3 bis 4 Tagen Therapiedauer, bei Langzeitformulierungen schon nach einmaliger Gabe, zu rechnen ist. Die Folgen können eine Exazerbation latenter Infektionen, eine Verschlimmerung bestehender Infektionen, Superinfektionen oder Neuinfektionen sein. Das erhöhte Infektionsrisiko ist nicht nur auf bakterielle Infektionen beschränkt, sondern kann auch zu Durchbrüchen viraler Infektionen, zur Ausbildung von Systemmykosen und zu einer Verschlechterung parasitärer Erkrankungen, z. B. von Kokzidiose und Babesiose, führen. Auch bei lokaler Verabreichung muß, vor allem am Ort der Applikation, mit einer erhöhten Infektionsgefahr, z. B. auf der Haut, am Auge oder in Gelenken, gerechnet werden. Durch die Resistenzminderung nach Zufuhr exogener Glukokortikoide kann es beispielsweise bei Rindern zu einer Reaktivierung klinisch und serologisch inapparenter Herpesvireninfektionen kommen und eine Virusausscheidung oder Krankheitsdurchbrüche provoziert werden, wie dies für das IBR-Virus nachgewiesen wurde. Auch der Verlauf einer bovinen Virusdiarrhö kann bei Kälbern durch Glukokortikoidgaben verschlimmert werden. Das Auftreten Glukokortikoid-provozierter Infektionen wird in der Anfangsphase häufig durch den antiinflammatorischen und euphorisierenden Effekt maskiert. Aufgrund der reduzierten Immunitätslage kann es vielfach zu einer starken Dissemination und zu einem bizarren Erscheinungsbild der Infektionen kommen. Die immunsuppressive Wirkung stört die Tuberkulinreaktion und beeinträchtigt die Effektivität von Schutzimpfungen, da sich im engen zeitlichen Zusammenhang mit einer Kortikosteroidtherapie nur eine schlechte Immunität ausbilden kann. Durch folgende Vorsichtsmaßregeln kann die Infektionsgefahr bei Glukokortikoidtherapie gering gehalten werden:

- Therapeutische Anwendung bei Infektionskrankheiten ist zu vermeiden. Bakterielle Infektionen sind, außer in lebensbedrohlichen Situationen, keine Indikation für Glukokortikoide. Virale Infektionen stellen eine absolute Kontraindikation dar.
- Ausschluß latenter Infektionen und Elimination bestehender Infektionen vor Therapiebeginn.
- Lückenloser chemotherapeutischer Schutz während der Therapie und nach Absetzen des Glukokortikoids, solange eine Immunsuppression besteht. Aufgrund der langen biologischen Halbwertszeit und der stark verzögerten Resorption bei Langzeit-wirksamen Kortikosteroidestern (Tab. 2 und 5) kann die Immunitätslage noch über mehrere Tage bis Wochen beeinträchtigt sein. Der Antibiotikaschutz soll wegen der gestörten Abwehrlage nur mit hoch dosierten bakterizid wirksamen Verbindungen durchgeführt werden. Die Abschirmung mit Antibiotika bietet jedoch keinen Schutz vor dem Aufflammen von Mykosen oder Virusinfektionen. Kortikosteroide und Antibiotika sollen getrennt verabreicht werden! Die in der Veterinärmedizin häufig eingesetzten *fixen Glukokortikoid-Antibiotika-Kombinationen* sind aus verschiedenen Gründen abzulehnen. So sind nur in den bereits erwähnten Ausnahmefällen mit vitaler Indikation Glukokortikoide bei bakteriellen Infektionen erforderlich. Bei Bronchopneumonien des Rindes war sogar die Rückfallquote und Todesrate bei alleiniger Antibiotikagabe niedriger als bei kombinierter Verabreichung mit Kortikosteroiden. Häufig täuscht der euphorisierende Effekt der Glukokortikoide eine schnell eintretende scheinbare Besserung vor, die vielfach zu einer frühzeitigen Beendigung der Therapie Anlaß gibt, noch bevor die Grundkrankheit geheilt ist, wodurch Rezidive vorprogrammiert sind. Der praktizierte Einsatz fixer Glukokortikoid-Antibiotika-Kombinationen zur Krankheitsvorbeuge ist therapeutisch sinnlos und mit erheblichen Risiken behaftet. Die Problematik solcher Kombinationen läßt sich beispielhaft an den häufig vor allem bei Jungtierkrankheiten eingesetzten Chloramphenicol-Tylosin-Prednisolon-Präparaten (**CTP,** V. M.) demonstrieren. Im Gegensatz zu der Forderung nach einer Abschirmung mit bakterizid wirksamen Antibiotika ist hier Prednisolon nur mit Bakteriostatika kombiniert, wobei Chloramphe-

nicol zusätzlich noch wegen ebenfalls vorhandener suppressiver Auswirkungen auf das Immunsystem besonders ungeeignet ist. Weiterhin besteht eine erhebliche Diskrepanz in der Wirkungsdauer und in der Pharmakokinetik zwischen den Kombinationspartnern. Chloramphenicol muß zur Aufrechterhaltung ausreichender Wirkspiegel zweimal täglich verabreicht werden, während Prednisolon eine Wirkungsdauer bis zu 36 Stunden aufweist. Darüber hinaus liegt das Glukokortikoid in diesem Präparat als Prednisolon-21-acetat vor, ein Ester, der aufgrund seiner langsamen Resorption von der Injektionsstelle einen Depoteffekt besitzt, so daß bis zu seiner vollständigen Resorption mehrere Tage vergehen (Tab. 5). Durch die zur Aufrechterhaltung eines antibiotischen Wirkspiegels erforderlichen kurzen Behandlungsintervalle kommt es somit zu einer erheblichen Kumulation von Prednisolon mit der Folge einer ausgeprägten NNR-Suppression, die bereits nach einwöchiger Behandlung eine ausschleichende Therapie notwendig macht und zu einer langanhaltenden Immunsuppression führt, die durch einen Eosinophilensturz über mehr als 10 Tage nach 3maliger Gabe von Prednisolon-21-acetat gekennzeichnet ist. Nach dem Absetzen besteht deshalb noch ausgeprägte Immunsuppression, die eine entsprechend lange alleinige Nachbehandlung mit bakteriziden Antibiotika erforderlich macht.

Auch aus der antiproliferativen und Eiweiß-katabolen Wirkung der Glukokortikoide resultiert eine Reihe unerwünschter Wirkungen. Hierzu zählt eine *Verzögerung der Wundheilung,* die sich unter anderem besonders nach Operationen und bei Ulzerationen auswirkt. Glukokortikoide wirken aber am Magen-Darm-Trakt auch selbst ulzerogen. Durch Hemmung der Prostaglandinsynthese fällt, ähnlich wie unter nicht-steroidalen Antiphlogistika, die zytoprotektive Wirkung der Prostaglandine auf die Magen-Darm-Schleimhaut weg mit der Folge einer gesteigerten Säuresekretion bei verminderter Produktion der schützenden Schleimschicht. Dadurch kann es zu einer Reaktivierung oder Neubildung von *Magen-Darm-Ulzera* kommen, wobei die Situation durch die gleichzeitige Beeinträchtigung der Wundheilung noch weiter kompliziert wird. Durch eine mehrtägige hochdosierte Glukokortikoidtherapie konnten bei Kälbern perforierende Labmagengeschwüre und bei Hunden Kolonperforationen hervorgerufen werden. Aufgrund des gleichartigen Wirkungsmechanismus verstärken sich die ulzerogenen Nebenwirkungen von nicht-steroidalen Antiphlogistika und Glukokortikoiden, so daß bei kombinierter Gabe trotz möglicher »Glukokortikoid-Einsparung« ein unvertretbar hohes Nebenwirkungsrisiko besteht. Dermale Glukokortikoidverabreichung kann durch Hemmung mesenchymaler Reaktionen, wie der Kollagensynthese, zu *Hautatrophie* (»Papierhaut«) führen. Aber auch nach intramuskulärer Applikation von Langzeitformulierungen kann es im Bereich der Injektionsstelle zu einem Schwund des Gewebes kommen. Am Haarkleid zeigt sich eine Hypertrichose, beim Schaf wird das Wollwachstum und das Vlies reduziert. Am Skelett entwickelt sich eine *Osteoporose* mit erhöhter Gefahr von Spontanfrakturen, verursacht durch den Abbau mesenchymaler Knochenmatrix, durch eine Hemmung der Osteoblastenaktivität und eine Störung des Calciumhaushalts. Eine katabole Wirkung auf den Gelenkstoffwechsel kann zu einer *Schädigung des Gelenkknorpels* führen, wobei die Gefahr besonders hoch ist bei der häufig durchgeführten intraartikulären Injektion langwirksamer Glukokortikoidformulierungen, vor allem von Kristallsuspensionen, in bereits vorgeschädigte Gelenke. Hierbei kommt es neben übermäßiger Belastung infolge einer Aufhebung der schützenden Schmerzbarriere zu einer Schädigung von Chondrozyten, zu Osteoporose und Verarmung an Glykosaminglykanen. Endstadien einer derartigen »Steroid-Arthropathie« können aseptische Knochennekrosen und ein Zusammenbruch der Gelenkoberfläche sein. Auch im Gelenk besteht unter Glukokortikoiden ein erhöhtes Infektionsrisiko. Grundsätzlich gilt für jede *intraartikuläre Glukokortikoidinjektion,* daß nur eine palliative Wirkung erzielt, die Heilung aber verzögert und der Krankheitsprozeß möglicherweise verschlimmert werden kann. Für eine intraartikuläre Verabreichung sind folgende Kriterien zu beachten: streng aseptische Injektion, eventuell mit Antibiotikaschutz; nicht bei intraartikulären Frakturen; nach der Injektion eine Schonung von 30 Tagen; keine operativen Eingriffe an behandelten Gelenken vor Ablauf von 8 Wochen; keine Wiederholung, wenn eine vorangegangene Injektion erfolglos war. Eine weitere Auswirkung des Eiweiß-katabolen Effekts ist ein beim Pferd ausgeprägter *Muskelschwund,* sowie eine Wachstumsverzögerung junger Tiere.

Bei Pferden kann als seltene Komplikation eine Glukokortikoid-induzierte *Hufrehe* auftreten, die am häufigsten nach Triamcinolon beobachtet wird, jedoch grundsätzlich durch jedes Glukokortikoid ausgelöst werden kann. Das Risiko dieser Nebenwirkung nimmt mit steigender Dosierung zu. Für den Glukokortikoideinsatz bei Pferden ist deshalb immer eine Risikoabschätzung hinsichtlich dieser Nebenwirkung und eine Aufklärung des Tierbesitzers über diese Gefahr erforderlich.

Infolge des starken Blutzuckeranstiegs wirken Glukokortikoide *diabetogen,* es entwickelt sich ein »Steroiddiabetes« mit verminderter Glukosetoleranz, Glykosurie und erhöhtem Insulinbedarf. Ein latenter Diabetes kann manifest, ein bestehender Diabetes verschlimmert werden.

Weitere Glukokortikoid-Nebenwirkungen sind Polyphagie, Polydipsie, Polyurie, eine Erniedrigung der Krampfschwelle und Auslösung epileptischer Anfälle, reversible Hepatopathie beim Hund, Hypertonie, Thromboseneigung sowie bei Anwendung am Auge Auslösung eines Glaukomanfalls und Ausbildung subkapsulärer Katarakte.

Bei Hunden und Labortieren traten vereinzelt *teratogene* Wirkungen auf. Bei Schaf und Rind kommt es durch eine einmalige Gabe einer therapeutischen Dosis eines Glukokortikoids im letzten Drittel der Trächtigkeit mit ziemlicher Sicherheit zu einer *Geburtsauslösung.* Dieser Effekt tritt nur bei diesen Wiederkäuern auf und beruht auf einer Tierart-spezifischen Steigerung der plazentaren Estrogensynthese (siehe Kap. I 2.4). Eine unwirksame Grenzdosis ist nicht bekannt, Aborte können z. B. auch durch intramammäre Glukokortikoid-Anwendung ausgelöst werden. Bei Rindern kann es insbesondere bei ketotischer Stoffwechsellage zu einem transienten Rückgang der Milchleistung über 3 bis 5 Tage kommen.

Bei Langzeitanwendung hoher Glukokortikoiddosen entwickelt sich das *Cushing-Syndrom* als charakteristisches Bild eines durch **Überdosierung** ausgelösten Hyperadrenokortizismus. Das äußere Erscheinungsbild ist hierbei gekennzeichnet durch eine Stammfettsucht infolge einer Umverteilung der Fettdepots mit Hängebauch, atrophischen Gliedmaßen, Alopezie und eine Vielzahl der beschriebenen Nebenwirkungen. Diese Symptome treten innerhalb von 10 bis 14 Tagen bei Überschreiten der sogenannten »Cushing-Schwellendosis« auf, die mit zunehmender glukokortikoider Wirkstärke niedriger wird. Diese Grenzdosis liegt meist knapp über der Erhaltungsdosis, z. B. für Prednisolon im Bereich von 1 mg/kg. Sie unterliegt jedoch erheblichen individuellen Schwankungen, so daß die Erhaltungsdosis bei Langzeittherapie immer dem Einzelfall anzupassen ist. Das durch exogene Kortikosteroide ausgelöste Cushing-Syndrom ist reversibel und verschwindet wieder nach adäquater Reduktion der Glukokortikoiddosis.

Darreichungsformen von Glukokortikoiden (Tab. 5): Glukokortikoide sind als freier Alkohol fast unlöslich in Wasser und nur sehr gering löslich in Alkohol oder anderen Lösungsmitteln. Die freien, unveresterten Steroide werden, da sie gut oral bioverfügbar sind, hauptsächlich in Tablettenform angewendet. Demgegenüber enthalten Injek-

Tab. 5
Glukokortikoid-Ester: Löslichkeit, Applikationsform, Resorption und Wirkdauer

	Wasser-löslichkeit	Applikationsart	Resorption	Dauer der Cortisolsuppression
Freier Alkohol	keine	oral (i. m.)	schnell	2–3 Tage[1]
Glukokortikoidester Wäßrige Lösungen:				
Dihydrogenphosphat Hydrogensuccinat (Hemisuccinat) Tetrahydrogenphthalat	hoch	i. v. i. m.	i. m. 30–60 min	über 2 Tage[2]
Kristallsuspensionen:				
Acetat Diacetat Acetonid (Acetalform)	niedrig	i. m. intraartikulär	langsam (2–14 Tage) sehr langsam	über 14 Tage[3] mehrere Wochen[4]
EXTERNA:				
Acetat, Diacetat Acetonid Pivalat Valerat	niedrig	topisch	langsam	– – – –

[1] Dexamethason (Rind)
[2] Prednisolon-21-Hydrogensuccinat (Rind)
[3] Prednisolon-21-Acetat (Rind)
[4] Triamcinolon-16α,17α-Acetonid (Pferd)

tionslösungen und Externa in der Mehrzahl Glukokortikoidester, die an C_{21} oder C_{17} vorwiegend mit organischen Säuren verestert sind. Die Veresterung an C_{21} beeinflußt die Wirksamkeit kaum, C_{17}-Ester besitzen eine verstärkte topische Wirkung. Durch die Veresterung kann, in Abhängigkeit von der veresterten Säure, entweder eine Verbesserung der Löslichkeit oder ein Depoteffekt erzielt werden. Dementsprechend gibt es zwei Kategorien von Glukokortikoid-haltigen Injektionspräparaten: (1) Wäßrige Injektionslösungen gut wasserlöslicher Glukokortikoidester, zu denen neben den in Tab. 5 aufgeführten Verbindungen auch Isonikotinatester zu rechnen sind. Mit diesen leicht spaltbaren Estern kann schnell das Wirkungsmaximum erreicht werden. Sie eignen sich insbesondere zur intravenösen Anwendung, werden aber auch nach intramuskulärer Injektion zügig und ohne Depotbildung resorbiert. (2) Wäßrige Suspensionen und Kristallsuspensionen, die schlecht wasserlösliche und nur langsam spaltbare Acetat-, Diacetat-, Dipropionat-, Phenylpropionat-, Sulfobenzoat- oder Cypionat-Ester sowie als Sonderform Acetonide (Acetalform) z. T. in mikrokristalliner Form enthalten. Diese Ester werden nur sehr langsam resorbiert und führen am Applikationsort zur Depot-

bildung. Kristallsuspensionen waren ursprünglich für die intrafokale Anwendung, z. B. intraartikulär, konzipiert, um am Wirkort hohe, über Wochen und Monate anhaltende Konzentrationen bei gleichzeitig relativ geringer systemischer Belastung zu erzielen. Auch bei intramuskulärer Applikation von Kristallsuspensionen kommt es zur Bildung von Depots, bis zu deren vollständiger Resorption mehrere Tage bis Wochen vergehen können mit der Folge entsprechend lang anhaltender systemischer Wirkstoffspiegel (Tab. 5). Die Anwendung von Kristallsuspensionen als intraartikuläres oder intramuskuläres Depot ist allerdings nicht unproblematisch, da die lange persistierenden Wirkstoffspiegel ein erhebliches Risiko lokaler und systemischer Nebenwirkungen bedingen. So können kristalline Suspensionsreste über Monate im Gelenk verbleiben und eine »Steroid-Arthropathie« verursachen. Auch im Bereich des intramuskulären Depots können irreversible atrophische Gewebeschäden auftreten. Systemische Auswirkungen der protrahierten Wirkstofffreisetzung bestehen vor allem in einer Erhöhung des Infektionsrisikos sowie in einer langdauernden Unterdrückung der NNR-Funktion, die nach einmaliger Applikation über mehrere Wochen anhalten kann (Tab. 5). Grundsätzlich steht jede Anwendung von Depotformen von Glukokortikoiden im Widerspruch zu einer schonenden, an den circadianen Rhythmus der Kortikosteroid-Ausschüttung angepaßten Dosierung. Kristallsuspensionen sind deshalb mit entsprechender Vorsicht anzuwenden. Ihr Einsatz ist nur über einen kurzen Zeitraum oder zu Beginn einer Langzeit-Therapie sinnvoll, eine längerfristige Anwendung ist abzulehnen. Die in der Humanmedizin weit gebräuchlichen Dosieraerosole für asthmatische Erkrankungen sind veterinärmedizinisch wegen fehlender Compliance der Patienten nicht zu gebrauchen.

Bei einer Glukokortikoidtherapie sind vor allem folgende Leitlinien für die **Dosierung** zu beachten:

- Therapiebeginn mit voller Dosis; möglichst baldige Dosisreduktion auf die niedrigste klinisch noch wirksame Dosis;
- soweit möglich nur lokale oder intrafokale Behandlung;
- eine Dosis von 1 bis 1,5 mg/kg des »Standardglukokortikoids« Prednisolon führt zu einer vollständigen Sättigung der Glukokortikoidrezeptoren. Vergleichbar wirksame Dosen können aus Äquivalenztabellen (Tab. 2) ermittelt werden;
- orale Therapie wird nur bei Hund und Katze durchgeführt;
- *Kurzzeittherapie:*
  in akuten Fällen (z. B. anaphylaktischer Schock) bis zum 5- bis 10fachen der Standarddosis *langsam* i. v. und eventuelle Wiederholung alle 3 bis 6 Stunden;
  in sonstigen Fällen möglichst orale Therapie oder i. m. Applikation wäßriger Injektionslösungen, eventuell verteilt auf 2–4 Tagesdosen. Verabreichung von Kristallsuspensionen nach Möglichkeit nicht wiederholen.
- *Langzeittherapie:*
  möglichst nur oral durchführen;
  soweit keine Substitutionstherapie erfolgt, wird nach initialer Therapie mit eventuell erhöhter Dosis, sobald die Symptome verschwinden, eine Dosisreduktion auf die Erhaltungsdosis durchgeführt. Diese Dosis soll die »Cushing-Schwellendosis« nicht überschreiten, die für Prednisolon im Bereich um 1 mg/kg liegt und immer individuell zu ermitteln ist. Zur Minimierung der NNR-Suppression wird die Tagesdosis unter Berücksichtigung des circadianen Rhythmus der Cortisolausschüttung auf einmal am Maximum der Cortisol-Inkretion (Hund: morgens, Katze: abends) gegeben. Bei Verwendung mittellang wirkender Glukokortikoide wie Prednisolon, kann eine alternierende Therapie durchgeführt werden, bei der nur jeden 2. Tag die doppelte

Tagesdosis verabreicht wird, da die therapeutische Wirkung noch über den therapiefreien Tag hinaus anhält. Wenig oder überhaupt nicht geeignet zur Langzeittherapie sind fluorierte Glukokortikoide und Kristallsuspensionen sowie sonstige Depotformulierungen (mit Ausnahme zur lokalen Therapie auf der Haut). Nach mehr als 2wöchiger Behandlungsdauer ist eine ausschleichende Therapie erforderlich.
- Bei der *Substitutionstherapie* orientiert sich die Tagesdosis an der täglichen Kortikosteroidproduktion, die beim Hund knapp über 1 mg Cortisoläquivalente/kg liegt. Der hierfür erforderlichen Cortisoldosis von 1–2 mg/kg entsprechen 0,25–0,5 mg/kg Prednisolon, die oral einmal täglich oder verteilt auf 2 Einzeldosen gegeben werden. Vor Streßsituationen sollte die Dosis erhöht werden. Zur Substitution eines NNR-Hormondefizits eignen sich Cortisol, Cortison und das stärker mineralokortikoid wirksame Fludrocortison (siehe unter Kap. T 5.1), wegen nicht ausreichender oder fehlender mineralokortikoider Wirkung sind Prednisolon und Prednison weniger geeignet, fluorierte Glukokortikoide ungeeignet.

Pharmakokinetik von Glukokortikoiden: Trotz langer und breiter Anwendung ist die pharmakokinetische Datenlage für Glukokortikoide bei Haustieren in vielen Punkten noch lückenhaft. Die Resorption von Glukokortikoiden findet über alle Wege statt. Nach oraler Gabe wird die freie unveresterte Form schnell und fast vollständig aufgenommen. Die Bioverfügbarkeit liegt hierbei für alle therapeutisch wichtigen Glukokortikoide über 80 %. Ebenfalls gut resorbiert werden freie Glukokortikoid-Alkohole und wasserlösliche Ester nach intramuskulärer Gabe, während die Resorption aus intramuskulären Depots von Kristallsuspensionen stark verzögert und in Abhängigkeit von der Esterform sehr variabel über Tage bis Wochen erfolgt (Tab. 5). Glukokortikoide werden auch über die Haut, über die Bronchialschleimhaut oder aus Gelenken resorbiert, so daß bei allen Formen lokaler Verabreichung immer mit substantieller Resorption und möglichen systemischen Nebenwirkungen zu rechnen ist. Oral tritt die Wirkung schneller als intramuskulär ein, nach intraartikulärer Gabe vergehen bis zu 24 h bis zum Beginn der Wirkung, die ihr Maximum oft erst nach 3 Tagen erreicht. Die Proteinbindung der stärker wirksamen synthetischen Glukokortikoide ist mit einem Umfang von unter 80 % geringer als bei Cortisol (ca. 95 %). Bis zu 75 % des gebundenen Anteils sind locker an Transcortin, einem spezifischen Transportprotein für Kortikosteroide, gebunden. Glukokortikoide verteilen sich weit in alle Gewebe und passieren die Blut-Hirn- und Plazentarschranke. Das Verteilungsvolumen des stärker Protein-gebundenen Cortisols liegt mit 0,3 l/kg deutlich unter den Werten synthetischer Glukokortikoide (z. B. 1,2 l/kg für Dexamethason bei Rind und Hund). Glukokortikoide werden in der Leber metabolisiert, wobei synthetische, insbesondere fluorierte Verbindungen langsamer als natürliche Kortikosteroide abgebaut werden. Die Ausscheidung erfolgt renal überwiegend als Glukuronid, gering auch in sulfatierter Form, nur ein verschwindend kleiner Anteil wird unverändert ausgeschieden. Ein enterohepatischer Kreislauf findet in geringem Umfang statt. Kleine Mengen gehen in die Milch über. Die Eliminationshalbwertszeiten sind am längsten bei fluorierten Glukokortikoiden mit Werten bis zu mehr als 6 Stunden (Tab. 6).

Tab. 6
Pharmakokinetische Parameter von Glukokortikoiden

	Cortisol	Prednisolon	Dexamethason
orale Resorption (%) (Mensch)	80	85	80
Proteinbindung (%) (Mensch)	95	75	70
Verteilungsvolumen [l/kg]	0,3 Msch	2,2 Rind	1,2 Hd, Rd
Halbwertszeit [min]			
Mensch		150–240	150–250
Hund	80–120	80–180	110–150
Rind		150–210	290–390
Pferd		ca. 100	180–200

Neben den Substanz-spezifischen Unterschieden bestehen noch erhebliche tierartliche Differenzen, wobei das Rind die längsten Halbwertszeiten z. B. für die Dexamethason-Ausscheidung aufweist. Die in Tab. 6 aufgeführten Halbwertszeiten gelten für die freie, unveresterte Form von Kortikosteroiden und in gleicher Größenordnung auch für die wasserlöslichen Ester. Bei schwerlöslichen Estern, vor allem in Kristallsuspensionen, bestehen grundsätzlich unterschiedliche pharmakokinetische Verhältnisse, da hier die Halbwertszeiten durch die stark verzögerte, oft wochenlang stattfindende Resorption aus den Depots bestimmt werden. Die Eliminationshalbwertszeiten sind deutlich kürzer als die Wirkdauer, die bei synthetischen Verbindungen

nach einmaliger Gabe mehr als 12 h bis über 72 h beträgt (Tab. 2), so daß eine Wirksamkeit auch noch nach dem Verschwinden der Glukokortikoide aus der Blutbahn vorhanden ist. Die deutlich längere Halbwertszeit der biologischen Wirkung wird bestimmt durch die von der Elimination unabhängige Persistenz des Glukokortikoid-Rezeptor-Komplexes im Zellkern der Zielzellen. Über das *Rückstandsverhalten* von Glukokortikoiden ist der Erkenntnisstand begrenzt, die festgesetzten **Wartezeiten** sind wissenschaftlich nicht ausreichend begründet und tragen der unterschiedlichen Pharmakokinetik der verschiedenen Ester nur teilweise Rechnung. Das Rückstandsrisiko ist bei Glukokortikoiden jedoch angesichts der geringen zu erwartenden Rückstandsmengen an Cortisol-Äquivalenten als niedrig einzustufen.

Als **Kontraindikationen** (Tab. 4) für den Einsatz von Glukokortikoiden gelten bestehende Magen-Darm-Ulzera, virale Infektionen, Systemmykosen, letztes Drittel der Trächtigkeit beim Rind, Festliegen durch Hypocalcämie, Glaukom, schlecht heilende Wunden und Geschwüre; bei der intraartikulären Verabreichung: aseptische Knochennekrosen und septische Prozesse im Gelenksbereich. Eine aktive Immunisierung soll nicht während und bis zu 2 Wochen nach einer Glukokortikoidtherapie durchgeführt werden. Die Ausbildung einer ausreichenden Immunität kann auch bei Schutzimpfungen, die bis zu 8 Wochen vor Therapiebeginn erfolgt sind, beeinträchtigt sein. Relative Kontraindikationen, die besondere Vorsichtsmaßnahmen erfordern, sind bakterielle Infektionen (Glukokortikoidgabe nur in Verbindung mit kausaler Therapie), erkennbare Abwehrschwäche (Antibiotikaschirm), Diabetes mellitus (Erhöhung der Insulindosis), kongestive Herzinsuffizienz und chronische Niereninsuffizienz. Bei längerfristiger Behandlung sollte eine Überwachung auf das Entstehen von Glykosurie, Hypokaliämie und gastrointestinalen Läsionen erfolgen. Während der Therapie auftretende Infektionen sind als Notfälle zu betrachten.

Folgende **Wechselwirkungen** mit anderen Arzneimitteln können therapeutisch relevant werden: verstärkte Kaliumverluste bei gleichzeitiger Gabe von Thiazid- und Schleifendiuretika; verminderte Herzglykosidtoleranz infolge Kaliummangels; erhöhtes Risiko gastrointestinaler Blutungen und Ulzerationen bei Kombination mit nicht-steroidalen Antiphlogistika; erhöhter Insulinbedarf; verminderte Wirkung bei Gabe von Phenobarbital, Phenytoin, Rifampicin und anderen enzyminduzierenden Substanzen; Erhöhung des Augeninnendrucks bei gleichzeitiger Verabreichung von Anticholinergika (z. B. Atropin).

Für die systemische Glukokortikoidtherapie haben veterinärmedizinisch neben **Cortisol** und **Cortison** vor allem **Prednisolon** und **Prednison, Methylprednisolon** sowie **Triamcinolon, Betamethason, Dexamethason** und **Flumethason** Bedeutung erlangt, die alle qualitativ gleich wirken, sich aber in ihrer Wirkstärke erheblich unterscheiden.

5.2.1
Nicht-fluorierte Glukokortikoide

5.2.1.1
Cortisol und Cortison

Cortisol (Hydrocortison) ist bei fast allen Spezies (Ausnahme: Nager) das wichtigste endogene Kortikosteroid, das zusammen mit Cortison als eines der ersten Glukokortikoide für die therapeutische Anwendung zur Verfügung stand. Mit der Entwicklung synthetischer Glukokortikoide mit wesentlich stärkerer glukokortikoider Wirkung bei stark reduzierter mineralokortikoider Aktivität hat Cortisol an Bedeutung verloren und ist heute als Tierarzneimittel nur mehr zur äußeren Anwendung auf dem Markt. Es steht jedoch in einer Reihe von Humanarzneimitteln in verschiedenen Zubereitungen als freier Alkohol, in Tabletten und in ethanolischer Infusionslösung, als wasserlöslicher Hemisuccinatester zur intravenösen und intramuskulären Anwendung sowie als Acetatester in Kristallsuspension für i. m. Depots (**Hydrocortison Hoechst,** H. M.) zur Verfügung. Cortisol und seine Ester werden auch lokal an Haut, Ohren und Augen angewendet (siehe Kap. T 6.3.2). Im Vergleich zu den synthetischen Glukokortikoiden ist die glukokortikoide Wirkung deutlich schwächer (etwa 4mal geringer als bei Prednisolon), während die mineralokortikoide Wirkung am stärksten ausgeprägt ist. **Anwendungsgebiete:** Grundsätzlich kann Cortisol bei allen in Tab. 3 aufgeführten Indikationen eingesetzt werden. In adäquater Dosierung eignet sich Cortisol zur kurzfristigen Behandlung akuter Symptome. Wegen der relativ hohen mineralokortikoiden Wirkung ist Cortisol ungeeignet für eine Langzeittherapie allergischer und entzündlicher Erkrankungen, jedoch andererseits für die Substitutionstherapie bei NNR-Insuffizienz den synthetischen Glukokortikoiden überlegen. Bei stark beeinträchtiger Aldosteron-Inkretion kann allerdings eine zusätzliche Verabreichung 0,9%iger Kochsalzlösung, unter Umständen auch eine kombinierte Gabe von Fludrocortison (siehe Kap. T 5.1) erforderlich sein. **Dosierung:** zur Substitution 1–2 mg/kg alle 12 h oral; zur Kurzzeitthe-

rapie bei asthmatischen und allergischen Zuständen als Tagesdosis zur Initialbehandlung bei Hund und Katze 5 mg/kg oral verteilt auf 2–3 Einzeldosen oder i. m., bei Rind und Pferd 2–3 mg/kg i. m., bei anaphylaktischem oder Endotoxin-bedingtem Schock bis 50 mg/kg langsam i. v. alle 3–6 h; bei intraartikulärer Injektion je nach Gelenksgröße 6–250 mg/Gelenk. Pharmakokinetik s. Tab. 6. Cortisol wird schnell resorbiert, nach oraler Gabe wird in ca. 1 h der maximale Plasmaspiegel erreicht. Die Wirkung ist mit einer biologischen Halbwertszeit von 8–12 h kürzer als bei synthetischen Glukokortikoiden, so daß sich Cortisol nicht zur Durchführung einer alternierenden Langzeittherapie mit Verabreichung nur jeden 2. Tag eignet. **Nebenwirkungen:** wie bei allen anderen Glukokortikoiden (Tab. 4), jedoch mit stärkerer Akzentuierung der mineralokortikoiden Effekte, da bei äquivalenter glukokortikoider Dosierung Cortisol eine ca. 5fach höhere mineralokortikoide Wirkung als Prednisolon ausübt. **Kontraindikationen:** s. Tabelle 4. **Wechselwirkungen:** verminderte Herzglykosidtoleranz, verstärkte Kaliumverluste mit Thiazid- und Schleifendiuretika, erhöhtes Risiko von Magen-Darm-Ulzera bei Kombination mit nichtsteroidalen Antiphlogistika, erhöhter Insulinbedarf, verminderte Wirkung bei Gabe von Enzym-induzierenden Pharmaka (z. B. Barbiturate, Phenytoin, Rifampicin), erhöhter Augeninnendruck bei kombinierter Gabe von Anticholinergika.

Cortison wird kaum mehr angewendet und ist nur mehr als Acetat in Tablettenform auf dem Markt (**Cortison CIBA,** H. M.). Cortison ist pharmakologisch inaktiv und muß erst in der Leber in wirksames Cortisol umgewandelt werden. Wirkungsvoraussetzung ist deshalb eine intakte Leberfunktion. Die Umwandlung erfolgt rasch (Halbwertszeit von unverändertem Cortison: ca. 30 min). Im Vergleich zu Cortisol ist die qualitativ gleiche Wirkung etwas schwächer und tritt mit geringfügiger Zeitverzögerung ein. Bei lokaler Anwendung (z. B. intraartikulär, dermal, intratracheal) ist Cortison wegen fehlender metabolischer Aktivierung unwirksam. **Anwendungsgebiete, Dosierung, Gegenanzeigen, Neben- und Wechselwirkungen:** siehe unter Cortisol.

5.2.1.2
Prednisolon und Prednison

Prednisolon (1,2-Dehydrohydrocortison) unterscheidet sich von Cortisol durch eine zusätzliche Doppelbindung im Ring A des Steroidgerüsts. Aus dieser Strukturvariation resultiert eine 4- bis 5fache Steigerung der glukokortikoiden Wirkung gegenüber Cortisol, während die mineralokortikoide Wirkung kaum verändert ist (Tab. 2). Prednisolon steht als freier Alkohol in Tablettenform für Hund und Katze (**Prednisolon 5,** V. M.) sowie als Acetatester in 1–2%iger wäßriger Suspension (**Prednisolon,** V. M.) oder als Kristallsuspension (**Hostacortin H,** V. M., **Prednisel,** V. M.) zur intramuskulären und intrafokalen (z. B. intraartikulären, intratendovaginalen oder intrabursalen) Anwendung bei allen Tierarten zur Verfügung. Wasserlösliche Prednisolonester zur intravenösen Applikation bei Notfällen sind nur als Humanarzneimittel im Handel (**Solu-Decortin H, Ultracorten H,** H. M.). Wenig sinnvoll sind fixe Kombinationen von Dexamethason und Prednisolon zur i. m. oder i. v. Injektion (**Corti-Riacon,** V. M.). Topische Anwendung siehe Kap. T 6.3.2. Prednisolon kann als das Standardglukokortikoid für alle Tiere betrachtet werden, das im Vergleich zu anderen Wirkstoffen neben therapeutischen Vorzügen auch die größte Sicherheitsbreite besitzt. Vorzüge gegenüber Cortisol: geringere mineralokortikoide Nebenwirkungen und etwas längere biologische Halbwertszeit; gegenüber fluorierten Glukokortikoiden: geringere Inzidenz von Nebenwirkungen, bessere Steuerbarkeit infolge eines schnelleren Wirkungseintritts und einer kürzeren Wirkungsdauer. **Anwendungsgebiete** sind alle in Tab. 2 aufgeführten Glukokortikoidindikationen und insbesondere hierbei die Notfalltherapie bei akuten anaphylaktischen Reaktionen. Prednisolon ist wegen zu geringer mineralokortikoider Wirkung weniger geeignet zur Hormonsubstitution bei NNR-Insuffizienz, vor allem nicht bei beeinträchtigter Aldosteronproduktion. **Dosierung:** akute anaphylaktische Reaktionen 10–30 mg/kg langsam i. v. alle 8 bis 12 h; akute Addisonkrise 5–8 mg/kg i. v.; Hund und Katze: Kurzzeit- und Initialtherapie bei allergischen und entzündlichen Erkrankungen 1–3 mg/kg (Hund) bzw. 2–5 mg/kg (Katze) täglich i. m. oder oral in 2 bis 3 Einzeldosen, Erhaltungsdosis 0,5–1,0 mg/kg täglich oral oder alternierende Therapie mit 2 mg/kg oral jeden 2. Tag, Substitutionstherapie 0,25–0,5 mg/kg und Tag; Schweine: 1–2 mg/kg i. m.; Rinder und Pferde: 0,2–0,5 mg/kg i. m.; bei intraartikulärer Injektion: 5–250 mg/Gelenk je nach Gelenksgröße. Kristallsuspensionen sollen nach Möglichkeit nur ein- bis zweimal in größeren Abständen angewendet werden. Pharmakokinetische Parameter siehe Tab. 6. Maximale Plasmaspiegel werden nach oraler Gabe innerhalb einer Stunde erreicht. Prednisolon ist ein mittellang wirkendes Glukokortikoid mit einem relativ schnellen Wirkungseintritt und einer Wirkungsdauer von 12–36 h. Die Resorption aus intramuskulären Depots von Kristallsuspensionen dauert mehrere Ta-

ge, die ausgelöste Cortisolsuppression hält über 2 Wochen an (Tab. 5). **Nebenwirkungen** und **Gegenanzeigen:** wie für alle Glukokortikoide (Tab. 4), jedoch mit einer größeren therapeutischen Breite als bei Cortisol oder fluorierten Glukokortikoiden. **Wechselwirkungen:** siehe Cortisol. **Wartezeiten:** Eßbare Gewebe von Pferd, Rind, Schaf und Ziege 8 Tage, von Schwein und Kaninchen 6 Tage; Milch 1 Tag.

Prednison (1,2-Dehydrocortison) ist nur als Humanarzneimittel in Tablettenform (**Decortin,** H. M.) im Handel. Vergleichbar zu Cortison handelt es sich auch bei Prednison um ein Prodrug, das erst nach metabolischer Umwandlung in der Leber zu Prednisolon pharmakologisch wirksam wird. Bei intakter Leberfunktion erfolgt eine rasche Aktivierung, wobei die Halbwertszeit für unverändertes Prednison ca. 60 min beträgt. Die Bioverfügbarkeit ist etwas geringer als bei Prednisolon, so daß insgesamt eine etwas schwächere Wirkung resultiert. Bei lokaler Verabreichung ist Prednison wegen fehlender metabolischer Aktivierung unwirksam. **Anwendungsgebiete, Dosierung, Nebenwirkungen, Gegenanzeigen** und **Wechselwirkungen:** siehe unter Prednisolon.

5.2.1.3
Methylprednisolon

6α-Methylprednisolon besitzt bei einer geringfügig stärkeren glukokortikoiden Wirkung eine deutlich schwächere mineralokortikoide Aktivität als Prednisolon (Tab. 2). Handelspräparate sind Tabletten (**Urbason,** H. M.), wäßrige Injektionslösungen gut-löslicher Hemisuccinat-Ester zur i. m. und i. v. Applikation (**Urbason solubile,** H. M.) sowie als Tierarzneimittel eine wäßrige Suspension von Methylprednisolon-21-Acetat mit Depoteffekt zur intramuskulären und intraartikulären Anwendung bei Hund und Katze (**Depot-Medrate,** V. M.). **Anwendungsgebiete:** alle Glukokortikoidindikationen in Tab. 3 außer Substitutionstherapie bei NNR-Insuffizienz. **Dosierung:** für Hund und Katze etwas geringer als für Prednisolon; bei akuten anaphylaktischen Reaktionen 4–10 (–30) mg/kg i. v. oder i. m. alle 3–6 h nach Erfordernis und mit abnehmender Dosierung ab der 3. Verabreichung; oral 1 mg/kg täglich; Depotpräparat 1–3 mg/kg (Hund) oder 2–4 mg/kg (Katze) i. m. einmal wöchentlich und möglichst nicht länger als 4 Wochen. Das pharmakokinetische Verhalten ist ähnlich wie bei Prednisolon, die Eliminationshalbwertszeit ist mit 3 Stunden etwas länger (Tab. 6). **Nebenwirkungen:** s. Tabelle 4, unerwünschte mineralokortikoide Wirkungen sind praktisch nicht vorhanden, vielmehr kommt es infolge eines Aldosteron-Antagonismus zu vermehrter Natriumausscheidung. **Kontraindikationen:** s. Tabelle 4. **Wechselwirkungen:** siehe Cortisol.

5.2.2
Fluorierte Glukokortikoide

An C_6 oder C_9 fluorierte Prednisolonderivate, die zugleich noch an C_{16} substituiert sind, besitzen eine sehr starke glukokortikoide Wirkung, die bis zu 40fach, in Ausnahmefällen bis zu 700fach, die Wirkstärke von Cortisol übertrifft, während ihre mineralokortikoiden Eigenschaften so gering ausgeprägt sind, daß sie beim therapeutischen Einsatz praktisch keine Rolle spielen. Aus diesem Grund sind mineralokortikoide Nebenwirkungen bei diesen Wirkstoffen ohne Bedeutung. Diese Glukokortikoide sind nicht für eine Substitutionstherapie bei NNR-Insuffizienz geeignet. Die therapeutische Anwendung sowie das Nebenwirkungsspektrum fluorierter Glukokortikoide werden vor allem bestimmt durch die starke antiallergische, antiinflammatorische und immunsuppressive Wirkung. Im Vergleich zu den nicht-halogenierten Glukokortikoiden bestehen noch folgende Unterschiede: verzögerter Wirkungseintritt, so daß diese Verbindungen weniger zum Einsatz bei akuten Notfällen geeignet sind; langsamere Metabolisierung und dementsprechend etwas längere Eliminationshalbwertszeit, wobei dieser Unterschied jedoch im Hinblick auf die wesentlich längere biologische Halbwertszeit ohne praktische Relevanz ist; lange Wirkungsdauer über 48 h nach einmaliger Gabe, weshalb fluorierte Verbindungen zu den langwirksamen Glukokortikoiden zählen. Die Folge ist unter anderem eine stärkere Beeinflussung der NNR-Hypophysen-Achse und dadurch eine größere Wahrscheinlichkeit des Auftretens einer NNR-Inaktivitätsatrophie, da keine ausreichende Anpassung an den circadianen Rhythmus der NNR-Aktivität möglich ist. Fluorierte Glukokortikoide sollen deshalb nach Möglichkeit nicht für eine Langzeittherapie eingesetzt werden.

5.2.2.1
Triamcinolon

Triamcinolon (9α-Fluor-16α-hydroxyprednisolon) wird veterinärmedizinisch praktisch nur als 16α,17α-Acetonid in Form wäßriger Suspensionen oder Kristallsuspensionen mit Depoteffekt zur intramuskulären oder intraartikulären Injektion (**Parkesteron,** V. M., **Volon A,** V. M.) bei Pferd, Rind, Schwein, Hund und Katze angewendet. Einige der im Handel befindlichen Kristallsuspen-

sionen enthalten zusätzlich Benzylalkohol als Hilfsstoff (z. B. Volon A) und sollen deshalb nicht an Katzen und Neugeborene verabreicht werden. Als Humanarzneimittel steht Triamcinolon auch noch in Form von Tabletten (**Delphicort,** H. M.) und als wäßrige, auch i. v. verabreichbare Injektionslösung (**Volon A solubile,** H. M.) zur Verfügung. Triamcinolonacetonid wird auch topisch angewendet. Die glukokortikoide Wirkung von Triamcinolon ist in etwa so stark wie bei Methylprednisolon und damit deutlich geringer als bei anderen fluorierten Glukokortikoiden. Triamcinolon weist aber die geringste mineralokortikoide Wirkung von allen therapeutisch eingesetzten Kortikosteroiden auf. **Anwendungsgebiete:** alle in Tabelle 3 aufgeführten Indikationsgebiete mit Ausnahme der Hormonsubstitution bei NNR-Insuffizienz. Triamcinolon ist außerdem weniger geeignet zur Behandlung von Notfällen; ungeeignet hierfür sind die als Tierarzneimittel im Handel befindlichen Depotpräparate. Die Appetit-stimulierende Wirkung ist geringer ausgeprägt. **Dosierung:** die angegebenen Dosierungen beziehen sich auf die einmalige intramuskuläre Verabreichung von Triamcinolonacetonid in Depotpräparaten. Die Dosierung für Hund und Katze liegt mit 0,2–0,3 mg/kg (bei der Katze höchstens 0,5 mg/Tier) im Bereich der Humandosen, während bei Schwein, Rind und Pferd wesentlich niedrigere Dosierungen im Bereich von 0,02 bis 0,04 mg/kg zur Anwendung kommen. Eine plausible Erklärung für diese Dosierungsunterschiede ist nicht bekannt. Intraartikulär: Hund und Katze 1–3 mg/Gelenk, Pferd bis 20 mg/Gelenk. Über die Pharmakokinetik von freiem Triamcinolon ist bei den Haustieren wenig bekannt. Die Eliminationshalbwertszeit des freien Alkohols liegt beim Menschen bei etwa 5 h, die Wirkungsdauer nach einmaliger Gabe beträgt 36–72 h. Die bei den Tieren zumeist angewendete Acetonidverbindung wird aus dem intramuskulären Depot nur sehr langsam und ungleichmäßig resorbiert, so daß der Blutspiegelverlauf und die Wirkungsdauer durch die protrahierte Resorption bestimmt werden. Bis zur vollständigen Resorption können mehrere Wochen vergehen. Bei Pferden konnten nach einmaliger intramuskulärer Injektion von Triamcinolonacetonid im Blut, nach schnellem Erreichen des Spitzenwertes innerhalb von 3–5 h, über 2 Wochen in ihrer Höhe schwankende Wirkstoffspiegel als Folge der stark verzögerten Resorption nachgewiesen werden. Parallel hierzu kam es zu einer Cortisolsuppression von mehr als 2 bis zu 4 Wochen und zu einem Eosinophilensturz von mehr als einer Woche Dauer. Triamcinolonacetonid ist deshalb nicht zur Langzeittherapie geeignet, Wiederholungsinjektionen sind nach Möglichkeit zu vermeiden. Die verschiedentlich von den Herstellern angegebenen Zeiträume von 48 h für Wiederholungsinjektionen sind angesichts der langen Wirkungsdauer viel zu kurz. Als Mindestabstand zwischen den Injektionen sollte ein Zeitraum von mehr als einer Woche eingehalten werden, beim Menschen werden mindestens 4 Wochen empfohlen. **Nebenwirkungen:** wie bei allen anderen Glukokortikoiden (Tab. 4), jedoch praktisch ohne Gefahr mineralokortikoider Effekte. Nach Triamcinolon wurde besonders häufig eine »Cortisol-Rehe« beim Pferd beobachtet, die dosisabhängig zu sein scheint. Bei Pferden soll deshalb eine Dosis von 30 mg/Tier nicht überschritten werden. Verstärkt treten unter Triamcinolon auch Muskelschwund und Myopathien auf. **Kontraindikationen:** s. Tabelle 4. **Wechselwirkungen:** s. unter Cortisol. **Wartezeiten:** Eßbare Gewebe 21 Tage, Milch 5 Tage.

5.2.2.2
Dexamethason

Dexamethason (9α-Fluor-16α-methylprednisolon) ist der therapeutisch am meisten eingesetzte Wirkstoff aus der Gruppe der stark wirksamen Kortikosteroide. Eine Vielzahl von Tierarzneimitteln enthält Dexamethason in freier und verschiedenartig veresterter Form zur oralen Anwendung, zur intravenösen Injektion sowie zur intramuskulären und intrafokalen Applikation als Kurzzeitformulierung oder als Depotpräparat. Hierzu zählen *Tabletten* nur zur Anwendung bei Hund und Katze mit freiem Dexamethason (**Dexamethason 0,5,** V.M.) oder mit Dexamethason-21-acetat (**Noriplon,** V.M.) sowie *Injektionspräparate* für Hund, Katze, Schwein, Pferd und Rind (1) als *wäßrige Lösungen,* die auch zur i. v. Injektion geeignet sind, mit gut wasserlöslichen und leicht spaltbaren Dexamethasonestern, wie 21-Isonicotinat (**Voren,** V.M.), 21-Dinatriumphosphat (**Fortecortin,** V.M., **Hexadreson,** V.M.) oder Trioxaundecanoat (**Devan,** V.M.) und (2) als *wäßrige Suspensionen* von freiem Dexamethason (**Dexamethason 0,2 %,** V.M.), 21-Isonicotinat (**Asistar,** V.M.) sowie 21-Phenylpropionat (**Dexadreson,** V.M.), die sich, ebenso wie *Kristallsuspensionen* mit Depoteffekt von Dexamethason-21-acetat (**Dexamethason ASID,** V.M.) oder 21-Isonicotinat (**Voren-Depot,** V.M.), nur zur intramuskulären oder lokalen Verabreichung eignen. Dexamethason und seine Ester werden auch topisch, zum Teil in Kombination mit DMSO, eingesetzt. Dexamethason hat eine 30fach stärkere glukokortikoide Wirkung als Cortisol und ist kaum mehr mineralokortikoid wirksam (Tab. 2). **Anwendungsgebiete:** alle Indikationsge-

biete in Tabelle 4 außer der Substitutionstherapie bei NNR-Insuffizienz. Dexamethason wird vielfach beim akuten Schock eingesetzt, ist hierbei jedoch wegen des relativ langsamen Wirkeintritts weniger geeignet als Prednisolon. Weitere Anwendungsgebiete sind Prophylaxe der Gebärparese (Asistar, V.M.) und Hirnödem. **Dosierung:** im Schock 2–5 mg/kg langsam i. v., eventuell Wiederholung nach 8 bis 12 h; sonstige Indikationen: Hund und Katze 0,05 mg/kg oral (Hund 2- bis 3mal täglich, Katze einmal täglich), 0,1–0,25 mg/kg i. v. oder i. m.; Schwein 0,04–0,08 mg/kg i. v. oder i. m.; Rind und Pferd 0,02–0,08 mg/kg i. v. oder i. m., zur Gebärparese-Prophylaxe darf die Anwendung nicht früher als 4 Tage vor dem Geburtstermin erfolgen; intraartikulär: Großtiere 4–8 mg, Kleintiere 0,4–2 mg pro Gelenk. Die in Tabelle 6 angegebenen pharmakokinetischen Parameter gelten nur für freies Dexamethason und für die leicht spaltbaren, wasserlöslichen Esterverbindungen. Aufgrund der deutlich längeren biologischen Halbwertszeit beträgt nach einmaliger Gabe von nicht retardierten Präparaten die Wirkungsdauer, gemessen an der Cortisolsuppression, 2–4 Tage (oral, i. m. und i. v.). Eine Wiederholung der Behandlung soll deshalb erst nach 4 Tagen erfolgen. Nach i. m. Verabreichung von Kristallsuspensionen tritt die Wirkung erst nach 24 h ein. Die Resorption aus dem Depot dauert bis zu mehreren Wochen mit entsprechend langer Wirkungsdauer (bis zu 2 Wochen und länger für die antiallergische Wirkung) und einer Cortisolsuppression beim Rind über 30 bis zu 45 Tage. Dexamethason soll aus diesen Gründen, insbesondere in Kristallsuspension, nur einmalig verabreicht werden. **Nebenwirkungen:** siehe Tabelle 4, praktisch keine mineralokortikoiden Nebenwirkungen. Dexamethason bewirkt deutliche Appetitstimulation, das Osteoporoserisiko ist höher als bei anderen Glukokortikoiden. **Gegenanzeigen:** s. Tabelle 4. **Wechselwirkungen:** siehe unter Cortisol. Die **Wartezeiten** unterscheiden sich für die verschiedenen Dexamethasonester:

Wartezeit (Tage)

Dexamethason-Ester	eßbare Gewebe Pferd, Wiederkäuer	Schwein	Milch
21-Undecanoat 21-Acetat 21-Isonicotinat	8	6	1
21-Dinatriumphosphat	3	3	1
unverestertes Dexamethason	5	5	1

5.2.2.3
Betamethason

Betamethason ist ein Strukturanaloges von Dexamethason, das sich lediglich durch die Stellung der Methylgruppe an C_{16} unterscheidet. Tierarzneimittel sind nur als Injektionspräparate mit Depoteffekt zur intramuskulären und intraartikulären Anwendung bei Pferd, Rind, Hund und Katze im Handel, die eine Mischung aus leicht-löslichem Betamethason-21-dinatriumphosphat und einem langsam resorbierbaren Acetatester enthalten (**Celestovet**, V. M.). Tabletten (**Celestan**, H. M.) und auch i. v. anwendbare Injektionslösungen (**Celestan solubile**, H. M.) sowie Externa sind nur als Humanarzneimittel auf dem Markt. Betamethason hat eine etwas stärkere glukokortikoide Wirkung als Dexamethason (Tab. 2), weist aber sonst, auch pharmakokinetisch, keine weiteren wesentlichen Unterschiede auf. Bei den veterinärmedizinisch gebräuchlichen Retardformulierungen tritt die Wirkung nach 12 bis 24 h ein und hält 3 Wochen und länger an. **Anwendungsgebiete, Dosierung, Nebenwirkungen, Gegenanzeigen** und **Wechselwirkungen** sind entsprechend wie bei Dexamethason. **Wartezeit:** eßbare Gewebe 8 Tage, Milch 1 Tag.

5.2.2.4
Flumethason

Flumethason (**Cortexilar**, V. M.) unterscheidet sich von Dexamethason nur durch eine zusätzliche Fluorierung an C_6, die zu einer nochmaligen wesentlichen Steigerung der glukokortikoiden Aktivität führt. Flumethason ist hinsichtlich der Blutzucker-steigernden Wirkung ca. 700fach, in bezug auf die entzündungshemmenden Eigenschaften mehr als 100fach stärker wirksam als Cortisol. Flumethason wird systemisch nur in der Tiermedizin eingesetzt. In der Humanmedizin wird dieses Glukokortikoid nur topisch angewendet. Veterinärmedizinische Präparate sind Tabletten für Hund und Katze, eine wäßrige Injektionslösung zur i. v., i. m., s. c. und intrafokalen Anwendung bei Pferd, Rind, Schwein und Hund, ein Depotpräparat für den Hund zur i. m. oder intraartikulären Injektion sowie Augentropfen für den Hund. **Anwendungsgebiete:** wie bei allen Glukokortikoiden mit Ausnahme der Substitutionstherapie bei NNR-Insuffizienz (Tab. 3). Die schnell eintretende und starke Blutzuckersteigerung ist insbesondere bei der Acetonämie des Rindes von Vorteil. **Dosierung:** Hund und Katze einmal täglich 0,0125 mg/kg oral; Hund 0,01–0,02 mg/kg i. v., i. m., s. c., intraartikulär 0,1–0,5 mg/Gelenk; Schwein 0,01–0,02 mg/kg i. v.,

i. m., s. c.; Pferd und Rind 0,005(–0,01) mg/kg i. v., i. m., s. c., intraartikulär 0,75–2,5 mg/Gelenk. Für die Anwendung des Depotpräparats beim Hund wird eine Dosis bis zu 0,2 mg/kg i. m. angegeben. Die Wirkung des Depotpräparats hält ca. 3 Wochen an. Eine Wiederholung soll nicht erfolgen. Nach Gabe der wäßrigen Injektionslösung kommt es innerhalb von 2 bis 4 Stunden zum Blutzuckeranstieg, der sein Maximum nach 12–24 h erreicht und bis zu 3 Tage anhält. Eine Langzeittherapie soll möglichst nicht mit Flumethason durchgeführt werden, vor allem auch weil bei Tieren zu wenig über Dauer und Umfang der Cortisolsuppression bekannt ist. **Nebenwirkungen:** s. Tabelle 4, jedoch ohne relevante mineralokortikoide Effekte. **Gegenanzeigen:** s. Tabelle 4. Die Injektionslösungen enthalten Benzylalkohol und sollen deshalb nicht bei Katzen und Neugeborenen angewendet werden. **Wechselwirkungen:** siehe unter Cortisol. **Wartezeit:** eßbare Gewebe bei Rind und Pferd 5 Tage, beim Schwein 4 Tage, Milch 1 Tag.

6
Externa

Antiphlogistika können auch äußerlich angewendet werden, um direkt auf der Haut oder im darunterliegenden Gewebe und in Gelenken eine entzündungshemmende Wirkung zu erzielen. DMSO wird heute nur mehr topisch angewendet (s. T 2), von Glukokortikoiden steht eine Vielzahl verschiedener Externa zur Verfügung, die zum Teil Wirkstoffe enthalten, die ausschließlich äußerlich angewendet werden. Auch Mucopolysaccharidpolyschwefelsäureester (s. T 4) und nicht-steroidale Antiphlogistika (s. T 1) liegen in äußerlich anzuwendenden Zubereitungen vor. Weiterhin finden eine Vielzahl althergebrachter Wirkstoffe als Externa mit entzündungswidriger Wirkung Anwendung, die häufig natürlicher Herkunft sind, z. B. pflanzliche Inhaltsstoffe, wie viele Rubefacientia, oder Schieferöldestillate, Teerzubereitungen sowie chemisch definierte Verbindungen aus der Gruppe der Adsorbentien und Adstringentien. Diese Wirkstoffe sind jedoch vielfach nur unzureichend pharmakologisch-toxikologisch charakterisiert und von zweifelhafter Wirksamkeit.

Hinsichtlich ihrer Anwendungsgebiete lassen sich die antiinflammatorisch wirksamen Externa grundsätzlich in zwei Gruppen einteilen:

1. Wirkstoffe, die nur auf intakter Haut angewendet werden können und die nach Resorption ihre Wirkung in der Tiefe des Gewebes entfalten. Hierzu zählen bis auf wenige Ausnahmen die

nicht-steroidalen Antiphlogistika, sowie hyperämisierende Hautreizstoffe (Rubefacientia). Unterstützend finden noch Heparin und Heparinoide Anwendung. Der Einsatz dieser Arzneimittel erfolgt in Bereichen entzündlicher Muskel- und Gelenkserkrankungen, bei stumpfen Traumen, bei entzündlichen Ödemen oder zur Abszeßreifung. Ihre Anwendung erfolgt nur als Einreibung in Form von Salben, Gelen oder Linimenten.

2. Wirkstoffe, die als Dermatika zu bezeichnen sind, da sie zur Behandlung von Hauterkrankungen auf geschädigter Haut, z. B. bei Dermatitiden, Ekzemen oder auf Wunden angewendet werden und dort unterschiedlich je nach Wirkungsmechanismus antiphlogistisch, adsorbierend, adstringierend, antiseptisch oder granulationsfördernd wirken. Hierzu zählen beispielsweise Kortikoidsteroiddermatika, Adsorbentien und Adstringentien, Schieferölsulfonate, Teerpräparate, Kamillenextrakte, Zink- oder Dexpanthenol-haltige Präparate. Ihre Anwendung erfolgt vorwiegend als Creme, aber auch als Salbe, Puder oder in Form von Umschlägen und Verbänden.

Salben und Gele mit **H₁-Antihistaminika** wirken antiphlogistisch und vor allem in Form einer Juckreizstillung bei Insektenstichen, Sonnenbrand, Dermatosen und allergischen Hauterkrankungen. Angewendet werden z. B. **Dimetinden** 1%ig (**Fenistil**, H. M.), **Diphenhydramin** 1–1,5%ig (**Benadryl**, V. M., **Perborgen**, V. M.), **Bamipin** 2%ig (**Soventol**, H. M.), **Chlorphenoxamin** 1,5%ig (**Systral**, H. M.) oder **Clemastin** 0,03%ig (**Tavegil**, H. M.). Die Anwendung kann mehrmals täglich, jedoch nicht großflächig und nicht auf entzündeter Haut (z. B. nach Verbrennungen und Verbrühungen) erfolgen. Als Nebenwirkung können vereinzelt lokale Überempfindlichkeitsreaktionen auftreten. Weitere Einzelheiten siehe unter B 1.1.

Externa liegen sehr häufig als Kombinationen mit mehreren Einzelkomponenten vor, wobei die Formulierungen oft auf althergebrachten, empirischen Rezepturen beruhen, für die bisher nicht bewiesen ist, daß sie auch tatsächlich sinnvoll sind. Nur in wenigen Fällen, z. B. für einige Kombinationen mit resorptionsfördernden Hyperämika, läßt sich ein klinischer Vorteil der Kombination erkennen.

6.1
Nicht-steroidale Antiphlogistika

Eine Vielzahl von Wirkstoffen aus dieser Gruppe steht zur externen Anwendung zur Verfügung (Tab. 7). Bis auf ganz wenige Ausnahmen (siehe unten) erfolgt ihre Anwendung nur auf intakter Haut bei folgenden **Indikationsgebieten:** schmerzhafte Gelenkserkrankungen, Sehnenscheidenentzündungen, Myalgien, Neuralgien, stumpfe Traumen, Prellungen, Quetschungen, Verstauchungen und Zerrungen. In einer Vielzahl von Präparaten liegen Kombinationen z. B. mit Hyperämika, Heparin und Heparinoiden oder Lokalanästhetika vor. **Dosierung:** 3–4mal täglich im Gebiet über den entzündlichen Erscheinungen dünn auftragen. Die lokale antiinflammatorische Wirksamkeit verschiedener Wirkstoffe z. B. aus der Gruppe der Salicylate ist nicht hinreichend belegt. Die Präparate sind im allgemeinen so formuliert, daß eine ausreichende dermale Resorption stattfindet und antiphlogistisch wirksame Konzentrationen im Entzündungsgebiet, z. B. auch in der Synovialflüssigkeit erreicht werden, während die Plasmaspiegel sehr niedrig bleiben (z. B. bei Indometacin $< 0,1 \mu g/ml$) und weit unterhalb toxischer Bereiche (z. B. bei Indometacin $> 5 \mu g/ml$) liegen. Die nach lokaler Behandlung entstehenden Blutspiegel können bei Dopinguntersuchungen nachgewiesen werden und zu positiven Dopingbefunden führen! Durch Zusatz von Hyperämika (wie ätherische Öle oder Nikotinsäurederivate) wird die Resorption verbessert. Mit systemischen **Nebenwirkungen** z. B. am Gastrointestinaltrakt (siehe T 1) ist nur bei hochdosierter, langdauernder und großflächiger Anwendung zu rechnen. Lokale Überempfindlichkeitsreaktionen können auftreten, vereinzelt kann es zu systemischen allergischen Reaktionen (z. B. Bronchospasmus) kommen. **Gegenanzeigen:** nicht auf Wunden und Oberflächen-lädierter Haut, sondern nur auf intakter Haut anwenden.

Tab. 7
Externa mit nicht-steroidalen Antiphlogistika

Wirkstoff	Konzentration	Handelsname
Benzydamin	3%ig	Tantum (H. M.)
Diclofenac	1%ig	Voltaren (H. M.)
Etofenamat	5%ig	Rheumon Gel (H. M.)
Felbinac	3%ig	Target (H. M.)
Flufenaminsäure	3%ig	Dignodolin (H. M.)
Ibuprofen	5%ig	Ibutop (H. M.)
Indometacin	1%ig	Amuno (H. M.)
Phenylbutazon*	5%ig	Phenylarthrit (V. M.)
Piroxicam	0,5%ig	Felden-top (H. M.)
Salicylate:	bis 10%ig	
Diethylamin-*		
Hydroxyethyl-		Kytta Gel (H. M.)
		Tensolvet (V. M.)
Methyl*-		Sanimastin (V. M.)

* in Kombination mit Hyperämika

Nicht in Augen oder auf Schleimhäute bringen. Bei Lebensmittel-liefernden Tieren sind Substanzspezifische **Wartezeiten** zu beachten.

Eine Sonderstellung nimmt die zu den nichtsteroidalen Antiphlogistika zählende Verbindung **Bufexamac** (**Parfenac,** H. M.) ein, die als 5%ige Salbe oder Creme als Dermatikum bei Ekzemen und Dermatitiden und auch auf vorgeschädigter Haut angewendet wird.

6.2
Hyperämika

Hyperämika sind Wirkstoffe, die als Hautreizstoffe bei lokaler Anwendung auf Haut und Schleimhäuten über eine lokale Irritation eine begrenzte Entzündung erzeugen. Hierbei kommt es durch axonale Reize zu einer Dilatation von Hautgefäßen mit der Folge einer Hyperämisierung des behandelten Areals. Über afferente Hautnerven kommt es durch einen kutanoviszeralen Reflexbogen auch in tieferliegenden Geweben zu einer reflektorischen Vasodilatation und dadurch zu einer besseren Durchblutung. Aufgrund der starken Hautrötung im behandelten Areal werden diese Stoffe auch als **Rubefacientia** bezeichnet, die für mehrere Stunden ein lokales Wärmegefühl bis hin zu Brennen auslösen. Hierzu zählen **ätherische Öle, Nikotinsäurederivate** und **Capsicumextrakte.** Verschiedene Hyperämika bewirken in höheren Konzentrationen eine Steigerung der Kapillarpermeabilität und führen zu vermehrter Exsudation mit der Folge von Blasenbildung. Zu diesen Vesicantia oder Blistern zählen **Cantharidin, Senföle** und **Quecksilberjodid. Anwendungsgebiete** für Hyperämika sind subakute und chronische Arthritiden, Tendovaginitiden, Myalgien, Neuritiden, entzündliche Ödeme, Phlegmone, Abszeßreifung, Hämatome, Muskelerwärmung. Chronische Entzündungen sollen durch die Hyperämie aktiviert und dadurch der körpereigenen Heilungsfähigkeit zugänglich gemacht werden. Weiterhin werden entzündliche Exsudate schneller resorbiert, die Phagozytose gefördert und Zerfallsprodukte beschleunigt abtransportiert. Es handelt sich somit um eine indirekte antiinflammatorische Wirkung. Nicht geeignet sind Hyperämika bei akuten Entzündungen des Bewegungsapparats. Der therapeutische Wert solcher scharfen Einreibungen ist als zweifelhaft zu beurteilen, allenfalls ätherische Öle und Nikotinsäurederivate können heute noch empfohlen werden.

Bei ähnlichen Indikationen findet auch **Arnikatinktur** als 20–25%ige Salbe oder als bis zu 15%iges „Arnika-Öl", teilweise zusammen mit anderen Wirkstoffen (**Essaven,** H. M.) Anwendung. Neben einer hautreizenden besteht noch eine adstringierende, antiseptische, antiphlogistische und nachfolgend analgetische Wirkung. Bei Menschen wurden vereinzelt schwere lokale Überempfindlichkeitsreaktionen beobachtet, wobei meist eine Kreuzallergie mit anderen Korbblütlern besteht.

Obsolet sind **Vesicantia** wegen zu drastischer Hautreizung bei gleichzeitig unsicherer Wirkung für die beanspruchten Indikationen. Cantharidin (**Cantharidensalbe,** V. M.) wird aus der spanischen Fliege gewonnen. Es hat sehr starke hyperämisierende Eigenschaften und führt in 10–20%iger Konzentration nach 6–8 Stunden zu einer Blasenbildung. Cantharidin wurde auch zur Warzenentfernung und bei Hyperkeratosen eingesetzt. Wegen seiner hohen Toxizität soll es nicht mehr angewendet werden. Fatale Vergiftungen wurden beim Menschen ab Dosen von 1 mg/kg beobachtet. **Allylsenföl** (als Kombinationspartner in **Embrocation,** V. M. oder **Restitutionsfluid,** V. M.), das aus schwarzen Senfsamen gewonnen wird, ist ebenfalls ein äußerst stark wirksames Hyperämikum, das unverdünnt zu sofortiger Blasenbildung auf der Haut führt. Die früher gebräuchliche Anwendung als 2–3%ige ethanolische Lösung oder Liniment sollte nicht mehr erfolgen. Ebenfalls nicht mehr zu empfehlen ist der Einsatz von Quecksilberjodid als 15%ige Salbe (**Roter Blister,** V. M.) zur Blisterung von Pferden (Wartezeit: 200 Tage). Capsicumbestandteile aus spanischem Pfeffer, Cayennepfeffer und milder wirkend aus Paprika finden als Rubefacientia kombiniert noch Anwendung in Salben (**Kneipp Rheumasalbe Capsicum N,** H. M.) oder in sogenannten Rheumapflastern. Der wirksame Bestandteil ist **Capsaicin,** das stark hyperämisierend, aber nicht blasenbildend wirkt. Besser standardisierbar als topischer Vasodilatator ist **Nonivamid** (Vanniloyl-Nonamid), eine Verbindung mit struktureller Ähnlichkeit zu Capsaicin. Nonivamid befindet sich bis zu 0,4%ig, häufig in Kombination, z. B. mit Nicotinsäureestern oder Salicylaten, in verschiedenen Externa (**Finalgon,** H. M., **Rubriment,** H. M., **Clinit-n,** H. M.).

Dithranol wird heute nicht mehr als Rubefaciens, sondern in niedrigen bis zu 3%igen Konzentrationen als Antipsoriatikum in der Humanmedizin angewendet (**Psoralon,** H. M.).

Bei den oben genannten Indikationen und zusätzlich bei oberflächlichen Thrombosen und Thrombophlebitiden kommen lokal und vielfach in Kombination mit Hyperämika oder nicht-steroidalen Antiphlogistika sogenannte »Venentherapeutika« zum Einsatz, die antithrombotisch wirksame Verbindungen, wie **Heparin** (**Thrombareduct,** H. M., **Enelbin-Salbe,** H. M., **Heparin-Salbe,**

V. M.) **Heparinoide,** z. B. Mukopolysaccharidpolyschwefelsäureester (**Hirudoid,** H. M., **Mobilat,** H. M.) (siehe unter T 4.2), **Natriumapolat** (**Pergagel,** H. M.) oder **Aescin,** den Wirkstoff des Roßkastaniensamenextraktes (**Venostasin-N,** H. M.), enthalten. Die Wirkung von Natriumapolat und Aescin ist zweifelhaft und nicht ausreichend belegt. Für Heparin und Heparinoide wurde wegen ihres hohen Molekulargewichts und der starken negativen Ladung eine ausreichende Penetration über die Haut und damit eine antithrombotische Wirksamkeit solcher Externa lange bezweifelt. Es konnte zwischenzeitlich jedoch belegt werden, daß mit ausreichend hoch konzentrierten Salben, die > 30000 I. E. Heparin bzw. $> 0,3$ g Heparinoide pro 100 g enthalten, in der Epidermis und im Korium Wirkstoffspiegel erreicht werden, die in derselben Größenordnung wie die Gewebekonzentrationen nach i. v. Gabe einer Dosis von 5000 I. E. Heparin liegen. Bei oberflächlichen Venenentzündungen und Thrombosen kann somit eine ausreichende Wirkung angenommen werden. Eine Wirksamkeit bei entzündlichen Schwellungen, nach stumpfen Traumen, bei subakuten und chronischen Arthritiden, Tendovaginitiden oder Myalgien ist für Heparin nicht gesichert. Für Mukopolysaccharidpolyschwefelsäureester ist eine begrenzte antiphlogistische Wirksamkeit nachgewiesen.

6.2.1
Nikotinsäurederivate

Nikotinsäurederivate finden 1- bis 5%ig in verschiedenen Kombinationen (z. B. mit ätherischen Ölen, Salicylaten oder Nonivamid) als lokale Vasodilatatoren bei den oben genannten **Anwendungsgebieten** Verwendung. Es handelt sich hierbei um Methyl- (**Spondylon,** H. M.), Benzyl- (**Percutin,** V. M., **Rubriment,** H. M.) oder Butoxyethylester (Nicoboxil) (**Finalgon,** H. M. und V. M.). Nikotinsäureester werden als die am besten wirksamen Rubefacientia angesehen. **Dosierung:** 2- bis 3mal täglich die Haut über dem erkrankten schmerzhaften Körperteil einreiben. **Nebenwirkungen:** zusätzlich zu der zur Wirkung gehörenden Hautreizung kann es vereinzelt zu lokalen Überempfindlichkeitsreaktionen kommen. Zu dickes Aufbringen kann zu übermäßig starken Hautreaktionen führen. Nicht in Augen bringen, nicht auf Schleimhäuten und nur auf intakter Haut anwenden. Bei zu starker Wirkung von der Haut mit indifferenten Ölen, aus dem Auge mit Vaseline entfernen, eventuell lokale

Anwendung von Glukokortikoiden. Bei Verschlucken Gabe von Aktivkohle, Paraffinöl und gegebenenfalls Analgetika. **Gegenanzeigen:** entzündliche Hauterkrankungen, Ekzeme, Wunden und sonstige Gebiete mit oberflächengeschädigter Haut, dekompensierte Herzinsuffizienz, arterielle Gefäßverschlüsse. **Wechselwirkungen:** Verbesserung der dermalen Resorption anderer Arzneimittel.

6.2.2
Ätherische Öle

Ätherische Öle sind flüchtige, stark riechende Stoffgemische aus Aldehyden, Alkoholen, Ketonen und Terpenen, die gut in Alkohol und nur gering in Wasser löslich sind. Sie finden therapeutische Anwendung vorwiegend äußerlich als Hyperämika. Innerliche Anwendungen beschränken sich heute nur mehr auf ihren Einsatz als Expektorantien (siehe unter J 3.1.2) und vereinzelt als Karminativa. Die größte Bedeutung, auch in der Veterinärmedizin und dort vor allem zur äußerlichen Euterbehandlung, besitzt **Campher.** In hyperämisierenden Externa finden sich ferner noch **Eukalyptusöl** oder sein Hauptbestandteil **Cineol** (Eukalyptol), **Menthol, Fichtennadelöl, Rosmarinöl, Latschenöl** (Hauptbestandteil: Borneol), **Terpentinöl** oder **Guajakol,** eine zweiwertige Phenolverbindung, die aus gereinigtem Buchenholzteer (Kreosot) destilliert wird. Die Anwendung erfolgt sehr häufig in nicht rational begründbaren Kombinationen (**Absorbine,** V. M., **Antiphlegmon,** H. M., **Capsolin,** V. M.). **Franzbranntwein** ist eine ethanolische Lösung, die neben Fichtennadelöl oder Latschenkieferöl noch geringe Mengen (< 2 %) anderer ätherischer Öle, meistens Campher und Menthol, enthält und sich insbesondere durch eine kühlende Wirkung auszeichnet. Für eine hyperämisierende Wirkung sind Konzentrationen ab 3 % erforderlich, der Gesamtgehalt an ätherischen Ölen soll 10 % nicht überschreiten. Im Prinzip gelten für die lokale Anwendung aller ätherischen Öle die nachfolgend für Campher beschriebenen pharmakologischen Eigenschaften und therapeutischen Anwendungsbedingungen. Nur für wenige ätherische Öle (z. B. für Campher, nicht aber für Terpentinöl) ist jedoch die Wirksamkeit bei entzündlichen Schwellungen durch ausreichende klinische Untersuchungen belegt. Die festgesetzten Wartezeiten sind nicht durch entsprechende Rückstandsuntersuchungen begründet.

6.2.2.1
Campher

Campher wirkt bei lokaler Anwendung durch Hautreizung über die oben beschriebenen Mechanismen im Applikationsgebiet oberflächlich und in der Tiefe durchblutungsfördernd, was subjektiv als Wärmegefühl empfunden wird. In niedrigen Konzentrationen (bis 0,1 %) und ohne Einmassierung aufgetragen hat Campher eine geringe lokalanästhetische Wirkung und einen kühlenden Effekt durch selektive Reizung kälteempfindlicher Nervenendigungen. Ferner wirkt Campher schwach antiseptisch. Campher ist in einer Vielzahl von Tierarzneimitteln in 3- bis 20%iger Konzentration zur lokalen Anwendung bei Hund, Katze, Pferd, Wiederkäuern, Schwein und Geflügel als Monosubstanz (diverse **Kampfersalben,** V. M.) oder in Kombination z. B. mit anderen ätherischen Ölen (diverse **Eutersalben, V. M., Mammilurol,** V. M., **Phlegmalon A-Salbe,** V. M., **Stopcanilact,** V. M.) enthalten. Arzneibuchzubereitungen sind 10%iger Kampferspiritus und 20%iges Kampferöl. **Anwendungsgebiete** sind, wie für andere Hyperämika, chronische und subakute Arthritiden, Tendovaginitis, Bursitis, Schwellungen nach stumpfen Traumen, Zerrungen, Verstauchungen, entzündliche Ödeme, insbesondere bei Mastitis, Abszeßreifung, Lymphdrüsenentzündungen. Innerliche Anwendung erfolgt nur mehr vereinzelt zur Expektoration (siehe unter J 3.1.2), die systemische Anwendung als Kardiotonikum und Atemanaleptikum, die früher auch zum Doping von Pferden ausgenutzt wurde, ist heute obsolet. **Dosierung:** aus Toxizitätsgründen sollten höchstens 10%ige Zubereitungen Anwendung finden. Mit diesen mehrmals täglich die betroffenen Areale einreiben oder messerrückendick auftragen. Die Gesamtdosis richtet sich nach der Ausdehnung des zu behandelnden Areals. Behandlungsdauer bis zu 8 Tagen bis zum Abklingen der Entzündungserscheinungen. Campher wird aufgrund seiner lipophilen Eigenschaften über alle Wege gut resorbiert. Über die Haut wird aus Salben heraus mehr als 90 % innerhalb von 3 Stunden resorbiert. Die Plasmaspiegel erreichen bereits nach 10 min ihr Maximum und korrelieren mit der aufgetragenen Menge. Das ätherische Öl geht ins Fettgewebe über und passiert alle Barrieren, z. B. ins Gehirn, in die Milch und über die Plazenta. Campher wird speziesabhängig zu Carbonsäuren und zu verschiedenen Campheralkoholen metabolisiert und teilweise glukuronidiert. Die Ausscheidung erfolgt überwiegend renal, ferner über Lunge (bis zu 1 %), Faeces und Milch. Bei Aufbringung auf das Euter kommt es zu einer kurzzeitigen Belastung der Milch. **Ne-**

benwirkungen: bei Konzentrationen bis zu 10 % ist nach lokaler Anwendung nicht mit systemischen Nebenwirkungen zu rechnen. Bei empfindlichen Individuen kann es zu Überempfindlichkeitsreaktionen (Kontaktekzem) kommen. Nach Anwendung anderer ätherischer Öle, z. B. nach Fichten- und Kiefernadelöl wurden bei Menschen Bronchospasmen beobachtet. Bei Katzen wurden nach systemischer Gabe von ätherischen Ölen Salivation, Laryngo- und Bronchospasmus berichtet. Nach Erkenntnissen der FDA erhöhen höhere Konzentrationen ohne weiteren therapeutischen Nutzen das Risiko unerwünschter Wirkungen, da Campher eine relativ hohe Toxizität besitzt. Mit **Überdosierung** und Vergiftung ist nur bei häufiger Aufbringung hochkonzentrierter Salben (20%ig) auf geschädigtem Integument und bei akzidenteller oraler Aufnahme zu rechnen. Im Vergiftungsbild dominieren neben lokalen Irritationen der Schleimhäute vor allem neurotoxische Effekte, die zu Delirien, tonisch-klonischen Krämpfen, Koma und Tod durch Atemlähmung führen können. Vergiftungserscheinungen wurden bei Menschen nach Aufnahme von Campherdosen von 0,1 g/kg, bei Kaninchen von 0,3 g/kg, Todesfälle bei Kleinkindern nach Aufnahme von 1 g Campher berichtet. **Gegenanzeigen:** nicht auf geschädigte Haut und auf Schleimhäute aufbringen. **Wechselwirkungen:** Verbesserung der dermalen Resorption anderer Arzneimittel möglich. **Wartezeiten:** eßbare Gewebe und Milch 3 Tage, Eier 10 Tage.

6.3
Dermatika

Eine Vielzahl unterschiedlicher Wirkstoffe wird lokal zur Behandlung von entzündlichen Hauterkrankungen, Dermatosen und Ekzemen sowie zur Förderung der Wundheilung eingesetzt. Die wichtigsten hierfür eingesetzten Antiphlogistika stammen aus der Gruppe der Glukokortikoide. Ferner können zur kausalen Behandlung je nach Bedarf Externa mit antibakteriellen, antimykotischen oder antiparasitären Wirkstoffen angewendet werden. Die im folgenden besprochenen Dermatika wirken nur symptomatisch bei verschiedenen dermatologischen Indikationen, indem sie Entzündungserscheinungen verringern oder die Granulation und Reepithelisierung fördern und eine Normalisierung der Funktion und Beschaffenheit der Haut bewirken, wobei jedoch oft ein gesicherter Wirksamkeitsbeweis fehlt. Neben differenten Arzneimitteln mit spezifischen pharmakodynamischen Wirkungen finden in der dermatologischen Therapie auch indifferente Substanzen, wie adsorbierende Puder oder Salbengrundlagen, Verwendung.

6.3.1 Salbengrundlagen

Salbengrundlagen können grob eingeteilt werden in

wasserabstoßende Salbengrundlagen, wie Paraffine, Vaseline oder Schmalz, die zum Abdecken der Haut dienen, die Haut rückfetten und geschmeidig machen. Arzneistoffe dringen hieraus im allgemeinen schlecht in die Haut ein;

wasserfreie, aber wasseraufnehmende Salbengrundlagen, wie Adeps lanae anhydricus oder Eucerinum anhydricum, wobei der Zusatz von Emulgatoren den an sich wasserabweisenden Grundstoffen die Fähigkeit zur Wasseraufnahme verleiht und zur Austrocknung der Haut führen kann;

Wasser-Öl-Emulsionen z. B. mit Lanolin oder Eucerin, die durch Wasserverdunstung kühlend wirken, leicht abwaschbar sind und aus denen heraus Pharmaka gut in die Haut aufgenommen werden;

wasserlösliche Salbengrundlagen, wie mehrwertige Alkohole (z. B. Polyethylenglykol) oder quellende Kolloide (Mucilaginosa), die eine gelartige Konsistenz haben. Diese fettfreien Salben haben ein gutes Feuchthaltevermögen für die Haut, können zur Abdeckung dienen und als Kühlgele wirken.

Verschiedenartig formulierte Salben aus indifferenten Bestandteilen finden als sogenannte **Basiscremes** Anwendung zum Schutz empfindlicher Haut oder zur Intervallbehandlung während lokaler Glukokortikoidtherapie.

6.3.2 Lokale Glukokortikoid-Anwendung

6.3.2.1 Kortikosteroiddermatika

Zur Lokalbehandlung entzündlicher Erkrankungen der Haut, des Auges und des äußeren Gehörgangs ist eine kaum überschaubare Vielzahl Glukokortikoid-haltiger Präparate auf dem Markt. Durch die Verwendung solcher Externa sollen am Wirkort relativ hohe Kortikosteroidkonzentrationen bei gleichzeitig geringerer Gefahr systemischer Nebenwirkungen erreicht werden. Voraussetzung hierfür ist, daß die verwendeten Glukokortikoide nur sehr langsam resorbiert werden.

Kortikosteroiddermatika in Form von Creme, Salbe, Lotio, Spray oder Ohrentropfen enthalten zur Erreichung dieses Ziels in der Mehrzahl schwerlösliche und nur langsam spaltbare Verbindungen von Glukokortikoiden. Hierzu zählen 21-Acetate, 17,21-Dipropionate, 16α,17α-Acetonide, nur als Externa angewendete C_{17}-Ester wie Pivalate, Valerate, Butyrate und Benzoate, die eine verstärkte Wirkung bei topischer Anwendung besitzen, sowie bestimmte Glukokortikoide, die auch in freier Form nur schlecht resorbierbar sind und ausschließlich lokal angewendet werden, wie z. B. **Clobetasol, Diflucortolon, Fluocinolon, Flupredniden, Fluorometholon, Halcinonid** oder **Desonid.** In Tabelle 8 sind verschiedene als Dermatika gebräuchliche Kortikosteroidverbindungen nach ihrer Wirkstärke klassifiziert, die vom Glukokortikoid, von der Art des Esters und von ihrer Konzentration in der Zubereitung abhängt, wobei die Grenzen im mittelstark bis stark wirksamen Bereich fließend sind. Im Gegensatz zur inneren Anwendung (siehe Kap. T 5.2) sind Cortisolester zur topischen Applikation vergleichbar gut wie fluorierte Glukokortikoide geeignet, da unter diesen Bedingungen keine relevanten mineralokortikoiden Nebenwirkungen auftreten. Ungeeignet zur lokalen Therapie sind Cortison und Prednison aufgrund fehlender metabolischer Aktivierung auf der Haut.

Glukokortikoide werden auf der Haut wegen ihrer entzündungshemmenden, antiexsudativen, antipruriginösen und teilweise auch wegen ihrer antiproliferativen Wirkungen für folgende **Anwendungsgebiete** eingesetzt: nicht-infektiöse, insbesondere allergische Dermatitiden und akute Prozesse wie exfoliative Dermatitis, Ekzemazerbation; Otitis externa; Sommerräude und chronische Ekzeme allergischer Genese; Intertrigo; starker Pruritus; Insektenstiche; Sonnenbrand; Narbenkeloide; unterstützend bei Kollagenosen und Autoimmunkrankheiten unter Mitbeteiligung der Haut. Unabhängig von der Ätiopathologie kommt es im allgemeinen zu einer schnellen Besserung entzündlicher Hauterkrankungen, die aber in jedem Fall nur rein symptomatisch ist. Deshalb sind Glukokortikoide bei allen infektiösen Hauterkrankungen als Monotherapie nicht indiziert, da sie keine kausale Therapie darstellen und die Infektionen trotz oft dramatischer Besserung der Symptome unverändert weiterbestehen, so daß aufgrund der auch lokal auftretenden Immunsuppression verschlimmerte Rezidive auftreten können. Ausnahmsweise kann es jedoch sinnvoll sein, bei infektiösen, vor allem bei parasitären Dermatosen und Otitis externa, die mit starkem Juckreiz und Exsudation verbunden sind, zu Beginn der kausalen Therapie

Tab. 8
Klassifikation von Kortikosteroiden zur dermalen Anwendung nach ihrer Wirkstärke

Wirksamkeit	Handelsname
I. Sehr stark	
Clobetasol-17-propionat 0,05 %	Dermoxin (H. M.)
Diflucortolon-21-valerat 0,3 %	
II. Stark	
Diflucortolon-21-valerat 0,1 %	Nerisona (H. M.)
Fluocinolonacetonid 0,025 %	Jellin (H. M.)
Betamethason-17-21-dipropionat 0,05 %	Diprosone (H. M.)
Betamethason-17-valerat 0,1 %	Celestan V (H. M.)
Betamethason-17-benzoat 0,025 %	Euvaderm (H. M.)
Triamconolon-acetonid 0,1 %	Volon A (H. M.)
	Parkesteron Salbe (V. M.)[1,2]
Hydrocortison-17-butyrat 0,1 %	Alfason (H. M.)
Fluocinonid 0,05 %	Topsym (H. M.)
Halcinonid 0,1 %	Halog (H. M.)
Halometason 0,05 %	Sicorten (H. M.)
III. Mittelstark	
Clobetason-17-butyrat 0,05 %	Emovate (H. M.)
Desonid 0,1 %	Sterax (H. M.)
Flumethason-21-pivalat 0,02 %	Locacorten (H. M.)
Dexamethason-21-acetat 0,1 %	Noriplon (V. M.)[1,3]
Desoximetason 0,25 %	Topisolon (H. M.)
Fluocortolon-21-pivalat 0,25 %	Ultralan (H. M.)
Flupredniden-21-acetat 0,1 %	Decoderm (H. M.)
Triamcinolonacetonid 0,025 %	Volonimat (V. M.)[1,2]
	Parkesteron Tinktur (V. M.)[1,2]
Fluorometholon 0,05 %	Delmeson (V. M.)[1,3]
IV. Schwach	
Hydrocortison-21-acetat 0,1–2,5 %	Cortikan (V. M.)
	Neocortisel (V. M.)[1,2]
Methylprednisolon-21-acetat 0,25 %	
Prednisolon 0,25–2 %	
Dexamethason 0,005 %	Dexamethason in DMSO (V. M.)[1,2]

[1] Kombinationspräparate mit Antibiotika oder Antimykotika oder Salicylsäure oder DMSO
[2] für Pferd, Rind, Schwein, Hund und Katze
[3] für Hund und Katze

kombiniert ein Glukokortikoid zu verabreichen, um durch Abschwellung und Juckreizstillung erst die Voraussetzungen für eine gezielte Erregerelimination zu schaffen, wobei nach Besserung das Kortikosteroid abzusetzen und *die kausale Therapie alleine* weiterzuführen ist. **Strategie** der lokalen Kortikosteroidtherapie: Durchführung als Stufentherapie, d. h. Beginn mit einem stark wirksamen Präparat, das mehrmals täglich aufgetragen wird, bis der Prozeß unter Kontrolle ist (möglichst nicht länger als 1 Woche); Weiterführung der Therapie mit einem schwächeren Glukokortikoid (Tab. 8), soweit vertretbar nur mehr einmal täglich; bei Abheilung sofortige Beendigung der Therapie, die nach längerer Anwendung ausschleichend erfolgen soll, um Rezidive oder Reboundphänomene zu verhindern. **Kombinationspräparate:** Kortikosteroiddermatika bestehen in Tierarzneimitteln und in vielen humanmedizinischen Zubereitungen aus fixen Kombinationen von Glukokortikoiden mit antibakteriellen, antimykotischen, antiparasitären oder antiseptischen Wirkstoffen. Als häufigster Kombinationspartner wird Neomycin verwendet, das wie andere Aminoglykosid-Antibiotika wegen seiner geringen dermalen Resorption besser als andere antibakterielle Wirkstoffe geeignet ist, um einen im Hinblick auf die Dauer der Glukokortikoidwirkung ausreichend lang wirksamen Antibiotikaschirm auf der Haut zu gewährleisten. Gerechtfertigt sind Antibiotika-Kortikosteroid-Kombinationen zur Prävention gegen die erhöhte Infektanfälligkeit infolge lokaler Immunsuppression bei länger dauernder Anwendung von Kortikosteroiddermatika. Nicht empfehlenswert ist ihr Einsatz zur Bekämpfung infektiöser Dermatitiden, außer eventuell kurzfristig zur Initialtherapie vor nachfolgender alleiniger antimikrobieller Infektionsbekämpfung (siehe oben). Abzulehnen sind »Breitspektrum«-Kombinationen, die neben Glukokortikoiden und Antibiotika noch diverse Antiparasitika und Antimykotika enthalten, da diese Wirkstoffe praktisch nie gemeinsam indiziert sind, somit nicht an die Bedürfnisse einer rationalen Therapie im Einzelfall anzupassen sind und dadurch ein unvertretbares Risiko bedingen.

Wirkvoraussetzung für die lokale Glukokortikoidanwendung ist eine Penetration der Wirkstoffe in die Haut, wobei die Hornschicht ein Reservoir darstellt, aus dem nur eine sehr langsame Freisetzung und Resorption über das Gefäßsystem stattfindet. Von der Geschwindigkeit dieser systemischen Resorption hängt die lokale Wirkintensität und -dauer sowie der Umfang systemischer Nebenwirkungen ab. Mit erhöhter Resorption ist unter Okklusivbedingungen, bei umfangreichen Hautläsionen, bei erhöhter Hautdurchblutung, in bestimmten Hautregionen (z. B. Kopf- oder Genitalbereich) und durch Ablecken zu rechnen. Verschiedentlich sind jedoch die Zubereitungen so formuliert, daß z. B. durch die Schlepperwirkung von DMSO eine Tiefenwirkung (z. B. in Gelenken) erzielt wird (**Dexamethason DMSO**, V. M., **DMSO Cortexilar**, V. M.) (siehe unter T 2). Infolge immer vorhandener Resorption sind auch bei topischer Glukokortikoidanwendung (großflächig oder bei DMSO-Zusatz) Wartezeiten zu beachten. Das Risiko systemischer **Nebenwirkungen** ist bei lokaler Anwendung deutlich verringert, jedoch können nach hochdosierter, großflächiger Anwendung und unter veränderten Resorptionsbedingungen (siehe oben) auch unerwünschte systemische Glukokortikoid-Wirkungen auftreten (siehe Kap. T 5.2). Lokale Nebenwirkungen an der Haut sind bei länger dauernder Anwendung eine lokale Abwehrschwäche mit erhöhter Infektanfälligkeit (vor allem unter Okklusivbedingungen), Hautatrophie, Wundheilungsstörungen, Teleangiektasien, Hautblutungen, ulzeröse Dermatitis, vereinzelt Haarausfall und selten Kontaktallergie. Langzeitanwendung kann zu einer Tachyphylaxie infolge verringerter Ansprechbarkeit von Glukokortikoid-Rezeptoren in der Haut führen. Bei Therapie unter

einem Antibiotikaschirm ist zu beachten, daß mit den schlecht resorbierbaren Aminoglykosid-Antibiotika in tieferen Hautschichten nicht immer ein ausreichender antibakterieller Infektionsschutz erreicht werden kann. Folgen unkritischer Antibiotika-Anwendung können bakterielle Resistenzen und Sensibilisierung sein. **Kontraindikationen:** infektiöse Hauterkrankungen (bakteriell, mykotisch, parasitär, viral) (Ausnahmen siehe oben), eine Pyodermie kann zur Phlegmone werden; Vakzinationsreaktionen, ulzeröse Prozesse. **Wartezeiten:** bei kleinflächigen Hautarealen (außer am Euter) keine Wartezeit für Präparate ohne DMSO, bei großflächiger Anwendung 2 Tage (Triamcinolonacetonid) für eßbare Gewebe und Milch, bei Neomycin-haltigen Präparaten wird die Wartezeit durch das Antibiotikum bestimmt (eßbare Gewebe 14 Tage, Milch 5 Tage); DMSO-haltige Präparate: Dexamethason: eßbare Gewebe von Pferd und Rind 4 Tage, Schwein 3 Tage; für Milch 2 Tage; Flumethason: eßbare Gewebe von Pferd und Rind 5 Tage, Schwein 4 Tage; für Milch 2 Tage.

6.3.2.2
Kortikosteroidophthalmika

Zur lokalen Anwendung am **Auge** werden Glukokortikoide in Augensalben oder Augentropfen bei den **Indikationsgebieten** der akuten oder chronischen, nicht infektiösen Entzündungen der Bindehaut und der vorderen Augenabschnitte eingesetzt. Augensalben enthalten 0,5–2,5 % Hydrocortison-21-Acetat (**Ficortril**, H. M.) oder 0,2 % Prednisolon (**Augensalbe**, V. M.; zur Anwendung bei Pferd, Rind, Schwein, Hund und Katze). Wirkstoffe in Augentropfen sind leicht lösliche Dexamethasonester (0,1 %) (**Decadron**, H. M.), Prednisolon-21-Acetat (0,2–1 %) (**Ultracortenol**, H. M.) oder als Tierarzneimittel für Hund und Katze Flumethason 0,01 % (**Cortexilar Augentropfen**, V. M.) und Fluorometholon 0,01 % (**Opthalvet**, V. M.). Vielfach liegen fixe Kombinationen mit Antibiotika vor, vor allem mit 0,1–0,5 % Chloramphenicol oder mit Aminoglykosid-Antibiotika (vorwiegend 0,5 % Neomycin). **Dosierung:** mehrmals täglich 1–3 cm Salbenstrang oder 1 bis 2 Tropfen in den Lidbindehautsack des erkrankten Auges einbringen, Behandlungsdauer maximal eine Woche. Glukokortikoide penetrieren gut in die vorderen Augenabschnitte und erreichen die Kammerflüssigkeit. **Nebenwirkungen:** Infektionsgefahr mit Penetration der Keime in die Cornea (bei Zubereitungen ohne Antibiotika); Gefahr von Cornealulzerationen vor allem bei Vorliegen von Epithelläsionen; Glaukom; Katarakt. **Kontraindi-**

kationen: Monotherapie bei infektiösen Augenentzündungen (bakterielle und virale Entzündungen, Augenmykosen); Epithelläsionen der Hornhaut; virale Infektionen, Glaukom. Grundsätzlich gilt, daß eine Glukokortikoidanwendung am Auge nur unter strenger Indikationsstellung und nur kurzfristig erfolgen soll. **Wartezeit** für Prednisolon-haltige Augensalben: eßbare Gewebe und Milch 1 Tag; Triamcinolon-haltige Präparate: 0 Tage.

6.3.3
Teer und Teerderivate

Zu den althergebrachten Arzneimitteln in der Veterinärmedizin zählen Teer und Teerdestillate, die traditionell als abdeckende Verbände bei Hauterkrankungen und insbesondere bei der Huf- und Klauenbehandlung Anwendung finden. Als Teerpräparate stehen **Steinkohlenteer** (Pix lithanthracis) z. B. als 2%ige Salbe (**Teer Linola Fett-N,** H. M.) und **Holzteer** (Pix liquida) sowie **Anthrasol,** ein Teerdestillat, zur Verfügung. Die vielen Inhaltsstoffe der Teerprodukte, wie Phenol, Kresole, Xylenol und Naphthalin, sollen eine entzündungshemmende, juckreizstillende und desinfizierende Wirkung entfalten, ferner wird die epidermale Zellproliferation gehemmt. Beim Vergleich der Wirksamkeit gegen Pruritus scheint Steinkohlenteer besser als Holzteer zu wirken.

Holzteer (Nadelholzteer, Buchenholzteer, Birkenteer) und Teerdestillat sind in Tierarzneimitteln zur Anwendung bei Rind, Schaf, Ziege, Schwein und Hund (**Holzteer Bengen,** V. M., **Althosol,** V. M., diverse **Spray-Verbände,** V. M.) enthalten. **Anwendungsgebiete:** Austrocknung des Horns bei der Huf- und Klauenbehandlung. Flüssige und abdeckende Wundverbände. Nicht ausreichend belegt sind die keratoplastische Wirkung, Wunddesinfektion sowie die Wirksamkeit bei der Moderhinke des Schafes, bei Räude und chronischen nicht nässenden Ekzemen, bei Pruritus, Panaritium und Klauenkrankheiten. **Dosierung:** lokale Anwendung auf Haut und Horn als 2–10%ige Salben oder Pasten oder als 5%ige Sprayverbände. Teerbestandteile sind sehr lipophil und werden über die Haut in unbekannter Menge resorbiert. Als systemische Wirkung konnte eine Hemmung von Leberenzymen gezeigt werden. Teerbestandteile gehen in eßbare Gewebe und Eier über, was sich durch einen Naphthalingeruch von Fleisch und Eiern nach Teerbehandlung zeigt. Die Ausscheidung der Teerbestandteile erfolgt überwiegend biliär in konjugierter Form. **Nebenwirkungen:** Hautirritationen, komedogene Wirkung mit Ausbildung von Follikulitis und Exanthemen, vereinzelt allergische Reaktionen und Photosensibilisierung. Bei längerfristiger großflächiger Anwendung können Nierenschäden auftreten. Akute **Überdosierungs**erscheinungen sind bei lokaler Anwendung nicht zu erwarten. Akzidentelle orale Aufnahme kann zu akuter Vergiftung mit Erbrechen, Salivation, Husten und Übererregung führen. Chronische Intoxikation ist durch Anorexie, Tachyarrhythmie, Nieren- und Knochenmarksschädigung gekennzeichnet. Kanzerogene Teerbestandteile werden dermal resorbiert. **Gegenanzeigen:** nicht bei Katzen anwenden. Überempfindlichkeit gegen Teerbestandteile, akute nässende Ekzeme. Keine großflächige Behandlung, insbesondere bei Vorliegen von Nierenfunktionsstörungen. **Wechselwirkungen:** Teerbestandteile reagieren mit als Salbengrundlage verwendeten Polyethylenglykolen. **Wartezeiten:** Milch und eßbare Gewebe 3 Tage für Holzteer, 0 Tage für Teerdestillat.

Da die Wirksamkeit für viele der beanspruchten Indikationen nicht belegt ist, Teerinhaltsstoffe ferner eine erwiesene kanzerogene Wirkung besitzen und die Rückstandssituation ungeklärt ist, sollen teerhaltige Arzneimittel nicht mehr angewendet werden.

Als abdeckende Sprühverbände stehen heute für oberflächliche, nicht blutende und nässende Wunden weitgehend indifferente Copolymerisate auf der Basis von **Methylacrylat** (**Ankerplast-Spray,** H. M.) zur Verfügung. Eine ausreichende wundabdeckende Wirkung von aufgesprühtem **Aluminiumpuder** (diverse **Alu-Sprays,** V. M.) ist nicht belegt.

6.3.4
Schieferölsulfonate

Ammoniumbituminosulfonat (Ichthyol), das etwa doppelt so stark wirksame helle Ammoniumbituminosulfonat (**Leukichthol**) und das weitgehend ähnliche **Ammoniumsulfobitol** sind weiterbehandelte Destillate aus schwefelreichem Schieferöl. Sie sind sehr komplex aus über 10 000 Einzelsubstanzen zusammengesetzt, die dem Gesamtgemisch antiphlogistische, resorptions- und phagozytosefördernde, juckreizstillende, keratoplastische und desinfizierende Eigenschaften verleihen. Schieferölsulfonate werden lokal auf der Haut als unverdünnte Lösung (**Ichthyol,** H. M.) oder als 20–50%ige Salben (**Ichtholan,** H. M., **Abitumfonsalbe,** V. M., **Bitulfonsalbe,** V. M.) bei Pferd, Wiederkäuern, Schwein, Hund, Katze, Kaninchen, Meerschweinchen und Zootieren für folgende **Anwendungsgebiete** eingesetzt: Abszeßreifung, Furunkulose, Phlegmone, Panaritium. **Dosierung:** die zu behandelnden Stellen je nach Indikation mit 20–50%iger Salbe messerrückendick abdecken. Von Leukichthol ist nur die halbe Konzentration erforderlich. Inhaltsstoffe von Schieferölsulfonaten werden über die Haut (bis zu 3% beim Schwein) resorbiert und können zu einer geschmacklichen Beeinträchtigung von Fleisch und Milch der behandelten Tiere führen. **Nebenwirkungen:** in Einzelfällen kann es zu Kontaktallergie kommen. **Gegenanzeigen:** chronische, flächenhafte Hautveränderungen, Überempfindlichkeit gegen Schieferölsulfonate. Nicht auf Schleimhäute bringen. Bei der Anwendung Handschuhe tragen. **Wechselwirkungen:** keine bekannt. **Wartezeiten:** eßbare Gewebe und Milch 3 Tage.

6.3.5
Adsorbentien

Adsorbentien finden Anwendung als Pudergrundlagen und in Salben. Ihre Aufbringung auf die Haut dient einerseits der Bindung von Sekreten und andererseits der Erhöhung der Gleitfähigkeit. Adsorbentien werden auch intern im Magen-Darm-Kanal bei Vergiftungen und Durchfallserkrankungen angewandt. Ihre Wirkung bei Diarrhöen ist jedoch zweifelhaft (siehe unter L 6.3). Mit Ausnahme von Stärke und Talkum besitzen die extern angewendeten Adsorbentien noch adstringierende Eigenschaften. Ihre Anwendung als Puder soll wegen zu starker Krustenbildung, unter der die Krankheitsprozesse weiterlaufen können, nicht auf Wunden mit starker Exsudation und auf nässenden Ekzemen erfolgen.

Adsorbentien mit glatter Oberfläche, wie **Stärke** und **Talcum,** haben geringere adsorbierende und keine adstringierenden Eigenschaften, erhöhen aber die Gleitfähigkeit der Haut.

Stärke
besteht aus Polysaccharidgranula aus Amylose und Amylopektin, die von Weizen, Mais, Kartoffeln oder Reis gewonnen werden. Bei der Bindung von Wasser kommt es unter Hydrokolloidbildung zur Quellung (Mucilaginosum). **Anwendungsgebiete:** als Puder Erhöhung der Gleitfähigkeit der Haut (z.B. in Operationshandschuhen); in Salben als Schutzschicht bei Hauterkrankungen. **Nebenwirkungen:** vereinzelt wurden Granulome nach Kontamination von Operationswunden mit Stärkepuder beobachtet.

Talkum
ist ein Magnesiumsilikat, das feine weiße Puderbestandteile mit sehr glatter Oberfläche bildet. Auf der Haut fühlt sich Talkum fettig an und erhöht stark die Gleitfähigkeit. Die Wasserbindungskapazität ist geringer als bei Stärke. **Anwendungsgebiet:** Erhöhung der Gleitfähigkeit der Haut, um Wundscheuern z.B. bei mechanischer Belastung oder Massage zu verhindern. Die Anwendung erfolgt häufig kombiniert mit Stärke und Zinkoxid. **Nebenwirkungen:** Talkum ist teilweise stark bakteriell kontaminiert. Streupuder sollten deshalb sterilisiert werden. Talkum darf nicht in Wunden gelangen, da es nicht abbaubar ist und zur Granulombildung führt (keine Anwendung in Operationshandschuhen).

Adsorbentien mit poröser Oberfläche wie **Zinkoxid** oder unlösliche **Wismutsalze** haben eine stärkere Wasserbindungskapazität und zusätzlich geringe adstringierende Eigenschaften. Ihre **Anwendung** erfolgt in Form von abdeckenden und trocknenden Salben bei Ekzemen oder als Wundstreupuder bei Verbrennungen.

Zinkoxid
findet sich 10–30%ig häufig in Kombination mit Epithelisierungs-fördernden Mitteln, wie Lebertran oder Allantoin, in Salben und Puder zur Behandlung von Dermatitiden, oberflächlichen, nicht-infizierten Wunden und Verbrennungen bis 2. Grades (**Desitin,** H.M., **Mirfulan,** H.M., **Zinkoxid-Salbenspray,** V.M.). **Dosierung:** mehrmals täglich auf die erkrankten Stellen direkt oder als Salbenverband aufbringen. **Nebenwirkung:** in seltenen Fällen wurden bei Menschen Überempfindlichkeitsreaktionen beobachtet. **Wechselwirkung:** inkompatibel mit Benzylpenicillin.

Wismutsalze
Unlösliche Wismutsalze, wie **basisches Wismutgallat,** haben als Dermatika stark an Bedeutung verloren. Neben einer protektiven Wirkung auf der Haut sind noch schwach adstringierende Eigenschaften vorhanden, deren therapeutischer Wert, ebenso wie die vermutete antiseptische Wirkung nicht belegt sind. Wismutsubgallat wird bei den gleichen **Anwendungsgebieten** wie das häufig kombiniert eingesetzte Zinkoxid bis zu 2%ig in Salben (**Combustin,** H.M.) und 20%ig als Streupuder (**Dermatol,** H.M.) verwendet. **Nebenwirkungen:** Wismut kann neurotoxische Erscheinungen auslösen, jedoch ist aufgrund der geringen Resorption von basischen Wismutsalzen die Sicherheitsbreite groß. Trotzdem soll keine großflächige und längerfristige Anwendung erfolgen. **Wechselwirkung:** inkompatibel mit Tannalbin.

6.3.6
Adstringentien

Eine Vielzahl von Metallsalzen, Gerbsäuren und Wirkstoffen pflanzlicher Herkunft, z. B. in Arnikatinktur oder Hamamelisextrakten, haben eine unterschiedlich stark ausgeprägte adstringierende Wirkung. Der Mechanismus beruht auf einer oberflächlichen Proteinfällung, durch die es auf geschädigten Haut- und Schleimhautoberflächen zur Ausbildung einer schützenden Koagulationsdeckschicht kommt, mit der Folge einer Sekretionsminderung und einer verringerten Resorption toxischer Stoffe. Auch kleinere Blutungen werden gestillt. Ferner soll eine antiseptische Wirkung bestehen. Mildere Adstringentien können auch intern bei Durchfallserkrankungen mit zweifelhafter Wirkung angewendet werden (siehe unter L 6.4). **Anwendungsgebiete** für Externa: unterstützende Behandlung bei Dermatitiden, Verbrennungen, oberflächlichen Hautdefekten, Hyperhidrosis. Eine therapeutische Wirksamkeit ist nicht für alle eingesetzten Adstringentien belegt.

Metallsalze

Eine typische Wirkung von Schwermetallionen ist die Reaktion mit reaktiven Gruppen in Proteinen, die zu Eiweißfällung führt. Hierbei besteht ein fließender Übergang von adstringierender in ätzende Wirkung, bei der es zu tiefergreifenden Gewebsreaktionen mit Zelltod kommt. Die Wirkungsstärke ist vom verwendeten Metall und vom Salz abhängig. Eine geringe ätzende Wirkung haben z. B. Blei- und Aluminiumverbindungen. Salze organischer Säuren (z. B. Acetate oder Tartrate) sind schwächer wirksam als anorganische Salze wie Sulfate, Nitrate oder Chloride. So hat **Bleiacetat** auch in höheren Konzentrationen nur eine adstringierende Wirkung, und auch Aluminiumsalze, wie 25%iges basisches **Aluminiumacetattartrat** (**Acetolansalbe,** V. M.), 15%iges **Aluminiumacetat** (essigsaure Tonerde) (**Aludermin,** V. M.) oder stärker wirkendes **Kaliumaluminiumsulfat** (Alaun, Alumen), werden ebenfalls nur als Adstringentien eingesetzt. Mischungen dieser Adstringentien finden in Tierarzneimitteln traditionell als sogenannte »Kühlerden« in Form von Breiumschlägen, die Bleiacetat (20–70%ig) und Kaliumaluminiumsulfat (5–25%ig) enthalten (diverse **Burowsche Mischungen,** V. M. oder **Acetatmischung,** V. M.), bei den oben genannten Indikationen sowie bei entzündlichen Gelenkserkrankungen Anwendung. **Nebenwirkungen:** bei Aufbringung auf oberflächengeschädigte Haut kann es zu substantieller Resorp-

tion von Metallsalzen kommen. Nach längerer lokaler Anwendung von Bleisalzen können chronische Vergiftungen auftreten. Deshalb sollten bleihaltige Adstringentien nicht mehr angewendet werden.

Stärker wirkende Metallsalze wie Silbernitrat bis 1%ig (sofortige Wirkungsbeendigung durch Nachbehandlung mit isotoner Kochsalzlösung), Kupfersulfat und Chromsalze (5–10%ig) wurden als Ätzmittel angewendet zur Beseitigung unerwünschter Granulationen, bei Rhagaden, Ulzerationen, stark infizierten Wunden, bei Hufkrebs, Moderhinke und Mauke. Sie sollten heute keine Anwendung mehr finden.

Gerbstoffe

werden in Form synthetischer Verbindungen, z. B. als Kondensat von Harnstoff und Kresolsulfonsäure bis 1%ig als Puder oder Lotio extern angewendet (**Tannosynt,** H. M.).

Pflanzliche Adstringentien

wie Extrakte aus Arnikablüten (**Arnikatinktur**) (siehe T 6.2) oder Hamamelisblättern als 20–30%ige Zubereitung (**Hametum,** H. M.) haben schwach adstringierende und lokal hämostyptische Wirkung, die bei lokaler Anwendung bei den oben genannten Indikationen unterstützend ist. **Nebenwirkungen:** vereinzelt lokale Überempfindlichkeitsreaktionen. Bei Verschlucken von Arnikatinktur kann es zu starken gastrointestinalen Reizungen, Herzrhythmusstörungen und ZNS-Symptomen kommen.

6.3.7
Azulene, Kamillenblüten

Azulen und von ihm abgeleitete Sesquiterpenderivate wie **Chamazulen,** ein Bestandteil von **Kamillenöl,** und **Guajazulen,** das partialsynthetisch aus Guajakholzöl gewonnen wird, sind Kristalle von intensiv blauer Farbe, die unlöslich in Wasser und gut löslich in organischen Lösungsmitteln und in ätherischen Ölen sind. Für diese Azulene konnte bei Labortieren bei systemischer und topischer Anwendung eine antiphlogistische und antiallergische Wirkung gefunden werden. Azulen wird nur innerlich bei entzündlichen Erkrankungen der Atmungsorgane sowie bei Gastritis, Hyperazidität und Magenulzera angewendet (**Emser Balsam,** H. M.). Eine Wirksamkeit bei diesen Indikationen ist nicht hinreichend belegt. Kamillenextrakte haben nach oraler Gabe eine spasmolytische Wirkung lokal am Gastrointestinaltrakt. Chamazulen wird topisch in Form von alkoholischen Kamillenblütenextrakten, die ätherisches Kamillenöl mit einem Chamazulenanteil von 2–3 % enthalten, als Bäder und Salben (**Kamillosan,** H. M.) angewendet. Als weitere wert- und wirksamkeitsbestimmende Bestandteile enthält Kamillenöl Bisaboloide und der alkoholische Gesamtauszug zusätzlich noch Flavonoide (z. B. Apigenin und Quercetin). Im Zusammenwirken dieser Inhaltsstoffe kommt es bei topischer Anwendung nicht nur zu entzündungswidrigen Effekten infolge einer Hemmung der Prostaglandin- und Leukotriensynthese sowie der Histaminfreisetzung und durch antioxidative Wirkungen, sondern auch zu einer milden Antisepsis (bei Konzentrationen des Kamillenöls > 0,05 %), zu einer beschleunigten Penetration anderer Wirkstoffe und zu einer Anregung des Hautstoffwechsels. Guajazulen wird als 0,02%ige Salbe (**Azulon,** H. M.) eingesetzt. **Anwendungsgebiete:** Hautreizung, Strahlenschäden, Sonnenbrand, Dermatitis, Fissuren, Furunkel, schlechtheilende Wunden und allgemeiner Hautschutz. **Nebenwirkungen:** Die Toxizität von Kamille ist bei topischer Anwendung äußerst gering, selten kann es zu Kontaktdermatitis kommen. **Gegenanzeigen:** größere Hautverletzungen und akute unklare Hauterkrankungen. Nicht in die Augen bringen.

6.3.8
Granulations- und Epithelisierungsfördernde Mittel

Bei schlechtheilenden Wunden, Hautdefekten, Rhagaden, Ulzera und ähnlichen Indikationen werden als Monosubstanz oder in Kombination mit anderen Dermatika verschiedene Vitamine, z. B. Vitamin A, Pantothensäure oder Analoge und andere Wirkstoffe, wie Allantoin, eingesetzt, die normalerweise für das Wachstum epithelialer Zellen erforderlich sind. Anwendung finden vor allem das Panthotensäureanalog **Dexpanthenol** als 2–5%ige Salbe (**Bepanthen,** V. M.), sowie **Vitamin A,** das mit einem Gehalt bis zu 5000 I. E./g vorwiegend in Form von **Lebertran** und häufig in Kombination mit Zinkoxid eingesetzt wird (diverse **Zink-Lebertransalben,** V. M.), oder **Allantoin** bis zu 2%ig in Salben und Lotionen (**Leukona,** H. M.), das eine granulationsfördernde und keratolytische Wirkung haben soll. Bei diesen Indikationen werden auch pflanzliche Auszüge, z. B. aus Calendulablüten (**Cefacutan,** H. M.), Echinacea purpurea (**Echinacin-Salbe,** H. M.) und Perubalsam (**Derma-loges N,** H. M.) angewendet. Für keinen dieser Wirkstoffe konnte bisher bei den beanspruchten Indikationen eine gesicherte, über die Effekte der indifferenten Salbengrundlagen oder der Kombinationspartner hinausgehende therapeutische Wirksamkeit belegt werden.

Therapie wichtiger Vergiftungen

R. KROKER

1 Einleitung

Im folgenden Kapitel kann nur auf die Prinzipien der Behandlung von Vergiftungen eingegangen werden, ohne die einzelnen Symptomatiken detailliert zu beschreiben. Hierzu wird auf die toxikologischen Lehrbücher verwiesen.

Bei der Therapie von Vergiftungen stehen meist unspezifische Maßnahmen zur Erhaltung vitaler Funktionen an erster Stelle, bevor spezifische Antidote eingesetzt werden.

2 Spezieller Teil

2.1 Unspezifische (symptomatische) Therapie von Vergiftungen

Beim Vorliegen von Vergiftungen sind folgende Maßnahmen einzuleiten:

a) Schnelle Unterbrechung der Giftexposition:
Spülung der Haut und Schleimhäute mit Wasser nach Kontamination mit konzentrierten Säuren oder Laugen, gegebenenfalls Hautexzision (Kadmium!).

b) Resorptionshemmung:
Nach oraler Giftaufnahme ist eine Resorptionshemmung durch folgende Maßnahmen möglich: 1. **Aktivkohle:** 1 g/kg in Wasser aufgenommen bei allen Giften. Zur Beschleunigung der Elimination des Gift-Kohle-Komplexes kann Glaubersalz (1 g/kg) als 4%ige Lösung gegeben werden. 2. **Paraffinum subliquidum** (Lansonyl Gel, H. M.): Bei allen fettlöslichen Substanzen mit 3 mg/kg. Unterbrechung des enterohepatischen Kreislaufs nach Aufnahme von Pestiziden. 3. **Milch oder Eiklar:** Nach Aufnahme von proteindenaturierenden Substanzen. Nicht bei lipophilen Stoffen! 4. **Bentonit:** 0,5 g/kg alle 4 h. Adsorbens für Dipyridiniumverbindungen wie Paraquat oder Deiquat. 5. **Polysiloxan** (sab simplex, H. M., Silibon, V. M.): 0,5 g/kg. Nach Aufnahme von Tensiden, um zu verhindern, daß aspirierter Schaum zum Lungenödem

führt. 6. **Gerbsäureverbindungen (Tannalbin):** Nach Vergiftung mit Alkaloiden 10–20 mg/kg/2 h. 7. **Natriumbicarbonatlösung (6 %):** Magenspülungen.

c) Beseitigung lebensbedrohlicher Zustände:
1. **Schockbehandlung:** Volumensubstitution: Dextranlösungen in 0,9 % NaCl oder 5 % Glucose. D 40 (10%ig) oder D 60 (6%ig) 10–15 ml/kg, maximal 20 ml/kg/Tag. Nicht bei Anurie und dekompensierter Herzinsuffizienz. Bei Blutverlusten über 30 % Infusion von Vollblut mit 20–40 ml/kg. Sympathomimetika: β_1- und β_2-Wirkung für positiv inotrope und chronotrope Wirkung sowie Vasodilatation: Orciprenalin (Alupent, H. M.): 3–4 µg/kg, Isoproterenol (Aludrin, H. M.) 0,1–0,2 µg/kg/min. Adrenalin (Suprarenin, H. M.) beim anaphylaktischen Schock 0,1–0,2 µg/kg/min (s. auch Kap. A 2.1.1.1). Falls Nierenversagen vorliegt – Dopamin (s. u. Kap. 4).

α-Sympatholytika: Durchbrechung der postkapillären Vasokonstriktion im Spätstadium bei steigendem Hämatokrit: Phentolamin (Regitin, H. M.) 2 mg/kg, Chlorpromazin (Megaphen, H. M.) 2 mg/kg. 2. **Atmungsversagen:** Intubation, künstliche Beatmung bei Zyanose; Analeptika wie Doxapram (Dopram, V. M.) z. B. nach Narkosezwischenfällen mit 1–2 mg/kg i. v. 3. **Behandlung von Krämpfen:** Diazepam (Valium, H. M.) 2 mg/kg i. v., Pentobarbital (Narcoren, V. M.) 10–20 mg/kg i. v. 4. **Nierenversagen:** Dopamin 5–10(–15) µg/kg/min (Dopamin-Nattermann, H. M.). Verbesserte Nieren- und Splanchnikusdurchblutung. α- und β_1-mimetische Wirkung über Noradrenalinfreisetzung. Evtl. Diuretika (Mannit) oder Schleifendiuretika, um Harnfluß aufrechtzuerhalten. 5. **Herzarrhythmien; Kammerflimmern:** Lidocain (Xylocain, H. M.) 1 mg/kg, Chinidin (Chinidinum sulfuricum »Buchler«, H. M.) 10 mg/kg p. o. 6. **Toxisches Lungenödem:** Nach Einatmung von Lungenreizstoffen Dexamethason-Spray (Auxiloson Dosier-Aerosol, H. M.) alle 10 Minuten.

d) Ausscheidungsbeschleunigung:
1. **Brechmittel:** Nicht bei ätzenden Giften, Tensiden, Schock und Atemdepression! Hund: Apomorphin 0,1 mg/kg s. c., Brechklysma. Katze: Xylazin (Rompun, V. M.) 1–2 mg/kg. Schwein: 1%ige Kupfersulfatlösung mit 2 ml/kg p. o. 2. **Forcierte**

Diurese: 10–20%ige Mannitollösung 0,3 g/kg pro h i. v. (maximal 1,5 g/kg/Tag). Bei Lungenödem Furosemid (Lasix) 0,5–2 mg/kg i. v. oder Acetazolamid (Diamox) 5–10 mg/kg p. o. **3. pH-Veränderungen des Harns:** Bei Vergiftungen mit schwachen Säuren wird die Ausscheidung durch Alkalisieren z. B. mit Natriumlaktat, bei schwachen Basen durch Ansäuern z. B. mit Ammoniumchlorid beschleunigt. Dosierungen: s. Kap. G 1.4.1 u. G 1.4.2. **4. Pansenschnitt:** Manuelle Giftentfernung bei Wiederkäuern.

2.2
Spezifische Therapie von Vergiftungen

In diesem Kapitel werden nur die Vergiftungen besprochen, bei denen spezifische Antidote angewendet werden können. Dennoch sind auch dabei symptomatische (s. o.) Maßnahmen unumgänglich.

2.2.1
Vergiftungen mit organischen Phosphorsäureestern und Carbamaten

Diese Stoffe werden als Pestizide und z. Zt. noch als Arzneimittel eingesetzt. Über eine Hemmung der Cholinesterasen kommt es zu einer endogenen Acetylcholinvergiftung mit der Folge einer Übererregung des Parasympathikus, wodurch muskarin- und nikotinartige Symptome ausgelöst werden. Therapiemaßnahmen sind in folgender Rangfolge durchzuführen: a) Aufrechterhaltung der Atmung. b) Beseitigung der muskarinartigen Wirkungen mit hohen Dosen von Atropinsulfat (Atropinum sulfuricum solutum 1%, V. M.) ⅓ i. v., ⅔ i. m. **Dosierungen:** Pferd: 0,1 mg/kg. Rind: 0,6 mg/kg. Schaf: 1,0 mg/kg. Hund: 0,3 mg/kg. Die Verabreichung sollte bis zum Sistieren der Salivation durchgeführt werden und ist beim Wiederauftreten der Symptome zu wiederholen. c) Giftentfernung: Magenspülung, Aktivkohle. d) Reaktivierung der Cholinesterase: Obidoxim (Toxogonin, Inj.-Lsg., H. M.): 2–5 mg/kg i. v., evtl. i. m. **Wiederholung** nach 20 Min., in der Regel nach 2 h. Vorsichtig dosieren, da Obidoxim selbst die Cholinesterasen hemmen kann. Niemals vor Atropinbehandlung! Nicht später als 24 h nach Vergiftung! Nicht bei Carbamaten, da additive toxische Wirkungen! e) Acidose-, Krampfbehandlung.

2.2.2
Metallvergiftungen

Insbesondere in Immissionsgebieten besteht bei enger Verflechtung von Industrie und Landwirtschaft die Gefahr von subakuten und chronischen Vergiftungen mit Metallen. Dabei haben Vergiftungen in folgender Reihenfolge die größte Bedeutung: Blei > Kadmium > Arsen > Quecksilber > Chrom > Thallium > Nickel > Zink > Kupfer > Kobalt > Mangan > Molybdän und > Wismut. Eisenvergiftungen sind Folgen von Überdosierungen bei Behandlungen von Eisenmangelzuständen. Obwohl die Resorption und Verteilung dieser Stoffe nur begrenzt ist (Ausnahmen: Cr^{6+}, Methylquecksilber, Tl^{1+} und Pb^{2+}), treten kumulative Effekte auf, da diese Metalle nur sehr langsam eliminiert werden und lange im Organismus persistieren. Toxische Wirkungen ergeben sich aus folgenden Mechanismen:

1. **Proteindenaturierende Eigenschaften** mit den Ausnahmen Fe^{2+} und Tl^{1+}.
2. **Komplexbildung mit reaktiven Gruppen** wie -OH, -NH$_2$, -COOH und -SH (meist durch Übergangsmetalle).
3. **Blockade von aktiven Enzymzentren.**
4. **Radikalbildung** durch Fe^{2+}, Fe^{3+}, Cu^{2+}, Pb^{2+}.
4. **Ca^{2+}-Verdrängung von erregbaren Strukturen** durch Fe^{2+}, Cu^{2+}, Zn^{2+}, Pb^{2+}.
5. **Methämoglobinbildung** durch Cu^{2+} und Cr^{6+}.

Die sich daraus ergebenden Vergiftungssymptome sind in der folgenden Tabelle 1 zusammengefaßt. Daraus ergeben sich die Ansatzpunkte zur Einleitung unspezifischer Therapiemaßnahmen. Zur spezifischen Therapie stehen **Chelatbildner** zur Verfügung, die über eine koordinative Bindung das Metall abfangen, aus der Bindung an funktionell wichtige Gruppen loslösen und die Ausscheidung steigern sollen. Folgende Voraussetzungen gelten für eine Therapie mit Chelatbildnern: a) Bildung stabiler Komplexe. b) Hohe Affinität für toxische Metalle, geringe Affinität für körpereigene Substanzen wie Ca^{2+}. Diese Eigenschaft wird durch die Komplexbindungskonstante K determiniert, die sich aus dem Massenwirkungsgesetz ableitet. Je höher K ist, mit um so wirksamerer Komplexbildung ist zu rechnen. c) Gute Penetration zu den Metalldepots und hinreichende Wasserlöslichkeit des Chelats mit Harn- oder Gallegängigkeit. d) Metabolische Stabilität.

Tab. 1
Zusammenstellung allgemeiner und spezifischer subakuter und chronischer Metallvergiftungssymptome

Organsystem	Symptome bei Vergiftung mit
Gastrointestinaltrakt	Hg, Pb, Tl, As, Zn, Cr, Cu, Fe: Lokale Irritationen, Stomatitis, Gingivitis, Ulzera, Gastroenteritis, Diarrhö. Pb, Hg: Dunkler Saum am Zahnfleisch. Pb: Obstipationen und Koliken. Cu: Gelbbraune Schleimhautfärbung. Se: Nur Koliken (Pferd). Mn: Starke Irritationen mit Perforationsgefahr bei akuten Vergiftungen. Co: Nur lokale Irritationen.
Leber	Co, Tl, As, Cd, Zn, Se, Cr, Cu, Fe: Funktionsstörungen, Nekrosen, Atrophien. Mn: Intrahepatische Cholestasen. Fe: Fibrosen. Cu: Starker Ikterus nach hämolytischer Krise.
Niere	Mn, Co, Tl, Cd, Cr, Cu: Nekrosen mit Oligurie und Anurie. As: Nur bei akuten Vergiftungen. Fe: Nur indirekt durch Schock.
Haut und Anhangsgebilde	Tl, As, Se, Cu: Ekzeme, Papeln, Parakeratosen. Pb: Dermatitis (Rind). Tl: Haarausfall beginnend an Ohren, Mundbereich, eitrige Follikulitis. As: Haarausfall, maligne Entartung. Se: Ausfall von Schwanz- und Mähnenhaaren, Hufrehe, Hufablösung (Pferd).
Blut	Mn, Pb, Tl, Cd, Cr, Cu: Anämie. Cu, Cr: Methämoglobinbildung. Pb: Störungen des Hämoglobinstoffwechsels.
ZNS	Hg, Pb, Tl, As: Erregungszustände, Ataxien, Konvulsionen, Lähmungen. Pb: Brüllen, Raserei, Taumeln (bes. Rind). Tl: Apathien, Hypersensitivität. As: Polyneuritis. Cd: Perivaskuläre Veränderungen. Se: Sehstörungen (keine Blindheit), Depression (Pferd). Mn: Dopaminverarmung.
Herz/ Kreislauf	Cu, Zn, Fe: Kollaps, Kreislaufversagen. Pb: Kollaps (Rind). Tl: Aortendilatation (Katze). As: Kreislaufversagen nur bei akuten Vergiftungen. Co: Myokardschäden.
Sonstige Symptome	Cu: Verweigerung der Tränke, Atemnot. Tl, Zn: Fieber. Cd: Osteomalazie, alveoläre Lungenblutungen, Wachstumsstörungen. As: Fortpflanzungsstörungen. Mn: Irreversible Schädigung des ZNS-Manganismus.

2.2.2.1
Calcium-Di-Natrium-Ethylendiamintetraacetat (CaNa$_2$EDTA)

Handelspräparat: Calciumedetat-Heyl, H. M.

CaNa$_2$EDTA bindet folgende 2- und 3wertige Kationen im Austausch gegen Ca^{2+}: Pb, geringer Cu, Fe, Mn, Cd und Zn. Im Gegensatz zu in vitro erfolgt in vivo keine Chelation von Quecksilber. **Anwendungsgebiete:** Primär Bleivergiftungen, sekundär die anderen o. g. Metalle. **Dosierungen:** 25 mg/kg als max. 20%ige Lösung. Infusion in isotoner Kochsalzlösung oder 5%iger Glucoselösung alle 6 h für 2–5 Tage. Maximale Gesamtdosis: 0,5 g/kg. **Wiederholung:** 1 Woche nach Beendigung der 1. Anwendung. CaNa$_2$-EDTA ist oral kaum bioverfügbar und weist eine **Halbwertszeit** von 20–60 min auf. Intrazelluläre Metalldepots werden nur langsam mobilisiert, da die **Verteilung** überwiegend extrazellulär erfolgt. Das Chelat wird fast vollständig (95 % in 24 h) durch glomeruläre Filtration eliminiert. Deswegen ist eine ausreichende Nierenfunktion Voraussetzung der Therapie. **Nebenwirkungen:** Tubuläre Nierenschäden, Verluste von Spurenelementen (Zn!) und möglicherweise teratogene Effekte.

2.2.2.2
D-Penicillamin

Handelspräparat: Metalcaptase, H. M.

Dieses Hydrolyseprodukt des Penicillins weist eine hohe Affinität gegenüber Kupfer, weniger gegenüber Blei, Kadmium, Zink, Kobalt und Quecksilber auf. Calcium wird kaum beeinflußt. **Anwendungsgebiete:** Kupfervergiftung, auch Zink- und Kobaltvergiftungen. Bei graviden Tieren auch Bleivergiftungen. **Dosierungen:** 15 mg/kg/2 h oral, evtl. i. v. über 2 Wochen. Beim Verdacht der chronischen Kupfervergiftung der Schafe ersatzweise 1–5 mg Ammoniummolybdat/kg/Tag über 2–3 Wochen. Zur Behandlung von Lebererkrankungen vom Morbus Wilson-Typ siehe Kapitel K 2.2. In der Humanmedizin wird D-Penicillamin zur Abschwächung degenerativer Prozesse bei rheumatischer Arthritis eingesetzt, da die Tropokollagenkondensation zu Kollagen verhindert wird. D-Penicillamin wird gut resorbiert, kaum metabolisiert und innerhalb weniger Stunden renal eliminiert. **Nebenwirkungen:** Durch Bindung an Pyridoxalphosphat entsteht Vitamin B$_6$-Mangel. Tubuläre Nierenschädigung und Überempfindlichkeitsreaktionen wie Agranulozytosen können auftreten. **Gegenanzeigen:** Penicillinallergie, Blutbild- und Nierenschäden.

2.2.2.3
Dimercaprol (BAL)

Diese Dithiolverbindung, die im 2. Weltkrieg als Antidot gegen den arsenhaltigen Kampfstoff Lewisite (deswegen BAL = British-Anti-Lewisite) entwickelt wurde, zeigt eine hohe Affinität gegenüber Arsen, Quecksilber (außer organischen Verbindungen), Gold und Wismut, geringer gegenüber Kupfer, Kobalt, Nickel und Mangan. Bei Blei-, Selen-, Eisen- und Kadmiumvergiftung ist die Anwendung obsolet, da die Komplexe instabil sind und dissoziieren. Zur Behandlung der **Quecksilber-** und **Arsenvergiftung** werden folgende **Dosierungen** empfohlen: 3–5 mg/kg/4 h am 1. Tag, 2,5 mg/kg/12 h am 2.–10. Tag i. m. als 5–10%ige Lösung. **Maximale Blutspiegel** werden nach 30–60 min erreicht. Aufgrund seiner Lipophilie wird BAL im gesamten Organismus verteilt, auch die Blut-Hirn-Schranke wird passiert. Es erfolgt eine **Metabolisierung** zum zyklischen Disulfid, innerhalb von 4 h findet eine nahezu vollständige **renale Elimination** statt. **Nebenwirkungen:** Puls- und Blutdruckanstieg, Erbrechen, Salivation, Lakrimation, Koliken, Temperaturanstieg und Parästhesien. **Gegenanzeigen:** Blei-, Selen-, Eisen-, Kadmium- und org. Quecksilbervergiftungen, da durch Dissoziation in den Nierentubuli Nierenschäden entstehen.

2.2.2.4
Deferoxamin

Handelspräparat: Desferal, H. M.

Diese aus Streptomyces picosus gewonnene Verbindung weist eine hohe Selektivität für die Komplexierung von Fe^{3+} auf. Sowohl freies Fe^{3+} als auch in den Depotformen Ferritin und Hämosiderin befindliches Eisen wird gebunden, während im Transferrin kaum und im Funktionseisen vorhandenes Eisen nicht erreicht wird.

Zur Behandlung der **Eisenvergiftung** werden folgende **Dosierungen** empfohlen: 100 mg/kg oral, bis 50 mg/kg i. m. oder i. v. nur initial und mit max. 15 mg/kg/h. Die orale **Bioverfügbarkeit** ist < 15 %. Es erfolgt ein enzymatischer **Abbau** in Plasma und eine rasche **renale Elimination**. **Nebenwirkungen:** Blutdruckabfall, lokale Reizungen, Katarakt (Hund).

2.2.2.5
Eisen (III)-hexacyanoferrat (II)

Handelspräparat: Antidotum Thallii-Heyl, H. M.

Dieser Komplexbildner kann bei Thalliumvergiftungen die Resorption aus dem Magen-Darm-Trakt verhindern oder den enterohepatischen Kreislauf von Thallium unterbrechen. **Dosierungen:** 50 mg/kg/4 h p. o. Die gleichzeitige Gabe von Laxantien beschleunigt die Thalliumausscheidung. Die Therapie kann bis zur Normalisierung der Urin- und Faecesausscheidung von Thallium durchgeführt werden. Das einwertige Thalliumion wird von den anderen Chelat- und Komplexbildnern nicht gebunden.

2.2.3
Methämoglobin-bildende Gifte

Die Sauerstofftransportfunktion von Hämoglobin kann nur erfüllt werden, wenn das darin enthaltene Eisen in zweiwertiger Form vorliegt ($Hb\text{-}Fe^{2+}$). Dreiwertiges Eisen (Methämoglobin [Met-Hb], Ferrihämoglobin) ist dazu nicht in der Lage. Auch physiologischerweise entsteht Met-Hb (< 1 %), das aber unter Beteiligung der Met-Hb-Reduktase oder der Diaphorase permanent zu $Hb\text{-}Fe^{2+}$ reduziert wird. Durch Met-Hb-bildende Gifte kann die Kapazität dieser Reduktasesysteme erschöpft werden und eine Met-Hämoglobinämie entstehen. Met-Hb ist durch eine bräunliche Farbe gekennzeichnet, die ab 30 % Met-Hb im Blut deutlich erkenntlich wird. Man unterscheidet zwischen direkten und indirekten Met-Hb-Bildnern. Die erstgenannten Gifte oxidieren Fe^{2+} direkt, während indirekt wirkende Stoffe erst über Biotransformationsprozesse Met-Hb-induzierende Eigenschaften erhalten. **Direkte Met-Hb-Bildner:** Cu^{2+}, Chlorate und Perchlorate, Peroxide, Redoxverbindungen in oxidierter Form (Chinone, Chinonimine, Methylenblau, Thionin). **Indirekte Met-Hb-Bildner:** Nitrite (Nitrate werden im Magen-Darm-Trakt zu Nitrit reduziert und resorbiert), Redoxverbindungen in reduzierter Form, Nitro- und Amino-Aromate, Anilin und -derivate, z. B. auch Sulfonamide, Aminophenole. **Vergiftungssymptome:** Verschiedene Stadien der Hypoxie, die ab 10–20 % Met-Hb beginnen. 60–80 % Met-Hb sind tödlich. Die **Therapie** erfolgt paradoxerweise mit Redoxfarbstoffen, die selbst Met-Hb-Bildner sind, wie z. B. mit Methylenblau oder Toluidinblau. Über eine Reduktion zu Leukomethylenblau werden aber Reduktionsäquivalente erzeugt, die für die Aktion der Reduktasesysteme notwendig sind. Es kommt zu einer Gleichgewichtseinstellung, die bei ca. 8 % Met-Hb liegt. Thionin (Katalysin, H. M.) ist wirksamer als Methylenblau.

Dosierungen: Hund: 1–2 mg Thionin/kg/6 h als 0,2%ige Lösung. Pferd, Rind: 2 mg Methylenblau/kg i. v. als 1%ige Lösung bis zu dreimal im Abstand von 10 min.

2.2.4
Vergiftungen mit pflanzlichen Inhaltsstoffen

Pflanzengifte befinden sich in Blättern, Blüten, Stengeln und Wurzeln. Nach oraler Aufnahme erfolgt im Magen-Darm-Trakt der Aufschluß der Pflanzen und die Freisetzung der Toxine, wodurch erste Symptome meist als Irritationen des Verdauungstraktes hervortreten. Pflanzengifte zählen zu chemischen Stoffklassen, die sonst in der Natur nicht vorkommen: Alkaloide, Glykoside, ätherische Öle, verschiedene Proteine, Phenolabkömmlinge etc. In den wenigsten Fällen existieren spezifische Antidote, so daß die unspezifische Therapie weit im Vordergrund steht.

2.2.4.1
Blausäurehaltige (cyanogene) Glykoside

Im Weißklee, Samen der wilden Futterwicke, Sudan-, Pfeil- und Bermudagras sowie in Kernen und Blättern von Pruneen finden sich Stoffe wie **Linamarin** und **Amygdalin,** die Blausäure in glykosidischer Bindung enthalten. Bei Aufnahme dieser Pflanzen wird Blausäure im Magen freigesetzt. Vergiftungen treten besonders bei Wiederkäuern auf (Dosis lethalis bei Stoßgabe 4 mg/kg bei Wdk.). Bei protrahierter Aufnahme über den Tag werden bis zu 15 mg HCN/kg KGW vertragen. Wie bei allen Spezies wird Cyanid unter Beteiligung des Enzyms Rhodanese mit Schwefel zu Rhodanid detoxifiziert. Die Reaktionsgeschwindigkeit dieser Reaktion ist bei Wiederkäuern mit 1 mg/kg/h ca. 10fach höher als beim Menschen. Der spezifische **Wirkungsmechanismus** beruht auf einer Blockade des dreiwertigen Eisens der Cytochromoxidase in der mitochondrialen Atemkette.

Folgende **Symptome** werden 2–3 h nach Weideauftrieb beobachtet: Frequente, dyspnoeische Atmung, auch Hyperpnoe, Speicheln, erhöhte Pulsfrequenz, rosarote Schleimhäute, Absinken der Körperoberflächentemperatur, rascher Tod. **Therapieziel** ist eine kontrollierte Methämoglobinbildung, um das Cyanid im Blut abzufangen. Dazu verwendet man Natriumnitrit oder p-Dimethylaminophenol (4-DMAP) in folgenden **Dosierungen:** 4 mg Na-Nitrit/kg als 10%ige Lösung; 3,25 mg 4-DMAP/kg langsam i. v. Zur Schwefelbereitstellung kann Natriumthiosulfat mit 5 mg/kg als 20%ige Lösung i. v. gegeben werden. Kobaltverbindungen, wie Vitamin B_{12}, in Dosierungen von 200 mg/kg bilden Komplexe mit Cyaniden, werden in der Großtiertherapie aber nicht verwendet.

2.2.4.2
Cumarinhaltige Glykoside

Insbesondere im Steinklee ist Cumarin in glykosidischer Bindung enthalten. Bei der Trocknung wird Cumarin aus seiner Bindung freigesetzt und bei feuchter Lagerung erfolgt eine Oxidation zu Cumarol bzw. Dicumarol. Bei Wiederkäuern treten folgende **Vergiftungssymptome** auf: 2–3 Wochen nach Aufnahme Inappetenz, steifer Gang, blutiger Nasenausfluß, blutiger Durchfall, blutige Milch, Anschwellungen an mechanisch exponierten Körperteilen, erhöhte Herz- und Atemfrequenz. **Therapie:** Vitamin K_1 i. v. (s. Kap. R 1.1.4).

2.2.4.3
Thiaminase-enthaltende Pflanzen

In Farnen, wie dem Adler- und Wurmfarn, sowie im Schachtelhalm, sind Thiaminasen enthalten, die Vitamin B_1 zerstören. Vergiftungen treten bei Pferden auf, da diese Spezies auf exogene Zufuhr des Vitamins angewiesen ist. Als **Vergiftungssymptome** treten zentralnervöse Störungen auf (»Taumelkrankheit«). **Therapie:** Vitamin B_1-Substitution, s. Kapitel R 1.2.1.1.

2.2.5
Ethylenglykolvergiftung

Hunde und Katzen nehmen gelegentlich das als Frostschutzmittel verwendete **Ethylenglykol** auf, wodurch es zur generalisierten Kapillar- und ZNS-Schädigung, zur Oxalsäureausfällung in der Niere und zur Narkose kommt. **Symptome:** Nach ca. 1 h: Benommenheit, Taumeln, Ataxie; Anurie, Oxalurie. Nach ca. 6 h: Koma. **Therapie:** Hund: 5,5 ml Ethanol/kg/4 h i. v. als 20%ige Lösung. 8 ml $NaHCO_3$/kg/4 h i. v. als 5%ige Lösung. Nach 5 Behandlungen in kurzen Abständen auf 6 h-Abstände übergehen. Katze: 5 ml Ethanol/kg/6 h i. p. als 20%ige Lösung. 6 ml $NaHCO_3$/kg/6 h i. p. als 5%ige Lösung. Nach 5 Behandlungen 8 h-Abstände.

Durch höhere Affinität von Ethanol zur Alkoholdehydrogenase wird die Umwandlung von Ethylenglykol zur Oxalsäure gehemmt.

V   Antiprotozoika

S. Steuber & R. Kroker

Antiprotozoika sind Wirkstoffe, die bei der Behandlung, Pro- und Metaphylaxe (Chemoimmunisierung) von eukaryotischen Darm-, Blut- und Gewebeeinzellern Einsatz finden. Aus chemotherapeutischer Sicht lassen sich diese Pharmaka zwei großen Anwendungsgebieten zuordnen.

Die eine Gruppe umfaßt Pharmaka, die zur Bekämpfung von **vektorübertragenen Protozoen** eingesetzt werden. Da sie im Endwirt bevorzugt im Blut und in blutbildenden Organen extra- bzw. intrazellulär parasitieren, werden sie auch als **Hämoprotozoen** bezeichnet. Hierzu gehören die **Trypanosomen** und **Leishmanien** (Mastigophora) sowie die **Theilerien** und **Babesien** (Sporozoa). Sie besitzen zumeist einen komplexen Entwicklungszyklus, der eng mit dem Zwischenwirt verbunden ist. Ihre Bedeutung beschränkt sich bis auf wenige Ausnahmen vorrangig auf tropische und subtropische Regionen. Jedoch hat die Entwicklung von Wirkstoffen gegen diese Protozoen, besonders bei der Bekämpfung der Trypanosomose, in Deutschland eine lange Tradition. So begründete zu Beginn dieses Jahrhunderts PAUL EHRLICH mit seinen grundlegenden Untersuchungen zum Wirkungsmechanismus der Arsenikalien gegen Trypanosomen die Chemotherapie moderner Prägung. Um deren klinische Anwendung hat sich dann auch ROBERT KOCH verdient gemacht. Er setzte erstmalig die noch mit erheblichen Nebenwirkungen behaftete Arsanilsäure **(Atoxyl)** bei seiner Schlafkrankheitsexpedition (1906/07) in das innere Afrika mit gewissem Erfolg am Menschen ein. Ungefähr zehn Jahre später war es die Entdeckung des komplex gebauten Harnstoffderivats Suramin **(Germanin),** das nach seiner Einführung 1924 den Durchbruch bei der Heilung von Brucei-Infektionen sowohl beim Mensch als auch beim Tier brachte. Zuletzt sei noch das von JENSCH und FUSSGÄNGER 1954 entwickelte, veterinärmedizinisch interessante Diminazenaceturat **(Berenil)** erwähnt, das wegen seiner Verträglichkeit auch heute noch von Bedeutung bei der Bekämpfung der Trypsanosomose des Rindes ist. Es zeigt aber auch gute Wirkung bei der Behandlung der Babesiose.

Die andere große Gruppe umfaßt Wirkstoffe gegen **Kokzidien,** die in der Mehrzahl prophylaktischen Einsatz als Futterzusatzstoffe in der Geflügelhaltung finden. Ihr Aufschwung begann in den 40er Jahren mit der Einführung des Sulfaquinoxalins, wodurch der Wechsel von der extensiven zur intensiven Geflügelhaltung eingeleitet werden konnte. Heutzutage existiert eine breite Palette von **Antikokzidia,** die den ständig steigenden Anforderungen an die Wirksamkeit, das Wirkungsspektrum, aber auch an die Verbrauchersicherheit gerecht werden müssen. Zudem ist durch den prophylaktischen Gebrauch im allgemeinen mit rascher Resistenzentwicklung zu rechnen, wodurch ein ständiger Bedarf an Wirkstoffen mit neuen Angriffspunkten herrscht. Den vorläufigen Höhepunkt in der Bekämpfung und Prophylaxe der Kokzidiose stellen derzeit die ionophoren Polyetherantibiotika, demnächst sicherlich auch die symmetrischen und asymmetrischen Triazinone, dar.

1
Chemotherapie der Hämoprotozoen

Breite Kenntnisse in der Behandlung protozoärer Erkrankungen, die durch blutsaugende Arthropoden übertragen werden, sind für den in Deutschland tätigen Tierarzt nur selten erforderlich. Das erklärt sich aus der Tatsache, daß die Übertragung zumeist an Zwischenwirte mit besonderer Verbreitung in den Tropen und Subtropen gebunden ist, wie Zecken bei der Übertragung von Babesien und Theilerien, oder Tsetsefliegen bei der Übertragung von Trypanosomen (in Afrika ist beispielsweise das Auftreten von Trypanosoma [T.] congolense und T. brucei-Erkrankungen auf den Tsetsegürtel zwischen 15° N und 29° S begrenzt). Natürlich gilt dies nicht generell, da auch bei uns heimische Zecken Vektorfunktion übernehmen. Allerdings sind es in Deutschland lediglich sporadische Ausbrüche der durch Ixodes ricinus übertragenen Babesia (B.) divergens-Infektion des Rindes (Weiderot), die einer Behandlung bedürfen. Auch bestehen kleinere endemische Herde für B. canis in der Offenburger Region, wobei Dermacentor reticulatus die Vektorfunktion übernimmt. Darüber hinaus ist in den letzten Jahren eine kontinuierliche Zunahme von Leishmaniose- und Babesioseinfektionen bei Hunden zu verzeichnen. Wesentliche Ursache ist die ständig steigende Reisetätigkeit in den Mittelmeerraum, wodurch begleitende Hunde oftmals in endemische Gebiete gelangen. Werden diese Tiere dann dem Tierarzt vorgestellt, ergeben sich Schwierigkeiten bei der Auswahl des Chemotherapeutikums, da geeignete Wirkstoffe in Deutschland nicht zugelassen sind.

Im folgenden Kapitel wird daher ein Überblick über die im Humanbereich und in der europäischen Gemeinschaft verfügbaren Pharmaka zur Bekämpfung der **Babesiose** und **Leishmaniose** des **Hundes** gegeben, da in begründeten Ausnahmefällen auch die Anwendung nicht zugelassener oder registrierter Arzneimittel bei erkrankten Hunden möglich ist. So bedarf es nach § 21 Abs. 2 Nr. 4 AMG keiner Zulassung für Arzneimittel, die für **Einzeltiere hergestellt** werden, wobei das Kennzeichnen eingeführter Fertigarzneimittel in deutscher Sprache bereits als **Herstellungsvorgang** gemäß § 4 Abs. 14 AMG zu verstehen ist. Zu beachten ist allerdings, daß Fertigarzneimittel, die in Deutschland nicht zugelassen oder registriert sind, in geringen Mengen **nur von Apotheken** bestellt werden dürfen. Eine direkte Bestellung von ausländischen Fertigarzneimitteln über die **tierärztliche Hausapotheke** ist nicht zulässig (§ 73, Abs. 3 AMG). Diese Regelung gilt ausdrücklich nicht für Arzneimittel zur Anwendung bei Tieren, die der Gewinnung von Lebensmitteln dienen.

Da die Behandlung häufig mit großen Nebenwirkungsrisiken behaftet ist, sollte grundsätzlich das Einverständnis des Tierbesitzers zur Therapie vorliegen. Zudem ist zu beachten, daß neben der kausalen Behandlung, insbesondere bei schweren Erkrankungen, fast immer die gleichzeitige symptomatische Behandlung angezeigt ist. Eine genaue

Tab. 1
Gebräuchliche Dosierung verschiedener Wirkstoffe zur Therapie protozoärer Bluterkrankungen. Vor der Anwendung, besonders bei lebensmittelliefernden Tieren, sind die gesetzlichen Hinweise in diesem Kapitel zu beachten

A Trypanosomose

Substanz	Dosis mg/kg KGW	Behandlungs- dauer	Indikation	Tierart	Bemerkungen
Diminazenaceturat	3,5–8 i. m.	einmalig	T. congolense T. vivax T. brucei	Rinder, kleine Wdk	kontraindiziert bei Hund und Kameliden
Ethidiumbromid -chlorid	1 tief i. m.	einmalig	T. congolense T. vivax	Rinder, kleine Wdk	lokale Gewebereizung
Isometamidium -chlorid	0,25–0,5 tief i. m.	einmalig	T. congolense T. vivax	Rinder, Büffel, kleine Wdk, Hunde	dermonekrotisch; Injektion verursacht zuweilen Lahmheit
	0,7 (Kamel langsam i. v.)		T. brucei T. evansi	Kameliden	nur bei Suramin- und Quinapyraminresistenz
	0,5 (Pferd als Kurzinfusion)			Pferde	Kurzinfusion in 500 ml isoton. Glukoselsg. (30 min)
Quinapyraminsulfat	3–5 s. c.	einmalig	T. congolense T. vivax T. brucei T. evansi T. equiperdum	Rinder, kleine Wiederkäuer, Pferde, Hunde, Kameliden	bei behandelten Tieren Streß und körperliche Belastung vermeiden
Suramin	7–10 (Pferd) 10–12 (Kamele) stets langsam i. v.	beim Pferd bis zu 3× im Abstand von einer Woche	T. brucei T. evansi T. equiperdum	Pferde, Kameliden	Ödeme, mitunter Koliken, Meteorismus, Pruritus, hufreheartige Symptome
Melarsamin	0,25 i. m.	einmalig	T. brucei T. evansi	Kameliden	lokale Gewebereizung

B   Leishmaniose beim Hund

Substanz	Dosis mg/kg KGW	Behandlungsdauer	Bemerkungen
First line drugs			
N-Methylglucamin-Antimoniat	5–10 kg 300 10–20 kg 225–300 > 20 kg 200–225 tief i. m., langsam i. v. oder i. p.	initiale Leishmaniose: 10–12 Injektionen alle 2–3 Tage manifeste Leishmaniose: 18–20 Injektionen alle 2–3 Tage	bei Nierenschädigung Anfangsdosen halbieren
Na-Stiboglukonat (H. M.)	20–30 langsam i. v. (nur als Kurzinfusion in 100 ml)	2 × 10–14 Tage, Behandlungsintervall 10 Tage	paravenöse Applikation äußerst schmerzhaft s. a. N-Methylglucamin- Antimoniat
Second line drugs			
Ketoconazol (H. M.)	7 p. o.	40–90 Tage	Inappetenz, Alopezie, teratogen und embryotoxisch, kontraindiziert bei Nierenfunktions- störungen
Pentamidin- isethionat (H. M.)	2–4 mg langsam i. v. (Tropfinfusion über 3 h, mindestens 500 ml)	15–17 Injektionen alle 2–3 Tage 1–6 Inj. = 2 mg/kg KGW 6–12 Inj. = 3 mg/kg KGW 13–17 Inj. = 4 mg/kg KGW	i. m.-Applikation kann zu schweren Muskel- nekrosen führen, kontraindiziert bei Niereninsuffizienz

C   Babesiose

Substanz	Dosis mg/kg KGW	Behandlungs-dauer	Indikation	Tierart	Bemerkungen
Diminazenaceturat	3.5–8 i. m. 5 i. m. 1,17 i. m.	einmalig zweimalig (24 h) dreimalig (24 h)	Babesia spp. B. caballi, equi B. canis	Rd, kl. Wdk. Pferde Hunde	B. equi; B. canis keine Erregereli- mination
Phenamidin- isethionat	15 s. c. 8 i. m.	zweimalig (48 h) zweimalig (24 h)	B. canis, gibsoni B. caballi, equi	Hunde Pferde	B. gibsoni; B. equi keine Erregerelimination
Imidocarb- dipropionat	6 s. c. 1,2 s. c. 2,4 i. m. 2,4 i. m.	einmalig einmalig einmalig zweimalig (24 h)	B. canis B. bovis, bigemina, divergens B. caballi B. equi	Hunde Rinde Pferde	zur Erregerelimination höhere Dosen erforder- lich (siehe Text), jedoch geringe thera- peutische Breite, cho- linerge Effekte möglich (Salivation, Tränen- fluß etc.)

D Rinder-Theileriose

Substanz	Dosis mg/kg KGW	Behandlungsdauer	Bemerkungen
Parvaquon	10 tief i. m.	zweimalig (48 h)	Bei allen Wirkstoffen sinkt der Therapieerfolg mit dem Schweregrad der Infektion
Buparvaquon	2,5 tief i. m.	einmalig	
Halofuginon	1,2 (in 500 ml Wasser) p. o.	zweimalig (48 h)	Geringe therapeutische Breite (Diarrhö, Kachexie)

Beschreibung symptomatischer Behandlungsmethoden, die auch als Folgewirkung des verabreichten Präparates notwendig werden können, würde jedoch den Rahmen dieses Kapitels sprengen.

Eine Übersicht der zur Zeit gebräuchlichsten Stoffe und Dosierungen findet sich in Tab. 1.

Beim **lebensmittelliefernden Tier** stellt sich die Situation etwas anders dar. Hier kommt der Einsatz nicht zugelassener Wirkstoffe, beispielsweise von Imidocarbdipropionat, für lebensmittelliefernde Tiere (§ 56 a AMG) nicht in Betracht. Allerdings wird die in Deutschland nur sporadisch auftretende Rinderbabesiose gut mit dem zugelassenen Diminazenaceturat abgedeckt, so daß keine Therapielücke besteht. Aus mehreren Gründen finden jedoch auch diese Pharmaka in diesem Kapitel ausführliche Erwähnung (Tab. 1).

Zum einen bietet die Öffnung des europäischen Binnenmarktes Tierärzten die Möglichkeit der beruflichen Tätigkeit in Ländern der Europäischen Gemeinschaft, in denen diese Wirkstoffe zugelassen sind. Zum anderen kommt diesen Pharmaka durch ihre strategische Verwendung besonders in der Rinder- und Kamelhaltung Afrikas, aber auch in weiten Teilen Asiens und Südamerikas eine volkswirtschaftlich erhebliche Bedeutung zu. Die Kenntnis dieser Stoffe ist daher für den im Entwicklungsdienst tätigen Tierarzt notwendig. Beispielhaft sei dies an der Trypanosomose erläutert. Hier hat sich zwar als alternative Bekämpfungsmöglichkeit unter definierten Bedingungen die Vektorkontrolle (Tsetsefliegen) bewährt, eine flächendeckende Ausdehnung auf die gesamte betroffene Region kann realistisch aber nicht erreicht werden. Auch die Hoffnung auf eine Vakzine ist durch die fast unbegrenzte Fähigkeit der Trypanosomen zur Antigenvarianz in weite Ferne gerückt. Darüber hinaus hat sich die Verbreitung und Haltung sogenannter trypanotoleranter Rinder (Bos taurus-Arten), d. h. Rinderrassen, die die Fähig-

keit besitzen, eine Trypanosomeninfektion ohne größere Schäden zu tolerieren, nur teilweise bewährt. Dieser zumeist labile Zustand scheint allein in eng umschriebenen Gebieten mit lokalen Trypanosomenserodemen und ortsständigen Rindern erreichbar. So ist es nicht verwunderlich, daß in weiten Teilen Afrikas die Rinderhaltung nur unter ständiger **Chemoprophylaxe** mit jährlich 25 Millionen Behandlungen möglich ist. Ähnlich problematisch stellt sich die Bekämpfung der Theileriose dar. Jährlich müssen etwa 10 Millionen Rinder in Afrika, im mittleren Osten und in Zentralasien behandelt werden. Trotzdem sterben noch ca. 3 Millionen. Mit dem vor kurzer Zeit eingeführten Buparvaquon könnte sich die Situation allerdings entspannen.

Zur Therapie und Prophylaxe solcher volkswirtschaftlich bedeutsamen Tierseuchen stehen, bis auf wenige Ausnahmen, nur Präparate zur Verfügung, deren Markteinführung schon einige Jahrzehnte zurückliegt. Um so erstaunlicher ist es, daß **Resistenzen** bisher allein bei der Bekämpfung der Trypanosomose ernsthafte Probleme bereiten. So wurde aus diesem Grunde 1974 die Produktion von Quinapyramin eingestellt. Da sich danach die Therapie bei Rindern nur noch auf wenige Wirkstoffe (Phenantridinderivate, Diminazen) stützte, wurde die Herstellung Mitte der 80er Jahre wieder aufgenommen. Mit dem auch heute noch praktizierten Rotationsverfahren, das heißt die wechselseitige Anwendung zumeist vom Diminazen und Isometamidium konnte die Resistenzproblematik allerdings begrenzt werden. Erst in letzter Zeit wird auch über das Auftreten von Mehrfachresistenzen berichtet. Einen Überblick zur Kreuzresistenz verschiedener Trypanozide gibt Tabelle 2.

Auf die **Rückstandsproblematik** kann in diesem Kapitel nur sehr eingeschränkt eingegangen werden, da bei vielen älteren Stoffen nur geringe Kenntnisse der Rückstandssituation vorliegen.

Tab. 2
Kreuzresistenz gebräuchlicher trypanozider Wirkstoffe zur Behandlung der Trypanosomose des Rindes

| Wirkstoff | Wirkstoffresistente Trypanosomen-Stämme | | | |
	Diminazenaceturat	Ethidium	Isometamidium	Quinapyramin
Diminazenaceturat	++	–	–	+
Ethidium	–	++	++	+
Isometamidium	–	+	++	+
Quinapyramin	–	+	+	++

–: keine Kreuzresistenz; +: partielle Kreuzresistenz; ++: Kreuzresistenz

1.1
Aromatische Diamidine und Carbanilide

Die Entwicklung der aromatischen Diamidine ist auf die schon seit langem bekannte Tatsache zurückzuführen, daß Trypanosomen in vitro nur im Beisein von Glucose überleben. Daher suchte man bei der Bekämpfung der Schlafkrankheit gezielt unter Blutzucker-mindernden Substanzen. Solche Stoffe fand man in aliphatischen Diamidinen, deren trypanozide Wirkung bereits bei Konzentrationen auftrat, welche auf den Blutzucker keinen Einfluß besaßen. Die Wirksamkeit dieser Verbindungen konnte schließlich durch die Einführung von aromatischen Ringen anstelle der Verbrückung durch aliphatische Kohlenstoffatome noch erheblich gesteigert werden.

Der eigentliche **Wirkungsmechanismus** der aromatischen Diamidine ist bisher noch nicht endgültig geklärt, obwohl zahlreiche Untersuchungen den Schluß zulassen, daß die antiprotozoäre Wirkung im wesentlichen durch Enzymhemmung im Polyaminstoffwechsel (biogene Amine) sowie durch die Blockade der DNA-Synthese verursacht wird. So besitzen aromatische Diamidine wie **Diminazen** eine besondere Affinität zu Adenin/Thymin-reichen Nukleinsäuren, wie sie in Kinetoplasten von Trypanosomen vorliegen. Die rasche und irreversible Bindung führt in der Folge zur Replikationhemmung der Kinetoplasten-DNA. Ein **genotoxischer Effekt,** der aufgrund der direkten Einwirkung von **Diminazen** auf die DNA naheliegt, wurde allerdings bisher nicht nachgewiesen. Darüber hinaus wird die Synthese biogener Amine durch aromatische Diamidine auf der Ebene der S-Adenosyl-Methionin-Decarboxylase blockiert. Da biogene Amine (Putrescin, Spermidin, Spermin) unter anderem für eine optimale Zellproliferation und -differenzierung von essentieller Bedeutung sind, wird offensichtlich auf diesem Wege das ra-

sche Wachstum der sich schnell teilenden Trypanosomen nachhaltig blockiert.

Das in der Humanmedizin eingeführte **Pentamidin,** ein aromatisches Diamidin mit einer Polymethylendioxy-Brücke, hat in letzter Zeit wieder große Bedeutung erlangt, da es als sogenanntes »essential drug« (WHO) zur **Therapie** der Pneumocystis carinii-Pneumonie bei AIDS unersetzlich ist. Es eignet sich aber auch zur Behandlung der visceralen und kutanen Leishmaniose sowie dem Stadium 1 (ohne Befall des Liquor cerebrospinalis) der T. brucei gambiense-Infektion. Aufgrund der Wirkung gegen Leishmanien hat es veterinärmedizinisch eine gewisse Bedeutung als »second line drug« beim Auftreten einer **Therapieresistenz** gegenüber Antimonpräparaten erlangt. Es kann jedoch beim Hund erhebliche Nebenwirkungen verursachen (nephrotoxisch, Muskelnekrosen, Blutdruckabfall), weshalb es nur unter klinischer Beobachtung Anwendung finden darf.

Durch die Einführung eines Triazensystems als Verbrückung der aromatischen Amidine gelangt man zum **Diminazen** (als wasserlösliches **Diminazenaceturat, Berenil,** V. M.), dem einzigen in Deutschland für die Veterinärmedizin gegen Hämoprotozoen zugelassenen Chemotherapeutikum. Das **Wirkungsspektrum** des Berenils umfaßt Trypanosomen und Babesien, nicht jedoch Leishmanien. Wegen erheblicher Unverträglichkeiten ist allerdings zu beachten, daß die Anwendung beim Hund (außer u. U. B. canis) und beim Kamel **kontraindiziert** ist.

Weitere Abkömmlinge finden mit dem **Phenamidin** sowie dem strukturverwandten Carbanilid **Imidocarb** bei der Bekämpfung der Babesiose Anwendung. Sie besitzen weder leishmanizide noch trypanozide Wirkung. Bei der Behandlung erweisen sich die großen Babesien (B. canis beim Hund, B. bigemina beim Rind, B. caballi beim Pferd), verglichen mit den kleinen Babesien (B. gibsoni beim Hund, B. bovis beim Rind, B. equi beim Pferd), als empfindlicher. Besonders bei der Therapie der kleinen Babesien ist daher zu beachten, daß die meisten verfügbaren **Babesizide** nur eine geringe **therapeutische Breite** besitzen und bei Überdosierungen außerordentlich toxisch wirken. Bereits im **therapeutischen Bereich** können zahlreiche Nebenwirkungen auftreten. Die empfohlenen Dosen sollten deshalb möglichst nicht überschritten werden. **Resistenzentwicklungen** gegenüber den aromatischen Diamidinen (Diminazen) sind in größerem Umfang bei den Trypanosomen beobachtet worden, während **Resistenzen** gegenüber Babesien möglich sind, jedoch in der Praxis bisher keine Rolle spielen.

1.1.1
Phenamidinisethionat

Phenamidin, das einfachste aromatische Diamidin, besitzt lediglich ein Sauerstoffatom als Brücke zwischen den aromatischen Ringen und ist zur Behandlung der **Hundebabesiose** in Frankreich als wasserlösliches Phenamidinisethionat (**Oxopirvedine,** V. M.) erhältlich. Da es häufig allergene Reaktionen verursacht, ist es mit einem Antihistaminikum (Phenothiazinderivat Oxomemazin) kombiniert. In Deutschland hingegen ist Phenamidin nicht zugelassen.

Anwendungsgebiet: Babesiose des Hundes (B. canis, B. gibsoni). Weiterhin besteht eine ausreichende Wirkung gegenüber Babesien des Pferdes (B. caballi, B. equi). Die Wirksamkeit gegenüber den kleinen Babesien (beim Hund, B. gibsoni) ist weniger ausgeprägt. Rückfälle sind jedoch auch bei der B. canis-Infektion möglich.

Dosierung: Beim Hund 15 mg/kg KGW s. c. Eine Wiederholungsbehandlung sollte nach 48 Stunden vorgenommen werden. Beim Pferd werden 2 × 8 mg/kg KGW i. m. im Abstand von 24 Stunden empfohlen. Die s. c.-Injektion sollte beim Pferd vermieden werden, da Nekrosen auftreten können.

Nebenwirkungen und **Intoxikationen** sind mit anderen aromatischen Diamidinen vergleichbar. Beim Hund besteht nur eine geringe therapeutische Breite. Vor allem bei Vorschädigung der Leber und Niere ist mit Intoxikationserscheinungen zu rechnen. Die zweimalige Gabe von 20 mg/kg KGW verursachte beim Hund bereits Encephalopathien sowie degenerative Läsionen in der Leber, im Myokard und in der Muskulatur. Vereinzelt können Vomitus, Schwindel und Krämpfe auftreten.

Neuere Untersuchungen weisen auf eine transiente **immunsuppressive Wirkung** des Phenamidius hin. So zeigen isolierte periphere Blutlymphozyten Phenamidin-behandelter Hunde in vitro vorübergehend ein vermindertes Proliferationsvermögen nach Mitogenstimulierung.

1.1.2
Diminazenaceturat

Diminazenaceturat ist das einzige in Deutschland zur Bekämpfung der Babesiose bei Rindern und Schafen zugelassene Chemotherapeutikum. Im Handel ist es in Kombination mit einem schwachen Analgetikum (445 mg Diminazenaceturat, 555 mg Phenazon/g als wasserlösliches Granulat, **Berenil,** V. M.).

Das **Wirkungsspektrum** umfaßt Babesien und Trypanosomen. Diminazen ist derzeit in tropischen Ländern neben **Isometamidium** das am häufigsten verwendete **Trypanozid** im kurativen Bereich. Besonders gut eignet es sich zur Behandlung von T. congolense- und T. vivax-Infektionen. Die Wirkung gegenüber T. evansi- und T. brucei-Infektionen ist weniger ausgeprägt. Da **kationische Trypanozide** wie Diminazen die Blut-Hirnschranke nicht überwinden können, sind bei Befall des ZNS Rückfälle einer T. brucei- oder T. evansi-Infektion zu erwarten. Zur langfristigen Prophylaxe eignet sich Diminazen nicht. Breit ist das Wirkungsspektrum bei den Babesien, wobei in Deutschland aufgrund epidemiologischer Begebenheiten als **Anwendungsgebiet** nur die Behandlung vom Rind und Schaf zugelassen ist. Große Babesien (z. B. B. bigemina, B. motasi) sind empfindlicher als kleine Babesien (z. B. B. divergens, B. ovis).

Dosierung: Rind, Schaf: 3,5 mg/kg KGW i. m. Zur Vermeidung lokaler Schmerzhaftigkeit empfiehlt es sich, den Wirkstoff auf mehrere Körperstellen zu verteilen. Bei Infektionen mit T. brucei ist die doppelte Dosis anzuwenden. Bei schwer ansprechbaren Erregerstämmen kann die Dosis bis auf maximal 8 mg/kg KGW erhöht werden. Die Gesamtdosis sollte dabei 4 g nicht überschreiten. Pferd: Zur Eliminierung einer B. caballi-Infektion haben sich 2 × 5 mg/kg KGW i.m. im Abstand von 24 h bewährt. Die Behandlung einer T. evansi-Infektion mit Diminazen ist nur ausnahmsweise (ohne ZNS-Befall) angezeigt.

Für den Hund besteht keine Zulassung. Die klinische Heilung einer B. canis-Infektion kann aber mit einer Gesamtdosis von 3,5 mg/kg KGW, verabreicht in 3 Portionen von jeweils 1,17 mg/kg KGW i. m. an 3 aufeinanderfolgenden Tagen versucht werden. Es besteht jedoch Rezidivgefahr. **Cave:** nicht überdosieren (s. u.).

Resistenz: Aufgrund intensiver Nutzung von Diminazen über viele Jahrzehnte im Tsetsegürtel Afrikas ist das Auftreten resistenter Trypanosomenstämme zunehmend häufiger beobachtet worden. Mehrfachresistente Stämme (z. B. Diminazen/Phenanthridine) wurden bisher nur selten beobachtet. Daher bezeichnet man Diminazen zusammen mit dem Phenanthridin **Isometamidium** als »**sanative pair**«, da mit beiden Wirkstoffen ausreichend Prophylaxe und Therapie gegenüber Trypanosomen betrieben werden kann und ein gewisser Schutz vor Krankheitsdurchbrüchen durch Etablierung resistenter Trypanosomenstämme gegenüber einem Wirkstoff besteht.

Die **maximale Blutkonzentration** von Diminazen wird beim Wiederkäuer bereits innerhalb von 15–45 Minuten erreicht. Die **Elimination** erfolgt beim Rind biphasisch, bei Schaf und Ziege triphasisch. Die **initiale Plasmahalbwertszeit** beträgt beim Rind 2 h, während die **terminale Halbwertszeit** bis zu 188 h betragen kann. Beim Schaf ist die terminale Plasmahalbwertszeit mit ca. 13 h bedeutend kürzer. Die Ausscheidung erfolgt zu über 80 % über den Urin, sowie in geringerem Maße über die **biliäre Exkretion.** Die höchsten Rückstandskonzentrationen werden in Leber und Niere gemessen.

Als **Nebenwirkungen** sind besonders beim Pferd lokale Schmerzhaftigkeit und vereinzelt Abszesse beobachtet worden. Die Anwendung beim Kamel ist **kontraindiziert,** da Diminazen bereits im therapeutischen Dosisbereich **hepato-** und **neurotoxische Effekte** mit Todesfolge verursacht. Auch der Hund kann bei ungünstiger Krankheitslage nach einer Einzeldosis von 3,5 mg/kg KGW mit diesen Nebenwirkungen reagieren. Als neurotoxische Symptome einer Diminazenintoxikation beim Hund werden beobachtet: Vomitus, Nystagmus, Ataxie, Opistothonus, Krämpfe und Koma. Besonders beim Kamel können sich neben neurotoxischen Symptomen auch Anzeichen einer Cholinesterasehemmung wie Ruhelosigkeit, verstärkte Miktion, Salivation und Schwitzen zeigen. **Wartezeiten:** Eßbare Gewebe (Rind, Schaf): 20 Tage, Milch (Rind, Schaf): 3 Tage.

1.1.3
Pentamidinisethionat

Handelspräparate: Zethionat 300, Pentacarinat 300 (H. M.); **Lomidine** (als Pentamidinmesylat; V. M. Frankreich).

Das **Wirkungsspektrum** umfaßt beim Hund Leishmania spp., Pneumocystis carinii, Babesia canis und B. gibsoni. Zur Bekämpfung von rinderpathogenen Trypanosomen eignet sich Pentamidin, im Gegensatz zu Diminazen, jedoch nicht. Pentamidin gilt aufgrund der nicht unerheblichen

Nebenwirkungen lediglich als »**second line drug**« bei vorliegender Unverträglichkeit oder Resistenz gegenüber Antimonpräparaten.

Die **Richtdosis** zur Behandlung der Leishmaniose beim Hund beträgt 15–17 Injektionen von 2–4 mg/kg KGW im Abstand von 2–3 Tagen. 1.–6. Injektion: 2 mg/kg KGW; 6.–12. Injektion: 3 mg/kg KGW, ab der 13. Injektion: 4 mg/kg KGW. Hunde über 30 kg max. 3 mg/kg KGW. Zur Behandlung der Babesiose werden 4 mg/kg KGW i. m. oder i. p. empfohlen. Wiederholungsbehandlung nach 48 h. Bei der B. gibsoni-Infektion sind Rückfälle zu erwarten.

Die intramuskuläre Injektion kann zu schweren Muskelnekrosen und Abszessen führen. Es wird daher bei der längeren Leishmaniosetherapie zuweilen die langsame intravenöse Tropfinfusion über mindestens 3 Stunden vorgezogen. Eine zu schnelle i. v.-Applikation kann zu Tachykardie, Zyanose und Bewußtseinstrübung führen.

Weitere beim Hund beschriebene **Nebenwirkungen:** Vomitus, Zunahme von Nierenfunktionsstörungen.

Darüber hinaus dürften auch die beim Menschen beobachteten Nebenwirkungen von veterinärmedizinischer Relevanz sein: schwere Hypotension, Azotämie, Leberfunktionsstörungen, Hypoglykämie, Hyperglykämie infolge Pankreasnekrose, Knochenmarkssuppression. Auch beim Hund sollte die Anwendung von Pentamidin daher nur unter klinischer Beobachtung erfolgen.

Gegenanzeige: Hypersensitivität, Niereninsuffizienz.

Wechselwirkungen: Um das Risiko schwerer Nierenfunktionsstörungen zu mindern, sollte die gleichzeitige Gabe von potentiell nephrotoxischen Wirkstoffen, insbesondere Amphotericin B (Leishmaniosetherapie !), aber auch Aminoglykosiden wie Gentamicin unbedingt vermieden werden.

Die **Ausscheidung** erfolgt beim Menschen im wesentlichen unmetabolisiert mit einer **Plasmahalbwertszeit** von etwa 6 h (i. v.)

1.1.4
Imidocarbdipropionat

Imidocarb, ein Carbanilid, gehört zu den am häufigsten verwendeten Babesiziden und steht in Ländern mit enzootischem Auftreten der Babesiose als gut wasserlösliches Salz (Imidocarbdipropionat, Handelsname z. B. in Großbritannien, Irland, Spanien, Portugal: **Imizol,** V. M., **Carbésia,** Frankreich, V. M.) zur Verfügung. In Deutschland ist das Präparat jedoch nicht zugelassen.

Wirkungsspektrum: beim Hund: B. canis; beim Pferd: B. caballi und B. equi; beim Rind: B. bigemina, B. bovis, B. divergens, Anaplasma marginale; Schaf: B. ovis. Bei der Katze besteht gegen B. felis keine Wirkung.

Folgendes **Dosierungsschema** wird empfohlen:

Hund: B. canis: 6 mg/kg KGW
         (Rückfallquote kleiner als 5 %).
Rind: Babesia spp. 1,2 mg/kg KGW
         Zur Erregerelimination werden 2,4 mg/ kg KGW empfohlen.
         A. marginale: 3 mg/kg KGW
         Erregerelimination wird nicht erreicht
Schaf: B. ovis: 1,2 mg/kg KGW.
         Zur Vermeidung von Rückfällen wird eine Wiederholungsbehandlung nach 14 Tagen empfohlen.
Pferd: B. caballi: 2,4 mg/kg KGW
         Zur Erregerelimination zweimal 2,4 mg/ kg KGW im Abstand von 72 h
         B. equi: 2,4 mg/kg KGW zweimal im Abstand von 24 Stunden.
         Zur Erregerelimination $4 \times 4,8$ mg/kg im Abstand von jeweils 72 h

Cave: Das für die Erregerelimination von B. equi vorgesehene Behandlungsschema kann beim Pferd bereits vorübergehende toxische Symptome bewirken. Zur Minimierung dieser Erscheinungen sollte die Dosis (4,8 mg/kg KGW) geteilt im mehrstündigen Abstand appliziert werden. Die Behandlung ist aufgrund des hohen Risikos und der schlechten Erfolgsaussichten umstritten. In jedem Fall ist als Antidot **Atropin** (siehe Kap. A 1.2.1.1) bereitzuhalten. Esel reagieren besonders empfindlich und sollten nach diesem Schema nicht behandelt werden. Beim Rind und beim Hund wird die subkutane Injektion empfohlen, während Imidocarb beim Pferd und Schaf intramuskulär in die Nackenmuskulatur verabreicht wird. Die intravenöse Applikation ist **kontraindiziert.**

Neben der Chemotherapie eignet sich Imidocarb in enzootischen Gebieten auch ausgezeichnet zur **Chemoprophylaxe.** In einer Dosis von 1–2 mg/ kg KGW werden Rinder für mindestens 6–7 Wochen vor einer B. bovis- oder B. bigemina-Infektion geschützt. Hunde sind in einer Dosis von 2,4 mg/kg KGW für mindestens 4–6 Wochen gegen klinische Symptome einer B. canis-Infektion geschützt. Latente Infektionen sind jedoch nicht immer zu verhindern. Die ausgezeichnete chemoprophylaktische Wirkung von Imidocarb wird wahrscheinlich durch feste Eiweißbindung in Leber-, Nieren- und Muskelgewebe verursacht, wodurch sich die terminale **Elimination** aus den tiefen Kompartimenten erheblich verzögert. So verläuft

die **Elimination** bei Schafen mehrphasisch. Nach i. m.-Applikation ist zunächst eine schnelle Eliminationsphase zwischen der 6.–10. Stunde zu beobachten, danach stagniert der Plasmawert bis zum 3. Tag. Zwischen dem 3. und 28. Tag erfolgt die Elimination nur noch langsam mit einer **Halbwertzeit** von 10,9 Tagen. Ähnlichen Verhältnissen folgt die Elimination beim Rind. Obwohl 43 % innerhalb von 7 Tagen über den Urin und die Faeces (biliäre Exkretion) ausgeschieden werden, ist Imidocarb noch bis zu 6 Monaten in Leber und Niere von Rindern nachweisbar. In Großbritannien ist daher eine **Wartezeit** für Rinder von mindestens 90 Tagen für eßbares Gewebe, für Milch von mindestens 21 Tagen vorgeschrieben.

Nebenwirkungen sind wesentlich durch die Hemmung der Cholinesterasen geprägt. Bereits in therapeutischer Dosis werden Salivation, verstärkte Darmmotilität, Dyspnoe, erhöhter Tränenfluß und allgemeine Unruhe beobachtet. Cholinerge Effekte können jedoch durch die Gabe von Atropinsulfat vermindert werden. Das Auftreten anaphylaktoider Reaktionen ist in seltenen Fällen nicht auszuschließen. Beim Hund gibt es Hinweise auf eine transiente immunsuppressive Wirkung. Weiterhin ist Imidocarb in höheren Dosierungen hepato- und nephrotoxisch. Die empfohlenen Dosierungen sollten daher unbedingt eingehalten werden. Die Toxizität wird durch die hohe Affinität zu Leber- und Nierengewebe bewirkt. Aufgrund der langsamen Depletion aus diesen Organen besteht bei einer kurzfristigen Wiederholungsbehandlung nach obigem Schema (insbesondere bei der B. equi-Eliminierung) die Gefahr der toxischen Kumulation.

Wechselwirkung: Die gleichzeitige Anwendung von Wirkstoffen, die Hemmstoffe der Cholinesterase sind (z. B. organische Phosphorsäureester zur Bekämpfung von Ektoparasiten, Zeckenbekämpfungsprogramme), ist einige Tage vor, während sowie nach der Behandlung mit Imidocarb zu vermeiden.

Die prophylaktische Anwendung von Imidocarb vermindert die Immunitätsausbildung einer B. bovis-Lebendvakzine bis zu 6 Wochen nach der Imidocarb-Applikation.

Die LD_{50} beträgt beim Pferd 16 mg/kg KGW bei zweimaliger Applikation im Abstand von 24 Stunden.

1.2
Phenanthridinderivate

Vertreter der Phenanthridine finden, besonders wegen ihrer guten Wirkung gegen T. vivax und T. congolense, seit nunmehr vier Jahrzehnten breiten Einsatz bei der Bekämpfung und Prophylaxe der Naganaseuche der Rinder und sind, da chemotherapeutische Neuentwicklungen in naher Zukunft nicht zu erwarten sind, unverzichtbar in der Rinderhaltung im Tsetsegürtel Afrikas. Veterinärmedizinisch werden vor allem zwei Phenanthridine genutzt. Während **Ethidium (Homidium)** im kurativen Bereich eingesetzt wird, findet **Isometamidium** infolge starker Eiweißbindung an der Injektionsstelle zusätzlich Anwendung im prophylaktischen Bereich.

Der für die trypanozide Wirkung verantwortliche **Mechanismus** wurde intensiv am Ethidium untersucht, dürfte aber in wesentlichen Zügen auch für Isometamidium zutreffen. Bevorzugter Angriffspunkt der Phenanthridine scheint die DNA zu sein. Mit ihrem heterozyklischen Chromophor schieben sich die Phenanthridine zwischen benachbarte Basenpaare der doppelsträngigen DNA-Helix (Interkalation) und bilden so einen stabilen DNA-Wirkstoffkomplex. Auf diesem Weg wird sowohl die DNA-Replikation als auch die RNA-Synthese erschwert oder vollständig verhindert. Eine besondere Bindungsaffinität besteht, ähnlich den aromatischen Diamidinen, offensichtlich zu zirkulärer DNA, wie sie auch in Kinetoplasten von Trypanosomen anzutreffen ist. Auch mit lysosomalen Membranstrukturen scheint Ethidium zu interferieren, wodurch im Zuge der normalen Zellteilung die Neubildung von Lysosomen beeinträchtigt werden soll.

Als wichtigste **Nebenwirkung** ist die lokale Unverträglichkeit zu nennen. Subkutan verabreicht sind alle Phenanthridine dermonekrotisch. Mit Abstand am unverträglichsten ist Isometamidium, wodurch an der Applikationsstelle häufig schwere Veränderungen entstehen. Bei der Schlachtung sind die Injektionsstellen mitunter nicht mehr verwertbar.

Darüber hinaus haben sich eine Vielzahl von DNA-interkalierenden Phenanthridinen, wie Ethidium und Isometamidium, in vitro als mutagen erwiesen. Inwieweit hierdurch ein potentielles Risiko durch Rückstände für den Verbraucher besteht, ist bisher noch ungeklärt. Wegen der geringen Resorption nach oraler Aufnahme dürfte das Risiko für den Menschen aber gering sein.

Resistenz: Aufgrund der nur begrenzten Anzahl therapeutisch nutzbarer Trypanozide und des jahrzehntelangen Einsatzes der Phenanthridine ist die Ausbildung resistenter Trypanosomenstämme vielfach beschrieben worden. Dabei führt besonders der extensive Einsatz im prophylaktischen Bereich schneller zur Resistenzausbildung als im kurativen Bereich. Die Ursache liegt darin begründet, daß ein trypanozider Wirkstoffpegel am Ende des sich über mehrere Monate erstreckenden prophylaktischen Zeitraumes nicht immer erreicht wird. Gerade in Gebieten mit hoher Tsetsefliegendichte und permanenten Trypanosomendruck führen subkurative Serumkonzentration folglich leicht zur Etablierung resistenter Trypanosomenstämme. Um dem Problem der Phenanthridinresistenz zu begegnen, hat sich bis heute erfolgreich das Rotationsprinzip bewährt. Hierbei bildet ein Phenanthridin, in den meisten Fällen das prophylaktisch eingesetzte Isometamidium, und das aromatische Diamidin Diminazen ein »**sanative pair**«. Am Ende einer prophylaktischen Periode wird zur Begrenzung von Phenanthridinresistenzen eine zusätzliche Therapie mit Diminazen durchgeführt. Die mögliche Ausbildung von Mehrfachresistenzen (Resistenz gegen beide Wirkstoffgruppen) ist bisher nur sehr vereinzelt beschrieben worden und dürfte noch keine große Rolle spielen. Andererseits fehlen zur Resistenzproblematik noch flächendeckende Untersuchungen. Resistenz gegenüber Isometamidium führt im allgemeinen zur Kreuzresistenz mit Ethidium. Resistenzentwicklung gegenüber Ethidium soll allerdings mit Isometamidium in höherer Dosis erfolgreich bekämpft werden.

1.2.1
Homidium

Homidium steht in mikrokristalliner Pulver- und Tablettenform als wasserlösliches violettes Bromid- (**Ethidium**, V. M.) oder rotes Chloridsalz (**Novidium**, V. M.) zur Verfügung. Ein prinzipieller Unterschied der beiden Zubereitungen im Wirkungsspektrum und in der Toxizität besteht offensichtlich nicht. In Deutschland besteht keine Zulassung.

Als **Anwendungsgebiet** gilt die akute und chronische Verlaufsform der Rindertrypanosomose (Nagana), da Homidium besonders gut gegenüber T. congolense und T. vivax, allerdings weniger gut gegenüber T. brucei wirkt. T. evansi-Infektionen werden nicht beeinflußt. Weiterhin ist die erfolgreiche Behandlung von T. vivax-Infektionen bei Pferden beschrieben worden. Die prophylaktische Wirkungsdauer von Homidium wird mit 4 Wochen für T. vivax und mit 6 Wochen für T. congolense angegeben. Es sind aber auch erheblich längere Zeiträume (bis zu 19 Wochen) beschrieben worden. Hierbei soll die Immunabwehr des Wirtstieres von Bedeutung sein, welcher offensichtlich unterstützende Funktion bei der prophylaktischen Aktivität von Homidium beigemessen wird.

Als **Dosierung** hat sich die einmalige Gabe von 1 mg/kg KGW in einer 1–2,5%igen Lösung als wirksam erwiesen. Da Homidium oral nicht resorbiert wird, muß die Lösung parenteral verabreicht werden. Die Applikation erfolgt beim Rind tief i. m., in Ausnahmefällen streng i. v. Subkutane Injektionen können zu lokalen Reaktionen, wie Entzündungsprozessen oder Nekrosen, führen und sollten vermieden werden. Wegen der bestehenden Gewebetoxizität besteht beim Pferd allerdings nur die Möglichkeit der langsamen und strengen i. v.-Injektion. Die versehentliche paravenöse Applikation kann zur Thrombophlebitis führen.

Aufgrund der langjährigen Anwendung ist mit dem Auftreten **resistenter** Trypanosomenstämme zu rechnen. Zudem besteht partielle **Kreuzresistenz** gegenüber Isometamidium. Resistente Stämme lassen sich im allgemeinen jedoch mit Diminazen bzw. mit höheren Dosen Isometamidium (2 mg/kg KGW) erfolgreich bekämpfen.

Homidium ist weniger toxisch als Isometamidium. Die fünffache Dosis wird von Rindern bis auf lokale Reaktionen noch gut toleriert.

1.2.2
Isometamidium

Durch Substitution an der 8-Aminogruppe des Homidiums mit meta-Diazobenzamidin, das auch im aromatischen Diamidin Diminazen enthalten ist, gelangt man zum Isometamidium. Es steht als dunkelrotes Chloridsalz in leicht wasserlöslicher Pulverform zur Herstellung einer 1–4%igen Injektionslösung zur Verfügung (**Samorin, Trypamidium,** V. M., in Deutschland nicht zugelassen). Derzeit wird Isometamidium als Mittel der Wahl in der Prophylaxe der Rindertrypanosomose (Nagana) eingesetzt. Die bessere prophylaktische Einsatzmöglichkeit ist jedoch, verglichen mit Homidium, mit stärkerer lokaler Unverträglichkeit verbunden.

Ebenso wie Homidium erstreckt sich das **Anwendungsgebiet** von Isometamidium besonders auf T. congolense-Infektionen bei Rindern, Pferden und Hunden, sowie T. vivax-Infektionen bei Rindern und Pferden. Weiterhin wird es zur Therapie von T. brucei und T. evansi-Infektionen bei Rindern, Hunden, Pferden und Kamelen eingesetzt, die Wirkung ist aber nicht immer sicher. Hierfür dürfte die Polarität (kationisch) von Isometamidium verantwortlich sein, wodurch biologische Grenzmembranen kaum überschritten werden können. Bei einer Besiedlung des ZNS durch T. brucei oder T. evansi kann es daher zu Rückfällen kommen, da dort keine ausreichenden Wirk-

stoffspiegel erreicht werden. Kamele sollten nur im Falle von Suramin- und Quinapyramin-Resistenz mit Isometamidium behandelt werden, da bereits im therapeutischen Dosisbereich systemische Nebenwirkungen auftreten können.

Kreuzresistenz besteht gegenüber anderen Phenanthridinen, nicht jedoch gegenüber Diminazen.

Dosierung: Im kurativen Bereich beträgt die empfohlene Dosis für Rind, Schaf und Ziege 0,25–0,5 mg/kg KGW tief i. m., für den Hund und den Büffel 1 mg/kg KGW tief i. m. Bei **ungünstiger Resistenzlage** kann die Dosis beim Rind bis auf 2 mg/kg KGW tief i. m. erhöht werden. Die zur Vermeidung lokaler Nebenwirkungen beim Rind mögliche sehr langsame i. v.-Injektion (0,5 mg/kg KGW; 1%ige Lösung) sollte aufgrund des hohen Nebenwirkungsrisikos (siehe unten) auf Einzeltiere beschränkt bleiben.

Zur Prophylaxe: 0,5–1 mg/kg KGW tief i. m. für 2,5 bis 6 Monate in Abhängigkeit vom Infektionsdruck und Trypanosomenart.

Beim Kamel und Pferd ist nur die langsame i. v.-Applikation vorgesehen. Kamel: 0,7 mg/kg KGW in einer 1%igen Lösung. Pferd: 0,5 mg/kg KGW über 30 Min. in einer isotonischen Glucose-Lösung. Intravenös verabreicht besteht nur geringer prophylaktischer Schutz.

Lokale **Nebenwirkungen** äußern sich nach i. m.-Applikation in ihrem Schweregrad dosisabhängig in Gewebereizung mit schmerzhafter Schwellung, Nekrotisierung mit bindegewebiger Abkapselung, später in narbiger Induration des Injektionsareals und zuweilen Lahmheit. Erhebliche Qualitätsminderung des Schlachtkörpers bis hin zur Untauglichkeit kann hieraus resultieren. Als bevorzugte Injektionsregion wird daher die Nackenregion empfohlen.

Besonders nach i. v.-Verabreichung kann als Folge von Blutdrucksenkung durch Histaminliberation vorübergehend Tachykardie auftreten. Weiterhin wird durch Stimulierung cholinerger Rezeptoren auch Salivation, Lakrimation und intestinale Hyperperistaltik bis hin zu Durchfällen beobachtet.

Die ausgeprägte prophylaktische Wirkung durch langsame Wirkstoffdepletion besonders nach i. m.-Applikation wirft allerdings auch Fragen zur Rückstandssituation bei lebensmittelliefernden Tieren auf. Durch starke Eiweißbindung (Depoteffekt) besteht in Abhängigkeit von der Dosis eine **Eliminationshalbwertszeit** bis zu 5 Wochen aus der Injektionsstelle (höchste Rückstandskonzentrationen), Leber und Niere (Sekundärdepot). Im Blut ist Isometamidium noch nach 90 Tagen nachweisbar. Aufgrund des empfohlenen Anwendungsmodus (2–5mal jährlich) besteht bei häufiger Anwendung Kumulationsgefahr in diesen Organen. Die Ausscheidung erfolgt vorzugsweise biliär (> 70 %). Isometamidium ist bei Ratten in einer Dosis von 2 mg/kg KGW i. v. schwach teratogen und fetotoxisch.

Die **maximal tolerierbare Dosis** (MTD) beträgt nach i. v.-Applikation für die Ziege 0,5 mg/kg KGW, das Kamel 1 mg/kg KGW, Rind 1,5 mg/kg KGW und den Hund 2 mg/kg KGW.

1.3
Chinoliniumderivate

1.3.1
Quinapyramin

Quinapyramin, ein kationisches Trypanozid, findet als gut wasserlösliches Quinapyraminbismethylsulfat (**Antrycide, Trypacide, Noroquin, Tribexin,** V. M., in Deutschland nicht zugelassen) bei der Bekämpfung der Trypanosomose bei Rindern, kleinen Wiederkäuern, Pferden, Kamelen und Hunden Anwendung. Weiterhin wird es in endemischen Gebieten zur Therapie und Prophylaxe mit dem unlöslichen Quinapyramindichlorid als Suspension im Verhältnis 3 : 2 (**Trypacide Prosalt, Antrycide Prosalt,** V. M.) bei Rindern, Pferden und Kamelen angeboten. Das schlecht lösliche Quinapyramindichlorid fungiert in dieser Suspension als Depot und wird nur langsam abgegeben.

Der **Wirkungsmechanismus** beruht vermutlich auf der Inaktivierung zytoplasmatischer Ribosomen. Es bilden sich Aggregationsprodukte von Ribosomen und Wirkstoff, die als basophile Granula sichtbar gemacht werden können.

Wirkungsspektrum: Quinapyramin besitzt ein breites Wirkungsspektrum und wird besonders bei Pferden und Kamelen zur Therapie von T. evansi und T. equiperdum eingesetzt. Auch bei Wiederkäuern zeigt Quinapyramin hervorragende Wirkung gegenüber T. congolense, T. vivax und T. brucei. In Einzelfällen sind jedoch beim Rind unerwartete Intoxikationen beobachtet worden, was den therapeutischen Wert einschränkt.

Dosierung: Die Richtdosis beträgt 3 mg/kg KGW s. c. Bei Infektionen mit T. vivax sollte die Dosis auf 5 mg/kg KGW erhöht werden. Um lokale Reaktionen zu vermeiden, wird die Dosis insbesondere bei Pferd und Kamel auf mehrere Stellen verteilt appliziert.

Die **prophylaktische Wirkung** des nur langsam absorbierten Quinapyramindichlorid hält in Abhängigkeit vom Infektionsdruck ca. 2 Monate. Das gut wasserlösliche Quinapyraminsulfat schützt für etwa 2 Wochen vor Neuinfektionen.

Resistenz: Quinapyramin-resistente T. vivax- und T. congolense-Stämme zeigen partielle Kreuzresistenz mit Phenanthridinen und Diminazen, die sich aber durch Dosiserhöhung (beispielsweise 7 mg Diminazenaceturat/kg KGW) erfolgreich bekämpfen läßt.

Nebenwirkungen: Behandelte Tiere können vorübergehend systemische Reaktionen wie Salivation, Durchfall, Muskeltremor und Ruhelosigkeit zeigen. Streß (Sonneneinstrahlung, Hitze) und körperliche Belastung sollten vor und während der Therapie unbedingt vermieden werden (Kollapsgefahr). Bei Rindern können in seltenen Fällen schwere Leber- und Nierenintoxikationen mit Todesfolge auftreten. An der Injektionsstelle kann Quinapyramin zur Schwellung führen, die später als fibröse Induration persistieren kann. Die prophylaktische Wirkung kann durch Wirkstoffabkaselung eingeschränkt sein.

1.4
Naphthylaminsulfonsäuren

1.4.1
Suramin

Suramin, ein aromatisches Harnstoffderivat mit komplexer Strukturformel, ist trotz seiner Größe aufgrund der endständigen Aminonaphthyltrisulfonsäuren gut wasserlöslich und steht als weißes oder blaßrosa Na-Salz (**Antrypol, Naganol,** V. M., in Deutschland nicht zugelassen) in verschiedenen Ländern Afrikas zur Verfügung. Suramin ist äußerst stabil, so daß die Injektionslösung unter Feldbedingung problemlos auch bei 100 °C ohne Wirkungsverlust sterilisiert werden kann.

Suramin stellt das erste weltweit eingeführte Chemotherapeutikum mit trypanozider Wirkung (**Germanin, Bayer 205,** 1924) dar. Die Entwicklung ist auf die damals bereits bekannte Tatsache zurückzuführen, daß bestimmte Azofarbstoffe (Aminonaphthalinsulfonsäuren wie **Trypanblau** oder **Trypanrot**) trypanozide Eigenschaften besitzen, ohne daß sie therapeutisch nutzbar waren. Auf der Suche nach weniger färbenden Verbindungen ersetzte man die Azoverbindung der aromatischen Ringe durch Säureamide und Harnstoffe und gelangte zu einer farblosen Stoffgruppe, in der sich das Suramin als äußerst wirksam gegenüber Trypanosomen erwies. Auch heute noch wird es aufgrund seiner vergleichsweise guten Wirkung und Verträglichkeit als »essential drug« (WHO,

1987) bei der Bekämpfung der humanen Trypanosomose geführt. Veterinärmedizinisch gilt es als **Mittel
der Wahl** bei der Behandlung der T. evansi-Infektion (Surra) bei Pferden und Kamelen. Obwohl
Suramin seit nunmehr fast 70 Jahren klinische
Anwendung findet, ist der exakte **Wirkungsmechanismus** unbekannt. Vieles spricht jedoch für einen
direkten Eingriff in den Glukosemetabolismus, da
Suramin unter anderem als Hemmstoff der Glyceri-
naldehyd-3-phosphat-dehydrogenase   (Oxidore-
duktase) innerhalb der Glykolyse nachgewiesen
wurde, was zur ATP-Verarmung im Parasiten führt.

Das **Wirkungsspektrum** umfaßt beim Tier Trypanosomen der Trypanozoon-Gruppe (T. brucei,
T. evansi und T. equiperdum), während es gegenüber T. vivax und T. congolense nur wenig Wirkung zeigt. Da Suramin wegen seiner Größe vom
Parasiten nur langsam, vermutlich als Proteinkom-
plex durch Pinozytose, aufgenommen wird, ist ein
verzögerter Wirkungseintritt nach etwa 24 Stunden
zu beobachten.

Polare Trypanozide wie Suramin (anionisch)
können die Blut-Liquorschranke nicht überwinden. Infektionen unter Beteiligung des ZNS neigen daher zu Rückfällen.

Dosierung: Pferd: 7–10 mg/kg KGW; Kamel:
10–12 mg/kg KGW als 10%ige wäßrige Gebrauchslösung stets langsam und streng intravenös. **Kontraindiziert** ist die i. m.- oder s. c.-Injektion. Es
besteht die Gefahr der Gewebsnekrotisierung.

Im Blut wird Suramin außerordentlich fest an
Serumproteine gebunden (fast 100%ig) und nur
protrahiert in unmetabolisierter Form über die
Niere eliminiert. Hierin soll auch die **prophylaktische Wirkung** begründet sein, die bis zu 6 Wochen
Schutz vor Infektion bietet. Um der Entstehung
resistenter Stämme vorzubeugen, sollte Suramin
beim Kamel nicht zur Routineprophylaxe eingesetzt werden, da nur eine geringe Anzahl alternativ
einsetzbarer Stoffe zur Verfügung steht.

Die langsame **Elimination** aus dem Tierkörper
läßt die Anwendung bei lebensmittelliefernden
Tieren problematisch erscheinen. Pharmakokinetische Studien beim Rind ergaben eine **Plasmahalbwertszeit** von 32,5 Tagen.

Resistenz: Suraminresistente Stämme sind im
allgemeinen wirksam mit Quinapyramin zu behandeln.

Gegenanzeigen: Suramin ist teratogen in Mäu-
sen. Eine Anwendung während der Trächtigkeit
sollte daher nur im Notfall (Quinapyraminresi-
stenz, vitale Indikation) durchgeführt werden.

Nebenwirkungen: Beim Pferd können vorübergehend Ödeme an den Sexualorganen, Augenlidern und Lippen, Koliken oder Meteorismus, Pruritus und hufreheartige Symptome auftreten.

1.5
Organische Arsenverbindungen

Schon seit Anfang dieses Jahrhunderts werden die
trypanoziden Eigenschaften von Arsenverbindungen genutzt. Ihre Anwendung war aber lange Zeit
mit erheblichen Nebenwirkungen verbunden.
Schließlich führte jedoch die Verbindung des trypanoziden **Melarsenoxid** mit **BAL** (British Anti
Lewisite, Antidot gegen Schwermetallvergiftung,
siehe Kap. U 2.2.2.3), das die Arsenosogruppe
entgiftete, zum heute noch gebräuchlichen Melarsoprol.

1.5.1
Melarsoprol

Melarsoprol (**Arsobal, Mel B,** H. M., in Deutschland nicht zugelassen) ist eine trivalente organische
Arsenverbindung, die, in Propylenglykol (3,6%)
gelöst, bei der Behandlung der humanen Schlafkrankheit (T. b. gambiense und T. b. rhodesiense)
Anwendung findet. Oral wird Melarsoprol nicht
resorbiert und muß daher parenteral verabreicht
werden. Da Melarsoprol aufgrund geringer Polarität die Blut-Hirnschranke ausreichend durch-
dringt, ist es wegen fehlender chemotherapeutischer Alternativen beim Menschen derzeit **Mittel
der Wahl,** wenn immer Anzeichen einer ZNS-
Besiedlung mit Trypanosomen bestehen. Melarsoprol ist jedoch nicht frei von schweren Nebenwirkungen, wodurch therapiebedingt 1 bis 5% der
behandelten Patienten sterben.

Als **Wirkungsmechanismus** wurde in vitro die
Hemmung verschiedener Enzyme der Glykolyse
bedingt durch die starke Affinität von Arsenverbindungen zu enzymatischen Sulfhydrylgruppen
nachgewiesen. In vivo wird besonders die terminale Pyruvatkinase gehemmt. Es kommt zur Akku-
mulation von Phosphoenolpyruvat im Parasiten.
Unterschiede in der Permeabilität verschiedener
Zellmembranen werden als Ursache der selektiven
Wirkung auf Trypanosomen der Brucei-Gruppe
vermutet.

In der Veterinärmedizin hat dieser Wirkstoff
wenig Einsatz gefunden. Beim Kamel sind 3,5 mg/
kg KGW langsam i. v. erfolgreich gegen T. evansi
eingesetzt worden. Die **therapeutische Breite** ist
jedoch äußerst gering. Todesfälle werden beim
Kamel bereits bei 5 mg/kg KGW beobachtet und
dürften ähnlich dem Menschen auch in niedrigeren
Dosen nicht auszuschließen sein. Der Einsatz sollte daher nur bei Multiresistenz gegen andere Wirkstoffe sowie bei Rückfallerkrankung aus dem ZNS

(vitale Indikation) in Betracht gezogen werden. Da pharmakokinetische Untersuchungen bei Tieren nicht vorliegen, ist der Einsatz bei laktierenden Kamelen und Kamelen, die zur Schlachtung anstehen, aus Gründen der Konsumentensicherheit derzeit nicht zu empfehlen.

Als **Nebenwirkungen** sind beim Kamel vorübergehend Tränen- und Speichelfluß sowie Flankenzittern beobachtet worden. Breite Erfahrungen fehlen jedoch. Die beim Menschen zuweilen beobachtete reaktive Encephalopathie dürfte auch beim Tier nicht ausgeschlossen sein. Die Gabe von Prednisolon soll das Risiko senken.

Die **Elimination** erfolgt weitestgehend in der untoxischen pentavalenten Form innerhalb weniger Tage über Urin und Faeces.

1.5.2
Melarsamin

Melarsamin (**Cymelarsan, Mel Cy,** V.M., in Deutschland nicht zugelassen) ist eine neuere 3-wertige Arsenverbindung, die anstelle des BAL-Anteils im Melarsoprol zwei Cysteamin-Reste (biogenes Amin) besitzt, wobei eine wasserlösliche Verbindung entsteht. Gute Wirksamkeit besteht, vergleichbar dem Melarsoprol, gegen die Erreger des Subgenus Trypanozoon, nicht jedoch gegen T. congolense oder T. vivax. In einer Dosis von 0,25 mg/kg KGW i. m. (0,5%ige Lösung) wird Melarsamin zur Behandlung der Trypanosomose beim Kamel (Surra) empfohlen. Rückfälle werden nicht beobachtet.

Beim Pferd konnte jedoch eine Dosis von 0,5 mg/kg KGW einen Rückfall einer T. evansi-Infektion mit ZNS-Besiedlung nicht verhindern. **Nebenwirkungen** äußern sich an der Injektionsstelle in lokalen Schwellungen sowie in Muskelnekrosen kleineren Ausmaßes.

1.6
Pentavalente Antimonverbindungen

Pentavalente Antimonverbindungen gelten derzeit in Form des **Na-Stiboglukonat** bzw. **N-Methylglucamin-Antimoniat** aufgrund ihrer vergleichsweise guten Verträglichkeit als **Mittel der Wahl** (first line drugs) zur Behandlung der visceralen und kutanen Leishmaniose bei Mensch und Tier. In Deutschland sind diese Wirkstoffe im Bereich der Human- und Veterinärmedizin jedoch nicht zugelassen. Die Zunahme des Massentourismus in den mediterranen Raum hat allerdings auch in Deutschland zur Zunahme behandlungsbedürftiger Leishmanioseerkrankungen beim Hund geführt.

Der **Wirkungsmechanismus** ist noch nicht vollständig aufgeklärt. Vieles spricht für einen **Angriffspunkt** bei der Glykolyse. Durch Hemmung von glykolytischen Enzymen kommt es im Parasiten zur Energieverarmung und verminderten Phosphorylierung von ADP zu ATP. In vitro hat sich nur das dreiwertige Antimoniat als wirksam erwiesen. Hieraus wird geschlossen, daß ein Teil des pentavalenten Antimoniats im Körper zur wirksamen trivalenten Form reduziert wird.

Anwendungsgebiete beim Hund: L. donovani-, L. tropica- und L. braziliensis-Komplex. In Mitteleuropa wird die kutane Leishmaniose jedoch ausnahmslos durch L. donovani hervorgerufen. Die **Therapie** der Leishmaniose gestaltet sich außerordentlich zeit- und kostenintensiv, wobei der Behandlungserfolg in vielen Fällen auf die klinische Heilung beschränkt bleibt, die Hunde aber zu latenten Parasitenträgern werden. Möglicherweise ist hierfür ein unzureichender Wirkstoffspiegel im Knochenmark verantwortlich. **Rezidive** werden daher auch noch nach Monaten beobachtet, so daß mitunter mehrere Behandlungszyklen notwendig werden. Allgemein gilt, daß die Rezidivgefahr mit der Schwere der Erkrankung zunimmt. Beim Vorliegen einer **Resistenz** gegenüber Antimonpräparaten sollte auf »second line drugs« (**Pentamidin, Ketoconazol** oder **Amphotericin B**) zurückgegriffen werden.

Pharmakokinetische Daten liegen nur vom Menschen vor und sind für die verfügbaren Antimoniate offensichtlich ähnlich. Die **Elimination** erfolgt zu über 80 % innerhalb von 6–8 h unverändert über den Urin. Der Verlauf ist biphasisch mit einer schnellen initialen Phase (**HWZ:** 1,7 h, i. v.; 2 h, i. m.) und einer langsamen **terminalen Elimination** (**HWZ:** 33 h, i. v.; 76 h, i. m.).

Nur ein geringer Anteil (< 5 %) des Antimons ist in der wirksamen trivalenten Form für die befallenen Organe verfügbar.

1.6.1
N-Methylglucamin-Antimoniat

N-Methylglucamin-Antimoniat (**Glucantime,** V.M., Frankreich, Spanien, Portugal) wird beim Hund vorzugsweise tief intramuskulär, aber auch langsam intravenös oder intraperitoneal verabreicht. Per os wird der Wirkstoff nicht resorbiert. Die **Richtdosis** beträgt für Hunde von 5–10 kg 300 mg/kg KGW, für Hunde von 10–20 kg 225–300 mg/kg KGW, für Hunde über 20 kg 200–225 mg/kg KGW. Bei initialer Leishmaniose

werden 10–12 Injektionen im Abstand von 2–3
Tagen appliziert, beim Vorliegen manifester Hautläsionen 18–20 Injektionen im Abstand von 2–3
Tagen. Bei eingeschränkter Nierenfunktion sind
die Anfangsdosen zu halbieren.

Nebenwirkungen werden bei Hunden mit normalen Leber- und Nierenfunktionswerten nur selten beobachtet. Bei der i. m.-Applikation kann es
zu deutlicher Schmerzreaktion, in seltenen Fällen
zur Lahmheit kommen. Vereinzelt sind sterile
Abszesse beobachtet worden. Bei zu schneller
i. v.-Applikation wird vor Vomitus und Kreislaufkollaps gewarnt. Kardiale Arrhythmien, Dyspnoe
und Abdominalschmerzen sind bisher nur beim
Menschen bekannt geworden.

Fünfwertige Antimoniate gelten als hepato- und
nephrotoxisch. Besonders bei krankheitsbedingten
Parenchymschäden mit verzögerter renaler Elimination können sich Leber- und Nierenfunktion
weiter verschlechtern. Bei fortgeschrittener
Leishmaniose mit ausgeprägten Leberschäden und
vorliegender Niereninsuffizienz ist die Prognose
ungünstig und von einer Behandlung abzusehen.

1.6.2
Na-Stiboglukonat

Beim Hund wird empfohlen, **Na-Stiboglukonat
(Pentostam**, H. M., Großbritannien) langsam und
streng intravenös in einer Dosis von 20–30 mg/kg in
2 Serien von 10–14 Tagen bei einem Behandlungsintervall von 10 Tagen zu applizieren. Da bei zu
schneller i. v.-Applikation die Gefahr eines Kreis-
laufkollapses besteht, sollte die tägliche Dosis
(Braunüle legen) als Kurzinfusion verdünnt und in
100 ml isotoner Kochsalzlösung verabreicht
werden.

Nebenwirkungen: Die paravenöse Applikation
führt zu heftigen Schmerzreaktionen. Weiterhin
gelten die unter 1.6.1 gemachten Angaben.

1.7
Imidazole

1.7.1
Ketoconazol

Handelspräparat: **Nizoral** (H. M.) (siehe auch Kapitel P, 2.4.4).

Das **Antimykotikum** Ketoconazol, ein N-substi-
tuiertes Imidazolderivat, kann als »**second line
drug**« zur Behandlung der Leishmaniose des Hun-

des bei vorliegender **Erregerresistenz** gegenüber
Antimonverbindungen eingesetzt werden.

Wirkungsmechanismus: Als wichtigster
Angriffspunkt bei Pilzen wird die Hemmung der
Ergosterol-Biosynthese betrachtet. Ergosterol ist
ein wesentliches Membranlipid und muß von Pilzen de novo synthetisiert werden. Durch den Ergo-
sterolmangel werden zahlreiche Membranfunktio-
nen behindert, was schließlich zum Tod der Zelle
führt. Der gleiche Wirkungsmechanismus wird
auch bei Leishmanien vermutet, da ähnlich hohe
Ergosterolkonzentrationen gefunden wurden.

Dosierung: 7 mg/kg KGW p. o. für 40–90 Tage.

Nebenwirkungen: Inappetenz, Pruritus, Alopezie, Hellerwerden des Haarkleides. Während der
Behandlung mit **Ketoconazol** kommt es zum Absinken des Plasmatestosteron. Gynäkomastie ist
bisher jedoch nur beim Menschen beobachtet
worden.

Ketoconazol überwindet die Placentarschranke
und ist teratogen und embryotoxisch. Während der
Trächtigkeit oder bei laktierenden Tieren sollte
Ketoconazol daher nicht angewendet werden.

Gegenanzeige: Beim Hund gelten Nierenfunktionsstörungen (häufig bei schweren Leish-
maniosen) als kontraindiziert. Urämie, Proteinurie, Hämaturie sowie Todesfälle sind beschrieben
worden.

Wechselwirkung: Die gleichzeitige Gabe von
Rifampicin senkt die Serumkonzentration von Ketoconazol. Die Steigerung der antikoagulativen
Wirkung von Cumarinderivaten sowie die verminderte Resorption nach Gabe von Histamin (H_2)-
Rezeptor-Antagonisten hat im veterinärmedizinischen Bereich keine Bedeutung.

1.8
Hydroxynaphthochinone

Hydroxynaphthochinone finden in der Chemotherapie der Rindertheileriose Einsatz. Ihre Einführung stellte den Durchbruch in der Behandlung des
Mittelmeer- (Theileria [T.] annulata) und Ostküstenfiebers (T. parra) dar, da bis in die 70er
Jahre nur die unzuverlässige Wirkung der Tetrazykline bekannt war. Dabei ist ihre Entdeckung der
konsequenten Nutzung von in vitro-Methoden zu
verdanken, durch die es möglich wurde, eine praktisch unbegrenzte Zahl antiparasitärer Wirkstoffe
an Theilerien-infizierten Zellkulturen auf theilerizide Wirkung zu untersuchen. Aus diesem »Scree-
ning« ging zunächst das Malariatherapeutikum
Menocton hervor, welches aber bald durch das
einfacher herzustellende Parvaquon **(Clexon)** ersetzt wurde. Heute steht aus dieser Stoffgruppe als

letzte Neuentwicklung der Wirkstoff Buparvaquon **(Butalex)** mit noch günstigeren Eigenschaften gegenüber Theilerien zur Verfügung.

Der **Wirkungsmechanismus** der Hydroxynaphthochinone liegt in der strukturellen Ähnlichkeit mit Ubichinon begründet. Blockiert wird jedoch nur das Ubichinon im Parasiten, das Wirtszellenzym ist nicht betroffen (für Parvaquon etwa 100fach weniger empfindlich). Ubichinon besitzt in der Atmungskette Elektronen-übertragende Redoxfunktion. Hiervon sind sowohl lymphozytäre (Schizonten) als auch erythrozytäre Parasitenstadien (Piroplasmen) betroffen.

Beide Wirkstoffe sollen sich auch zur **Chemoimmunisierung** eignen. Hierbei wird eine definierte Menge an lebenden Sporozoiten in ein Rind inokuliert, das etwa 1 Woche später therapiert wird. Besonders bei T. parva liegt jedoch die Schwierigkeit in der komplexen Antigenität des Erregers, die eine Kreuzimmunität verschiedener Stämme verhindert. Empfohlen wird daher die Verwendung eines lokalen Erregerisolats bzw. eines Cocktails (z. B. ›Muguga Cocktail‹) aus verschiedenen Theilerienstämmen. Zu beachten ist jedoch, daß die Tiere Parasitenträger werden und somit ein potentielles Erregerreservoir darstellen. Gerade bei der Verwendung von Cocktails mit lokal fremden Stämmen hat dies bezüglich einer systematischen Anwendung zu Bedenken geführt.

1.8.1
Parvaquon

Parvaquon (**Clexon**, V. M., in Deutschland nicht zugelassen) ist als transparente, rote Injektionslösung im Handel.

Indikationsgebiete: Behandlung der bovinen Theileriose, verursacht durch T. parva parva (»Ostküstenfieber«), T. parva bovis, T. parva lawrenci (»Korridorkrankheit«), T. mutans und T. annulata (»Tropische Theileriose« oder »Mittelmeerfieber«).

Bei T. parva-Infektion zeigt Parvaquon in Abhängigkeit vom Schweregrad der Erkrankung eine Erfolgsquote von etwa 80–90 %, bei T. annulata-Infektionen eine Erfolgsquote von etwa 75 % (Parasitämie unter 10 %) bis unter 50 % (Parasitämie über 10 %).

Dosierung: 20 mg/kg KGW tief i. m., möglichst in zwei Portionen geteilt in die Nackenmuskulatur, oder in 2 Dosen von 10 mg/kg KGW im Abstand von 48 h.

Nach i. m.-Injektion überschreitet die Serumkonzentration den EC_{50}-Wert für T. parva von 3–6 ng/ml für etwa 48 h (EC_{50} = Konzentration, die notwendig ist, um in vitro den Anteil schizontenhaltiger Lymphoblasten um 50 % zu senken). Die **Elimination** erfolgt biphasisch mit einer initialen Halbwertszeit von etwa 1,5 h und einer **Terminalhalbwertszeit** von etwa 11 h. Das **Verteilungsvolumen** ist erwartungsgemäß hoch und beträgt ca. 10 l/kg. Die Metabolisierung erfolgt in der Leber durch Hydroxylierung am Cyclohexylring.

Nebenwirkung: Flankenzittern, transiente, ödematöse, mitunter schmerzhafte Schwellung an der Injektionsstelle für mehrere Tage.

1.8.2
Buparvaquon

Buparvaquon (**Butalex**, V. M., in Deutschland nicht zugelassen) unterscheidet sich vom Parvaquon im wesentlichen in der Einführung einer tert-Butylgruppe an der 4-Position des Cyclohexylrings, wodurch die Metabolisierung (siehe Parvaquon) behindert und die Deaktivierung bzw. Elimination verzögert wird. Hieraus resultiert eine begrenzte prophylaktische Wirkung. Buparvaquon erwies sich in vitro etwa 10–20mal wirksamer als Parvaquon (EC_{50} = 0,3 ng/ml für T. parva).

Indikationsgebiete: wie Parvaquone, Therapieerfolg gegenüber T. parva: leichte Fälle bis zu 100 %, mittlere und schwere Fälle ca. 85–90 %. T. annulata: leichte Fälle: bis zu 100 %, mittlere und schwere Fälle (Parasitämie bis über 40 %) ca. 50–85 %.

Dosierung: einmalig 2,5 mg/kg KGW tief intramuskulär in den Nacken.

Ebenso wie beim Parvaquon erfolgt die **Elimination** biphasisch. Aufgrund der erschwerten Metabolisierung findet sich eine verzögerte initiale **Halbwertszeit** von etwa 3,5 h und eine terminale **Halbwertszeit** von etwa 35 h. Plasmawerte oberhalb des EC_{50}-Wert (siehe Parvaquon) für T. parva persistieren für mindestens 10 Tage. Das **Verteilungsvolumen** ist vergleichbar dem vom Parvaquon hoch (etwa 35 l/kg).

Nebenwirkung: keine bekannt. Die fünffache Dosis (12,5 mg/kg) bzw. die empfohlene Dosis an sechs aufeinanderfolgenden Tagen wurde vom Rind gut vertragen.

1.9
Chinazolinonderivate

1.9.1
Halofuginon

Halofuginon ist ein bromo-chloriniertes Derivat des Pflanzenalkaloids Febrifugin, das aus Dichroin, einem Wurzelextrakt von Dichroa febrifuga (Saxifragacea), gewonnen wird. Bekannt ist Dichroin bereits seit mehreren Jahrhunderten als traditionelles Malariamittel in China und Indochina.

Zunächst fand Halofuginon aufgrund überzeugender Wirkung gegen Kokzidien in Form des Hydrobromids (**Stenorol**) Einführung in der Geflügelhaltung. Als im Jahre 1979 die theilerizide Wirkung erkannt wurde, erlangte Halofuginon auch bei der Bekämpfung des Mittelmeer- (T. annulata) und Ostküstenfiebers (T. parva) in Afrika als wasserlösliches Lactat (**Terit**, V. M., in Deutschland nicht zugelassen) praktische Bedeutung.

Wirkungsspektrum: T. parva,   T. annulata, T. mutans.

Halofuginon besitzt primär schizontizide Wirkung, Piroplasmen sind weniger betroffen und können nach der Behandlung noch mehrere Wochen persistieren. Der **therapeutische** Erfolg ist abhängig vom Behandlungszeitpunkt. Im frühen Stadium der Erkrankung sind die Heilungschancen groß, sinken aber mit zunehmender Krankheitsdauer erheblich. In diesem Stadium scheint der Therapieerfolg abhängig von der Rasse, vom Allgemeinzustand des Tieres und von der Pathogenität des Theilerienstamms. Die Genesung des erkrankten Tieres kann aber im fortgeschrittenen Krankheitsstadium erheblich durch therapiebegleitende Maßnahmen (z. B. Antibiotika gegen Sekundärinfektion, Diuretika gegen Lungenödeme) gefördert werden.

Dosierung: Rind: 1,2 mg/kg KGW per os. Es wird empfohlen, die Behandlung nach 48 h zu wiederholen. Zur besseren Verträglichkeit sollte das Arzneimittel in mindestens 500 ml Wasser verabreicht werden. Geringere Wassermengen führen zu Darmirritationen mit Diarrhö und Anorexie.

Maximale Serumkonzentrationen werden im Mittel nach etwa 22 Stunden erreicht. Plasmakonzentrationen oberhalb der EC_{50} von 3 ng/ml für T. parva werden beim Rind für mindestens 5 Tage nach der Behandlung gemessen. EC_{80}-Konzentrationen (T. parva 15 ng/ml) werden allerdings im Plasma nicht erreicht (Rezidivgefahr).

Die **Elimination** gehorcht einer Kinetik 1. Ordnung mit einer terminalen **Halbwertszeit** von etwa 27 h. Bei einem **Verteilungsvolumen** von 98–220 l/kg und hohen Gewebekonzentrationen ist die Plasmahalbwertszeit jedoch nur ein begrenzter Indikator für das Eliminationsgeschehen. Die **therapeutische Breite** ist gering. Eine Dosis von 3 mg/kg KGW verursacht schwere Diarrhö, Kachexie, Konjunktivitis und subnormale Temperatur. Ab 5 mg/kg KGW können Todesfälle auftreten.

Von ökotoxikologischer Bedeutung ist, daß sich Halofuginon im Daphnientest als außerordentlich giftig (LC_{50} = 18 µg/l) erweist.

2
Antikokzidia

Der Befall mit Kokzidien spielt bei Nutztierarten eine große klinische und ökonomische Rolle. In der Geflügelhaltung stellt die Kokzidiose eine der häufigsten Erkrankungen dar. Hühner sind in jedem Lebensalter durch Infektionen mit der Gattung Eimeria gefährdet, und bei jeder Haltungsform ist die Geflügelproduktion nur unter Daueranwendung von Antikokzidia möglich (mit **Einschränkungen** betrifft dies auch die Kaninchenhaltung). Antikokzidia werden meist zur Prophylaxe bzw. Metaphylaxe über das Futter verabreicht und verschiedene Stoffe wurden innerhalb der EG unter Zugrundelegung der Richtlinie des Rates 70/524/EWG zugelassen. Nach Aufnahme in Anhang I oder II der o. g. Richtlinie gelten derartige Substanzen als Zusatzstoffe in der Tierernährung und nicht als Arzneimittel (s. a. § 2 Abs. 3 AMG). Die Umsetzung der EG-Zulassung in eine nationale Zulassung erfolgt über das Futtermittelgesetz und die Futtermittelverordnung. Futterzusatzstoffe dürfen generell nicht zu Arzneimitteln umgewidmet bzw. verordnet werden.

In Tab. 3 sind die Stoffe zusammengefaßt, die derzeit auf dem Markt und im Anhang I aufgeführt sind. Dabei wurden die Nitroimidazole (s. a. Kap. N. 2.15), die gegen den Erreger der Typhlohepatitis der Puten (Histomonas meleagridis) eingesetzt werden, mit einbezogen.

Weitere Antikokzidia bzw. Anwendungsbereiche werden in Anhang II der Rl 70/524 genannt. Da aber für diese Stoffe die Geltungsdauer der Zulassung nur 5 Jahre beträgt und permanent entsprechende Änderungen auftreten, wurde auf die Darstellung verzichtet.

Ein Teil der genannten Stoffe sowie Sulfonamide, Sulfonamide/Diaminopyrimidine und Nitroimidazole werden metaphylaktisch/therapeutisch bei allen Heim- und Nutztieren verwendet.

2.1
Sulfonamide und Kombinationen mit Trimethoprim

Handelspräparate: S. Kap. N. 2.11 und 2.12.

Sulfonamide werden bei der Kokzidiose der Wiederkäuer, der Fleischfresser, Schweine und Kaninchen eingesetzt (s. Kap. N. 2.11 und 2.12). Die Wirksamkeit ist allerdings begrenzt, da nach dem Absetzen der Behandlung oft die Zahl der Oozysten wieder ansteigt und sich Resistenzen ausbilden. Verschiedene Studien zeigen, daß bei

Tab. 3
Als Zusatzstoffe zugelassene Antikokzidia

Stoff	Spezies	Höchstalter (Wochen)	Konzentration in mg/kg Alleinfuttermittel	Sonstiges
Anhang I				
Amprolium	Geflügel	–	62,5–125	Verabreichung ab Legereife verboten; Wartezeit: 3 Tage
Amprolium/ Ethopabat (25:1,6)	Hühner, Truthühner, Perlhühner		66,5–133	Wartezeit: 3 Tage
Dinotalmid	Geflügel		62,5–125	Wartezeit: 3 Tage
Dimetridazol	Truthühner		100 –200	Verabreichung ab Legereife, Wartezeit: 6 Tage
Ronidazol	Truthühner		60 – 90	Wartezeit: 6 Tage
Ipronidazol	Truthühner		50 – 85	Wartezeit: 6 Tage
Meticlorpindol	Masthühner, Perlhühner		125	Wartezeit: 6 Tage
Decoquinat	Masthühner		20 – 40	Wartezeit: 3 Tage
Monensin-Na	Masthühner, Junghennen, Truthühner	16	100 –125	Wartezeit: 3 Tage
Robenidin	Masthühner,		30 – 36	Wartezeit: 5 Tage
	Truthühner,		30 – 36	
	Mastkaninchen		50 – 66	
Meticlorpindol/ Methylbenzoquat (100:8,35)	Masthühner		110	Wartezeit: 5 Tage
Methylbenzoquat	Junghennen	16	110	Wartezeit: 5 Tage
	Truthühner	12	110	Wartezeit: 5 Tage
Arprinocid	Masthühner		60	Wartezeit: 5 Tage
	Junghennen	16	60	Wartezeit: 5 Tage
Lasalocid-Na	Masthühner		75 –125	Wartezeit: 5 Tage
	Truthühner	16	75 –125	
Halofuginon	Masthühner		2 – 3	Wartezeit: 5 Tage
	Truthühner	12	2 – 3	Wartezeit: 5 Tage
Narasin	Masthühner		60 – 70	Wartezeit: 5 Tage
Salinomycin-Na	Masthühner		50 – 70	Wartezeit: 5 Tage
Nicarbazin	Masthühner	4	100 –125	Wartezeit: 9 Tage
Nifursol	Truthühner		50 – 75	Wartezeit: 5 Tage

zu hoher Dosierung die Ausbildung einer **Immunität** gehemmt wird. Folgende **Dosisempfehlungen** werden gegeben:

Rind/Kalb: Eimeria bovis, E. zuernii: 30 mg Sulfadimidin/kg i. m. über 1 Woche; E. alabamensis: 15 mg/kg p. o. für 3 Tage.

Schaf/Lamm: E. ovina, E. faurei, E. elipsoidalis: 200 mg Sulfadimidin/kg i. m. am 1. Tag, dann 4 Tage 100 mg/kg.

Schwein: Isospora suis, E. debliecki, E. scabra, E. polita: 100 mg Sulfadimidin i. m./kg für 5 Tage.

Hund/Katze: Isospora canis u. felis: 20 mg/kg Sulfadoxin/Trimethoprim (Gesamtwirkstoffgehalt) p. o. über mind. 10 Tage; 15–30 mg/kg Sulfadiazin/Trimethoprim p. o. 2 × tägl., für 6 Tage.

2.2
Sulfonamide in Kombination mit anderen Diaminopyrimidinen

2.2.1
Sulfaquinoxalin/Pyrimethamin

Handelspräparate: Sulkan F, Pulver, V. M.

Diese Kombination entfaltet bei der Folsäuresynthese in Protozoen und Bakterien einen Sequentialeffekt wie die Kombination Sulfonamid/Trimethoprim (S. N. 2.12). Sie wirkt kokzidiostatisch gegenüber den wichtigsten Kokzidienarten von Huhn, Pute und Kaninchen. Da die Resistenzsituation gegenüber Sulfonamiden sehr ungünstig ist, kommt aber der synergistische Effekt oft nicht zur Wirkung.

Zur **Therapie** von **Kokzidiosen** bei den genannten Spezies werden folgende Dosen Gesamtwirkstoff vorgeschlagen: 6–9 mg/kg, verteilt auf die Tagestränkwassermenge. Als **Dauer der Anwendung** werden 6 Tage vorgeschlagen.

Die Resorption beider Komponenten ist gut, folgende **Halbwertszeiten** wurden ermittelt: Sulfaquinoxalin: Huhn 16–22, Pute 12–14, Kaninchen 13 h. Pyrimethamin: Huhn 4 h.

Die **Ausscheidung** erfolgt überwiegend renal, wobei Sulfaquinoxalin von Huhn und Pute unverändert, vom Kaninchen zu ca. 50 % acetyliert ausgeschieden wird.

Als **Gegenanzeigen** (s. a. Kap. N. 2.11 und 2.12) sind schwere Nierenfunktionsstörungen, Schädigungen des hämatopoetischen Systems sowie der Einsatz bei Zuchthennen und trächtigen Kaninchen zu beachten.

Aufgrund der ungünstigen Resistenzsituation kann der Einsatz nur bei nachgewiesener Erregerempfindlichkeit empfohlen werden.

Wartezeiten: eßbare Gewebe 15 Tage, Eier 20 Tage.

2.2.2
Sulfaquinoxalin/Diaveridin

Handelspräparate: Darvisul T, Lösung, V. M.

Zum Wirkungsmechanismus und zur Resistenzsituation gelten die Ausführungen in 2.2.1. Die Kombination ist zur metaphylaktischen und therapeutischen Anwendung beim **Vorliegen von Kokzidiosen** bei folgenden **Spezies** und **Dosierungen** wirksam:

Huhn, Gans, Pute:
Metaphylaxe: 5–7 mg/kg über das Trinkwasser
Therapie: 7–15 mg/kg über das Trinkwasser
Taube, Kaninchen: 10–15 bzw. 7–10 mg/kg über das Trinkwasser.

Bei der Metaphylaxe beträgt die Anwendungsdauer 3–4 Tage, bei der Therapie soll eine zweimalige Behandlung über je 3 Tage im Abstand von 2 Tagen erfolgen.

Gegenanzeigen, Resistenzen S. 2.2.1
Wartezeiten: eßbare Gewebe 14 Tage (Kaninchen 10 Tage); Eier 14 Tage.

2.3
Amprolium

Handelspräparat: Amprolvet, V. M.

Da Amprolium strukturell eng mit Thiamin verwandt ist, hemmt es dessen Transport insbesondere in späte asexuelle Stadien im Entwicklungszyklus der Kokzidien kompetitiv. Die Affinität zum Thiamintransportsystem in Darmepithelzellen ist vergleichsweise geringer. Durch eine Minderung der Bindungsaffinität des Transportsystems gegenüber Amprolium sind Resistenzen weit verbreitet. Deswegen wird Amprolium mit Ethopapat, einem Paraaminosalicylsäurederivat, kombiniert (Amprolvet super, V. M.), über dessen Pharmakologie wenig bekannt ist. Es liegen lediglich Hinweise vor, daß eine Blockade der Folsäuresynthese stattfinden soll. Für Amprolium gelten folgende **Anwendungsgebiete:**

Geflügel: Infektionen mit E. tenella (14.–16. Woche), E. necatrix und E. maxima (Legehennen). Die Wirksamkeit gegenüber E. maxima ist mäßig, gegenüber E. brunetti besteht keine.

Dosis: 120–240 mg/l Trinkwasser über 5–7 Tage.

Wiederkäuer: Infektionen mit E. bovis.

Dosis: 10–20 mg/kg i. m. über 4–5 Tage. Es werden aber auch höhere Dosierungen wie z. B. 50 mg/kg 2 × tägl. vorgeschlagen. Bei letztgenannter Dosierungsempfehlung sollen auch akute Sarkozystis-Infektionen behandelt werden können.

Nach **oraler Anwendung** scheint Amprolium kaum resorbiert zu werden, ansonsten liegen keine Angaben zur Pharmakokinetik vor.

Amprolium ist gut verträglich. Erst nach Verabreichung hoher übertherapeutischer Dosen über einen langen Zeitraum werden beim Kalb cerebrocorticale Nekrosen beobachtet, die auf Thiaminmangel zurückgeführt werden.

2.4
Nicarbazin

Handelsname: Nicrazin 25, Pulver, V. M.

Nicarbazin stellt einen aequimolaren Komplex aus 4,4 Dinitrocarbanilid und 2-Hydroxy-4,6-Dimethylpyrimidin dar. Nicarbazin ist als **Futterzusatzstoff** (Anhang II der Richtlinie 70/524/EWG), aber auch als Arzneimittel zur Bekämpfung von Kokzidien beim Huhn zugelassen. Nicarbazin inhibiert erst im Spätstadium des Entwicklungszyklus der Parasiten (Schizonten II) die Oozystenbildung, wobei die Wirkung über eine Hemmung der Folsäuresynthese ablaufen soll. Es wird aber auch eine direkte Schädigung der Reproduktionsorgane weiblicher Schistosomen beobachtet. Durch den späten Eingriff in die Kokzidienentwicklung läuft zwar eine latente Infektion sich entwickelnder pathogener Stadien ab, es bilden sich aber auch Immunität-induzierende Parasiten. Bei verschiedenen Spezies der Gattung Eimeria werden **Resistenzen** beobachtet, wozu eine Steigerung der Reproduktionsrate der Parasiten beitragen soll.

Anwendungsgebiete: Nicarbazin ist zur Behandlung von Infektionen mit Eimeria maxima, E. brunetti, E. acervulina, E. tenella und E. necatrix beim Huhn bis zum Alter von 16 Wochen geeignet.

Dosis: 125 mg/kg über 10 Tage.

Daten zur **Pharmakokinetik** liegen kaum vor. Beide Komponenten werden resorbiert. Als Metabolite finden sich an NO_2-Gruppen reduzierte oder azetylierte Produkte.

Die **therapeutische Breite** ist gering. Ab der ca. 3fachen Dosis werden Wachstumsdepressionen beobachtet. Bereits im therapeutischen Bereich treten bei Temperaturen über 35 °C Störungen des Säure/Basen-Haushalts auf.

Da ab einer Konzentration von 50 mg/kg Futter bei Legehennen die Brutfähigkeit und die Eiqualität vermindert wird, gilt die Anwendung bei diesen als **Gegenanzeige.** Auch akut verlaufende Kokzidiosen sollten nicht mit Nicarbazin behandelt werden.

Wartezeiten: 4 Tage.

2.5
Ionophore

Ionophore wie Monensin, Lasalocid und Salinomycin sind zwar nur als Futterzusatzstoffe zugelassen (s. Tab. 3), sie können aber aufgrund ihrer guten Wirksamkeit auch therapeutisch gegen Kokzidien und Kryptosporidien eingesetzt werden. Dabei sind zahlreiche Speziesbesonderheiten bezüglich Neben-, Wechselwirkungen und Gegenanzeigen zu beachten. Es muß aber darauf hingewiesen werden, daß derartigen Verabreichungen den Forderungen des AMG entgegenstehen (s. C 1).

Da aber nach Öffnung des Binnenmarktes 1993 in anderen Mitgliedstaaten zugelassene Ionophore bei uns auf den Markt kommen könnten, werden mögliche therapeutische Indikationen dieser Substanzen abgehandelt.

Der prinzipielle Wirkungsmechanismus dieser Verbindungen beruht darauf, daß mit ein- oder zweiwertigen Kationen ein Ion-Ionophoren-Komplex gebildet wird, der eine lipophile Oberfläche besitzt und in Lipidregionen von Membranen frei beweglich ist. Dabei werden Kationen passiv durch die Membran transportiert, so daß das elektrochemische transmembranöse Kationengefälle im Parasiten, aber auch in anderen Zellen, zusammenbricht. Über eine Erhöhung des intrazellulären Kationengehalts und der damit verbundenen Druckerhöhung wird eine Zerstörung intrazellulärer Strukturen bewirkt.

Resistenzen entwickeln sich über Membranveränderungen, indem die Penetration der Ionophore in die Parasitenmembran verhindert wird. Aus Feldisolaten geht hervor, daß Resistenzen immer alle Ionophoren betreffen.

Cave: Ionophore sind bei Equiden hochtoxisch! (z. B. Letaldosis von Monensin beim Pferd: 1–3 mg/kg). Klinische Symptome von Intoxikationen: Anorexie, Dyspnoe, Kolik, Schwitzen, hypovolämischer Schock. Pathologisch-anatomisch zeigen sich Skelettmuskel- und Myokardschäden.

Außer bei Lasalocid treten bei Kombination von Ionophoren mit Tiamulin neurotoxische Wechselwirkungen auf, die zum Tode führen können.

Ionophore wie Monensin und Salinomycin werden als Wachstumsförderer angewendet. Diese Wirkung wird durch eine Stimulation von Bakterien im Magen-Darm-Trakt verursacht. In der EWG ist Salinomycin zur Anwendung als Wachstumsförderer bei Schweinen und Monensin bei Rindern und Schweinen in Anhang I der Rl 70/524 aufgenommen worden.

2.5.1
Monensin

Monensin besitzt eine starke Affinität zu Na^+, weniger zu K^+. Es transportiert Na^+ im Austausch gegen H^+ in Zellen, wodurch erhöhte intrazelluläre Na^+-Konzentrationen auftreten. Über eine dadurch bedingte starke Stimulation der Na^+-K^+-ATPase kommt es zur Energieverarmung, zum Anstieg der intrazellulären Ca^{++}-Konzentration und durch den Protonenverlust zur pH-Verschiebung. Als Folge dessen tritt Wasser in die Zellen, wodurch der Innendruck ansteigt und die Zellen zerstört werden.

Mit einer **Dosis** von 1 mg/kg über 10 Tage p. o. können klinische Kokzidiosen, die durch E. bovis bzw. zuernii bei **Rindern** hervorgerufen werden, bekämpft werden. Mit gleicher Dosisempfehlung können auch Kokzidiosen der **Schafe** behandelt werden. Es ist aber zu beachten, daß **Lämmer** sehr empfindlich sind und bereits bei 8 mg/kg die Letaldosis erreicht ist. Monensin wird bei Kälbern zu ca. 40 % resorbiert und es werden zahlreiche (> 50) Metaboliten zu 80 % biliär eliminiert.

2.5.2
Lasalocid

Lasalocid ist chemisch aus einem Tetrahydropyran und einem Tetrahydrofuran zusammengesetzt. Es bildet mit Ca^{++} und K^+, weniger mit Na^+, Komplexe. Der K^+-Influx erfolgt im Austausch gegen H^+. Über einen daraus resultierenden Na^+/H^+-Austausch mit anschließendem Na^+/Ca^{++}-Transfer steigt der intrazelluläre Ca^{++}-Gehalt mit den bei Monensin beschriebenen Folgen an.

Darüber hinaus werden folgende Wirkungen beobachtet: Freisetzung von Katecholaminen und Histamin aus chromafinen Zellen bzw. Mastzellen, Insulinliberation.

Bei **klinischen Kokzidiosen** des Rindes erweist sich Lasalocid mit einer **Dosis** von 3 mg/kg p. o. über 30 Tage als sehr gut wirksam.

Auch durch **Kryptosporidien** hervorgerufene Erkrankungen können mit der o. g. Dosis bekämpft werden, wobei eine dreimalige Verabreichung im Abstand von 24 h notwendig ist. Nach oraler Applikation erfolgt nur eine geringe Resorption.

2.5.3
Salinomycin

Salinomycin ist vom Wirkungsspektrum und -mechanismus mit Monensin (2.5.1) vergleichbar. Es bildet primär mit monovalenten Kationen Komplexe und hemmt insbesondere asexuelle Entwicklungsstadien von Kokzidien. Darüber hinaus entfaltet Salinomycin antibakterielle Eigenschaften. **Therapeutisch** kann es bei durch Eimeria bovis hervorgerufenen **Kokzidiosen** des Rindes eingesetzt werden. Als **Dosisempfehlung** werden 2 mg/kg p. o. über 21 Tage gegeben.

Nach oraler Applikation entstehen bereits im Magen-Darm-Trakt hydroxylierte unwirksame Metabolite. Über 90 % der Gesamtdosis werden über die Faeces, ca. 5 % renal eliminiert.

2.6
Symmetrische (1,3,5-) und asymmetrische (1,2,4-)Triazinone

Eine völlig neue Stoffgruppe stellen die synthetisch hergestellten symmetrischen und asymmetrischen Triazinderivate dar. Es sind Neuentwicklungen mit anderem Wirkungsmechanismus als die ionophoren Polyetherantibiotika, bei denen aufgrund ihrer beherrschenden Stellung in der Geflügelprophylaxe in den letzten Jahren vermehrt Resistenzprobleme sichtbar wurden.

Toltrazuril, ein Triazintrion, besitzt ein außergewöhnlich breites Wirkungsspektrum gegen Geflügel- und Säugetierkokzidien. Es wirkt auch gegen intrazelluläre Entwicklungstadien. Zudem stellen die schnelle Wirkung und die Verabreichung über das Trinkwasser weitere Vorteile bei der **Kokzidiosetherapie** dar.

Die Benzolacetonitrile **Clazuril** und **Diclazuril,** Derivate des schwach wirksamen Antikokzidiums 6-Azauracil, weisen als besonderes Merkmal eine hohe therapeutische Breite auf. 100 mg/kg Diclazuril im Futter über 11 Tage an Hühner bewirkten keine negativen Effekte. Die Wirksamkeit des Diclazuril ist mit der Wirksamkeit der Ionophoren vergleichbar. Beim Clazuril beschränkt sich allerdings die Wirksamkeit auf die Taubenkokzidiose, bei der es wegen seiner guten Wirkung zukünftig sicherlich eine besondere Stellung einnehmen wird.

2.6.1
Toltrazuril

Toltrazuril (**Baycox,** V. M., derzeit in Deutschland nicht zugelassen) stellt einen völlig neuen kokzidioziden Wirkstoff dar, der auf die erste und zweite Schizontengeneration verschiedener pathogener Eimeria spp. des Geflügels, aber auch von Säugetieren (Eimeria spp. und Isospora spp.) wirkt. Freie Sporozoiten sind nicht betroffen.

Wirkungsmechanismus: Toltrazuril interferiert offensichtlich mit verschiedenen Reaktionschritten der DNA-Synthese und behindert auf diesem Wege die Kernteilung von Schizonten und Mikrogamonten. Der genaue Angriffspunkt ist aber noch unbekannt.

Folgende **Dosisempfehlungen** werden gegeben:

Huhn: E. acervulina, E. brunetti, E. maxima, E. mivati, E. necatrix, E. tenella.

Pute: E. adenoides, E. meleagrimitis.

25 mg/l für zwei Tage je 24 h über das Trinkwasser oder 75 mg/l für zwei Tage je 8 h über das Trinkwasser.

Bei Masthähnchen zur Prophylaxe: Jeweils für 2 Tage in der 2.–4. Lebenswoche.

Flugente, Gans: 25 mg/l über das Trinkwasser an 2 Tagen, Wiederholungsbehandlung nach 5 Tagen empfohlen.

Taube: 10 mg/Taube oral (etwa 20 mg/kg KGW).

Rind/Kalb: 20 mg/kg KGW oral oder 2 × 10 mg/kg KGW oral im Abstand von 24 h.

Schaf/Lamm: 20 mg/kg KGW oral. Zur optimalen Prophylaxe möglichst 7 Tage nach dem Austrieb. Bei Sarcocystis ovicanis-Infektion: 10 mg/kg KGW oral, 5 × im Abstand von 5 Tagen.

Ziege: 20 mg/kg KGW oral.

Hund/Katze: 10 mg/kg KGW oral über 4 Tage.

Kaninchen: 25 mg/l Trinkwasser an 2 Tagen, Wiederholungsbehandlung nach 5 Tagen; oder 10 mg/kg KGW oral über 4 Tage. Zur Prophylaxe wird die kontinuierliche Gabe von 10–15 mg/l über das Trinkwasser empfohlen.

2.6.2
Clazuril

Clazuril (**Appertex,** V. M.), ist in Tablettenform (schlecht wasserlöslich) allein zur Anwendung bei Brieftauben vorgesehen.

Die **Wirkung** ist kokzidiozid, wobei sowohl Schizonten als auch Gametozyten von E. labbeana und E. columbarum betroffen sind.

Dosierung: einmalig 2,5 mg/Taube (etwa 5 mg/kg KGW). Alle Tiere eines Schlages sollten behandelt werden.

Wechselwirkungen: Die gleichzeitige Gabe von Substanzen, die Vomitus verursachen, sollte vermieden werden.

Gegenanzeige: Tauben, die der Gewinnung von Lebensmitteln dienen.

2.6.3
Diclazuril

Diclazuril (**Clinacox,** V. M.), ein bichloriertes Analogon zu Clazuril, ist als **Futterzusatzstoff** (Anhang II der Richtlinie 70/524/EWG) nur zur Prophylaxe beim Masthähnchen zugelassen.

Der **Angriffspunkt** von Diclazuril gegen endogene Stadien verschiedener Eimerien spp. ist stark speziesspezifisch. Für E. tenella sind sowohl asexuelle (Schizonten) und sexuelle (Gamonten) Entwicklungstadien empfindlich, während bei E. necatrix und E. acervulina nur das letzte Schizontenstadium beeinflußt wird. Bei E. brunetti ist die Wirkung auf die Gametozyten bei E. maxima nur auf die Zygoten begrenzt. Bei E. maxima sind daher Läsionen zu erwarten. Diclazuril vermindert die Sporulationsfähigkeit ausgeschiedener Hühnerkokzidien um etwa 50 % (1 mg/kg Futter).

Dosierung bei Broiler, Pute oder Kaninchen: 1 mg/kg Futter.

Fasan: 2 mg/kg Futter.

Unverträglichkeiten mit anderen Wirkstoffen sind nicht bekannt.

W   Homöopathika

W. LÖSCHER & A. RICHTER

Die Behandlung von Erkrankungen bei Mensch und Tier mit homöopathischen Arzneimitteln erfreut sich in Deutschland einer zunehmenden Beliebtheit. Viele Tierärzte werden direkt von Tierbesitzern um eine homöopathische Behandlung ihres Tieres gebeten. Auch in Tierbeständen mit landwirtschaftlichen Nutztieren wird immer häufiger eine homöopathische Behandlung als Alternative zu konventionellen (»allopathischen«) Behandlungen betrachtet. Dabei werden Homöopathika auch pro- bzw. metaphylaktisch eingesetzt. Die wachsende Beliebtheit homöopathischer Behandlungsmethoden ist innerhalb Europas ein »deutsches Phänomen«, d. h. spielt in Deutschland eine weit größere Rolle als in anderen Ländern. Rationale Erklärungen für dieses Phänomen gibt es nicht. Von den rund 55 000 humanmedizinischen Arzneimitteln aus industrieller Fertigung, die in der Bundesrepublik Deutschland zur Zeit verkehrsfähig sind (laut Stand der Nachzulassung bzw. Nachregistrierung vom 3. 2. 1993), gehören ca. 13 000, also rund 20 %, zur Gruppe der Homöopathika. Hinzu kommen etwa 100 Tierhomöopathika; außerdem sind über 1000 Homöopathika zur Behandlung von Mensch *und* Tier registriert. Damit stehen Tierarzt und Tierbesitzer eine Vielzahl homöopathischer Präparate zur Behandlung von Tieren zur Verfügung, da bei Tierarten, die nicht der Lebensmittelgewinnung dienen, auch humanmedizinisch registrierte Homöopathika angewendet werden können. Eine Besprechung aller im Handel befindlicher Homöopathika würde den Rahmen dieses Buches sprengen. Es soll daher im folgenden eine Übersicht über die speziell zur Behandlung von Tieren registrierten Homöopathika gegeben werden. Außerdem soll auf homöopathische Prinzipien und einige Probleme bei der Anwendung von Homöopathika eingegangen werden.

1
Prinzipien der Homöopathie

Das von Hahnemann vor fast 200 Jahren begründete Heilsystem der Homöopathie unterscheidet sich in seinen Prinzipien z. T. erheblich von den heute allgemein üblichen »schulmedizinischen« Therapiemaßnahmen (zur Übersicht siehe W. LÖSCHER, Homöopathie: eine wirksame und risikoarme Alternative zur konventionellen Pharmakotherapie? Teil 1: Hahnemann und seine Lehre. Dtsch. Tierärztl. Wochenschr. **99,** 51–54, 1992). Die Auswahl des homöopathischen Arzneimittels erfolgt nach dem **Simile-Prinzip** (siehe Abb. 1), d. h. anhand des individuellen **Krankheitsbildes** des Patienten wird durch Vergleich mit in homöopathischen Nachschlagewerken (Repertorien) beschriebenen **Arzneimittelbildern** ein Wirkstoff gewählt, der in toxischen Dosen bei gesunden Individuen Wirkungen auslöst, die den Krankheitssymptomen des zu behandelnden Patienten möglichst nahe kommen (»Ähnliches soll durch Ähnliches geheilt werden«). Der durch Applikation eines so gewählten Mittels gesetzte spezifische Reiz soll im Sinne einer **Regulationstherapie** die körpereigenen Abwehrkräfte aktivieren und so zur Heilung der Krankheit führen. Ziel der homöopathischen Therapie ist also keine Reduktion oder Aufhebung von Krankheitssymptomen, sondern im Sinne einer Ganzheitstherapie die Heilung des Patienten, also der gesunde Patient. Die für die Arzneiwahl verwendeten Arzneimittelbilder entstammen Stoffprüfungen an gesunden Freiwilligen, Beobachtungen bei Vergiftungen, tradierten Beobachtungen, Beobachtungen an geheilten Kranken u. ä. Bestimmungen von Arzneimittelbildern bei Tieren gibt es kaum, so daß im Regelfall vom Menschen auf das Tier übertragen werden muß.

Nach Auswahl eines Wirkstoffs (oder einer Wirkstoffkombination) durch Vergleich von Krankheitsbild und Arzneimittelbild wird im nächsten Schritt die **individuelle Dosis** für den Patienten festgelegt (Abb. 1). Im Regelfall wird der Wirkstoff im Vergleich zu den für die Festlegung von Arzneimittelbildern verwendeten (toxischen) Dosen verdünnt, um die Gefahr von Nebenwirkungen zu reduzieren. Durch die bei der Herstellung der Verdünnungen verwendete Technik soll jedoch gleichzeitig die erwünschte, d. h. therapeutische Wirkung der Arznei potenziert werden. Teilweise wird auch von einer Wirkungsumkehr durch Verdünnung und Potenzierung ausgegangen. Diese **Potenzierung** der arzneilichen, d. h. erwünschten Wirkung bei geichzeitiger Verdünnung der Ausgangssubstanz gehört zu den umstrittensten Prinzipien der Homöopathie. Nach homöopathischer Vorstellung erfolgt die Potenzierung durch Dynamisation, also Entfaltung der arz-

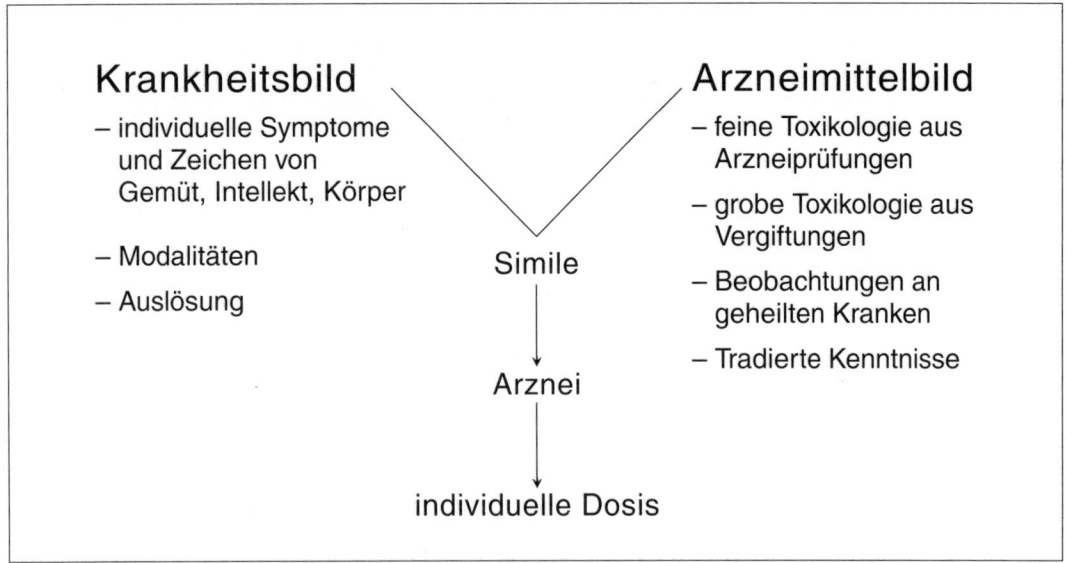

Abb. 1
Prinzip der homöopathischen Arzneifindung.
(Nach K.-H. GEBHARDT, Beweisbare Homöopathie. In: G. L. EBERLEIN (Hrsg.), Schulwissenschaft, Parawissenschaft, Pseudowissenschaft, pp. 71–82, S. Hirzel, Wissenschaftliche Verlagsgesellschaft Stuttgart, 1991).
Mit »feiner Toxikologie« sind Arzneiprüfungen bei gesunden freiwilligen Versuchspersonen gemeint, wobei die Ausgangssubstanzen für homöopathische Präparate oder tiefe Potenzen von homöopathischen Präparaten in relativ hohen (aber zumindest in neueren Prüfungen subtoxischen) Dosierungen verabreicht wurden. Die Arzneimittelbilder sind in Symptomenverzeichnissen (Repertorien) dargestellt. Häufig wird das 1877 von KENT zusammengestellte Repertorium zur Arzneifindung verwendet. Die in rund 200 Jahren durch Untersuchungen an gesunden Menschen entstandene *Materia medica* der Homöopathie umfaßt heute etwa 2000 Mittel, darunter auch Krankheitsprodukte (sog. Nosoden, z. B. Eiter, Sputum, Eigenblut) und hochtoxische Stoffe (z. B. Quecksilber- und Arsenverbindungen).

neilichen Kraft, wobei diese Kraft dem bei der Verdünnung des Stoffes verwendeten Verdünnungsmedium aufgeprägt wird und stoffunabhängig weitervermittelt und (bei weiterer Verarbeitung) potenziert wird. Nach dieser Vorstellung haben also hochverdünnte homöopathische Arzneimittel, die kein Molekül der Ausgangssubstanz mehr enthalten, eine stärkere arzneiliche Wirkung als wenig verdünnte homöopathische Arzneimittel, was mit naturwissenschaftlichen Vorstellungen nicht mehr nachvollziehbar ist und bisher von Vertretern der Homöopathie auch wissenschaftlich nicht belegt werden konnte. Auf die Kriterien zur Auswahl einer Potenz je nach individuellem Krankheitsbild soll hier nicht eingegangen werden (siehe aber unter 2), auffällig ist jedoch, daß in der Veterinärmedizin häufig »tiefe« Potenzen, d. h. wenig verdünnte homöopathische Arzneimittel, verwendet werden (s. u.).

2
Herstellung von Homöopathika

Zum Verständnis der für die Angabe von Potenzen gewählten homöopathischen Begriffe soll die **Her**stellung homöopathischer Arzneimittel kurz erläutert werden. Das Rohmaterial, das im Regelfall pflanzlichen, tierischen oder mineralischen Ursprungs ist, wird zuerst zu einer **Tinktur, Lösung** oder **Verreibung** verarbeitet. In der Tinktur werden Inhaltsstoffe aus getrockneten, pulverisierten Pflanzen oder zerriebenen Tieren mit verdünntem Alkohol (Ethanol) extrahiert bzw. pflanzliche Preßsäfte mit Ethanol gemischt. Lösliche Salze und Säuren werden je nach Löslichkeit zu wäßrigen oder alkoholischen Lösungen verarbeitet. Verreibungen werden im Mörser mit unlöslichen Mineralien bzw. getrockneten, fein pulverisierten Pflanzen und mit Milchzucker zubereitet. Lösungen und Tinkturen erhalten als Ausgangsformulierung für die weitere Herstellung des jeweiligen Homöopathikums den Sammelnamen **Urtinktur,** die mit Milchzucker verriebenen festen Stoffe den Namen **Ursubstanz.** Mit Hilfe von Urtinktur bzw. Ursubstanz werden unterschiedliche Arzneiformen zur Verabreichung hergestellt: Tinkturen und Lösungen zur oralen Applikation, Einreibung, Inhalation oder zur Injektion, Verreibungen, Tabletten, Streukügelchen, Salben, Suppositorien und

Augentropfen. Der Wirkstoffgehalt von Urtinkturen und Ursubstanzen ist je nach Homöopathikum unterschiedlich. Die weitere Verarbeitung von Urtinkturen und Ursubstanzen zur verabreichbaren Arzneiform besteht in Verdünnung und Potenzierung. Bei der meist üblichen Verdünnung in Zehnerschritten wird 1 Teil der Ausgangssubstanz (Urtinktur oder Ursubstanz) mit 9 Teilen Verdünnungsmedium (je nach Homöopathikum gereinigtes Wasser, Alkohol, Milchzucker, isotone Kochsalzlösung, Salbengrundlage etc.) verdünnt, aus dieser Verdünnung wird wiederum ein Teil entnommen und 1:10 verdünnt etc. Die Verdünnung erfolgt nach festgeschriebenen Regeln, die erst die eigentliche **Potenzierung** bewirken sollen, d. h. bei flüssigen Zubereitungen wird nach jedem einzelnen Verdünnungsschritt das Präparat durch 10 kräftige, abwärtsgeführte Schüttelschläge »potenziert«, während bei festen Präparaten die Potenzierung durch intensive Verreibung erfolgt, so daß zur Herstellung der Verreibung insgesamt mindestens 1 Stunde Arbeitszeit benötigt werden soll (auch bei Verwendung von Maschinenverreibung). Durch die 1:10-Verdünnungsschritte und die jeweilige Schüttelung entstehen **Dezimalpotenzen** (Decem = 10), die nach Verdünnungs- und Potenzierungsstufe D 1, D 2, D 3 etc. genannt werden. Die Herstellung der ersten Verdünnungsstufe (D 1; entspricht bei vielen Homöopathika der Urtinktur, die häufig aber auch als D 0 bezeichnet wird) ist allerdings je nach Homöopathikum unterschiedlich und kann je nach Vorschrift 1:10, 1:5 oder 3:7 sein; erst die auf D 1 folgenden Verdünnungen sind dann immer 1:10. Wenn der Wirkstoffgehalt der Urtinktur bzw. Ursubstanz bekannt ist, ist also aufgrund der festgelegten Verdünnungsstufen eine Schätzung der beim Patienten verabreichten Wirkstoffmenge möglich, was zwar nach homöopathischen Vorstellungen irrelevant ist, für die pharmakologisch/toxikologische Beurteilung der Wirkungen von Homöopathika aber von erheblicher Bedeutung ist. Häufig enthalten Homöopathika bei D 3 1 mg Wirkstoff pro Milliliter bzw. Gramm Wirkstoffträger (z. B. verdünnter Alkohol oder Milchzucker), bei D 4 0,1 mg pro ml bzw. g und bei D 6 1 μg pro ml bzw. g. Jenseits der D 23, d. h. der **Loschmidtschen Konstanten,** ist bei exakter Durchführung der Verdünnungsschritte kein Molekül der Ausgangssubstanz mehr im homöopathischen Arzneimittel enthalten. Neben den Dezimalpotenzen gibt es **Centesimalpotenzen** (C 1, C 2, C 3 etc.), bei denen die Verdünnungsreihe im Verhältnis von 1:100 hergestellt wird. **LM-Potenzen** werden durch besonders intensive Verarbeitung aus C 3-Verreibungen durch Verdünnung mit Ethanol hergestellt. Die genauen Herstellungsvorschriften für Homöopathika sind im **Homöopathischen Arzneibuch** zusammengefaßt und für jedes Homöopathikum in Form von Monographien beschrieben, wobei die Hahnemannschen Herstellungsregeln im Prinzip fast unverändert bestehen. Dem Homöopathischen Arzneibuch kann für Dosisberechnungen auch der Wirkstoffgehalt der jeweiligen Urtinktur bzw. Ursubstanz entnommen werden.

Unterschiedliche Auffassungen bestehen zur Wahl einer geeigneten Potenzierung in Abhängigkeit vom Krankheitsbild. Unterschieden werden »tiefe« Potenzen (je nach Autor D 0–D 3, D 0–D 6, oder D 2–d 4), »mittlere« Potenzen (je nach Autor D 4–D 12, D 12–D 21 oder D 6–D 12) und »hohe« bzw. »Höchstpotenzen« (D 15–D 30, D 30–D 200 oder C 30 und höher). Richtlinien für die Wahl einer Potenzgruppe sind z. B. tiefe Potenzen bei akuten Erkrankungen mit organischem Befund, mittlere Potenzen bei subakuten Erkrankungen mit funktionellen Störungen und hohe Potenzen bei chronischen Erkrankungen bzw. psychischen Symptomen. Die verabreichten Mengen der jeweiligen Potenzierungsstufe bleiben aber meist unabhängig von der Wahl der Potenz gleich (z. B. Anzahl der Tropfen, Tabletten oder Streukügelchen pro Patient oder Volumen einer Injektionslösung pro Patient). Ein wichtiger Unterschied zwischen Human- und Veterinärmedizin ist dabei, daß Homöopathika beim Menschen zumeist oral oder in Form von Salben oder Suppositorien verabreicht werden, beim (Nutz)Tier dagegen häufig per injectionem (meist subkutan oder intramuskulär), was für die Beurteilung von »Plazeboeffekten« beim Tier von Bedeutung ist (s. u.). Dabei wird bei der Festlegung des Injektionsvolumens oft die Größe der jeweiligen Spezies berücksichtigt, so daß z. B. große Tierarten wie Rind und Pferd höhere Injektionsvolumina erhalten als kleine Tierarten wie Hund und Katze.

3
Erklärungsmöglichkeiten für die Wirkung homöopathischer Arzneimittel

Zur ausführlichen Darstellung und Diskussion der Wirkungen (und Nebenwirkungen) homöopathischer Arzneimittel wird auf eine kürzlich publizierte Übersichtsarbeit verwiesen (W. LÖSCHER, Homöopathie: Eine wirksame und risikoarme Alternative zur konventionellen Pharmakotherapie? Teil 2: Nachweis der Wirksamkeit beim Tier. Dtsch. Tierärztl. Wochenschr. **99,** 99–106, 1992). Wie bereits angesprochen, führt nach homöopathischer Vorstellung das individuell an das Krankheitsbild angepaßte Arzneimittel zu einer Induktion der körpereigenen Regulationsmechanismen. Diese Regulationstherapie wird von Homöopathen von konventionellen (»schulmedizinischen«) Therapieformen wie kausaler Therapie, Substitutionstherapie oder unterstützender Therapie abgegrenzt.

Es ist unbestritten, daß durch homöopathische Behandlungen an Patienten therapeutische Wirkungen erzielt werden. Zu unterscheiden ist aber zwischen dem Nachweis der Wirkung eines Homöopathikums und dem Nachweis der Gültigkeit homöopathischer Regeln. Die folgenden Erklärungsmöglichkeiten lassen sich mit konventionellen therapeutischen Vorstellungen vereinen:

(1) Bis zu Potenzen von etwa D 6 sind zumindest bei Verwendung hochwirksamer Substanzen in homöopathischen Präparaten Substanz-spezifische (d. h. pharmakologische) Wirkungen vorstellbar. Es sollte nicht vergessen werden, daß auch zahlreiche konventionelle Arzneimittel (z. B. therapeutisch verwendete Hormone und Mediatoren, Sekalealkaloide, einige Antibiotika, Clenbuterol, einige starke Analgetika, Herzglykoside, Schwermetallverbindungen etc.) in diesem Verdünnungsbereich Wirkungen haben. Eine D 3 z. B. ist also nicht, wie häufig angenommen, eine Verdünnung, die nicht mehr zu konventionell erklärbaren Wirkungen führen kann, sondern mit einem durchschnittlichen Wirkstoffgehalt von 1 Milligramm Wirkstoff pro Gramm Wirkstoffträger für hochwirksame Substanzen noch eine hohe Dosis. Da der überwiegende Teil tiermedizinischer Homöopathika in »tiefen« Potenzen (d. h. D 0–D 6) eingesetzt wird (s. u.), können Substanz-spezifische Wirkungen also nicht von vornherein außer Betracht gelassen werden. Das gilt auch für unerwünschte Wirkungen! Hierbei sollte beachtet werden, daß zahlreiche toxische Wirkungen weitgehend dosisunabhängig sind (z. B. mutagene, kanzerogene und allergene Wirkungen) und theoretisch bereits durch ein Wirkstoffmolekül ausgelöst werden können (s. u.). Auch das Phänomen der Wirkungsumkehr (d. h. toxische Dosen einer Substanz haben umgekehrte Wirkungen wie therapeutische Dosen) ist bei zahlreichen konventionellen Arzneimitteln lange bekannt (z. B. lösen einige Antikonvulsiva in hohen Dosen Krämpfe aus) und kann mit naturwissenschaftlichen Prinzipien erklärt werden. Dagegen ist das Simile-Prinzip in seiner dogmatischen Verallgemeinerung unhaltbar, auch wenn es durchaus auch schulmedizinische Beispiele für Simile-Wirkungen gibt (z. B. Desensibilisierung von Allergikern).

(2) Selbst geringste Mengen einer im Organismus als Fremdstoff erkannten Substanz können durch Aktivierung der *unspezifischen* humoralen und zellulären Immunmechanismen (d. h. der Erreger-unabhängigen Abwehrkräfte) eine Heilung induzieren (siehe Kapitel V). Dieser Effekt wäre mit homöopathischen Vorstellungen vereinbar, wenn die Homöopathen auch von einer *spezifischen* Induktion der Abwehrkräfte durch ein Homöopathikum ausgehen.

(3) Auch kurzzeitiger Streß, z. B. durch Injektion eines Vehikels, kann nach neueren Erkenntnissen zu einer Aktivierung unspezifischer Abwehrkräfte führen. Bei Behandlungen von Tieren wird ein derartiger Streß-Effekt im allgemeinen nicht auszuschließen sein, egal ob er direkt durch Manipulationen am Tier oder durch die Angst des Tieres ausgelöst wird.

(4) Die Behandlung eines Tieres kann auch weitgehend unabhängig von der eigentlichen Behandlungsmaßnahme zu suggestiv ausgelösten Placeboeffekten führen, wobei zwischen aktiven (d. h. direkt beim Tier ausgelösten suggestiven Beeinflussungen) und passiven Placeboeffekten zu unterscheiden ist (s. u.).

(5) Die Wirkung des Homöopathikums ist u. U. nur eingebildet, d. h. es hat gar keine Wirkung stattgefunden, sondern der Spontanverlauf der Erkrankung hat zu einer Besserung der Symptome geführt oder Tierbesitzer bzw. Tierarzt beurteilen aufgrund ihrer Erwartungshaltung die Krankheitssymptomatik nach Behandlung anders als vorher.

Da der Begriff der **Placebowirkung** von grundsätzlicher Bedeutung für ein Buch über Grundlagen der Pharmakotherapie ist, soll er kurz erläutert werden. In der Humanmedizin wird das Placebo als Zubereitung definiert, die keine spezifisch auf den Organismus wirkende Substanz enthält, die aber wie ein Arzneimittel aussieht. Der Begriff Placebowirkung ist aber viel weiter gefaßt als die Verabreichung eines Placebos. Er umfaßt jegliche Therapie, die zur Erzielung eines unspezifischen psychologischen oder psychophysiologischen Effekts gegeben wird oder die wegen vermuteter spezifischer Wirkung am Patienten angewandt wird, objektiv aber ohne spezifische Wirkung bei der zugrundeliegenden Erkrankung ist. Die Placebowirkung muß über einen »therapeutischen Kontakt« stattfinden, das heißt die Wirkung wird letztlich durch die Atmosphäre bzw. das Umfeld der therapeutischen Handlung und die damit verbundene Erwartungshaltung des Patienten an die Behandlung ausgelöst, was natürlich auch für die Behandlung von Tieren relevant ist. Das Spektrum der durch Placebos beim Menschen ausgelösten Effekte geht bis zu starken analgetischen Wirkungen bei Krebsschmerzen und postoperativen Schmerzzuständen, was auf eine durch Placebos ausgelöste Freisetzung endogener Opioide erklärt werden kann! Gänzlich placeboresistente Erkrankungen gibt es scheinbar kaum. Aufgrund dieser Kenntnisse kann der Einsatz eines Placebos eine sinnvolle therapeutische Maßnahme sein, wenn es kein wirksames Arzneimittel gibt, das **bessere** Aussicht auf Erfolg verspricht. Placebos kann man in unterschiedliche Typen einteilen: (a) das »reine« Placebo, das aus pharmakologisch inerten Substanzen besteht (z. B. Milchzucker), (b) das Pseudoplacebo oder »unreine« Placebo, das Substanzen mit pharmakologischer Wirkung enthalten kann, diese Substanzen können aber den therapeutischen Effekt des Placebos nicht erklären bzw. herbeiführen. Auch die Gabe von akzeptierten Arzneimitteln in zu kleiner Dosierung muß als Placebotherapie betrachtet werden. Zu den Pseudoplacebos oder unterdosierten Substanzen gehören wahrscheinlich viele homöopathische Mittel und Phytotherapeutika und wahrscheinlich auch ein Teil der rezeptfrei erhältlichen Medikamente.

Aufgrund mangelnder Fachkenntnisse wird leider teilweise davon ausgegangen, daß es Placeboeffekte beim Tier nicht gebe, da bei Tieren im Gegensatz zum Menschen keine subjektive Beeinflussung durch den Therapeuten möglich wäre, und Tiere damit auch keine Erwartungshaltung an die Verabreichung eines Placebos knüpfen könnten. Tiere sind jedoch sehr wohl in der Lage, durch Maßnahmen des Menschen im Sinne einer Placebowirkung zu reagieren, was durch zahlreiche experimentelle und klinische Untersuchungen gezeigt werden konnte. Tiere reagieren auf jede Veränderung in ihrer gewohnten Umgebung oft sehr viel empfindlicher als der Mensch. Das Fixieren von Versuchstieren für Applikationen führt zu Streß-bedingten Veränderungen zahlreicher Transmitter-, Hormon- und Mediatorsysteme, was Arzneimittelwirkungen simulieren, potenzieren oder auch maskieren kann. In der experimentellen Pharmakologie muß deshalb jede Arzneimitteluntersuchung Placebo-kontrolliert durchgeführt werden, das heißt die Versuchstiere müssen den Arzneiträger in der gleichen Menge und mit der gleichen Applikationsart bekommen wie die mit Arzneimittel behandelte Gruppe, um Rückschlüsse auf die Wirkung des Arzneimittels zu bekommen. Im klinischen Bereich muß zwischen einer direkten Placebowirkung auf das Tier durch die Handlungen des Tierarztes und die damit verbundene Reaktionsänderung und Erwartung des Tieres und dem Einfluß des Besitzers unterschieden werden. Jede mit Angst, Schmerz oder Streß verbundene Maßnahme am Tier führt zu einer unspezifischen Aktivierung endogener Prozesse, was den natürlichen Verlauf einer Erkrankung beeinflussen kann

(s. o.). Der Einfluß des Besitzers auf den Behandlungserfolg hat objektive und subjektive Aspekte. Der Besitzer wird oft dem kranken Tier mehr Aufmerksamkeit widmen als dem gesunden Tier, was die Wirkung der Behandlung beeinflussen kann. Außerdem wird häufig der Behandlungserfolg vom Besitzer beurteilt, so daß auch das Verhältnis Tierarzt/Besitzer für den Behandlungserfolg eine erhebliche Rolle spielen kann. Durch die Personengebundenheit vieler Haustiere wird das Verhältnis Tierarzt/Tierbesitzer in Gegenwart des Tieres auch das Tier beeinflussen können. In Hinblick auf diese unterschiedlich gearteten direkten und indirekten Placeboeffekte ist von Bedeutung, daß gerade bei Tieren, die in innigem Kontakt mit Menschen leben, Krankheitssymptome Ausdruck von Verhaltensstörungen sein können. Erkennt der erfahrene Tierarzt durch geschickte Anamneseerhebung solche Zusammenhänge, kann er, unter geeigneter Einflußnahme auf den Tierbesitzer, durch Verordnung eines Placebopräparates, dessen Applikation einer besonderen Zuwendung des Besitzers zum Tier bedarf, die Krankheitssymptome beeinflussen. Mit anderen Worten, ähnlich wie beim Menschen sind auch unter veterinärmedizinischen Gesichtspunkten subjektive Aspekte bei der Erzielung von Behandlungserfolgen von Bedeutung.

Schließlich muß bei der Besprechung von Placeboeffekten bei Tieren beachtet werden, daß der für Injektionslösungen von Homöopathika gewählte Träger häufig Ethanol ist (siehe Tab. 1). Bei parenteraler Applikation von ethanolischen Lösungen (oft werden mehrere Milliliter intramuskulär appliziert) ist mit erheblichen Irritationen (und Schmerzen) im Bereich der Injektionsstelle zu rechnen, die u. U. über Tage anhalten und den Krankheitsverlauf durch unspezifische Reaktionen beeinflussen können.

Betont werden muß, daß ähnlich wie in der Humanmedizin auch in der Veterinärmedizin der Placeboeffekt therapeutisch ausgenutzt werden kann. Hierbei ist unter veterinärmedizinischen Gesichtspunkten auch der Tierbesitzer von Bedeutung, da Tierbesitzer oft eine sofortige Behandlung erwarten, so daß die Zeit bis zur endgültigen Diagnosestellung mit Placebo überbrückt werden kann. Auch in allen Fällen, in denen kein wirksames Arzneimittel zur Behandlung einer Erkrankung zur Verfügung steht, kann die Applikation eines Placebos und damit die scheinbare Behandlung der Erkrankung des Tieres den Tierbesitzer und damit sein Tier positiv beeinflussen. In diesem Zusammenhang kann ein richtig gewähltes (möglichst Wirkstoff-armes oder -freies) Homöopathikum also durchaus einen therapeutischen Nutzen

Tab. 1
Übersicht über die zur Behandlung von Tieren registrierten Homöopathika (Stand: März 1992; ohne Anspruch auf Vollständigkeit). Die Potenzen der im jeweiligen Präparat befindlichen Wirkstoffe waren nicht in allen Fällen in Erfahrung zu bringen. In einigen Fällen finden verschiedene Potenzen Anwendung (durch * gekennzeichnet), d. h. das Präparat ist in mehreren Potenzen im Handel. Bei den Angaben der Potenzen ist zu beachten, daß die jeweiligen Wirkstoffpotenzen oft noch durch zusätzliche Hilfsstoffe (Trägersubstanzen) im Präparat »verdünnt« werden (z. B. 1 : 10 bei Bronchovetsan). »UT« = Urtinktur. In der Rubrik »Tierarten« bedeutet »keine Angabe«, daß alle Tierarten in Anspruch genommen werden (»für Tiere«). In der Rubrik Anwendungsart bzw. Darreichungsform bedeutet z. B. »subkutan bzw. oral«, daß zwei verschiedene Arzneiformen vorliegen, während subkutan/oral bedeutet, daß eine Arzneiform subkutan und oral angewendet wird. »E« = Ethanol. In der Rubrik Anwendungsgebiete sind die vom Hersteller zur Zeit angegebenen Indikationen wiedergegeben. Wartezeiten sind außer für Aristolochia-haltige Präparate nicht festgesetzt (siehe Text).

Arzneimittel-name	Arzneilich wirksame Bestandteile (Potenzen im Präparat)	Tierarten	Anwendungsart (Darreichungs-form)	Anwendungsgebiete
Aktinoplex	D 3 Magnesium phosphor.	keine Angabe	oral (Tabl.)	zur konstitutionellen und dispositionellen Unterstützung
Allgäuer Säuberungs-tropfen	D 2 Apis mellifica D 3 Pulsatilla pratensis D 3 Secale cornutum	keine Angabe	oral (Tropfen/E)	Reinigung des Uterus
Aristolochia-Miniplex	D 3 Apis mellifica D 2 Pulsatilla pratensis D 4 Sepia officinalis D 4 Aristolochia clemat.	Rd., Schw., Schf., Zg., Pfd., Hd., Ktz.	subkutan bzw. oral	endokrine Fort-pflanzungsstörungen, gynäkologische Er-krankungen
Belladonna-Homaccord ad us. vet.	D 10/30/100* Echinacea angustif. D 4/10/30/200/1000* Atropa belladonna	Rd., Schw., Schf., Zg., Pfd., Hd., Ktz.	subkutan/ intramusk./ intravenös	keine Angabe
Berberis-Homaccord ad us. vet.	D 4/10/30/200* Berberis vulgaris D 4/10/30/200* Citrullus colocynth. D 5/10/30/200* Veratrum album	Rd., Schw., Schf., Zg., Pfd., Hd., Ktz.	subkutan/ intramusk./ intravenös	keine Angabe
Broncho-vetsan	D 3 Kalium arsenicosum D 3 Kalium nitricum D 3 Ammonium arsenicicum	Rd., Schw., Pfd., Hd., Ktz.	oral (Pulver)	akute/chron. Erkran-kungen der Luftwege (Bronchitis, Pneu-monie, Dämpfigkeit)
Bryonia-Miniplex	D 8/5* Toxicodendron D 4/3* Echinacea angustif. D 6/2* Bryonia cretica D 12 Ranunculus bulbosus D 15/8* Pyrogenium-Nosode	Rd., Schw., Schf., Zg., Pfd., Hd., Ktz.	subkutan bzw. oral* (Tropfen)	akute/chron. Entzündungen des Bewegungs-apparates
Cactus compos. ad us. vet.	D 3 Selenicereus D 2 Crataegus D 5 Spigelia anthelmica D 5 Kalium carbonicum D 5 Nitroglycerinum	Rd., Schw., Schf., Zg., Pfd., Hd., Ktz.	subkutan/ intramusk./ intravenös	keine Angabe
Cantharis comp. ad us. vet.	D 6 Hepar sulfuris D 6 Mercurius solubilis D 4 Acidum arsenicosum D 4 Lytta vesicatoria	Rd., Schw., Schf., Zg., Pfd., Hd., Ktz.	subkutan/ intramusk./ intravenös	keine Angabe
Cantharis-Miniplex	D 4 Spigelia anthelmia D 8 Aconitum napellus D 6 Atropa belladonna D 10 Lytta vesicatoria D 6 Eupatorium purpur.	Rd., Schw., Schf., Zg., Pfd., Hd., Ktz.	subkutan (E) bzw. oral (Tropfen/E)	urologische Erkrankungen (nicht infektiös)
Carduus comp. ad us. vet.	D 3 Chelidonum majus D 1 Silybum marianum D 5 Citrullus colocynth. D 5 Phosphorus	Rd., Schw., Schf., Zg., Pfd., Hd., Ktz.	subkutan/ intramusk./ intravenös	keine Angabe

Fortsetzung Tab. 1

Arzneimittel-name	Arzneilich wirksame Bestandteile	Tierarten	Anwendungsart (Darreichungs-form)	Anwendungsgebiete
Carduus comp. ad us. vet.	D 2 Lycopodia clavatum D 2 Cinchona succiruba D 5 Veratrum album D 3 Myristica fragrans			
Chelidonium-Homaccord ad us. vet.	D 10/30/200* Chelidonium majus D 10/30/200* Fel tauri D 10/30/200/1000* Atropa belladonna	Rd., Schw., Schf., Zg., Pfd., Hd., Ktz.	subkutan/ intramusk./ intravenös	keine Angabe
Chelidonium-Miniplex	D 3 Chelidonium majus D 3 Chamomilla recutita D 4 Citrullus colocynth. D 6 Aconitum napellus D 3 Atropa belladonna	Rd., Schw., Schf., Zg., Pfd., Hd., Ktz.	subkutan/ intravenös bzw. oral (Tropfen)	Koliken/spast. Obstipationen
China-Miniplex	D 1/4* Selenicereus D 1/16* Phosphorus D 1/3* Cinchona succirubra D 2/4* Panax quinquefolius D 8 Calcium carbonicum H.	Rd., Schw., Schf., Zg., Pfd., Hd., Ktz.	subkutan bzw. oral (Tropfen)	Krämpfigkeit/Tetanie Festliegen/ Osteomalaz. Rachitis/Anämie Schwächezustände
Complex Nr. 12 Nux vomica	D 2 Cholesterinum D 3 Carbo vegitabile D 9 Corallium rubrum D 9 Antimonum durum D 1 Cinchona succiruba D 1 Berberis spag. UT Podophyllum peltatum D 1 Strychnos nux-vomica UT Veronica officinales UT Chelidonium majus D 1 Strychnos ignatii	keine Angabe	oral (Tropfen)	keine Angabe
Crataegus-Miniplex	D 2 Selenicereus D 1 Crataegus D 4 Veratrum album	Rd., Schw., Schf., Zg., Pfd., Hd., Ktz.	subkutan bzw. oral (Tropfen)	Herz-Kreislauf-Gefäß-Erkrankungen
Dermisal	C 30 Sulfur	Rd., Schw., Schf., Zg., Pfd., Hd., Ktz., Brieftauben	subkutan bzw. oral (mit/ohne E)	trockene und nässende Ekzeme, Haarausfall, Konstitutions- und Restitutionsmittel
Distorsal	C 30 Toxicodendron	Rd., Schw., Schf., Zg., Pfd., Hd., Ktz., Zoo-/Heimtiere	subkutan (mit/ohne E)	Erkrankungen des Bewegungsapparates (Distorsion/ Contusion/ Tendinitis/ Rheumatismus)
Dysenteral	C 30 Acidum arsenicosum C 30 Podophyllum peltat. C 30 Rheum	Rd., Schw., Schf., Zg., Pfd., Hd., Ktz., Brieftauben/ Geflügel	oral (Tropfen/E)	Durchfälle bei allen Tierarten
Echinacea-Miniplex	D 5 Echinacea angustif. D 8 Lachesis muta D 4 Atropa belladonna D 15 Pyrogenium – Nodose	Rd., Schw., Schf., Zg., Pfd., Hd., Ktz.	subkutan bzw. oral (Tropfen)	Prophylaxe, virale/ bakt. Infektions-erkrankungen (Atmungsorgane/ Bewegungsapparat/ Magen-Darm-Trakt)

Fortsetzung Tab. 1

Arzneimittel-name	Arzneilich wirksame Bestandteile	Tierarten	Anwendungsart (Darreichungs-form)	Anwendungsgebiete
Engystol ad us. vet.	D 4/10* Sulfur D 6/10/30* Vincetoxicum D 30 Cynanchum vincetox.	Rd., Schw., Schf., Zg., Pfd., Hd., Ktz.	subkutan/ intramusk./ intravenös	keine Angabe
Eumetrol	UT Bryonia cretica D 1 Pulsatilla pratensis UT Juniperus sabina D 5 Pyrogenium – Nodose	Rd.	oral (Tropfen)	chronische Gebärmutter-erkrankungen beim Rind
Febrisal	C 30 Lachesis muta C 30 Aconitum napellus C 30 Echinacea o. w. a.	Rd., Schw., Schf., Zg., Pfd., Hd., Ktz., Brieftauben	subkutan/ intramusk./ oral (Lsg. mit/ ohne E)	initiale Fieber-zustände bei allen Tierarten, Koliken, Puerperal-erkrankungen, Mastitiden in Verbindung mit Eutersalben
Ferrosal	C 30 Ferrum metallicum C 30 Phosphorus	Rd., Schw., Schf., Zg., Pfd., Hd., Ktz.	subkutan/ intramusk./ oral (Lsg.)	Eisenstoffwechselstö-rungen, Gastroenteri-tis, Konstitutionsmit-tel bei schwachen, anämischen Tieren, fieberhafte Initialzu-stände bei Jungtieren Schnüffelkrankheit
Fertilisal S	C 30 Cimicifuga racemosa C 30 Pulsatilla pratensis C 30 Aristolochia clemat. C 30 Graphitis	Rd., Schw., Pfd., Hd., Ktz., Zootiere	subkutan/ oral (Lösung)	Fertilitätsstörungen
Formidium ad us. vet.	D 4 Acidum formicum	Rd., Schw., Zg., Schf., Pfd., Hd., Ktz.	sub-/intra-kutan/ intramusk./ intravenös	allergische, katarrha-lische Erkrankungen der Haut und Schleimhäute, Ferkel-ruß, Pocken, Ekze-me, Akne, Furunku-lose, Dämpfigkeit, Erkrankungen des Urogenitaltrakts, An-aphrodisie
Galega-Miniplex	D 8 Lachesis muta D 4 Phosphorus D 4 Aristolochia clemat. D 3 Galega officinalis	Rd., Schw., Schf., Zg., Pfd., Hd., Ktz.	subkutan/ oral (Tropfen)	Laktationsstörungen (Agalaktie, Hypogalaktie)
Gravidisal	C 30 Caulophyllum	Rd., Schw., Schf., Zg., Pfd., Hd., Ktz.	subkutan/ intramusk./ oral	Graviditätsstörungen, Wehenschwäche
Havers'sches Frühlingspulver	D 2 Hepar sulfuris D 6 Hydrargyrum bicyanat. D 2 Dicentra canadensis	keine Angabe	oral (Pulver)	Steigerung der kör-pereigenen Abwehr, Stoffwechselanregung
Hertonex für Großtiere/ für Jungtiere	D 3 Sulfur D 3 Calcium carbonicum	Rd., Pfd. Kalb/Fohlen	oral (Pulver)	allergische Ekzeme
Hirschbrunst Pulver	Hirschtrüffel	keine Angabe	(Pulver)	Brunstmittel in der Tierheilkunde

Fortsetzung Tab. 1

Arzneimittel-name	Arzneilich wirksame Bestandteile	Tierarten	Anwendungsart (Darreichungs-form)	Anwendungsgebiete
HM 2	LM 12 Graphites LM 6 Natrium muriaticum LM 18 Sulfur	Heimtiere (Kleinnager)	oral (Tropfen)	Konstitutionsmittel bei chron. Erkran-kungen, Ekzeme, Haarausfall
HM 3	LM 6 Apis C 30 Hepar sulfuris LM 12 Phytolacca	Heimtiere	oral (Tropfen)	akute und subakute Entzündungen der Haut und Schleim-häute
HM 4	LM 12 Arnica LM 6 Calendula	Heimtiere (Kleinnager)	oral (Tropfen)	Erschöpfungszu-stände, Traumata, Hämatome, Contu-sio, Distorsion, Myalgien
HM 5	LM 6 Aconitum napellus LM 6 Atropa belladonna LM 12 Bryonia	Heimtiere (Kleinnager)	oral (Tropfen)	akute und subakute Fieber- und Entzün-dungszustände, Bron-chopneumonie, Neu-ralgie, Pericarditis
HM 6	LM 12 Carduus marianus LM 6 Flor de Piedra C 30 Nux vomica	Heimtiere (Kleinnager)	oral (Tropfen)	akute und chronische Gastritis/Duodenitis, Hepathopathie, Cho-lecystopathie, Ascites
HM 7	LM 6 Podophyllum peltatum LM 12 Ipecacuanha LM 12 Veratrum album	Heimtiere (Kleinnager)	oral (Tropfen)	Gastroenteritis, Dysenterie, Kollaps, Bronchitis
HM 8	C 30 Calcium carbonicum LM 6 Ferrum phosphoricum	Heimtiere (Kleinnager)	oral (Tropfen)	mangelnde Entwick-lung, Appetitlosigkeit
HM 9	LM 6 Cantharis LM 6 Petroselinum	Heimtiere (Kleinnager)	oral (Tropfen)	Cystitis, Urethritis, Nephritis
HM 100	LM 6 Calcium jodatum LM 6 Conium LM 12 Cancerinum LM 6 Viscum album	Heimtiere (Kleinnager)	oral (Tropfen)	Begleittherapie bei Neoplasien
Kamillenblüten Flores chamomillae	Kamillenblüten	keine Angabe	keine Angabe	Blähungen, Magen-verstimmungen, Leib-schmerzen
Keratisal	C 30 Atropa belladonna C 30 Euphrasia officin.	Rd., Schw., Schf., Zg., Pfd., Hd., Ktz.	subkutan/ intramusk./ oral (mit/ ohne E)	entzündliche Erkran-kungen am Auge (Conjunktivitis, Keratitis)
Lachesis Bengen	D 8 Lachesis muta	Rd., Schw., Schf., Pfd., Hd., Ktz.	subkutan	zusätzl. Behandl. bei septikämischen Pro-zessen, unspez. Reiz-therapie
Lachesis comp. ad us. vet.	D 1 Echinacea angustif. D 6 Lachesis muta D 2 Pulsatilla pratensis D 3 Juniperus sabina D 6 Pyrogenium – Nodose	Rd., Schw., Schf., Zg., Pfd., Hd., Ktz.	subkutan/ intramusk./ intravenös	keine Angabe
Lachesis-Miniplex	D 4 Echinacea angustif. D 8 Lachesis muta D 6 Aconitum napellus D 4 Veratrum album D 15 Pyrogenium – Nodose	Rd., Schw., Schf., Zg., Pfd., Hd., Ktz.	subkutan bzw. oral (Tropfen)	Prophylaxe bakt. In-fekt., akute Infektio-nen und septikämi-sche Erkrankungen, Pleuropneumonien, Mastitiden

Fortsetzung Tab. 1

Arzneimittelname	Arzneilich wirksame Bestandteile	Tierarten	Anwendungsart (Darreichungsform)	Anwendungsgebiete
Lactovetsan	UT/D 4* Phytolacca D 2 Pulsatilla pratensis D 2 Asa foetida D 4 Aristolochia clemat.	Rd., Schw., Schf., Zg., Pfd., Hd., Ktz.	subkutan (E) bzw. oral (Tropfen/E)	Agalaktie, Hypolaktie, Unterstützung der Mastitis-Therapie
Laseptal	D 1 Echinacea angustif. D 6 Lachesis muta D 13 Pyrogenium – Nodose D 4 Chlorophyllum	Rd., Schw., Schf., Zg., Pfd., Hd., Ktz.	subkutan (E) bzw. oral (Tropfen/E)	bakterielle Erkrankungen nach Geburten, Mastitis, Phlegmone, Druse, Vergiftungserscheinungen mit blutigem Harn/ Kot, Sekundärinfektion, Vorbeuge gegen postoper. Infektionen
Metrovetsan	D 2 Pulsatilla pratensis D 4 Sepia officinalis	Rd., Schw., Schf., Zg., Pfd., Hd., Ktz.	Injektion bzw. oral (Tropfen/E)	chronische Endometritis (I. + II. Grad), Pyometra, hormonell bedingte Dysfunktionen, Beschleunigung der Uterusinvolution
Milch-Euter-Glieder-Pulver nach H. P. Josef Seele	D 12 Lachesis muta D 6 Arsenum jodatum D 4 Calcium phosphoricum D 6 Chininum arsenicosum D 12 Pyretrum D 6 Antimonum crurum	keine Angaben	oral (Pulver)	keine Angabe
Milchmangeltropfen nach H. P. Josef Seele	D 30 Vitex agnus-castus D 30 Strychnos ignatii D 30 Lactuca sativa D 30 Kreosotum	keine Angabe	oral (Globuli)	keine Angabe
Nichtaufnahmen nach H. P. Josef Seele	D 30 Caulophyllum thali.	keine Angabe	(Lösung)	keine Angabe

Nux vomica-Homaccord ad us. vet.	D 4/6/10/15/30–1000*
	    Bryonia cretica
	D 5/10/30/200*
	    Citrullus colocynthis
	D 4/10/15–1000*
	    Strychn. nux-vomica
	D 5/10/30–1000*
	    Lycopodium clavatum
		Rd., Schw., Schf., Zg., Pfd., Hd., Ktz.	subkutan/ intramusk./ intravenös	keine Angabe

Nymphosal S	C 30 Apis mellifica C 30 Aurum metallicum C 30 Artemisia abrotanum C 30 Bufo bufo	Rd., Schw., Schf., Zg., Pfd., Hd., Ktz.	subkutan/ intravenös/ oral (E)	Nymphomanie, groß- und kleinzystische Degeneration der Ovarien
Ockelmann's Tiercreme	Gelbes Vaselin Kräuter-Spiritus Schmierseife »Gold«	keine Angabe	lokal	wie Ockelmann's Tierheilseife
Ockelmann's Tierheilseife	Kräuter-Spiritus Schmierseife »Gold«	keine Angabe	lokal	Euterkrankheiten, Wunden und Entzündungen aller Art, Räude, Grind, Kälberflechte, Stallmilbe, Klauenentzündungen, MKS

Fortsetzung Tab. 1

Arzneimittel-name	Arzneilich wirksame Bestandteile	Tierarten	Anwendungsart (Darreichungs-form)	Anwendungsgebiete
Original-miesbacher Säuberungs-tropfen	D 2 Apis mellifica D 3 Pulsatilla pratensis D 3 Secale cornutum D 3 Juniperus sabina	Rd.	oral (Tropfen/E)	Lösen der Nachge-burt bei Kühen
Östrovetsan	Inj: D 1 Apis mellifica D 1 Aristolochia clemat. oral: UT Turnera diffusa UT Aristolochia clemat.	Rd., Schw., Schf., Zg., Pfd., Hd., Ktz.	subkutan (E) bzw. oral (Tropfen/E)	Corp. lut. persistens, Ovarialzysten, Indu-ration der Ovarien, Anaphrodisie, Nym-phomanie
Osteosal	C 30 Calcium carbonicum	Rd., Schw., Schf., Zg., Pfd., Hd., Ktz.	subkutan/ intramusk./ intravenös oral	Rachitis/Osteo-malazie, Prophylaxe gegen Festliegen
Pfefferminze Folia menthea piperitae	Pfefferminzblätter	keine Angabe	keine Angabe	krampflösend, magenstärkend
Phosphor-Homaccord ad us. vet.	D 10/30/200* Phosphorus D 10/30/200* Argentum nitricum D 6/10/30/200* Paris quadrifolia	Rd., Schw., Schf., Zg., Pfd., Hd., Ktz.	subkutan/ intramusk./ intravenös	keine Angabe
Puerperal	C 30 Juniperus sabina	Rd., Schw., Schf., Zg., Pfd., Hd., Ktz.	subkutan/ oral	fieberhafte Puer-peralerkrankungen, Stauungen im Lochialfluß, drohen-der Abort, Uterusblu-tungen
Pulsatilla-Miniplex	D 3 Apis mellifica D 3 Pulsatilla pratensis D 5 Phosphorus D 4 Sepia officinalis D 4 Aristolochia clemat.	Rd., Schw., Schf., Zg., Pfd., Hd., Ktz.	subkutan bzw. oral	endokrine Fort-pflanzungsstörungen, gynäkologische Erkrankungen
Pyrogenium compositum	D 15 Pyrogenium D 8 Lachesis muta D 30 Argentum metall.	Rd., Schw., Schf., Pfd., Hd., Ktz.	subkutan/ oral	fieberhafte Zustände, Infektionen (Grippe, akute Mastitis, Ge-lenk-, Lungenentzün-dung, MMA, Bananenkrankheit), Nachgeburtsverhal-ten, Festliegen, Un-terstützung der kör-pereigenen Abwehr
Raubers Entschlackungstee	Rhabarberwurzel Wacholderbeeren Hagebutten Brombeerblätter Schachtelhalmkraut Rosmarinblätter Waldmeisterkraut	keine Angabe	oral	Entschlackung, Galle-und Leberbe-schwerden
Rumisal	C 30 Strychnos nux-vomica	Rd., Schw., Schf., Zg., Pfd., Hd., Ktz.	subkutan/ intramusk./ oral (mit/ ohne E)	Indigestionen, Gastritis Obstipationen, Leberschwellung, Druse, Dackellähme, verschiedene Lähmungen

Fortsetzung Tab. 1

Arzneimittel-name	Arzneilich wirksame Bestandteile	Tierarten	Anwendungsart (Darreichungs-form)	Anwendungsgebiete
Sabina Miniplex-20	D 8 Lachesis muta D 2 Viscum album D 3 Collinsonia canad. D 1 Juniperus sabina	Rd., Schw., Schf., Zg., Pfd., Hd., Ktz.	subkutan bzw. oral (Tropfen)	Gynäkologische Erkrankungen
Säuberungs-tropfen	UT Apis mellifica D 2 Pulsatilla pratensis D 2 Secale cornutum	keine Angabe	oral (Tropfen/E)	Säuberung des Trag-sackes, Austreibung der Nachgeburt
Sangostyptal	C 30 Hamamelis virginiana C 30 Achillea millefolium	Rd., Schw., Schf., Zg., Pfd., Hd., Ktz.	subkutan/ intramusk./ oral	Blutstillung, bluti-ge Durchfälle, Blutmelken
Solidaris	D 2 Berberis vulgaris D 1 Solidago virgaurea D 4 Acidum benzoicum D 4 Lytta vesicatoria D 3 Terebinthina pistaciae	keine Angabe	oral (Tropfen)	Nieren- und Blasen-leiden (Nieren-beckenentzündung, Funktionsschwäche, Blasenkatarrh)
Spasmovetsan	D 1 Chelidonius majus D 2 Citrullus colocynthis D 2 Strychnos nux-vomica	Rd., Schw., Schf., Zg., Pfd., Hd., Ktz.	subkutan/ intravenös	Magen-Darm-Spas-men, Kolik, Obstipa-tion und Diarrhoe aufgrund von Fütte-rungsschäden, Pansenatonie, Unterstützung beim Festliegen, Appetitmangel
Staphylosal	C 30 Hepar sulfuris	Rd., Schw., Schf., Zg., Pfd., Hd., Ktz. Brieftauben	subkutan/ intramusk./ oral	Versorgung von Trau-mata und Wunden, Eiterungen jeder Art (Abszesse) Otitis externa, ver-schleppte Bronchi-tiden
Strumisal	C 30 Euspongia officin.	Rd., Schw., Schf., Zg., Pfd., Hd., Ktz.	subkutan/ intramusk./ oral (mit/ ohne E)	Struma, Hypertyreo-se, chronische Bron-chialkatarrhe
Synosal	C 30 Acidum benzoicum	Rd., Schw., Schf., Zg., Pfd.	subkutan/ intramusk./ oral	Gelenkentzündun-gen, subakuter/sub-chron. Muskelrheu-mat., Kälberlähme evt. in Verbindung mit einem Antibio-tikum
Traumeel für Tiere	D 5 Chamomilla recutita D 4 Echinacea angustif. D 5 Hepar sulfuris D 3 Hamamelis virginiana D 4 Arnica montana D 4 Aconitum napellus D 4 Atropa belladonna D 8 Mercurius solubilis D 4 Hypericum perforatum D 11 Aristolochia clematitis D 8 Symphytum officinalis D 4 Calendula officinalis D 5 Achillea millefolium D 4 Echinacea purpurea D 4 Bellis perennis	Rd., Schw., Schf., Zg., Pfd., Hd., Ktz.	subkutan/ intramusk./ intravenös/intra-periartikulär	keine Angabe

Fortsetzung Tab. 1

Arzneimittel-name	Arzneilich wirksame Bestandteile	Tierarten	Anwendungsart (Darreichungs-form)	Anwendungsgebiete
Traumisal	C 30 Arnica montana	Rd., Schw., Schf., Zg., Pfd., Hd., Ktz. Brieftauben	Injektion (mit/ohne E)	alle Arten von Traumen, Resorption von Blutergüssen bei schlecht heilenden Wunden, Vorbeuge gegen postoperative Wundinfektion
Tropfen gegen Euterentzündung	D 5 Sulfur D 8 Hepar sulfuris D 5 Phosphorus	Rd.	oral (Tropfen)	Mastitis
V 22	LM 6 Silicea LM 12 Sulfur	Vögel	oral (Tropfen)	gestörter Federwuchs, Federzupfen
V 33	LM 6 Apis LM 12 Hepar sulfuris LM 18 Mercurius solubilis	Vögel	oral (Tropfen)	akute und subakute Entzündungen an Haut und Schleimhäuten
V 44	C 200 Arnica LM 6 Pulsatilla LM 12 Hamamelis	Vögel	oral (Tropfen)	Erschöpfung, Kontusion, Distorsion, Hämatom, Myalgie
V 55	LM 6 Aconitum napellus LM 12 Ferrum phosphoricum LM 18 Bryonia	Vögel	oral (Tropfen)	akute Fieber- und Entzündungszustände, Pneumonie, Neuralgie
V 66	LM 6 Carduus marianus LM 12 Lycopodium D 200 Nux vomica	Vögel	oral (Tropfen)	akute und chronische Gastritis/Duodenitis, Hepato-, Cholecystopathie, Ascites
V 77	LM 6 Chamomilla LM 12 Ipecacuanha LM 18 Veratrum album	Vögel	oral (Tropfen)	Gastroenteritis, Dysenterie, Kollaps, Bronchitis
V 88	LM 6 Calcium phosphoricum C 30 Ferrum phosphoricum	Vögel	oral (Tropfen)	Wachstumsstörungen, Anämie, Rachitis
V 99	C 30 Cina C 30 Cuprum Spigelia (UT?)	Vögel	oral (Tropfen)	Rezidivprophylaxe nach Wurmbehandlung
Vegetabal Spagyrisches Leber- und Gallentonikum	Lycopodium clavatum Cetraria islandica Pyhllitis scolopendrium Berberis vulgaris Sambucus nigra Hagebutten mit Hefe Hypericum perforatum Peucedanum ostruthium	keine Angabe	(Lösung)	Förderung der Fettverdauung, Vorbeuge vor Gallensteinen, Anregung der Körperentgiftung
Veratrum-Homaccord ad us. vet.	D 4/10/30* Aloe D 4/10/30/200* Veratrum album D 2/10/30* Potentilla erecta D 2/10/30* Rheum	Rd., Schw., Schf., Zg., Pfd., Hd., Ktz.	subkutan/ intramusk./ intravenös	keine Angabe
Versäuberungs-tropfen	D 1 Pulsatilla pratensis D 2 Juniperus sabina	keine Angabe	oral (Tropfen/E)	Reinigung des Uterus der Tiere

Fortsetzung Tab. 1

Arzneimittel-name	Arzneilich wirksame Bestandteile	Tierarten	Anwendungsart (Darreichungs-form)	Anwendungsgebiete
Vetokehl Muc D 5	D 5 Mucor racemosus	Rd., Schw., Schf., Zg., Pfd., Gefl., Hd., Ktz., Klt.	oral (Tabl./Lsg.) lokal (Lsg.) bzw. subkutan/ intravenös/ intramusk.	keine Angabe
Vetokehl Nig D 5	D 5 Aspergillus niger	keine Angabe	oral/lokal bzw. subkutan intramusk./ intravenös	keine Angabe
Vetokehl Not D 5	D 5 Penicillium notatum	Rd., Schw., Schf., Zg., Pfd., Gefl., Hd., Ktz., Klt.	oral/lokal bzw. subkutan/ intramusk./ intravenös	keine Angabe
Vetpaviran 44 Teil 1 Teil 2	D 4 Cephaelis ipecacuanha D 6 Thymolum D 4 Mercurius sublimatus D 10 Mercurius vivus	Rd., Schw., Pfd., Gefl.	oral (Tropfen)	Prophylaxe gegen Durchfälle, bei Vergiftungen durch schlechtes Futter
Vieh-Wein nach H. P. Josef Seele	UT Chamomilla recutita UT Avena sativa UT Bryonia cretica UT Strychnos nux-vomica	keine Angabe	(Lösung/E)	keine Angabe
Viruvetsan	D 2 Echinacea angustif. D 10 Bufo bufo UT Coffea arabica tosta (UT Calendula officinalis – Geflügel)	Rd., Schw., Schf., Zg., Pfd., Hd., Ktz.	subkutan (E) bzw. oral (Tropfen/E)	Steigerung der Abwehr vor Viruserkrankungen, Herz-Kreislaufstützung bei Virusinfektionen
Vitavetsan	D 3 Phosphorus D 3 Chlorophyllum	Rd., Schw., Schf., Zg., Pfd., Hd., Ktz.	subkutan (E)	Rachitis, Ca-Mangel bei laktierenden Tieren, Krämpfigkeit der Rinder, Schwächezustände, Mangelsterilität, akute/chron. Entzündungen v. Lunge/ Euter
Vomisal	C 30 Cephael. ipecacuanha	Rd., Schw., Schf., Zg., Pfd., Hd., Ktz.	subkutan/ intramusk./ oral (mit/ ohne E)	Durchfall und Erbrechen, Initialstadium bei Staupe, Dysenterie, Erkrankungen der oberen Luftwege
Wera-Vet-Staupeplex I Ipecacuanha	C 6 Cephael. ipecacuanha	Hd.	Injektion (E) bzw. oral (Tropfen/E)	Darmstaupe, Durchfall und Erbrechen
Wera-Vet-Staupeplex II Hepar sulfuris	C 6 Hepar sulfuris	Hd.	Injektion (E) bzw. oral (Tropfen/E)	katarrhalische Staupe mit eitrigem Augen- und Nasensekret
Wera-Vet-Staupeplex III Pulsatilla	C 6 Pulsatilla pratensis	Hd.	Injektion (E) bzw. oral (Tropfen/E)	katarrhalische Staupe mit grünlichem, krustenbildendem Augen- und Nasensekret

Fortsetzung Tab. 1

Arzneimittel-name	Arzneilich wirksame Bestandteile	Tierarten	Anwendungsart (Darreichungs-form)	Anwendungsgebiete
Wera-Vet-Staupeplex IV Euphrasia	C 6 Atropa belladonna C 6 Euphrasia officinalis	Hd.	Injektion (E) bzw. oral (Tropfen/E)	Katarrhalische Staupe (wäßriges Sekret, Lichtscheu, Horn-hauteffekte)
Wera-Vet-Staupeplex V Phosphorus	C 6 Phosphorus	Hd.	Injektion (E) bzw. oral (Tropfen/E)	Lungenstaupe
Wera-Vet-Staupeplex VI Sulfur	C 6 Sulfur	Hd.	Injektion (E) bzw. oral (Tropfen/E)	Hautform der Staupe

haben. Die ethischen Bedenken, die jeder Placebowirkung entgegenstehen, werden erheblich reduziert, wenn man berücksichtigt, daß es nicht die Täuschung ist, die heilt, sondern der Arzt, der mit der Verordnung oder Anwendung eines Placebos seinen Helferwillen und seine Zuwendung zum Patienten konkretisiert. Bedauerlicherweise wird der Placebo-Effekt von Anwendern unkonventioneller medizinischer Methoden jedoch oft herabgesetzt oder sein Vorkommen in der Homöopathie sogar abgestritten. Dies ist nicht zuletzt deshalb bedauerlich, da abzusehen ist, daß aufgrund der internationalen Angleichung des Arzneimittelrechts nur solche Homöopathika überdauern werden, die über ein akzeptables Nutzen/Risiko-Verhältnis verfügen (s. u.), wobei diskutiert werden sollte, bei unbedenklichen Homöopathika auch einen Placeboeffekt als Wirkung zu akzeptieren, da eine Zulassung »reiner« Placebos (s. o.) nach arzneimittelrechtlichen Bestimmungen nicht möglich ist, und daher Homöopathika (und viele Phytopharmaka) hier eine Lücke schließen können.

4 Übersicht über tiermedizinische Homöopathika

In Tabelle 1 sind ca. 100 der zur Zeit (Stand März 1992) in Deutschland zur Behandlung von Tieren registrierten Homöopathika dargestellt. Es handelt sich überwiegend um Kombinationspräparate. Da vor allem im Bereich der landwirtschaftlichen Nutztiere Homöopathika häufig pro- bzw. metaphylaktisch in Tierbeständen eingesetzt werden, soll durch Verwendung komplex zusammengesetzter Präparate ein möglichst großer Bereich von Krankheitssymptomen nach dem Simile-Prinzip abgedeckt werden, was unter Homöopathen nicht

unumstritten ist, da auf diesem Weg keine individuelle Behandlung nach homöopathischen Prinzipien erfolgen kann.

Rund $\frac{1}{3}$ der in Tab. 1 aufgeführten Präparate enthält Substanzen als Urtinktur oder in tiefen Potenzen bis zu D 3; etwa die Hälfte enthält tiefe Potenzen zwischen D 0 und D 6. Bei diesen Präparaten sind also, wie bereits ausgeführt, direkte pharmakologische Wirkungen nicht auszuschließen. Zahlreiche der in homöopathischen Präparaten verwendeten Stoffe (z. B. Arsenverbindungen) sind als Roborantien (»Stärkungsmittel«) lange bekannt und wurden oder werden in ähnlichen Dosierungen völlig unabhängig von homöopathischen Überlegungen zur Prophylaxe oder Therapie von Erkrankungen eingesetzt (s. u.).

Homöopathika brauchen nach deutschem Recht nicht zugelassen zu werden, sondern werden unter im Vergleich zu konventionellen Arzneimitteln erheblich erleichterten Bedingungen lediglich registriert (§ 38 AMG). Für die Registrierung braucht nur die galenische Qualität des homöopathischen Arzneimittels, nicht aber seine Wirkung und Unbedenklichkeit nachgewiesen zu werden. Dafür dürfen Packung, Behältnisse und Packungsbeilage, mit denen ein registriertes Homöopathikum in den Handel gebracht wird, keine Angaben über die Anwendungsgebiete enthalten (§§ 10 und 11 AMG). Die in Tab. 1 von Herstellern homöopathischer Arzneimittel genannten Anwendungsgebiete sind also klinisch nicht überprüft und dürfen nach Ablauf einer Übergangsfrist laut AMG auch nicht mehr bei der Kennzeichnung genannt werden. Die in Tab. 1 wiedergegebenen, von Herstellern bisher in Anspruch genommenen Anwendungsgebiete illustrieren, daß mit homöopathischen Präparaten fast alles behandelt wird. Auf die Fragwürdigkeit dieses Vorgehens soll zum Schluß dieses Kapitels (unter 6) eingegangen werden.

Interessanterweise werden einige homöopathisch hergestellte und deshalb ohne Charakterisierung der pharmakologisch/toxikologischen Eigenschaften registrierte Präparate vertrieben, ohne daß der Hinweis »Homöopathisches Arzneimittel« auf Packung oder Packungsbeilage erscheint. Ein Beispiel ist das vielverwendete Präparat **Theranekron,** das das Gift von Tarantula cubensis in einer Konzentration von 10 µg Spinnengift pro 1 ml Lösung enthält (entspricht nach Herstellerangaben D 2) und bei subkutaner Injektion entzündliche Gewebeteile zur Resorption bzw. Demarkation bringen (z. B. bei der Behandlung von Panaritien) und das Wachstum von Mammatumoren bei Hunden hemmen soll. Das Beispiel illustriert die generelle Problematik homöopathischer Arzneimittel, da ein Präparat wie Theranekron bei konventioneller Zulassung sicher eine Nutzen/Risiko-Abschätzung nicht passieren würde.

5
Beurteilung der Unbedenklichkeit homöopathischer Arzneimittel

Wie bereits ausgeführt wurde, sind homöopathische Arzneimittel im Gegensatz zu allen anderen Fertigarzneimitteln von der Zulassungspflicht freigestellt und brauchen nur unter erheblich erleichterten Bedingungen registriert zu werden. Bei der Registrierung muß der Hersteller lediglich die pharmazeutische Qualität des jeweiligen Präparats nachweisen, d. h. Homöopathika können ohne pharmakologisch/toxikologische und klinische Prüfungen in den Handel kommen! Eine Ausnahme besteht, wenn Homöopathika **verschreibungspflichtige** Wirkstoffe enthalten (§ 39 AMG); allerdings sind Homöopathika, in denen die Konzentration des verschreibungspflichtigen Wirkstoffs die vierte Dezimalpotenz nicht übersteigt, nicht verschreibungspflichtig (Verordnung über verschreibungspflichtige Arzneimittel). Außerdem kann die Registrierung versagt werden, wenn bei dem Homöopathikum der begründete Verdacht besteht, daß es bei bestimmungsgemäßem Gebrauch schädliche Wirkungen hat, die über ein nach den Erkenntnissen der medizinischen Wissenschaft vertretbares Maß hinausgehen (§ 39 Arzneimittelgesetz). Arsenhaltige Mittel sind derzeit ab D 4 frei registrierbar (besondere Bestimmungen für landwirtschaftliche Nutztiere s. u.). Aufgrund der Befreiung von Homöopathika vom Nachweis der Wirksamkeit und Unbedenklichkeit liegen pharmakologisch/toxikologische und klinische Prüfungen nur für wenige Homöopathika vor. Auf-

grund des Fehlens von toxikologischen Untersuchungen ist auch eine Beurteilung der Verbrauchergefährdung durch Rückstände von Homöopathika in Lebensmitteln von Tieren, die mit homöopathischen Arzneimitteln behandelt wurden, nicht möglich, es sei denn, es wurden ausschließlich Hochpotenzen verwendet, die keine Wirkstoffmoleküle enthalten. Teilweise wird von Veterinärhomöopathen behauptet, eine homöopathische Therapie landwirtschaftlicher Nutztiere wäre nicht nur nebenwirkungsfrei für das Tier, sondern würde per se auch zu rückstandsfreien Lebensmitteln führen und hätte daher auch Vorteile in Hinblick auf den Verbraucherschutz. Diese Behauptungen mögen für Hochpotenzen zutreffend sein, nicht aber für die meistens in der Veterinärmedizin angewendeten tiefen Potenzen. Angesichts der Verwendung hochtoxischer Ausgangssubstanzen wie weißem Phosphor, Anilin, Knollenblätterpilzen, Jakobskreuz, Arsen- und Quecksilberverbindungen, Blei, Antimon, Sekalealkaloiden, Digitalisglykosiden oder Cumarin-haltigen oder Cyanid-haltigen pflanzlichen Präparaten zur Herstellung von homöopathischen Arzneimitteln erscheint es geradezu paradox, Laien eine Unbedenklichkeit von Homöopathika vorzugaukeln. Von besonderer Bedenklichkeit ist die Verwendung von Substanzen mit mutagener (erbgutschädigender) oder kanzerogener (krebserzeugender) Wirkung, da mutagene und kanzerogene Wirkungen bereits durch einzelne Moleküle eines Schadstoffs ausgelöst werden können. Unter den als Homöopathika verwendeten Substanzen sind besonders Arsenverbindungen, Pyrrolizidinalkaloide (z. B. im Kreuzkraut und Beinwell) und Inhaltsstoffe von Aristolochia (Osterluzei) als Substanzen mit kanzerogener bzw. mutagener Wirkung hervorzuheben. Die Verwendung von Aristolochia zur Herstellung von Homöopathika wurde aufgrund der stark kanzerogenen Wirkung von Aristolochiasäure seit 1981 Einschränkungen unterworfen, was zu erheblichen Protesten durch Homöopathen führte, aber deutlich machte, daß pflanzliche Präparate nicht per se unbedenklicher sind als synthetisch hergestellte Arzneimittel. Humanmedizinische Homöopathika dürfen Aristolochiasäure nur enthalten, wenn die Endkonzentration im Fertigprodukt die 11. Dezimalpotenz nicht übersteigt. Für veterinärmedizinische Homöopathika gibt es diese Einschränkung nicht! Allerdings muß bei Anwendung Aristolochia-haltiger Homöopathika bei Tieren, die der Lebensmittelgewinnung dienen, eine Wartezeit von mindestens 4 Wochen zwischen letzter Anwendung und Lebensmittelgewinnung (z. B. Schlachtung oder Milchentzug) liegen, und die Präparate müssen einen Warnhinweis auf die kanzerogene Wirkung des Wirkstoffs enthalten. Nach unseren Recherchen fehlen diese Angaben bei einigen der in Tab. 1 aufgeführten Aristolochia-haltigen Präparate! Aristolochia-haltigen Präparaten wird als Reiztherapeutikum (d. h. zur Steigerung der Abwehrkräfte) bei der Behandlung von Infektionen eine ähnlich große Bedeutung von Homöopathen zugemessen wie Echinacea-haltigen Präparaten. Von den in Tab. 1 dargestellten Präparaten enthalten 7 Aristolochia. Die Kanzerogenität pflanzlicher Präparate ist nicht auf Aristolochia beschränkt, sondern zeigt sich auch bei anderen Pflanzenextrakten. In diesem Zusammenhang ist zu bedenken, daß im Gegensatz zur meist guten pharmakologisch/toxikologischen Charakterisierung konventioneller Arzneimittel die Verträglichkeit vieler bei der Herstellung von Homöopathika verwendeter Wirkstoffe nie untersucht wurde, so daß eine Nutzen/Risikoabschätzung bei vielen Homöopathika nicht möglich ist.

Aufgrund ihrer Toxizität, v. a. Kanzerogenität, dürfen Arsen und seine Verbindungen (ausgenommen Phenylarsensäureverbindungen bei anderen Tierarten als Wiederkäuern) nicht oral bei Tieren, die der Lebensmittelgewinnung dienen, angewendet werden, um den Verbraucher vor möglicherweise toxischen Rückständen in Lebensmitteln zu schützen (§ 5 AMG und Verordnung über das Verbot der Verwendung bestimmter Stoffe bei der Herstellung von Arzneimitteln zur Anwendung bei Tieren). Dieses Verbot gilt allerdings nicht für homöopathische Arzneimittel, wenn die Endkonzentration im Fertigprodukt die vierte Dezimalpotenz nicht übersteigt. In der Veterinärmedizin wurden organische und anorganische Arsenverbindungen als Antiparasitika, vor allem aber als Roborantien (»Stärkungsmittel«) eingesetzt. Pentavalente organische Arsenverbindungen werden in Therapie und Prophylaxe von Aufzuchtkrankheiten, insbesondere bei Schweinen und beim Geflügel, eingesetzt. Wie einige andere Schwermetallverbindungen (z. B. Zink und Kupfer) üben auch einige Arsenverbindungen einen wachstumsstimulierenden Effekt aus, der zu Mastzwecken ausgenutzt werden kann. Aufgrund ihrer Toxizität dürfen Arsenverbindungen nicht als Zusatzstoffe in Futtermitteln verwendet werden. Inwieweit die Stoffwechseleffekte von Arsenverbindungen eine Bedeutung für die Wirkung homöopathischer, Arsenhaltiger Arzneimittel haben, ist nicht bekannt.

Aufgrund der beschriebenen Probleme bei der Beurteilung der Unbedenklichkeit homöopathischer Arzneimittel bedürfen die arzneimittelrechtlichen Anforderungen bei der Registrierung von Veterinärhomöopathika dringend der Änderung. Im Rahmen der in Hinblick auf die Eröffnung des europäischen Binnenmarktes zur Zeit stattfindenden Harmonisierung des europäischen Arzneimittelrechts hat die Kommission der Europäischen Gemeinschaften betont, daß erreicht werden muß, den europäischen Verbrauchern Garantien für die Qualität und Unbedenklichkeit der gegenwärtig in allen Ländern der Gemeinschaft erhältlichen homöopathischen Arzneimittel zu geben. Die Kommission hat zwei Richtlinien zur Festlegung **zusätzlicher** Vorschriften für homöopathische Arzneimittel (Richtlinie 91/73/EWG) bzw. homöopathische Tierarzneimittel (Richtlinie 92/74/EWG) erarbeitet, die voraussichtlich zu den im folgenden beschriebenen Änderungen des Arzneimittelgesetzes führen werden. **Humanmedizinische Homöopathika** sollen in Zukunft nur noch einem vereinfachten Registrierungsverfahren unterliegen, wenn sie (1) zur oralen oder äußerlichen Anwendung in den Handel gebracht werden sollen, (2) auf Etikett oder Beipackzettel keine bestimmte therapeutische Indikation angeben, und (3) einen Verdünnungsgrad aufweisen, der die Unbedenklichkeit des Präparates garantiert. Enthält das Präparat einen Wirkstoff, der der Verschreibungspflicht unterliegt, dann darf das Präparat weder mehr als einen Teil pro Zehntausend der Urtinktur noch mehr als ein Hundertstel der gegebenenfalls in der »Allopathie« verwendeten kleinsten Dosis enthalten, damit das Präparat einem erleichterten Registrierungsverfahren unterliegt. Erfüllt ein homöopathisches Präparat die unter 1–3 beschriebenen Anforderungen nicht, unterliegt es wie alle anderen Arzneimittel der normalen Zulassungspflicht, das heißt, es ist ein vollständiger Nachweis der therapeutischen Wirksamkeit im Verhältnis zu den potentiellen Risiken zu erbringen. Mit anderen Worten sollen in Zukunft bei einem homöopathischen Arzneimittel, das mit therapeutischem Indikationsanspruch oder in einer mit potentiellen Risiken verbundenen Darreichungsform (z. B. einer Injektionslösung) in den Verkehr gebracht werden soll, die üblichen gesetzlichen Voraussetzungen für das Inverkehrbringen von Arzneimitteln angewendet werden, wobei die Risiken der Anwendung des Homöopathikums mit der zu erwartenden therapeutischen Wirksamkeit ins Verhältnis zu setzen sind. Für **homöopathische Tierarzneimittel** sind ähnliche Einschränkungen für ein erleichtertes Registrierungsverfahren vorgesehen wie für humanmedizinische Präparate. Zusätzlich zu den bereits unter 2–3 ausgeführten Anforderungen für ein erleichtertes Registrierungsverfahren wurde von der EG-Kommission betont, daß bei Homöopathika zur Verwendung bei Tieren, deren Produkte für den menschlichen Verzehr bestimmt sind, der Verdünnungsgrad keine schädlichen Rückstände in den für den menschlichen Verzehr bestimmten Produkten dieser Tiere zurücklassen darf. Um jede Verbrauchergefährdung auszuschalten, sollen deshalb nach Maßgabe der EG-Richtlinie in Zukunft nur noch Homöopathika für Heimtiere oder Tiere exotischer Arten, deren Fleisch oder Erzeugnisse nicht zum Verkehr bestimmt sind, einem vereinfachten Registrierungsverfahren unterliegen, d. h. alle Homöopathika für Tiere, die der Lebensmittelgewinnung dienen, müssen grundsätzlich nach einem normalen Zulassungsverfahren zugelassen werden! Diese abzusehenden Änderungen des Arzneimittelrechts durch EG-Richtlinien dürften zu einer erheblichen Reduktion homöopathischer Tierarzneimittel führen, da eine normale Zulassung mit dem Nachweis von Qualität, Wirksamkeit und Unbedenklichkeit für die meisten Präparate wohl kaum möglich sein wird.

6
Grenzen des Einsatzes homöopathischer Arzneimittel

Arzt und Tierarzt sind in gleicher Weise verpflichtet, bei einem kranken Patienten die therapeutische Maßnahme anzuwenden, die nach derzeit herrschender Meinung als am wirksamsten gilt. Gibt es für eine bestimmte Krankheit eine als besonders wirksam allgemein anerkannte Behandlungsmethode, so dürfen auch Anhänger der Homöopathie in solchen Fällen nicht die besseren Erfolge von der eigenen abweichenden Richtung außer acht lassen. Die folgenden Grenzen sollten deshalb beim Einsatz homöopathischer Arzneimittel beachtet werden.

(1) Bei Vorhandensein wirksamer und in ihrer Unbedenklichkeit überprüfter konventioneller (»allopathischer«) Arzneimittel zur Behandlung einer Erkrankung sollten keine Homöopathika eingesetzt werden.

(2) Bei schweren Erkrankungen, bei denen die körpereigenen Abwehrmechanismen nicht mehr erhalten sind, sollten keine Homöopathika eingesetzt werden, sondern sofort konventionelle Behandlungsmethoden durchgeführt werden.

(3) Homöopathika mit toxischen Eigenwirkungen, z. B. kanzerogenen oder mutagenen Wirkungen, sollten grundsätzlich nicht verwendet werden.

X   Immunsuppressiva

F. R. UNGEMACH

1 Immunsuppressiva

Immunsuppressive Effekte können durch operative (z. B. Splenektomie), physikalische (wie Röntgenbestrahlung) und medikamentöse Maßnahmen erzielt werden. Neben Chemotherapeutika werden hierfür auch biologische Produkte, z. B. Antilymphozytenserum, verwendet. **Indikationsgebiete** für Immunsuppressiva sind durch exogene und endogene Antigene ausgelöste Immunopathien, insbesondere Autoimmunerkrankungen.

Veterinärmedizinisch besitzen als Immunsuppressiva **Glukokortikoide** die größte Bedeutung. Ferner finden, teilweise in Kombination hierzu, verschiedene **Zytostatika** aus der Gruppe der Alkylantien und Antimetaboliten Anwendung (s. u. Q). Diese Pharmaka wirken vor allem auf unspezifische Abwehrmechanismen, indem sie die zelluläre Immunantwort in der Proliferationsphase und weniger die spezifische humorale Abwehr beeinträchtigen. Die Wirkungen der Zytostatika beruhen überwiegend auf zytotoxischen Effekten infolge von DNA-Synthesehemmung, die nicht nur zu einer Verringerung der Zahl von Lymphozyten führen, sondern prinzipiell alle Knochenmarkszellen betreffen. Glukokortikoide und das in der Transplantationsmedizin eingesetzte cyclische Peptid **Ciclosporin** wirken spezifischer über eine Hemmung der Synthese wichtiger Mediatoren, wie Interleukin 1 und 2, wodurch die Aktivierung von T-Helferzellen und die Differenzierung von Effektor-T-Lymphozyten unterdrückt wird. Im Vergleich zu Zytostatika ist die resultierende Immunsuppression vor allem bei Glukokortikoiden schwächer, ein wesentlicher Vorteil ist jedoch die geringere Knochenmarksschädigung. Ciclosporin erwies sich als besonders geeignet zur Verhinderung von Abstoßungsreaktionen, klinische Erfolge konnten auch bei verschiedenen Immunopathien des Menschen erzielt werden. Therapeutische Erfahrungen bei Tieren fehlen bisher. Die Mitbeteiligung eines immunsuppressiven Effekts an der Wirksamkeit von **D-Penicillamin** (s. u. U 2.2.2.2) und **nicht-steroidalen Antiphlogistika** (wie Indometacin, Phenylbutazon oder Acetylsalicylsäure) bei rheumatischen Erkrankungen ist umstritten.

Aurothioglukose (**Aureotan,** H. M.) erwies sich bei Hund und Katze in Dosen von 0,25–0,5 mg/kg i. m. einmal wöchentlich bei rheumatoider Arthritis und autoimmunologischen Erkrankungen der Haut als wirksam. Verschiedene Antibiotika, z. B. **Chloramphenicol** und **Tetracycline,** besitzen ebenfalls schwache immunsuppressive Eigenschaften, die jedoch unerwünschte Nebenwirkungen darstellen und bei kombinierter Gabe mit Glukokortikoiden zu beachten sind (s. u. T 5.2).

1.1 Glukokortikoide

Glukokortikoide sind die Mittel der Wahl für eine immunsuppressive Basistherapie. Durch Glukokortikoide kommt es zu einer Hemmung der Interleukin-abhängigen Aktivierung und Differenzierung von T-Lymphozyten, zu charakteristischen Veränderungen des weißen Blutbilds z. B. mit Eosinopenie und einem speziesabhängigen Abfall von T-Lymphozyten, zu regressiven Veränderungen des lymphatischen Gewebes und zu einer Lymphozytopenie, die nicht auf zytotoxischen Effekten, sondern auf einer Sequestrierung dieser Zellen in Milz und Lunge beruht (siehe auch Kap. T 5.2). Diese immunsuppressiven Eigenschaften werden vor allem bei Hund und Katze für folgende **Indikationsgebiete** ausgenützt: allergische Hauterkrankungen (atopisches Ekzem, Kontaktekzem), allergisch bedingte bronchopneumonische Erkrankungen, eosinophile Gastroenteritis, durch Arznei- oder Nahrungsmittel bedingte Allergien; Autoimmunerkrankungen in Form von Pemphigus, Lupus erythematodes, Thrombozytopenie, hämolytische Anämie, rheumatoide Arthritis, Myasthenia gravis. Hierbei ist vielfach eine Langzeittherapie erforderlich, wofür sich **Prednisolon** (s. Kap. T 5.2.1.2) am besten eignet. **Hydrocortison** ist wegen seiner starken mineralokortikoiden Eigenschaften ungeeignet, die stark wirksamen fluorierten Glukokortikoide wie **Dexamethason** (s. Kap. T 5.2.2.2) sind aufgrund ihres höheren Nebenwirkungsrisikos weniger empfehlenswert. **Dosierung** für Prednisolon: initial 0,5 bis 2 mg/kg täglich i. m. oder oral verteilt auf 2 Einzeldosen. Bei schweren autoimmunologischen Erkrankungen können bis zu 4 mg/kg täglich erforderlich sein. Bei autoimmunologischen Hauterkrankungen ist im allgemeinen nur eine systemische Therapie erfolgversprechend. Sobald eine Remission erreicht ist, soll auf die klinisch gerade noch erforderliche Erhaltungsdosis reduziert werden, die unter der Cushing-Schwellendosis (<1 mg/kg) des betreffenden Tieres liegen soll. Nach Möglichkeit soll eine alternierende Therapie durchgeführt werden, bei der nur jeden 2. Tag Prednisolon verabreicht wird. Weitere Einzelheiten siehe unter T 5.2. Bei Beachtung dieser Dosierungsrichtlinien können die bei Langzeitbehandlung unvermeidlichen **Nebenwirkungen,** insbsondere das erhöhte Infektionsrisiko und die Inaktivitätsatrophie der Nebennierenrinde minimiert werden. Weitere Nebenwirkungen, **Kontraindikationen** und **Wechselwirkungen** siehe unter T 5.2.

1.2 Zytostatika

Zytostatika sind zur Immunsuppression nur Mittel der zweiten Wahl, wenn durch Glukokortikoide alleine keine ausreichende Wirkung mehr zu erzielen ist. Der Vorzug sollte dem antimetabolisch wirkenden **Azathioprin** gegeben werden, das nur zur Immunsuppression und nicht zur Tumortherapie eingesetzt wird. Bei Therapieresistenz können auch Alkylantien wie **Cyclophosphamid** versucht werden. **Chlorambucil** (**Leukeran,** H. M.) kann bei hartnäckiger hämolytischer Anämie in Dosen von 0,1 mg/kg oral in Kombination mit Prednisolon bei Hund und Katze eingesetzt werden. **Vincristin** (**Vincristin-biosyn,** H. M.) kann bei Kortikoid-resistenter immunbedingter Thrombozytopenie in Dosen von 0,01–0,025 mg/kg i. v. jeden 4. bis 7. Tag bei Hund und Katze eine Thrombocytose bewirken.

1.2.1 Azathioprin

Das nur als Humanarzneimittel erhältliche Azathioprin (**Imurek,** H. M.) wirkt nach Umwandlung in 6-Mercaptopurin als Purinantagonist, der über komplexe Mechanismen die Synthese von Purinnukleotiden und nachfolgend die Nukleinsäuresynthese und Mitose hemmt. Die Immunsuppression resultiert aus einer Proliferations-hemmenden und zytotoxischen Wirkung auf T- und B-Lymphozyten. **Indikationsgebiete** sind Autoimmunkrankheiten (ähnlich wie für Glukokortikoide, s. u. X 1.1) und chronisch aggressive Hepatitis (s. u. K 2.2). **Dosierung:** Hund und Katze initial bis 2 mg/kg

oral, nach Remission Dosisreduktion auf <1 mg/kg, wenn möglich alternierend jeden 2. Tag verabreicht. Bei kombinierter Gabe mit Glukokortikoiden kann die Dosis beider Kombinationspartner noch weiter (um bis zu 50 %) gesenkt werden. Bis zum Wirkungseintritt können einige Wochen vergehen. **Nebenwirkungen:** Azathioprin bewirkt eine Knochenmarksdepression, wobei die Katze empfindlicher reagiert. Folgen sind Leukopenie, Thrombozytopenie und Anämie, erhöhte Infektanfälligkeit mit Sepsisgefahr. Während der Therapie soll die Leukozytenzahl kontrolliert werden (<7000/μl Dosisreduktion, <5000/μl Absetzen). Ferner können Haarausfall, Inappetenz, Erbrechen, Durchfall, akute Pankreatitis und Leberschädigung auftreten. **Kontraindikationen:** schwere Knochenmarks- und Leberschädigung, akute Infektionen, Trächtigkeit, bei Nierenschädigung ist die Dosis zu reduzieren. **Wechselwirkungen:** Wirkungsverstärkung durch Allopurinol, Abschwächung der Wirkung curareartiger Muskelrelaxantien.

1.2.2 Cyclophosphamid

Dieses DNA-alkylierende Zytostatikum wird vorwiegend in der Tumortherapie eingesetzt und ist nur als Humanarzneimittel im Handel (**Endoxan,** H. M.) (siehe unter Q 2). Die über aktive Metaboliten vermittelte Wirkung führt zu lymphozytotoxischen Effekten sowie zu einer Beeinträchtigung der Antikörperproduktion. **Indikationsgebiete** sind fortschreitende Autoimmunerkrankungen, die mit Glukokortikoiden oder Azathioprin nicht mehr ausreichend zu beeinflussen sind. **Dosierung** bei oraler Gabe für Hunde und Katzen 50 mg/m² oder 2,5 mg/kg bei <5 kg KGW, 2,2 mg/kg bei 5–25 kg KGW und 1,5 mg/kg bei >25 kg KGW als 3wöchige Intervalltherapie, wobei einer 4tägigen Therapiephase ein 3tägiges therapiefreies Intervall folgt. Alternativ können 7 mg/kg einmal wöchentlich i. v. verabreicht werden. **Nebenwirkungen** wie unter Azathioprin (s. u. X 1.2.1). Bei Langzeitgabe kann es durch den toxischen Metaboliten Acrolein vor allem bei Hunden zu hämorrhagischer Cystitis, bei männlichen Tieren zu vorübergehender Sterilität kommen. Todesfälle wurden bei Hunden nach 40 mg/kg beobachtet. **Kontraindikationen** siehe unter Azathioprin. **Wechselwirkungen:** durch Allopurinol und Thiaziddiuretika verstärkte Knochenmarkssuppression; Toxizitätssteigerung durch Barbiturate; Verlängerung der Wirkung von Succinylcholin; Verringerung der Herzglykosidresorption.

Anhang 1

F. R. Ungemach

Umrechnung von Humandosierungen für Tiere

Für eine Reihe von Arzneimitteln bestehen exakte Dosierungsangaben nur für den Menschen, die nahezu immer als Menge Arzneistoff pro kg Körpergewicht (z. B. mg/kg) angegeben sind. Im allgemeinen handelt es sich hierbei um Erwachsenendosen, die nur im Körpergewichtsbereich erwachsener Menschen (Normgewicht 60–70 kg) Gültigkeit besitzen. Eine lineare Dosisextrapolation auf wesentlich niedrigere oder höhere Körpergewichte, wie sie veterinärmedizinisch in den meisten Fällen erforderlich ist, würde deshalb keine exakten Werte liefern. Tatsächlich könnte eine direkte Umrechnung auf der Basis des Körpergewichts bei kleinen Tieren zu Unterdosierung, bei Großtieren hingegen zu Überdosierung führen. Ursachen hierfür sind vor allem Körpergewichts-abhängige Unterschiede in der Stoffwechselaktivität und in der Größe der Verteilungsräume. Für viele Arzneimittel, insbesondere für Stoffe mit extrazellulärer Verteilung, zeigte sich, daß in solchen Fällen die erforderliche Dosis direkt zur Körperoberfläche oder zum metabolischen Körpergewicht, als Maß für die Stoffwechselaktivität, und nicht zum absoluten Körpergewicht proportional ist. Da mit zunehmender Körpergröße das metabolische Körpergewicht wie auch die Körperoberfläche pro kg Körpergewicht abnimmt, benötigen große Tiere pro kg Körpergewicht geringere Dosen als kleine Tiere. Diesen Fakten wird in der Humanmedizin bei verschiedenen Arzneimitteln durch die Angabe spezifischer Kinderdosen, die im allgemeinen pro kg Körpergewicht höher als die Erwachsenendosen sind, Rechnung getragen. Soweit vorhanden, können derartige Kinderdosen als Richtschnur für die Dosierung bei Hund und Katze herangezogen werden. Ansonsten kann bei stärkerer Abweichung vom Normalgewicht aus einer bekannten humanen Erwachsenendosis eine physiologisch exaktere Dosierung auf der Basis der Körperoberfläche oder des metabolischen Körpergewichts nach folgenden Umrechnungsschemata ermittelt werden:

1 *Dosisermittlung über die Körperoberfläche*

1.1 Ermittlung der Körperoberfläche für ein bestimmtes Körpergewicht nach der Formel von Lowe:
Oberfläche $[m^2] = 0,1 \times \sqrt[3]{\text{Körpergewicht}\,[kg]^2}$
Der angegebene Faktor von 0,1 besitzt Gültigkeit bis zu einem Körpergewicht von 100 kg. Die approximativen Relationen zwischen Körpergewicht und Körperoberfläche sind in Tab. 1 angegeben.

1.2 Umrechnung einer bekannten Humandosis von mg/kg in mg/m²:
Körperoberfläche eines erw. Menschen $(65\,kg) = 1,62\,m^2 \rightarrow 65\,kg/1,62\,m^2 = 40\,kg/m^2$
$\rightarrow$ Umrechnungsfaktor für Erwachsenendosis = **40**
Berechnungsbeispiel:
Humandosis: 5 mg/kg
$5\,[mg/kg] \times 40\,[kg/m^2] = 200\,[mg/m^2]$

1.3 Ermittlung der Gesamtdosis für ein beliebiges Körpergewicht aus der Dosis/m²:
– Körperoberfläche für ein bestimmtes Körpergewicht s. u. 1.1 und Tab. 1.
– Körperoberfläche $[m^2] \times$ Humandosis $[mg/kg] \times 40\,[kg/m^2] = mg/Tier$.

Berechnungsbeispiel:

KGW	Ober-fläche	Human-dosis	Faktor	Dosis
[kg]	[m²] (s. Tab. 1)	[mg/kg]	[kg/m²]	[mg/Tier]
10 :	0,46 ×	5 ×	40	= 92
100 :	2,15 ×	5 ×	40	= 430

Nach Korrektur mit der Oberflächenregel liegt bei einer humanen Erwachsenendosis von z. B. 5 mg/kg die Dosis bei einem Körpergewicht von 10 kg bei 9,2 mg/kg bzw. bei 100 kg Körpergewicht bei 4,3 mg/kg.

Die Dosisberechnung nach der Oberflächenregel findet in der Humanmedizin Anwendung zur Dosisermittlung in der Pädiatrie und bei Arzneimitteln mit geringer therapeutischer Breite und kann veterinärmedizinisch zur Dosisermittlung vor allem bei Hund und Katze eingesetzt werden.

2 Dosisermittlung über das metabolische Körpergewicht

2.1 Ermittlung des metabolischen Körpergewichts für ein bestimmtes Körpergewicht:
metabolisches Körpergewicht = Körpergewicht^{0,75} [kg^{0,75}]
Die Relationen zwischen Körpergewicht und metabolischem Körpergewicht sind in Tab. 1 aufgelistet.

2.2 Umrechnung einer bekannten Humandosis von mg/kg Körpergewicht in mg/kg metabolisches Körpergewicht (kg^{0,75}):
metabolisches Körpergewicht eines erwachsenen Menschen (65 kg) = 65^{0,75} kg = 22,9 kg^{0,75}
→ 65/22,9 = 2,84 [kg/kg^{0,75}]
→ Umrechnungsfaktor für Humandosis = **2,84**
Berechnungsbeispiel:
Humandosis: 5 mg/kg
5 mg/kg × 2,84 kg/kg^{0,75} = 14,2 mg/kg^{0,75}

2.3 Ermittlung der Gesamtdosis für ein beliebiges Körpergewicht aus der Dosis/kg^{0,75}:
– metabolisches Körpergewicht (kg^{0,75}) für ein bestimmtes Körpergewicht s. u. 2.1 und Tab. 1.
– kg^{0,75} × Humandosis [mg/kg] × 2,84 [kg/kg^{0,75}] = mg/Tier

Berechnungsbeispiel:

Körpergew. [kg]	met. Körpergew. [kg^{0,75}] (s. Tab. 1)	Humandosis [mg/kg]	Faktor [kg/kg^{0,75}]	Dosis [mg/Tier]
10 :	5,6 ×	5	× 2,84 =	79,5
100 :	31,6 ×	5	× 2,84 =	449
500 :	105,7 ×	5	× 2,84 =	1500

Nach Korrektur über das metabolische Körpergewicht liegt bei einer humanen Erwachsenendosis von z. B. 5 mg/kg die Dosis bei einem Körpergewicht von 10 kg im Bereich von 8 mg/kg bzw. bei

Tab. 1
Umrechnungstabellen

1. Umrechnung von Körpergewicht [kg] in Körperoberfläche [m²] (für Hund und Katze) nach der Formel von Lowe:
Oberfläche [m²] = 0,1 × $\sqrt[3]{\text{Körpergewicht [kg]}^2}$

2. Umrechnung des Körpergewichts [kg] in metabolisches Körpergewicht (= kg^{0,75})

Körpergewicht [kg]	Körperoberfläche [m²]	metabolisches Körpergewicht [kg^{0,75}]
0,5	0,06	0,59
1	0,1	1
2	0,16	1,7
5	0,29	3,3
10	0,46	5,6
15	0,61	7,6
20	0,74	9,5
30	0,97	12,8
40	1,17	15,9
50	1,36	18,8
100	2,15	31,6
200		53,2
300		72,1
400		89,4
500		105,7
700		136,1
Erwachsener Mensch (65 kg)	1,62	22,9
Umrechnungsfaktor	40	2,84

100 kg im Bereich von 4,5 mg/kg und bei 500 kg Körpergewicht bei 3 mg/kg.

Die beschriebenen Umrechnungsverfahren sind nicht auf alle Arzneimittel anwendbar. Eine Ausnahme bilden beispielsweise ZNS-wirksame Pharmaka. Ferner können derartig abgeleitete Dosen nur als Richtwerte für adulte Tiere dienen. Die letztlich wirksame und verträgliche Dosis muß immer in Anpassung an den konkreten Einzelfall ermittelt werden. Bei der Dosiskorrektur über die Oberflächenregel oder über das metabolische Körpergewicht bleiben wichtige Faktoren unberücksichtigt, wie tierartliche und individuelle Überempfindlichkeiten, Spezies-spezifische Unterschiede in der Pharmakokinetik sowie altersabhängige Veränderungen der Aktivität des Stoffwechsels inklusive des Arzneistoffmetabolismus.

Anhang 2

R. KROKER

Hinweise zu Arzneimittel-kombinationen

Auf die Kombination von Monopräparaten bzw. auf die Anwendung von Kombinationspräparaten sollte unter folgenden Bedingungen verzichtet werden:

1. Die Kombinationspartner heben sich durch folgende Inkompatibilitäten in ihren therapeutischen Einzelwirkungen auf oder reduzieren diese:

a) Physiko-chemische Inkompatibilitäten:
Insbesondere in Lösungen liegen zahlreiche Unverträglichkeiten vor. Daraus kann prinzipiell abgeleitet werden, daß »Mischspritzen« per se obsolet sein sollten. Die in Tab. 1 aufgelisteten Inkompatibilitäten wurden bei Injektionslösungen beobachtet. Infolgedessen gelten diese Inkompatibilitäten auch für orale Darreichungsformen, da Voraussetzung der Wirkung bzw. der Resorption die Wasserlöslichkeit ist. Nur wenn bekannt ist, daß die Auflösung im Wasser in verschiedenen Kompartimenten bzw. zeitlich versetzt stattfindet, gelten diese Vorbehalte nicht (s. aber b u. c).

b) Pharmakokinetische Inkompatibilitäten:
Falls sich die arzneilich wirksamen Bestandteile erheblich in ihren Eliminationshalbwertszeiten aus dem Serum unterscheiden, kann eine ausreichend lange gleichzeitige Wirkung am Wirkort als nicht gegeben angesehen werden, es sei denn, folgende Ausnahmen treffen zu:
– die Pharmakokinetiken am Wirkort zeigen nicht die im Serum angegebenen Unterschiede
– es wird eine kurz wirksame Substanz mit einer Retardform kombiniert, um eine zeitliche Wirkungslücke zu überbrücken (z. B. Benzylpenicillin mit Procainbenzylpenicillin)
– die Applikation erfolgt in ein Kompartiment, aus dem die Elimination unabhängig von pharmakokinetischen Prozessen stattfindet (z. B. in das Euter ohne Resorption)
– durch den Kombinationspartner soll die Bioverfügbarkeit oder andere pharmakokinetische Eigenschaften einer arzneilich wirksamen Sub-

Tab. 1
Beispiele chemisch-pyhsikalischer Inkompatibilitäten von Injektionslösungen

Abk.	Stoff	Inkompatibilität mit	Calc.-Lsg.	Vit. B/C	Gluco-corticoide
Ampi	Ampicillin	Ceph, Tetra, Cha, Oxyt, Ampho, Ery, Poly, Cht, Gent, Kana, Nitrof, Pen, Coli, Sulfa, Oxa	#	#	#
Ceph	Cephalotin	Ampi, Tetra, Oxyt, Ery, Poly, Cht, Gent, Kana, Pen, Coli	#	#	
Tetra	Tetracyclin	Ampi, Ceph, Cha, Ampho, Poly, Pen, Sulfa, Coli	#	#	#
Cha	Chloramphenicol	Ampi, Tetra, Oxyt, Ery, Poly, Cht, Gent		#	#
Oxyt	Oxytetracyclin	Ampi, Ceph, Cha, Ampho, Poly, Pen	#	#	#
Ampho	Amphotericin B	Ampi, Tetra, Oxyt, Cht, Gent, Nitrof, Pen		#	
Ery	Erythromycin	Ampi, Ceph, Tetra, Cha, Coli		#	
Poly	Polymyxin B	Ampi, Ceph, Tetra, Cha, Oxyt, Cht, Nitrof			
Cht	Chlortetracyclin	Ampi, Ceph, Cha, Ampho, Poly	#		#
Gent	Gentamicin	Ampi, Ceph, Cha, Ampho, Oxa		#	
Kana	Kanamycin	Ampi, Ceph, Ery, Nitrof		#	#
Nitrof	Nitrofurantoin	Ampi, Ampho, Poly, Kana	#	#	
Pen	Benzylpenicillin	Ampi, Ceph, Tetra, Oxyt, Ampho		#	
Colli	Colistin	Ampi, Ceph, Ery, Kana		#	#
Sulfa	Sulfadiazin	Ampi, Tetra, Cha			
Oxa	Oxacillin	Ampi, Gent		#	

stanz verbessert werden (z. B. Probenecid und Benzylpenicillin)

c) Pharmakodynamische Inkompatibilitäten:
Bei einer Kombination sollten prinzipiell die einzelnen Bestandteile an verschiedenen Rezeptoren oder für die Wirkungen verantwortlichen Strukturen angreifen, da nur dann additive oder synergistische Wirkungen zu erwarten sind. So ist beispielsweise die Kombination von nichtsteroidalen Antiphlogistika und Glucocorticoiden wenig sinnvoll. Bei antimikrobiell wirksamen Chemotherapeutika sollten die in Kapitel N Abb. 1 gegebenen Hinweise berücksichtigt werden.

Bei der Kombination von Glucocorticoiden mit Antibiotika muß beachtet werden, daß beim Vorliegen bakterieller Erkrankungen die immunsuppressiven Eigenschaften des Glucocorticoids das Krankheitsbild insbesondere dann ungünstig beeinflussen können, wenn die immunsuppressiven Effekte länger als die antibakteriellen Effekte dauern, was in der Regel der Fall ist.

2. Toxizitätserhöhende Eigenschaften
- additive Organtoxizitäten (beachte Hinweise in den einzelnen Kapiteln)
- Erreichen toxischer Grenzkonzentrationen von Einzelkomponenten durch pharmakokinetische Interaktionen über Beeinflussung der Resorption, Proteinbindung, Verteilung, Biotransformation und Elimination oder durch additive und überadditive pharmakodynamische Wirkungen.

3. Die Wahrscheinlichkeit, daß die unter 1. und 2. genannten Kriterien zutreffen, steigt mit der Zahl der wirksamen Bestandteile.

Daher sollen Kombinationstherapien mit mehr als drei arzneilich wirksamen Bestandteilen nicht durchgeführt werden, zumal aus pharmakologisch-klinischer Sicht eine rationale Begründung zur Anwendung derartiger Kombinationen fehlt.

Dies trifft auch auf die Kombination mit Vitaminen und Spurenelementen zu, da Erkrankungen nicht prinzipiell mit entsprechenden Mangelerscheinungen vergesellschaftet sind.

Anhang 3

R. KROKER

Zugelassene Arzneimittel zur Anwendung bei Fischen

Wirkstoff	Handelspräparate u. Darreichungsform	Anwendungsgebiete	Applikationsart u. Dosierung	Warte-zeiten (Tage)
Furazolidon	Furazolidon Reinsubstanz Pulver	Furunkulose u. bakt.- Allge-meininfektionen bei Forellen. Bakt. Sekundärinfektionen bei Frühlingsvirämie u. Erythro-dermatitis der Karpfen.	über das Futter, 50–75 mg/kg KGW/Tag	90
Nifurprazin Carofur (6,66 % Nifurprazin)	Bela-Nifurprazine. RP. 1 Mittel- u. Stark-Fischbad. Pulver	s. o.	10 mg/kg KGW 0,5–0,2 % Carofur als Trockenfutter bei Forellen.	90
Chloramphenicol	Prämix-Chloramphenicol. Chloramphenicol 20 %. Pulver u. Lösung	Bakt. Sekundärinfektionen bei Frühlingsvirämie u. Erythro-dermatitis der Karpfen.	50–75 mg/kg KGW/Tag über das Futter. 50 mg/Fisch i. p.	30 60
Oxytetracyclin	Terramycin Complement 100. Pulver.	Bakt. Infektionen mit Aeromonas salmonicida (Furunkulose) u. hydrophila, Pseudomonaden. Bakt. Sekundärinfektionen bei Frühlingsvirämie u. Erythro-dermatitis der Karpfen.	75 mg/kg/Tag über das Futter.	30
Chlortetra-cyclin	Rp. blau-Fische. Pulver.	s. Oxytetracyclin	50–75 mg/kg KGW/Tag	30
Sulfadimethoxin/ Trimethoprim	Trafigal 30 %. Pulver	Forellen: Furunkulose. Bakt. Sekundärinfektionen bei Frühlingsvirämie u. Erythro-dermatitis der Karpfen.	33–45 mg/kg KGW/Tag 4–8 Tage über das Futter.	49
Sulfadoxin/ Trimethoprim	Borgal 7,5 %. Lösung; Tabl.	Bakt. Sekundärinfektionen bei Frühlingsvirämie u. Erythro-dermatitis der Karpfen.	37,5 mg/kg KGW/Tag i. p. 36 mg/kg p. o.	49
Dimetridazol	Gabbrocol. Pulver	Hexamitiasis der Forellen.	15 g/kg Futter über 5–8 Tage.	90
Trichlorfon	Masoten. Pulver	Behandlung bei Ektoparasiten-befall: Argulus, Lernea, Dactylo-gyrus, Gyrodactylus, Trichodina.	Als Bad bei Karpfen: 25–30 g/l für 5–10 Min. Forelle: 1 g/m^3 Teich-wasser	21

Anhang 4

H. Lüders und W. Löscher

Tabellarische Zusammenfassung von Geflügeltherapeutika

Die folgende Darstellung von Therapeutika für den Einsatz beim Wirtschaftsgeflügel wurde unter Genehmigung der Verfasser in Anlehnung an ein Kapitel von Dr. H. Lüders (Hannover) aus dem Buch »Die Krankheiten des Wirtschaftsgeflügels« (Heider, G., Meszaros, J. und Monreal, G., Gustav Fischer Verlag Jena, 1992) abgefaßt. Auf eine detaillierte Darstellung der mit verschiedenen Formen der Medikierung beim Geflügel verbundenen Probleme wurde verzichtet. Hierfür wird der Leser auf das Kapitel »Grundregeln der Individual- und Massentherapie« von H. Lüders in dem oben zitierten Buch verwiesen.

Eine tabellarische Aufstellung gebräuchlicher Medikamente für die Verwendung beim Geflügel kann nur orientierenden Charakter besitzen und nicht die Erwartungen auf allgemeingültige Behandlungsschemata befriedigen. Es muß daher für spezielle Fragestellungen auf die entsprechenden Kapitel des speziellen Teils dieses Buches verwiesen werden, denen Behandlungsvorschläge entnommen werden können. Da beim Wirtschaftsgeflügel in aller Regel Herden mit größeren Tierzahlen zu behandeln sind, stehen Therapeutika mit wasserlöslichem, emulgierbarem oder futtermischbarem Charakter im Vordergrund. Deshalb finden in der folgenden Tabelle 1, mit wenigen Ausnahmen, nur solche Arzneimittel Berücksichtigung, die für die Tränkwasser- oder Futtermedikierung direkt oder nach Aufbereitung geeignet sind. Da die Nennung der vielen Präparatenamen den Rahmen der Übersicht sprengen würde, kann hier nur der Freiname des jeweiligen Pharmakons genannt werden. Auf eine Auflistung von Kombinationspräparaten muß einerseits mit Rücksicht auf die unüberschaubare Angebotszahl verzichtet werden, andererseits wird auch wegen fachlicher Bedenken der Einsatz von Arzneimittelkombinationen zurückhaltend betrachtet. Kombinationspräparate verleiten nicht nur zu voreiligem Einsatz, sondern führen auch zur Vernachlässigung einer sorgfältigen Diagnosestellung. Darüber hinaus muß an mögliche Inkompatibilitäten und negative Interaktionen der Wirkstoffe in den verschiedenen Phasen vor und auf dem Weg durch den Organismus gedacht werden und, bei Chemotherapeutika, die Vermehrung von mehrfach resistenten Erregern befürchtet werden. Schließlich kann auch eine veränderte Verweildauer der Wirkstoffe im Patienten eine veränderte Wartezeit zur Folge haben. Wenn dennoch unter Sulfonamiden und Anticoccidia einige Kombinationen erscheinen, so wird hier ein zu beobachtender potenzierender Effekt ausgenutzt.

Es ist naheliegend, daß der überwiegende Teil der aufgelisteten Therapeutika der Bekämpfung von bakteriell, durch Mykoplasmen oder parasitär bedingten Infektionskrankheiten dient. Gegen virale Infekte stehen noch keine praxisreifen, wirksamen Therapeutika zur Verfügung. Solange der Einsatz von Therapeutika noch nicht wirtschaftlich vertretbar ist, muß die Bekämpfung von Mykosen in Geflügelherden vorläufig auf Desinfektionsmaßnahmen und Haltungsverbesserungen beschränkt bleiben.

Von einer Auflistung von Vitaminen wurde Abstand genommen, da die ausreichende Versorgung mit diesen Substanzen über Allein- oder Ergänzungsfutter Voraussetzung für die zu erwartende Leistung ist. Nur in Fällen von Überbedarf infolge außergewöhnlicher Belastung, sei es durch krankheitsbedingte Malabsorption, äußere Streßfaktoren oder nach vorausgegangenen Mangelsituationen, kann eine Ergänzung an Vitaminen bei der tierärztlichen Therapie von Bedeutung sein.

In der nachfolgenden Tabelle 1 sind die gebräuchlichen Therapeutika nach Gruppen alphabetisch aufgelistet. Dosierungsangaben beziehen sich im wesentlichen auf die Behandlung von Hühnern und lassen sich nur bedingt auf andere Geflügelarten übertragen. Die Dosisangaben in Tabelle 1 entsprechen nicht in jedem Fall den vom Hersteller empfohlenen Dosierungen, da die Herstellerangaben häufig unter den therapeutisch wirksamen Dosierungen liegen. Die Dosisangaben in Tabelle 1 sind Rahmenwerte, bezogen auf mittelschwere Legehennen mit durchschnittlicher Körpermasse von 1,75 kg bei 125 g Futteraufnahme und 250 ml Tränkwasser-Konsum pro Tag. Bei der Futtermedikierung gelten die Angaben immer für die Einmischung in Alleinfuttermittel. Die Dosierung über das Futter ist häufig wegen längerer Therapiedauer niedriger als bei Gaben über das Tränk-

Tab. 1
Gebräuchliche Medikamente

Generischer Name	Dosis Reinsubstanz mg/kg KM/Tag	Dosierung in mg pro		Behandlungs- dauer in Tagen	Bemerkungen
		l Wasser	kg Futter		
Antibiotika					
Amoxicillin	20–45	150–300	–	4–5	
Ampicillin	140–280	1000–2000		5	
Bacitracin	35–40		500	5–7	Wird auch als Leistungsför- derer mit 100 ppm im Lege- hennenalleinfutter einge- setzt.
Chloramphenicol	50–150 70	330–1000	1000	3–5 7	Nicht an Junghennen und Le- gehennen verabreichen, die Eier zum Verzehr legen.
Chlortetracyclin	70–280 70–280	500–2000	1000–4000	5 7	Vom Einsatz bei Legehen- nenfutter mit hohem Ca- Gehalt ist wegen möglicher Chelatbildung abzuraten.
Colistinsulfat	13–17	90–120	–	4–5	Wegen möglicher Toxizität nicht mit anderen Therapeu- tika kombinieren.
Dihydrostrepto- mycinsulfat	70–140 70–140	500–1000	1000–2000	3–5 7	Höchstmengen nicht über- schreiten, da Gleichgewichts- störungen möglich. Vor- nehmlich im Darm wirksam.
Erythromycin	28–32 16–25	200–220	220–340	5 7	Aufbereitungen mit Ge- schmackskorrigenzien sind für Trinkwassereinsatz zu be- vorzugen.
Gentamicin	4–6/Puten- küken i. m.				Nur bei Eintagsküken mit ho- her bakt. Infektionsexposi- tion.
Neomycinsulfat	50 50	375	750	3–5 7	Resorption gering, daher Wirkung nur im Darm.
Oxytetracyclin	70–280 70–280	500–2000	1000–4000		siehe Chlortetracyclin.
Spectinomycin	70–140	500–1000		3–5	
Spiramycin	115–200	800–1400		3–7	
Tetracyclin- hydrochlorid	70–280 70–280	500–2000	1000–4000	5 7	siehe Chlortetracyclin.
Tiamulinhydrogen- fumarat	18 14	125	200	3–4 4–7	Nicht an Legehennen verab- reichen, die Eier zum Ver- zehr legen. Nicht mit Monen- sin, Salinomycin oder Nara- sin einsetzen.
Tylosintartrat	70–140	500–1000		3–5	
Sulfonamide und Trimethoprim					
Sulfachlorpyridazin	43 43	300	600	5–7 oder 3–2–3 5–7	
Sulfadimethoxin	70–140 i. v. 50–70	500–1000		5–10 1 ×	Nach Injektion Fortsetzung der Therapie oral.
Sulfadimidin (Sulfamethazin-Na)	70–140 70–140	500–1000	1000–2000	6 (b. Coccidiose auch 3–2–3) 6	Nicht an Legehennen verab- reichen, da Rückgang der Wasser- und Futteraufnahme sowie Leistungsabfall.
Sulfaquinoxalin	40–70	300–500		5–6 (b. Coccidiose auch 3–2–3)	Nicht an Legehennen verab- reichen, da Rückgang der Wasser- und Futteraufnahme

Tab. 1
Gebräuchliche Medikamente

Generischer Name	Dosis Reinsubstanz mg/kg KM/Tag	Dosierung in mg pro		Behandlungsdauer in Tagen	Bemerkungen
		l Wasser	kg Futter		
Trimethoprim (TMP) + Sulfamethoxazol (SMZ) 1 TMP:4 SMZ	5–6 TMP + 20–24 SMZ	40 TMP + 160 SMZ	–	4–5	
Nitrofuran-Derivate					
Furazolidon	14–28	100–200		7–14	Nicht an Wassergeflügel.
	20–28		300–400	7–14	Nicht wasserlöslich, setzt sich leicht ab.
Nifurprazin	7–10	50–66		4–5	
Sonstige Chemotherapeutika					
Bromhexinhydrochlorid	1,5	10		3	Sekretolytische Wirkung.
Enrofloxacin	7–14	50–100		3–5	
Natriumarsanilat	6–13		90–180	5	Roboranswirkung
	6–18	42–125		5	
Anticoccidia					
Amproliumhydrochlorid	17–34	120–240		5–7	Auch als Anticoccidium bis 125 ppm im Geflügelfutter eingesetzt.
Amprolium (A) + Ethopabat (E) (16 : 1)	A 17–32 + E 1,1–2,2	A 120–240 + E 7,6–15,2		5–7	In der Kombination 25 Teile Amprolium und 1,6 Teile Ethopabat für Hühner, Truthühner und Perlhühner eingesetzt.
Nicarbazin	9		125	7	Mit 100–125 ppm als Zusatzstoff für Masthühner bis 4 Wochen eingesetzt. Nicht an Legehennen! Veränderungen im Eiklar u. Dotter. Aufhellung brauner Eischalen.
Sulfaquinoxalin (S) + Pyrimethamin (P)	S 6,5 + P 2	S 45 + P 13,6		6 oder 3–2–3	Bei Zuchttieren negative Beeinflussung der Schlupfrate.
Sulfaquinoxalin (S) + Diaveridin (D)	S 7,3–11 + D 1,9–2,7	S 51–77 + D 13–19		3–2–3	Bei Zuchttieren negative Beeinflussung der Schlupfrate.
Toltrazuril	3,6	25		2	Nicht bei Legehennen einsetzen, die Konsumeier produzieren.
Histomonostatica					
Dimetridazol	35–70	300–500		10–14	Mit 100–200 ppm als Zusatzstoff im Putenalleinfutter und für Perlhühner 125–150 ppm bis zur Legereife eingesetzt.
	30–45		400–600	10–14	
Ipronidazol	9–21	60–150		10–14	Mit 60–85 ppm als Zusatzstoff im Putenalleinfutter bis zur Legereife eingesetzt.
	10–18		125–250	10–14	
Ronidazol	6–10	40–60		10–14	Mit 60–90 ppm als Zusatzstoff im Putenalleinfutter bis zur Legereife eingesetzt.
	6–10		80–120	10–14	

Tab. 1
Gebräuchliche Medikamente

Generischer Name	Dosis Reinsubstanz mg/kg KM/Tag	Dosierung in mg pro l Wasser	kg Futter	Behandlungs-dauer in Tagen	Bemerkungen
Anthelmintika					
Cambendazol	3–4		40–50	7	Bei Legehennen keine Erfahrung.
Fenbendazol	3–4		40–50	7	Bei Legehennen keine Erfahrung.
Flubendazol	2–5		30–60	7	Evtl. Mauserstörung.
Levamisol	20–30	150–220		1	
Mebendazol	4–5		60	7	Bei Legehennen keine Erfahrung.
Piperazin	170–215	1200–1500		1	Nach wiederholter Behandlung Dotterveränderungen.
	170–215		2400–2880	1	
T(h)iabendazol	50–120		700–1400	7	
Ektoparasitika					
Carbamate	0,1%ige Lösung	Stall und Geräte		1 ×, Wiederholung nach 3 Wochen	Schlupfwinkel der Parasiten besprühen. Herstellerhinweise beachten.
Cypermethrin	0,1%ige Lösung	Stall mit Tieren		1 ×	Herstellerhinweise beachten.
Heptenophos	0,1%ige Lösung	Stall und Geräte		1 ×, Wiederholung 2–3 × nach je 5 Tagen	Schlupfwinkel der Parasiten besprühen. Herstellerhinweise beachten.
	0,01%ige Lösung	am Tier		1 ×, Wiederholung 2–3 × nach je 5 Tagen	
Metrifonat	0,15%ige Lösung	Stall und Geräte		1 ×, Wiederholung nach 5 Tagen	Schlupfwinkel der Parasiten besprühen. Herstellerhinweise beachten.

wasser. Bei veränderter Wasser- und Futteraufnahme muß, in Abhängigkeit von Umgebungstemperatur, Krankheit oder auch Alter, nicht nur die Dosierung, sondern darüber hinaus auch die Wahl der Therapeutika oder ihrer Aufbereitungsform berücksichtigt werden. Daher sind die Angaben zu Dosierungen und Behandlungsdauer lediglich als Richtwerte zu verstehen. Ebenso erhebt die tabellarische Darstellung keinen Anspruch auf Vollständigkeit, sondern bedarf ständiger Ergänzungen infolge neuer Erkenntnisse. Wartezeiten wurden in der Tabelle nicht aufgeführt; sie sind den speziellen Kapiteln zu entnehmen.

Nach Darstellung gebräuchlicher Medikamente in Tabelle 1 werden in Tabelle 2 eine Reihe von Kontraindikationen dargestellt. Abgesehen von Intoxikationen, bedingt durch Überdosierung, bestehen auch unterschiedlich geartete Unverträglichkeiten mancher Therapeutika. So können Pharmaka für bestimmte Geflügelarten unverträg-

Tab. 2
Bekannte Kontraindikationen

Wirkstoff	unverträglich für:
Arprinocid	Enten
Halofuginon	Enten, Gänse, Perlhühner, Rebhühner
Monensin	Perlhühner
Narasin	Puten
Nicarbazin	Legehennen (Eiqualitätsminderung)
Nitrofurane	Enten, Gänse
Sulfaquinoxalin	Legehennen (Leistungs- u- Fertilitätsminderung)
Sulfadimidin	Legehennen (Leistungsrückgang)
Monensin + Tiamulin	
Narasin + Tiamulin	
Salinomycin + Tiamulin	

lich sein oder dadurch die Tiere in ihren Leistungen ungünstig beeinflussen. Andere Arzneimittel, die allein gut verträglich sind und wegen ihrer Wirkung zu den gebräuchlichen Medikamenten zählen, können in Verbindung mit bestimmten Substanzen eine Inkompatibilität aufweisen und zur Schädigung der Patienten führen (Tabelle 2). Weitere Unverträglichkeiten von gebräuchlichen Therapeutika z. B. in Verbindung mit Futterzusatzstoffen werden diskutiert, bedürfen aber noch eingehender Untersuchungen. Daher kann auch diese Tabelle (Tab. 2) nur unvollständig sein und bedarf voraussichtlich der weiteren Ergänzung. Um Inkompatibilitäten verschiedener Therapeutika zu begegnen, wird nochmals auf die monomedikamentelle Behandlung mit all ihren Vorzügen verwiesen. Ein kaum vermeidbares Zusammentreffen von Therapeutika mit Futterzusatzstoffen kann Komplikationen mit sich bringen. Daher sollte vorher die Verträglichkeit an kleinen Tiergruppen getestet werden. Das gleiche gilt auch für die erstmalige Anwendung von Therapeutika.

Anhang 5

R. KROKER

Die Anwendung von Arzneimitteln bei Laboratoriums- und Heimtieren

Antibakterielle Chemotherapie

Spezies	Anwendungsvorschläge	Unverträglichkeiten	Tägliche Aufnahme/kg Futter (g) Wasser (ml)	
Maus	Tetracycline: 5 mg/ml Trinkwasser Ampicillin: 150 mg/kg s. c. 2mal tgl.	Procain-Benzylpenicillin (Procain-Anteil) Dihydrostreptomycin	150	150
Ratte	Tetracycline: 8 mg/ml Trinkwasser Ampicillin: 150 mg/kg s. c. 2mal tgl.	Procain-Benzylpenicillin (Procain-Anteil) Tetracycline nicht bei trächtigen Tieren anwenden.	50	100
Gerbil	Oxytetracyclin: 5 mg/ml Trinkwasser Chloramphenicol: 30 mg/kg i. m.		100	50
Hamster	Neomycin: 10 mg/Tier/Tag p. o. Chloramphenicol: 30 mg/kg i. m. oder 5 mg/ml Trinkwasser	Penicilline, Lincomycin, Streptomycin, Erythromycin, Spiramycin, Tylosin, Bacitracin	100	100
Meer-schweinchen	Neomycin: 5 mg/Tier/Tag p. o. Chloramphenicol: 20 mg/kg i. m. oder p. o. wie Hamster.	Penicilline, Streptomycin, Erythromycin, Lincomycin, Tylosin, Bacitracin	50	100
Kaninchen	Doxycyclin: 15 mg/kg i. m. Oxytetracyclin: 30 mg/kg i. m.	s. Hamster	50	100
Frettchen	Ampicillin: 5 mg/kg i. m.	Streptomycin		

Antiparasitäre und antimykotische Chemotherapie

Spezies	Anwendungsvorschläge	Indikationen
Maus/ Ratte	Piperazin: 3 mg/ml Trinkwasser Niclosamid: 100 mg/kg p. o. Praziquantel: 5 mg/kg p. o.	Nematoden Cestoden Cestoden
Gerbil	Niclosamid: 100 mg/kg p. o. Praziquantel s. o.	Cestoden
Hamster	Thiabendazol: 3 g/kg Futter über 7 Tage. Niclosamid: 3 g/kg Futter über 7 Tage Praziquantel s. o.	Syphacia obvelata Cestoden
Meer-schweinchen	Piperazin: 3 mg/ml Trinkwasser Sulfamethazin: 20 mg/ml Trinkwasser Griseofulvin: 25 mg/kg/Tag p. o. Ivermectin: 0,2 mg/kg 3mal im Abstand von 7 Tagen	Nematoden Kokzidien Trichophytie Mikrosporie Trixacarus, Sarcoptes
Kaninchen	Piperazin: 200 mg/kg p. o. Niclosamid: 100 mg/kg p. o. Praziquantel: s. o. Sulfamerazin: 0,2 mg/ml Trinkwasser Griseofulvin: 25 mg/kg/Tag p. o. Mebendazol: 50 mg/kg p. o.	Nematoden Cestoden Kokzidien Trichophytie Mikrosporie Paraspidodera
Frettchen	Griseofulvin: 25 mg/kg/Tag Sulfadimidin: 100–200 mg/kg p. o.	Trichophytie Mikrosporie Kokzidien

Starke Analgetika

Spezies	Substanz	Dosierung
Maus/ Ratte/ Meer- schweinchen	Morphin Pethidin Pentazocin (nicht beim Meerschweinchen)	10 mg/kg s.c. 2–4 h 20 mg/kg s.c. 2–3 h 10 mg/kg s.c. 4 h
Kaninchen	Morphin Pethidin Pentazocin	5 mg/kg s.c. 2–4 h 10 mg/kg s.c. 4 h 10–20 mg/kg s.c. 4 h

Injektionsnarkotika bzw. -anästhetika

Spezies	Substanz	Dosis mg/kg	Wirkungseintritt Minuten	Toleranzdauer Minuten
Kaninchen	Ketamin-HCl + Xylazin	40–60 i.m. 5	10	20–60
	Propanidid	20–40 i.v.		3–6
Ratte	Ketamin-HCl + Xylazin	80 i.m. 12	10–15	15–30
	Diazepam + Fluanison/Fentanyl (Hypnorm®)	2,5 i.p. 0,5 ml i.m.	5	90
Meer- schweinchen	Ketamin-HCl + Xylazin	100 i.m. 4	10–15	40
	Diazepam + Fluanison/Fentanyl (Hypnorm®)	2,5 i.p. 0,5 – 1,0 ml i.m.	6	60
Maus/ Hamster	Ketamin-HCl + Xylazin	80 i.m. 16	10–15	15–30
	Diazepam + Fluanison/Fentanyl (Hypnorm®)	5 i.p. 0,1–0,2 ml einer 1:10 Verd. pro Tier s.c.	5	60

Anhang 6

F. R. UNGEMACH

Fütterungsarzneimittel

Die für die Herstellung und den Vertrieb von Fütterungsarzneimitteln einschlägigen Vorschriften finden sich im Arzneimittelgesetz (AMG) § 4 und § 56 und in der Tierärztlichen Hausapothekenverordnung (TÄHAV) §§ 5, 6, 6a, 7, 8.

Fütterungsarzneimittel sind Arzneimittel in verfütterungsfertiger Form, die aus einer zugelassenen Arzneimittelvormischung und aus einem im Zulassungsbescheid genannten Mischfuttermittel hergestellt werden. Die Arzneimitteltagesdosis ist so zu bemessen, daß sie in einer Menge des Fütterungsarzneimittels enthalten ist, die die tägliche Futterration (bei Rind und Schaf den täglichen Bedarf an Ergänzungsfutter) zu mindestens 50 % deckt.

Fütterungsarzneimittel sind verschreibungspflichtige Arzneimittel. Der Tierarzt darf Fütterungsarzneimittel nur für von ihm behandelte Tiere und nur in der für den konkreten Einzelfall veterinärmedizinisch gerechtfertigten Menge verschreiben oder herstellen lassen.

Vertriebswege für Arzneimittelvormischungen und Fütterungsarzneimittel (Abb. 1)

Der Tierarzt hat die Möglichkeit, ein Fütterungsarzneimittel in einem anerkannten Mischbetrieb auf Herstellungsauftrag herstellen zu lassen oder ein vorgefertigtes Fütterungsarzneimittel von einem nach § 13 AMG zugelassenen pharmazeutischen Hersteller auf Verschreibung direkt an den Tierhalter abgeben zu lassen. Herstellungsauftrag und Verschreibung erfolgen auf einem einheitlichen Formblatt mit 4 Durchschriften, das entsprechend zu kennzeichnen ist und sich als Anlage bei der TÄHAV befindet.

Wege des Formblatts und der Durchschriften
- Original und die ersten 3 Durchschriften: an Hersteller
- 4. Durchschrift (gelb) verbleibt dem Tirarzt
- Nach Herstellung des Fütterungsarzneimittels und Ergänzung des Formblatts:
  Original (weiß) verbleibt beim Hersteller
  1. Durchschrift (rot) geht mit Fütterungsarzneimittel an den Tierhalter

2. Durchschrift (blau) geht innerhalb von 14 Tagen an die für den Tierarzt zuständige Überwachungsbehörde,
3. Durchschrift (grün) geht innerhalb von 14 Tagen zurück an den Tierarzt.
Aufbewahrungspflicht für Tierarzt, Tierhalter und Hersteller: 3 Jahre.

Verschreibung eines Fütterungsarzneimittels

Der einfachste Weg für den Tierarzt ist die Verschreibung eines vorgefertigten Fütterungsarzneimittels zur Abgabe durch einen Mischbetrieb, der eine vereinfachte Herstellungserlaubnis nach § 14 AMG und somit den Status eines pharmazeutischen Herstellers besitzt. Solche Betriebe dürfen Fütterungsarzneimittel auch auf Vorrat herstellen und auf Verschreibung **direkt** an den Tierhalter abgeben. Eine wiederholte Abgabe auf eine Verschreibung ist nicht zulässig.

Dieser Vertriebsweg beinhaltet die wenigsten Probleme für den Tierarzt, da er die Verantwortung für Herstellung, Kennzeichnung und Auslieferung des Fütterungsarzneimittels vollständig dem Hersteller übertragen kann.

Herstellung eines Fütterungsarzneimittels

Bei der Herstellung ist zu berücksichtigen, daß das fertige Fütterungsarzneimittel sowohl arzneimittel- als auch futtermittelrechtlichen Anforderungen genügen muß.

In vielen Fällen wird der Tierarzt das Fütterungsarzneimittel in seinem Auftrag in einem Futtermittelmischbetrieb herstellen lassen. Hierzu bedarf es keiner arzneimittelrechtlichen Herstellungserlaubnis, es darf aber nur die Menge eines Fütterungsarzneimittels hergestellt werden, die für den konkreten Einzelfall erforderlich ist. Eine Überschreitung ist nur im technisch unvermeidbaren Umfang zulässig. Eine Herstellung auf Vorrat darf nicht erfolgen. Mit der Erteilung eines Herstellungsauftrags überträgt der Tierarzt dem Mischbetrieb Aufgaben für gewisse technische Verfahrensabläufe. Der Tierarzt übernimmt jedoch gleichzeitig die Gesamtverantwortung für eine ordnungsgemäße Herstellung, Kennzeichnung und Auslieferung des Fütterungsarzneimittels sowie für die Entnahme von Rückstellmustern.

Die Herstellung darf nur in einem Futtermittelmischbetrieb erfolgen, der eine amtliche Anerkennung nach § 31 Futtermittelverordnung besitzt.

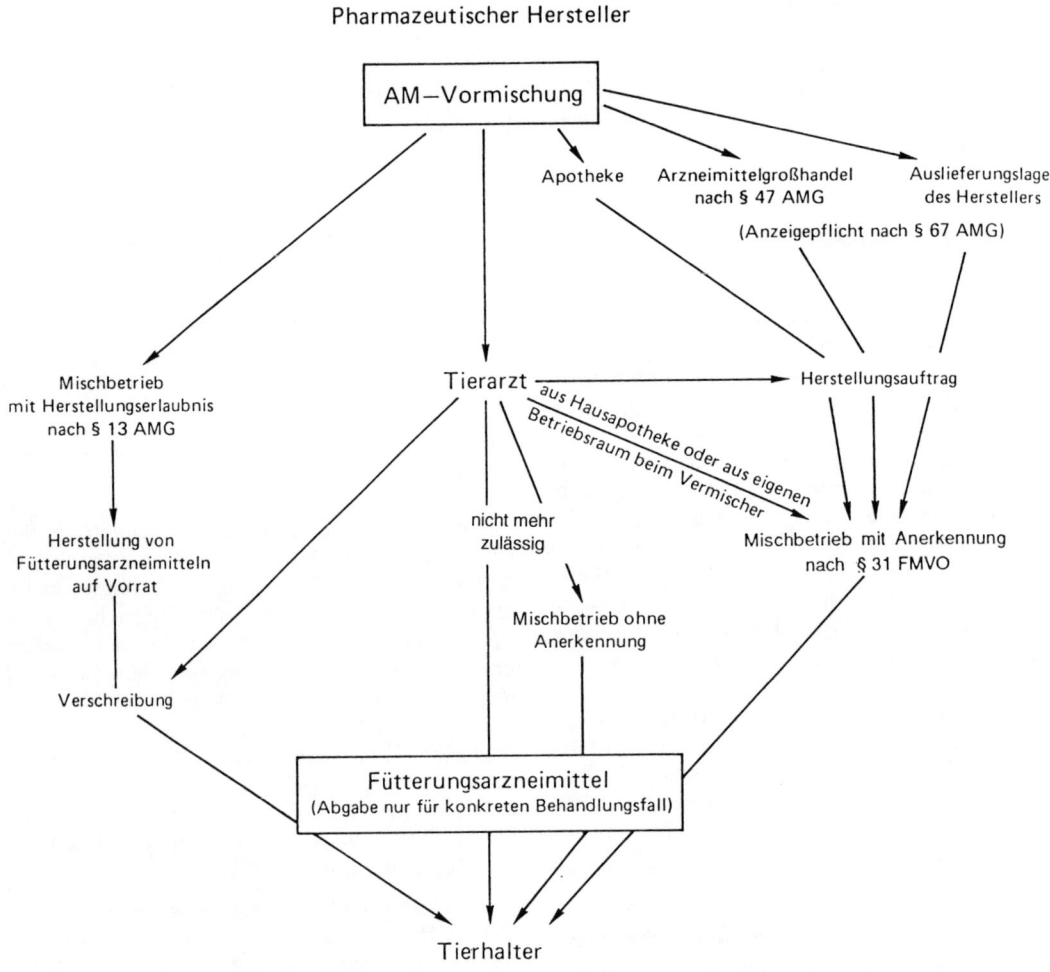

Abb. 1. Vertriebswege für Fütterungsarzneimittel

Hierbei kann davon ausgegangen werden, daß in diesem Betrieb die technischen Voraussetzungen und die Sachkunde für eine ordnungsgemäße Herstellung von Fütterungsarzneimitteln vorhanden sind. In diesem Fall besteht für den Tierarzt die Möglichkeit, einer namentlich zu benennenden sachkundigen Person in diesem Mischbetrieb die Beaufsichtigung für wichtige Schritte des technischen Ablaufs der Herstellung zu übertragen. Dies geschieht durch einfaches Ankreuzen der entsprechenden Spalte im Herstellungsformular. Vor der ersten Auftragserteilung hat sich der Tierarzt von dem Mischbetrieb das Vorliegen der amtlichen Anerkennung und den Namen der verantwortlichen sachkundigen Person in der Betriebsstätte schriftlich bestätigen zu lassen. Mit der Annahme

des Mischauftrags übernimmt der Vermischer folgende Verpflichtungen:

– Durchführung einer homogenen Vermischung,
– Entnahme einer ausreichend großen Rückstellprobe von jeder Charge (3 Monate aufzubewahren),
– ordnungsgemäße Kennzeichnung,
– ordnungsgemäße Ergänzung der Angaben auf dem Herstellungsauftrag,
– ordnungsgemäße Auslieferung direkt an den Verbraucher mit den entsprechenden Begleitpapieren,
– ordnungsgemäße Aufbewahrung der Arzneimittelvormischung und Schutz vor unbefugter Verwendung.

Auch bei diesem Verfahrensweg verbleibt die Gesamtverantwortung für Herstellung und Vertrieb des Fütterungsarzneimittels beim auftragerteilenden Tierarzt. Seine persönliche Anwesenheit ist jedoch nicht mehr in allen Phasen erforderlich. Der Tierarzt muß sich aber durch Kontrollen in angemessenen Zeitabständen vergewissern, daß die Aufträge ordnungsgemäß ausgeführt wurden, der Vermischer allen seinen oben genannten Verpflichtungen nachgekommen ist und das Fütterungsarzneimittel in der angegebenen Menge mit ordnungsgemäßen Begleitpapieren ausgeliefert hat. Ferner sind die hergestellten Fütterungsarzneimittel stichprobenweise einer Qualitätskontrolle durch den Tierarzt zu unterziehen. Hierfür genügt im allgemeinen eine Prüfung auf homogene Vermischung, die allerdings nicht durch reine Adspektion, sondern durch Prüfung anhand einer Leitsubstanz durchzuführen ist. Der Stichprobenumfang beträgt je nach Anzahl der Aufträge 1 bis 2 Stichproben pro 100 Mischaufträge. Bei allen Kontrollaufgaben kann sich der Tierarzt durch einen anderen Tierarzt vertreten lassen.

Auslieferung der Arzneimittelvormischung an den Vermischer

Die für den konkreten Herstellungsauftrag erforderliche Menge der Arzneimittelvormischung kann durch den Tierarzt selbst, über eine Apotheke, durch einen Arzneimittelgroßhandel oder direkt aus einem Auslieferungslager des pharmazeutischen Herstellers an den Mischbetrieb geliefert werden. Ein praktikabler Weg ist auch die Einrichtung eines Betriebsraumes der tierärztlichen Hausapotheke in dem Mischbetrieb, in dem die Arzneimittelvormischungen gelagert werden. Dabei ist sicherzustellen, daß die Entnahme nur unter Aufsicht der benannten verantwortlichen Person erfolgt und keine unbefugte Entnahme möglich ist. Der Raum ist nach § 67 AMG der zuständigen Behörde anzuzeigen und muß in seinen baulichen und hygienischen Voraussetzungen der TÄHAV genügen. Mehrere Tierärzte können gemeinsam einen solchen Betriebsraum ihrer Hausapotheke in einem Mischbetrieb unterhalten. In diesem Fall ist ein verantwortlicher Tierarzt gegenüber der zuständigen Behörde zu benennen.

Die Herstellung und der Vertrieb von Fütterungsarzneimitteln wurde 1990 durch eine EG-Richtlinie geregelt, die von allen Mitgliedsstaaten in nationales Recht umzusetzen ist. Nach Umsetzung dieser Vorschriften durch das 5. Änderungsgesetz zum Arzneimittelgesetz im Jahre 1994 ist die früher zulässige Herstellung von Fütterungsarzneimitteln durch den Tierarzt selbst oder unter seiner Aufsicht in einem Mischbetrieb ohne amtliche Anerkennung nicht mehr erlaubt. Fütterungsarzneimittel werden zukünftig EG-weit verkehrsfähig sein und können auch durch spezialisierte Händler vertrieben werden.

Problematik von Fütterungsarzneimitteln

Auf dem Markt befindet sich eine Vielzahl von Arzneimittelvormischungen und fertigen Fütterungsarzneimitteln. Mit wenigen Ausnahmen handelt es sich um Kombinationspräparate, die überwiegend antibakteriell und antiparasitär wirksame Arzneistoffe in häufig pharmakologisch wenig sinnvollen Kombinationen enthalten. Fütterungsarzneimittel werden vor allem zur Therapie und Metaphylaxe von Bestandserkrankungen bei Kälbern, Schweinen und Geflügel eingesetzt, bei ruminierenden Wiederkäuern erwies sich diese Behandlungsform als wenig geeignet. Grundsätzlich abzulehnen ist die rechtlich zwar mögliche, pharmakologisch aber wegen unüberschaubarer Interaktionen nicht vertretbare gleichzeitige Einmischung mehrerer Arzneimittelvormischungen in ein Fütterungsarzneimittel.

Der Einsatz von Fütterungsarzneimitteln ist mit einer Reihe von Nachteilen belastet. Eine schnelle Therapieumstellung ist nur begrenzt möglich, eine nachträgliche Änderung der Zusammensetzung unmöglich. Weiterhin besteht aus verschiedenen Gründen ein erhebliches Risiko einer Unterdosierung (Tab. 1) mit der Gefahr von Therapieversagern, Krankheitsdurchbrüchen und bakterieller Resistenzselektion. Problematisch ist in diesem Zusammenhang die nur sehr begrenzte Möglichkeit zur Dosisanpassung, da das Fütterungsarzneimittel mindestens die Hälfte der täglichen Futterration decken muß. Bei der Therapie über das Futter sind insbesondere kranke und geschwächte Tiere, die am meisten einer ausreichenden Dosierung bedürfen, benachteiligt, da sie häufig neben einer verringerten Futteraufnahme auch einen schlechteren Zugang zum Futter haben. Ferner kann durch die Arzneistoffzusätze die Schmackhaftigkeit des Futters verschlechtert sein.

Eine besondere Problematik stellen die oft erheblichen Wirkstoffmindergehalte (bis zu 50 % sind keine Seltenheit) dar, die sowohl durch Faktoren im Herstellungsprozeß, als auch durch die Lagerung bedingt sein können (Tab. 1). Fütterungsarzneimittel sind deshalb vielfach als Arznermittel minderer Qualität einzustufen.

Eine Arzneistoffverabreichung über das Futter steht im Widerspruch zu der für die meisten Arzneimittel, insbesondere für antimikrobiell wirksame Stoffe, geltenden Therapierichtlinie, nach der eine orale Verabreichung im nüchternen Zustand

Tab. 1
Ursachen für eine Unterdosierung von Fütterungsarzneimitteln

Verringerte Futteraufnahme
kranke und geschwächte Tiere
schlechte Palatabilität

Wirkstoffmindergehalte
inhomogene Vermischung
Entmischung (Transport, Silo)
Zersetzung:
   z. B. thermisch (bei Pelettierung)
      durch Feuchtigkeit
         pH-Wertänderung
         Oxidation
pharmazeutische Inkompatibilitäten
   Bindung an Futterbestandteile
   (z. B. Chelate mit 2wertigen Kationen,
      elektrostatische Bindung)

Beeinflussung der Bioverfügbarkeit
Partikelgröße
verminderte Resorption durch Futterbestandteile
verzögerte Magenentleerung
verzögerte Freisetzung aus der Futterphase

---

und im zeitlichen Abstand (ca. 1 bis 2 h) zur Nahrungsaufnahme sowie unter ausreichender Flüssigkeitszufuhr erfolgen soll. Für Wirkstoffe in Fütterungsarzneimitteln ist deshalb, bedingt durch die
Darreichungsform, generell mit einer schlechteren
Bioverfügbarkeit der Wirkstoffe zu rechnen, wodurch nicht nur eine systemische, sondern auch die
Wirkung im Gastrointestinaltrakt beeinträchtigt
sein kann. Ursachen für die schlechtere Bioverfügbarkeit sind neben pharmazeutischen Inkompatibilitäten eine verzögerte Magenentleerung in Anwesenheit von Futter und dadurch eine mögliche
stärkere Zersetzung der Wirkstoffe, eine langsamere Freisetzung aus der Futterphase in fein ver-
teilter, resorbierbarer Form, besonders in den oberen Darmabschnitten, in denen die hauptsächliche
Resorption stattfindet, oder eine Interaktion von
Arzneistoffen und Futterbestandteilen bei der Resorption (z. B. Resorptionshemmung von β-Lactam-Antibiotika durch Dipeptide). Trotz dieser
bekannten Problematik gibt es derzeit fast keine
hinreichenden Untersuchungen über die Bioverfügbarkeit der auf dem Markt befindlichen Präparate.

Der Therapie mit Fütterungsarzneimitteln eindeutig überlegen ist die Applikation von Arzneistoffen über das Tränkwasser (diese Verabrei-
chungsform ist kein Fütterungsarzneimittel im
rechtlichen Sinn), das z. B. auch von fieberhaft
erkrankten Tieren noch gut aufgenommen wird.

Die Anwendung von Fütterungsarzneimitteln
stellt eine nicht unwesentliche Vereinfachung der
Arzneimittelapplikation bei der Bestandsbehandlung dar. Diese Behandlungsform wird aber derzeit in den meisten Fällen nicht den Ansprüchen an
eine effektive Therapie mit Arzneimitteln von ausreichender Qualität gerecht.

Anhang 7

F. R. UNGEMACH

Erfassung und Auswertung unerwünschter Arzneimittelrisiken

Die Arzneimittelkommission der Deutschen Tierärzteschaft sammelt in Zusammenarbeit mit dem Bundesgesundheitsamt alle beim Gebrauch von Tierarzneimitteln auftretenden Risiken.

Hierzu teilt die Arzneimittelkommission folgendes mit: Von wirksamen Arzneimitteln ist auch anzunehmen, daß sie unerwünschte Wirkungen selbst nach bestimmungsgemäßem und vorschriftsmäßigem Gebrauch hervorrufen können. Solche häufig als »Nebenwirkungen« bezeichneten Effekte treten selten auf und werden bei der klinischen Prüfung vor der Zulassung meist noch nicht erfaßt. Erst bei der umfangreichen Anwendung werden Einzelfälle bekannt, die nur bei systematischer Sammlung und Auswertung Hinweise auf unerwünschte Arzneimittelwirkungen geben können. Daher schreibt § 62 des Arzneimittelgesetzes vor, daß die zuständige Bundesoberbehörde (Bundesgesundheitsamt) solche Vorgänge zentral zu erfassen, auszuwerten und die eventuell notwendigen Maßnahmen zur Verhütung der Gefährdung der Gesundheit von Mensch und Tier einzuleiten und zu koordinieren hat. Das Bundesgesundheitsamt arbeitet unter anderem mit der Arzneimittelkommission der Deutschen Tierärzteschaft zusammen, die bei der Durchführung ihrer Aufgabe Arzneimittelrisiken erfaßt. Das Bundesgesundheitsamt und die Deutsche Tierärzteschaft haben hierfür in Absprache mit den obersten Landesveterinärbehörden und dem Bundesverband der Pharmazeutischen Industrie vergleichbare Berichtsbögen erstellt (Abb. 1), die entweder bei der Deutschen Tierärzteschaft oder beim Bundesgesundheitsamt angefordert werden können.

Die Berichte über unerwünschte Arzneimittelwirkungen bei Tieren sammelt zunächst die Arzneimittelkommission der Deutschen Tierärzteschaft. Diese Kommission systematisiert die Berichte, steht für Rückfragen und Beratung zur Verfügung und gibt alle Meldungen aufbereitet an das Bundesgesundheitsamt weiter. Das der Arzneimittelsicherheit dienende Spontanerfassungssystem kann nur durch die aktive Mitarbeit der praktizierenden Tierärzte aufgebaut und durchgeführt werden. **Alle Tierärzte sind nach der Berufsordnung zu solchen Meldungen verpflichtet.**

Die zu sammelnden unerwünschten Wirkungen werden meist von den Tierbesitzern beobachtet und müssen vom Tierarzt erfragt werden. Die Berichte sind naturgemäß zunächst Verdachtsfälle und dürfen im Einzelfall den Tierarzt nicht verleiten, diese als unwichtig oder gar als eigene Fehler zu interpretieren. **Für den meldenden Tierarzt entstehen keinerlei Nachteile. Alle Meldungen werden vertraulich behandelt und können auf Wunsch anonymisiert werden.** Erst die Sammlung von unabhängigen Einzelfällen bei der Kommission läßt bestimmte Zusammenhänge erkennen und Vermutungen bestätigen, wenn Häufigkeiten entdeckt werden. Jeder Verdachtsfall kann eine Signalfunktion haben.

Als unerwünschte Arzneimittelwirkungen bzw. -mängel kommen in Betracht:
1. Nebenwirkungen
2. Wechselwirkungen mit anderen Arzneimitteln
3. Gegenanzeigen
4. Resistenzbildung
5. Mißbrauch, Fehlgebrauch
6. Gewöhnung, Abhängigkeit
7. Mängel der Qualität
8. Mängel der Behältnisse und äußeren Umhüllung
9. Mängel der Kennzeichnung und Packungsbeilage
10. nicht ausreichende Wartezeit.

Je vollständiger der Berichtsbogen ausgefüllt wird, um so sicherer wird die Auswertung des Arzneimittelrisikos sein können. Unvollständige Daten sollten jedoch kein Hinderungsgrund für eine Meldung sein.

Die Mitteilung solcher Risiken kann an das Bundesgesundheitsamt, die Arzneimittelkommission der Deutschen Tierärzteschaft und an die obersten Landesveterinärbehörden erfolgen, die ihrerseits die Meldungen an das Bundesgesundheitsamt weiterleiten. Ergibt sich aus den eingegangenen Meldungen ein begründeter Verdacht eines Risikos, leitet das Bundesgesundheitsamt ein »Stufenplanverfahren« ein, bei dem unter Anhörung des Herstellers und von Experten das Risiko abgeschätzt wird und eventuell Maßnahmen zur Risikoabwehr eingeleitet werden (z. B. Widerruf oder Einschrän- kung der Zulassung, Anbringung von Gegenanzeigen oder Warnhinweisen).

Sachwortverzeichnis

Toxikologisch-hygienische Beurteilung von Lebensmittelinhalts- und -zusatzstoffen sowie bedenklicher Verunreinigungen

Von Prof. Dr. H.-G. Classen, Hohenheim, Prof. Dr. P. S. Elias, Karlsruhe, Prof. Dr. W. P. Hammes, Hohenheim.
Pareys Studientexte, Nr. 54.
1987. 285 Seiten mit 16 Abbildungen und 51 Tabellen. Kartoniert DM 43,—
ISBN 3-489-62514-5

Basisdaten über Wirkungen und Risiken aus dem Verzehr von Lebensmitteln für einen großen Interessentenkreis: Eine naturwissenschaftlich fundierte Sammlung in verständlicher und übersichtlicher Form zugänglich für alle, die sich mit dieser heutzutage oft emotional diskutierten Materie beschäftigen.

Rückstände in von Tieren stammenden Lebensmitteln

Hrsg. von Prof. Dr. Dr. h. c. D. Großklaus, Berlin. Unter Mitarb. zahlr. Wissenschaftler und Fachleute.
1989. 183 Seiten mit 35 Abbildungen und 61 Tabellen. Gebunden DM 42,—
ISBN 3-489-62614-1

Auch als Studientextausgabe (Pareys Studientexte, Nr. 53) lieferbar. Kartoniert DM 38,—ISBN 2-489-62414-9

Zu den chemischen Rückständen zählen Pflanzenschutz- und Tierarzneimittel ebenso wie Zusatzstoffe in Futtermitteln, Umweltkontaminanten und Radionuklide. Das auf diesem Gebiet entwickelte Grundlagenwissen wird hier übersichtlich und zusammenfassend dargestellt.

Vitamin A

Von Dr. Dr. A. B. Hanck, Basel, Prof. Dr. Dr. C. C. Kuenzle, Zürich, und Priv.-Doz. Dr. W. F. Rehm, Basel.
1991. 84 Seiten mit 7 Abbildungen und 13 Tabellen. Kartoniert DM 68,—
ISBN 3-489-52616-3

In diesem Buch wird das Vitamin A mit allen wichtigen Daten und Fakten wie Vorkommen, Bestimmung, Toxizität, Wirkung und Wirkungsmechanismen ausführlich dargestellt. Nach einem kurzen geschichtlichen Abriß und einer Begriffsdefinition gibt das Werk eine umfassende Übersicht über den neuesten Stand der Vitamin-A-Forschung, wobei Physiologie, Biochemie und Pathophysiologie detailliert erklärt werden. Komplexe Vorgänge werden anhand von Stoffwechsel- und Funktionsschemen erläutert.

Im klinischen Teil wird die Symptomatik der Vitamin-A-Unter- und Überversorgung sowie die Bedeutung des Vitamins A und seiner Analoga in der Therapie beschrieben.

Preise: Stand 1. Oktober 1993

Berlin und Hamburg

Grundzüge der Strahlenkunde für Naturwissenschaftler und Veterinärmediziner

Von Prof. Dr. H. Eder, Gießen, Prof. Dr. J. Kiefer, Gießen, Stud.-Ass. J. Luggen-Hölscher, Gießen, und Dipl.-Phys. Dr. S. Rase, Gießen. Pareys Studientexte, Nr. 51. 1986. 167 Seiten mit 89 Abbildungen und 22 Tabellen. Kartoniert DM 29,— ISBN 3-489-57116-9

Dieses Buch vermittelt Grundkenntnisse über die Phänomene radioaktiver Strahlung. Ausgehend von den physikalischen Grundlagen bietet es eine elementare Übersicht über Strahlenwirkung, Strahlenschutz und über die biologisch-medizinische Strahlenanwendung. Nach der Definition der relevanten Meßgrößen (z. B. Becquerel, Halbwertszeit, Zerfallskonstante) und ihrer Bestimmungsverfahren werden Strahlenarten und Strahlenquellen beschrieben. Der Diskussion der physiologischen und zellulären Vorgänge wird breiterer Raum gegeben, um das Verständnis der Strahlenwirkung auf Gewebe, Organe und den Gesamtorganismus zu erleichtern. Die diagnostische Anwendung sowie Betrachtungen zur Nuklearmedizin und zur Lebensmittelradiologie sind die Themen weiterer Kapitel.

Abschließend wird auf die rechtlichen Bestimmungen zum Strahlenschutz eingegangen und die für die allgemeine Bevölkerung relevante Umweltstrahlenbelastung mit ihren Quellen und Effekten diskutiert. Der Anhang enthält Texte gesetzlicher Vorschriften sowie die Angaben der zitierten und weiterführenden Literatur.

Einführung in die veterinärmedizinische Neurologie

Von Prof. Dr. M. Vandevelde, Bern, und Prof. Dr. R. Fankhauser, Bern, unter Mitarb. von Dr. J. Lang, Bern. Pareys Studientexte, Nr. 57. 1987. 286 Seiten mit 161 Einzeldarstellungen in 96 Abb. und 28 Tabellen. Kartoniert DM 52,— ISBN 3-489-57316-1

Dieser Studientext stellt die Diagnose und Therapie neurologischer Erkrankungen bei Haustieren unter Praxisbedingungen übersichtlich dar.

Im ersten Teil werden die neurologische Untersuchung und der Einsatz spezieller Untersuchungsmethoden besprochen. Im Sinne einer problem- und damit praxisorientierten Einteilung wurde der zweite Teil des Buches nach den verschiedenen Regionen des Nervensystems und den entsprechenden Symptomenkomplexen gegliedert.

Besondere Interessenten für dieses Buch sind praktizierende Tierärzte, speziell Kleintierpraktiker, sowie Studierende, Kliniker und Dozenten an veterinärmedizinischen Ausbildungsstätten.

Physiologie der Haustiere

Ein kurzes Lehrbuch für Studierende der Agrarwissenschaften, Veterinärmedizin und Biologie
Von Prof. Dr. G. Wittke, Berlin, und Prof. Dr. E. Pfeffer, Bonn. Pareys Studientexte, Nr. 1. 2., völlig neubearbeitete Auflage. 1984. 165 Seiten mit 76 Abbildungen, 6 Tabellen und 4 Übersichten. Kartoniert DM 29,— ISBN 3-489-60610-8

Preise: Stand 1. Oktober 1993

Berlin und Hamburg